근골격계 운동치료학

Therapeutic Exercise *for* Musculoskeletal System

근골격계 운동치료학

Therapeutic Exercise for Musculoskeletal System

2024년 12월 20일 1판 4쇄 발행
2026년 1월 20일 1판 5쇄 발행

지은이 | 근골격계 운동치료학 편찬위원회
펴낸이 | 김진환
펴낸곳 | 학지사메디컬
04031 서울특별시 마포구 양화로 15길 20 마인드월드빌딩
대표전화_ 02-330-5188 팩스_ 02-326-0338
등 록 | 2010년 2월 8일 제313-2010-36호
메 일 | hakjisamd@hakjisamd.co.kr
홈페이지 | http://www.hakjisamd.co.kr

ISBN 978-89-6069-808-6 93510

가 격 | 60,000원

Therapeutic Exercise
for Musculoskeletal System

근골격계 운동치료학

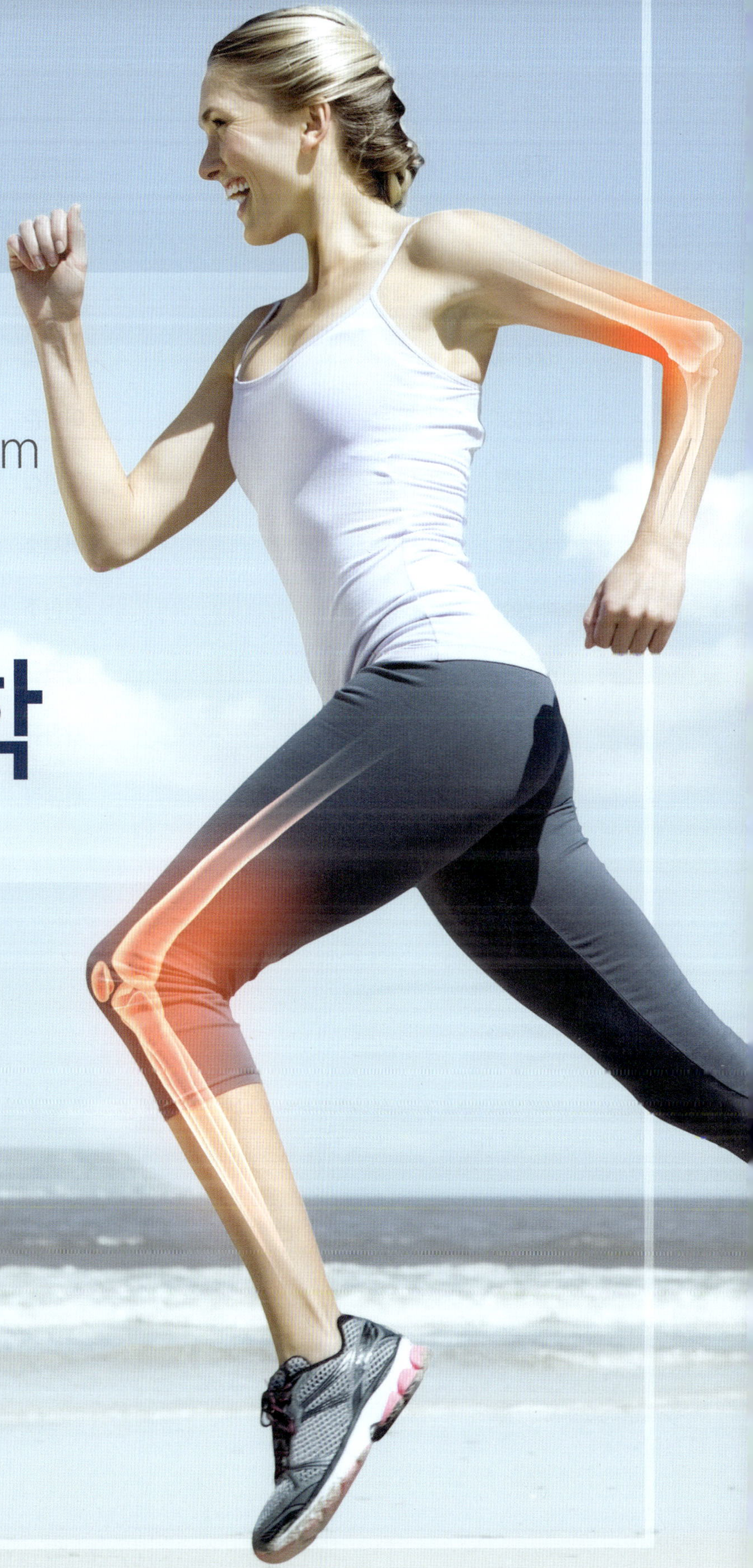

근골격계 운동치료학 편찬위원회

학지사메디컬
HAKJISA MEDICAL

저자소개

김경돈	대구보건대학교
김창숙	구미대학교
강태우	우석대학교
김경태	제주한라대학교
김성호	신구대학교
남형천	경북전문대학교
박재효	대구한의대학교
배원식	경남정보대학교
서동권	건양대학교
신형수	경운대학교
양회송	청암대학교
엄요한	군장대학교
윤종혁	세한대학교
이건철	경남정보대학교
이동엽	선문대학교
이병준	경복대학교
이연섭	대원대학교
이재홍	대구보건대학교
전현주	전주비전대학교
정연규	여주대학교
차현규	중부대학교
최유림	대구과학대학교

머리말

최근 첨단 의료기술과 인공지능의 발달로 평균수명이 연장되고, 환자의 삶의 질 또한 많이 개선되어가고 있다. 이에 물리치료 환경도 변화하고 있으며, 그 어느 때 보다 환자들의 치료욕구는 높아져 과거보다 다양하고 전문화된 치료의 필요성이 요구되는 있는 추세이다.

이 책은 물리치료사가 임상현장에서 많이 접하게 되는 근골격계 손상에 대한 이론적 지식과 다양한 운동치료 기법을 포함한 근골격계 물리치료 중재 기법을 제시하고 있다. 또한 운동치료의 원리와 적용을 제공할 뿐만 아니라, 학생들과 임상가들이 환자에 대한 운동프로그램을 설계하고, 적용할 수 있도록 집필하였다. 집필진은 임상현장에서 근골격계 손상 및 기능장애에 대한 치료적 경험이 풍부하고, 오랜 기간 근골격계 운동치료 분야의 강의를 맡은 교수자로서 학생들과 임상가들에게 근골격계 운동치료에 대한 다양한 치료적 접근방법을 제공할 수 있는 책을 만들고자 하였다.

이 책은 운동치료의 원리부터 각각의 운동치료 기법에 대한 설명과 각 관절에 대한 손상 시 기능적 회복을 위해 적용할 수 있는 운동치료 기법들을 제시하고 있으며, 초기운동부터 심화기능훈련까지 포함하고 있다.

학습자들이 근골격계 운동치료를 실시할 때, 환자에 대한 정확한 평가와 함께 이 책에서 기술한 물리치료 중재를 시행하게 된다면 저자들은 큰 보람을 느낄 것이다. 또한 학습자들에게 이 책을 통해 비판적 사고와 문제해결 능력이 향상되는 흥미로운 학습과정이 되길 희망하고, 더불어 학생들과 임상가들이 환자들의 건강관리 전문가로서 커다란 성장을 위한 밑거름이 되기를 희망해 본다.

지난 2년여 기간 동안 여덟 차례에 걸친 편집회의에서 열띤 논쟁을 통해 최선의 학술적 소통을 이루고자 노력하여 집필하였다. 아직은 이 책에 부족한 부분이 있음을 솔직히 인정하며, 차기 개정판에 반영할 것을 약속드린다.

마지막으로 이 책을 출판하기까지 물심양면으로 도와주신 학지사메디컬 임원분들과 편집부 직원들에게 감사드리고, 집필하는데 최선의 노력과 열정을 보여주신 모든 교수님들께 진심으로 감사의 말을 전한다.

"동행은 같은 방향으로 가는 것이 아니라 같은 마음으로 가는 것이다"

2020년 1월

근골격계 운동치료학 편찬위원회

차례

CHAPTER 06 균형능력 평가 및 훈련

CHAPTER 07 기능적 훈련

CHAPTER 08 유산소운동

CHAPTER 09 수중운동

CHAPTER 10 치료적 마사지와 림프부종

CHAPTER 11 물렁조직, 관절, 뼈 손상

CHAPTER 12 어깨관절과 팔이음뼈

CHAPTER 13 팔꿉관절과 아래팔 복합체

차례

C H A P T E R 1

운동치료의 개요

운동치료의 기본 개념

A fundamental Concept For Therapeutic Exercise

학습목표

1. 운동치료의 정의/목적에 관하여 설명할 수 있다.
2. 운동치료의 용어를 설명할 수 있다.
3. 장애모델인 Nagi, ICIDH I/NCMRR/ICIDH II, ICF에 관하여 설명할 수 있다.
4. 환자관리모델의 질병/손상/기능제한/장애/핸디캡(사회적 불리)에 관하여 설명할 수 있다.
5. 효율적인 운동치료 전략에 관하여 설명할 수 있다.
6. 근거중심 운동치료를 설명할 수 있다.
7. 임상의사결정을 통한 운동치료를 수행할 수 있다.

핵심용어

- 신체기능(physical function)
- 재형성(remodeling)
- 운동치료(therapeutic exercise)
- 운동 안전성(exercise safety)
- 국제기능장애건강분류(ICF)
- 환자관리모델 (patient management model)
- 임상의사결정 (clinical decision making)

Guiding question

1. 신체기능 재형성을 위해 필요한 운동치료에 관하여 설명하시오.
2. 신체 안정성에 영향을 주는 요인에 관하여 설명하시오.
3. 건강상태, 신체기능 및 국제기능장애건강분류에 관하여 설명하시오.
4. 효과적인 환자관리모델과 임상의사결정에 관하여 설명하시오.

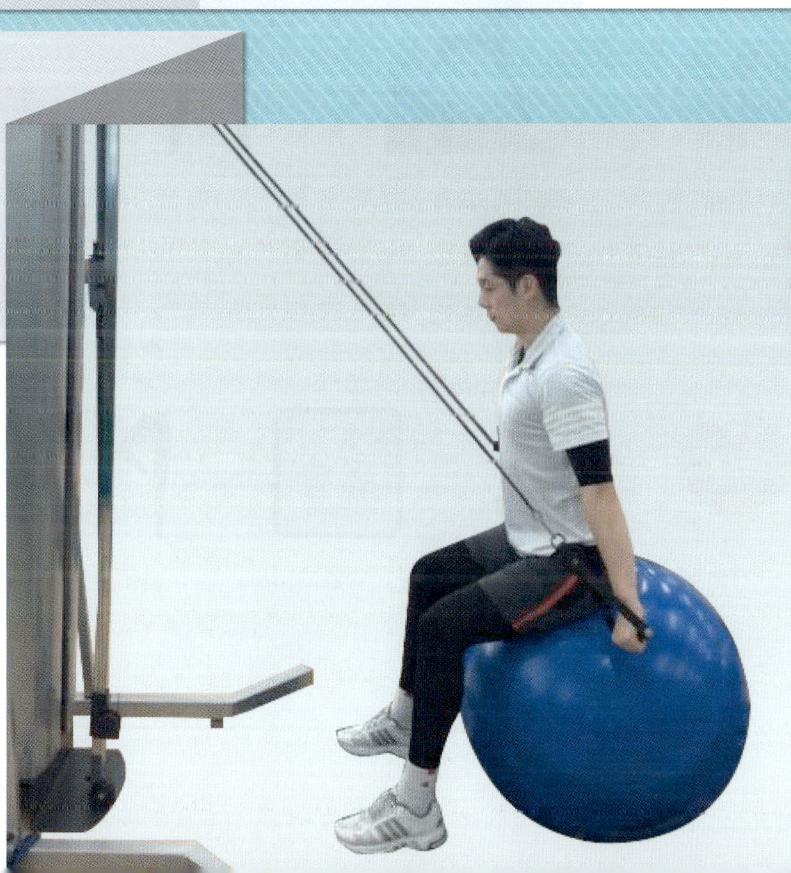

1 개요

일반인, 환자, 운동선수 등 대부분의 사람들은 일상생활에서 건강하게 활동하는 것을 매우 중요하게 생각한다. 물리치료를 받는 사람은 일반적으로 질병(disease)과 손상(injuries) 그리고 기능제한(functional limitation) 및 장애(disabilities)로 인한 건강상의 문제를 가진 경우가 많고, 그 외에 신체기능 회복을 위해 물리치료 서비스를 받고 있다. 즉, 특별한 장애나 손상이 없지만 손상의 위험성을 줄이고 전신의 신체기능을 회복시킬 목적으로 수행하는 것을 일차 예방으로 볼 수 있다(박스 1-1). 따라서 물리치료사는 고객의 입장에서 신체기능 회복에 필요한 효과적인 운동 프로그램을 개발하고 관리할 방안을 가지고 있어야 한다. 운동치료를 받는 고객과 환자는 증상 및 징후가 각각 다르므로 운동치료 프로그램은 개인에 맞

박스 1-1 예방의 개념 및 분류

- 일차 예방(primary prevention): 위험집단의 질병을 예방하기 위해 설계된 건강증진 등의 활동
- 이차 예방(secondary prevention): 조기진단, 질환과 후유증의 중증도와 이환기간의 감소
- 삼차 예방(tertiary prevention): 장애를 감소시키고 만성적이고 비가역적인 질환자의 신체 기능을 다방면에 걸쳐 개선하기 위한 재활을 시행

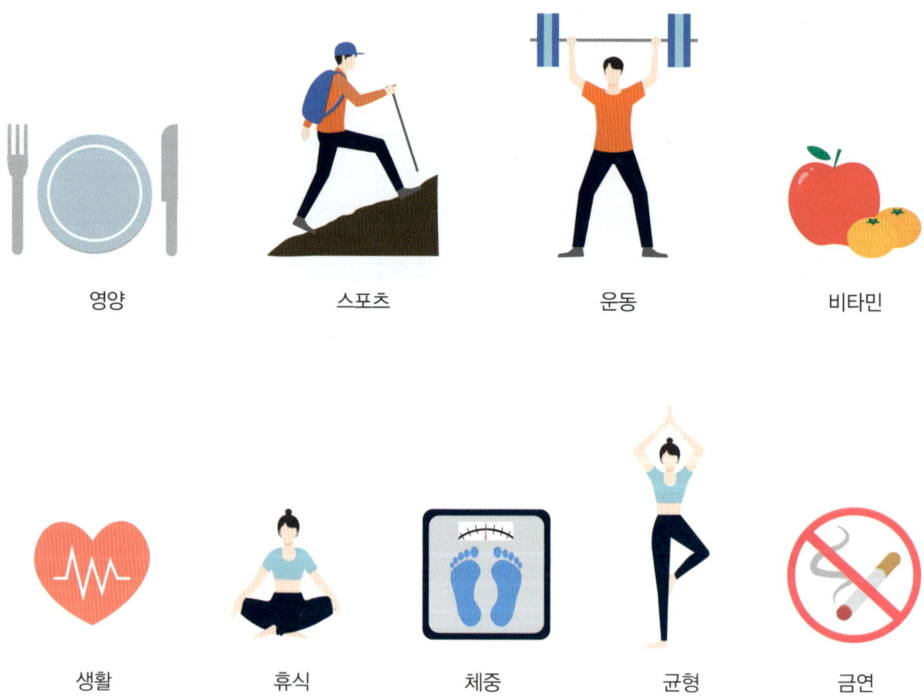

는 맞춤형 프로그램으로 설계(처방)되어야 하고, 운동 프로그램 처방 전 신체계측에 필요한 검진을 통해 평가, 진단, 예후 및 중재 단계를 거쳐야 한다. 환자 및 고객의 체계적인 관리를 통해 운동치료 프로그램을 진행하고 물리치료사는 신체능력과 기능 수준을 이해할 수 있고, 보다 효율적이고 효과적인 물리치료 서비스(physical therapy service)를 제공할 수 있다. 세계물리치료사연맹(World Confederation Physical Therapy, WCPT)은 물리치료사에 의한 중재 시 요구되는 개념으로 임상추론(clinical reasoning)과 근거중심(evidence based)에 입각한 교육자 및 지도자로서의 활동을 요구한다. 이는 운동치료 시 필요한 개념으로 운동학습의 원리와 운동기술의 이해를 전제로 교육하고 기능훈련을 수행한다. 본 장의 목적은 물리치료사가 활용하고 있는 운동치료의 과학적 기초와 운동치료 개념을 이해하고 물리치료와 관련된 장애모델, 환자, 고객 관리체계에 대해 알아보는 것이다.

운동치료는 물리치료사가 환자 및 고객에게 시행하는 방법으로, 신체의 특정한 근육 또는 일부 부위가 수준 높은 선택된 활동을 하는데 어려움이 있는 환자의 신체적 상태를 원래의 상태로 되돌리기 위해 설계한 재활 프로그램의 핵심이 되는 매우 중요한 요소이다.

1) 운동치료의 정의

운동치료(therapeutic exercise)는 일반적으로 일상생활에서 정상적인 활동을 방해하는 주변 환경과 각종 질환으로부터 발생하는 신체 손상이나 기능적 문제를 빠른 시간 내에 회복시키기 위한 치료적 방법이다. 구체적으로 운동치료는 손상, 근육기능의 감소, 뼈대계 기능의 손상, 감소된 유연성, 근력과 지구력의 부족과 같은 일부 문제를 구체적으로 특정하여 해결하기 위해 고안된 물리치료의 특수한 해결방법 중 하나이다. 운동치료 행위는 관절, 인대, 근육뿐만 아니라 신경계에도 영향을 끼친다. 더 나아가 물리치료사가 고객 및 환자를 대상으로 적용하는 여러 중재 방안 중 하나이며, 환자의 신체기능을 개선 및 회복시킴으로써 기능부전(dysfunction)을 예방(prevention)하도록 설계하여 체계화(systematized)하는 프로그램이다. DeLateur는 운동치료를 '손상을 교정하고 근육뼈대계통 기능을 개선하거나 건강상태를 유지하기 위해 규정된 신체 움직임'이라 규정하였다(박스 1-2). 물리치료사는 20세기 시작 이후로 설계하고 성공을 거둔 운동치료법을 지속적으로 활용해 왔고, 이는 기능과 수행, 장애를 개선하는데 필요한 기본적인 개념으로 사용함으로써 이를 증명할 수 있었다. 구체적인 운동치료의 정의는 다음과 같다.

운동치료는 고객/환자에게 다음 방법들을 제공하기 위한 '신체적인 움직임(bodily movements)', '자세(postures)' 또는 '신체활동(physical activities)'을 체계적(systematic)이고 계획적으로(planned) 수행하는 방법으로 정의내릴 수 있다. 물리치료에서 운동치료는 장애를 예방(prevent disability)하고, 장애로 유발되는 요인의 진행을 최소화하며, 지역사회(community)에서의 기능(function)과 참여(participation)의 소실로 초래되는 병리학적인 과정(pathological processes)에 대해 재활(rehabilitation)을 제공하기 위해 이용되고 있다.

따라서 물리치료사는 성공적인 재활을 위해 치료계획(plan of care)을 잘 설정하고, 성공적인 치

박스 1-2 달성해야 하는 최상의 운동치료 목적

- 손상의 교정 또는 예방
- 신체기능 향상(enhance physical function) 또는 회복(restore), 개선, 강화(improve)
- 건강 관련 위험요소의 감소 또는 예방(prevent or health-related risk factors)
- 전반적인 건강상태, 체력(신체단련, fitness) 또는 행복(웰빙)한 느낌의 최적화(optimize overall health status, fitness, or sense of well-being)

료 과정에 영향을 미칠 수 있는 위험요소(risk factors)를 운동치료 전에 충분히 고려하여야 한다. 치료 계획(treatment planning)과 진행과정에 영향을 미치는 생물학적(biological), 생활방식(lifestyle), 환경적(environmental), 사회경제적(socioeconomic)요인은 물리치료사와 환자 중심의 치료접근법에서 매우 필수적인 부분이다.

(1) 능숙한 물리치료 서비스 수행을 위한 운동치료의 처방 조건

- 신체조직(body tissues)과 시스템에 영향을 미치는 운동치료의 효과들을 객관적인 방법으로 효과적이고 안전하게 모니터링한다.
- 운동치료는 해부학(anatomy), 생리학(physiology), 운동학(kinesiology), 병리학(pathology), 행동과학(behavioral)/사회과학(social sciences)의 건실한 바탕 위에서 선택된다.
- 운동치료는 고객/환자를 위해 손상(impairment), 기능제한(functional limitation), 장애(disability)에 긍정적인 영향을 줄 수 있도록 개별화해야 한다(개인의 요구에 맞게 만들어야 한다).
- 운동치료는 활동에 기반한 움직임(movement-based activities)을 수행하고 최적화되고 숙련된 운동학습의 원리(principles of motor learning)를 포함한다.
- 운동치료는 환자의 기능적 결과에 맞춰 목표를 분명히 한다.

(2) 운동치료의 안전성

물리치료사는 환자 및 고객을 대상으로 운동 프로그램을 수행할 때 운동치료의 안전성에 대해 고려하여야 한다. 운동치료 또는 중재의 형태와 관계없이 직 · 간접적으로 고려해야 할 사안은 치료실 내 · 외부의 환경, 환자와 치료사의 기법(techniques)이나 운동방법, 운동과정 등이 해당된다.

환자가 운동하는 동안에 여러 요소가 안전성에 영향을 준다. 물리치료사는 환자 및 고객이 운동을 시작하기 전에 병력과 현재 건강상태를 파악함으로써 현재 가지고 있는 질병 또는 잠재적인 질환의 부작용이 나타날 위험을 줄일 수 있다. 일반적으로 환자는 약을 복용하는 경우가 많아 운동 중 균형과 협응력에 손상이 나타날 수 있다. 운동 프로그램을 시작하기에 앞서 물리치료사는 환자 및 고객의 전체적인 관리를 포함하여 환자의 위험요인을 찾아 사고를 미연에 방지할 수 있어야 한다. 더불어 환자의 보호자와 주치의에게 치료의 안전성과 관련한 주의사항을 알려주어야 한다. 운동수행에 따라 신체의 안전성에 영향을 줄 수 있는 요인은 운동 대상자의 적절한 자세와 신체 정렬, 피로도 여부, 정확한 운동패턴, 강도, 시간, 속도 등이 있다. 마지막으로 치료를 시행하는 물리치료사의 올바른 신체역학과 관절 보호습관 등도 치료사의 안전성에 영향을 줄 수 있다. 예를 들어, 물리치료사가 관절가동술과 도수치료를 수행할 때, 치료대의 높이가 너무 높거나 낮아 치료사가 신체 손상을 입지 않도록 해야 한다. 운동치료 프로그램의 안전성에 영향을 주는 요소는 다음과 같다(박스 1-3).

박스 1-3 운동치료 프로그램의 안전성에 영향을 주는요인

- 적절한 자세(proper posture)
- 병력(health history)
- 신체정렬, 정확한 운동패턴, 운동강도, 시간, 속도
- 현재 건강상태(current health status): 피부계, 심장허파계, 근육뼈대계, 신경근육계 등을 포함
- 운동 환경(exercise environment): 장비 및 환경
- 수행의 정확성(accuracy of performance): 대상작용(substitutions) 감시
- 피로/지구력(fatigue/endurance)
- 치료사의 치료에 있어 적절한 신체역학(body mechanics)과 관절 보호습관(joint protection habits)

(3) 신체 안전성에 영향을 주는 요소

인간의 신체는 신체기능(physical function)과 구조의 특징에 따라 하나의 부위 또는 여러 부위에 다양한 손상이 발생하고, 이러한 신체 손상은 개별적이거나 다발적으로 발생하여 일상생활활동에서의 참여와 활동제한을 만들어 신체 안전성에 영향을 준다.

ICF는 신체기능과 장애모델 이외에, 신체기능과 구조, 신체 손상, 개인의 활동과 참여, 참여제한, 환경요인과 개인요인으로 손상을 구분하였고(표 1-1), 개인의 건강문제와 관련하여 치료 방향을 제시하였다.

2) 핵심용어

신체활동(가정, 직장, 여가활동, 취미생활, 지역사회활동)을 독립적으로 수행하는데 요구되는 능력은 개인의 신체적, 사회심리적, 사회경제적 요인에 따라 달라진다. 신체기능을 구성하는 운동치료 핵심용어의 정의는 표 1-2와 같다.

표 1-1 신체의 활동/참여제한에 영향을 주는 신체기능과 구조의 손상

신체기능과 구조의 손상 (impairments of body function and /or structure)	참여제한 (participation limitation)	활동제한 (activity limitation)
관절운동범위 제한 (limited ROM)	자기 돌봄(self care)을 수행할 수 없음	제한된 뻗기와 잡기
자세 불량(faulty posture)	작업 활동(업무)을 수행할 수 없음	제한된 구부리기와 웅크리기 (stooping)
피부의 저가동성(skin hypomobility)	레크리에이션(취미)/레저활동에 참가할 수 없음	제한된 쪼그려 앉기와 무릎 꿇기
운동 발달지연 (delayed motor development)	학교(공부)생활: 과제를 수행할 수 없음	제한된 들기와 옮기기
근육길이/근력 불균형 (muscle length/strength imbalance)	가정 일을 완전하게 관리해 낼 수 없음	제한된 밀기와 당기기
통증(pain)	학교: 활동을 수행할 수 없음	제한된 서기
근력약화(muscle weakness)	부양가족을 위한 관리를 할 수 없음	제한된 계단 보행(이동)
균형 손상(impaired balance)	지역사회: 기반한 책무에 참가할 수 없음	제한된 걷기
혈액 순환 손상(impaired circulation)	—	—
관절 과가동성(운동성) (joint hypermobility)	—	—
지구력 감소(decreased endurance)	—	—
비정상적 긴장(abnormal tone)	—	—
운동조화불능(incoordination)	—	—
유산소 능력 감소 (decreased aerobic capacity)	—	—

3) 운동치료의 목표

운동치료의 목표는 움직임의 회복, 기능 향상과 근력강화, 보행과 균형의 향상, 건강, 안녕 및 건강증진과 예방에 있다(박스 1-4).

물리치료사는 운동치료의 원칙(그림 1-1)하에서 환자에 대한 검사 결과와 평가, 진단 및 예후를 결정하고, 내려진 처방에 따라 신체활동을 통해 골밀도를 높이고 호흡능력을 향상시킨다. 더 나아가 신체적 능력을 향상시키거나 유지하며, 안전성을 향상시키고, 유산소 용량/내구성 증가, 근육의 힘을 증가시키기 위해 치료적 운동 및 활동을 선택하고 처방 및 실행한다(그림 1-1). 그리고 지구력과 자세조절 및 이완을 강화하고, 감각 인지도를 높인다. 또한 활동에 대한 내성을 증가시키고, 신체기능을 향상시키기 위해 신체기능과 구조, 활동제한 및 참여제한의 장애를 예방하거나 교정한다. 건강증진을 도모하고, 합병증과 고통 및 제한을 감소시키며, 활동수행 중 위험을 줄이고 안전성을 높인다.

표 1-2 운동치료 관련 핵심용어

용어	정의
유연성(flexibility)	• 관절에서 허용하는 운동범위 • 정적: 관절에서 수동관절운동범위 • 동적: 관절운동범위 이내의 용이한 움직임
근력(strength)	• 단일 수축에서 발생하는 최대 힘
지구력(endurance)	• 시간이 지남에 따라 지속적인 수축 또는 노력
파워(power)	• 근육 내에서 발생하는 속도와 근력의 기능
신체활동(physical activity)	• 가정, 직장, 여가, 취미생활, 지역사회에서 독립적으로 수행하는데 요구되는 능력
치료활동 (therapeutic activity)	• 가동성과 근력을 향상시키는데 매우 필요한 재활 서비스 • 치료활동은 잘못된 자세를 바로잡고, 이완(휴식)을 유도하고, 신체의 전반적인 체력 수준을 향상시킴
강도(intensity)	• 노력의 수준
기간(duration)	• 소요시간[세션 또는 재활(복귀)기간] 운동 프로그램
빈도(frequency)	• 운동수행 횟수[세션, 재활(복귀) 계획]
자세(position)	• 팔다리 또는 신체의 정렬: 예로 중력, 끝범위 등과 관련
진행(progression)	• 하나 또는 그 이상의 결과에 변화를 가져올 수 있는 증가된 운동 요구를 말하며, 그 예로 속도, 정확성, 복잡성, 지구력, 파워(힘)가 있음
SAID 원리(specific adaptation to imposed demand principle)	• 선택한 운동은 의도한 효과와 일치해야 함
과부하(overload)	• 적응과 훈련은 정상적 스트레스보다 더 큰 부하(stress)를 요구함

박스 1-4 운동치료의 목표

- 신체기능의 회복과 향상
- 기능소실 예방
- 환자의 기능적 능력 개선
- 손상과 장애의 감소와 예방
- 전반적인 건강상태, 체력, 삶의 행복감 향상

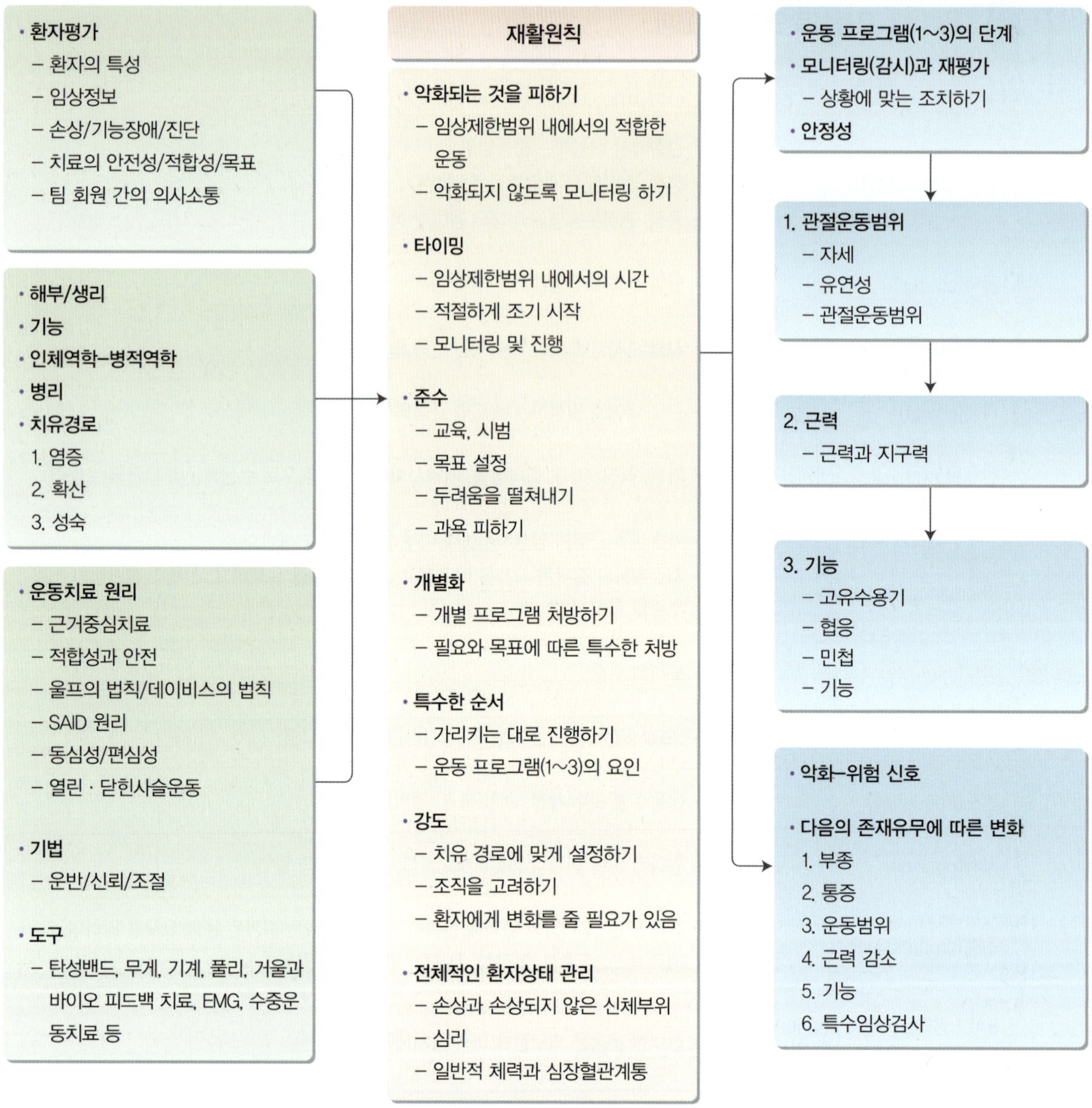

그림 1-1 운동치료의 원칙

물리치료사는 상황에 따라 특수한 운동방법과 패턴을 통해 또 다른 기능 향상을 꾀할 수 있다. 특수한 운동은 근력, 파워(힘)와 일, 지구력과 또는 이들의 혼합을 통해 회복하는 것을 목표로 한다. 또한 운동치료는 관절운동범위를 늘리고, 통증을 줄이고, 균형과 고유수용성을 향상시키며, 기능을 회복하기 위해 시행한다.

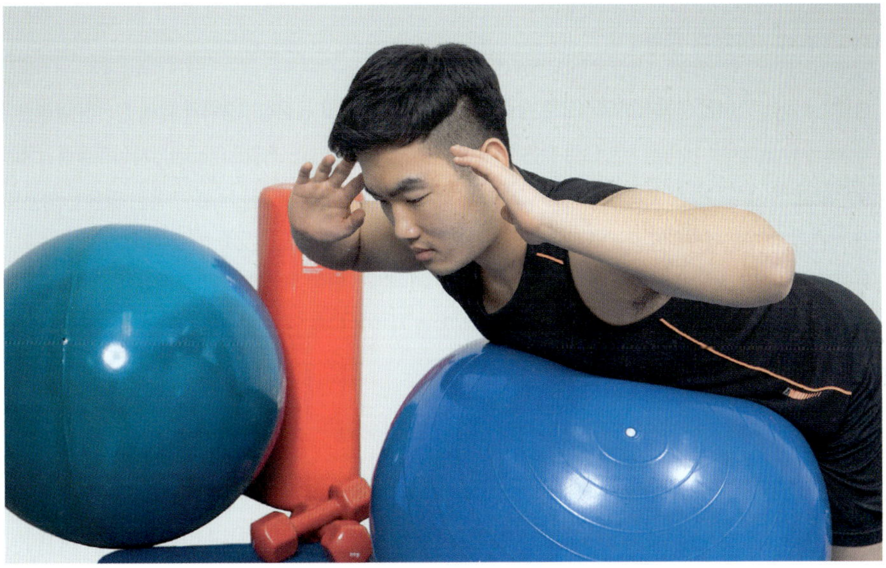

그림 1-2 체중과 중력을 저항으로 활용한 근력강화운동

박스 1-5 운동치료의 종류

- 관절가동범위운동
- 근육수행력운동
- 균형운동
- 협응운동
- 지구력운동
- 물렁조직 뻗침운동
- 이완운동
- 호흡운동과 환기훈련
- 플라이오메트릭 운동

4) 운동치료의 종류

운동치료의 종류는 운동의 목표와 목적에 따라 균형, 근력강화, 관절운동범위, 지구력, 플라이오메트릭 운동(plyometric exercise)을 포함한 다양한 운동이 있다(박스 1-5).

관절가동범위운동은 전통적인 관절가동범위(ROM)운동(수동운동, 능동운동, 능동보조관절가동범위운동)과 관절가동술기법(joint mobilization techniques), 물렁조직 뻗침(soft tissue stretching) 기법으로 관절운동범위를 유지하고 증가시킨다.

유연성운동(flexibility exercises)은 환자가 팔 또는 다리의 일부 운동성을 상실했을 때 유용하다. 뻗침과 같은 기술을 사용함으로써 관절운동범위와 가동성을 향상시킨다. 유연성운동은 작은 움직임이나 부드러운 뻗침 기법을 사용하는 경향이 있는데, 이는 한동안 사용하지 않았던 매우 특정한 근육 그룹들을 목표로 했을 때는 힘든 방법이 될 수도 있다.

박스 1-6 저항의 종류

- 중력(gravity): 약해진 근육이 효과적으로 중력에 대항하여 움직이고(동심성), 중력과 함께 천천히 내려간다(편심성).
- 체중(body weight): 체중을 저항으로 활용한다[예: 푸시업(push-up), 스쿼트(squat), 사이드플랭크(side plank)].
- 낮은부하(small weight): 중량 커프(cuff weight) 또는 프리웨이트(free weight)를 이용한 많은 반복운동은 지구력과 약해진 근육을 강화한다.
- 튜빙/세라밴드(tubing/theraband): 가변저항에 따른 움직임은 탄성 특성에 따라 달라진다.
- 도수저항(manual resistance): 물리치료사는 움직임과 자세에 따라 손의 배치를 달리하여 사용하고, 동작의 범위(arc)를 지나가게 하거나 범위를 통해 저항을 준다.

근육수행력운동은 저항운동과 지구력운동을 통해 근력, 파워, 지구력을 향상시킨다. 이러한 목적을 향상시키기 위해 더 큰 저항(박스 1-6)과 더 적은 반복횟수로 동작을 수행한다. 근력강화운동은 사고 또는 수술로 약해진 환자의 근력과 파워(힘)를 향상시킨다. 근력강화는 지구력운동보다는 더 많은 에너지를 필요로 하지만 시간은 덜 걸린다.

이완운동은 이완을 포함한 호흡운동과 순환운동을 통한 특수한 운동영역이다.

지구력운동은 몸 안의 큰 근육그룹을 참가시킴으로써 근육을 강하게 하고 지구력을 향상시키는 것을 목표로 한다. 지구력운동은 오랜 기간 동안 꾸준히 수행해야만 그에 따른 좋은 결과를 얻을 수 있으므로, 운동을 시작하기 전 몸에 적절한 근력 수준을 잘 갖추어야 할 필요성이 있다.

균형 및 협응운동은 환자의 무게 중심을 유지하고 균형과 자세를 개선하는 데 도움이 되며, 이러한 능력을 상실한 경우에는 협응능력을 더 많이 사용하게 되는 경향이 있다. 균형 및 협응능력을 잘 유지하기 위해서 더 많은 집중력을 필요로 하게 된다.

물리치료사는 환자에게 운동치료를 적용할 때 운동치료의 종류에 맞게 시행해야 한다. 특히 환자 및 고객이 손상 전의 익숙한 활동 수준으로 회복할 수 있도록 필요한 운동 종류를 결정해야 한다. 또한 단기목표뿐 아니라 장기목표를 충족시킬 수 있는 운동을 처방한다.

5) 운동치료의 이점

운동치료는 최근에 손상으로 인해 수술을 받은 사람, 사고로 인해 제한된 움직임을 가지고 있거나, 근육뼈대계 기능에 문제가 있는 사람에게 다양한 이점을 주는 것을 목표로 한다. 물리치료사가 수행하는 운동치료 프로그램의 주된 목표가 통증과 염증을 감소시키는 데 도움을 줄 수 있기 때문이다. 운동치료의 이점은 다음과 같다(박스 1-7).

박스 1-7 운동치료의 이점

- 뇌졸중의 영향으로부터 회복: 일반적인 뇌졸중의 후유증 중 하나가 팔다리의 움직임이 줄어드는 것이다. 따라서 이러한 유형의 운동은 손상된 한쪽 팔다리의 유연성을 향상시키고 근력을 회복시킴으로써 도움이 될 수 있다.
- 스포츠 관련 손상으로부터의 회복: 스포츠와 기타 힘든 신체운동 중 발생하는 지속적인 손상은 운동을 통해 치료될 수 있다.
- 통증 감소 또는 제거: 조금씩 아파오는 관절과 통증이 심한 근육을 치료하는 데 도움이 될 수 있다.
- 허파와 심장질환의 관리: 허파와 심장질환이 있는 사람에게 도움이 될 수 있다. 컨디셔닝(conditioning), 근력강화, 호흡운동에 초점을 둔 운동은 허파 또는 심장질환을 가지고 있는 사람의 삶의 질(quality of life)을 향상시키는 데 도움을 준다.

2 장애모델

1) 개요

건강은 질병이 없음을 의미하고 건강 체계는 사람들의 건강을 향상시키는 틀을 형성하는 것이다. 건강에 관한 전체적인 손상 양상을 평가하기 위해서는 기능적 상태(functional status)에 대한 정보가 요구되며, 건강하다는 것이 무엇인지에 대해 개념화할 필요가 있다. 기본적으로 개인의 건강은 삶의 모든 영역에 완전히 관여하는 데 필요한 모든 범위의 행동, 활동 및 업무를 수행할 수 있는 능력을 포함한다. 개인의 건강상태는 일련의 작업이나 행동을 수행하는 능력의 측면에서 설명할 수 있다. 또한 건강상태(health status)는 건강상태로부터 발생하는 신체기능 및/또는 구조 변화(structures arising)를 포함한다. 건강상태가 삶에 미치는 영향은 사람의 실제 또는 실제 환경에서 업무와 행동의 성과를 측정함으로써 이해할 수 있다. 건강 경험에 대한 전체적인 이해는 사람이 느끼는 건강상태와 관련되어 주어진 신체 영역의 기능 수준에 대해 얼마나 가치를 부여하느냐에 따라 건강상태의 개념은 크게 차이가 발생한다. 분명히 기능적 상태의 개념은 건강과 그 성취도에 따라 확연히 달라지며, 동일한 진단을 받은 두 명의 개인은 실제 건강상태를 결정하는 기능 수준이 완전히 다를 수 있다. 따라서 기능적 상태 정보(Functional Status Information, FSI)를 통해 개인의 건강, 즉 사람의 건강상태에 대해 확인할 수 있고, 이를 통해 효과적인 환자관리의 새로운 이론적 틀을 제공하고자 한다.

2) 건강 및 기능, 국제기능장애모델의 분류

(1) 장애모델의 역사적 배경

국제기능장애모델은 인간의 활동장애를 이해하기 위해 개발되었고, 1965년 Nagi 장애모델에서부터 1980년 세계보건기구(WHO)의 장애모델인 신체 손상, 장애, 핸디캡의 국제장애분류(International Classification of Impairments, Disabilities and Handicaps, ICIDH)와 1991년 미국 의료재활연구센터(NCMRR) 모델을 많이 활용하였다. 개인의 전반적인 건강상태, 일상생활활동에서의 기능 및 장애와 관련한 초기 모델(ICIDH)은 'Nagi 모델'과 '손상(impairment), 장애(disability), 핸디캡(handicap)'을 분류하였다.

① Nagi 모델

Nagi 모델은 WHO의 장애개념 형성에 커다란 기여를 하였으나 장애 수준에 대한 정보가 부족하여 장애개념의 각 영역 사이의 상호작용을 설명하는 것이 어렵고, 여러 환경요인을 고려하지 않았다는 제한점이 있다(그림 1-3).

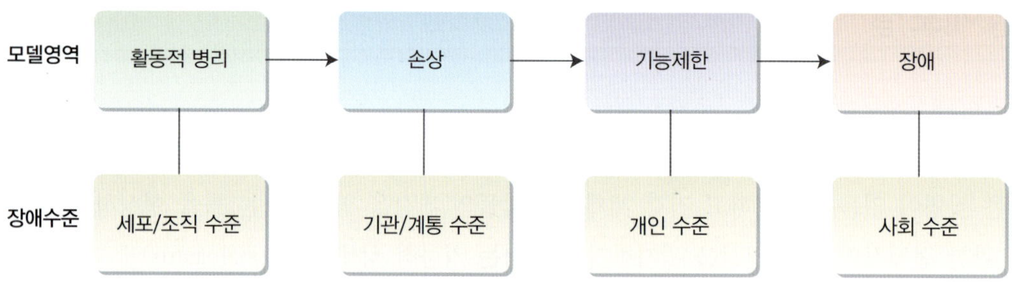

그림 1-3 Nagi 장애모델(1965) (WHO, 1980)

② ICIDH 모델

ICIDH는 '질병의 결과'의 분류로, WHO가 건강의 다양한 측면(손상 및 손상으로 인한 기능제한, 장애, 사회적 결과인 핸디캡을 구별할 필요성을 느낌)에 대한 광범위한 정보를 코딩하기 위하여 1980년 국제질병분류(ICD)를 기초로 하여 ICIDH를 개발(1970년대에 개발하여 1980년에 WHO

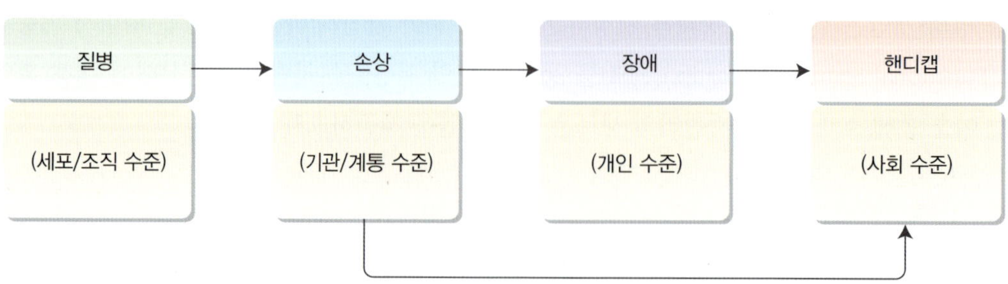

그림 1-4 ICIDH 장애모델(WHO, 1980)

에 의해 공인)하였다. 원래 ICIDH는 '질병'과 '장애'로 이어지는 결과, 특히 '충돌', '장애', '핸디캡(사회적 불리)'과 관련된 개념모델을 포함하고 있었다. 하지만 이후 장애를 질병이나 신체 이상과 같은 의학적 시점에서 바라보던 것에서 더 나아가 기능적 · 구조적인 손상(impairment), 신체의 기능적 · 구조적 손상의 결과로 발생하는 활동이나 행동패턴의 장애(disability), 활동제한으로 인해 초래되는 핸디캡(사회적 불리)에 이르기까지 사회적 관점에서 장애를 전반적으로 이해하고자 하는 의도를 반영하였다. 이 모델은 사람들이 '질병'에 대해 인지하는 것만으로도 건강하지 않다는 생각을 가지게끔 도와주는 측면이 있었다. ICIDH에서 장애의 판정을 사회적 서비스의 수혜자격을 부여하기 위한 판단에서 실시하는 것이라는 점을 분명히 한 것이었고, ICIDH는 대부분의 국가에서 장애의 판단 체계에 결정적인 영향을 미치게 하는 계기가 되었다. 또한 사람들이 자신의 삶에 충실할 수 있는 개인의 기능과 능력에 미치는 영향을 인식할 수 있게 하였다.

다수의 나라에서 많은 사람들은 기존 ICIDH 모델에 문제가 있다는 견해가 많았고, 분류 체계로 적합치 않다고 생각했으며, 따라서 사용하지 않는 경우가 많았다. 만성적인 질병을 가진 사람을 포함하여 기존의 ICIDH 모델을 사용하는 사람들의 우려 중 하나는 질병의 결과를 '장애'와 '핸디캡(사회적 불리)'이라는 부정적 용어가 사용된다는 것이었다. 사람들은 기존의 ICIDH 모델의 요소들 사이의 선형 단일방향에 대해서도 우려하였다. 질병에 대한 생의학적 접근법은 의료 분야에서 긍정적인 측면으로 나타나기도 하였다(예: 다양한 전염병에서 세균성 물질을 진단하여 적절한 항생제로 치료를 이끌어냄). 그러나 다른 한편으로 단독적이고, 특정한 '원인'이 불분명한 경우가 많은, 예를 들어, 뇌성마비나 발달장애와 같은 아동기의 만성적인 건강상태를 고려하지 않는 다소 좁고 제한적인 방법을 제시하는 것이 문제라고 여기게 되었다.

따라서 WHO는 장애개념에 대하여 새로운 접근 방법(ICIDH)을 채택하게 되었고, 이는 신체 손상, 장애(disability), 핸디캡(사회적 불리) 등으로 구분하여 장애를 설명함으로써 손상이나 기능장애의 측면보다 사회적으로 불이익을 받는 상황을 더 강조하고자 하였다(그림 1-4).

그러면서 의료종사자들은 기존 두 모델인 ICIDH 모델과 Nagi 모델의 내용을 개정하기 위해 노력하였고, 국립의료재활연구센터(National Center for Medical Rehabilitation Research, NCMRR)는 독자적인 모델을 만들게 되었다.

③ NCMRR 모델

1993년 NCMRR 모델은 기존 시스템에 '신체요인' 및 '사회요인'을 추가하여 개인의 위험요인 사이에서 나타나는 관련성을 추적하였다. 기존의 부정적인 용어들이 점차 신체기능 및 구조, 활동, 참여와 같은 중립적인 용어로 변화되는 측면이 나타났다. 또한 '장애'라는 용어는 사람과 환경 사이의 역동적인 상호작용을 나타내는 주요 용어가 되었다. '장애'는 장애를 가진 그 사람 내부에 존재한다는 전통적인 견해와는 다르게, 그 사람과 지역사회 또는 사회의 상호작용을 수반하는 사회적 구성이라는 생각을 반영하게 된 것이다. 즉, NCMRR은 사회적 제한을 포함한 장애요인이 환경의 영향을 받는 것이 중요하다고 강조하였다. 이러한 긍정적인 용어의 변화는 '참여'를 건강의 중요한 차원으로 식별하려는 움직임을 반영하게 되었다.

사례를 들면, 30대 초반의 미국 프로야구 메이저리그 선수 A는 훈련 중에 위관절오목테두리 앞뒤쪽 병변(superior labrum anterior to posterior, SLAP) 파열(보통, 슬랩이라고 함)로 왼쪽 어깨 가시위근(supraspinatus)의 근력 감소와 공을 던질 때 통증이 나타난다. 이로 인해 직업상 야구선수 투수로서의 역할과 일상적인 생활을 하는데 어려움을 겪고 있다. 최대로 공을 던질 때 약 70% 정도로만 던질 수 있어 선발 투수의 역할을 제대로 하지 못하고 있다. 따라서, 질환이 발생하고 해부학적 · 생리적 · 심리적 · 감정적 · 신체계통의 손상이 유발되었고, 야구선수 투수로서뿐만 아니

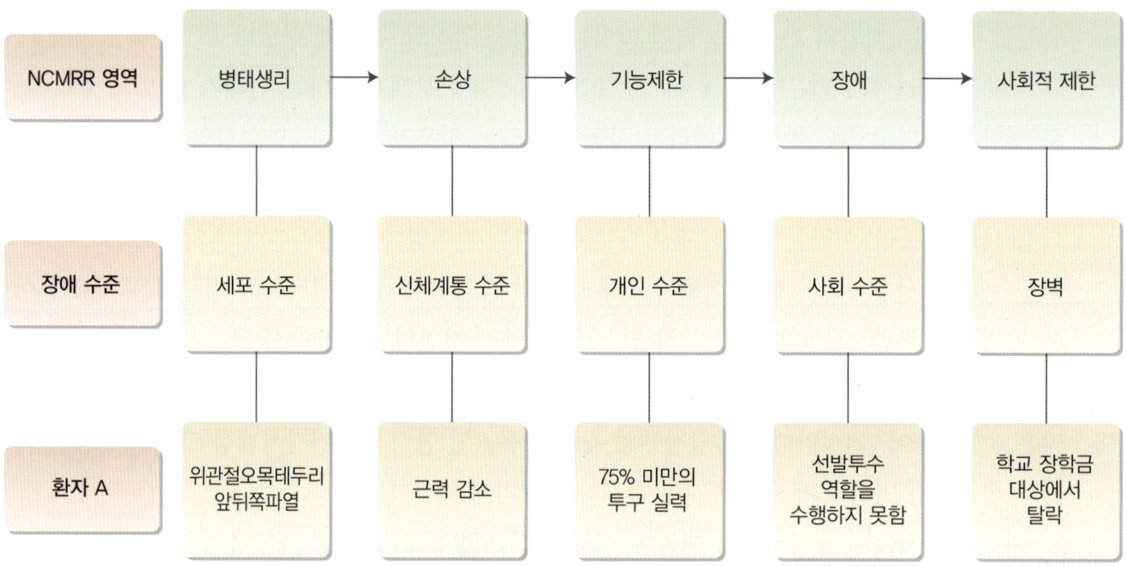

그림 1-5 사례를 통한 NCMRR 모델 활용

표 1-3 NCMRR 모델의 용어 정리

용어	의미
병태생리(pathophysiology)	정상적인 신체의 생리과정이나 발달과정 또는 해부학적 구조물의 작용을 멈추게 하거나 방해하는 것
손상(impairment)	인지능력, 감정능력, 생리기능 또는 해부학적 구조물의 상실이나 기능 이상을 초래하는 상태
기능제한(functional limitation)	주어진 기관의 목적에 부합되는 방법이나 범위 내에서 활동을 수행하는 데의 제한
장애(disability)	예상되는 신체적 · 사회적 정황의 수준에 대한 작업이나 활동 역할 수행의 제한 또는 불능
사회적 제한(social limitation)	사회정책이나 장벽에 의한 역할 수행의 제한 또는 기회 접근의 제한

라 일상생활에서 요구되는 활동에 기능제한이 생겼으며, 사회적 역할을 수행하는 것이 제한되고 사회적 한계에 봉착한다. 사례를 통한 NCMRR 모델을 활용하여 그림 1-5에 제시하였다. 표 1-3은 NCMRR 모델에서 사용된 용어를 정리한 것이다.

④ ICIDH-2 모델

장애모델의 지속적인 연구와 발달을 통해 장애와 관련된 환경이 미치는 영향에 대한 이해와 관심이 증가됨에 따라 이를 정의하는 새로운 장애개념과 분류 체계가 필요하게 되었다. WHO는 ICIDH에 이어 1997년 ICICH-2[ICIDH-2(International Classification of Impairments, Disabilities, and Handicaps-2]를 개발하였다. 이 장애모델은 크게 개인적 및 사회적 모델로 구분하여, 한 개인의 장애를 손상, 활동, 참여의 3가지 기준으로 설명한다. 여기서의 손상은 장애인과 비장애인을 함께 적용할 수 있게 되었고, 신체구조와 물리적 · 심리적 기능의 상실 또는 이상을 나타낸다. 또한 활동 및 제한은 일상에서 기대하는 개인활동의 통합적인 개념으로 보통 걷기, 쇼핑, 업무 완수 등의 복합적 활동을 포함한다. 이후 이 모델은 발전을 거듭하여 수정되었고 ICF 모델로 변화되었다.

(2) ICF 모델의 사용

1990년대 초, ICIDH를 개정하고 개편하기 위해 국제적 노력이 시작되었고, 9년간의 지속적인 연구의 성과로서 2001년 WHO는 기존의 ICIDH-2의 기본적인 맥락은 유지하면서 새로운 분류 체계, 즉 국제기능장애건강분류(International Classification of Functioning, disability and health, ICF)를 발표하였으며, 인간의 기능 및 장애에 관한 새로운 모델이 제시되었다(그림 1-6).

기존의 ICIDH 모델에 2가지 중요한 추가사항은 건강과 장애의 사회적 구조에 대한 최근 견해를 반영하였고, 사람의 건강상태에 영향을 미칠 수 있는 복합적인 요인으로 분류한 것이다. 첫 번째 맥락

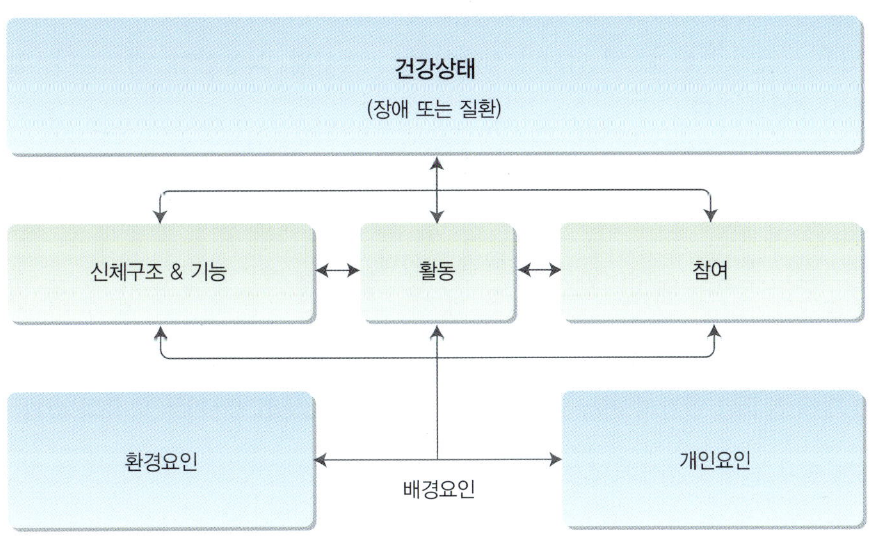

그림 1-6 ICF 모델의 구성요소와의 상호작용(2001)
(건강에 문제가 생기면, 신체 기능 및 구조의 손상 그리고 활동 및 참여의 제한이 발생한다).

표 1-4 Nagi, ICIDH 장애모델의 비교/변화

	장애에 영향을 주는 관련 수준				
모델(model)/용어	세포/조직(cellular/tissue)	기관/계통 레벨(organ/system)	개인적(사람)(personal)	사회적(society)	외부장애(기타)요인
Nagi(1965)	병리활성상태	손상	기능제한	장애	
ICIDH-1(1980)*	질병	손상	장애	핸디캡 (사회적 불리)	
NCMRR(1993)	병태생리	손상	기능제한	장애	사회적 제한
ICIDH-2(1997)	건강상태	신체기능 및 구조 손상	활동제한	참여제한	환경요인, 개인요인
ICF(2001)	건강상태	신체기능 및 구조 손상	활동제한	참여제한	환경요인, 개인요인
WHO(2001)	ICD-10	손상	활동제한	참여제한	환경요인, 개인요인
		장애			

*Nagi: 병리활성상태(active pathology), 손상(inpairment), 장애(disabilities), 핸디캡(handicap, 사회적 불리)의 국제적 분류
*NCMRR(National Center for Medical Rehabilitation Research) 분류: 병태생리, 손상, 기능제한, 장애, 핸디캡, 사회적 제한

적 요소는 '환경요인(environmental factor)'으로, 자연적으로 물리적 · 사회적 · 문화적 또는 제도적 요소가 될 수 있다. 두 번째 요소는 성별, 나이, 교육, 생활방식과 같은 '개인요인(personal factor)'이다. 이 2가지 상황요인은 질병이나 장애의 다른 구성요소에 영향을 주고 수정하며, 함께 '신체기능/구조', '활동', '참여'의 차원에 기여하는 힘의 조합에서 식별하고 고려할 필요가 있다고 보았다.

ICF 모델은 보건의료 분야뿐만 아니라 사회안전, 교육산업, 노동산업, 경제분야, 입법분야에서도 광범위하게 사용하고 있다.

요약하면 WHO는 새로운 ICF 모델에서 건강, 기능 및 장애에 대한 '생물학적(biological), 개인(individual) 및 사회적 관점(social perspective)에서 건강의 일관된 관점'을 제공하기 위해 '생물심리사회학적(biopsychosocial)' 접근방식을 선택한 것이다.

(3) ICF 모델의 개념

ICF 모델에 의해 분류된 인간의 기능 수준(functioning classified) 3가지는 다음과 같다.

- 신체 또는 일부 신체 수준에서의 기능
- 모든 사람
- 사회적 상황에서의 모든 사람

박스 1-8 기능, 장애, ICF 모델의 구성요소/용어정의

- 건강상태(health condition): 질병이나 질환에 걸렸거나 걸리지 않은 상태를 모두 포함. 급성 혹은 만성질환, 이상, 외상과 더불어 임신, 노화, 스트레스, 선천성 기형 또는 유전적 성향을 포함하는 매우 넓은 의미로 정의
- 신체기능(body function): 신체 시스템의 생리적 기능(심리적기능 포함)
- 신체 구조(body structures): 팔다리, 뇌, 신경, 근육, 피부 및 그 구성 요소와 같은 신체의 해부학적 부분
- 손상(impairments): 상당한 편차 또는 손실과 같은 신체기능 및 구조상의 문제
- 활동(activity): 개인에 의한 과제활동 또는 행동의 실행을 의미하며, 개인활동, 직업활동, 여가활동 등을 포함
- 참여(participation): 생활 상황에서의 참여. 직업, 지역사회, 여가, 사회활동 등에 참여하는 수준
- 활동제한(activity limitation): 개인의 과제 수행 또는 활동을 수행하는 데 어려움을 겪을 수 있음
- 참여제한(participation restriction): 직업, 지역사회, 여가, 사회활동 등 참여에 제한이 따름. 개인이 삶의 상황에 관여할 때 겪을 수 있는 문제
- 배경(문맥)요인(contextual factor): 환경요인과 개인(사람)요인으로 구분하며 ICF 모델의 각 영역에 긍정적으로 작용하는 촉진요인(+), 부정적으로 작용하는 장벽요인(−)으로 작용
  - 환경요인(environmental factor): 사람들이 살고 그들의 삶을 수행하는 신체적, 사회적, 의례적인(attitudinal) 환경으로 사람의 기능을 방해하거나 촉진함. 개인이 스스로 조절하기 힘든 요인
    예) 가족, 친구, 일, 학교, 정부기관, 법과 규칙, 문화적 신념 등
  - 개인(사람)요인(personal factor): 개인마다의 배경요인으로 문화적 배경에 따라 매우 다양함. 성별, 인종, 나이, 물리치료 질환을 포함하는 기타 건강상의 문제, 생활방식, 습관, 교육수준, 행동방식 등
- 기능(functioning): 신체기능, 신체 구조, 활동 및 참여를 나타내는 넓은 의미의 용어. 개인의 건강상태와 개인의 상황적 요인(환경요인 및 개인요인) 사이의 상호작용의 긍정적이거나 중립적인 측면을 나타냄
- 장애(disability): 활동제한 및 참여제한에 대한 주요 용어. 개인의 건강상태와 개인의 상황적 요인(환경요인 및 개인요인) 사이의 상호작용의 부정적인 측면을 나타냄

ICF에서의 '기능 및 장애'는 다음과 관련된 다차원 개념으로 이해할 수 있다(박스 1-8).

- 사람의 신체기능과 구조 및 신체 손상(신체 수준별 기능)
- 사람들의 활동(개인적 수준에서의 기능)과 그들이 경험하는 활동의 한계
- 삶의 모든 영역에서의 사람들의 참여 또는 관여, 그들이 경험하는 참여제한(사회구성원으로 사람의 기능)
- 경험에 영향을 미치는 환경요인[그리고 이러한 요인이 촉진(facilitators)인지, 장벽(barriers)인지의 여부]

ICF는 개인의 건강상태, 환경요인 및 개인요인 간의 동적 상호작용(dynamic interaction)으로서 기능 수준을 개념화한다. 이것은 장애의 사회적 · 의료적 모델의 통합을 바탕으로 한 장애의 생물심리사회적 모델(biopsychosocial model)이다.

즉, 장애는 초기에 사용하던 건강 분류 모델 용어이다. 장애로 인한 급성 또는 만성증상이 사람들

의 일상생활 수행에 영향을 주고, 개인의 필요와 관념에 의해 요구되는 사회적 기능과 역할을 감당하는 데 지장을 준다. 그중에서 ICF가 가장 관심을 갖는 부분은 '부정적인 의미의 장애에서 긍정적 의미의 기능 변화'이다.

그림 1-6과 같이 장애는 다차원적이고 상호작용적이다. 장애의 모든 요소가 중요하며, 다른 요소들과 상호작용할 수 있다. '장애'는 모든 것에 영향을 끼치고, 변화가 필요할지도 모르기 때문에 환경요인을 고려해야 한다.

(4) ICF 모델의 구성 요소 및 내용

기능 및 장애의 주요 구성요소는 표 1-5에 정의하였다. 구성요소는 '건강의 맥락'에서 이해된다. 예를 들어 인종 편견(racial prejudice)과 같은 다른 요소와 관련된 참여제한(participation restrictions)이 ICF의 범위에 포함되지 않음을 명확히 한다.

각 구성요소는 계층적으로 배열된 영역을 포함한다. 이것들은 관련된 생리적 기능, 해부학적 구조, 행동, 작업, 삶의 영역, 외부 영향의 집합체이다. ICF 모델은 박스 1-9에 나열된 각 영역에 대해 별도의 단위를 가지고 있다.

ICF 모델은 계층적 분류로서 건강과 관련하여 기능상의 특정한 측면을 매우 상세하게 설명하고 있으며, 두 가지 파트로서 구분하고 있다. 파트 1은 기능과 장애, 파트 2는 크게 배경 관련 요인으로 구

표 1-5 ICF 모델의 구성요소

<table>
<tr><th rowspan="2">구성요소</th><th colspan="2">기능수행과 장애</th><th colspan="2">배경요인</th></tr>
<tr><th>신체기능과 구조</th><th>활동과 참여</th><th>환경요인</th><th>개인요인</th></tr>
<tr><td>영역</td><td>신체기능
신체구조</td><td>삶의 영역
(과제, 행위)</td><td>기능수행과 장애에 대한 외적 영향</td><td>기능수행과 장애에 대한 내적 영향</td></tr>
<tr><td rowspan="2">구성</td><td>신체기능의 변화
(생리학적)</td><td>표준환경에서 과제를 실행하는 능력</td><td rowspan="2">물리적 · 사회적 및 태도적 측면에서 촉진하거나 저해하는 영향력</td><td rowspan="2">개인의 태도에 대한 영향력</td></tr>
<tr><td>신체구조의 변화
(해부학적)</td><td>현재 환경에서 과제를 실행하는 수행력</td></tr>
<tr><td rowspan="2">긍정적 측면</td><td>기능과 구조의 통합</td><td>활동, 참여</td><td rowspan="2">촉진요인</td><td rowspan="2">적용 안 됨</td></tr>
<tr><td colspan="2">기능* 수행</td></tr>
<tr><td rowspan="2">부정적 측면</td><td>손상</td><td>활동제한, 참여제한</td><td rowspan="2">장해요인/저해요인</td><td rowspan="2">적용 안 됨</td></tr>
<tr><td colspan="2">장애</td></tr>
</table>

* ICF에서 기능이라는 의미는 상당히 포괄적인 개념을 가지고 있는 용어로서, 장애란 표현의 상대적인 용어로 이해해야 한다. 기능에는 신체기능, 신체구조, 활동, 참여가 포함된다.

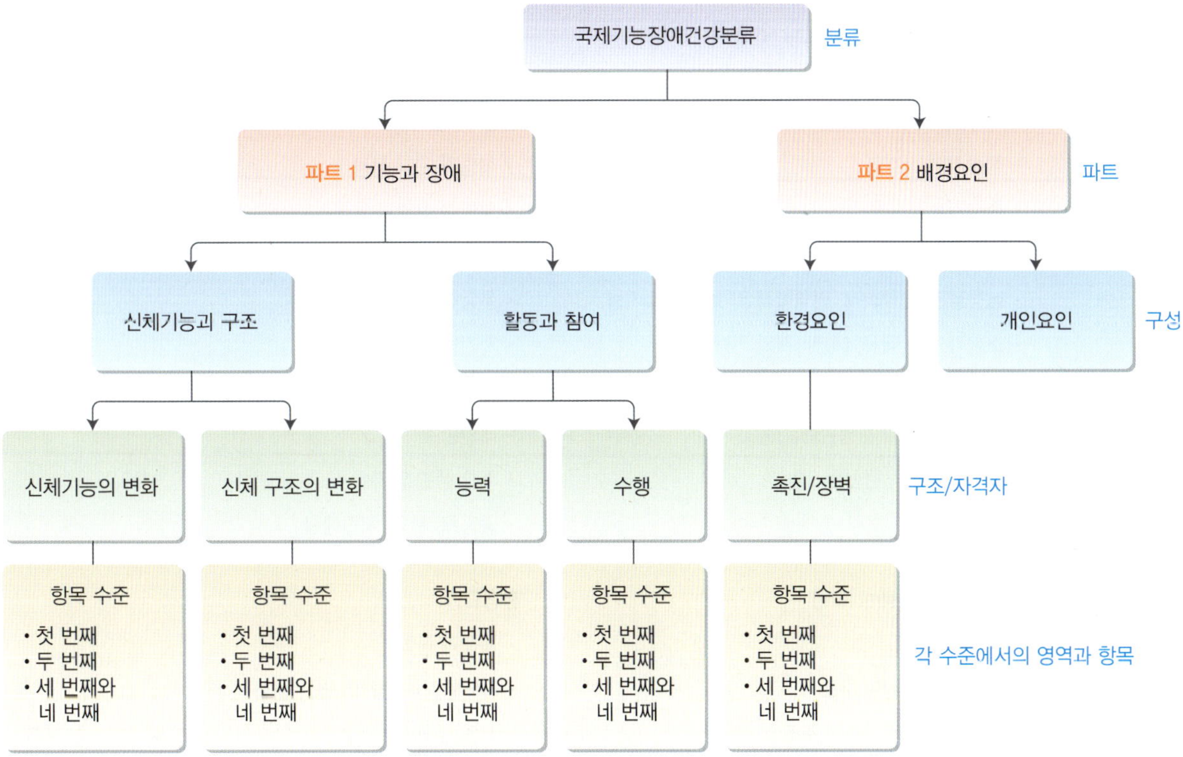

그림 1-7 ICF의 구조와 개요

분하고, 각 구성요소는 최대 4단계 수준에서 각 영역과 범주로 세분화되며, 각각 숫자 코드로 표시된다. 파트 1은 신체기능과 구조, 활동과 참여이며, 파트 2는 환경요인과 개인요인으로 나눈다. 그림 1-7의 배경요인(contextual factor)은 외부요인이 신체 환경, 사회적 요인에 어떻게 영향을 주고 받고, 내부요인에 영향을 주는 인자는 기능 강화와 저하 같은 개인(태도) 특성이다. 신체기능에 영향을 주는 환경요인들은 개인용품, 가사, 직장에서의 활동에 필요한 보조도구 사용 등이 포함될 수 있다. 개인요인으로는 개인의 동기부여와 적응능력, 만성적인 건강상의 문제가 일상활동에 영향을 주게 된다.

파트 1 기능과 장애 포함

- 신체기능과 구조
- 활동과 참여

파트 2 배경 요인 포함

- 환경요인
- 개인요인(아직까지 ICF의 분류는 아님)

박스 1-9 ICF 모델의 수준과 영역

신체기능(body function)
- 정신기능
- 감각기능과 통증
- 소리와 연설기능
- 심장혈관, 혈액학적, 면역학적 및 호흡기의 기능
- 소화기, 신진대사, 내분비계의 기능
- 유전자 및 생식기능
- 신경계 뼈대 및 운동관련 기능
- 피부의 구조와 관련된 기능

활동 및 참여(activities and participation)
- 학습과 지식 적용
- 일반적 작업과 요구
- 의사소통
- 운동성
- 자기돌봄
- 집안 살림
- 대인관계
- 주요 생활 영역
- 공동체, 사회, 시민생활

신체구조(body structure)
- 신경계의 구조
- 눈과 귀와 관련된 구조
- 음성과 발성과 관련된 구조
- 심장혈관계, 면역계, 호흡계와 관련된 구조
- 소화, 대사, 내분비계와 관련된 구조
- 비뇨생식계, 생식계와 관련된 구조
- 움직임과 관련된 구조
- 피부와 관련된 구조

환경요인
- 제품과 공학
- 자연환경과 인간이 만든 변화
- 지원 및 관계
- 태도
- 서비스, 시스템 및 정책

(5) ICF의 측정 및 평가

① 측정 및 평가

ICF 모델은 개별기능(individual function)을 '측정(measuring)'하거나 '평가(assessing)'하기 위한 도구의 기반이 될 수 있고, 그 도구의 도표화(mapped)가 가능한 틀(framework) 및 분류 시스템이다. 광범위한 틀은 평가를 위한 기능 및 장애의 관련 측면을 선택하는 데 초점을 맞춘다. 검증척도(qualifiers)는 각 영역 또는 영역의 기능, 장애의 범위 또는 환경요인이 촉진자 또는 장벽인 범위를 기록하는 데 사용되는 코드이다. 박스 1-10에 표시된 손상, 활동제한 및 참여제한과 관련하여 '문제'의 범위를 기록하기 위해 표준화 또는 '일반적인' 검증척도를 제공한다. 환경요인의 자격조건은 환경요인이 촉진자(facilitator) 또는 기능장벽(barrier to functioning)으로 작용하는 범위를 나타내기 위해 양의 척도와 음의 척도를 모두 사용한다.

측정은 추가 개발을 위한 영역이며 일반적인 검증척도는 그 척도를 기존 측정 도구와 관련시키기 위해 정확한 기준(calibration)이 선행되어야 한다고 인식한다.

박스 1-10 ICF 검증척도

일반적 검증척도(generic qualifier)

0	문제 없음(No problem)
1	일부 문제(Mild problem)
2	중등도 문제(Moderate problem)
3	심한 문제(Severe problem)
4	복잡한 문제(Complete problem)
8	특이사항 없음(Not specified)
9	해당사항 없음(Not applicable)

환경요인을 위한 검증척도(qualifier for environmental factors)

.0	장벽 없음(No barrier)	+0	검증척도 없음(No facilitator)
.1	약간의 장벽(Mild barrier)	+1	약간의 검증척도(Mild facilitator)
.2	중등도 장벽(Moderate barrier)	+2	중등도의 검증척도(Moderate facilitator)
.3	심한 장벽(Severe barrier)	+3	심한 검증척도(Severe facilitator)
.4	복잡한 장벽(Complete barrier)	+4	복잡한 검증척도(Complete facilitator)
.8	장벽, 특이소견 없음(Barrier, not specified)	+8	검증척도 특이사항 없음(Facilitator, not specified)
.9	해당사항 없음(Not applicable)	+9	해당사항 없음(Not applicable)

② 평가 범주

장애로 인해 발생하는 한계나 제한은 '0'(어려움 전혀 없음: 0~4%), '1'(약간 어려움: 5~24%), '2'(중간 정도로 어려움: 25~49%), '3'(매우 어려움: 50~95%), '4'(완전히 어려움: 96~100%)로 수식화하여 평가하며, 환경요인은 각 장애인이 해당하는 환경이 장애가 되는지 또는 기능적 특성을 촉진하는지 여부에 따라 '+', '−' 수치로 수식화하여 나타낸다.

ICF 수치 감소는 장애인 개인이 가지는 기능적 능력이 증가되는 것을 의미하고, 이러한 기반을 통해 장애인의 잠재적인 능력을 해석하기도 한다. ICF 분류는 약 1,400개 이상으로, 여러 가지 수치의 분류는 현장이나 임상에서 적용하는데 한계를 드러내기도 한다.

(6) ICF의 적용 사례

WHO는 건강상태와 관련된 기능 및 장애를 자세히 알기 위해 장애 개념인 ICF를, ICD-10과 함께 사용할 경우 사람들의 건강 요구에 대한 보다 의미 있고 완전한 그림을 제공할 수 있다고 하였다. 그림 1-8은 일부 건강상태 및 환경요인과 관련될 수 있는 장애 및 손상에 대한 예시이다.

다음의 예는 활동제한, 참여제한 또는 손상에 대한 완벽한 사례를 나타내기 위한 것이 아니라, 특정한 건강상태 및 일부 환경요인과 관련될 수 있는 각 요소의 몇 가지 영역을 나타낸다. 각 예는 활동과 참여가 영역(domain)에 따라 구별된다는 가정을 기반으로 한다.

그림 1-8의 사례 (A)는 특정적인 건강상태를 가진 60세 남성이며, 시각적 주시기능이 손상된 환자이다.

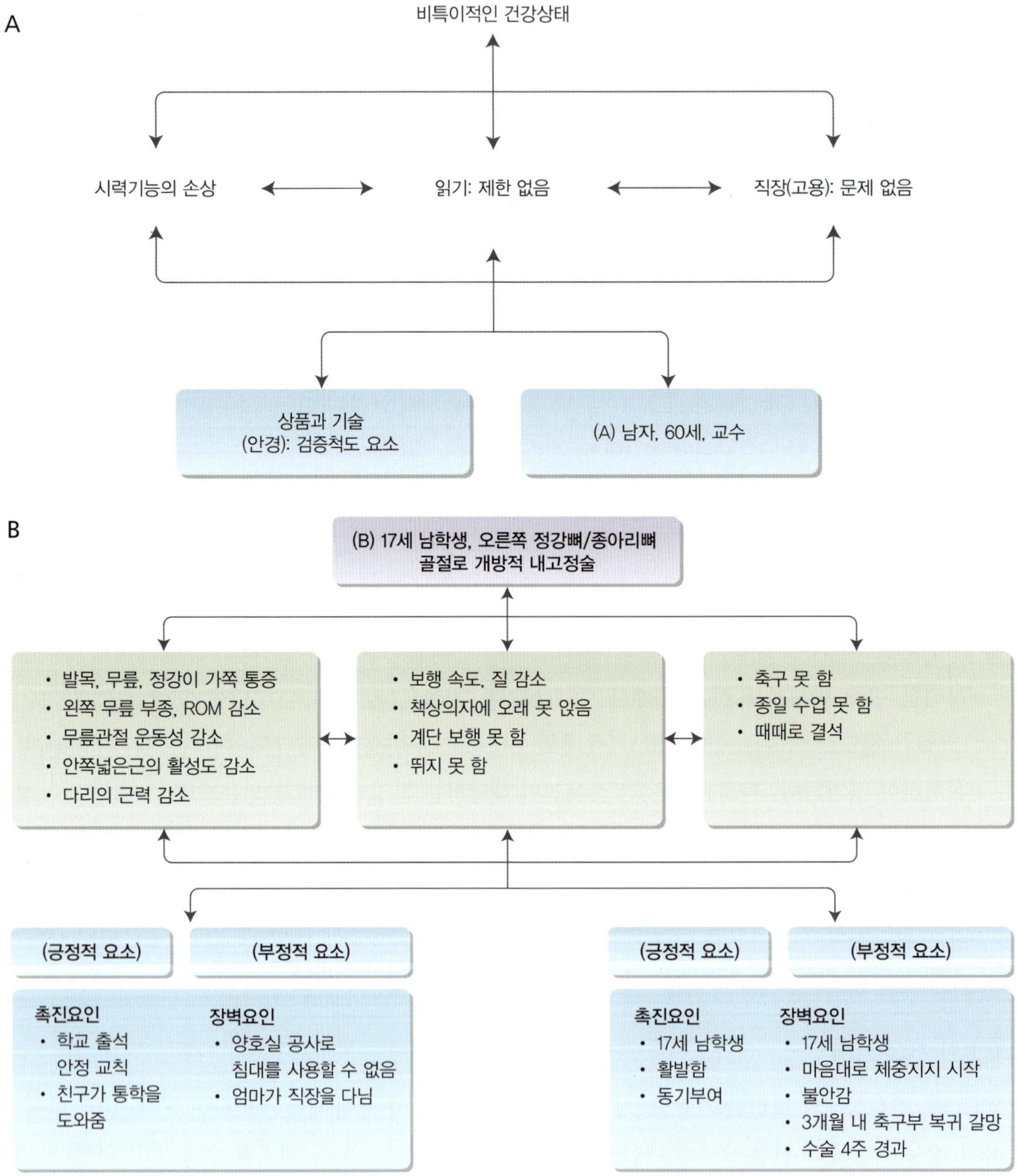

그림 1-8 개인의 장애와 손상에 관한 ICF 모델 사용 예

60세 남성 A는 시력기능에 손상이 있는 대학교수이다. 직업이 교수이다 보니 학교에서 학생들을 가르치기 위해 강의를 준비해야 한다. 글을 읽는 데는 크게 문제가 없지만 명확하게 판단하는데 상대적으로 시간이 많이 걸리고 불편한 상황이다. 학생들에게 강의를 하는 것에 큰 자부심을 느끼고 있다.

그림 1-8의 사례 (B)는 정강뼈와 종아리뼈 골절로 수술 후 기능장애를 가진 17세 남학생이다.

17세 남학생 B는 축구를 하던 도중 오른쪽 정강뼈와 종아리뼈 골절이 발생하여 개방적 내고정술(Open Reduction Interanl Fixation,k ORIF)을 시행하였다. 수술 4주 쯤에 물리치료를 위해 방문하였다. 아직은 수술 부위에 통증이 있어 불안해 하고 있으며 현재 목발에 의지하여 걷고 있다. B는 손상 전에 축구팀의 공격수로 뛰었으며, 90일 남은 국제축구대회에 참여하는 것에 강한 의지를 가지고 있다.

ICF 모델은 평가와 치료의 기본 틀로 사용한다. 물리치료사는 ICF 모델 내 영역의 용어로 각 전문가들과 의사소통을 하고 물리치료를 위한 임상의사결정의 각 단계(검진, 평가, 진단, 예후, 차후 계획 및 목표, 중재, 결과, 모니터링)를 수행한다.

3) ICF 모델 적용

(1) 미국물리치료사협회 ICF 사용

물리치료사들은 고객 및 환자가 가지고 있는 신체적인 질병, 손상, 비정상적 발달에 의해 발생한 장애를 줄이거나 해결하기 위해 효과적인 관리와 서비스를 제공한다. 물리치료의 범위는 환자 및 고객의 단순한 관리차원이 아닌 행복하고 건강한 생활을 할 수 있도록 하고, 손상으로 인한 장애를 유발하는 잠복 원인을 감소시키고 예방하기 위한 치료 범위를 포함한다. 1990년 초반 미국 물리치료사들은 장애의 범위와 관련된 용어를 이용하여 임상의사결정을 하는 역할을 해야 한다고 생각했고, 환자관리 및 치료를 위해 물리치료사들의 문서와 의사소통의 표준이 되도록 연구하고 개발하기에 이르렀다. 더불어 미국물리치료사협회(APTA)는 Nagi 장애모델을 비롯하여 여러 모델의 용어를 물리치료사 직무지침서(guide to physical therapy practice)에 포함시켰고, 최상의 물리치료를 위해 환자 및 고객을 접하는 초기부터 검사, 평가, 진단, 차후평가, 중재, 결과를 통해 재평가 과정에 이르는 임상의사결정을 체계적 틀로 사용하였다. 2008년 미국물리치료사협회는 물리치료 개업 시작과 함께 ICF를 적극 활용하기 시작하였다.

(2) ICIDH에서 제시한 장애 개념

WHO에서 장애의 개념을 정리한 결과물인 ICIDH(International Classification of Impairments, Disabilities, and Handicaps)는 장애를 다음과 같이 설명하였다.

Tips ICF 관점에서 건강의 정의

단순히 질병이 없는 상태만을 의미하는 것이 아니고 선천적 장애, 노화, 외상을 포함하는 넓은 의미의 삶을 나타내며, 의학적 개념과 함께 교육, 고용, 사회생활 등과 함께 하면서 포괄적 의미를 내포한다.

① 장애조건/질병/병리적/병태생리학적

- 병리학적 변화로서 병에 의해 장애가 유발되는 경우이며 증상이 존재함
- 급성 · 만성질환, 장애 또는 손상으로 개인의 활동 수준에 영향을 미침
- 비정상적 발견(여러 징후와 상태)으로 신체기능이나 구조의 변화 또는 이상
- 세포, 조직 또는 장기/기관계 수준에서 나타남

Tips

- 근육뼈대계 손상의 근원이 되는 '조직의 비정상 상태를 규명'하는 일은 물리치료사의 직무범위에 속함
- 물리치료사는 건강증진과 관련된 병리적 상태에 대한 지식이 매우 중요함

② 손상

■ 개념

- 개인의 건강상태를 나타내는 신체의 생리적 · 해부학적 · 심리적 구조와 기능의 장애
- 병리적 과정의 결과
- 신체계통, 기관이나 조직의 증상과 징후를 포함

■ 유형

- 신체의 기능적 손상/구조적 손상으로 구분
- 신체기능의 손상과 구조의 손상은 여러 신체 계통에 영향을 미침(근육뼈대계, 신경근육계, 심장혈관계/허파계, 피부계)

■ 계통별 신체 손상

- 근육뼈대계(musculo-skeletal system): 통증, 근력 약화 및 회전력(torque) 생성 감소, 근육지구력 감소, 관절주머니/관절주위 결합조직 제한으로 인한 관절운동범위 제한, 근육길이 감소, 관절 가동성 감소, 좋지 않은 자세, 근육 길이/근력의 불균형
- 신경근육계(neuromuscular system): 통증, 균형, 자세 안정성 또는 조절능력 손상, 운동협응장애, 타이밍 오류, 운동발달 지연, 비정상적 긴장(저긴장, 과긴장, 근긴장동요)
- 심장혈관/허파계(cardiovascular/pulmonary system): 유산소 능력 감소, 혈액순환 손상(림프, 정맥, 동맥), 지속적인 신체활동 시 통증(간헐적 파행)
- 피부계(integumentary system): 피부 저가동성(고정 또는 흉터조직의 유착)

③기능제한 또는 활동제한

■ 개념

- 기능제한/활동제한은 과제를 수행할 수 없거나 일상생활활동을 수행할 수 없을 때 발생
- 기능제한은 활동제한을 의미
- 활동을 위한 사람의 기능적 수준에서의 곤란한 상황
- 기능제한은 병리적 활동 상태와 연관된 손상의 결과

■ 기능제한의 유형

- 신체활동 요소: 목욕하기, 옷입기, 먹기(BADL), 도구적 일상생활활동(IADL), 직장에서의 업무, 학교-관련 기술, 가사, 취미활동, 지역사회 이동성(운전, 대중교통 이용) 등
- 손뻗기와 잡기, 밀고 당기기, 들어 올리기, 내리기, 운반하기, 굽히고 펴기, 던지기, 잡기, 구르기, 앉고 서기, 침대에 눕기, 기기, 걷기, 달리기, 계단오르고 내리기, 제자리 뛰기 등

■ 사례

- 위관절오목테두리 슬랩병변(SLAP lesion)(건강상태/병리상태)의 결과로, 어깨의 관절가동범위운동의 기능제한(그림 1-9)
- 위 손상에 의해 수영 중 어깨를 앞으로 가져가지 못하거나, 투구 동작 시 머리 위에서 공을 힘차게 앞으로 내던지는 동작(활동제한/기능제한)이 제한됨

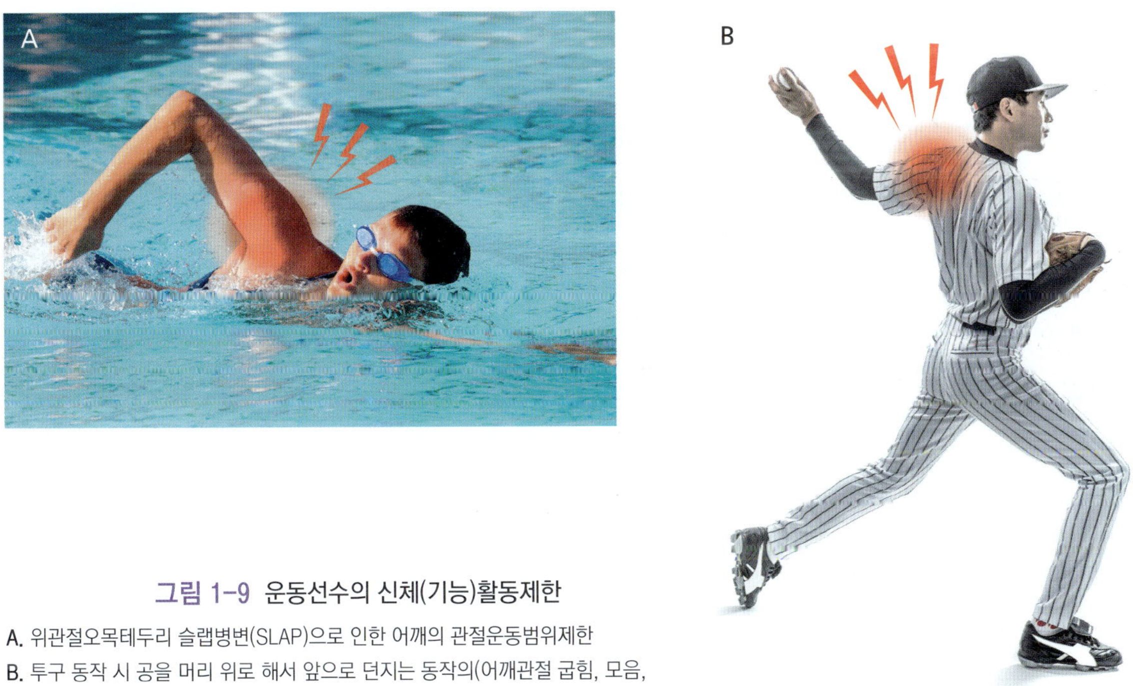

그림 1-9 운동선수의 신체(기능)활동제한

A. 위관절오목테두리 슬랩병변(SLAP)으로 인한 어깨의 관절운동범위제한

B. 투구 동작 시 공을 머리 위로 해서 앞으로 던지는 동작의(어깨관절 굽힘, 모음, 안쪽 돌림) 기능(활동)제한

④ 장애와 참여제한

■ 장애의 개념

- 신체기능과 신체구성에서 장애를 포함하고, 기능제한, 참여제한까지 모두 포함하는 넓은 의미로 사용됨
- 신체기능과 신체구조는 모든 의학 및 물리치료의 핵심적인 요소이며, 활동과 참여 영역에 대해서도 물리치료 영역에서 보다 큰 관심을 가지고 활동 반경을 넓혀 나갈 필요가 있음. 왜냐하면 국민들이 건강과 장애를 극복하는 수단이 의학적인 처치 및 치료에 있는 것이 아니라 앞으로는 의학적 처치와 함께 가능한 모든 방법(사회적, 환경적, 정치적 등)을 통해 장애로부터 기능을 획득해야 하는 시대로 가고 있기 때문임
- 장애는 개인의 기본적 일생생활활동과 같은 환경적 범주의 개인기능을 포함하고, 복합적이고 개인의 도구적 일상생활활동(IADL)과 사회적 기능까지 포함함

■ 참여제한의 개념

- 참여제한은 개인이나 사회적 책임감의 성취를 말하며, 일상적 상황에서 경험하는 개인의 역할로 사회적 기준으로 판단함
- 참여제한은 개인적이나 사회적 책임감 성취를 포함함
- 자신, 가정, 일, 취미 또는 지역사회와 개인적인 업무나 활동에 참여할 수 없는 무능력 상태
- 참여제한의 항목은 주로 사회적 기능과 관련된 제한에 초점을 맞춤

3 운동치료의 역사

1) 고대

(1) 중국

- '화타의 오금(五擒)의 술(術)'에서 운동치료와 마사지에 관해 언급된 최고 문헌

(2) 그리스

- Hippocrates: 관절의 개념, 운동, 근육 등을 언급하였고, 손을 사용하여 척추기형 환자에게 당김(traction)과 관절가동술(mobilizaion)을 적용하여, 지렛대 원리를 이용해 치료함. '운동을 하면 강해지고 활동을 하지 않으면 약하게 된다.' 라고 제시

(3) 로마

- Comelius Celsus: 저서 『De Medicina』에서 위생과 운동(hygiene and exercise)에 대해 언급, 편마비 환자의 운동치료와 보행에 대해 언급함
- Erasistratus: 과도한 운동은 인체에 해를 가한다고 제시
- Galen: 운동의 기간, 빈도, 사용기구 등을 언급하였고 운동 · 감각신경, 작용근 · 대항근을 구분

2) 근대(18세기)

- Tisso: 편마비의 운동, 작업치료, 레크리에이션 치료, 스포츠치료 등에 관해 언급하였고, 현대적 의미의 운동치료 단계 제시
- Vesal: 사체를 통해 인체의 균형과 대칭 연구
- Christobal Mendez: 운동의 의학적 중요성 제시
- Hieronymus Mercurialis: De Arte Gymnastica
  - 치료적 운동으로서 의료체조 중시
  - 오늘날 근대적 치료적 운동 제시
- Hoffmann: 인체의 운동과 일을 다르게 설명
- Andry: 인체에서 나타나는 변형을 자세교정 운동을 통해 해결

3) 현대(19세기)

- Ling: 운동치료센터 설립, 운동량, 운동방향, 운동속도, 운동리듬을 구분하였고, 등척성(isometric exercise), 동심성(concentric exercise), 편심성(eccentric exercise) 등의 용어를 사용하였으며, 현재 재활의학적 차원의 운동치료 개념과 체계를 시작
- Hirschberg: 신경치료의 선구자로, 편마비의 기능적 치료 3단계 제시
  - 첫 번째 기간: 절대 안정
  - 두 번째 기간: 수동운동(관절 강직 예방)
  - 세 번째 기간: 근재교육 강화
- H.S. Frenkel: 척수마비의 실조증(ataxia) 환자에 대한 운동 프로그램 개발
- John Shaw: 척추굽음증의 원인으로 척추근의 약화 명시

4) 20세기

- Dr.Lovett & Wright: 도수 근력 검사법

Normal(N)	100%	중력과 충분한 저항에서 능동적 관절운동범위 가능
Good(G)	75%	중력과 어느 정도의 저항하에서 능동적 관절운동범위 가능
Fair(F)	50%	중력을 이기고 능동적 관절운동범위 가능
Poor(P)	25%	중력 제거 상태에서 능동적 관절운동범위 가능
Trace(T)	10%	수축은 가능하나 능동적 관절운동범위 불가능
Zero(Z)	0%	수축 불가능

- Rudolph Klapp: 척추옆굽음증(scoliosis)의 치료에 관한 운동치료(Klapp's exercise) 제시
- Herman Kabat: 고유수용성 신경근촉진법(Proprioceptive Neuromuscular Facilitation, PNF) 제시
- Temple Fay: 원시적인 신경반사를 이용한 치료법을 뇌성마비 환자에게 사용
- Winthrop Phelps: 15개의 뇌성마비(CP) 치료과정 제시
- Bobath: 비정상반사를 억제하고 정상적인 운동발달을 촉진시키며, 정위반사나 평형반응을 유도하여 병적반사를 억제
- Rood: 조절된 감각자극과 개체발생학적 단계, 활동을 통한 목적 있는 반응의 유도 강조
- Vojta: 신체의 운동을 유발시키는 일정한 점을 자극하여 반사적 반응 유도(유발점 자극 강조)
- Codman: 어깨관절의 운동치료 프로그램 개발
- Buerger-Allen: 말초혈관질환 환자에게 자세적 치료법 제시(Buerger-Allen Active Vascular Ex.)
- Thomas-Delorme: 점진적 저항운동(Progressive Resistive Ex, PRE) 제시
- Williams: 허리통증의 경감을 위한 운동, 굽힘운동 강조
- Mechenzie: 디스크 앞쪽 이동 촉진을 위한 허리 신전운동 소개
- Hislop: 등속성운동 소개
- Maitland, Kaltenborn: 관절 역학의 기본 개념 소개하였으며, Mobilization와 Manipulation이 발전시킴

C H A P T E R 1

운동치료의 개요

임상의사결정 과정과 고객관리모델

Clinical Decision Making and Patient Management Model

학습목표

1. 운동치료를 위한 임상의사결정에 관하여 설명할 수 있다.
2. 운동치료를 위한 근거중심치료에 관하여 설명할 수 있다.
3. 고객관리모델에 관하여 설명할 수 있다.

핵심용어

- 임상의사결정 (clinical decision making)
- 환자(patient)
- 고객(client)
- 균형과 민첩성(balance and agility)
- 고객/환자관리모델 (client/patient management model)
- 근거중심 물리치료 (evidence based physical therapy)
- 운동학습과 조절 (motor learning and control)

Guiding question

1. 운동치료의 임상의사결정에 대해 설명하시오.
2. 운동치료 관점에서 근거중심직무의 절차와 정의에 대해 설명하시오.
3. 운동치료의 고객/환자관리모델에 대해 설명하시오.

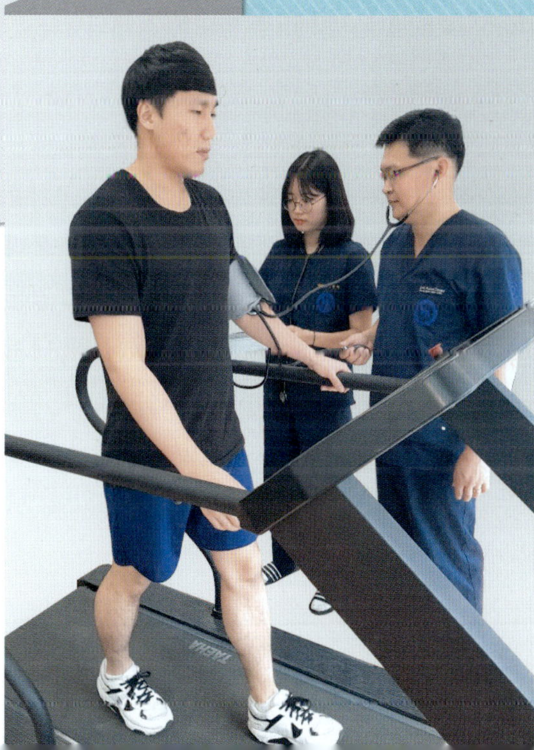

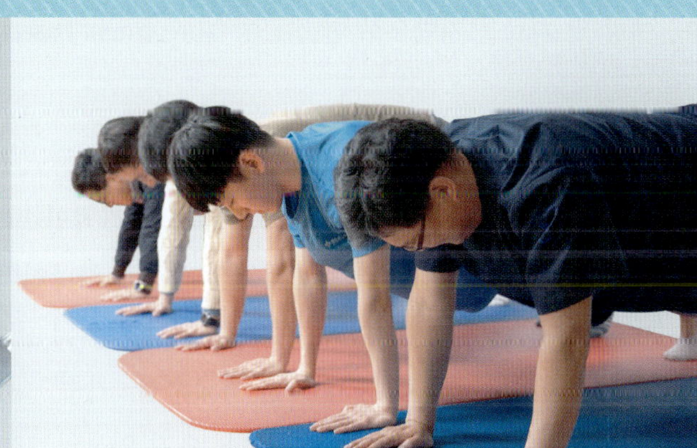

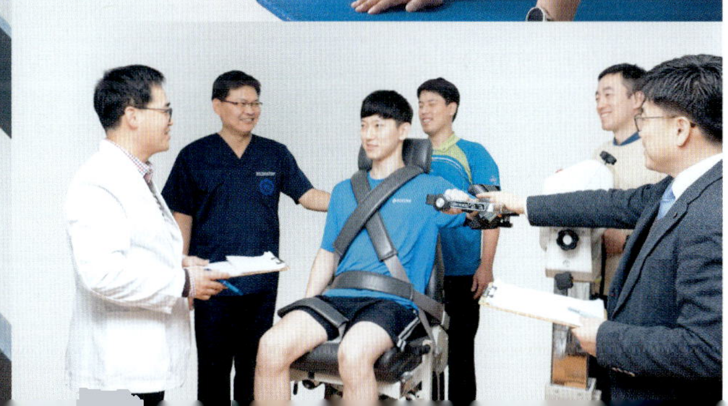

1 개요

물리치료사는 고객 및 환자의 포괄적인 관리를 위해 신체기능과 장애의 개념을 이해해야 하고, 근거에 기반한 임상의사결정 과정을 통해 보다 체계적인 환자관리를 수행해야 한다. 물리치료 직무 과정에서의 고객관리모델은 적절한 고객관리가 중요하고, 여기에 정확한 임상판단과 고객의 건강상태, 임상증상 및 징후를 통한 정보의 적용, 일상생활활동에서의 손상, 기능제한, 장애에 대한 문제해결능력을 다룬다. 임상의사결정과 근거중심의 의사결정은 물리치료 직무를 체계적으로 분류하며, 임상에서 고객관리모델을 통한 치료사의 적절한 임상의사결정 능력을 높이는 계기가 된다.

2 임상의사결정 과정

임상의사결정 과정(clincal decision making process)은 치료사가 환자의 임상적 문제점을 과학적인 사고와 행위로 풀어가는 과정이며, 물리치료 진단 및 환자관리를 위한 지침에 해당한다. 이 과정의 핵심은 근거중심 실무(evidence based practice), 고객 중심 실무적 접근(client centred practice approach), 국제기능장애건강분류(international classification of functioning, disability and health, ICF), 구체적(specific), 측정 가능, 성취 여부, 현실적, 정해진 목표의 개발(development of goals)에 있다.

임상의사결정 과정의 사용 및 적용 분야는 개인 또는 지역사회/그룹 수준에서 사용되도록 설계하였으며, 예방 및 치료를 기반으로 한 접근방식(treatment based approaches)에 적용할 수 있도록 설계되었다.

1) 정의

임상의사결정은 제한된 임상 정보로부터 합리적인 판단을 해야 하는 물리치료사의 능력이며, 근거중심 물리치료의 핵심이 되는 문제해결 과정의 하나이다. 즉, 적절한 평가도구, 동료 및 근거중심 물리치료를 사용하여 경험, 인식, 지식 및 정보 수집의 균형을 찾는 것이다. 한번 이루어진 결정으로 결론이 확정되는 선형적 관계가 아닌 자료수집, 기술, 대안선택, 추론, 비판적 사고의 과정을 통해 다시 언급되는 순환적 모형으로 설명된다. 초기 임상의사결정은 의사결정과 비판적 사고 또는 개인적 특성과 연관된 영향요인을 분석하는 것이었으나, 2010년 이후 의사결정과 치료 성과, 전문성, 자율성 등과의 관계를 밝히는 연구를 넘어 임상의사결정을 돕는 프로그램 개발 등 다양한 역할을 하고 있다. 다음은 임상의사결정의 기본 개념이다.

- 환자 케어/관리의 핵심
- 사고와 실행의 연속 과정
- 정보처리, 비판적 사고, 근거 평가, 지식적용, 문제해결 능력, 자기성찰, 임상판단 등이 복합적으로 작용하는 과정
- 치료사가 환자의 문제점을 과학적인 사고와 행위로 풀어가는 과정
- 물리치료진단 및 환자관리를 위한 지침

2) 용어 정리

다음은 환자관리 체계를 구성하고 설명하기 위한 '임상의사결정에 관한 용어'이다.

■ 고객(client)

물리치료 서비스를 받는 개인 또는 그룹, 기능장애(손상)를 진단 받지 않은 사람, 손상을 예방하고자 하는 사람

■ 고객 중심 실무적 접근(client centred practice approach)

고객과 물리치료사 사이에서의 목표 설정과 의사결정 그 이상이다. 고객의 요구들은 재활 서비스(rehabilitation services)를 제공해 주는 접근 방식에 포함하여 설명할 수 있다. 재활 과정은 각 고객의 요구를 이해하고 존중하는 의료서비스 제공자(health provider)와 적극적으로 관련되어 있는 고객이 포함된다.

■ 고객 중심 재활 개념(client centred rehabilitation)

고객 관점의 결과 평가, 고객 중심 교육, 가족(동료, 지지 그룹) 포함, 정서적 지원(emotional support), 조정(coordination)/관리의 연속성, 신체가 편안하기 위한 목표 설정, 의사결정에 고객이 참여하는 것이다. 이러한 고객중심의 재활은 물리치료 업무를 수행하는 모든 측면에서 적용할 수 있다.

■ 근기 및 모범 시레(evidence and best practice)

물리치료 검사방법과 중재적 접근방식은 근거와 모범 사례(또는 관리 기준)에 기반한다. 근거 중심 실무는 임상적 전문지식과 고객 가치를 실현시키는 최상의 연구 결과물이다.

■ 국제기능장애건강분류(international classification of functioning, disability and health, ICF)

국제기능장애건강분류는 고객 및 환자들의 건강과 관련된 자료들을 이해하고 측정하는데 유용하며, ICF는 ICD-10(international classification of diseases and related health problem)을 보완하기 위해 설계되었다. 표준화된 결과 측정은 손상(신체구조와 기능) 수준, 활동/활동제한 또는 참여/참여제한을 평가하기 위해 선택할 수 있다. 고객과 고객 평가 결과는 개인 · 환경 · 배경요인, 건강상태, 손상 수준 결과, 활동 및 참여 수준 결과를 평가하고 이를 기술한다. 이러한 결과는 손상 수준, 활동제한 또는 참여제한에 대한 중재 전략을 설계하는데 사용한다. 고객 목표들은 이러한 수준에서 설명될 수 있다. ICF는 예방 및 치료 접근법에 대해 활용 가능하다(1-1장 참조).

■ 사전 동의/고지에 입각한 동의(informed consent)

사전 동의는 물리치료를 시작하는 초기 단계에서만 시행하는 것은 아니고 새로운 모든 중재 요소의 시작 단계에서 이루어져야 한다. 고객의 사전 동의와 관련하여 3가지 요소를 고려한다.

- 권한(competence): 고객은 법적 연령이어야 하며 건강관리의 결정을 내리고 이해하는 데 충분히 이성적이거나 권한을 가지고 있어야 한다.
- 정보(information): 고객들이 온당한 결정을 내리기 위해 그들이 이해하고 받아들일 수 있는 적정 단계에서 그들의 수준과 치료에 관한 적절한 정보를 제공하여야 한다.
- 자발적(voluntariness): 의뢰인을 강압하거나 다른 방법으로 조정해서는 안 된다.

■ 의뢰(referral)

물리치료사(자기 의뢰를 포함)에게 의뢰인을 소개해 주는 방법이나 또는 물리치료사에게 추가적인 중재 또는 평가를 위해 소개하는 방법이다.

■ SMART 목표

구체적(**S**pecific), 측정 가능(**M**easurable), 달성 가능(**A**chievable), 실제적(**R**ealistic), 시간적(**T**imed)을 말하며, SMART 약자에서 파생된 용어를 잘 고려하여 목표를 설정할 필요가 있다. 이 목표는 물리치료의 진단과 예후의 반영이다. 물리치료 진단은 물리치료 검사 및 평가에서 정해지고, 검진은 의뢰인으로부터 자료를 얻는 과정이며, 평가는 치료사가 그 자료를 바탕으로 판단하게 한다. 의학적 진단(medical diagnosis)은 병리학적 원인에 기반하고, 물리치료 진단은 물리치료사가 평가하는 기능적 제한과 손상을 기초로 한다.

3) 효과적인 임상의사결정 조건

물리치료사는 효과적인 의사결정을 위해서는 좀 더 비판적이고, 창의적인 사고를 하며, 제시된 문제를 명확하게 이해하여야 하므로 다음의 능력이 요구된다.

- 문제에 대한 정확한 지식과 자료 수집의 능력 필요
- 기존의 유사한 정보 또는 문제에 대한 구별 능력
- 새로운 지식과 기존 지식을 통합할 수 있는 능력
- 참고문헌을 통해 질 높은 수준의 근거를 찾고 분석하여 이를 적용할 수 있는 능력
- 임상적 상황을 면밀하게 보고 인지하는 능력
- 환자 및 고객의 핵심 목표를 이해하고 치료 전략과 계획을 수립하는 능력

4) 임상의사결정에 영향을 미치는 요인

환자 및 고객의 기능 향상을 위한 임상의사결정은 크게 3가지, 즉 치료사, 환자/가족, 환경요인에 의해 상호연관 관계를 갖는다.

- 치료사요인: 전문지식, 인지, 자기성찰(메타인지)을 포함한 윤리적 태도 등
- 환자/가족요인: 환자가 물리치료를 수행하는 이유(치료 목표), 가치, 신념, 신체적 · 정신적 · 교육적, 문화, 종교 등
- 환경요인: 물리치료를 구성하는 환경, 이용할 수 있는 자원, 시간, 사회적 지원 등

다음은 올바른 임상의사결정을 하기 위해 준수해야 하는 규칙이다(박스 1-11).

박스 1-11 물리치료사가 임상의사결정을 내리기 위해 준수해야 하는 규칙

- 임상의사결정은 치료사의 임상판단에 따라야 함
- 임상의사결정의 결과를 물리치료 용어, 사례 및 그래프로 잘 조직화하여 설명하고 환자를 이해시켜야 함
- 올바른 임상의사결정을 내리기 위해 환자의 상태를 제대로 파악하고 문제점이 발생한 이유가 무엇이고, 기존 유사한 사례에서 나타난 접근법이 효과적이었는지 아닌지 판단해야 함
- 물리치료사를 포함한 다른 의료전문가 및 환자/보호자와 원활한 의사소통을 하고 협력해야 함

3 근거중심 물리치료

1) 정의

근거중심 실무(Evidence Based Practice, EBP)는 임상 질문에 관한 근거를 찾아 이를 평가하여 분석 단계를 거쳐 치료에 적용하는 과정이다. 최고의 연구 근거와 임상전문지식, 환자의 가치를 통합한다. 물리치료사는 환자의 치료에서 구체적이고 분명한 새로운 근거를 바탕으로 올바르고 정확하게 수행한다. 이는 근거중심 실무가 치료사로 하여금 환자 치료에 의사결정에 의한 지침을 따르고 있다.

근거중심 실무를 토대로한 근거중심 물리치료(evidence based physiotherapy)는 임상적 판단과 함께 이용할 수 있는 최고의 근거를 찾고, 환자/고객의 선호도(preference)와 가치(values)를 높이는 물리치료 관리 시스템을 만드는 '개방적이고 사려 깊은 임상의사결정'으로, 더 큰 개념의 물리치료 서비스를 제공하기 위해 사회적 상황을 고려하고 있다. 즉, 근거중심 물리치료는 질 높은 임상연구 결과를 바탕으로 치료사의 임상 경험과 환자의 고유한 가치를 통합하여 환자에게 최상의 물리치료 서비스를 제공하는 것이다(그림 1-10).

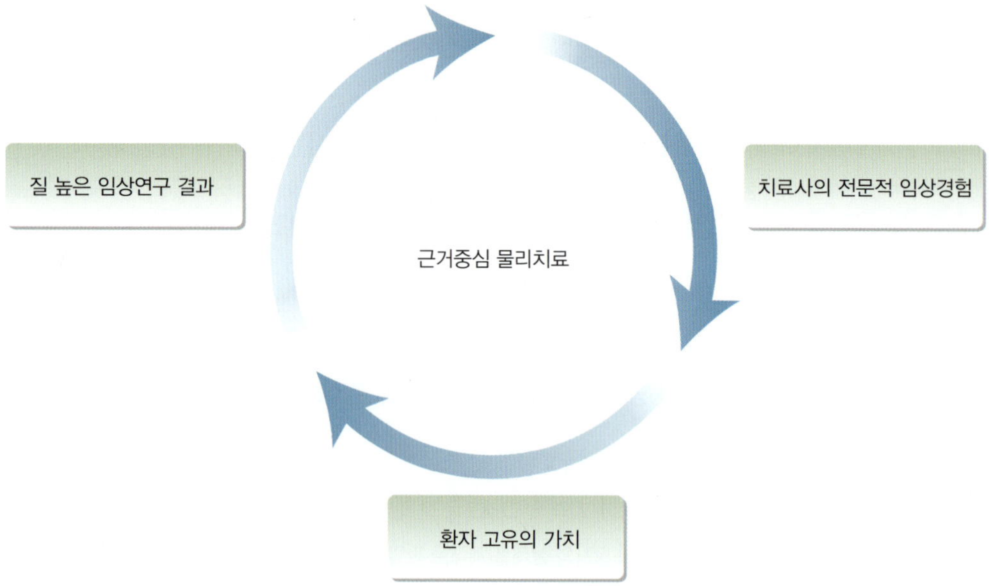

그림 1-10 근거중심 물리치료의 정의

2) 목표

근거중심 물리치료는 물리치료 중재(physio-therapeutic intervention)의 비용대비 효과를 높이고 또는 전혀 치료하지 않은 것'을 임상적으로 타당하게 하는 측면이 있다. 근거중심 물리치료가 계속 이슈가 되는 것은 현대 임상 실무의 잠재적인 혼돈과 불확실성에 대처할 수 있고, 환자들에게 최상의 치료를 제공하기 위해 윤리적 의무(ethical imperative)를 충족하게 하는 목표가 있기 때문이다. 박스 1-12는 다음은 근거중심 물리치료의 목표와 이점에 대한 설명이다.

박스 1-12 근거중심 물리치료의 목표와 이점

- 환자 케어를 위해 내려진 모든 결정이 '최고의 확실한 근거'가 된다.
- 계획과 평가 서비스의 운용을 더 수월하게 한다.
- 연구결과를 더 잘 분석하고 결과를 더 잘 관리한다.
- 가능한 한 최선의 치료를 제공하기 위해 더 나은 측정과 결과를 해석한다.
- 더 나은 환자의 정보를 제공한다.
- 환자와 물리치료사의 관계가 건강과 관련된 결과에 어떻게 영향을 미치는지 정확히 측정한다.
- 실무와 관련하여 이론적 기초를 발전시킨다.

3) 단계

근거중심 물리치료는 임상 질문에 대해 근거를 찾고 이를 평가하여 분석 단계를 거친 후 치료에 적용하는 과정으로, 치료 후에는 그 결과를 재평가하는 단계로 구성된다. 근거중심 물리치료를 세분화한 6단계는 다음과 같다.

- 1단계(문제점 확인): 예방적 차원, 진단 및 예후 그리고 치료를 위한 문제점과 모호한 부분을 확인한다.
- 2단계(임상 질문 작성): 환자에게 보이는 문제에서 근거 검색을 위한 '임상 질문'을 만든다. 질문 종류로는 물리치료 진단을 위한 평가, 예후, 치료법 및 예방으로 구분한다.
- 3단계(문헌 검색 및 질 높은 임상 결과 수집): 문헌 검색에서 나타난 질 높은 임상연구 결과를 수집한다.
- 4단계(논문 비교 · 분석): 수집한 논문의 효과, 타당성, 임상에서 적용 가능성을 비교 · 분석한다.
- 5단계(선택한 논문의 임상환자 적용): 선택된 논문을 통해 치료사의 임상 경험과 환자 고유의 가치를 판단하여 치료에 적절하게 적용한다.
- 6단계(수행한 임상의사결정 과정의 결과 평가): 치료에 적용한 치료 결과를 다시 재평가하여 자기 성찰의 기회로 삼는다.

4 고객/환자관리모델

1) 정의

미국 물리치료사협회(American Physical Therapy Association, APTA)는 최상의 치료 결과를 얻기 위해 체계적이고 포괄적인 고객/환자관리모델(client/patient management model)을 개발하였다. 고객/환자관리모델은 ICF 장애모델을 통해 임상 치료 전문가 간의 의사소통을 원활하게 하기 위해 기획되었다. 고객/환자관리모델은 ICF 틀을 기초로 하여 신체기능을 기술하는 포괄적 분류체계이며, 총 6가지 요소인 검진(examination), 평가(evaluation), 진단(diagnosis), 예후(prognosis) 및 치료계획(Plan Of Care, POC), 중재(intervention), 결과(outcomes)로 구성한다. 각각의 요소는 ICF 용어를 사용하며 물리치료 임사의사결정의 수행에 의해 각 단계별로 구분한다(그림 1-11).

Tips 고객/환자 관리 모델을 통해 임상의사결정을 수행하기 위한 물리치료사의 역할

물리치료사는 고객/환자의 움직임(movement), 활동(activity) 및 기능(fucntioning)을 유지, 회복(restore) 및 개선(enhancing)하여 최적의 성과를 실현하고 건강(health), 웰빙(well-being) 및 삶의 질(quality of life)을 향상시키는 의료전문가다. 물리치료사 서비스는 신체기능과 구조, 활동제한, 참여제한 등의 장애를 예방, 최소화하거나 또는 제거한다. 물리치료사는 컨설턴트, 교육자, 연구원, 행정가 등 다른 역할을 할 수 있다.

검진

고객/환자에 대한 자료를 수집하기 위한 병력 청취, 신체계통 검토의 수행, 검사 및 측정의 선택 및 관리 과정이다. 초기 검사는 포괄적인 선별(screening) 및 특수한 검사를 수행 과정으로 진단 과정을 돕는다. 또한 검진 단계는 문제가 추가로 발생하여 임상전문가와와 협의하거나 의뢰하는 과정에 도움이 될 수 있다.

평가

물리치료사가 검사 중에 수집한 데이터를 바탕으로 임상적 판단을 내리는 동적 과정이다. 또한 이 과정은 다른 제공자와 협의하거나 다른 의뢰인(provider)에게 의뢰해야 하는 가능성이 있는 문제를 규명할 수 있다.

진단

물리치료사가 예후(치료계획 포함) 및 가장 적절한 중재 전략을 결정하는 데 도움이 되도록 규명된 클러스트(검사도구 등 전체), 일련의 증상(syndromes), 또는 항목(categories)으로 구성된 검진 자료를 평가하는 과정과 최종 결과를 의미한다.

예후 및 치료계획

중재를 통해 달성할 수 있는 최적의 향상(improvement) 수준과 그 수준에 도달하는 데 필요한 시간의 양을 결정한다. 치료계획은 사용하게 되는 중재(intervention)와 타이밍(timing)과 빈도(frequency)를 구체적으로 명시한다.

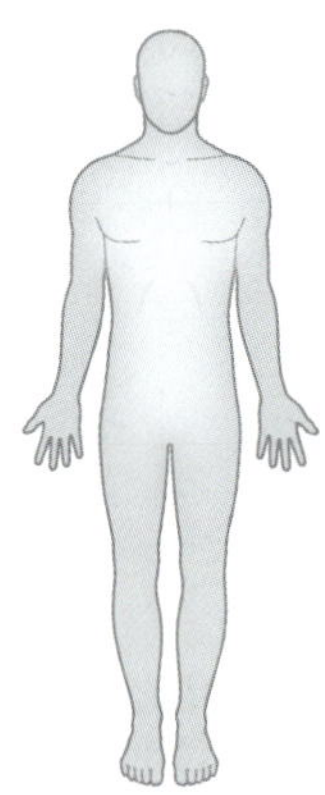

중재

중재는 고객/환자와 물리치료사의 목적이고 숙련된 상호작용(interaction)의 과정이며 적절한 경우, 고객/환자를 돌보는 다른 개인들(individuals)의 다양한 물리치료 방법과 치료 기법은 진단과 예후에 부합하는 상태인 목표와 결과를 얻기 위해 사용된다.

물리치료사는 고객/환자의 상태가 변화하느냐에 따라 결정하고, 이에 따라 중재를 변경하거나 다른 중재로 대체하기 위한 재검사(reexamination)를 실시할 수 있다. 재검사를 결정하는 이유는 새로운 임상결과와 고객/환자에 대한 의사결정 과정이 부족하다고 판단할 때 실시한다.

재검사 과정도 다른 임상전문가와의 협의나 의뢰가 필요할 때 이뤄질 수 있다.

결과

결과는 물리치료사의 중재에 영향을 주는 고객/환자관리의 결과이고, 다음 영역과 같다. 병리학적/병태생리학적(질병, 장애, 상태), 손상과 기능제한 및 장애, 위험요소 감소/예방, 건강 및 행복감과 체력, 사회적 자원, 고객/환자의 만족 등이 있다.

그림 1-11 고객/환자관리모델의 단계

2) 단계

고객/환자관리모델은 재활, 훈련 및 교육, 건강 또는 기능 유지, 기능 저하 방지 그리고 건강한 사람은 수행기능의 향상을 목적으로 수행한다. 관리의 시작은 고객/환자와 만나기 이전에 정보를 수집하고, 물리치료사로서 규정된 치료 영역 전체에 걸쳐 조사하는 것부터 시작된다.

(1) 검진

검진(examination)은 치료사가 고객의 문제와 더불어 환자가 물리치료 서비스를 찾게 된 이유에 대한 정보를 얻는 과정이다. 고객/환자의 병력(history), 신체의 적절한 계통적 검토(systemic review), 검사와 측정(test and measurement)으로 구분하고, 병력은 고객/환자의 과거 및 현재 병력 청취를 말한다. 계통적 검토는 고객/환자의 몸 전체 건강상태이고, 검사와 측정은 주어진 원인을 규명하는 특수 검사 등을 포함한다. 검진을 크게 구분하면 다음과 같다.

- 병력: 고객/환자의 증상 조사와 과거, 현재의 병력 청취.
- 신체 계통적 검토: 고객/환자의 몸 전체의 건강 상태(박스 1-14).
- 검사 및 측정(근육뼈대계, 신경근육계, 심장혈관/허파, 피부계): 고객/환자의 평가, 진단 예후에 반드시 이루어져야 하는 과정으로, 치료사는 고객/환자의 손상과 기능제한을 미리 추정해 볼 수 있다. APTA에 따라 물리치료와 관련된 검사와 측정 범위를 총 26개 범주로 구성한다. 이러한 범위에서 건강상태에 문제가 생기면 신체기능 및 구조의 손상 또는 활동 및 참여제한이 발생한다. 박스 1-15는 검사와 측정에서 사용되는 범위에 대한 설명이다.

Tips 병력 청취를 통한 치료목표 설정

치료사가 고객/환자의 병력 청취 후 목통증으로 회사에서 일을 수행하는 것이 힘들다고 하였다면, 치료목표를 회사생활의 완전 참여로 해야 할 것이다.

(2) 평가

평가(evaluation)는 물리치료사가 검사 중에 수집한 데이터를 바탕으로 임상적 판단을 내리는 동적 과정이며, 수집된 검사와 측정 자료를 분석하여 물리치료 진단으로 연결하는 과정이다. 또한 이 과정은 다른 제공자(provider)와 협의하거나 다른 의뢰인에게 의뢰해야 하는 가능성이 있는 문제를 규명할 수 있다. 평가를 통해 진단과 차후 계획을 결정하고, 예후를 판단하기 위해 추가적인 검사가 필요하다는 것을 제시하는 단계이다. 다음은 평가단계에서 필요한 5가지 과정이다.

- 1단계: 검사 및 측정 결과에 대한 고객/환자의 반응 해석
- 2단계: 병력 청취 정보와 검사와 측정에서 수집된 정보 통합
- 3단계: 물리치료 진단 근거 수립
- 4단계: 중재를 위한 예후 및 차후계획을 설정
- 5단계: 전체 치료계획에 대한 큰 틀 마련

박스 1-13 병력 청취의 구성

병력 청취는 물리치료를 받고자 하는 개인, 가족 및 보호자, 기타 고객/환자의 상태를 잘 알고 있는 사람을 통해 이뤄진다.

- 고객/환자의 인구사회학적 정보: 나이, 성별, 인종, 민족, 사용언어, 교육수준
- 가족력: 가족의 건강 위험요인
- 사회적 정보: 가족과 보호자의 지원, 문화적 배경, 사회적 환경과의 연결고리
- 현재 상태: 운동치료를 받는 이유(기능상 불편한 점), 운동치료 종류(치료를 받고 있는 경우), 부상 또는 질환의 기전, 발병일, 진행 과정, 증상 발현 시점, 이전이 치료내역, 주호소사항(chief complaint) 등
- 직업 및 고용, 여가활동: 최근 직업, 지역사회활동, 취미활동
- 성장과정, 우세 손과 발, 현재 생활환경, 퇴원 후의 기대 목표
- 건강상태: 생활습관(흡연, 음주, 취미, 운동 등)
- 운동 패턴
- 약물
- 고객/환자의 인지, 지남력, 기억, 의사소통능력
- 기능상태와 일상적 활동 수준 기본: 일상생활활동/수단적 일상생활활동의 기능상태

박스 1-14 신체 계통적 검토

근육뼈대계

- 전반적인 관절운동범위/근력
- 전반적인 대칭성
- 키
- 몸무게

신경근육계

- 전반적인 협응 움직임(예: 균형, 보행, 이동능력, 자세 전환 등)
- 운동기능(운동조절과 운동학습)

피부계

- 피부 유연성(pliability)
- 흉터조직의 존재(presence) 여부
- 피부 색깔
- 피부 통합성(integrity)

심장호흡계/혀파계

- 혈압
- 부종
- 심박동수
- 호흡률

특히 위 4가지 계통이 중요하지만, 그 외 소화기계, 비뇨기계, 내분비계, 피부계, 인지 사회적 정서 등이 신체 계통에 문제가 된다.

박스 1-15 검사와 측정 범위

유산소 능력/지구력
- 기능적 활동을 하는 동안의 유산소 능력
- 표준화된 운동 검사 프로토콜을 수행하는 동안의 유산소 능력
- 신체 활동 또는 운동 중 증가된 산소요구도 반응에서의 심장혈관 징후와 증상
- 신체 활동 또는 운동 중 증가된 산소요구도 반응에서 허파의 징후와 증상

신체 계측상의 특징
- 신체 구성
- 신체 치수
- 부종

각성, 주의력, 인지
- 각성 및 주의력
- 인지
- 소통
- 동기
- 시간, 사람, 장소 상황에 대한 지남력
- 기억/회상

보조 및 적응 도구
- 기능적 활동을 하는 동안 보조하고 적응할 수 있는 도구와 장비 사용
- 구성, 배열, 순응, 보조 또는 적응하는 도구와 장비를 통한 보호하는 능력
- 손상, 활동제한 및 참여제한에 대한 교정
- 보조 또는 적응 도구와 장비의 사용 중 안전성

순환(동맥, 정맥, 림프)
(안정 시 또는 활동 중 심장혈관 관련 증상 및 징후, 부종, 혈압, 뇌척수액의 압력, 손발톱과 피부색 등)
- 심장혈관 징후
- 심장혈관 증상
- 자세 변화에 따른 생리적 반응

뇌신경과 말초 신경 통합성
- 전기생리학적 통합성
- 뇌신경의 운동성 분포
- 말초신경의 운동성 분포
- 신경자극에 대한 반응
- 청각, 후각, 미각, 시각, 인두, 안뜰 자극에 대한 반응
- 뇌신경의 감각 분포
- 말초신경의 감각 분포

환경적, 가정, 직업(일/학교/놀이) 장벽
- 현재와 잠재적 장벽
- 물리적 공간과 환경

인체공학와 신체 역학
- 인체공학
  - 작업 중 기술과 협응
  - 작업 활동, 과제 또는 활동 중 기능적 용량과 수행
  - 작업 환경에서의 안전
  - 특수한 작업 상태 또는 활동
  - 작업 활동, 과제 또는 활동과 관련한 연장, 도구, 장비
- 신체 역학
  - 자조 활동, 가정 관리, 업무, 지역사회 또는 레저 활동, 기타 과제/활동

보행, 이동과 균형
- 기능적 활동을 하는 동안의 균형(보조도구, 보조기, 보호, 지지 또는 의지가 있고 없는 상태)
- 균형(동적 및 정적): 보조도구, 보조기, 보호, 지지 또는 의지 장비가 있고 없는 상태에서의 균형
- 기능적 활동을 중 보행 및 이동(보조도구, 보조기, 보호, 지지 또는 의지가 있고 없는 상태)
- 보행 및 이동(보조도구, 보조기, 보호, 지지 또는 의지가 있고 없는 상태)
- 보행, 이동과 균형의 안전성

박스 1-15 검사와 측정 범위 (계속)

피부 통합성
- 피부에 외상을 주거나 감소시키는 활동과 자세
- 피부에 외상을 주거나 감소시키는 보조, 적응, 보조기, 보호, 지지 또는 의지 장비에 대한 검사
- 피부 특징

상처
- 상처/흉터를 악화시키는 자세/외상을 유발하거나 완화시키는 활동과 자세
- 화상
- 감염 징후
- 상처 특징
- 상처 흉터 조직과 특징

관절 통합과 운동성
- 관절 통합과 운동성
- 관절 놀이 운동
- 특수한 신체 부위

운동기능
- 기민성, 협응, 민첩함
- 전기생리학적 통합
- 손의 기능
- 시작, 조정, 운동 패턴과 수의적 자세 조절

근육수행력
- 전기 생리학적 통합성
- 근력, 파워, 지구력
- 기능적 활동 중 근력, 파워, 지구력
- 신경 자극에 대한 반응
- 근육 긴장

신경운동 발달 및 감각처리기능
- 운동 기술의 습득 및 발달
- 구강 운동기능, 발성 및 말하기
- 감각운동 통합

보조기, 보호, 지지 장비
- 보호, 지지장비, 보조기를 지지하는 능력과 구성 요인, 배열, 적합성을 검사
- 보조기, 보호, 지지 장비를 사용하여 손상, 활동제한, 참가제한에 대한 복원하는 검사

통증
- 통증, 쓰림, 통증수용기
- 특수한 신체 부위의 통증

자세
- 동적인 자세 정렬과 위치
- 정적인 자세 정렬과 위치
- 특수한 신체 부위

관절운동범위
- 기능적인 관절운동범위
- 관절 능동 및 수동 움직임
- 근력, 물렁조직의 신장성, 유연성

반사 통합
- 깊은힘줄 반사
- 전기생리학적 통합
- 자세반사와 반응, 바로서기, 평형 그리고 보호반응
- 원시반사와 반응
- 수동신장에 대한 저항
- 얕은반사와 반응

감각 통합
- 혼합/겉질 감각
- 깊은 감각
- 전기생리학적 통합

환기 및 호흡(허파기능 검사를 포함한 기도 청결관리 능력, 호흡 소리 및 목소리, 보조호흡근 사용 여부, 청색증의 검사)
- 호흡/가스 교환의 허파 징후
- 환기기능의 허파 징후
- 허파 증상

(3) 진단

진단(diagnosis)은 물리치료사가 ICF 모델의 영역별로 구분하여 손상, 기능제한, 참여제한의 수준을 결정하는 단계이다. 진단은 예후, 치료계획, 중재 전략 등 환자 케어를 위한 지침이 된다. 세포 수준에서부터 개체의 사회적 역할 수행을 담당하는 사회적 수준에 이르기까지 어떤 관점을 갖느냐에 따라 의학적 진단과 물리치료 진단으로 구분할 수 있다(그림 1-12).

① 진단 구분

- 의학적 진단: 의사는 세포, 조직 또는 기관 수준에서 질환이나 질병을 진단(그림 1-12-A)[예: L2-S1 척추사이원반탈출(HNP)로 인한 허리통증, 뇌졸중, 파킨슨병]
- 물리치료 진단: 물리치료사는 신체 계통뿐만 아니라 움직임과 관련된 신체 및 사람 수준에서, 질환이 기능과 신체 기능 작용에 영향을 주는 요인을 진단함(그림 1-12-B)[예: L2-S1 척추사이원반 탈출(HNP)이 있지만 장시간 동안 앉아 있는 자세에서 통증이 나타나 업무능률이 감소, 뇌졸중으로 인해 손상된 운동과 감각기능 제한, 감각 통합 손상과 독립적 활동제한, 파킨슨병에 의한 안정 시 떨림 및 가속보행]

② 진단 목적

고객/환자가 원하는 기대 수준과 성취 가능 수준의 차이 확인

③ 진단 범위

- 자세 손상
- 근육수행력 손상

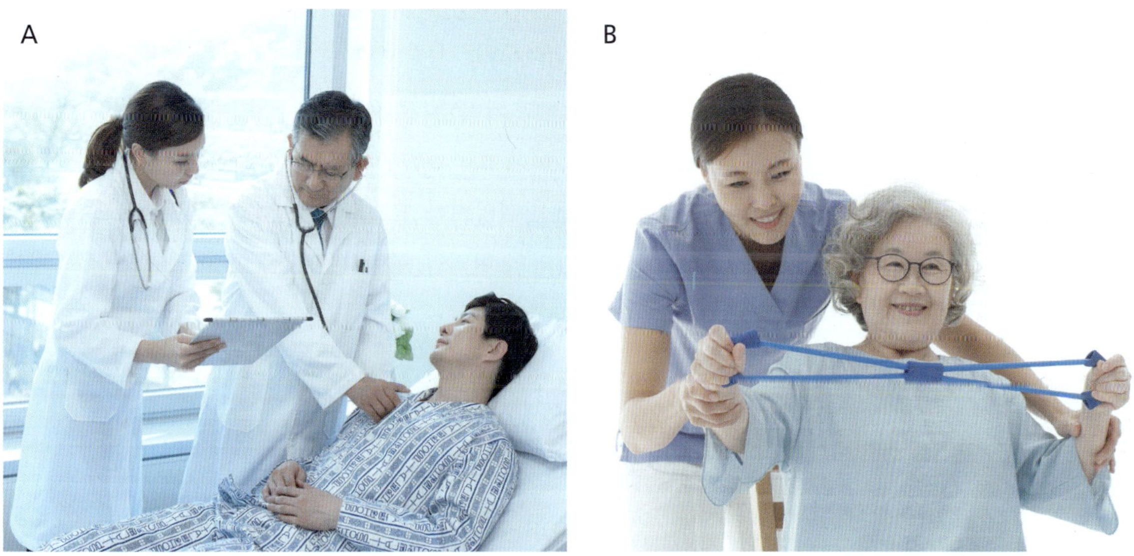

그림 1-12 진단의 구분

A. 의학적 진단(의사) B. 물리치료 진단(물리치료사)

- 척추질환과 관련된 반사통합
- 운동기능 손상
- 관절운동범위 및 관절운동성의 손상(예: 골절로 인한 LOM)
- 균형 손상
- 보행 및 이동 손상

(4) 예후

예후(prognosis)는 치료 중재 전에 결정해야 하고, 앞으로의 중재에 필요한 '신체기능의 향상 수준'과 '소요시간'을 예측하는 과정이며, 차후 치료계획이 포함된다. 환자 관리 중에 좀 더 다른 치료적 접근법이 필요할 경우에 의뢰하는 것도 '예후'에 해당한다. 더불어 예후 단계에서 치료계획을 설정할 때 환자와 보호자, 다른 임상전문가의 의견을 반영하여 결정한다.

① 예후 단계의 결정요소

- 치료 목표 및 기대 결과
- 중재 절차 및 치료 기법
- 중재 기간 및 빈도, 횟수
- 치료 종결기준/퇴원계획

② 예후 단계의 치료목표 설정

치료사가 치료목표를 정할 때 가장 중요한 핵심은 치료과정이 아닌 치료결과에 초점을 두는 것이다.

(5) 중재

중재(intervention)는 물리치료사에 의해 환자와 고객에게 실시하는 목적적이고 숙련된 상호작용의 과정이며, 다양한 물리치료 기법은 환자의 진단과 예후에 맞는 목표와 결과를 얻기 위해 사용된다. 물리치료사는 고객/환자의 상태의 변화를 결정하여 이에 따른 중재 방법을 변경하고 재검사를 실시할 수 있다. 재검사를 위한 결정은 임상결과가 새롭게 바뀌었거나 고객/환자에 대한 의사결정 과정이 부족했다고 느낄 때 실시한다. 또한 다른 임상전문가와의 협의와 의뢰가 필요할 때 이뤄진다. 물리치료 중재를 위한 3가지 조건은 다음과 같다.

① 협조, 의사소통과 기록

- 협조(coordination): 환자와 연관된 보호자, 재활팀의 임상전문가들이 협력적으로 의사소통하여 환자를 돌봄
- 의사소통(communication): 정보 교환

- 문서기록(documentation)의 종류: 초기평가노트(initial evaluation notes), 경과노트(progression notes), 확인(점검)사항 대조표, 재평가노트, 치료요약지, 퇴원요약지 등

② 고객/환자 교육지도

물리치료사는 고객/환자의 상태와 계획, 차후 요구되는 제반사항에 관해 가족의 역할과 지역사회와의 협력 등에 대해 지속적으로 교육해야 한다. 가족과 고객/환자의 일상생활에서의 운동 및 활동에 대해 꾸준한 논의가 필요하다. 세계물리치료의 최대 이슈는 '가족 중심 치료(family centered approach)'인데, 가족치료에서 요구되는 것은 고객/환자와 실제로 생활했고, 앞으로 생활할 환경에서 가족의 협조를 통해 이전과 같은 신체기능과 움직임을 만드는 것이다.

- 고객/환자 보호자 교육: 가족 중심 치료의 핵심개념
- 나이, 교육 수준, 지역, 생활방식, 의사소통 및 인지 손상 수준 등을 고려해야 함
- 간병인 교육
- 물리치료 관련 교육: 고객/환자의 상태나 질환에 대해 알기 쉽게 설명하고, 구체적인 신체활동 및 운동방법에 대해 고객/환자의 눈높이에 맞춰 설명하기
- 교육 방법: 시범, 모형 활용, 구두 설명, 리플릿(leaflet), 치료사가 직접 그림을 그려 설명하기, 운동 프로그램의 정기 검사(재검사) 및 재평가 등

③ 절차적 중재

고객/환자 및 보호자를 통해 얻어진 자료 및 검사항목, 진단, 예후, 예상목표, 치료 기대목표를 종합적으로 고려하여 중재방법을 고르도록 한다. 중재 목적에 따라 나뉘며 크게 9개의 영역으로 분류한다.

- 고객/환자 및 보호자(간병인) 교육/중재
- 기도청결관리 교육/중재
- 피부보호 및 회복중재
- 물리적인자치료
- 운동치료
- 도수치료중재
- 운동치료 및 기능훈련
- 기계 및 장비 활용 운동/중재
- 자조(self care)/가정, 회사 업무 관련, 지역사회, 사회생활에 필요한 기능적 훈련

(6) 결과

결과(outcomes)는 물리치료사가 치료계획에 따라 실제로 수행한 결과로서, 임상의사결정의 최종 단계이다. 지금까지 고객/환자의 문제를 검진, 평가, 진단, 예후 및 치료계획, 중재 단계에서 나타난 임

상의사결정을 ICF의 신체기능 및 구조, 활동, 참여 수준에 따라 적절하게 구성하고, 고객/환자의 신체기능에 얼마만큼 효과적으로 작용하였는지를 확인하는 과정이다.

① 재검사한 고객/환자 상태의 결과 요약

- 예상목표 및 기대결과를 실제 이루어진 기능 향상 정도와 비교 평가함
- 실제 고객/환자의 장·단기 목표와 비교하여 중재의 효과를 평가해야 함
- 객관화된 평가도구 사용 여부
- 고객/환자와의 의사소통/정보교환에 대한 만족도 여부(박스 1-16)

② 고객/환자의 상태에 관한 비판적 사고

- 최종 고객/환자의 기능 향상 또는 저하에 대한 분석
- 목표로 한 중재의 순수한 결과인지 아니면 다른 치료 및 서비스가 제공되어서 발생하였는지 또는 자연회복(natural recovery)의 결과인지 비판적 사고로 분석

③ 퇴원계획

퇴원계획(discharge planning)은 임상의사결정 과정을 통해 환자의 치료 접근 초기부터 이루어져야 한다. 물리치료사는 환자관리 단계부터 퇴원계획을 수립해야 하고, 치료 성과의 지속적인 평가를 통해 환자의 치료를 언제 마무리할 지를 결정할 수 있는 근거가 된다. 퇴원 결정은 의료전문가에 의해 계획된 예상목표와 기대목표치에 도달할 경우 결정할 수 있다. 이러한 치료 접근법은 ICF 모델을 기초하여 고객/환자관리모델을 통한 물리치료 서비스를 수행하게 하고 고객/환자에게 주어진 효율적·포괄적이고 계통적인 접근이 되게 한다.

박스 1-16 고객/환자의 치료 만족도에 영향을 주는 요인

- 치료사의 숙련도 및 기술
- 치료사와의 관계 및 의사소통/전문성/상호존중/공감능력
- 치료 접근성(교통, 환경요소)
- 치료 과정에서 초래되는 서로 간의 오해와 에피소드
- 환자의 예민한 반응
- 환자의 손상 정도(급성, 아급성, 만성)
- 병원 행정 관련 요인(예약 및 대기시간, 치료의 적정 시간, 비용, 치료의 연속성 등
- 병원 내 편의시설

5 효율적인 운동치료 전략

고객/환자가 효율적인 운동을 실시하기 위해서는 전문가가 요구하는 운동지침과 방법 등을 잘 따르게 하고, 이를 위해 고안된 안전하고 효과적인 운동 프로그램 전략을 수립하는 것이다. 물리치료사, 의사 등 전문가는 고객/환자의 운동과 건강관리 프로그램을 적절히 운용하고, 운동을 보다 효과적으로 수행하고 좋은 결과를 얻을 수 있도록 하는 능력을 충분히 가지고 있다. 전문가는 계획된 결과를 얻기 위해 교육에 많은 시간을 투자하고, 고객/환자, 그들의 가족, 다른 보조 인력에게 바르고 안전한 운동 수행에 대해 가르친다. 물리치료사는 고객/환자의 상담가, 교육자, 치료 전문가이다.

1) 운동 계획 수립

고객/환자에게 운동을 교육하고자 할 때, 효율적이고 학습을 촉진할 수 있는 운동 계획을 수립해야 한다. 또한 치료사와의 관계가 긍정적이고 동기부여를 촉진할 수 있는 유대관계를 맺어야 한다. 치료사는 안정성을 바탕으로 학습을 촉진하고 안전하고 효과적인 운동지도를 해야 한다(그림 1-13). 효율적인 운동학습은 먼저 환자의 특성, 개개인의 학습 스타일을 알고 있어야 한다. 운동학습은 보고, 읽고, 쓰고 등 동작수행을 반복하면서 배우게 해야 효과적이다. 고객/환자는 처음부터 동작 및 운동을 잘 수행하기는 어려우며, 동기부여를 통해 여러 가지 방법을 활용해 나가면서 터득해 나갈 수 있다. 동기부여 촉진을 위해 필요한 조건은 박스 1-17과 같다.

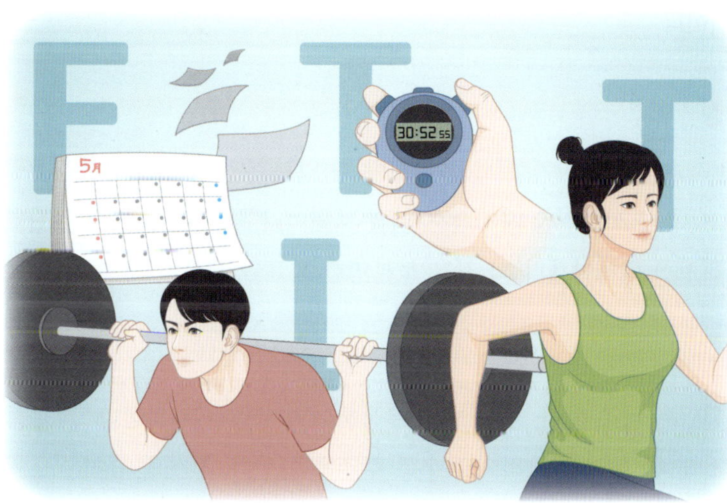

그림 1-13 효율적인 맞춤 운동 전략

박스 1-17 효율적인 운동학습을 위한 동기부여 촉진 방법

- 단순한 동작부터 실시
- 스트레스가 많지 않은 동작 또는 운동을 먼저 학습
- 운동에 대한 두려움을 갖지 않기
- 일상으로부터 벗어나더라도 잠시 쉬어가는 시간을 가지기

박스 1-18 안전하고 효율적인 9가지 운동 전략

- 실제적인 목표 설정
- 적절한 운동
- 통증 유발 금지
- 움직임 조절
- 움직임 관찰
- 탄도적 뻗침 금지
- 적합한 신발 착용하기
- 낮은 강도에 적응하기
- 물 자주 마시기

많은 연구에서 안전하고 효율적인 운동은 건강상의 이점이 매우 높다는 것을 알 수 있다. 일반적으로 일반인과 운동선수는 모두 늘 부상의 위험을 안고 있다. 효율적이고 안전한 운동학습 전략을 수립하기 위해서는 당연히 예방조치를 취해야만 부상 위험을 크게 줄일 수 있다. 박스 1-18은 효율적이고 안전한 운동방법이다.

(1) 실제적인 목표 설정

모호하고 불확실한 목표는 달성하기 어렵고 성취할 수 있는 수준에서 구체적인 목표를 설정하도록 한다. 예를 들어, "이번 주는 20마일을 자전거로 달릴 계획이다"와 같은 목표를 정한다. "이번 주에는 정말 많은 운동을 하려고 노력해야겠다"와 같은 불분명한 목표를 세우지 않도록 한다(그림 1-14).

(2) 적절한 운동

부상의 가장 흔한 원인은 너무 많이, 너무 빨리 운동하여 발생한다는 점이다. 비교적 낮은 강도로 새로운 운동을 시작하고 몇 주 동안 점차적으로 운동 수준을 높인다. 10%의 규칙(rule)을 적용하여 일반적으로 일주일에 10% 이상 운동량, 강도, 거리 등 훈련부하를 늘리지 않도록 한다(그림 1-15).

(3) 통증 유발 금지

"고통 없으면 얻는 것도 없다(no pain, no gain)"라는 말은 신화일 뿐이다. 운동하는 동안 통증이 지

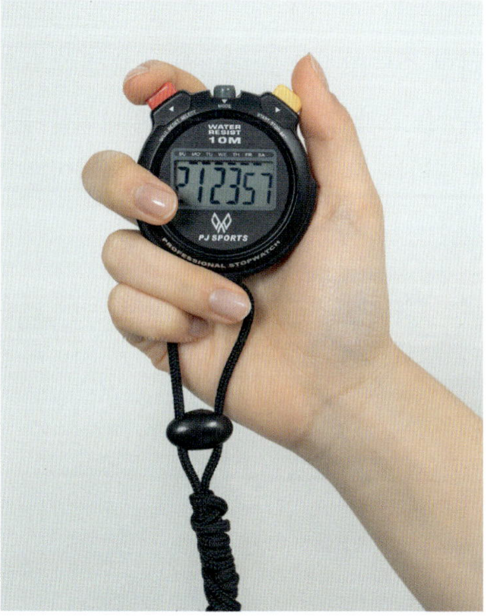

그림 1-14 실제적인 목표 수립

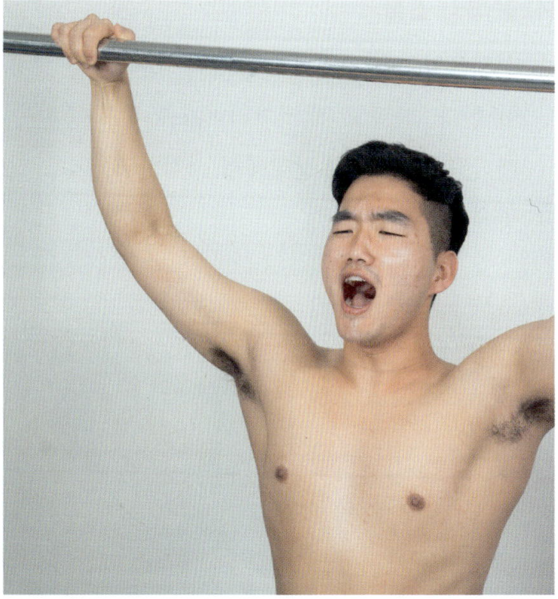

그림 1-15 부상예방을 위해 무리한 운동 실시하지 않기

속된다면, 통증 없이 할 수 있다 하더라도 당장 운동을 그만두고, 더 이상 하지 않는다(가슴이나 목 부위에 통증이 있을 경우 즉시 의사에게 상담한다). 운동 후 일반적인 근육통은 또 다른 문제일 수 있는데, 보통 운동 전 충분히 준비운동을 하지 않았거나 너무 오래 혹은 열심히 운동하고 있다는 것을 의미한다(그림 1-16).

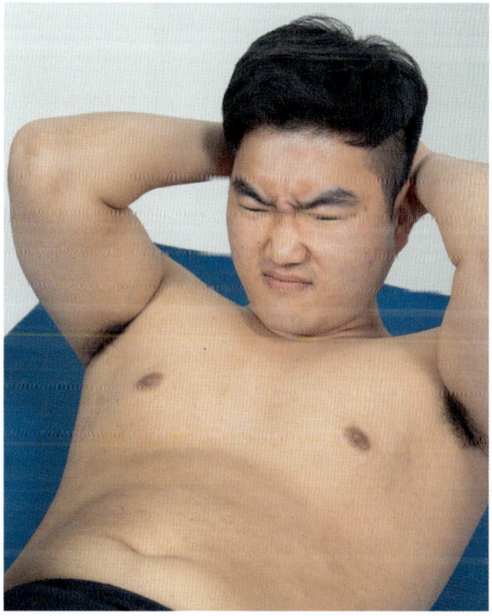

그림 1-16 과도한 운동으로 통증이 발생하지 않도록 하기

(4) 움직임 조절

신체움직임을 조절하도록 한다. 움직임을 통제할 수 없다면 속도를 늦추고 적당한 속도로 운동을 해야 한다. 빠르고, 덜컹거리며(jerky), 육중한 움직임은 부상을 초래할 수 있다. 또한 팔다리를 움직일 때 근육이 수축된 상태에서 시작하고, 어느 정도 저항에 밀리는 것 같을 때에 근육을 움직이는 것이 필요하다(그림 1-17).

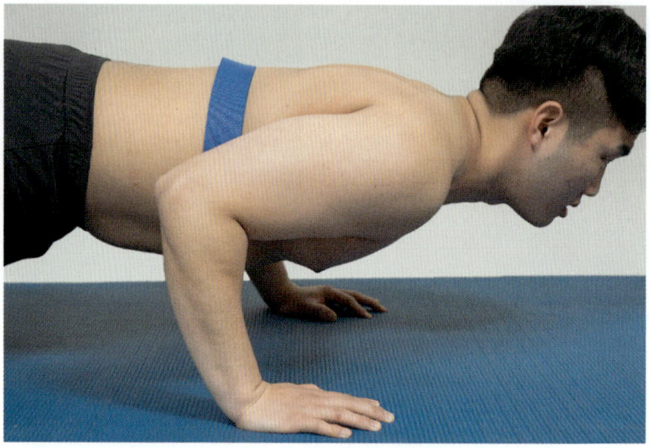

그림 1-17 신체 움직임을 느끼면서 운동하기

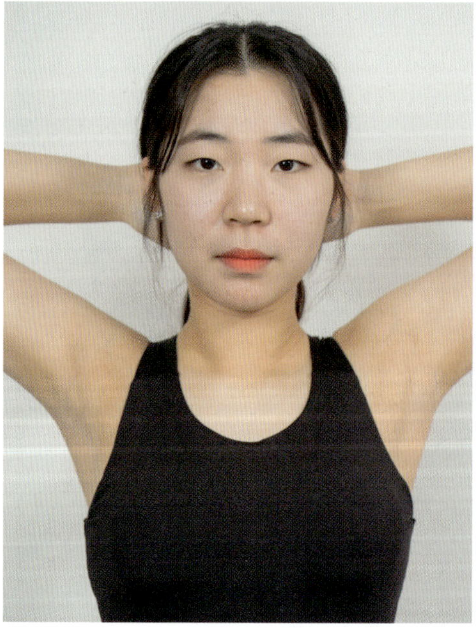

그림 1-18 움직임의 형태와 정렬을 유지하여 운동하기

(5) 움직임 관찰

운동 중 자세나 동작이 나쁘면 부상을 입을 수 있다. 항상 등을 정렬(등근육이 수축된 상태에서 엉덩이가 안으로 들어가고 무릎이 발바닥 위 정렬)시키도록 하는데, 이것은 점프하거나 손을 머리 위로 가져갈 때 매우 중요하다(그림 1-18).

(6) 탄도적 뻗침 금지

스트레칭 자세에서 튕겨서 나오는 탄도적인(ballistic) 뻗침은 근육통과 근육째짐(tears)의 발생 가능성을 높일 수 있다. 따라서 몸이 저항을 느낄 때까지 근육의 전체 운동범위에서 점차적으로 늘리는 정적인 스트레칭을 하도록 한다. 근육을 긴장시키지 않고 이완시키는 데 도움을 준다(그림 1-19).

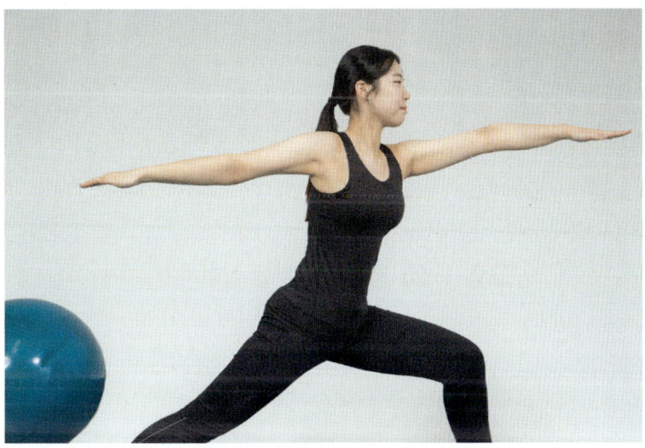

그림 1-19 올바른 스트레칭하기

(7) 적합한 신발 착용하기

적합하지 않은 신발을 신거나 닳아 빠진 신발을 신게 되면 엉덩이나 무릎, 발목, 발에 스트레스를 가하는 원인이다. 이는 신체에 발생하는 모든 스포츠 부상의 90%에 해당한다. 활동에 맞는 신발을 선택하고 닳기 전에 교체한다.

(8) 낮은 강도에 적응하기

높은 강도(high-impact)를 주는 유산소운동(aerobics)은 피한다. 대부분의 에어로빅 강사와 많은 참여자들은 일상에서의 반복적이고 부조화한 유산소 운동의 결과로 인해 정강이, 종아리, 허리, 발목, 무릎에 부상을 입는다. 전형적인 에어로빅 운동의 위, 아래로 움직이는 움직임, 흔들림 대신 낮은 강도(low-impact)의 움직임 또는 미끄러지는 움직임을 선택해야 한다.

(9) 물 자주 마시기

땀을 통해 손실된 수분을 보충하기 위해 수분을 잘 유지한다. 땀으로 한 시간 안에 1L(1quart) 이상의 수분을 쉽게 잃을 수 있는 더운 날씨에 특히 중요하다(그림 1-20). 수분 손실을 보충하지 않으면 혼수상태와 같은 무기력(lethargy) 증세와 메스꺼움(nausea)을 유발하여 신체활동을 방해할 수 있다. 운동 중에는 갈증을 느끼지 않더라도 규칙적인 간격으로 물을 마시는 것이 중요하다.

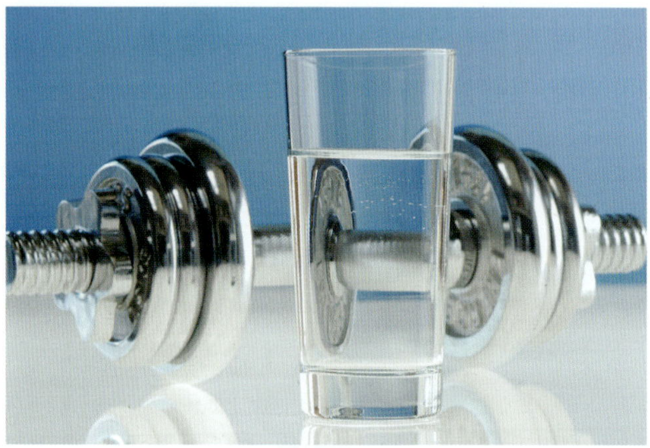

그림 1-20 충분한 수분을 섭취하기

2) 운동학습과 조절

(1) 운동학습 개념

운동을 배울 때 단순히 하는 것보다는 운동학습 개념을 이해하고 하면 보다 효과적이고 기능적으로 수행할 수 있다. 운동은 보통 지도자가 가르치고, 선수 등은 이를 배우는 과정으로서, 이를 치료적 운동개념에서 보면 치료사가 가르치고, 고객/환자는 이를 배우려고 하는 운동 과제에 대한 심리적 운동(psychomotor)으로 해석할 수 있다.

운동학습(motor learning)이란 연습이나 경험의 결과로 획득하여 습득된 행동을 나타내는 광의적 개념으로 대부분 장기적으로 보존된다(박스 1-19). 운동학습의 목적은 가능한 한 짧은 시간 안에 목표로 하는 운동기술을 습득하는 것이다. 앞서 언급된 대로 운동학습의 결과를 좋게 하려면 체계적이고 효율적인 반복 연습을 통해 달성할 수 있고, 이는 학습 과정에서의 연습조건과 학습 환경의 조직이 고려되었을 때 가능하다. 훈련 또는 치료 후에 연습한 효과가 지속되는데 이를 운동학습이론에서는 '후효과(after effect)'라고 한다. 후효과는 중추신경계의 감각정보를 받아들이고 중추가 이를 통합하고 운동신경이 처리하는 과정에 의해 결정되는 것으로 보여진다.

운동학습에 필요한 3가지 요소는 동기(motivation), 되먹임(feed back), 연습(practice)이다. 중추신경계는 새로운 환경에 계속 변하면서 새로운 모델링을 한다고 하고, 이를 뇌의 가소성(plasticity)의

박스 1-19 운동학습과 운동조절의 정의

- 운동학습(motor learning): 연습과 경험의 결과로 숙련된 움직임을 습득하는 것으로, 움직임의 습득과 교정에 대한 개념
- 운동조절(motor control): 감각기관으로부터 받아들인 각종 정보를 중추신경계가 통합하고 처리하여 운동명령을 내리고 최종적으로 신체의 근긴장도를 조절하는 것. 움직임의 본질과 생성에 대한 개념적 용어이고, 자세와 움직임에 대한 것을 다룸

박스 1-20 운동학습의 기타 용어

- 학습(learning): 지식/기술을 얻기 위해 반복적 수행을 하였을 때 나타나는 변화로, 비교적 영구적 변화를 의미
- 기억(memory): 학습과 이전 경험의 결과로 나타나는 현상. 장기 · 단기기억으로 구분
- 수행(acquisition): 어떠한 동작과 과제를 수행하는 것
- 연습(practice): 지속적/반복적으로 노력하는 것, 연습은 수동적으로 이뤄지는 것이 아니고, 자신이 스스로 능동적으로 행하는 것을 말함
- 신경가소성(neuroplasticity): 신경계가 변화할 수 있는 능력으로, 연접 효율의 증가 또는 신경세포의 구조적인 변화로 나타남
- 되먹임(feedback): 기술을 습득하는 과정에서 동작을 조절하기 위해 감각정보를 사용하는 것으로, 과제 수행동안에 혹은 과제 수행 이후 학습자가 받고 처리하는 감각정보를 말함. 학습자는 되먹임을 통해 오류를 수정해나가고, 신경계는 수정을 통해 과제 수행력을 향상시킴.
  - 내재성 되먹임(intrinsic feedback): 자신의 감각정보로부터 받는 되먹임, 움직임의 결과로 발생하는 운동감각을 내 자신으로부터 받는 것. 내재성 되먹임을 제공하는 감각기관은 피부, 고유수용기, 알뜰기관, 시각정보 등
  - 외재성 되먹임(extrinsic feedback): 외재성을 보강되먹임(augmented feedback)이라고 하며, 자신의 감각정보가 아닌, 외부에서 주어지는 되먹임을 말함. 내재성 되먹임을 향상시키기 위해 외부에서 주어지는 정보로, 외재성 되먹임의 종류로는 치료사, 바이오되먹임 장비, 즉 초음파, 비디오되먹임 등이 있음
- 지각 과정(perception process): 말초감각계를 통한 들신경 입력 정보에 대해 감각의 해석 및 감각에 의미를 부여하는 상위수준의 정보처리 과정으로, 지각은 움직임을 위해 필수적이며, 감각를 해석하고 의미를 부여하며 통합하는 과정임. 공간에서의 신체위치와 동작의 조정에 중요한 환경의 특성에 관한 정보를 제공
- 인지 과정(cognition process): 문제를 해결하는 데 있어 필수적 과정이며, 지각을 통해 처리된 것을 운동으로 가져가는 능력. 인간은 움직이기 위해 우선적으로 운동의 목적과 의도가 필요함. 인지는 운동조절에서 동기부여와 정서적인 면에 깊이 관여함
- 동작 과정(action process): 동작은 계획을 통해 실제로 움직임을 수행하는 것을 의미함

개념과도 연관지어 볼 수 있다. 운동학습은 직접 관찰하는 것은 불가능하고, 개인의 동작의 숙련도와 관찰을 통해 분석할 수 있다(박스 1-20). 이에 반해 운동조절(motor control)은 움직임이 어떻게 생성되고 조절되는가에 대한 기전과 개인이 어떠한 운동과제를 수행하기 위해 자신의 행동을 조절하고 협응하는 기전을 이해하는 것이다.

(2) 운동학습의 구성과 진행

운동학습은 연습을 통해 움직임이 변화하고 시간, 공간적인 정확도를 증진시키게 된다. 또한 수행능력을 결정하는 요인으로 장기간의 기억 정도, 가깝고 먼 장소로의 이동능력에 따라 수행능력의 차이를 보인다. 운동학습의 과정은 시각적 정보를 통해 운동 과제를 변화시키는 것으로 시작한다. 운동 과제 수행 시 전체의 움직임을 보고 그 특성을 파악함으로써 운동학습에 영향을 주게 된다. 운동학습은 앞서 애기한 바와 같이 직접 관찰할 수 있는 것이 아니므로, 지속적인 관찰과 대상자의 동작 숙련도를 통해 알 수 있다. 동작의 숙련도를 높이기 위해 다양한 활동 즉, 단순하고 복잡한 활동을 수행한다.

		신체의 정지		신체의 이동	
		조작 없음	조작 있음	조작 없음	조작 있음
닫힌 환경	시행 간 변화가 주어지지 않음	• 환자는 보호자가 머리를 빗기는 동안 침대에 앉아서 균형을 유지하기 • 환자는 보호자가 코트의 단추를 채 우는 동안 복도에 서서 균형을 유지하기	• 환자는 치료대를 향해서 앉고 식사하기 • 가사(household account)를 앉아서 수행하기 • 책상에 앉아서 편지 쓰기	• 침대에서 구르기 • 침대에서 앉기 ↔ 서기 • 욕조로 이동하기 • 매일 같은 경로를 이용하여 침대 ↔ 욕실로 이동하기	• 음식이나 음료수를 담은 쟁반을 가지고 매번 같은 경로로 주방에서 거실로 운반하기
	시행 간 변화가 주어짐	• 방 안에 흔들의자, 등받이가 똑바른 의자, 소파 등 서로 다른 의자에 앉아서 균형을 유지하기 • 카펫, 목재 등 표면이 차이가 나는 마루 위에 서서 균형을 유지하기	• 주방에 서서 식기세척기에서 설거지한 그릇을 꺼내기 • 마당에서 낮은 걸상에 앉아 몸을 구부리고 채소밭의 잡초를 뽑기	• 트윈 침대와 퀸 사이즈의 침대 위에서 구르기 • 다른 높이와 표면에서 앉기 ↔ 서기 • 높이가 서로 다른 도로경계석에서 오르내리기	• 음식이나 음료수를 담은 쟁반을 가지고 매번 다른 경로로 주방에서 거실로 운반하기
열린 환경	시행 간 변화가 주어지지 않음	• 움직이는 엘리베이터 안에서 균형을 유지하기	• 움직이는 엘리베이터에 서 있는 동안 짐을 다시 정리하기	• 움직이는 에스컬레이터 또는 움직이는 인도를 오르고 또는 내리기	• 에스컬레이터를 걸어서 오르내리면서 짐을 다시 정리하기
	시행 간 변화가 주어짐	• 이동하고 있는 버스 안에서 균형을 유지하면서 앉거나 서기	• 움직이고 있는 유람선 갑판 위에서 칵테일 마시기	• 지역사회 내를 걸어서 이동하기 • 어린이가 놀고 있는 거실을 걸어서 빠져 나가기	• 슈퍼마켓 안에서 쇼핑하기 • 어린 애완동물의 끈을 잡고 걸어서 산책하기

그림 1-21 다양한 운동과제를 통한 일상에서의 신체 활동

다양한 과제활동은 운동학습 과정을 거쳐 환자의 기능을 증진시킬 수 있다. 기능 훈련 프로그램은 고객/환자가 목표로 하는 다양한 상황에 맞춰 고객/환자가 원하는 기능 수준에 다다를 수 있는 것이다(그림 1-21).

운동상태의 관찰과 분석을 하려면 먼저 주어진 운동과제를 분석하여야 한다. 다음은 운동 과제의 유형에 대해 학습할 내용이다.

운동과제에 대한 환경적 조건은 고객/환자 주위의 물체 또는 사람이 과제를 수행하는 동안 멈춰(정지)있는지 아니면 움직이는지, 그 외에 바닥면이 과제를 수행하는 과정에서 고정되어 있는지가 중요하다.

닫힌 환경은 고객/환자 주위의 물체와 과제를 수행하는 동안 환경은 움직이지 않는다. 예로, 의자에 앉아 몸통을 똑바로 세우고 음식을 먹거나 마시는 것에서부터, 주방의 싱크대에 서서 손을 씻거나 빗으로 머리를 빗기, 아무것도 놓여있지 않은 복도 또는 방을 걷는 것 등이다.

열린 환경은 과제의 움직임 과정에서 보면 복잡하다고 볼 수 있다. 열린 환경은 과제를 수행하는 동안에 고객/환자 주위의 물체 또는 사람, 지지면이 움직여지고 있는 환경에 놓여 있다고 볼 수 있다. 예를 들어, 열린 환경 속에서의 과제수행은 흔들리는 바닥면 위에서 균형을 유지하고 서 있기, 이동하고 있는 버스 또는 지하철 안에서 서 있기, 복잡한 계단을 오르내리기, 사람이 많은 혼잡한 교차로 건너기, 탁구시합 중에 상대방의 서브를 되받아치기 등이다. 이러한 열린 환경 속에서 고객/환자는 사람이나 물체의 움직임의 속도와 방향을 예측해서 과제를 수행해야 한다.

(3) 운동과제 유형

운동과제에는 개별(discrete task), 연속(serial task), 지속과제(continuous task)의 3가지 유형으로 구분한다.

① 개별과제

불연속과제라고 하며, 운동의 시작과 끝을 인식할 수 있다. 넙다리네갈래근의 수축과 같은 특정 근육군의 개별적인 수축, 물건 집기, 무게 추를 내리거나 들어올리기, 이자차의 브레이크 잠그기, 푸시업, 공차기 등이 이에 속한다. 운동과제에서 대부분의 운동들, 예를 들어 풍선 들기와 내리기, 자가뻗침기술 등을 개별과제로 구분할 수 있다.

② 연속과제

연속과제는 각각의 개별 동작으로 구성하고, 특정한 순서가 함께 결합하는 구조로 되어 있다. 앞의 개별운동과제가 연속으로 이루어진다. 예를 들면, 음식을 포크로 먹으려면 먼저 정확한 동작으로 포크를 잡고, 음식을 찔러서 또는 떠서 입으로 가져가야 각각의 운동과제가 끝나는 것이다. 의자차의 이동도 연속과제에 해당한다. 고객/환자가 의자차로 이동하려면 의자차 앞에 서는 연습을 하고, 의자차 앞에 서서 의자차를 잠그고, 팔걸이를 제거해야 하며, 그 다음 의자차에서 몸을 앞으로 숙인 후 다른 장소로 이동해야 한다.

표 1-6 운동학습의 단계

단계	특징	치료 전략	예: 물 마시기 훈련에서 움직임을 단계적으로 학습하는 과정
인지 단계	• 무엇을 해야 할지(What To Do) • 움직임을 인지함 • 동작의 느낌을 알기 위해 집중함 • 잘못된 수행과 정확한 수행을 구별하는 방법을 학습함 • 학습 시 주의-집중이 필요함 • 시행-착오가 가장 많이 발생함 • 치료실의 환경이 매우 중요한 단계 • 예) 뇌손상환자의 재활초기에 적용하는 운동학습단계	• 운동 및 기능과제에 대해 목적을 확인시킴 • 움직임을 시현해 주어 따라 할 수 있게 함 • 움직임을 가이드 및 보조해 줌 • 움직임의 거리와 속도를 알려줌 • 복잡한 운동을 나누어 단순한 운동으로 학습함 • 안전한 범위 내에서 시행-착오가 일어나게 해 줌 • 환자가 주의집중을 잘 할 수 있는 닫힌 환경을 만들어 주어야 함	• 컵을 잡는 동안 실수가 많고, 치료사가 제공하는 시연이나 구두지시를 활용하여 컵을 잡으려 함
연합 단계	• 어떻게 해야 하는 건지(How To Do It) • 환자의 오류가 점점 줄어듦 • 오류 발생 시 수정을 통해 문제해결을 시도함 • 운동을 잘 하려고 집중함 • 일관되고 효율적인 움직임을 위해 집중함	• 다양한 과제/반복 횟수 증가/과제의 복잡성을 증가시킨 훈련 실시하도록 함 • 문제해결(problem solving)을 강조함 • 운동 순서를 변화시킴(운동과 과제의 연속성을 변화시킴) • 학습자가 독립적인 수행을 하게 함 • 학습자에게 되먹임을 천천히 주고, 스스로 자신의 오류를 수정할 기회를 주어야 함(내재적 되먹임 활용)	• 컵을 잡는 동작은 효율적으로 변화하고, 처음 과제를 배울 때처럼 오류가 많이 발생하지는 않음
자동화 단계	• 시작하다(Do It) • 운동학습의 마지막 단계(재활의 끝) • 학습한 움직임이 무의식적으로 실행됨 • 집중을 하지 않아도 과제수행이 가능함 • 이중과제(dual task)가 가능함 • 환경과 과제의 변화에도 쉽게 적응할 수 있음 • 가장 기능적이고 효율적임	• 점진적으로 좀 더 어려운 활동을 수행하도록 함 • 기능적 과제를 훈련함(가능한 ADL을 독립적으로 수행할 수 있는 훈련) • 기본적인 운동방법을 변화시켜 학습시킴(일상적인 활동을 변화시키는데 도전적인 상황을 연습) • 에너지를 효율적으로 사용할 수 있도록 훈련시킴(치료사는 환자가 좀 더 적은 에너지로 과제를 수행할 수 있는 전략을 수립하도록 함)	• 연습이 반복되면 마지막에 치료사와 이야기하면서(무의식적으로) 컵을 잘 잡고 물을 마실 수 있음

③ 지속 과제

운동과제, 즉 활동이 계속적으로 멈추지 않고 이어지는 과제이다. 처음과 끝이 없이 반복하며, 전체적인 동작을 계속하게 된다. 예를 들면 행위는 보행, 계단 오르고 내리기, 자전거 타기 등이 해당한다.

(4) 운동학습의 단계

운동학습 단계(stages of motor learning)는 크게 3가지로, 인지단계(cognitive stage), 연합단계(associative stage), 자동단계(autonomous stage)로 구분하고 이행된다(표 1-6, 그림 1-22). 학습에 대한 이해는 개인마다의 특성이 있고, 치료사가 환자에 맞게 어떤 운동과 훈련 프로그램을 선택하느냐에 따라 운동학습 전략이 달라진다.

① 인지단계: 내가 왜 과제를 해야 하는지, 무엇을 하고 있는지에 대해 인식하고 정보를 습득하는 단계

인지단계는 운동학습의 시작 단계로 움직임을 인지하는 단계이다. 또한 학습해야 할 운동기술을 이해하고 과제를 수행하기 위한 전략을 개발할 수 있다. 먼저 운동을 위해 무엇을 해야 하는지를 찾아내고 목표로 한 동작을 어떻게 정확하게 할 것인지를 학습한다. 오류 수정이 힘들고 운동수행에서의 일관성이 부족하면 과제수행 시 실수를 하게 된다.

② 연합단계: 과제수행을 좀 더 정확하게 하는 단계로, 이전 단계에서 배운 기술을 조금 더 명확하게 인식하는 단계

연합단계는 과제를 수행하기 위한 전략을 선택하고 안정된 운동조절이 가능하게 하는 단계이다. 이 단계는 과제수행 시 실수를 알 수 있는 단계이며, 이를 해결하고자 노력하는 단계이다. 인지단계보다는 수행의 일관성과 수행력이 많이 향상된다. 이 단계에서는 과제수행 시 자세와 환경의 변화를 찾고 문제를 스스로 해결하려 한다.

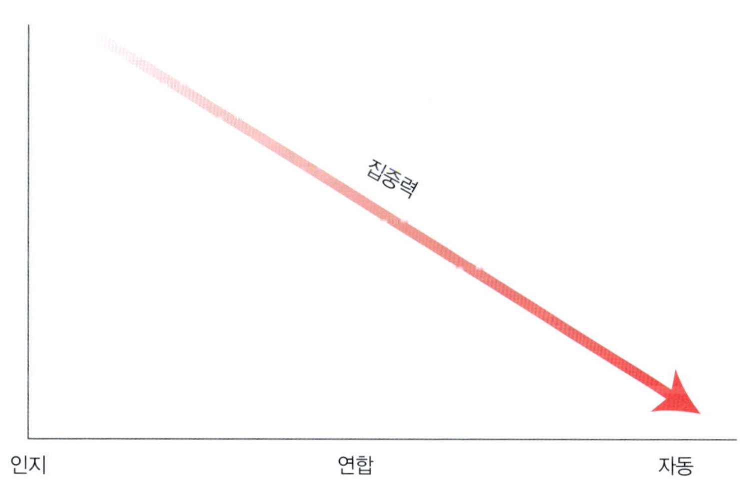

그림 1-22 운동학습 단계에서 집중력 비중

③ 자동단계: 자동적으로 과제를 수행하는 단계, 정교해진 활동을 자기 몸에 맞게 조정함

운동학습의 마지막 단계이다. 지금까지 수행한 동작이 거의 자동적으로 나타나기 때문에 움직임에 대해 크게 주의를 요구하지 않는다. 자동단계에서의 운동학습은 실제 일상생활에서의 환경과 관련하여 다양한 과제를 주어 수행한다. 자동단계에 접어들수록 집중력은 덜 필요로 해진다.

(5) 운동학습에 영향을 미치는 필수요인

운동학습은 여러 조건에 영향을 받는다. 일상에서 동작을 수행할 때 운동패턴을 형성하고 일상화(routine)된다. 이러한 패턴을 정해 움직임을 가져가고 단기기억으로 저장하여 완전한 동작 틀을 만들어 간다. 환자는 이러한 운동과제를 느끼고 기억으로 남기게 된다. 즉, 운동과제수행은 반복 과정을 통해 정보를 얻고, 동작수행 후 학습자는 느낌으로 기억하게 된다. 이때, 받아들인 감각정보는 되먹임 과정을 통해 몸에 습득할 수 있게 된다.

① 훈련 전 준비단계

고객/환자는 훈련 전 준비단계에서 운동이나 과제에 대해 이해하고 다양한 환경요인을 확인한다. 과제에 대해 집중(attention)하고 동기부여(motivation)가 충분히 주어져야 하고, 훈련 전 고객/환자는 개별 특성에 맞게 주의집중하거나 미리 과제의 시범을 보여줌으로써 학습을 촉진할 수 있게 된다.

② 연습

운동학습은 연습을 통해 나타나는 결과를 말한다. 주어진 동작을 반복적으로 수행하거나 과제를 여러 연속 동작을 통해 습득하게 된다. 연습은 운동기술을 학습하는 데 중요한 방법으로, 연습의 양, 종류, 다양한 훈련 등은 운동학습을 고도화하는 데 큰 영향을 미친다. 다시 말해 운동과제는 많이 연습하면 할수록 더 쉽게 학습할 수 있게 된다. 연습은 부분 연습(part practice)과 전체 연습(whole practice)으로 분류한다.

■ 부분 연습과 전체 연습

- 부분 연습: 과제를 분리시켜 나눈 것이다. 운동과제를 단순하게 나누어도 되고 어려운 요소를 따로 연습할 수 있다. 운동학습을 위해 초기 단계에서 연습하면 효과적이라고 알려져 있다. 환자의 특성이나 개별 상황에 맞춰 과제수행 전에 하거나, 어려운 과제부터 먼저 훈련하는 것과 같다.
- 전체 연습: 과제를 부분으로 나누지 않고 과제의 시작부터 끝까지 모두 연습하는 것이다. 연습이 연속적인 기술이 필요할 경우, 예를 들어 걷거나 계단 오르기, 연속적 과제가 요구될 때는 전체 연습이 부분 연습보다 더 나을 수 있다.

■ 되먹임 훈련

되먹임 훈련은 운동과제를 통한 운동수행의 결과에 효과적이다. 운동기술을 처음 학습하는 경우 스스로의 힘보다는 외부로부터 들어오는 정보가 많아서 크게 의존하게 된다. 되먹임은 크게 내재적(intrinsic)과 외재적(extrinsic) 되먹임으로 구분하고, 되먹임은 정보의 제공과 동기부여를 촉진하는 기능을 한다.

- 분류
  - 내재적 되먹임(감각 되먹임): 근육과 신경, 관절 등에 위치한 관절 내 수용기로부터 작용한 운동감각 정보 또는 피부수용기에서 오는 정보, 공을 찼을 때 얼마나 멀리 날아가는지에 대한 시각적 정보를 스스로 감지함
  - 외재적 되먹임(보강 되먹임): 학습을 통해 얻어지는 자연스런 정보가 아니고 치료사와 같은 외부로부터 주어지는 정보로, 외재적 되먹임은 내재적 되먹임을 향상시키기 위해 외재적 되먹임을 제공받음으로써 효과적으로 작용함. 손상을 입은 고객/환자는 감각기관에 혼란이 발생하고, 내재적 되먹임에 어려움이 있는 고객/환자에게 운동학습을 촉진하기 위해 사용함
- 기능
  - 정보기능: 되먹임 정보는 내재적 되먹임뿐만 아니라 주변으로부터 들어오는 외재적 되먹임을 통해 얻을 수 있음. 연습 중 작용한 되먹임은 시행착오를 통해 불필요한 동작을 줄이고 목표로 하는 동작을 정확하게 수행하도록 함
  - 동기부여: 외재적 되먹임은 운동기술을 계속적으로 사용하도록 동기를 유발함. 운동기술의 수행과 목표하는 동작과의 비교를 통해 목표를 수시로 변화시키고 목표를 완료하기 위해 지속적으로 움직임을 가져감
  - 강화기능: 정적 강화와 부적 강화기능으로 구분함. 정적 강화기능은 운동수행에 대해 자신감이 있으면 다음 동작수행에서 그것을 유지하거나 보다 나은 수행을 하는 것을 말함(예: 칭찬이나 보상을 제공함으로써 현재의 동작수행을 지속적으로 유지하게 하는 것)
  - 부적(negative) 강화기능: 바람직하지 않거나 원하지 않는 동작을 수행했을 때, 다음번에도 계속 반복하지 않도록 수정하여 결국 성공적인 동작수행이 되도록 하는 것(예: 좋아하지 않은 부분을 제외시킴)
- 되먹임 훈련 시 고려사항
  - '수행자의 기술 수준'에 맞는 되먹임의 질적 또는 양적 수준을 조절해야 함
  - 운동기술이 숙달됨에 따라 '제공시기와 빈도'를 줄여나가 운동수행의 오류를 되먹임 과정 없이 스스로 찾도록 해야 함
  - '되먹임 정보의 정확성'은 운동기술 수준을 향상시키므로, 수행자의 기술 수준에 맞게 정보의 질적 수준을 다르게 제시하여야 함

임상의사결정 Clinical decision making_사례

스키 매니아인 35세 A씨는 4주 전 왼쪽 발목을 접질러 안쪽번짐 Ⅱ도 삠(inversion sprain, lt. ankel)을 당했다. 지난주까지 목발을 사용하였고, 현재는 독립적으로 걸을 수는 있는 상태이다. 최근 스키장에서 다시 스키를 타게 되었는데 통증과 부종이 다시 나타났고 고르지 못한 지면에서 발목의 불안정성을 느끼는 것을 알게 되었다. 국제기능장애건강분류(ICF)체계를 활용하여 이 환자의 병력과 현재의 문제점을 토대로 앞으로 가장 발생하기 쉬운 손상과 기능제한은 무엇이고 물리치료사의 환자관리체계로 분류는 어떻게 할 것인가?

* 운동치료의 원칙 참고(8p)

1. 임상적 사고 Clinical Thinking

① 국제기능장애건강분류(ICF)체계를 분류하고 토의하시오.

② A씨의 손상과 기능제한에 대해 토의하시오.

③ A씨의 손상된 관절구조와 손상 부위의 변화에 대해 조사하시오.

④ 환자관리체계를 기술하고 환자의 효과적인 치료적 운동 방법에 대해 토의하시오.

⑤ A씨의 운동학습 연습에 대해 토의하시오.

⑥ A씨에게 필요한 치료적 운동 프로그램을 설계하시오.

2. 임상의견

① A씨의 평가를 통해 나타날 수 있는 근육뼈대계, 신경근육계, 심장혈관계/허파계, 피부계 등의 문제는 무엇인지 조사하시오.

② A씨가 일상생활에서 필요한 부분은 무엇이고 간단하고 복잡한 활동을 확인하여 제시하시오.

3. 결론

① A씨의 손상을 분석하고 평가하여 치료적 운동 프로그램을 설계하고 이를 수행할 수 있도록 한다.

② A씨의 손상이 본인뿐 아니라 가족의 생활 전반에 걸쳐 어떻게 영향을 주고, 정기적인 치료적 운동이 삶의 질을 어떻게 향상시키는지 확인한다.

CHAPTER

2

관절가동범위운동

Range of motion Exercise

학습목표

1. 관절가동범위운동의 개념을 설명할 수 있다.
2. 관절가동범위운동의 종류를 설명할 수 있다.
3. 관절가동범위운동의 목적과 효과를 설명할 수 있다.
4. 관절가동범위운동의 적응증과 금기증을 설명할 수 있다.
5. 관절가동범위운동을 적용할 수 있다.

핵심용어

- 수동관절가동범위운동 (passive range of motion)
- 능동관절가동범위운동 (active range of motion)
- 능동보조관절가동범위운동 (active assistive range of motion)
- 지속적 수동운동(continuous passive motion, CPM)
- 손가락 사다리운동(finger ladder)

Guiding question

1. 관절운동범위를 제한시키는 요소에 대해 설명하시오.
2. 퇴행성관절염으로 무릎인공관절 수술을 시행한 환자의 관절가동범위운동에 대해 설명하시오.
3. 지속적 수동운동(CPM)의 적용과정에 대해 설명하시오.

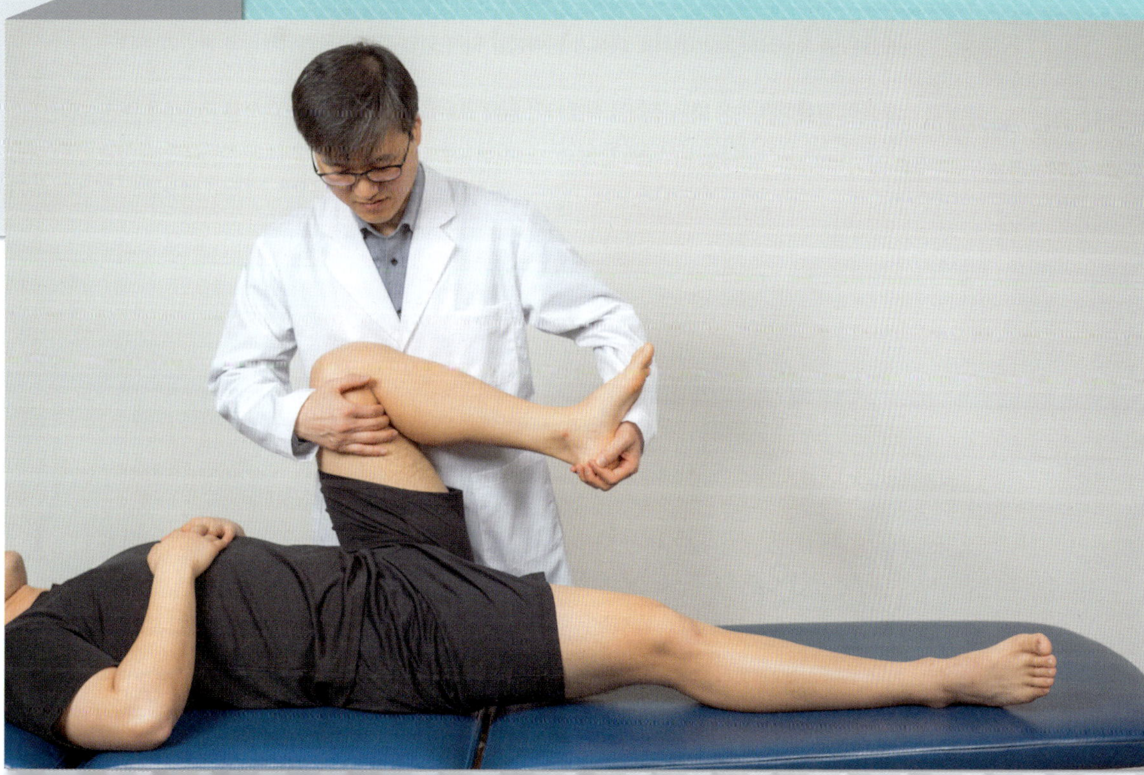

1 개요

관절가동범위운동(Range of Motion, ROM)은 각각의 관절이 가지는 고유한 움직임의 범위 내에서 스스로 또는 외부의 힘에 의해 관절을 움직이는 운동이다. 관절가동범위운동은 움직임을 평가하거나 움직임을 시작하기 위해 사용할 수 있다. 움직임을 평가하기 위해서는 움직임의 각도를 관절각도계(goniometer)를 사용하여 측정하고 환자가 움직여야 하는 방향과 속도를 교육하거나 관절 주위 조직의 뻣뻣함으로 움직임을 쉽게 시작하지 못할 때, 치료사가 관절가동범위운동을 함으로써 움직이는 방향과 속도를 알려주고 관절 주변 조직의 뻣뻣함을 감소시켜 움직임을 쉽게 할 수 있다.

관절운동범위는 관절의 모양, 관절의 일치 정도, 관절주머니, 인대, 관절을 둘러싼 콜라겐섬유의 유연성, 관절에 작용하거나 관절을 지나가는 근육의 유연성, 지방조직, 피부, 환자의 나이 등에 영향을 받는다(표 2-1).

표 2-1 관절운동범위 제한 요소

구분	내용
인대 관절주머니	관절을 둘러싸고 있는 결합조직인 인대와 관절주머니는 약간의 탄력성을 가지고 있지만 일정기간 고정되어 있으면 탄력성이 떨어지고 길이가 짧아진다.
뼈의 모양	뼈의 모양에 따라 운동범위의 끝범위에서 움직임을 제한할 수 있다.
지방 분포	지방 분포는 움직이는 분절 사이에서 쐐기의 역할을 하여 움직임을 제한할 수 있다. 예를 들어, 복부에 지방이 많은 사람은 몸통을 앞으로 숙여 발을 잡으려고 할 때 제한의 원인이 된다.
피부	수술이나 화상으로 인한 흉터로 피부가 탄력성을 잃게 되면 관절운동범위제한의 원인이 된다.
통증	통증이 발생하면 손상 받은 조직을 보호하기 위해 근육을 수축하게 되며, 이러한 근육수축은 정상적인 운동패턴을 변화시키고 결과적으로 정상적인 움직임을 제한한다.

2 관절가동범위운동 분류

관절가동범위운동은 근육수축 유무에 따라 근육수축이 없는 관절가동범위운동과 근육수축을 동반한 관절가동범위운동으로 나눌 수 있으며, 근육수축을 동반한 관절가동범위운동은 근육수축력과 보조에 따라 능동관절가동범위운동과 능동보조관절가동범위운동으로 나눌 수 있다.

1) 근육수축이 없는 관절가동범위운동

(1) 정의

근육수축이 없는 관절가동범위운동은 움직임이 가능한 범위 내에서 환자의 능동적인 근육수축 없이 외부 힘만으로 운동이 일어나는 것으로 수동관절가동범위운동(passive range of motion)이라고도 한다. 수동관절가동범위운동에 사용되는 외부 힘으로는 기계장치나 기구, 중력, 치료사, 환자 자신의 능동적 보조 등이 있다. 만약 움직임의 범위를 넘어가는 과도한 힘이 들어가면 뻗침운동이 된다.

(2) 목적

① 정상운동범위 유지

- 관절의 유착을 방지하고 물렁조직의 길이를 확보하여 정상관절운동범위를 유지할 수 있으며, 근육의 기계적 탄력성 유지

② 순환보조

- 수동관절가동범위운동을 율동적으로 지속해서 적용하면 기계적인 압력과 물렁조직 뻗침을 통해 정맥과 림프순환 보조
- 관절 내 압력 변화로 인해 관절 내 물질이 확산되는 것을 보조하여 물렁뼈에 영양공급 촉진

③ 통증조절

- 관절수용기의 자극과 관절 내 압력 변화로 통증 조절 효과

④ 운동 전 준비

- 능동운동 또는 저항운동을 하기 전 수동관절가동범위운동을 통해 운동방법 교육
- 뻗침운동을 하기 전 근육이완 촉신

⑤ 치유 촉진

- 관절주머니와 인대의 재형성을 촉진하며, 운동감각수용기를 자극하여 운동감각을 유지하도록 보조

⑥ 검사

- 움직임의 제한, 관절의 안정성, 관절을 둘러싼 물렁조직의 탄력성 검사

(3) 적응증과 금기증 및 한계점

① 적응증

- 수술 후 2~6일 이내의 급성 염증조직이 있는 부위(통증이 없는 범위 내에서 운동은 조직 치유를 촉진)
- 혼수상태나 신경마비가 있어 능동적으로 움직일 수 없는 환자
- 능동적 움직임을 제한할 필요가 있는 환자(능동운동이 치유과정을 방해하는 경우)
- 능동운동을 수행하기에 통증이 심할 때

② 금기증

- 회복 초기단계에서 통증을 유발하는 수동관절가동범위운동은 하지 말아야 함

③ 한계점

- 수동관절가동범위운동은 근육위축 예방이나 근력과 지구력을 증가시키기 어려움
- 근육위축 예방이나 근력과 지구력 증가를 위해서는 환자의 근육수축 능력에 맞는 능동 또는 능동보조관절가동범위운동이나 저항운동을 해야 함

(4) 적용방법

- 치료사는 고정을 제공하고 원하는 운동을 위해 적절한 자세를 유지
- 너무 과도한 힘을 주거나 통증 부위를 잡아 불편함을 유발하지 않도록 함
- 환자가 움직임과 관련된 근육을 수축하지 않도록 함
- 움직일 때는 보호반응으로 인한 반사적 근육수축이 유발되지 않도록 부드럽고 안정적으로 움직임
- 치료사는 계속해서 환자의 반응을 관찰하고 필요한 경우 적절히 수정하여 운동 적용
- 움직이기 전 움직이는 목표를 고려하고 움직임 패턴을 설정(해부학적인 면에서 움직임, 복합적 패턴에서 움직임, 기능적 패턴에서 움직임)하여 움직임
- 운동량은 치료목적에 따라 다양하게 적용할 수 있으며, 운동목적을 이룰 수 있을 정도로 충분하게 적용하되 과도한 부하를 발생시키지 않도록 함
- 세트당 반복횟수는 약간 적게 하고, 환자가 견딜 수 있으면 세트를 추가하도록 함

2) 근육수축을 동반한 관절가동범위운동

(1) 정의

근육수축을 동반한 관절가동범위운동은 환자의 근육수축에 의해 부분적 또는 완전한 범위를 시행하는 관절가동범위운동이다. 환자의 근육수축력과 외부에서 적용하는 보조적 힘의 유 · 무에 따라 능동운동(active exercise)과 능동보조운동(active-assistive exercise)으로 나눌 수 있다. 능동운동은 외부의 도움이나 저항 없이 능동적인 환자의 힘으로 운동하는 것이다. 능동운동은 특별한 장비나 기구가 필요 없어 환자가 운동방법을 학습한 후 자유롭게 훈련할 수 있고 그룹운동으로 하기에도 적합하다. 능동보조운동은 환자가 능동적으로 운동을 하지만 완전한 관절가동범위운동을 하기에는 근력이나 운동조절이 부족하여 치료사나 기계와 같은 외부 힘의 도움을 받는 운동이이다.

(2) 목적

① 근육수축력 유지 및 증가

- 운동에 참여하는 근육에 장력이 발생하여 생리적 탄력성과 수축성을 유지시켜 근력이 증가

② 관절운동성 증가

- 율동적인 운동을 통해 관절에 자극을 주어 운동성에 제한이 있는 관절의 운동성 증가시킴

③ 감각되먹임 제공

- 움직임에 따라 관절이나 근육의 수용기로부터 자극이 전달되어 감각되먹임이 활성화

④ 순환과 호흡 증가

- 근육수축으로 인한 혈관 압박과 이완을 통해 혈액순환이 증가하여 순환을 촉진하며, 혈전 예방
- 혈액 안의 이산화탄소와 혈액의 온도를 상승시켜 호흡과 순환 증가

⑤ 운동기술의 발달

- 정확한 운동패턴으로 운동을 하면 신경근육계통이 협조가 증진되어 운동패턴이 확립되어 운동기술 발달

(3) 적응증과 금기증 및 한계점

① 적응증

- 능동적으로 근육수축을 할 수 있는 환자
- 환자에게 운동패턴을 교육하여 기능적 활동을 할 수 있도록 교육하고자 할 때

② 금기증

- 능동 및 능동보조운동이 심한 통증을 유발하는 경우
- 능동 및 능동보조운동이 치유과정을 방해하는 경우

③ 한계점

- 강한 근육의 근력을 강화할 수 없으며, 강한 근육의 근력을 강화하기 위해서는 저항운동을 적용해야 함
- 능동운동에 관여한 패턴 이외의 다른 기술이나 협조성을 발달시킬 수 없음

(4) 적용방법

① 자세

- 환자는 안정된 자세를 취하여 최대 근력이 발휘될 수 있도록 하고 대항근의 긴장이 최소화될 수 있는 자세를 유지

② 고정방법

- 정확한 운동이 일어날 수 있도록 환자의 체중이나 장비를 사용하여 근육의 이는곳의 뼈를 고정

③ 보조방법

- 움직임이 일어나는 방향으로 보조를 하며 보조량을 적절히 조절하여 환자가 최대 근육수축을 할 수 있도록 함
- 근육의 역학적, 생리적 효율이 떨어지는 시작범위와 끝범위에서 보조량을 조금 더 제공함

④ 반복

- 근육피로를 유발하지 않을 정도로 반복함

⑤ 운동패턴 교육

- 치료사가 수동관절가동범위운동이나 정상측의 능동운동을 통하여 환자가 어떻게 움직여야 하는지 알 수 있도록 함

⑥ 운동속도

- 근육의 형태에 맞는 운동속도를 적용하고 힘이 증가하면 점차 속도를 감소시킴

3 관절가동범위운동 적용

1) 팔

(1) 어깨관절 굽힘

대상자 자세	■ 바로 눕는다.
손 잡기	■ 치료사는 운동시키려는 쪽 어깨 옆에 선다. ■ 치료사의 먼쪽 손으로 환자의 손목 부위, 몸쪽 손은 환자의 팔꿉관절을 잡는다.
운동방법	■ 환자의 팔을 가능한 범위까지 들어 올려 어깨관절을 굽힘시킨 후, 제자리로 돌아온다. 어깨관절이 굽힘됨에 따라 어깨뼈가 위쪽돌림되어야 한다.

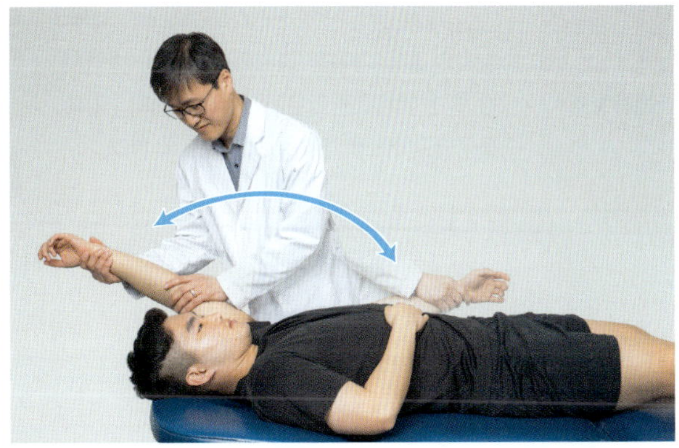

그림 2-1 어깨관절 굽힘

(2) 어깨관절 폄(젖힘)

대상자 자세	■ 바로누운자세를 취할 경우 어깨가 침대 가장자리에 오도록 하여 어깨관절 폄 시 제한을 일으키지 않도록 한다. 또는 옆으로 눕거나, 엎드린자세 또는 앉은자세를 취한다.
손 잡기	■ 치료사는 운동시키려고 하는 쪽 어깨 옆에 선다. ■ 치료사의 먼쪽 손은 환자의 손목 부위를 밑에서 잡는다. 치료사의 몸쪽 손은 환자의 어깨를 잡아 고정한다.
운동방법	■ 환자의 팔을 가능한 범위까지 움직여 팔을 폄시킨 후 제자리로 돌아온다.

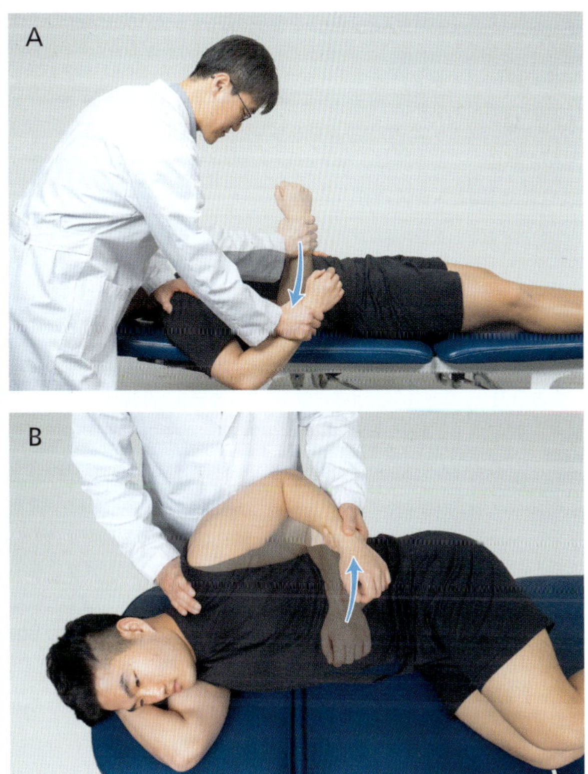

그림 2-2 어깨관절 폄

A. 바로누운자세 B. 옆으로 누운자세

(3) 어깨관절 벌림과 모음

대상자 자세	▪ 바로 눕는다.
손 잡기	▪ 치료사는 운동시키려는 어깨 옆에 선다. ▪ 먼쪽 손은 손목을 밑에서 잡고 몸쪽 손은 팔꿈치를 잡는다.
운동방법	▪ 환자의 팔을 가능한 범위까지 움직여 벌림시킨 후 원위치로 돌아온다. 이때 위팔뼈는 가쪽돌림되고 어깨뼈가 위쪽 돌림되도록 한다.

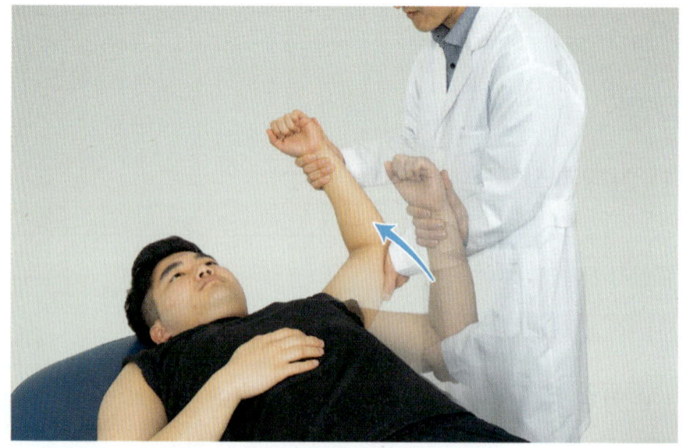

그림 2-3 어깨관절 벌림과 모음

(4) 어깨관절 가쪽돌림과 안쪽돌림

대상자 자세	▪ 바로누운자세를 취하고 어깨관절은 90° 벌림, 팔꿉관절은 90° 굽힘자세를 취한다.
손 잡기	▪ 치료사는 환자의 운동시키려는 쪽 어깨 옆에 선다. ▪ 먼쪽 손은 손목 부위를 위에서 잡고 몸쪽 손은 환자의 팔꿈치를 밑에서 잡아 고정한다.
운동방법	▪ 어깨관절의 가쪽돌림을 위해서 손목 쪽의 손을 움직여 어깨관절에서 가능한 범위까지 가쪽돌림이 일어나도록 한 후 원위치로 돌아온다(A). 어깨관절의 안쪽돌림을 위해서 손목 쪽의 손을 움직여 어깨관절에서 가능한 범위까지 안쪽돌림이 일어나도록 한 후 원위치로 돌아온다(B).

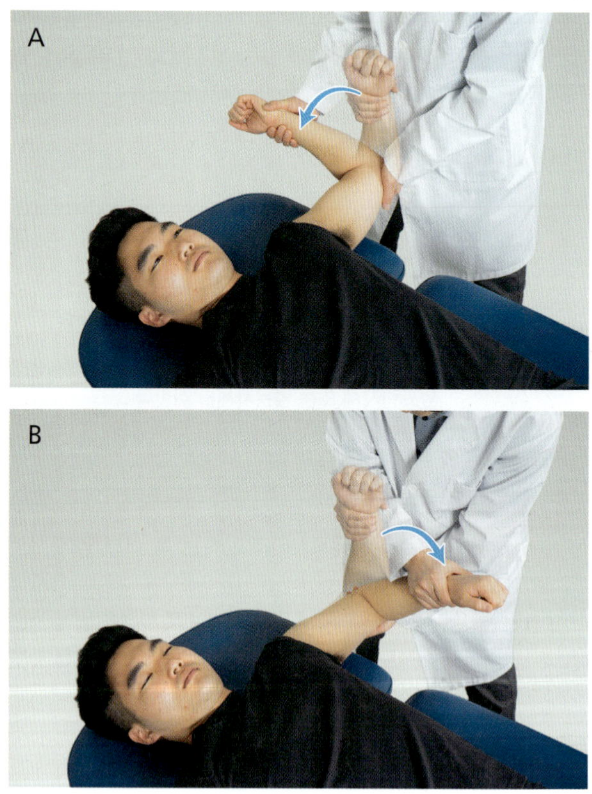

그림 2-4 어깨관절 가쪽돌림과 안쪽돌림

A. 가쪽돌림 B. 안쪽돌림

(5) 어깨관절 가로벌림(폄)과 가로모음(굽힘)

대상자 자세	▪ 바로누운자세에서 어깨관절이 침대의 모서리에 오도록 한다.
손 잡기	▪ 치료사는 운동시키려고 하는 팔의 아래 쪽에 선다. ▪ 먼쪽 손은 손목을 밑에서 잡고 몸쪽 손은 환자의 팔꿉관절 위쪽을 잡는다.
운동방법	▪ 가로모음을 위해서 환자의 팔을 가능한 한 수평으로 모음한 후 원위치시킨다. 가로벌림을 위해서 환자의 팔을 가능한 한 수평으로 벌림시킨 후 원위치한다.

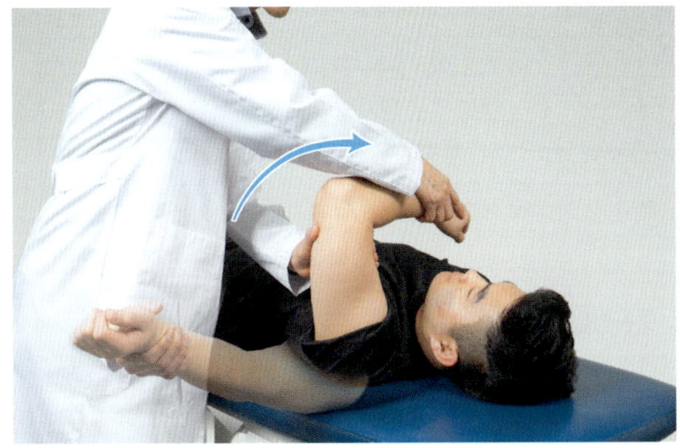

그림 2-5 어깨관절 가로벌림과 가로모음

(6) 어깨뼈 올림/내림, 내밈/뒤당김, 위쪽돌림/아래쪽돌림

대상자 자세	▪ 엎드린자세를 취해 팔을 옆에 내려 놓거나 운동하고자 하는 쪽 어깨가 위로 가도록 하고 옆으로누운자세를 취한다.
손 잡기	▪ 환자가 엎드린자세를 취했을 경우, 치료사는 환자의 운동시키려는 쪽에 선다. 환자가 옆으로누운자세를 취했을 경우, 치료사는 환자의 앞쪽에 선다. ▪ 환자가 엎드린자세를 취했을 경우, 치료사의 위쪽 손은 환자의 어깨 위쪽을 잡고, 아래쪽 손은 어깨뼈의 아래각 주위를 잡는다.
운동방법	▪ 어깨뼈 올림/내림, 내밈/뒤당김을 위해 가능한 한 어깨뼈를 올림/내림, 내밈/뒤당김시킨다. 어깨뼈를 움직일 때 치료사의 위쪽 손과 아래쪽 손에 짝힘이 발생할 수 있도록 움직인다.

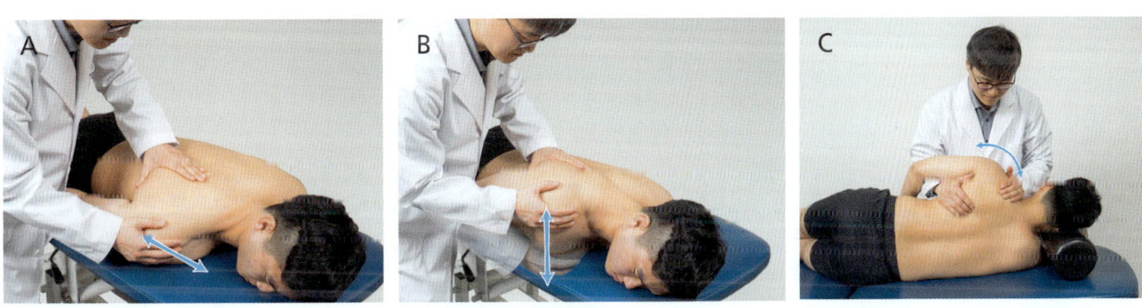

그림 2-6 어깨뼈의 올림/내림, 내밈/뒤당김, 위쪽돌림/아래쪽돌림

A. 올림/내림 B. 내밈/뒤당김 C. 위쪽돌림/아래쪽돌림

(7) 팔꿉관절 굽힘과 폄

대상자 자세	▪ 바로누운자세를 취한다.
손 잡기	▪ 치료사는 운동시키려는 팔꿉관절 옆에 선다. ▪ 먼쪽 손은 환자의 아래팔 먼쪽을 밑에서 잡는다. 몸쪽 손은 위팔뼈 먼쪽을 밑에서 잡는다.
운동방법	▪ 먼쪽 손을 움직여 팔꿉관절을 가능한 한 굽힘시킨 후 폄시킨다. 팔꿉관절을 폄시킬 때는 어깨뼈가 앞으로 나오지 않도록 주의한다. 팔꿉관절을 운동시킬 때 아래팔의 엎침과 뒤침을 조절하여 아래팔이 완전 엎침과 완전 뒤침된 상태에서 운동시킨다.

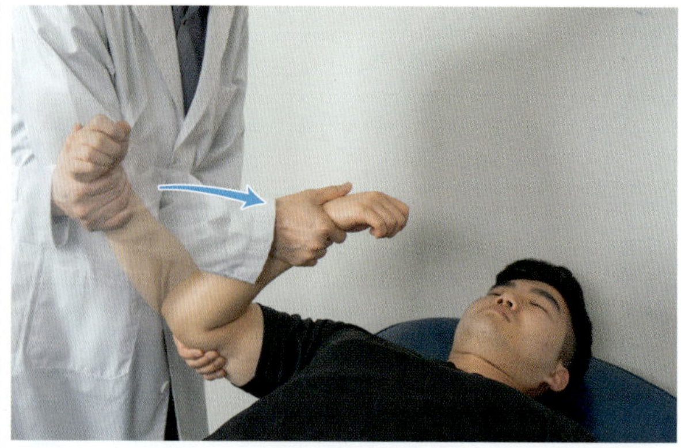

그림 2-7 팔꿉관절 굽힘과 폄

(8) 아래팔 엎침과 뒤침

대상자 자세	▪ 바로누운자세를 취한 후 팔꿉관절을 90° 굽힘한다.
손 잡기	▪ 치료사는 운동시키려는 팔꿉관절 옆에 선다. ▪ 먼쪽 손은 아래팔 먼쪽에 위치시켜 엄지손가락으로는 손을 지지하고 나머지 손가락으로는 아래팔 먼쪽을 고정한다. 몸쪽 손은 팔꿈치를 고정한다.
운동방법	▪ 자뼈 주위에서 노뼈를 움직이도록 하여 아래팔을 가능한 범위까지 엎침, 뒤침시킨다.

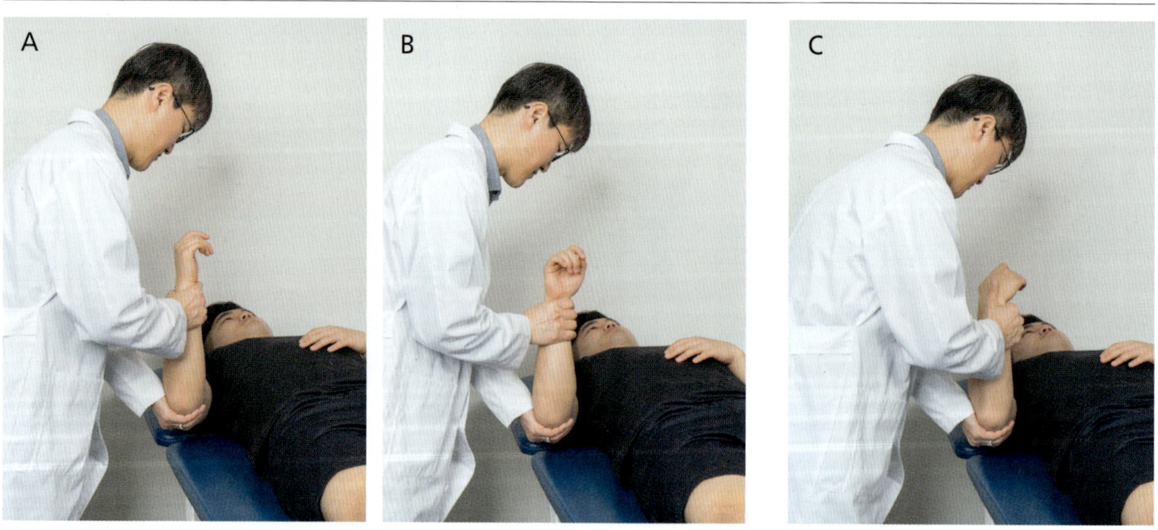

그림 2-8 아래팔 엎침과 뒤침

A. 시작자세 B. 엎침 C. 뒤침

(9) 손목관절 굽힘과 폄

대상자 자세	▪ 바로누운자세에서 팔꿉관절을 90° 굽힌다.
손 잡기	▪ 치료사는 운동시키고자 하는 손목 옆에 선다. ▪ 먼쪽 손으로 환자의 손을 잡고 몸쪽 손으로 환자의 팔꿉관절을 고정한다.
운동방법	▪ 손목관절 굽힘을 위해 먼쪽 손으로 환자의 손목에서 최대한 굽힘이 되도록 움직이고 원위치한다. 손목 폄을 위해 먼쪽 손으로 환자의 손목에서 최대한 폄이 일어나도록 움직이고 원위치한다. 이때 환자의 손가락은 자유롭게 움직이도록 하여 손가락 외재근이 손목 가동범위에 영향을 주지 않도록 한다.

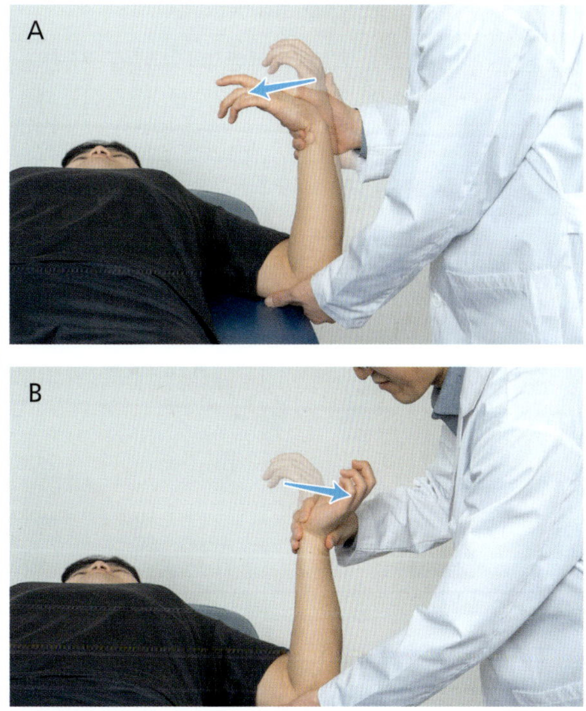

그림 2-9 손목관절 굽힘과 폄

A. 굽힘 B. 폄

(10) 손 활 운동

대상자 자세	▪ 앉거나 바로누운자세에서 아래팔을 엎침시켜 손등이 위로 가도록 놓는다.
손 잡기	▪ 치료사는 환자의 손을 마주보고 선다. ▪ 치료사의 양쪽 손의 손가락이 환자의 손바닥에 닿도록 하고 치료사의 엄지두덩은 환자의 손등에 닿도록 위치시켜 환자의 손을 잡는다.
운동방법	▪ 환자의 3번째 손허리뼈를 고정하고 환자의 다른 손가락의 손허리뼈를 가능한 한 손바닥 방향으로 굴려 손의 활을 증가시킨 후 제자리로 돌아온다(A). 활을 평평하게 하기 위해 3번째 손허리뼈를 고정하고 나머지 손허리뼈를 가능한 한 손등 방향으로 움직인다(B).

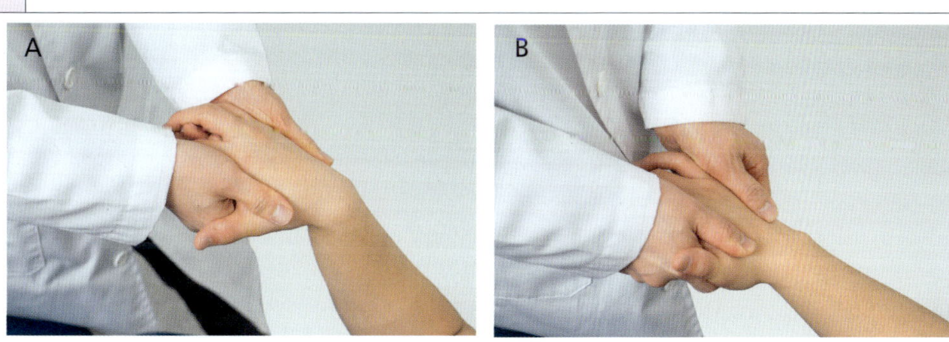

그림 2-10 손 활 운동

(11) 손가락 굽힘/폄, 벌림/모음

대상자 자세	■ 바로누운자세를 취하거나 앉는다.
손 잡기	■ 치료사는 치료대 위에 환자의 아래팔을 고정한다. ■ 몸쪽 손의 엄지와 집게손가락을 이용해 몸쪽 뼈를 잡고 먼쪽 손의 엄지와 검지를 이용하여 먼쪽 뼈를 잡는다.
운동방법	■ 몸쪽 손을 고정하고 가능한 한 먼쪽 뼈를 움직인다. 이때 외재근의 긴장이 운동범위에 영향을 주는 것을 피하기 위해 손목관절의 위치를 적절하게 조절한다.

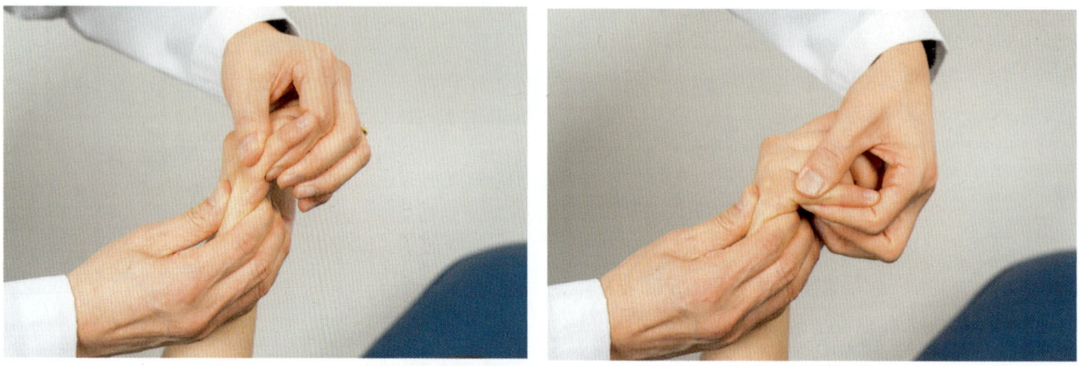

그림 2-11 손가락 굽힘/폄, 벌림/모음

A. 시작자세 B. 굽힘

(12) 손목과 손의 외재근 늘림

대상자 자세	■ 바로누운자세에서 팔꿉관절을 90° 굽힘한다.
손 잡기	■ 치료사는 운동시키고자 하는 쪽 팔꿉관절 옆에 선다. ■ 몸쪽 손은 손목을 잡고 먼쪽 손은 운동시키고자 하는 관절의 먼쪽을 잡는다.
운동방법	■ 손가락관절의 압력을 최소화하기 위해 먼쪽 관절에서 몸쪽 관절로 운동한다. ■ 손가락굽힘근 운동을 위해서 먼쪽 손가락뼈사이관절을 굽힘한 후 고정, 몸쪽 손가락뼈사이관절을 굽힘한 후 고정, 손허리손가락관절을 굽힘한 후 고정, 손목관절 굽힘으로 진행한다(A). ■ 손가락폄근운동을 위해서 먼쪽 손가락뼈사이관절을 폄한 후 고정, 몸쪽 손가락뼈사이관절을 폄한 후 고정, 손허리손가락관절을 폄한 후 고정, 손목관절 폄으로 진행한다(B).

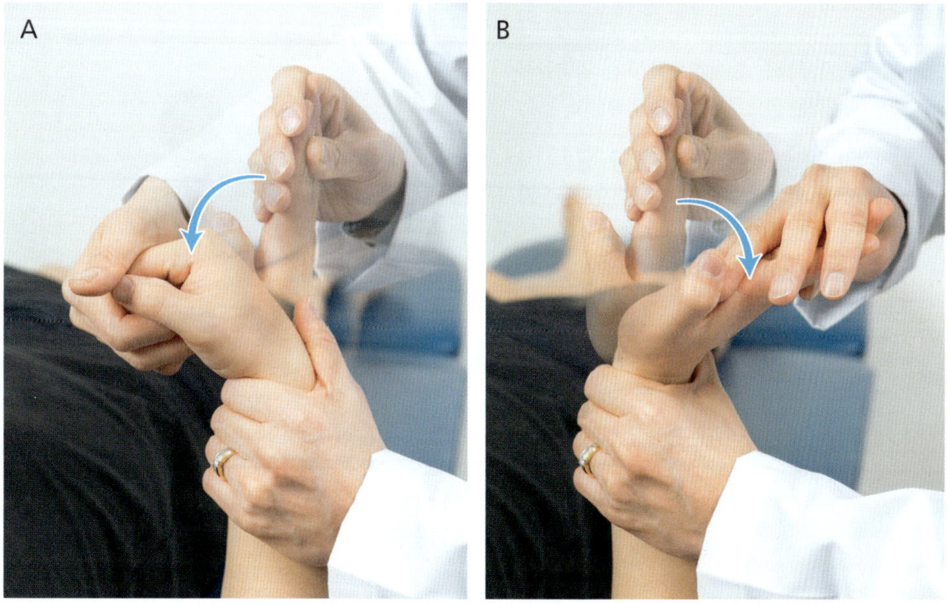

그림 2-12 손목과 손의 외재근 늘림

A. 손목과 손의 폄외재근 늘림 B. 손목과 손의 굽힘외재근 늘림

2) 다리

(1) 엉덩관절과 무릎관절 동시에 굽힘과 폄

대상자 자세	▪ 바로 눕는다.
손 잡기	▪ 치료사는 운동시키려고 하는 쪽 다리 옆에 선다. ▪ 먼쪽 손은 환자의 발꿈치를 밑에서 잡고 몸쪽 손은 무릎 밑을 잡는다.
운동방법	▪ 환자의 다리를 들어 올려 엉덩관절과 무릎관절의 굽힘이 일어나도록 한다. 무릎관절이 굽힘됨에 따라 무릎 밑을 잡았던 손을 움직여 무릎 옆을 잡는다. 엉덩관절의 최대 굽힘을 위해 무릎관절을 굽힘시켜 넙다리뒤근의 이완을 유도한다. 무릎관절의 최대 굽힘을 위해 엉덩관절을 굽힘하여 넙다리곧은근의 이완을 유도한다.

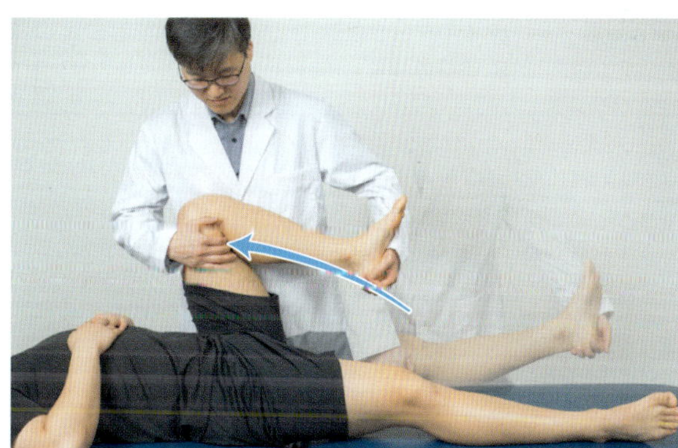

그림 2-13 엉덩관절과 무릎관절 굽힘과 폄

(2) 엉덩관절 폄(젖힘)

대상자 자세	■ 엎드린자세 또는 운동하고자 하는 엉덩관절이 위로 가는 옆으로누운자세를 취한다.	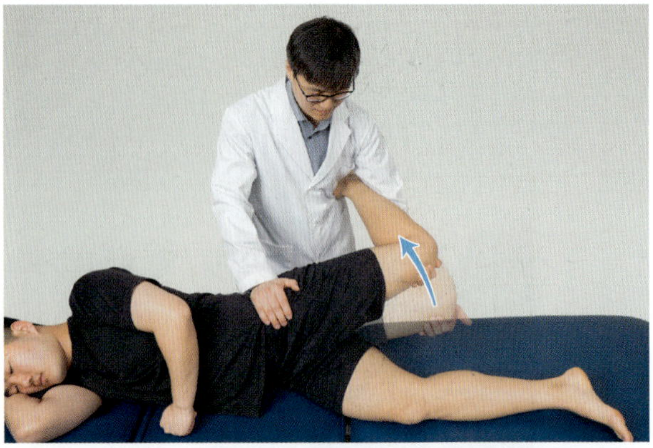
손 잡기	■ 환자가 엎드린자세를 취했을 경우, 운동시키고자 하는 엉덩관절 옆에 서고, 옆으로누운자세를 취했을 경우, 환자의 뒤에 선다. ■ 몸쪽 손은 골반을 고정하고 먼쪽 손은 넙다리뼈의 먼쪽을 잡는다.	
운동방법	■ 몸쪽 손은 고정하고 먼쪽 손은 움직여 엉덩관절 폄운동을 시킨다. 이때 무릎관절이 과도하게 굽힘되어 넙다리곧은근이 긴장되지 않도록 한다.	

그림 2-14 엉덩관절 폄

(3) 엉덩관절 벌림과 모음

대상자 자세	■ 바로누운자세에서 운동시키지 않는 쪽 다리를 약간 벌림시킨다.	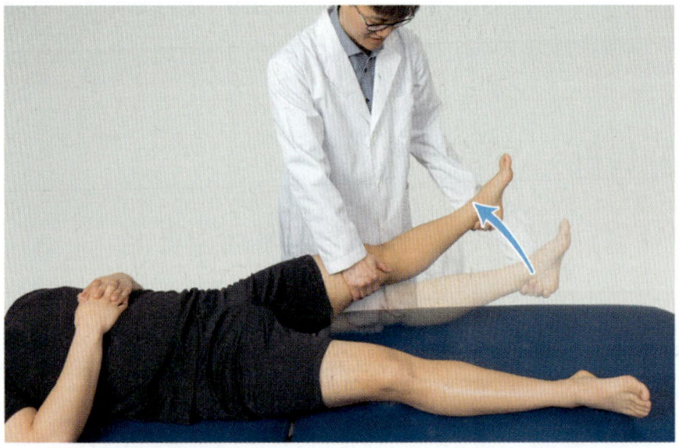
손 잡기	■ 치료사는 운동시키고자 하는 다리 옆에 선다. ■ 먼쪽 손은 발목을 밑에서 잡고 몸쪽 손은 무릎 아래를 잡는다.	
운동방법	■ 엉덩관절 돌림 시 중립자세를 유지하고, 엉덩관절과 무릎관절을 폄한 상태에서 엉덩관절을 벌림과 모음시킨다.	

그림 2-15 엉덩관절 벌림과 모음

(4) 무릎관절이 안정적인 환자의 엉덩관절 안쪽돌림과 가쪽돌림

대상자 자세	▪ 바로누운자세에서 엉덩관절과 무릎관절을 90° 굽힘한다.
손 잡기	▪ 치료사는 운동시키고자 하는 엉덩관절 옆에 선다. ▪ 먼쪽 손은 발꿈치를 밑에서 잡고 몸쪽 손은 무릎 위를 잡는다.
운동방법	▪ 넙다리를 돌림시킨다.

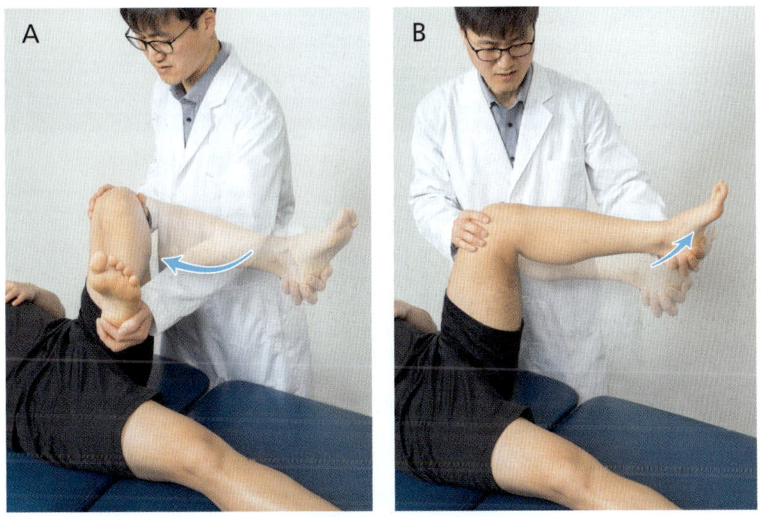

그림 2-16 엉덩관절 안쪽돌림과 가쪽돌림(무릎관절이 안정적인 환자)

A. 안쪽돌림 B. 가쪽돌림

(5) 무릎관절이 불안정한 환자의 엉덩관절 안쪽돌림과 가쪽돌림

대상자 자세	▪ 바로 눕는다.
손 잡기	▪ 치료사는 운동시키고자 하는 다리 옆에 선다. ▪ 먼쪽 손은 정강뼈의 먼쪽 발목 위를 잡고, 몸쪽 손은 넙다리뼈 먼쪽 무릎 위를 잡는다.
운동방법	▪ 넙다리를 안쪽과 가쪽으로 돌림시킨다.

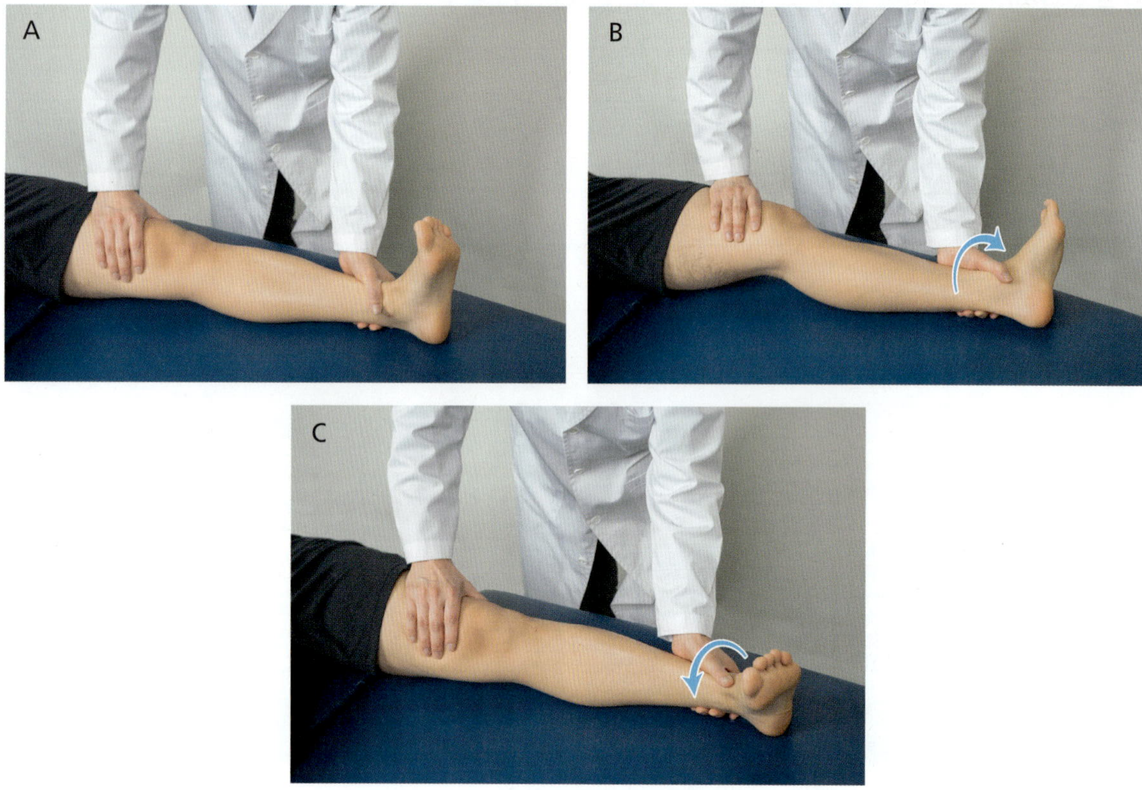

그림 2-17 엉덩관절 가쪽돌림과 안쪽돌림(무릎관절이 불안정한 환자)

A. 시작자세 B. 가쪽돌림 C. 안쪽돌림

(6) 발목관절 발등굽힘

대상자 자세	▪ 바로누운자세를 취한다.
손 잡기	▪ 치료사는 운동시키고자 하는 다리의 발목관절 옆에 선다. ▪ 먼쪽 손은 발꿈치를 밑에서 잡고 치료사의 아래팔에 환자의 발바닥을 놓는다. 몸쪽 손을 발목복사뼈 주위를 잡는다.
운동방법	▪ 몸쪽 손으로 복사뼈를 고정하고 먼쪽 손으로 발꿈치뼈를 먼쪽으로 당기며 아래팔로 발을 머리쪽으로 민다. 무릎을 편한 상태에서 운동을 하게 되면 장딴지근의 영향을 받아 가동범위에 영향을 주게 되므로 완전가동범위의 발목운동을 위해서는 무릎을 굽힘한 상태에서 운동해야 하며, 장딴지근의 뻗침을 위해서는 무릎을 편한 상태에서 운동해야 한다.

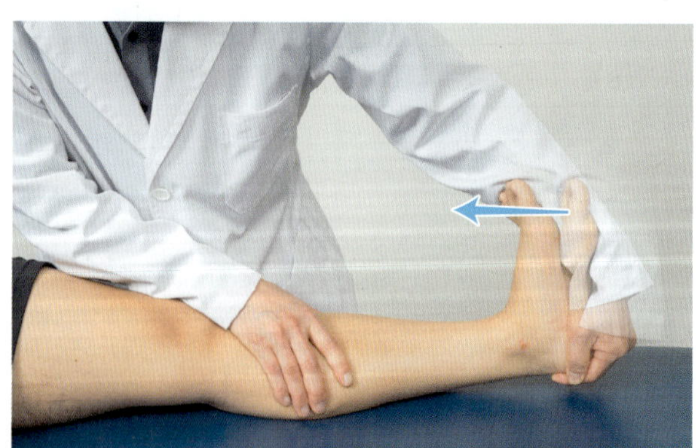

그림 2-18 발목관절 발등굽힘

(7) 발목관절 발바닥굽힘

대상자 자세	▪ 바로눕는다.
손 잡기	▪ 치료사는 운동시키려는 다리 옆에 선다. ▪ 위쪽 손은 발등을 잡고 아래쪽 손은 발꿈치를 잡는다.
운동방법	▪ 위쪽 손으로 먼쪽으로 발등을 밀어 발바닥굽힘이 되도록 한다.

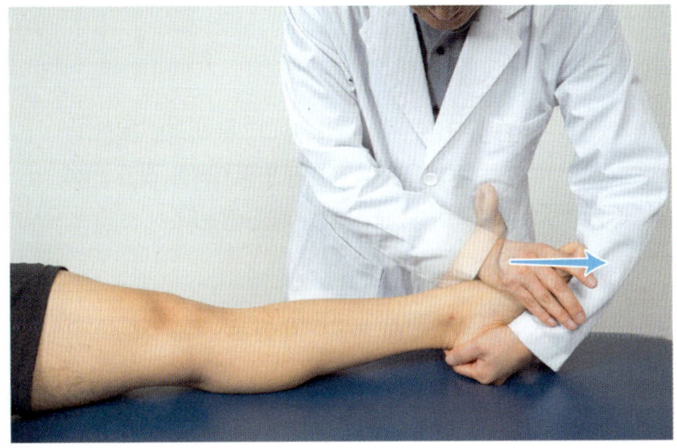

그림 2-19 발목관절 발바닥굽힘

(8) 목말밑관절 안쪽번짐과 가쪽번짐

대상자 자세	▪ 바로 눕는다.
손 잡기	▪ 치료사는 운동시키려는 다리 옆에 선다. ▪ 몸쪽 손으로 발목복사뼈 주위를 잡고, 먼쪽 손 엄지로 발꿈치의 안쪽, 손가락은 발꿈치의 가쪽을 잡는다.
운동방법	▪ 몸쪽 손을 고정하고 먼쪽 손으로 발꿈치를 안쪽, 가쪽을 향하도록 돌린다.

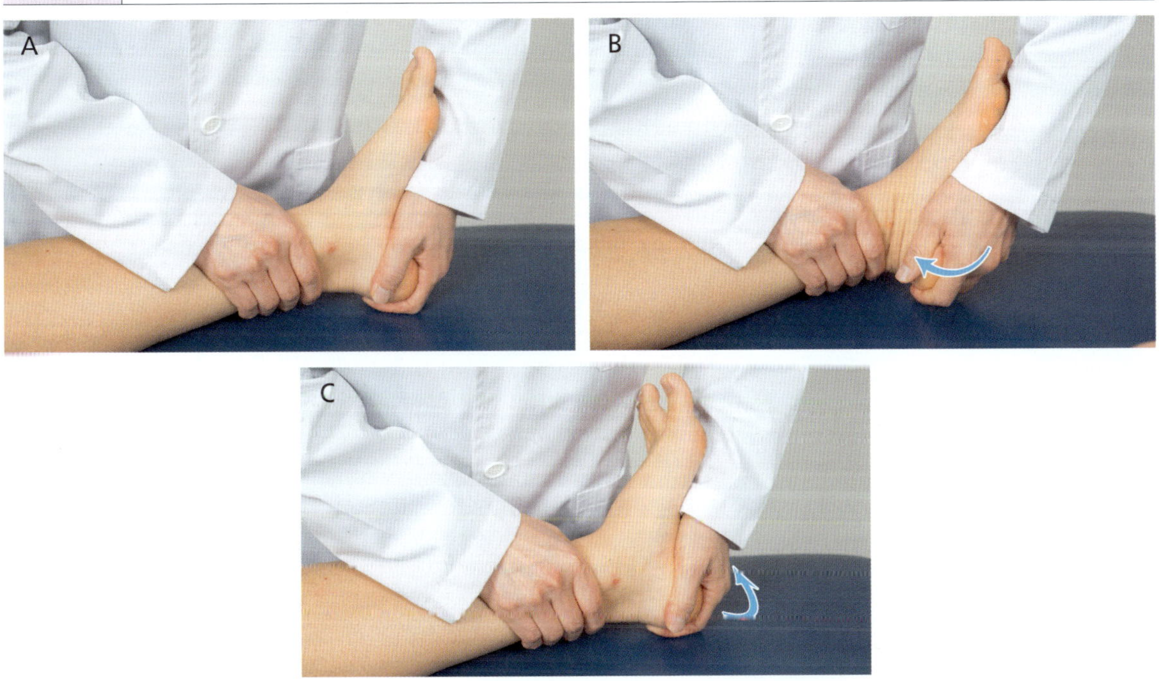

그림 2-20 목말밑관절 안쪽번짐과 가쪽번짐

A. 시작자세 B. 안쪽번짐 C. 가쪽번짐

(9) 가로 발목관절

대상자 자세	▪ 바로 눕는다.
손 잡기	▪ 치료사는 운동시키려는 다리를 바라보고 선다. ▪ 몸쪽 손으로 목말뼈와 발꿈치뼈를 잡고 먼쪽 손으로 발배뼈와 입방뼈를 잡는다.
운동방법	▪ 몸쪽 손으로 목말뼈와 발꿈치뼈를 고정하고 먼쪽 손으로 발활(족궁)이 올라가게 하고 내려가게 하여 가운데 발을 부드럽게 돌린다.

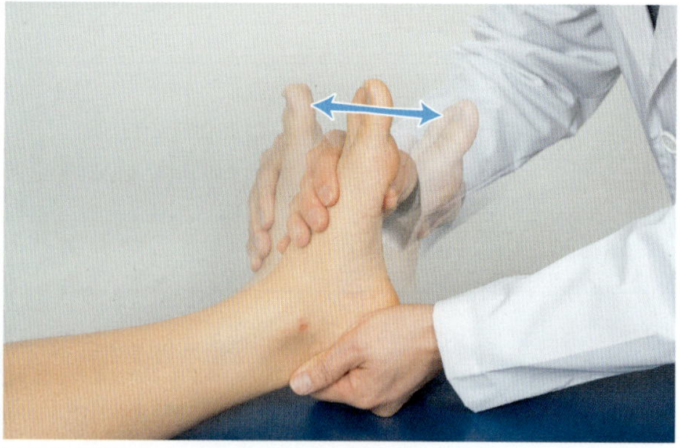

그림 2-21 가로 발목관절

(10) 발가락관절 굽힘과 폄, 벌림과 모음(발허리발가락관절과 마디사이관절)

대상자 자세	▪ 바로 눕는다.
손 잡기	▪ 치료사는 운동시키려는 다리 옆에 선다. ▪ 몸쪽 손으로 움직이는 관절의 몸쪽 뼈를 잡고 먼쪽 손으로 먼쪽 뼈를 잡는다.
운동방법	▪ 몸쪽 손을 고정하고 먼쪽 손을 움직여 운동시킨다. 손가락의 관절가동범위운동과 동일하다.

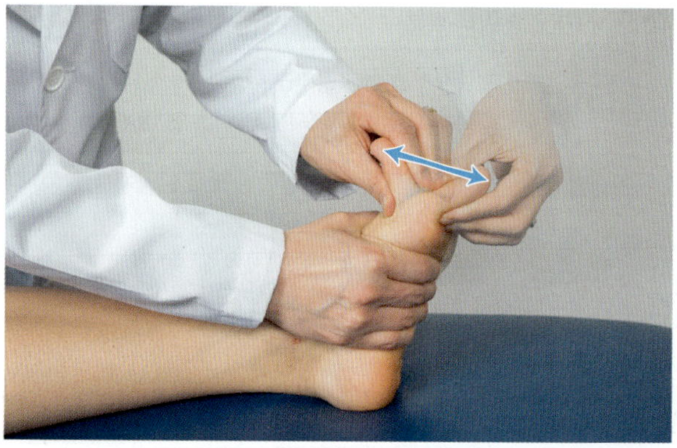

그림 2-22 발가락관절 굽힘과 폄

3) 목뼈

(1) 목뼈 굽힘(앞쪽굽힘)

대상자 자세	▪ 치료대의 머리쪽 끝에 머리가 오도록 하고 바로 눕는다.
손 잡기	▪ 치료사는 치료대의 끝에 서서 환자를 바라본다. 양손으로 환자의 뒤통수 밑을 잡는다.
운동방법	▪ 머리를 들어 턱이 인두를 향하도록 하고 턱이 최대한 당겨지면 머리가 복장뼈를 향하도록 목뼈를 굽힘한다.

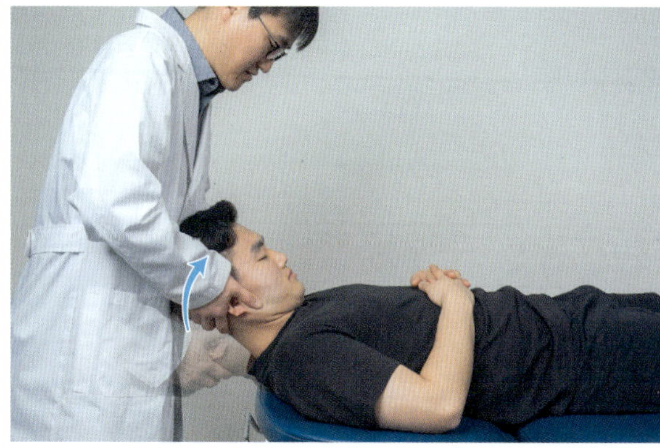

그림 2-23 목뼈 굽힘

(2) 목뼈 폄(뒤쪽굽힘 또는 젖힘)

대상자 자세	▪ 치료대의 머리쪽 끝에 머리가 오도록 하고 바로 눕는다.
손 잡기	▪ 치료사는 치료대의 끝에 서서 환자를 바라본다. 양손으로 환자의 뒤통수 밑을 잡는다.
운동방법	▪ 머리를 뒤로 향해 기울여 머리와 위쪽 목뼈만 폄하거나 머리를 치료대의 끝으로 떨어지게 하여 전체 목뼈를 폄한다.

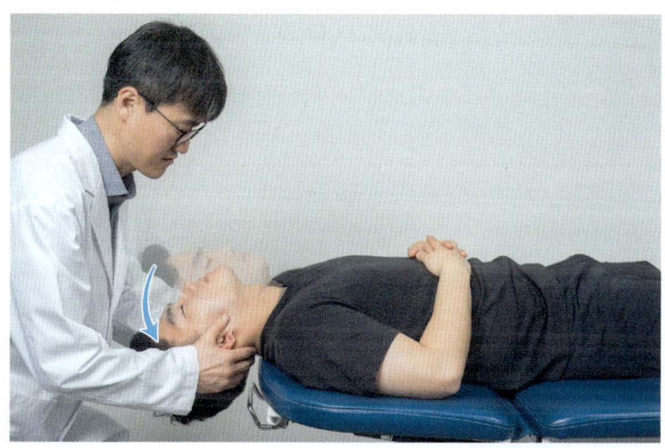

그림 2-24 목뼈 폄

(3) 목뼈 가쪽굽힘

대상자 자세	▪ 치료대의 머리쪽 끝에 머리가 오도록 하고 바로 눕는다.
손 잡기	▪ 치료사는 치료대의 끝에 서서 환자를 바라본다. 양손으로 환자의 뒤통수 밑을 잡는다.
운동방법	▪ 목뼈를 중립자세(굽힘과 폄의 중립)를 유지한 후 환자의 귀가 어깨를 향하도록 머리와 목을 가쪽으로 굽힘한다.

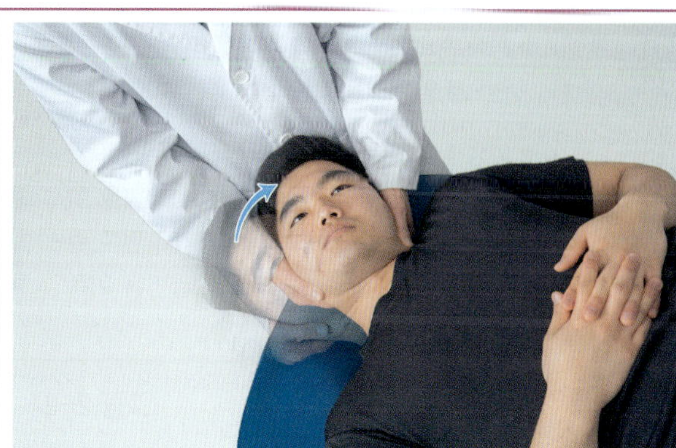

그림 2-25 목뼈 가쪽굽힘

(4) 목뼈 돌림

대상자 자세	■ 치료대의 머리쪽 끝에 머리가 오도록 하고 바로 눕는다.	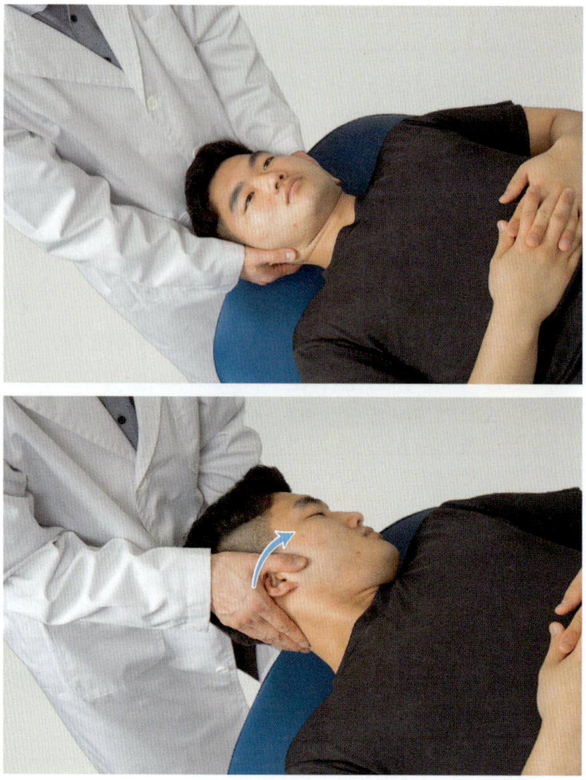
손 잡기	■ 치료사는 치료대의 끝에 서서 환자를 바라본다. 양손으로 환자의 뒤통수 밑을 잡는다.	
운동방법	■ 목뼈는 중립자세(굽힘과 폄의 중립)를 유지한 후 환자의 귀가 어깨를 향하도록 돌림한다.	

그림 2-26 목뼈 돌림

4) 허리뼈

(1) 허리뼈 굽힘

대상자 자세	■ 바로 눕는다.	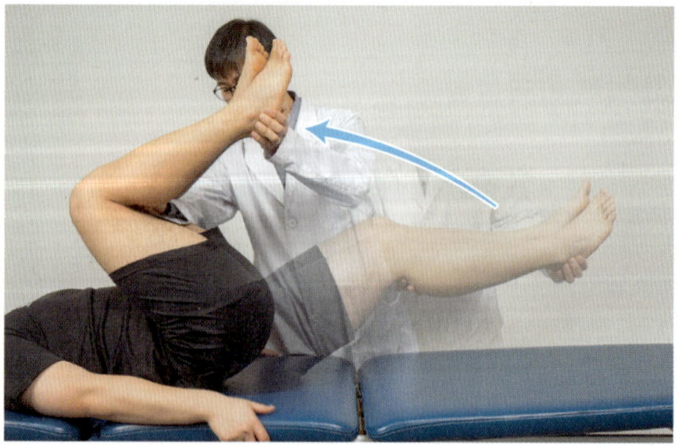
손 잡기	■ 치료사는 환자의 골반 옆에 선다. ■ 안정을 제공하기 위해 환자는 치료대 모서리를 잡는다. ■ 몸쪽 손으로 양쪽 넙다리의 뒷면을 잡고 먼쪽 손으로 양쪽 발을 잡는다.	
운동방법	■ 엉덩관절과 무릎관절을 굽힘시켜 무릎이 가슴 쪽으로 움직이도록 하고, 최대 굽힘을 위해서는 엉덩관절을 최대 굽힘시키고 먼쪽 손으로 엉치뼈 아래를 들어 올려 골반을 뒤쪽 돌림시킨다.	

그림 2-27 허리뼈 굽힘

(2) 허리뼈 돌림

대상자 자세	▪ 무릎을 구부린 누운자세로 눕는다.	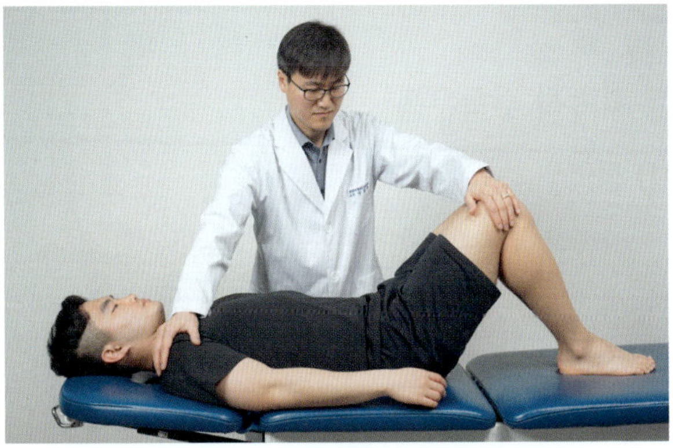
손 잡기	▪ 치료사는 환자의 몸통 옆에 선다. ▪ 몸쪽 손으로 환자의 가슴우리를 잡고 먼쪽 손으로 양쪽 무릎을 잡는다.	
운동방법	▪ 몸쪽 손을 고정하고 먼쪽 손으로 무릎을 옆으로 움직여 골반이 치료대에서 떨어지도록 한다.	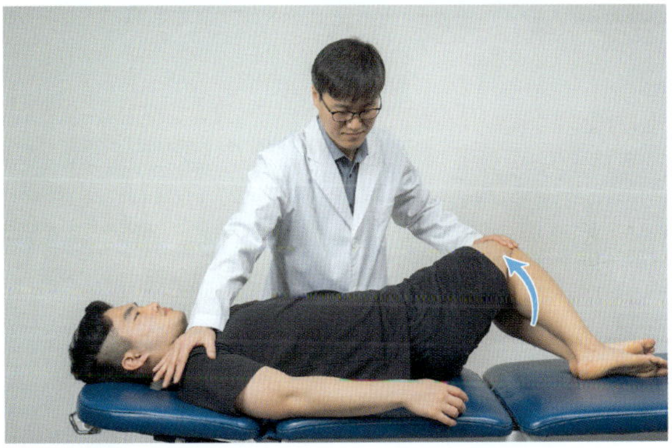

그림 2-28 허리뼈 돌림

4 도구를 사용한 관절가동범위운동

1) 지속적 수동운동

(1) 정의

지속적 수동운동(Continuous Passive Motion, CPM)은 일정한 시간으로 조절된 관절운동범위 안에서 멈추지 않고 계속되는 수동운동이다. 계속해서 운동을 하기 때문에 주로 기계장치를 사용한다.

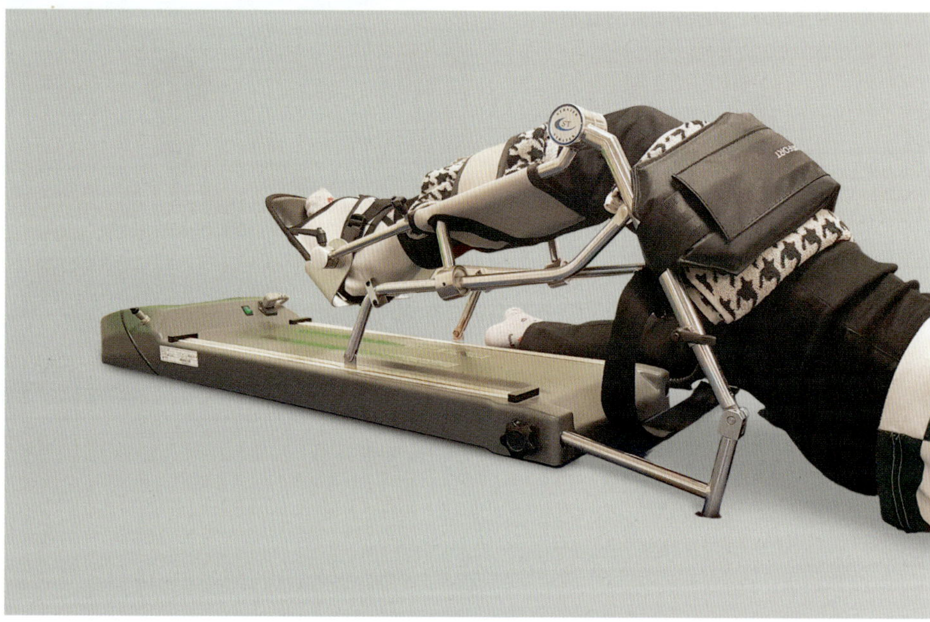

그림 2-29 지속적 수동운동

(2) 목적

① 관절경직 예방

- 대부분의 관절염, 관절 내 골절, 구축과 같이 관절을 움직이지 못했을 때 나타나는 유착과 구축을 막아 관절경직을 감소시킴

② 치유촉진

- 반달연골이나 관절연골은 상대적으로 혈관이 없어서 영양공급을 윤활액으로부터 받음
- 지속적인 움직임은 윤활액의 순환을 증가시키고 영양물질의 흡수를 촉진하여 재생률을 증가
- 힘줄과 인대의 회복 촉진
- 절개부위의 치유 촉진

③ 부종 감소

- 지속적으로 움직이게 되면 관절에 역학적 압박과 이완이 발생하여 정맥과 림프액의 순환을 촉진하고 부종 감소

④ 통증 감소

관절의 움직임은 근육, 인대, 피부에 있는 들신경을 활성화시켜 통증 감소

(3) 적응증과 금기증

① 적응증

- 완전관절성형술 후(무릎, 엉덩관절)
- 골절(무릎뼈, 정강뼈, 넙다리뼈 등)
- 관절박리술(arthrolysis) 후
- 인대 재건술 후
- 관절경 수술 후
- 관절구축
- 화상, 관절 패혈증 등

② 금기증

- 불안정 골절(unstable fracture)
- 활동성 감염(active infection)

③ 주의사항

- 항응고 약물을 복용하고 있는 환자는 출혈을 일으킬 수 있으므로 지속적 수동운동을 적용하기 전, 항응고 약물 복용 여부를 확인하고 운동 중, 운동 후 출혈증상이 있는지 확인함
- 벨트나 커버의 자극으로 피부 손상이 나타날 수 있으므로 피부에 자극이 발생하지 않도록 적용하고 운동 중 피부자극 여부를 확인함
- 기계적 자극을 일으키지 않도록 정확한 보호 범위를 설정하고 알맞은 자세 유지
- 적용 전 혈관 손상이나 감각 손상이 있는지 검사함

(4) 적용방법

① 적용시기 및 기간

- 수술 직후 마취가 깨기 전 적용하고 수술 후 최소 3일 이내에 실시
- 최소 1주일 또는 목표한 관절운동범위를 성취할 때까지 적용

② 운동범위

- 움직임의 범위는 보통 20~30°에서 시작하여 환자가 견딜 수 있으면 하루에 10~15°씩 증가시킴

③ 운동속도

- 45~120초에 한 번의 주기로 움직이는 것이 적당함

④ 적용시간

- 환자의 상태에 따라 하루에 1시간씩 3회 적용부터 24시간 적용까지 다양함

Tips 앞십자인대 재건술 후 지속적 수동운동 설정과 적용

1. 궁둥뼈 결절에서 무릎의 관절선까지 길이를 측정한다. 장치의 몸쪽 끝부분이 엉덩이 바닥(bottom of the buttocks)에 위치하도록 장치의 몸쪽 지지대를 조절한다.
2. 무릎관절선으로부터 뒤꿈치까지의 길이를 측정한 후 약 1/4인치를 더한다. 장치 지지대의 먼쪽 부위를 측정한 길이에 맞도록 조절한다.
3. 무릎관절선이 지속적 수동운동 장치의 관절과 일치하도록 다리를 장치 위에 올려 놓는다.
4. 발판 위에 발을 놓고 정강뼈가 중립위치에 놓이도록 한다. 정강뼈가 안쪽 또는 가쪽돌림 되면 앞십자인대에 부하를 증가시킬 수 있다.

2) 봉운동/수건운동

봉(지팡이나 나무막대, 빗자루 손잡이, T-막대 등)을 이용하여 시행하는 능동보조운동이다. 대상자 자세는 환자의 기능적 수준과 중력의 영향을 고려하여 결정한다. 환자에게 운동방법을 설명하고 보상작용이 일어나지 않도록 강조한다. 모든 운동은 천천히 부드럽게 실시한다.

(1) 어깨관절 굽힘

대상자 자세	▪ 손상측 팔꿉관절은 편 상태에서 손상측 손으로 봉의 끝을 잡는다. ▪ 정상측 손으로 반대쪽 끝을 잡는다.	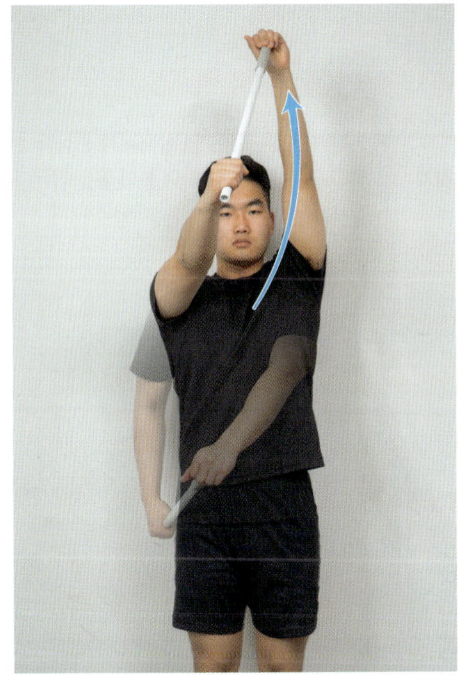
운동방법	▪ 정상측 손으로 천천히 손상측 손을 밀어올린다.	

그림 2-30 어깨관절 굽힘

(2) 어깨관절 폄

대상자 자세	▪ 손상측 팔꿉관절을 편 상태에서 손상측 손으로 봉의 끝을 잡는다. ▪ 정상측 손으로 반대쪽 끝을 잡는다.	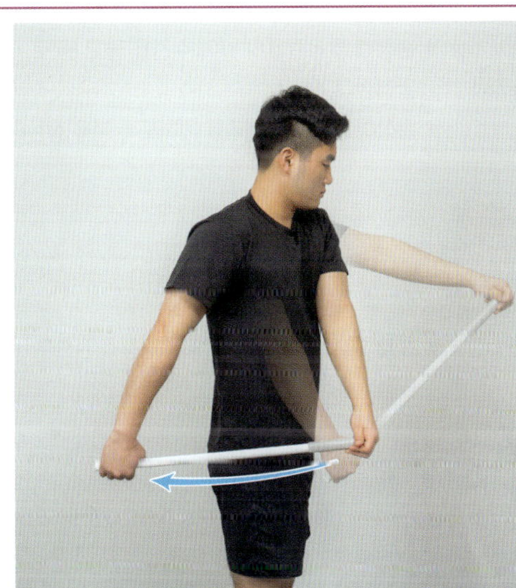
운동방법	▪ 정상측 손으로 천천히 손상측 손을 뒤로 민다.	

그림 2-31 어깨관절 폄

(3) 어깨관절 벌림

<table>
<tr><td>대상자 자세</td><td>■ 손상측 팔꿉관절은 편 상태에서 손상측 손바닥이 앞을 향하도록 하여 봉의 끝을 잡는다.
■ 정상측 손으로 반대쪽 끝을 잡는다</td><td rowspan="2">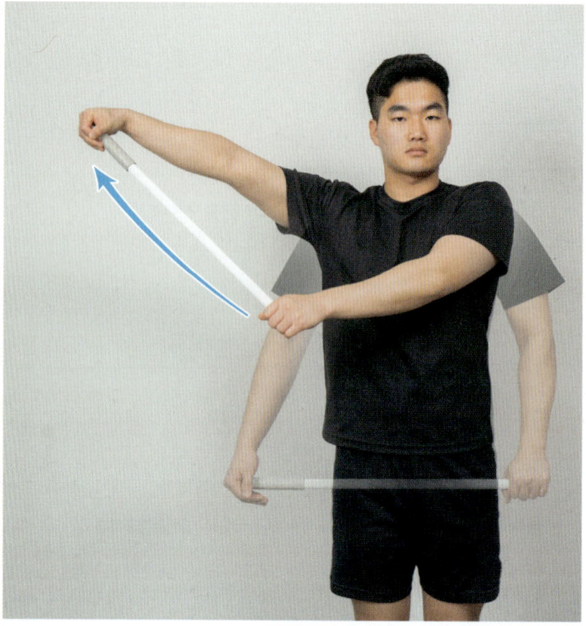</td></tr>
<tr><td>운동방법</td><td>■ 정상측 손으로 천천히 손상측 어깨를 벌림시킨다.</td></tr>
</table>

그림 2-32 어깨관절 벌림

(4) 어깨관절 가쪽돌림

<table>
<tr><td>대상자 자세</td><td>■ 손상측 팔꿉관절의 밑에 수건을 놓고 90°로 굽힌한다.
■ 손상측 손바닥이 머리를 향하도록 봉을 잡는다.</td><td rowspan="2">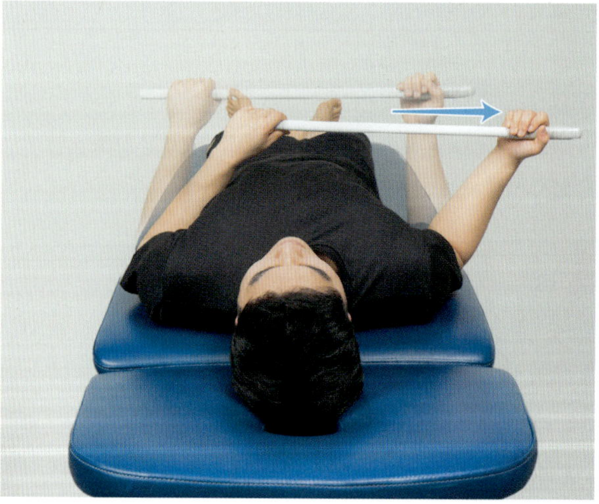</td></tr>
<tr><td>운동방법</td><td>■ 손상측 손이 바닥을 향하도록 정상측 손으로 민다.</td></tr>
</table>

그림 2-33 어깨관절 가쪽돌림

(5) 어깨관절 가로모음

대상자 자세	▪ 왼쪽 어깨관절의 가로모음을 위해 왼손으로 봉의 끝을 잡고 오른손으로 봉의 가운데를 잡는다.
운동방법	▪ 봉을 들어올려 어깨관절을 90°로 굽힌다. ▪ 오른손으로 왼손을 당겨 몸통 앞으로 오도록 한다.

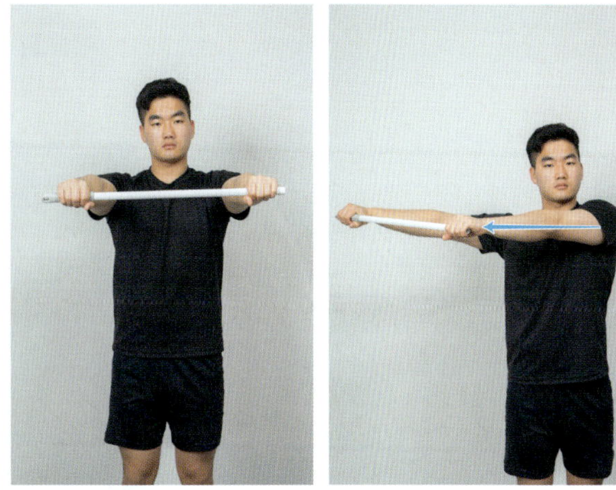

그림 2-34 어깨관절 가로모음

3) 손가락사다리운동

(1) 정의

손가락사다리운동은 사다리모양의 작은 계단을 벽에 고정해 놓은 것으로 이전 운동에서 몇 번째 계단까지 올라갔는지를 확인하여 환자에게 동기를 부여하고 목표를 설정하기에 좋은 운동이다. 손가락사다리운동은 어깨관절의 운동범위를 증가시키기 위해 사용한다(그림 2-35).

(2) 운동방법

- 어깨관절 벌림운동을 위해서는 손가락사다리 옆에 서고, 어깨관절 굽힘운동을 위해서는 손가락사다리를 마주보고 섬
- 손가락사다리로부터 팔길이 만큼 떨어진 위치에서 두 번째 또는 세 번째 손가락을 올려 놓음
- 보상작용을 하지 않으면서 손가락으로 사다리를 올라가듯이 움직여 어깨관절이 굽힘 또는 벌림 되도록 함
- 최대로 도달한 높이를 표시하여 기록하고 다음 운동 때 기록을 참고하여 목표를 설정하여 운동함

(3) 주의사항

- 손가락사다리운동을 할 때는 몸통의 과도한 폄, 어깨뼈 올림, 발꿈치 들기 등 보상작용이 일어나지 않도록 해야 함

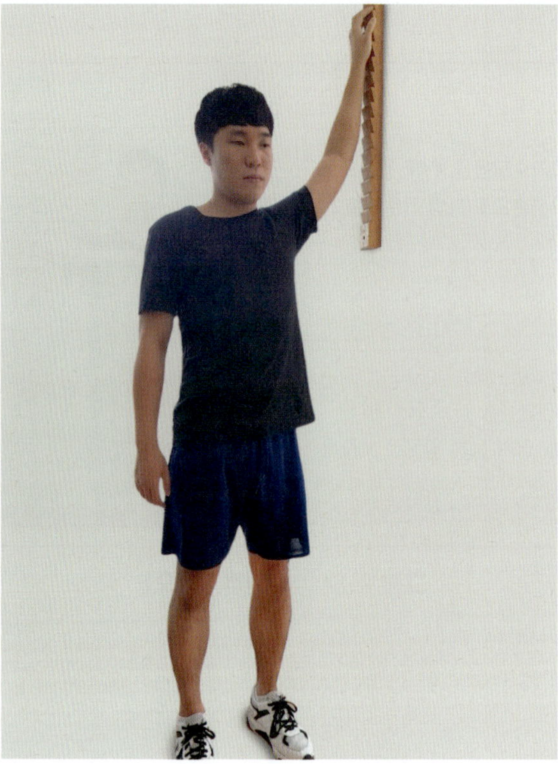

그림 2-35 손가락사다리운동

4) 도르래운동

(1) 정의

도르래운동은 도르래를 사용하여 관절가동범위운동을 하는 것으로 자가능동보조관절가동범위운동(self active-assistive range of motion)을 할 수 있는 대표적인 기구이다. 적용방법에 따라 다양한 관절에 적용할 수 있으나 임상에서는 주로 어깨관절의 운동범위를 증가시키기 위해 많이 사용한다.

(2) 운동방법

- 어깨관절 운동범위를 증가시키기 위해서는 머리 위에 어깨넓이 간격으로 두 개의 도르래를 설치하고 양손으로 손잡이를 잡음
- 정상측 손으로 손잡이를 당겨 어깨관절을 굽힘(그림 2-36-A)시키거나 벌림(그림 2-36-B) 또는 가쪽돌림(그림 2-36-C)시킨다. 이때 어깨관절의 부족한 움직임을 보상하기 위해 어깨뼈가 올림되거나 몸통이 가쪽굽힘되지 않도록 하여야 함

(3) 주의사항

어깨관절 굽힘이나 벌림 시에 어깨뼈에서 위쪽돌림이 일어나지 않으면 위팔뼈가 어깨뼈 봉우리돌기를 압박하여 통증이 발생할 수 있으므로 어깨뼈의 위쪽돌림이 일어나는지 관찰하고 환자를 교육하여

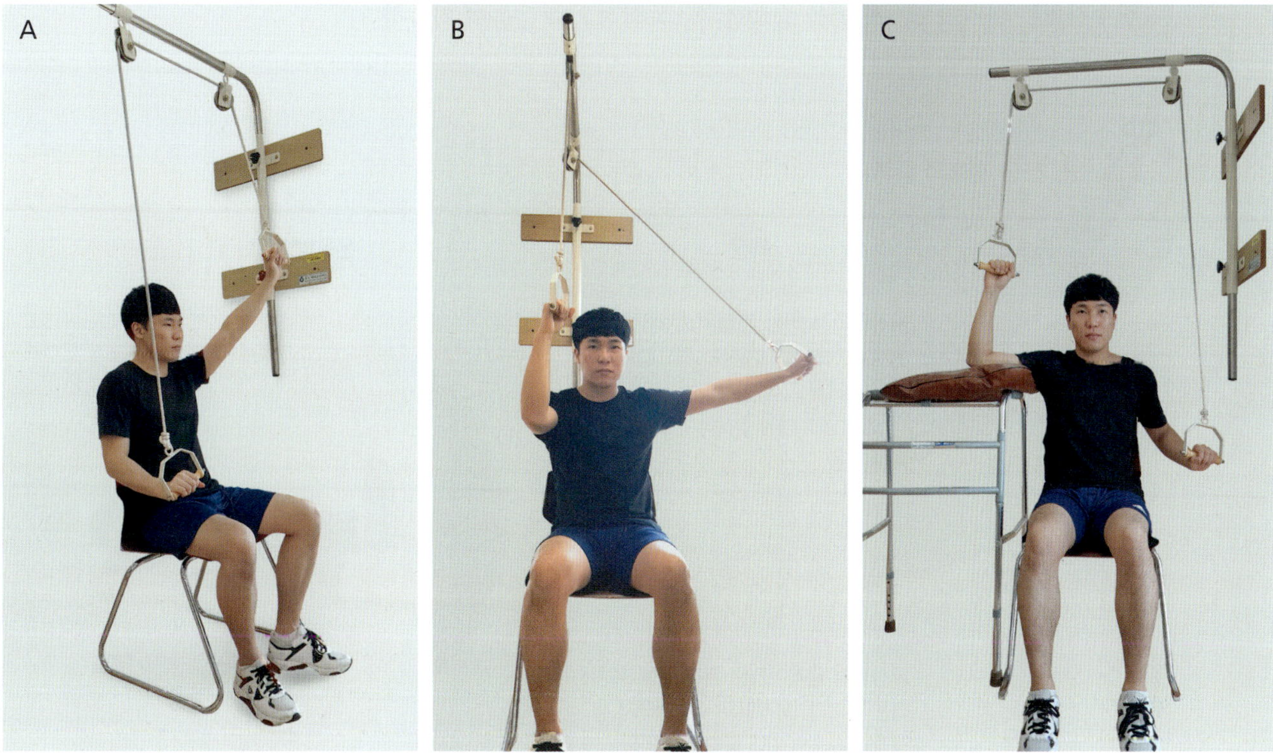

그림 2-36 도르래운동

A. 굽힘 B. 벌림 C. 가쪽돌림

야 한다. 만약 도르래운동 후 통증이 증가하거나 운동범위가 감소되면 운동을 중단하여야 한다.

5) 현수

(1) 정의

현수는 신체분절 위 적절한 곳에 고정축을 위치시켜 운동하고자 하는 분절을 현수장치에 매달아 운동하는 것으로서 마찰로 일어나는 저항을 제거할 수 있으며, 고정축의 위치에 따라 견인, 압박, 저항 등 다양한 효과를 얻을 수 있다.

현수를 이용한 관절가동범위운동은 환자의 참여가 필수적이기 때문에 환자는 운동을 위해 적절한 근육을 사용하는 것을 배울 수 있으며, 안정적으로 부드럽고 규칙적인 움직임을 통해 이완을 촉진할 수 있다. 또한 현수에 의해 지지되기 때문에 고정을 위한 근육의 활동을 감소시킬 수 있다. 축의 위치를 관절의 한쪽 방향으로 이동하여 고정하면 개별 근육군에 대한 보조와 함께 약간의 저항을 적용할 수 있다.

현수는 축의 위치에 따라 수직고정(vertical fixation), 축고정(axial fixation), 동축고정(co-axial fixation)으로 나눌 수 있으며, 동축고정은 꼬리쪽 고정(caudal fixation), 머리쪽 고정(cranial fixation), 안쪽 고정(medial fixation), 가쪽 고정(lateral fixation)으로 나눌 수 있다(표 2-2).

현수장치는 환자가 운동방법을 습득한 후, 독립적으로 운동이 가능하다.

표 2-2 현수의 종류

종류		특징	운동방법
수직고정		움직이고자 하는 분절의 무게중심점 위에 고정점이 위치하는 것으로 움직임이 아크를 그리는 추의 움직임과 같다. 움직임의 범위가 작아 주로 지지를 위해 사용	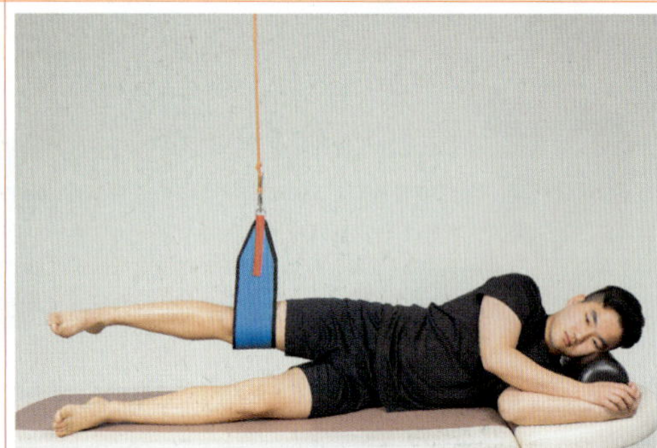
축고정		고정점이 움직여지는 관절 위에 위치하는 것이다. 움직임은 수평면에서 발생하며 관절의 최대 움직임이 발생	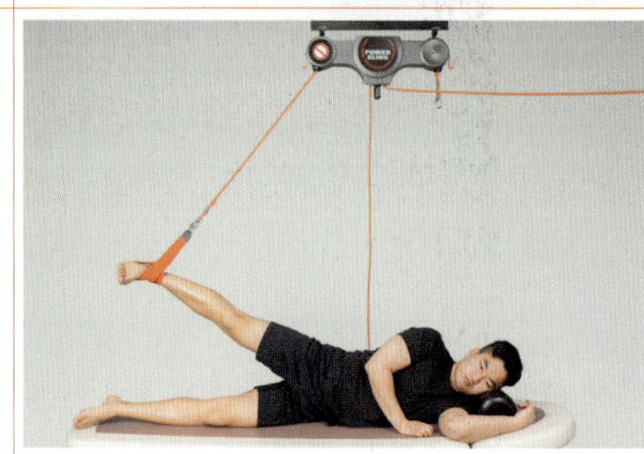
동축고정	꼬리쪽 고정	고정점이 움직이는 관절의 수직위보다 꼬리 쪽에 위치하는 것으로 움직이는관절에 견인력(decompression force)이 발생	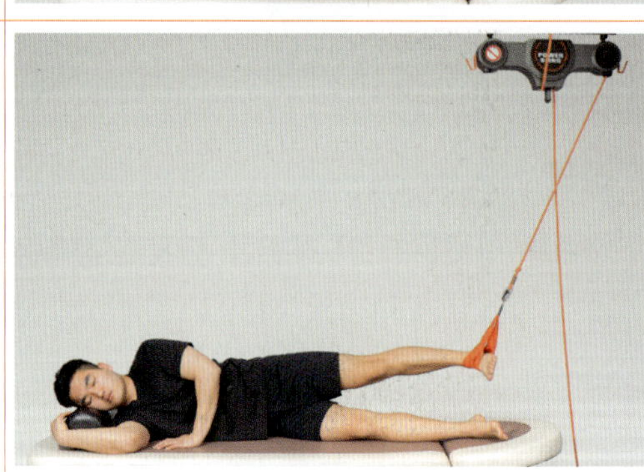
	머리쪽 고정	고정점이 움직이는 관절의 수직위보다 머리 쪽에 위치하는 것으로 움직이는관절에 압박력(compression force)이 발생	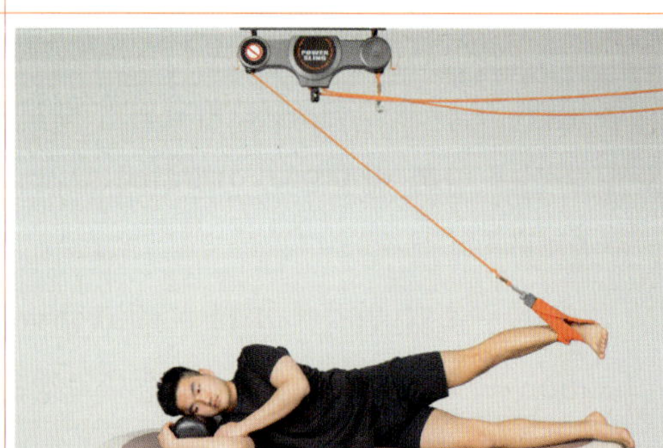

표 2-2 현수의 종류 (계속)

종류		특징	운동방법
동축 고정	안쪽 고정	고정점이 움직이는 관절의 수직위보다 안쪽에 위치하는 것으로 움직임이 고정점보다 가쪽으로 움직이면 저항이 증가함	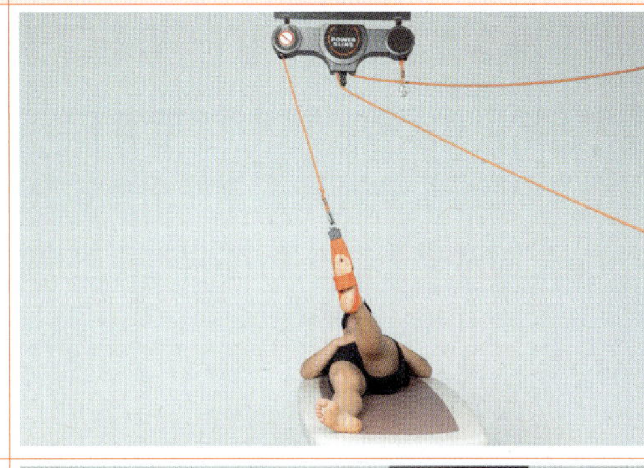
	가쪽 고정	고정점이 움직이는 관절의 수직위보다 가쪽에 위치하는 것으로 움직임이 고정점보다 안쪽으로 움직이면 저항이 증가함	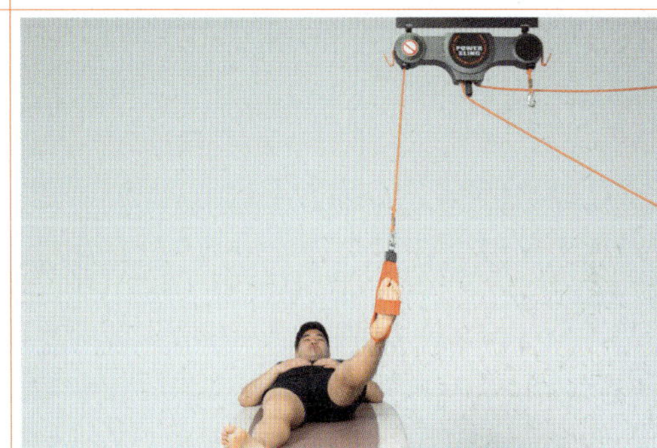

6) 스케이트보드/파우더보드

근력이 약하여 마찰력을 이기지 못하는 환자에게 바퀴가 부착된 스케이트보드나 파우더보드를 사용한다. 모든 관절에 적용할 수 있으나 임상에서는 주로 어깨관절 가로벌림과 가로모음, 엉덩관절 벌림과 모음에 적용한다(그림 2-37).

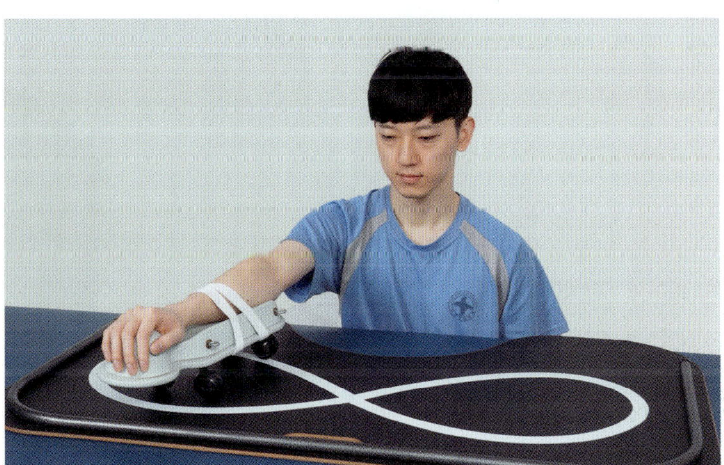

그림 2-37 스케이트보드

7) 어깨회전운동장치

어깨회전운동장치(shoulder wheel)는 대부분 벽에 고정하여 사용하고 높이와 팔의 길이를 조절하여 사용할 수 있다.

어깨회전운동장치의 축을 어깨관절 축에 일치시키고 축으로부터 손잡이의 거리를 팔의 길이와 일치하도록 조절한다. 어깨관절의 굽힘과 폄을 위해서 어깨관절 옆에 어깨회전운동장치가 위치하도록 하고, 벌림과 모음운동을 위해 어깨회전운동장치를 바라보고 선다(그림 2-38).

운동 시 몸통을 가쪽굽힘하거나 어깨를 올림 또는 내림하여 보상하지 않도록 한다.

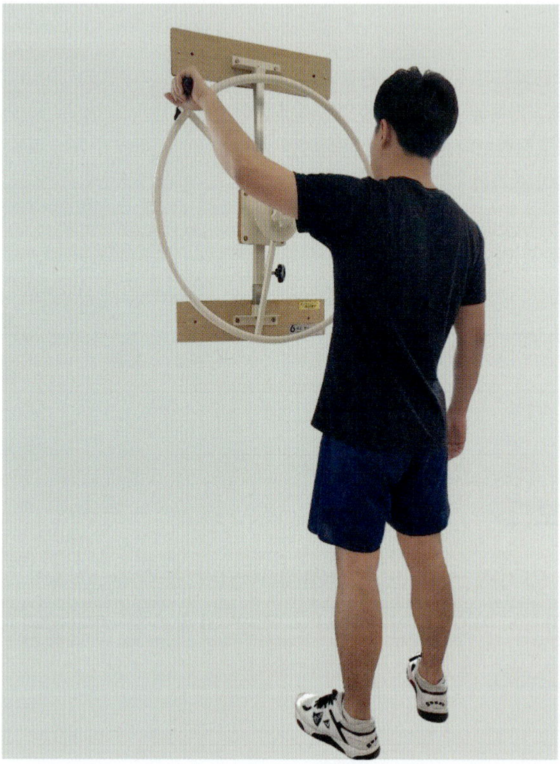

그림 2-38 어깨회전운동장치를 이용한 어깨운동

8) 손목운동기

손목운동기(wrist roll)는 보통 3가지 굵기의 원통으로 구성되어 있으며, 벽에 고정하여 손목의 굽힘과 폄운동을 하는 장비이다. 손목굽힘 및 폄을 할 때 팔꿉관절이나 어깨관절의 대상작용을 예방하기 위해 몸통에 팔꿉관절을 고정하고 손목에서만 운동이 일어나도록 해야 한다(그림 2-39-A).

9) 손목회전운동기

손목회전운동기(wrist rotatory)는 아래팔의 엎침과 뒤침운동을 하는 장비이다. 일반적으로 벽에 고정하여 사용한다. 손목회전운동기를 팔꿉관절 높이에 위치시키고 손으로 손목회전운동기를 잡는다. 손목을 회전할 때 어깨에서 돌림이 일어나지 않도록 팔꿉관절을 몸통 옆에 고정한다(그림 2-39-B).

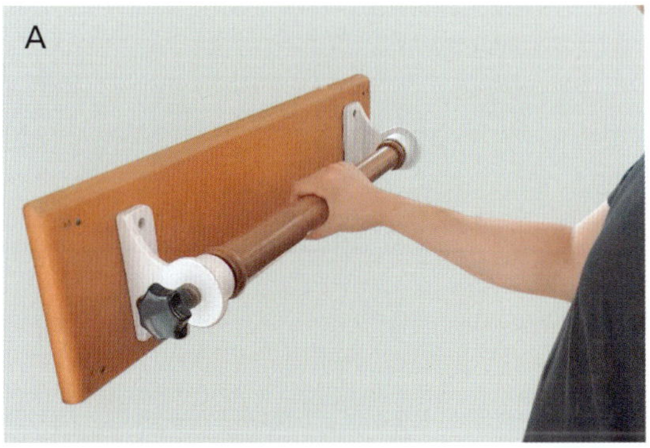

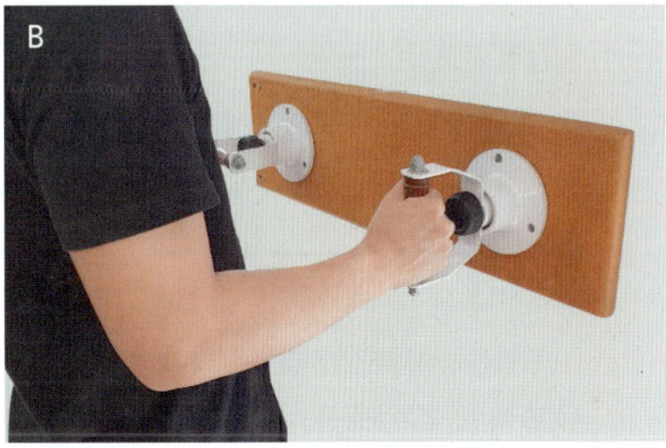

그림 2-39 손목운동기와 손목회전운동기

A. 손목운동기: 손목의 굽힘과 폄운동 B. 손목회전운동기: 아래팔의 엎침과 뒤침운동

10) 쐐기판

쐐기판(wedge board)은 환자의 체중을 이용해 발목관절을 운동하는 도구이다. 부드러운 뻗침 장력이 작용하도록 쐐기판의 각도를 적절하게 조절하고 등을 벽에 기대어 쐐기판 위에 선다. 무릎을 굽힘시켜 서게 되면 가자미근육을 뻗침시키고, 무릎을 폄시켜 서게 되면 장딴지근을 뻗침시키게 된다(그림 2-40).

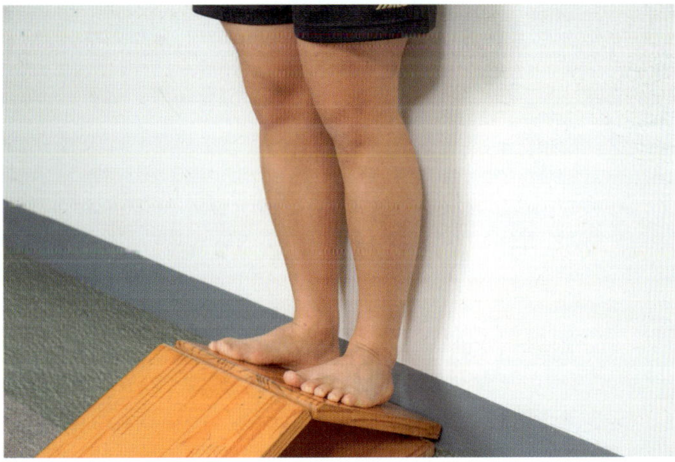

그림 2-40 쐐기판을 이용한 장딴지근의 뻗침

임상의사결정 Clinical decision making_사례

교통사고로 인한 넙다리뼈 골절 후, 3주간 고정으로 움직이지 않았던 B씨가 운동을 하고자 한다.

1. 임상적 사고

① 관절가동범위운동의 종류에 대해 토의하시오.

② 관절가동범위운동의 종류별 장 · 단점에 대해 토의하시오.

2. 임상의견

① 관절운동범위의 측정방법에 대해 토의하시오.

② 관절가동범위운동을 사용한 진단에 대해 토의하시오.

3. 결론

① B씨의 문제에 적합한 관절가동범위운동 프로그램을 설계하고 토의하시오.

② 넙다리뼈 골절 후 필요한 운동에 대해 설명하고 기능적 독립을 위해 추가로 해야 하는 운동에 대해 설명하시오.

CHAPTER

3

관절가동술

Joint Mobilization

학습목표

1. 관절가동술의 개념을 설명할 수 있다.
2. 관절형상학을 설명할 수 있다.
3. 관절운동학을 설명할 수 있다.
4. 관절가동술의 적응증과 금기증을 설명할 수 있다.
5. 관절가동술의 칼텐본 - 에비앙스 기법과 메이들랜드 기법 등을 설명할 수 있다.
6. 견인기법의 단계별 효과를 적용할 수 있다.
7. 각 관절에 특정한 가동술을 적용할 수 있다.

핵심용어

- 관절운동학(joint arthrokinematics)
- 볼록-오목법칙 (convex-concave rule)
- 관절가동술(joint mobilization)
- 도수교정(joint manipulation)
- 견인/신연(traction/distraction)
- 진동/진폭(oscillation)
- 칼텐본 - 에비앙스 기법 (Kaltenborn-Evjenth concept)
- 메이틀랜드 기법(maitland concept)
- 정형도수치료 (orthopedic manual therapy)

Guiding question

1. 메이틀랜드와 칼텐본-에비앙스 기법의 견인기법의 차이점을 설명하시오.
2. 멀리건 기법의 장점을 설명하시오.
3. 볼록-오목법칙을 설명하고, 관절가동술의 미끄러짐과 상관관계를 설명하시오.
4. 관절가동술의 장점과 단점을 설명하시오.

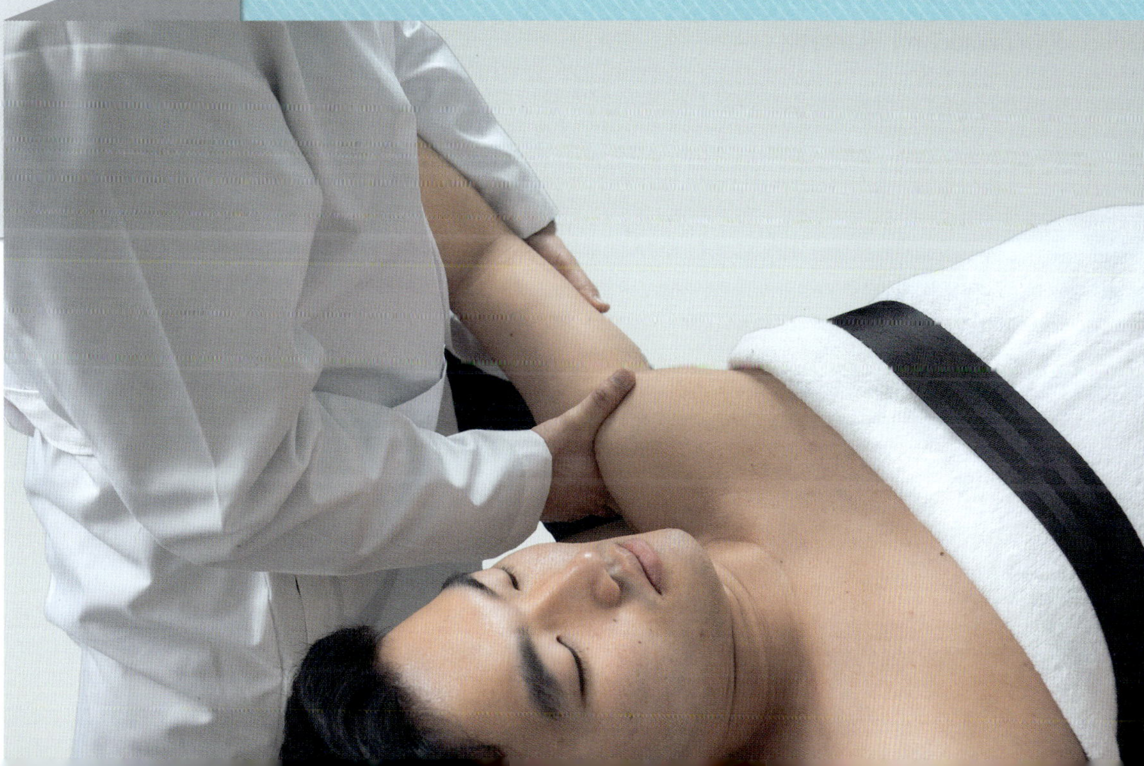

1 개요

관절가동술(joint mobilization)은 관절운동범위제한의 손상을 받아 기계적 구조가 변화된 관절을 정상 상태로 되돌리거나 통증 완화 및 조절하는 도수치료기법이다. 관절 손상은 움직임의 제한(hypomobility)과 소실을 유발하며, 일반적으로 비수축성 구조물인 인대(ligament), 관절주머니(joint capsule)와 수축성 구조물인 근육(muscle), 힘줄(tendon), 근막(facia)이 손상된다. 관절가동술은 제한된 움직임을 개선하기 위해 사용되는 기법으로 비정상적인 관절 내 압력을 감소 및 최소화시키고, 관절주머니의 정상적인 구조를 되찾는 데 목적이 있다.

관절가동술은 관절면에 느리고 부드럽게 적용하는 수동적인 도수치료기법으로, 관절의 움직임을 회복 및 유지시킬 뿐만 아니라 통증회복에 있어 안전하고 효과적인 방법이다. 이 기법은 관절의 기능을 향상시키는 효과적인 방법으로 근육뼈대계 손상 환자에게 널리 활용되는 기법이다. 또한 물리치료사에 의해 적용되는 수동기법이며, 치료 목적에 따라 다양한 속도와 진폭을 적용하여 정상움직임 회복, 관절의 정상위치(정렬) 회복, 관절의 정상적인 부하, 통증 감소 등의 효과를 갖는다.

관절가동술은 정확한 평가가 기본적으로 수반되어야 하며, 평가를 통해 발견된 비정상적인 관절 구조물(structure)의 문제점을 해결해야 한다. 일반적으로 비정상적인 구조적 변화는 움직임의 패턴과 끝느낌(end-feel)을 통해서 진단할 수 있다. 예를 들면, 무릎 통증 환자의 능동적 관절움직임 평가에서 통증과 제한이 있고, 제한된 범위에서 무릎 관절의 끝느낌이 뻣뻣함(firm)이 느껴진다면 관절주머니나 인대의 문제인 경우가 대부분이다. 이와 같이 비정상적인 움직임과 통증을 유발하고, 관절 내부(비수축성 구조물)의 문제가 있는 경우 관절가동술의 적응증이 된다.

효과적인 관절가동술을 수행하기 위해서는 해부학, 임상운동학, 관절생리학, 근육뼈대계 병리학 등이 바탕이 된 평가 및 진단이 수반되어야 한다. 또한 학술적인 이해뿐만 아니라 수행(doing)할 수 있도록 지속적인 실습(practice)이 필요하다.

2 관절가동술의 원리

1) 생리적인 움직임과 부가적 움직임의 관계

신체의 움직임은 뼈운동학적 움직임(osteokinematic motion)과 부가적인(관절운동학적) 움직임(accessory motion, arthrokinematic motion)으로 구성된다. 뼈운동학적 움직임은 관절의 굽힘(flexion), 폄(extension), 벌림(abduction), 모음(adduction), 돌림(rotation) 등을 의미한다. 부가적인 움직임은 관절 내 움직임으로 관절놀이(joint play)라고도 불리며, 뼈운동학적 움직임에 수동적(부가적)으로 발생된다. 구르기(roll), 미끄러짐(glide/slide/translation), 스핀(spin)이 포함된다. 이 2가지 움직임은 동시에 발생되며, 부가적인 움직임은 수동적인 외력에 의해 독립적으로 발생할 수 있다.

일반적으로 부가적인 움직임은 관절 내 움직임의 제한(인대, 관절주머니)과 관계가 깊고, 관절가동술을 통해 개선된다. 뼈운동학적 움직임은 관절 외 움직임의 제한(근육, 힘줄 등)에 영향을 받고, 뻗침, 근력강화운동 등을 실시하면 개선된다. 일반적으로 병리학적인 움직임의 제한은 2가지 움직임의 제한을 유발하므로 동시에 치료하는 경우가 많다. 치료사는 정확한 평가를 통해 치료기법을 선택하며 효과적인 치료접근이 필요하다.

2) 관절운동학

부가적인 움직임은 구르기, 미끄러짐, 스핀을 포함하여 관절 내의 움직임을 설명한다. 관절가동술은 관절운동학을 바탕으로 관절의 모양(달걀모양, ovoid) 또는 안장모양(sellar, saddle)에 따라 적용하

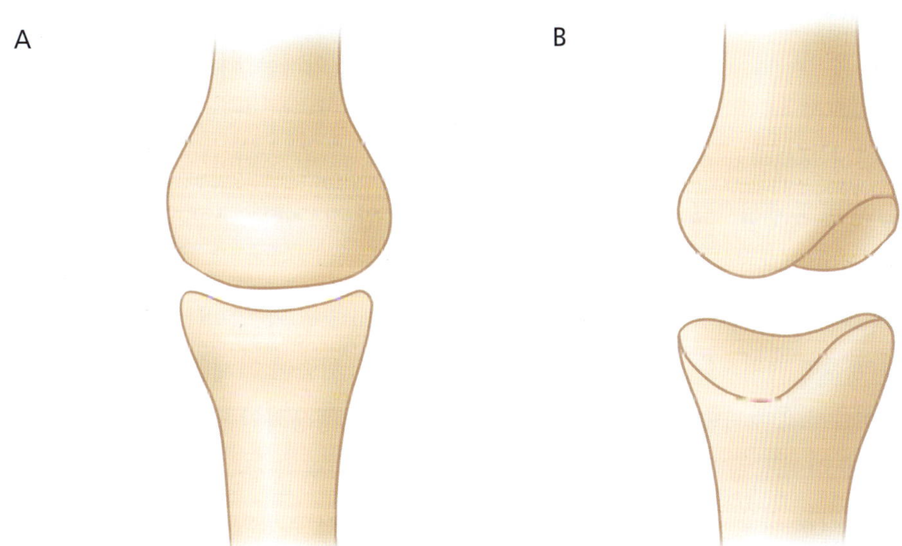

그림 3-1 관절의 형태

A. 달걀모양 B. 안장모양

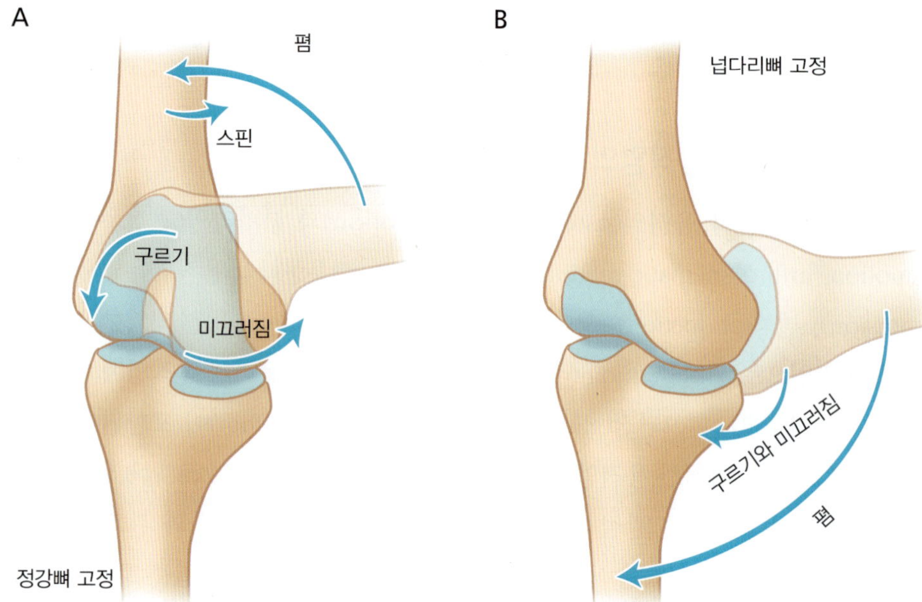

그림 3-2 볼록-오목 법칙
A. 볼록 B. 오목

는 방향과 방법이 다르다(그림 3-1). 관절운동학은 볼록-오목법칙(convex-concave rule)을 따르며, 달걀모양의 관절은 한쪽 면은 볼록(convex)이고, 다른 면은 오목(concave)이다. 안장모양의 관절은 볼록과 오목관절이 공존하고 있다. 기본적으로 치료사는 각 관절별 모양을 정확히 파악해야 한다.

뼈운동학적 움직임인 스윙(swing)은 일반적으로 굽힘, 폄, 벌림, 모음 및 돌림으로, 관절운동범위를 측정하는 지표가 된다. 관절운동학적 움직임인 관절면의 움직임은 관절주머니의 적절한 이완 및 움직임이 필요하다. 구르기는 연속적으로 다른 표면을 만나는 움직임을 말한다. 구르기는 스윙과 같은 방향으로 일어나며, 구르기가 지속적으로 이뤄지면 스윙이라는 뼈 운동이 일어난다. 미끄러짐은 한쪽 뼈가 다른쪽 뼈 위에서 직선적으로 움직이는 병진운동을 의미한다. 미끄러짐의 방향은 움직이는 뼈의 모양이 볼록인지 오목인지에 따라 결정된다. 예를 들면, 움직이는 뼈가 볼록인 경우에는 구르기(각운동)와 반대 방향으로 미끄러짐이 일어나며, 오목인 경우에는 구르기(각운동)와 같은 방향으로 미끄러짐이 일어난다(그림 3-2).

이외의 부가적인 움직임은 견인(traction), 신연(distraction)과 압박(compression)이 있다. 압박은 뼈 사이 공간이 줄어드는 움직임을 말한다. 압박은 주로 체중이 가해질 때 일어나는 신체의 움직임이며, 안정성을 제공해 주는 역할을 하는 것이 일반적이다. 정상적인 압박 스트레스는 윤활액의 움직임을 원활하게 하여 물렁뼈의 상태를 건강하게 유지하도록 도움을 준다. 일반적으로 견인은 세로방향(긴축)으로 당기는 것을 의미한다. 좀 더 명확히 정의하면, 긴축 방향으로 당기는 것은 긴축견인이라는 용어를 쓰는 것이 올바르다. 신연은 분리(seperation) 또는 당겨서 떼어 공간을 넓게 하는 것(pulling apart)을 말한다. 일반적으로 관절면에서 분리되었을 경우에는 신연, 관절견인, 분리라는 용어가 혼용되어 사용되며, 견인과 신연이라는 용어가 가장 흔하게 사용된다(그림 3-3).

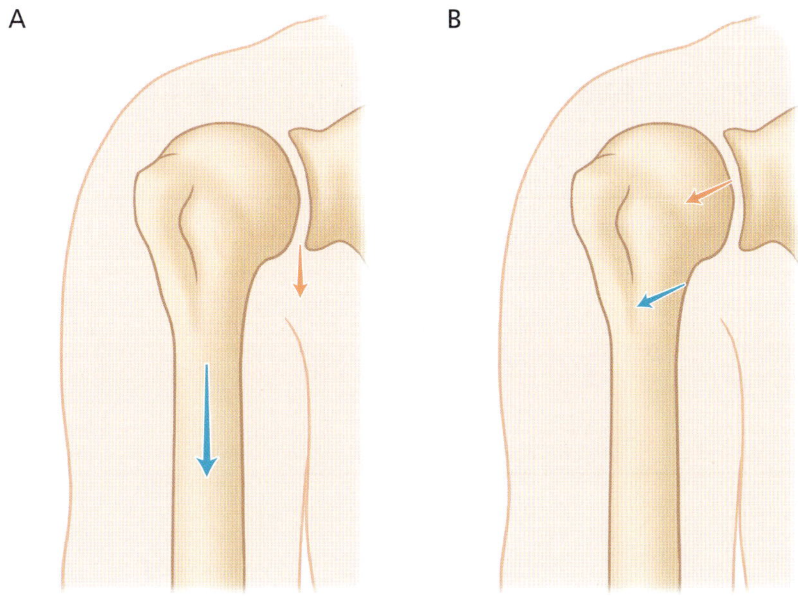

그림 3-3 견인과 신연

A. 견인 B. 신연

3) 관절의 위치

각 관절은 위치에 따라 관절주머니와 인대가 이완되거나 긴장되어 관절놀이에 영향을 준다. 편안위치(resting position)는 관절주머니와 인대가 최대 이완된 상태로 최대 관절놀이가 가능하다. 편안위치는 느슨한 자세(loose-packed position)로 관절의 이완효과가 발생되고, 장력이 최소화된 상태이다. 실제편안위치[momentary(actual)]는 원래의 편안위치를 사용하기 힘든 경우나 개인의 차이를 고려한 현재의 가장 편안위치를 찾기 위해 사용된다. 즉, 현재의 통증이 없는 자세나 현재의 가장 이완된 자세를 의미하며, 일반적인 편안위치와 다를 수 있다. 일부 국가에서는 편안위치로 사용하는 대신 실제편안위치를 사용한다. 잠김위치(closed-pack position)는 관절주머니와 인대가 최대로 팽팽해져 긴장된 상태를 의미하며, 관절놀이는 제한된다. 이 상태에서 관절의 안정성은 증가하는 반면, 가동성은 제한된다(표 3-1, 그림 3-4).

4) 관절가동술의 치료면

Kaltenborn은 치료면(treatment planes)은 관절을 통과하고, 볼록면에 위치한 뼈의 회전축에서 오목관절면의 가장 깊은 곳을 연결하는 선과 직각을 이룬다고 하였다. 일반적으로 치료면은 오목면에 위치하며, 볼록면의 회전축과 오목면은 수직을 이룬다. 그러므로 움직이는 뼈가 볼록인지 오목인지에 따라 신연의 방향이 결정된다(그림 3-5).

표 3-1 다양한 관절의 모양과 편안위치, 치료면

관절	볼록면	오목면	편안위치 (느슨한 위치)	잠김위치	치료면
복장빗장	빗장뼈*	복장뼈*	해부학적 자세	수평	복장뼈 안
봉우리빗장	빗장뼈	어깨뼈봉우리	해부학적 자세 시상면에 대해 60° 수평면	모음	어깨뼈봉우리 안
오목위팔	위팔뼈	관절오목	어깨를 55° 벌림, 30° 수평 모음 아래팔이 수평면에 위치하 도록 돌림	벌림과 가쪽돌림	어깨뼈면에서 관절오목 안
위팔노	위팔뼈	노뼈	팔꿉관절 폄 아래팔 뒤침	아래팔 굽힘과 엎침	노뼈의 긴축에 수직 노뼈머리 안
위팔뼈	위팔뼈	자뼈	팔꿉관절 70° 굽힘 아래팔 10° 뒤침	완전 폄과 아래팔 뒤침	자뼈의 긴축에 45° 팔꿈치머리 안
노자(몸쪽)	노뼈	자뼈	팔꿉 관절 70° 굽힘 아래팔 35° 뒤침	완전 폄과 아래팔 뒤침	자뼈의 긴축에 평행 자뼈의 노뼈패임 안
노자(먼쪽)	자뼈	노뼈	10° 뒤침	폄	노뼈의 긴축에 평행 노뼈 안
노손목	몸쪽 손목뼈	노뼈	노뼈와 세 번째 손허리뼈를 이은 선	폄	노뼈의 긴축에 수직 노뼈 안
손허리손가락	손허리뼈	몸쪽 손가락뼈	약간 굽힘	완전 폄	몸쪽 손가락뼈 안
손가락사이	몸쪽 손가락뼈	먼쪽 손가락뼈	약간 굽힘	폄	몸쪽 손가락뼈 안
엉덩	넙다리뼈	절구	엉덩관절 30° 굽힘 약간 가쪽돌림	폄과 안쪽돌림	절구 안
정강넙다리	넙다리뼈	정강뼈	25° 굽힘	완전 폄	정강뼈 고원 위
무릎넙다리	무릎뼈	넙다리뼈	무릎관절 완전 폄	완전 굽힘	넙다리뼈 고랑을 따라
발목다리	목말뼈	장붓구멍	10° 발바닥굽힘	발등굽힘	앞 · 뒤 방향에서 장붓구멍 안
목말밑	발꿈치뼈	목말뼈	목말밑관절 안쪽돌림과 가쪽돌림 사이 중립	뒤침	발바닥 면에서 수평 목말뼈 안
발목뼈사이	몸쪽 관절면	먼쪽 관절면	이완된 발	뒤침	먼쪽 분절 안
발허리발가락	발목뼈	몸쪽 발가락뼈	약간 폄	완전 굽힘	몸쪽 발가락뼈 안
발가락사이	몸쪽 발가락뼈	먼쪽 발가락뼈	약간 굽힘	폄	먼쪽 발가락뼈 안

*복장빗장관절에서 복장뼈면은 상하 방향에서는 볼록하고 전후 방향에서는 오목하다.

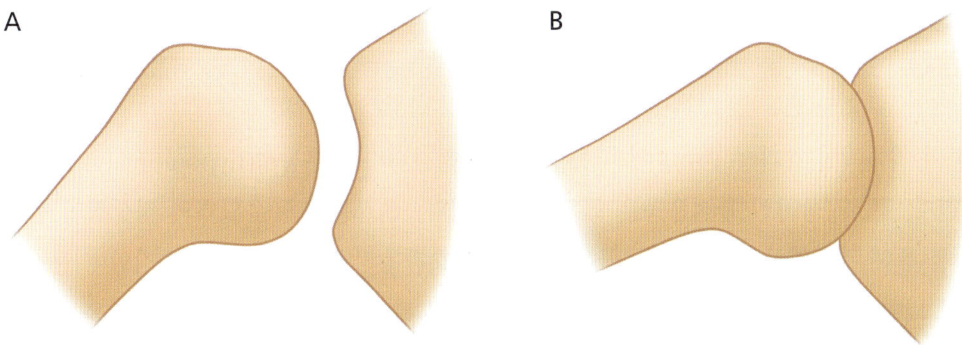

그림 3-4 관절주머니의 위치

A. 편안위치 B. 잠김위치

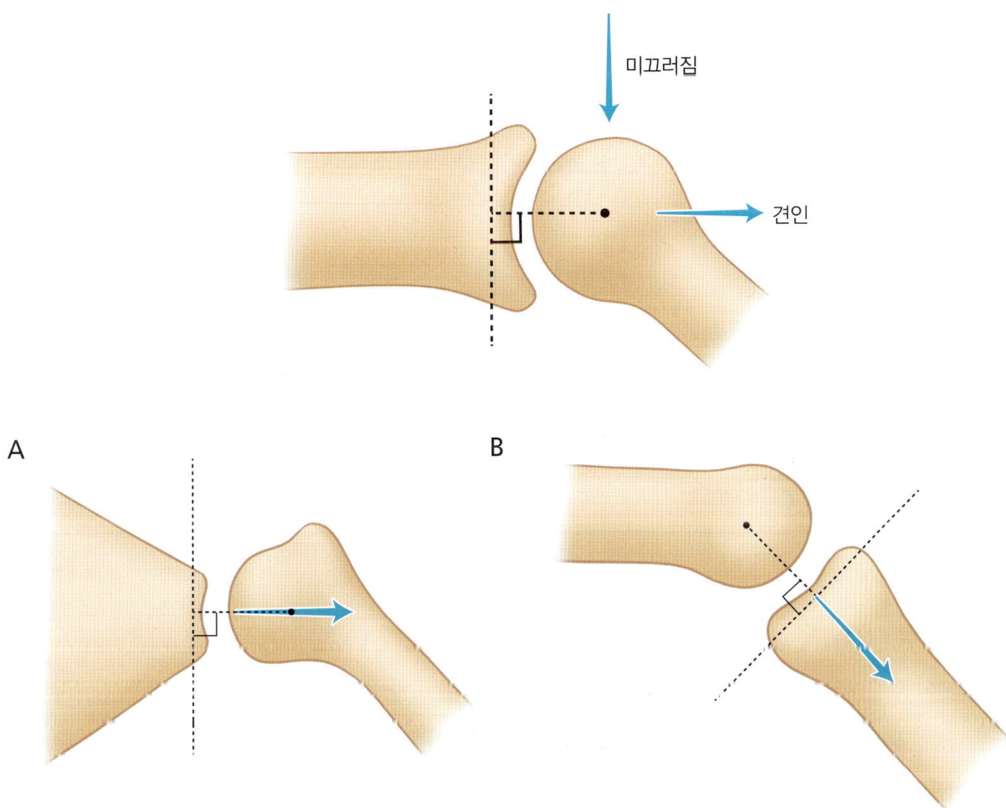

그림 3-5 신연의 치료면과 방향

A. 볼록 B. 오목

3 관절가동술의 효과

관절가동술의 역학적인 효과는 관절주위의 물렁조직의 뻗침력과 저운동성(hypomobility)의 운동범위 회복을 의미한다. 즉, 정상적인 관절운동은 회복효과가 있다. 관절운동은 윤활액의 정상적인 움직임을 의미하며, 이를 통해 관절연골에 영양을 공급하는 확산의 효과를 갖게 한다. 관절 움직임이 감소하면 관절의 부동화가 되어 관절연골의 위축이 즉각적으로 발생하게 된다. 관절 주위의 물렁조직은 관절의 운동에 의해 뻗침성과 탄력성을 유지하게 된다. 움직임의 감소는 섬유지방조직의 증식을 유발하여 관절주머니와 인대 등의 물렁조직의 변화뿐만 아니라 관절 내 유착, 구축, 약화 등이 발생한다.

신경생리학적인 효과는 통증 감소, 근육긴장도, 운동조절 등이다. 관절 내 물렁조직은 수용체로서 역할을 하며, 관절 내 정보를 중추신경계로 전달하여 자세와 운동을 인식하여 균형을 유지하는 데 중요한 역할을 한다. 수용기의 종류에 따라 다양한 역할을 수행한다. 1형 수용기(관절주머니 표면)는 정적자세와 운동속도 감각, 2형 수용기(깊은 층, 관절지방체)는 운동속도의 변화, 1형과 3형(인대)은 운동방향의 지각, 4형 수용체(섬유성 피막, 인대, 관절지방체 포함)는 유해수용기를 자극한다. 즉, 관절가동술은 관절 내부의 정상적인 신경생리학적인 활동을 회복하여 정상적인 운동조절을 통한 정상적인 근긴장도 유지, 통증 감소 등의 효과를 얻을 수 있다.

4 적응증과 금기증

1) 적응증

관절가동술은 통증 감소와 가동성 증진이라는 2가지의 목표가 존재한다. 첫째로 통증 감소는 관절가동술을 부드럽게(온화하게) 적용하여야 하며, 물렁조직이 팽팽해지기 전까지 적용한다. 진동/진폭(oscillation)과 견인(신연)운동을 선택적으로 적용할 수 있다. 신경학적으로는 유해수용기 자극을 억제하는 역할을 하며, 역학적으로는 윤활액의 운동을 유발하여 관절 내 무혈관 부분에 영양을 공급하는 목적으로 이용한다.

둘째로 가동성 증진은 가역성 저가동성(reversible hypomobility)을 가진 관절에 적용한다. 관절주머니나 인대의 감소된 움직임을 개선하기 위해 지속적인 뻗침력을 가해서 점진적으로 단축된 조직의 뻗침성을 개선하는 목적으로 이용한다. 큰 틀에서의 2가지 목적 외에 비정상적 위치로의 이탈(positional fault)과 아탈구(subluxation)를 정상위치로 회복하도록 도움을 줄 수 있다. 여러 가지 원인에 의해 위치가 어긋난 경우에는 관절의 운동을 제한하고, 비정상적인 신경학적 전달, 근육의 불균형 등을 초래하여 관절의 기능 이상을 가져온다.

2) 금기증

과운동성(hypermobility), 관절삼출(joint effusion) 및 염증(inflammation)은 절대적인 금기증은 아니다. 세 가지의 경우에는 공통적으로 관절주머니나 인대가 뻗침되어 있는 상태이고 예민한 상태이기 때문에 뻗침 기법을 이용한 관절가동술은 금기증이다. 통증 완화를 목적으로 부드럽게 적용하는 관절가동술의 경우에는 가능하다. 그러나 이마저도 환자가 통증이나 불편감을 호소하는 경우에는 적용이 불가하다. 절대적인 금기증에는 악성종양, 치유되지 않는 골절, 과도한 통증(원인불명), 관절의 완전 관절성형술, 류마티스 관절염, 신생물조직(neoplastic tissue), 코르티코스테로이드 등 복용 환자, 혈액순환이 저하되어 있는 고령자 등인 경우가 있다.

5 관절가동술의 분류

관절가동술은 일반적으로 정형도수물리치료(orthopaedic manual physical therapy)라는 물리치료학의 특별한 영역에서 사용되는 기법이다. 이는 근거중심 물리치료(evidence based practice)와 임상추론(clinical reasoning)을 기초로 접근하는 학문이다. 정형도수물리치료학 국제연맹(The International Federation of Orthopaedic Manipulative Physical Therapists, IFOMPT)은 정형도수물리치료학의 대표적인 기관으로 교육과 임상적인 표준(standard)을 제공하며, WCPT(The World Confederation of Physical Therapy)의 산하기관으로 1974년에 창립되었다. 정형도수물리치료학은 2004년 3월에 정식적으로 정의(definition)내려졌다. 칼텐본-에비앙스 기법(Kaltenborn-Evjenth concept), 메이틀랜드 기법(maitland concept)이 대표적이며, IFOMT 창립 및 정형도수물리치료의 정의를 내리는 데 가장 큰 공헌을 했다. 이 외에도 시리악스 기법(cyriax technique), 멀리건 기법(mulligan technique) 등이 있다(표 3-2).

표 3-2 칼텐본-에비앙스와 메이틀랜드 기법의 대표적인 장점

	칼텐본-에비앙스 기법	메이틀랜드 기법
장점	• 증상 국소화(symptom localization)를 통해 통증의 원인 부위를 찾아내는 치료를 적용하는 것이 특징적임 • 물렁조직 치료기법(뻗침, 마사지 등)이 잘 갖춰져 있음	• 신경학적 진단 및 치료기법이 잘 정립되어 있음 • 다양한 특수 검사를 실시하여 평가의 객관적인 증거를 제시함

1) 칼텐본 – 에비앙스 기법

칼텐본 – 에비앙스 기법은 통증 감소 및 저가동성을 치료하는 체계를 제공했으며, 견인 및 미끄러짐 단계를 3단계로 구분하여 적용하고 있다(그림 3-6). 느슨함(looseness, slack)과 탄성점(느슨함 제거, slack–out)으로 나눠 적용한다. 지속적인 관절가동술기법은 관절의 분리/견인(신연)과 미끄러짐/병진의 움직임을 이용하는 기법이다. 적용되는 용량, 속도와 효과는 다음과 같다(표 3-3).

(1) 적응증

- 등급 I은 통증완화를 목적으로 적용하며, 적용시간 7~10초 정도 쉬면서 적용함
- 등급 II의 견인(신연)은 부드럽게 적용할 경우 통증 완화에 효과적이며, 물렁조직이 팽팽해질 때까지 적용할 경우에는 관절운동범위를 유지할 수 있는 효과를 제공함
- 등급 III의 견인(신연) 또는 미끄러짐은 관절의 물렁조직을 뻗침시키는 효과가 있다. 등급 III에서 최소 7초 이상 유지하고 등급 II에서 4~5초 쉬고 다시 등급 III로 적용하는 것을 3번 반복함

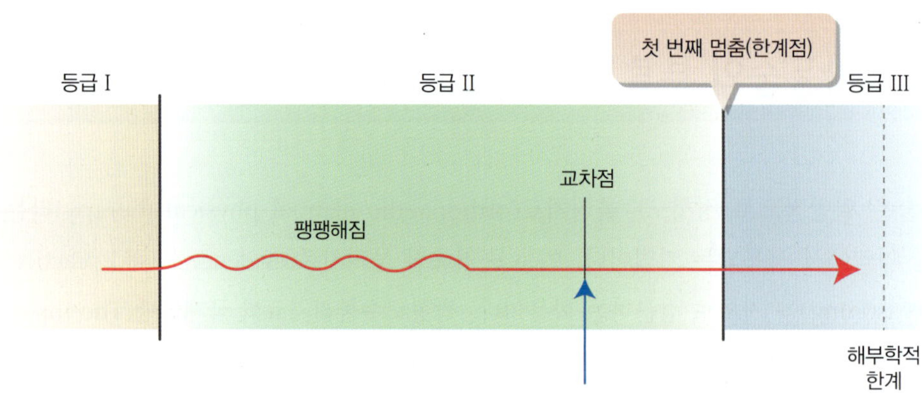

그림 3-6 지속적인 조인트 플레이기법(Kaltenborn에서 인용)

표 3-3 등급별 생리학적인 효과: 칼텐본 – 에비앙스 기법

등급	효과
등급 I	• 통증 감소에 효과적임[작은 진폭의 견인(신연)] • I단계 견인은 미끄러짐 검사나 치료에 동반될 수 있음 • 관절가동술은 압력과 통증이 감소되거나 제거된 상태에서 실시함 • 관절주머니에 적용(비부하), 응집력, 근육긴장, 대기압을 동등하게 유지(looseness)함
등급 II	• 관절가동성 검진(joint play test) • 관절의 주위조직이 팽팽해지기 전까지 적용(slack), 통증 감소 • 관절의 주위조직이 팽팽해질 때까지 적용(slack–out), 이완효과, 관절운동범위 유지 및 증진
등급 III	• 관절의 끝느낌 검사 • 관절의 주위조직이 뻗침될 때까지 적용, 뻗침효과(가동성 및 관절놀이 증진)

2) 메이틀랜드 기법

메이틀랜드 기법은 진동기법(maitland에서 인용)으로써 생리적 운동이나 관절운동과 동반하여 실시할 수 있다(그림 3-7). 적용되는 용량과 속도는 다음과 같다(표 3-4).

(1) 적응증

- 등급 I과 II는 주로 통증 완화에 효과적이며, 진동기법은 통증에 관여하는 오름척수로 경로를 차단하는 기계적 수용기를 자극하여 완화하는 작용을 함
- 통증 완화를 위해서는 낮은 진폭과 빠른 속도를 이용해야 효과적임
- 등급 III과 IV는 주로 뻗침 기법에 사용된다. 효과적으로 적용하기 위해서는 낮은 속도로 부드럽게 적용해야 함
- 등급 V는 도수교정(manipulation) 단계로서 작은 저항이 범위 끝에 한정될 때 사용한다. 힘보다는 빠른 속도로 적용해야 하며, 특별히 훈련받은 치료사만 적용할 수 있음

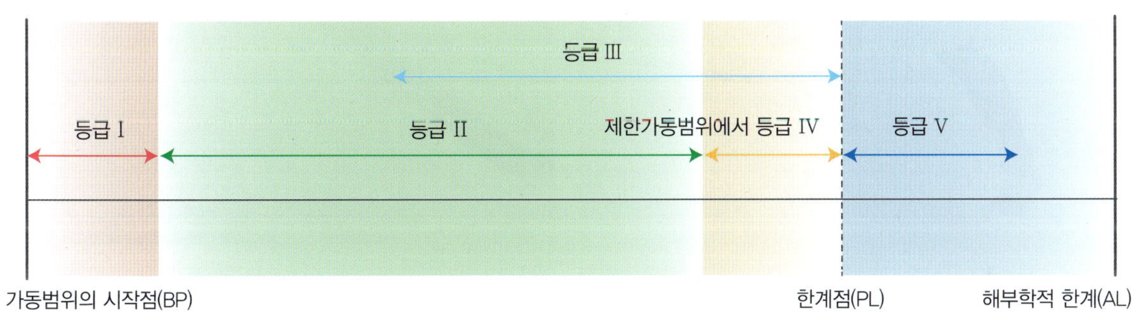

그림 3-7 진동기법(Maitland)

표 3-4 등급별 생리학적인 효과: 메이틀랜드 기법

등급	효과
등급 I	작은 진폭, 주기적 진동, 초기 가동범위에서 사용, 빠름, 손떨림과 비슷
등급 II	큰 진폭, 조직 뻗침되기 전까지 적용(가동범위 내), 보통 1~2분
등급 III	큰 진폭, 조직 뻗침지점(한계지점)까지 적용, 조직 저항이 느껴질 때까지 압력
등급 IV	작은 진폭, 조직 뻗침지점(한계지점), 조직 저항이 느껴질 때까지 압력
등급 V	도수교정단계, 작은 진폭, 빠른 밀기 적용

3) 멀리건 기법

호주의 물리치료사인 Brian Mulligan은 칼텐본-에비앙스 기법의 영향을 받아 응용된 가동술의 개념을 제시했다. 일반적으로 칼텐본-에비앙스 기법은 수동적인 관절가동술을 적용하지만, 멀리건 기

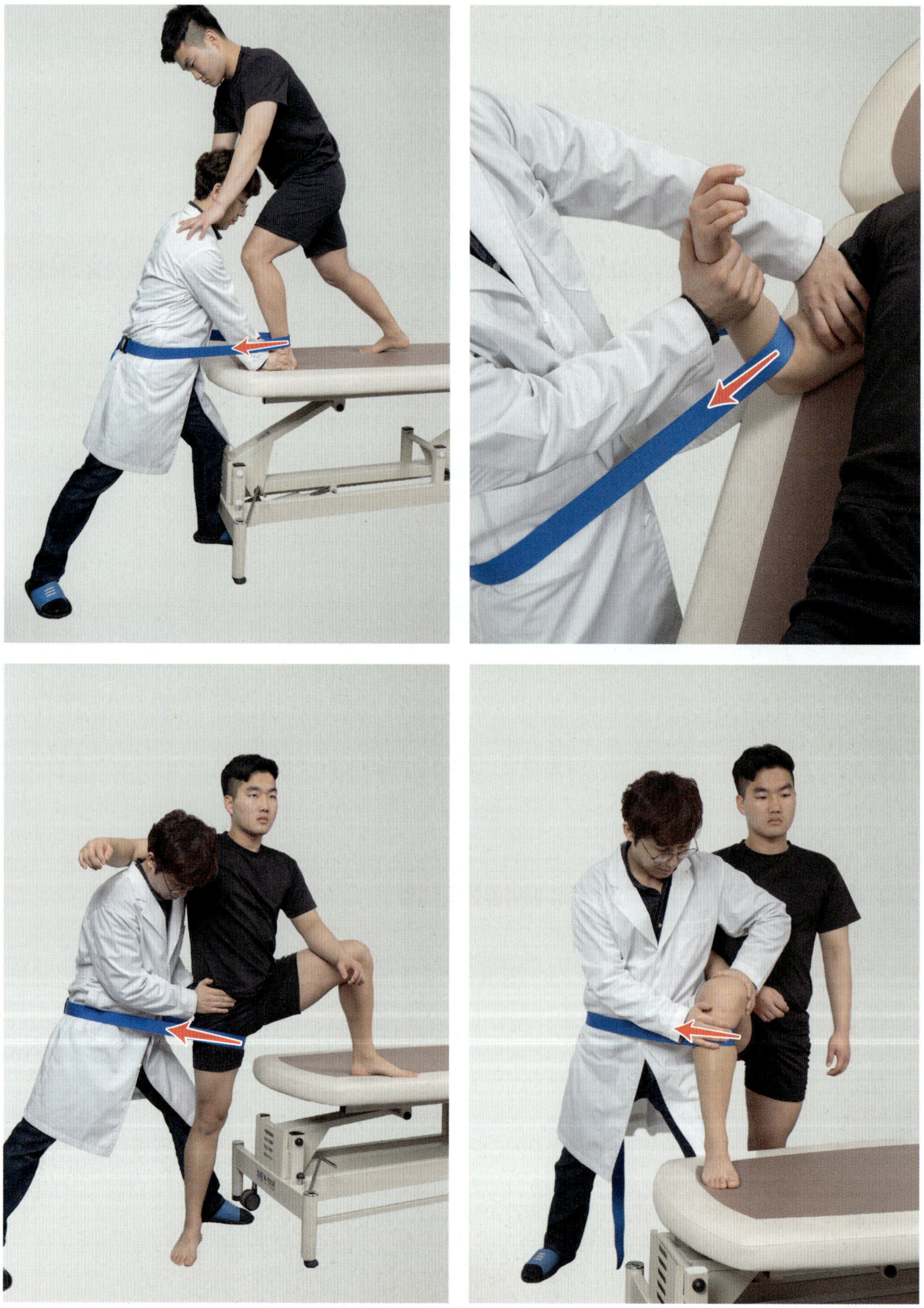

그림 3-8 멀리건 기법

법은 수동적인 관절가동술기법에 능동적인 움직임을 동반하여 적용한다(mobilization with movement). 움직임을 동반한 관절가동술을 일반적으로 팔다리에 적용하며, 치료효과가 증명되었다. 이 기법은 능동적인 움직임 끝에 수동적인 관절가동술을 적용하는 기법으로 과도한 압력이나 뻗침을 가하지 않도록 주의해야 한다. 멀리건 기법은 통증을 절대적으로 유발하지 않아야 하며, 일반적으로 10회 반복, 3세트를 수행하여 통증 완화와 관절운동범위 증가 효과를 얻을 수 있다. 예를 들면, 제한된 발등굽힘을 가진 환자에게 적용할 경우, 치료사의 손은 발목뼈와 발을 고정하고, 벨트는 정강뼈 뒷부분에 위치하도록 한다. 환자는 가능한 범위까지 능동적으로 발등굽힘을 실시하고, 제한된 위치에서 벨트를 앞쪽(치료사 방향)으로 당겨 정강뼈가 앞쪽 미끄러짐이 일어나도록 힘을 가한다. 끝시점에서 10초간 유지하고, 원래 위치로 돌아가 20초를 휴식한다(그림 3-8).

4) 트러스트 도수 교정/고속 트러스트

관절의 정렬이 어긋나 있거나 유착이 발생한 경우에 적용한다. 적용방법은 작은 진폭으로 빠르게 적용한다. 적용 전에 관절의 움직임을 확인하고, 최대 적용범위 및 한계점을 찾는다. 최대로 이완된 상태에서 적용해야 하며, 인접 조직이 손상받지 않도록 주의해야 한다. 일반적으로 환자의 첫 치료 시에 적용은 금시되어 있으며, 안전하게 적용하는 것이 무엇보다 중요하다. 적용방법은 이완된 상태에서 제한된 범위에 도달하기 전에 고속으로 한 번만(한 번 반복) 적용해야 한다.

6 적용절차 및 적용방법

1) 힘의 방향과 치료면

치료사는 해부학적인 지식을 바탕으로 관절을 촉진하고 힘을 가할 때는 최대한 관절에 인접해서 고정하고 치료적 힘을 사용해야 한다. 치료적 힘은 부드럽거나 빠르고 강하게 적용할 수 있다.

치료면은 관절면의 오목면에 위치하며, 미끄러짐은 치료면에 평행으로 작용하는 힘이고, 견인(신연)은 치료면에 수직으로 작용하는 힘이다(그림 3-9). 미끄러짐은 볼록-오목법칙에 따라 용이하게 치료 방향을 결정할 수 있다. 뼈의 표면이 볼록인 경우, 미끄러짐의 방향은 뼈가 움직이는 방향과 반대 방향으로 움직인다. 뼈의 표면이 오목인 경우, 미끄러짐 방향은 뼈가 움직이는 방향과 같은 방향으로 움직인다. 미끄러짐은 뼈의 회전적 움직임이 일어나면 관절에 압박이 증가하므로 유의해서 적용해야 한다.

2) 적용절차

우선적으로 검사와 평가를 통해 통증과 제한을 유발하는 원인이 무엇인지 파악해야 한다. 어떤 조직에 문제가 있는지 병리학적인 문제를 검진한 후에 관절가동술을 적용하여야 한다. 통증 조절을 위해서는 물렁조직이 뻗침되지 않는 범위에서 관절가동술을 적용해야 하며, 물렁조직 뻗침을 통해 운동범위를 향상시키는 목적이라면 물렁조직이 뻗침될 수 있는 범위까지 적용해야 한다. 통증제한과 물렁조직의 단축이 동시에 있는 경우에는 통증치료를 먼저 적용하고 이후에 물렁조직을 뻗침시킬 수 있는 가동술을 적용해야 한다.

3) 치료절차

초기 치료 목표가 통증 감소 또는 가동성 증진 여부에 따라 관절가동술 적용방법이 다르다. 통증 감소가 목적이라면 일반적으로 등급 I, II 단계[견인(신연)이나 진동기법]를 적용하고, 가동성 증진이 목적이라면 등급 III 단계[견인(신연)]를 적용한다. 그러나 초기 환자에게는 목표에 관계없이 일반적으로 등급 I 단계를 적용한다. 적응증이나 금기증을 고려하여 주의 깊게 살피면서 적용해야 한다.

다음 치료 시 평가를 통해 환자의 상태를 파악하고 통증이 남아 있거나 예민해져 있다면 등급 I단계를 유지하여 적용하고, 통증이 경감되고 가동성 증진이 필요하다고 판단되면 등급 II 단계 이상을 적용한다.

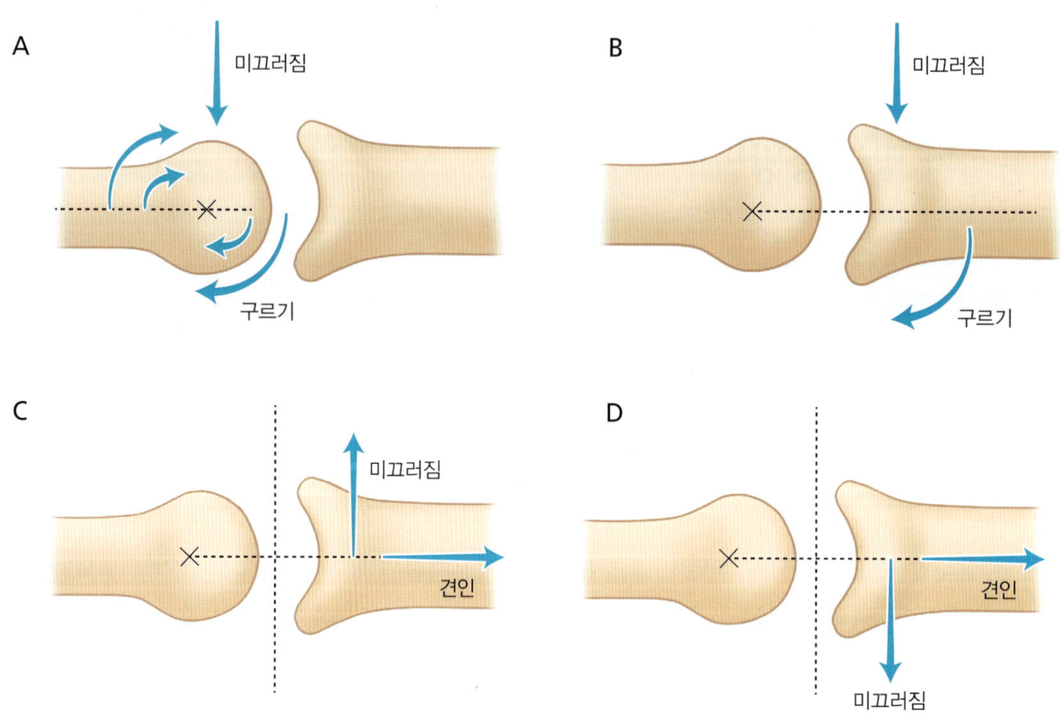

그림 3-9 치료방향과 치료면

A. 볼록일 경우 구르기와 미끄러짐 반대 방향 B. 오목일 경우 구르기와 미끄러짐 같은 방향 C, D. 견인과 미끄러짐 동시 적용

점차 가동범위를 증가시키면서 관절가동술을 확대하여 적용한다. 관절운동범위가 증가할수록 제한지점도 변하기 때문에 제한위치에서 관절가동술을 적용해야 한다. 과도한 힘으로 관절가동술을 적용하여 통증이 증가되지 않도록 주의해야 한다(그림 3-10).

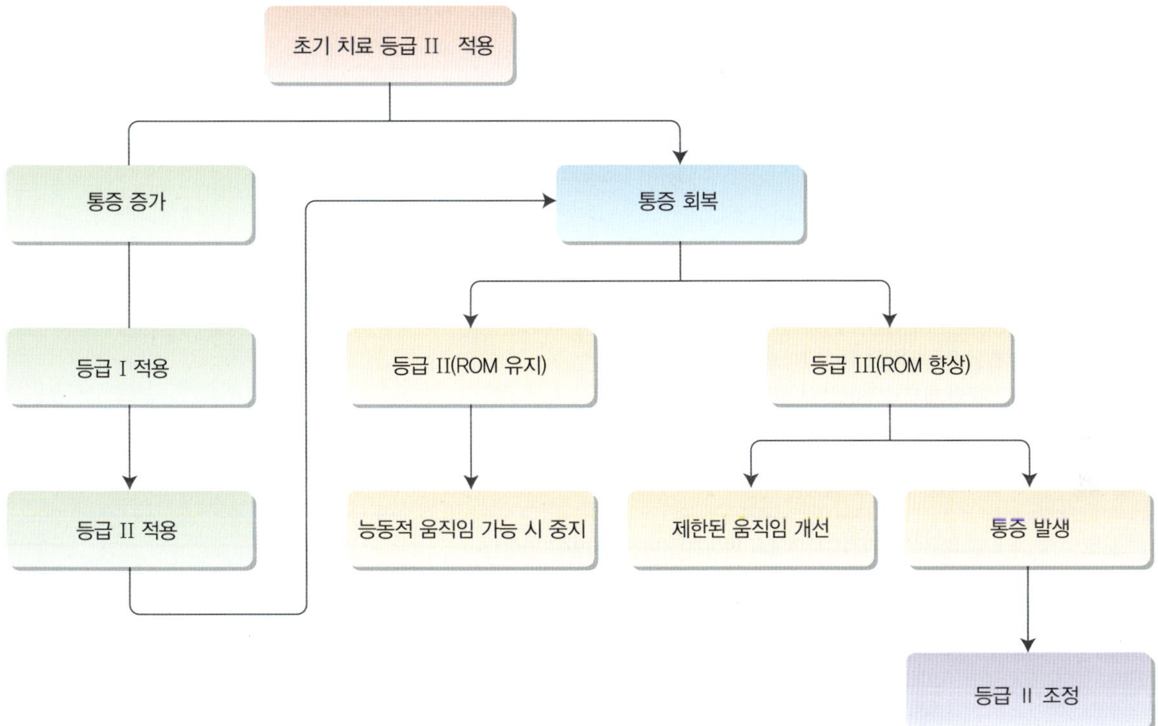

그림 3-10 치료진행의 시작

7 말초관절가동술 적용

1) 팔

팔이음뼈의 관절은 3개의 참관절(윤활관절: 복장빗장관절, 봉우리빗장관절, 오목위팔관절)과 1개의 거짓관절(어깨등관절)로 구성되어 있다. 위팔뼈가 완전한 움직임을 갖기 위해서는 4개 관절의 움직임이 필수적이다.

(1) 오목위팔관절 견인(신연)

목적	▪ 검사, 초기치료(지속적인 등급 II), 통증 조절(등급 I 또는 II), 전반적인 움직임(지속적인 등급 III)
대상자 자세	▪ 팔을 편안위치로 한 상태에서 바로누운자세 ▪ 몸통과 팔꿈치 사이의 아래팔을 지지
손 잡기 및 적용	▪ 겨드랑이 깊숙이 견인할 손을 위치시킴(엄지와 검지 사이) ▪ 어깨뼈를 가쪽으로 움직임
노트	▪ 팔을 이용하여 관절오목면에서 멀어지는 병진움직임을 일으킴

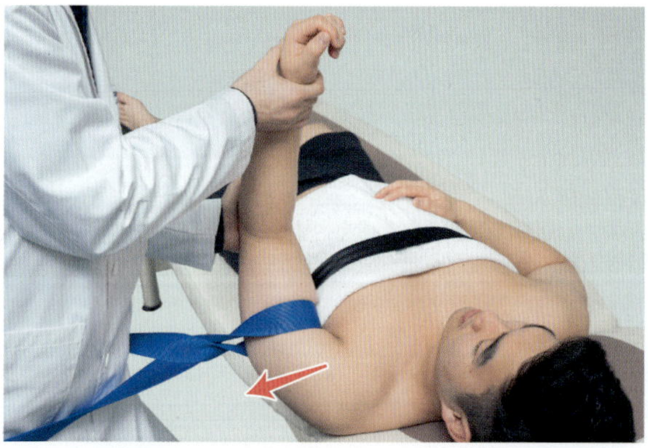
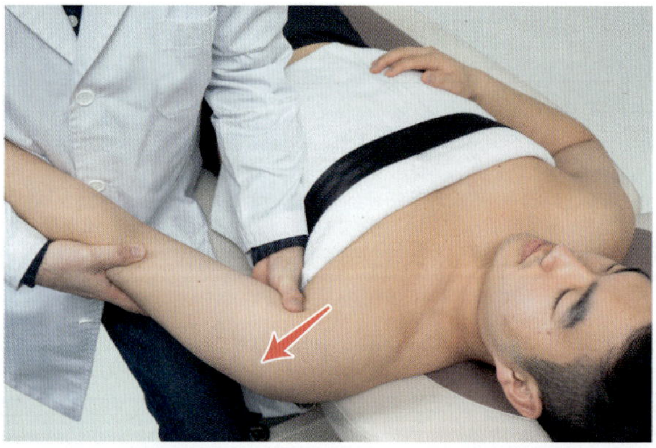

그림 3-11 오목위팔관절 견인(신연)

(2) 편안위치에서 오목위팔관절 꼬리쪽 미끄러짐

목적	▪ 벌림 증가(지속적 등급 III)
대상자 자세	▪ 바로누운자세(편안위치) ▪ 몸통과 팔꿈치 사이의 아래팔을 지지
손 잡기 및 적용	▪ 겨드랑이 고정 ▪ 미끄러짐 손은 위팔뼈 머리에 위치 ▪ 위팔뼈를 아랫방향으로 미끄러짐

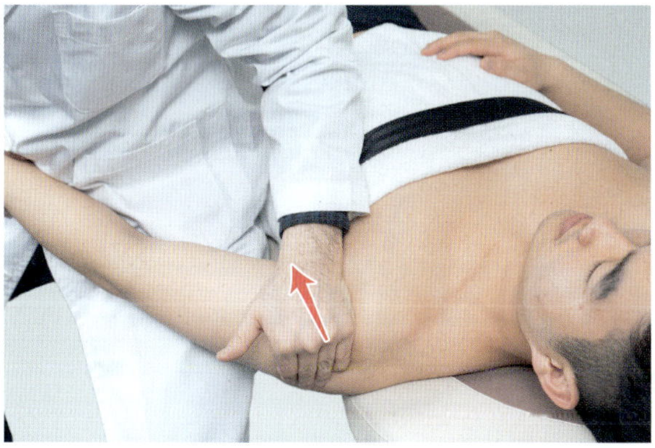

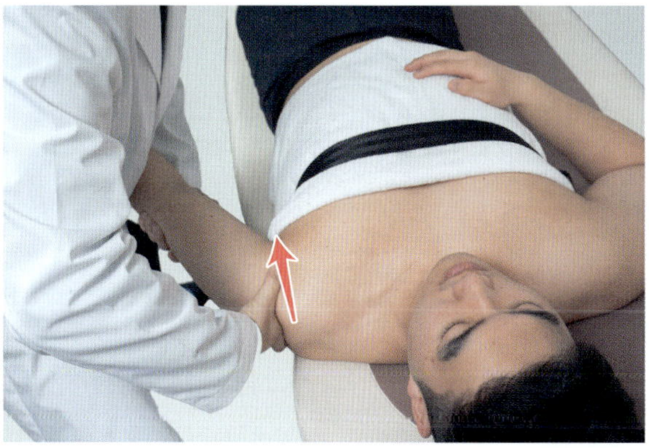

그림 3-12 편안위치에서 오목위팔관절 꼬리쪽 미끄러짐

(3) 오목위팔관절 아래쪽 미끄러짐 진전

목적	▪ 벌림 증가
대상자 자세	▪ 팔을 가능한 범위의 끝지점까지 벌림한 상태에서 바로누운자세 또는 앉은자세 ▪ 위팔뼈를 90° 이상으로 해서 가쪽돌림 유지
손 잡기 및 적용	▪ 환자의 팔을 치료사의 겨드랑이에 고정 ▪ 미끄러짐 손은 환자의 발쪽 방향으로 위팔뼈 머리에 위치 ▪ 몸쪽 위팔뼈에 있는 손으로 어깨뼈에 대해 위팔뼈를 아랫방향으로 미끄러짐

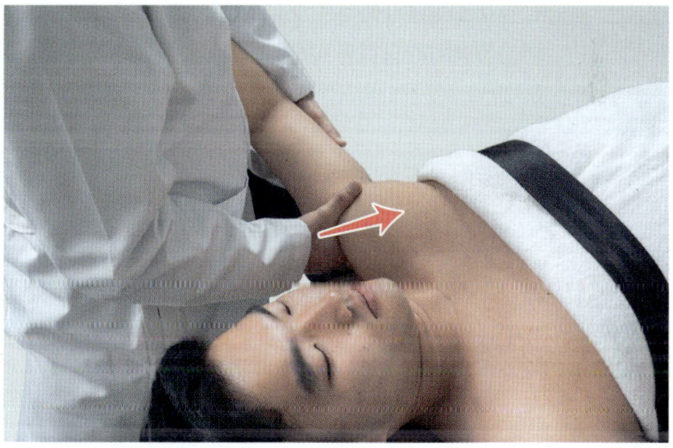

그림 3-13 오목위팔관절 아래쪽 미끄러짐 진전

(4) 편안위치에서 오목위팔관절 뒤쪽 미끄러짐

목적	▪ 굽힘과 안쪽돌림 증가
대상자 자세	▪ 바로누운자세에서 팔은 편안위치를 유지
손 잡기 및 적용	▪ 몸통과 팔 사이에 자세를 취함 ▪ 손의 가쪽(새끼손가락)을 위팔뼈 머리에 위치 ▪ 위팔뼈 머리를 위쪽 및 뒤쪽으로 미끄러짐

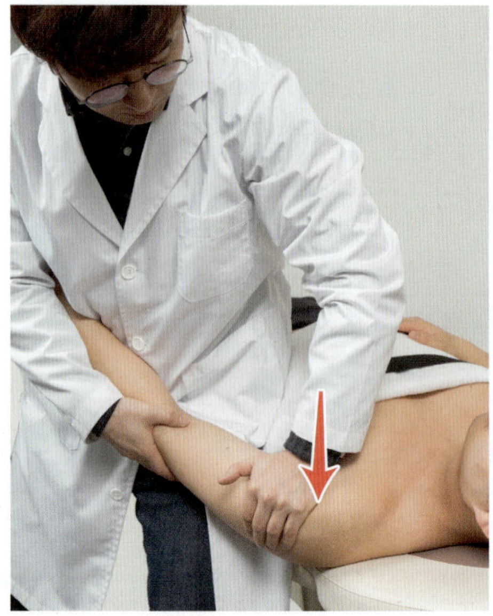

그림 3-14 편안위치에서 오목위팔관절 뒤쪽 미끄러짐

(5) 오목위팔관절 뒤쪽 미끄러짐 진전

목적	▪ 굽힘이 90° 상태에서 뒤쪽 미끄러짐과 가로모음 증가
대상자 자세	▪ 바로누운자세에서 팔의 90° 굽힘, 안쪽돌림 팔꿈치가 굽힘된 상태
손 잡기 및 적용	▪ 어깨뼈에 모래주머니(pad)로 고정하거나 치료사 손으로 받침 ▪ 한 손은 어깨뼈의 몸쪽 면을 잡음 ▪ 다른 손은 환자의 팔꿈치에 위치 ▪ 위팔뼈의 긴축을 따라 팔꿈치를 밑으로 누르면서 위팔뼈를 뒤쪽으로 미끄러짐

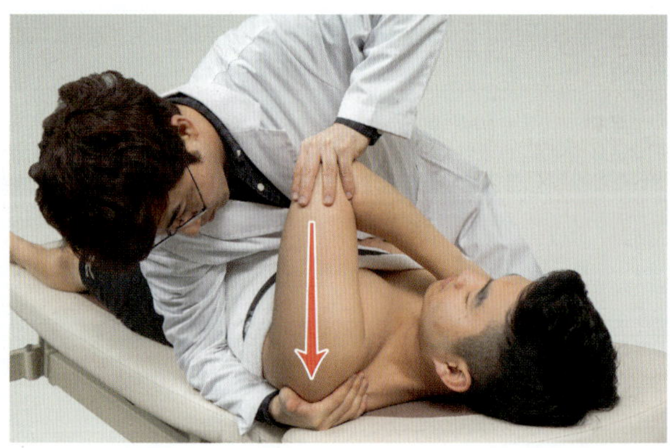

그림 3-15 오목위팔관절 뒤쪽 미끄러짐 진전

(6) 편안위치에서 오목위팔관절 앞쪽 미끄러짐

구분	내용
목적	▪ 폄과 가쪽돌림 증가
대상자 자세	▪ 엎드려누운자세 ▪ 봉우리 밑에 모래주머니로 고정
손 잡기 및 적용	▪ 대상자의 머리 쪽으로 향해 위치 ▪ 오른손은 환자의 팔을 허벅지로 고정 ▪ 왼손은 위팔뼈 머리 부분에 위치 ▪ 위팔뼈를 앞쪽과 약간 안쪽 방향으로 미끄러짐
노트	▪ 과도하게 폄 상태에서 실시할 경우, 위팔뼈 머리의 앞쪽 부분탈구 또는 탈구를 야기할 가능성이 있음

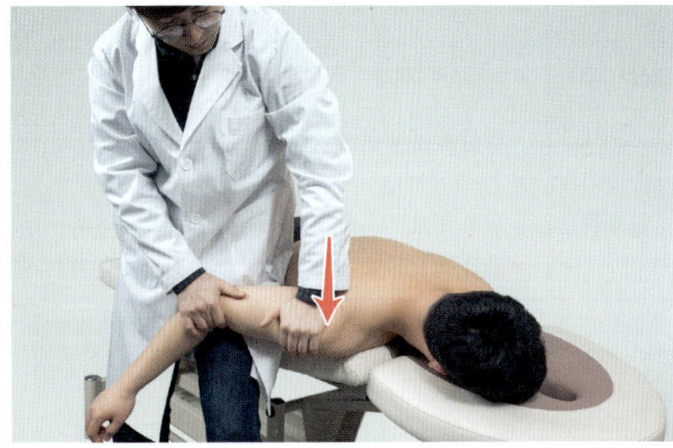

그림 3-16 편안위치에서 오목위팔관절 앞쪽 미끄러짐

(7) 봉우리빗장관절

구분	내용
목적	▪ 관절의 운동성 증가, 안정화(stabiliztion)
대상자 자세	▪ 앉아 있거나 엎드린자세
손 잡기 및 적용	▪ 왼손은 봉우리 뼈에 고정 ▪ 오른손의 엄지손가락을 빗장뼈 뒤쪽의 관절 틈새 바로 안쪽에 위치 ▪ 엄지손가락으로 빗장뼈를 앞쪽으로 밈
노트	▪ 엎드려서 적용할 수 있음

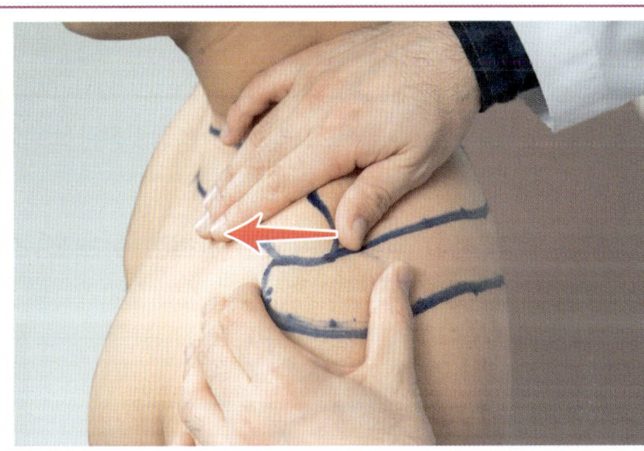

그림 3-17 봉우리빗장관절

(8) 복장빗장관절 뒤쪽 미끄러짐과 위쪽 미끄러짐

목적	▪ 뒤당김을 증가시키는 뒤쪽 미끄러짐과 빗장뼈의 내림을 증가시키는 위쪽 미끄러짐
대상자 자세	▪ 바로누운자세
손 잡기 및 적용	▪ 빗장뼈 몸쪽 말단의 앞면에 엄지손가락 위치 ▪ 집게손가락을 구부려서 엄지를 지지하기 위치 ▪ 뒤쪽 미끄러짐: 엄지손가락으로 뒤쪽을 밈(A) ▪ 위쪽 미끄러짐: 집게손가락으로 위쪽을 밈(B)

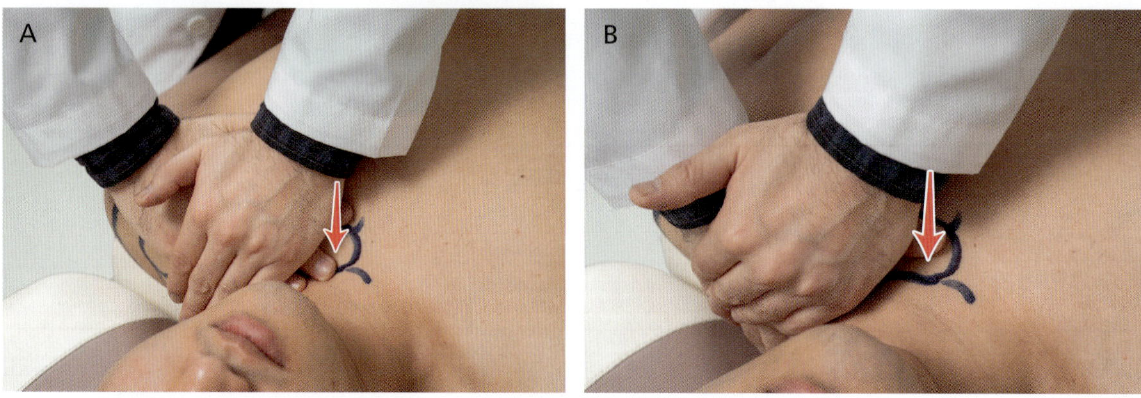

그림 3-18 복장빗장관절 뒤쪽 미끄러짐과 위쪽 미끄러짐

(9) 복장빗장관절 앞쪽 미끄러짐과 꼬리쪽(아래쪽) 미끄러짐

목적	▪ 내밈을 증가시키는 앞쪽 미끄러짐과 빗장뼈의 올림을 증가시키는 꼬리쪽 미끄러짐
대상자 자세	▪ 바로누운자세
손 잡기 및 적용	▪ 손가락을 위쪽으로 해서 엄지손가락을 빗장뼈 주위의 아래쪽에 위치 ▪ 앞쪽 미끄러짐: 손가락과 엄지로 빗장뼈를 앞으로 들어 올림 ▪ 꼬리쪽 미끄러짐: 빗장뼈를 아래로 당김

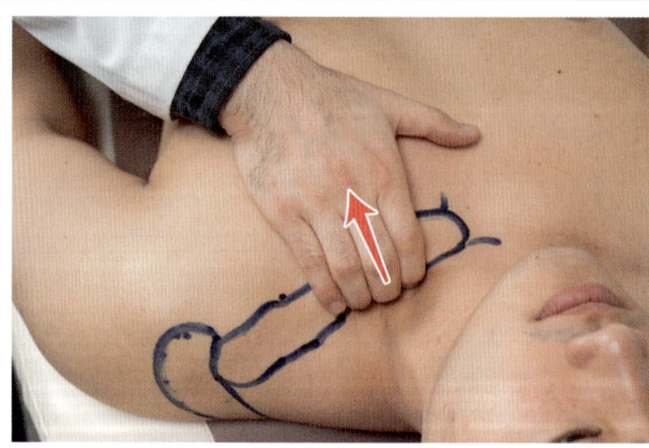

그림 3-19 복장빗장관절 앞쪽 미끄러짐과 꼬리쪽(아래쪽) 미끄러짐

(10) 어깨가슴관절 물렁조직 가동술

목적	■ 관절, 관절을 지지하는 물렁조직과 근육의 올림, 내림, 뒤당김, 위쪽과 아래쪽 돌림 ■ 정상적인 팔이음뼈의 가동성을 위한 날개의 어깨뼈 움직임을 얻기 위해 뻗침함	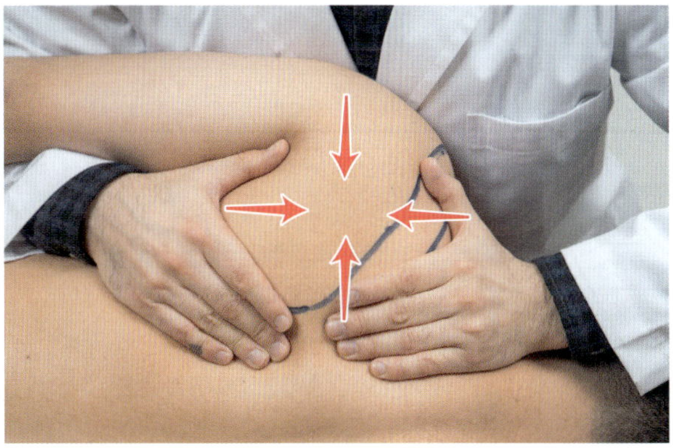
대상자 자세	■ 치료사와 마주보는 옆으로 누운자세 ■ 아래쪽 팔에 환자 팔을 걸치게 해서 어깨뼈 근육이 이완되도록 함	
손 잡기 및 적용	■ 한손은 어깨뼈봉우리와 어깨뼈의 위각 ■ 다른 손은 아래각을 고정 ■ 아래각을 들어 올리거나 봉우리 돌기에 밀어서 어깨뼈를 원하는 방향으로 움직임	

그림 3-20 어깨가슴관절 물렁조직 가동술

(11) 위팔자관절 견인(신연)과 진전

목적	■ 통증조절(등급 I 또는 II의 진동) ■ 굽힘 또는 폄의 증가(등급 III 또는 IV)	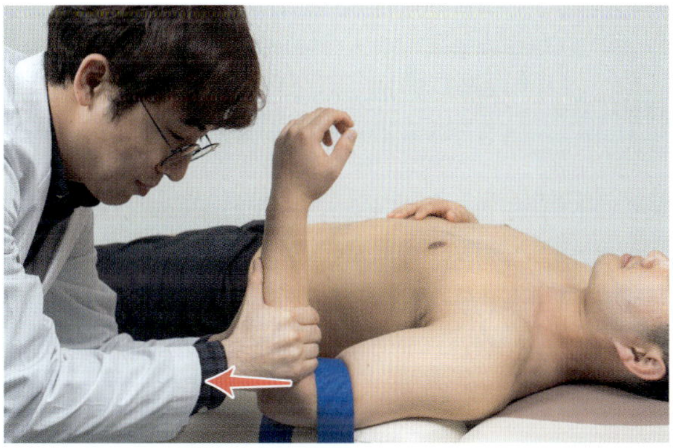
대상자 자세	■ 바로누운자세 ■ 팔꿈치를 치료대의 가장자리에 놓거나 팔꿈치를 머리돌기의 바로 몸쪽에 모래주머니로 지지	
손 잡기 및 적용	■ 편안위치 또는 끝범위까지 굽힘한 상태에서 왼손의 손가락으로 몸쪽 자뼈를 잡고 오른손으로 잡은 손을 안정화 ■ 힘을 뼈의 긴축에 45° 각도로 몸쪽 자뼈에 대해 적용	

그림 3-21 위팔자관절 견인(신연)과 진전

(12) 위팔자관절 먼쪽 미끄러짐

목적	▪ 굽힘 증가	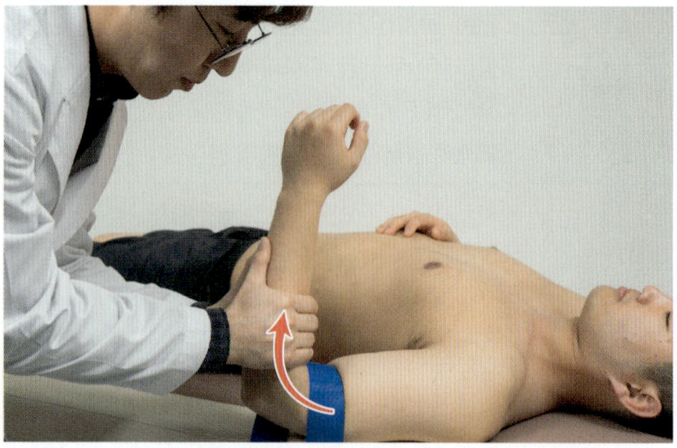
대상자 자세	▪ 바로누운자세	
손 잡기 및 적용	▪ 왼쪽 손가락으로 몸쪽 자뼈를 잡고 오른손으로 안정화 ▪ 자뼈에 대해 45° 각도로 견인(신연)을 적용한 다음 견인(신연)을 유지하면서 들어 올리는 움직임(scooping motion)을 이용하여 자뼈 긴축을 따라서 먼쪽 방향으로 힘을 적용	

그림 3-22 위팔자관절 먼쪽 미끄러짐

(13) 위팔노자관절 견인(신연)

목적	▪ 위팔노관절의 가동성을 증가시키고 밀려진 팔꿈치(자뼈의 몸쪽 전위) 교정	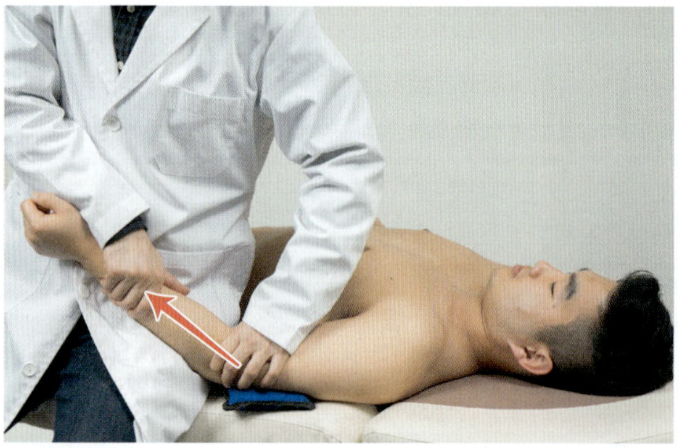
대상자 자세	▪ 바로누운자세 ▪ 몸통과 팔꿈치 사이의 아래팔을 지지	
손 잡기 및 적용	▪ 견인(신연) 손은 노자뼈를 잡음 ▪ 다른 손은 가쪽면에 어깨뼈를 지지 ▪ 손을 겨드랑이에 두고 어깨뼈를 가쪽으로 움직임	

그림 3-23 위팔노자관절 견인(신연)

(14) 위팔노관절 손등쪽/손바닥쪽 미끄러짐

목적	▪ 팔꿈치 폄을 증가시키기 위해 노뼈머리의 손등쪽 미끄러짐과 굽힘을 증가시키기 위해 손바닥쪽 미끄러짐	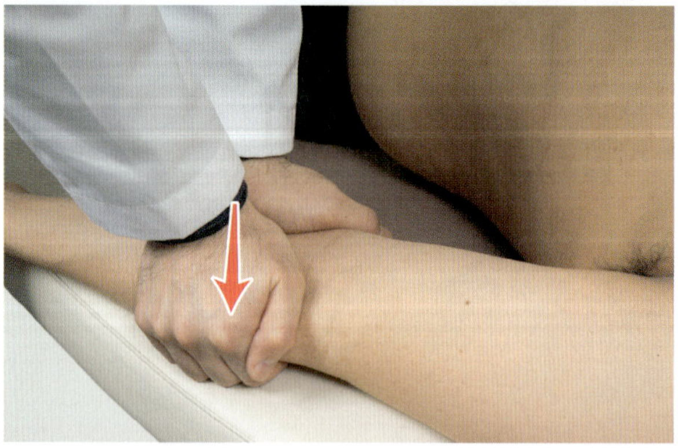
대상자 자세	▪ 바로누운자세	
손 잡기 및 적용	▪ 환자의 위팔뼈 안쪽을 안정화 ▪ 손바닥으로 노뼈머리를 손등쪽으로 움직이거나 손가락으로 손바닥쪽을 움직임	

그림 3-24 위팔노관절 손등쪽/손바닥쪽 미끄러짐

(15) 위팔노관절 압박

목적	▪ 잡아당겨진 팔꿈치 부분탈구 감소
대상자 자세	▪ 앉은자세 또는 누운자세
손 잡기 및 적용	▪ 팔꿈치 고정 ▪ 압박 손은 손바닥에 위치 ▪ 손목 폄, 엄지두덩이를 밀고 아래팔을 지지하면서 노뼈의 긴축을 따라 압박
노트	▪ 급성 부분탈구를 교정하기 위해서 빠른 속도로 트러스트(thrust)를 적용 가능 팔

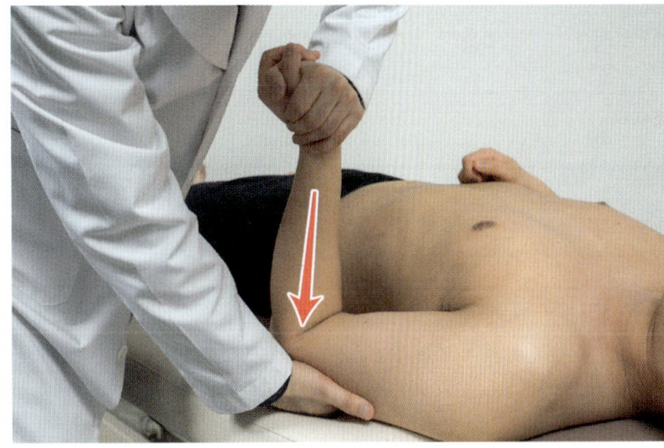

그림 3-25 위팔노관절 압박

(16) 몸쪽 노자관절 손등쪽/손바닥쪽 미끄러짐

목적	▪ 엎침을 증가시키는 손등쪽 미끄러짐과 뒤침을 증가시키는 손바닥쪽 미끄러짐
대상자 자세	▪ 앉은자세 또는 바로누운자세에서 팔꿈치 70° 굽힘과 아래팔 35° 뒤침된 자세 ▪ 항상 제한된 위치에서 적용
손 잡기 및 적용	▪ 미끄러짐 손은 노뼈머리를 감쌈 ▪ 손바닥 방향, 손등 방향으로 미끄러짐

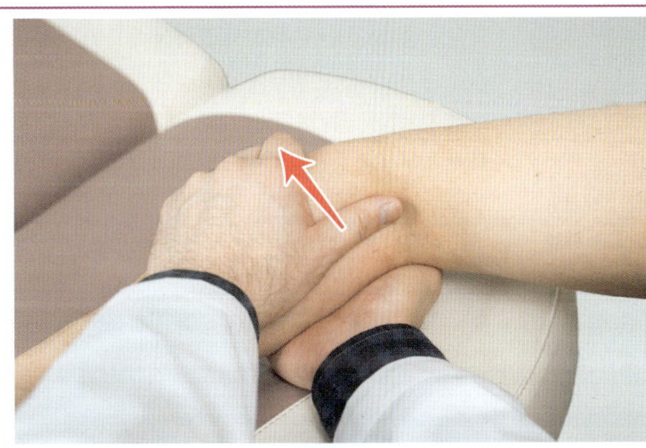

그림 3-26 몸쪽 노자관절 손등쪽/손바닥쪽 미끄러짐

(17) 먼쪽 노자관절 손등쪽/손바닥쪽 미끄러짐

목적	▪ 뒤침을 증가시키기 위해 손등쪽 미끄러짐과 엎침을 증가시키는 손바닥쪽 미끄러짐
대상자 자세	▪ 치료대에 아래팔을 놓고 앉은자세
손 잡기 및 적용	▪ 엄지두덩과 엄지로 먼쪽 자뼈를 안정화 ▪ 뒤침 증가: 먼쪽 노뼈를 손등쪽으로 미끄러짐 ▪ 엎침 증가: 자뼈와 평행하게 손바닥으로 미끄러짐

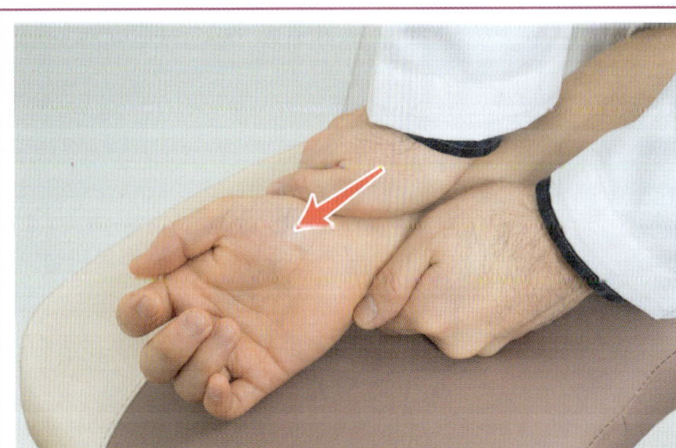

그림 3-27 먼쪽 노자관절 손등쪽/손바닥쪽 미끄러짐

(18) 노손목관절 견인(신연)

목적	■ 통증 조절: 손목의 전반적인 운동성
대상자 자세	■ 앉은자세 ■ 치료대 가장자리에 손목이 위치한 자세
손 잡기 및 적용	■ 손목 붓돌기 주위 고정 ■ 견인 손은 손목뼈의 먼쪽열 주위 감쌈 ■ 팔에 대해 먼쪽 방향으로 잡아당김

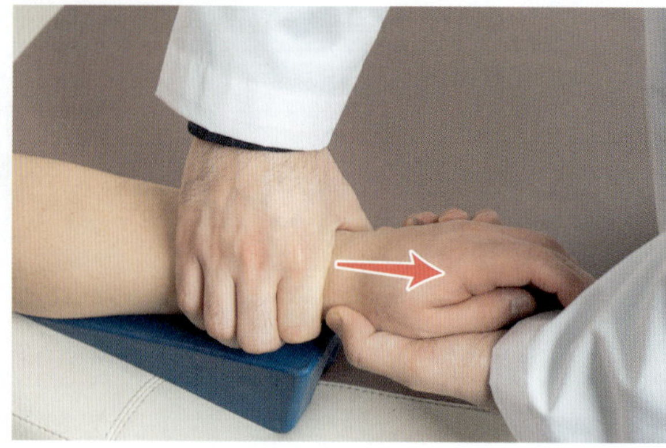

그림 3-28 노손목관절 견인(신연)

(19) 노손목관절: 일반적인 미끄러짐과 진전

목적	■ 굽힘을 증가시키는 손등쪽 미끄러짐 ■ 폄을 증가시키는 손바닥쪽 미끄러짐 ■ 노뼈 치우침을 증가시키는 자뼈 미끄러짐 ■ 자뼈 치우침을 증가시키는 노뼈 미끄러짐
대상자 자세	■ 손등쪽과 손바닥쪽 기법을 위한 엎침과 노뼈와 자뼈 기법을 위한 중간범위 자세에서 아래팔을 치료대에 편안위치로 한 앉은자세
손 잡기 및 적용	■ 손목을 가능한 끝범위까지 움직이고 결정한 방향으로 미끄러짐 진행 ■ 힘은 손목뼈의 먼쪽열 주위에 손으로 미끄러짐

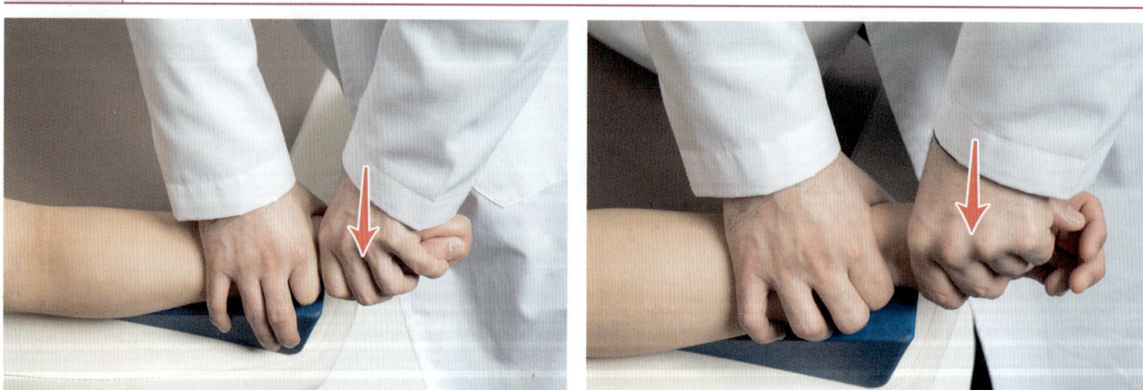

그림 3-29 노손목관절: 일반적인 미끄러짐과 진전

(20) 특정 손목뼈 가동술

목적	▪ 손목관절의 완전한 관절운동범위를 회복하기 위해 각각의 손목뼈에 가동술이 적용되는 구체적인 기법 필요	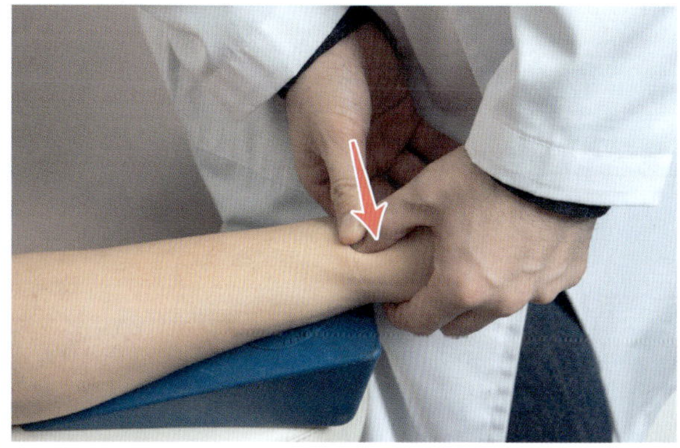
대상자 자세	▪ 앉은자세	
손 잡기 및 적용	▪ 저가동성 특정 관절을 엄지로 잡음 ▪ 각각의 경우에 힘은 손등면에 포개진 엄지에서 주어짐	

그림 3-30 특정 손목뼈 가동술

(21) 손목손허리관절 견인(신연)

목적	▪ 초기 치료, 통증 조절, 손목의 전반적인 운동성	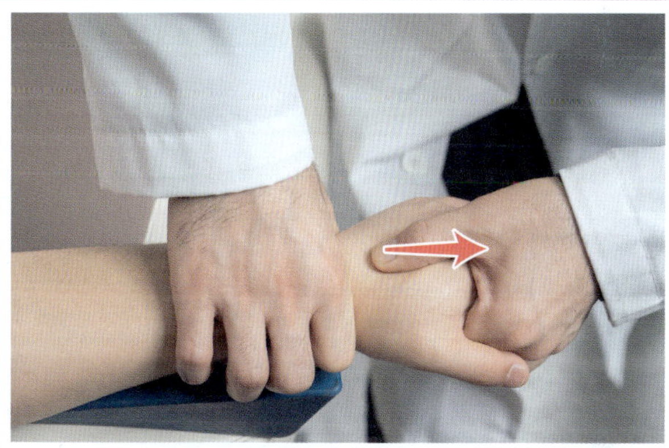
대상자 자세	▪ 앉은자세	
손 잡기 및 적용	▪ 한 손의 엄지와 집게손가락으로 각각의 손목뼈를 안정화시키고, 손허리뼈의 몸쪽 부위의 주변을 감쌈 ▪ 손허리뼈의 긴축 견인을 적용	

그림 3-31 손목손허리관절 견인(신연)

(22) 손목손허리관절 미끄러짐(엄지)

목적	▪ 굽힘 증가를 위한 자뼈쪽 미끄러짐 ▪ 폄 증가를 위한 노뼈쪽 미끄러짐 ▪ 벌림 증가를 위한 손등쪽 미끄러짐 ▪ 모음 증가를 위한 손바닥쪽 미끄러짐	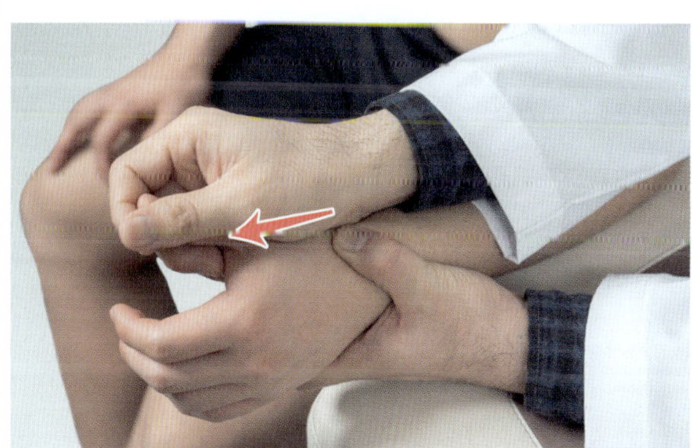
대상자 자세	▪ 큰마름뼈를 손목뼈의 먼쪽열 주위를 손가락으로 감싸거나 직접 큰마름뼈를 잡아서 안정화	
손 잡기 및 적용	▪ 원하는 미끄러짐의 반대쪽으로 다른 손의 엄지두덩을 환자의 첫 번째 손허리뼈의 기저부에 대해 위치 ▪ 엄지두덩융기의 힘으로 손허리뼈의 기저부에 대해 가함	

그림 3-32 손목손허리관절 미끄러짐(엄지)

(23) 손허리손가락관절과 마디사이관절 견인(신연)

목적	▪ 검사, 초기 치료, 통증 조절, 전반적인 가동성
대상자 자세	▪ 앉은자세나 누운자세
손 잡기 및 적용	▪ 몸쪽뼈 고정 ▪ 먼쪽뼈 주위를 엄지로 감쌈 ▪ 관절면을 분리시키기 위해 긴축 견인을 적용

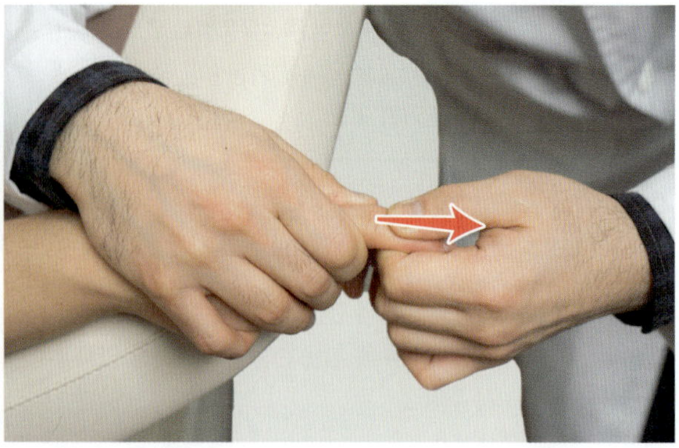

그림 3-33 손허리손가락관절과 마디사이관절 견인(신연)

2) 다리

(1) 체중부하면 엉덩관절 견인

목적	▪ 검사, 초기 치료, 통증 조절, 전반적인 가동성
대상자 자세	▪ 바로누운자세 ▪ 편안위치의 엉덩관절과 무릎 폄한 상태
손 잡기 및 적용	▪ 벨트로 골반주위 고정 ▪ 벨트로 환자의 복사뼈 근처를 잡음 ▪ 체중을 이용하여 뒤로 기울임으로써 다리가 잡아당겨짐에 따라 긴축 견인이 적용

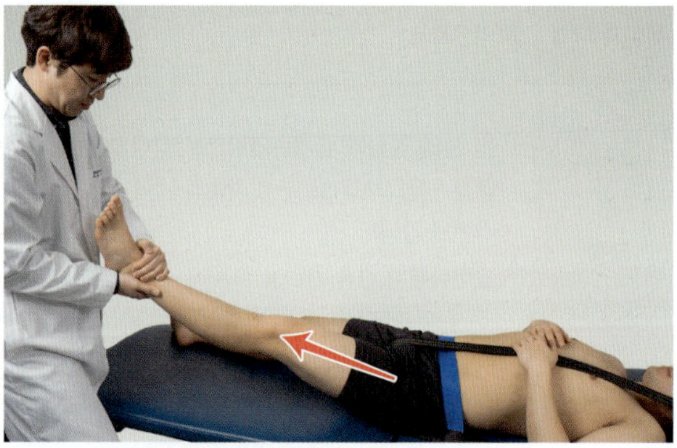

그림 3-34 체중부하면 엉덩관절 견인(신연), 꼬리쪽 미끄러짐

(2) 엉덩관절 뒤쪽 미끄러짐

목적	▪ 굽힘 증가와 안쪽돌림 증가
대상자 자세	▪ 엉덩이를 치료대 끝에 걸친 채 바로누운자세 ▪ 환자는 반대쪽 엉덩이를 구부리고 양손으로 가슴 쪽에 허벅지를 유지하여 골반과 허리뼈의 안정화
손 잡기 및 적용	▪ 환자의 허벅지 안쪽에 섬 ▪ 몸쏙 허벅시(내퇴버리)를 잡음 ▪ 팔꿈치를 펴고 무릎을 구부린 채 뒤쪽 방향으로 몸쪽 손을 이용해서 힘을 가함

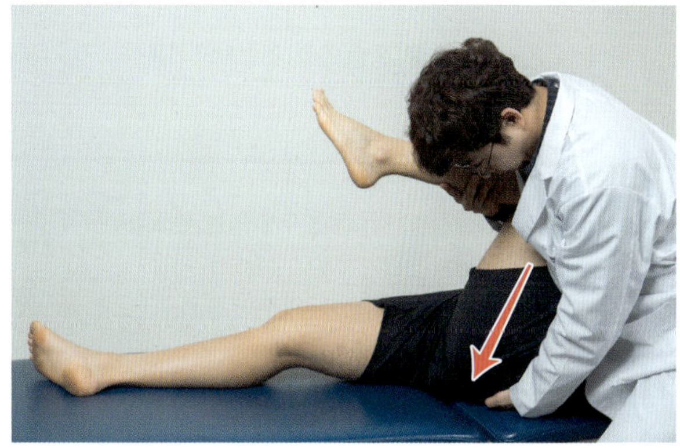

그림 3-35 엉덩관절 뒤쪽 미끄러짐

(3) 엉덩관절 앞쪽 미끄러짐

목적	▪ 폄 증가와 가쪽 돌림 증가
대상자 자세	▪ 몸통을 치료대에 안정시키고 가장자리 위에 엉덩이를 두고, 엎드려누운자세 ▪ 반대쪽 다리는 바닥으로 내려서 허리를 보조
손 잡기 및 적용	▪ 환자의 허벅지 안쪽에 섬 ▪ 엉덩이 부위에 손을 위치 ▪ 팔꿈치를 펴고 무릎을 구부린 채 손으로 앞쪽에 힘을 가함

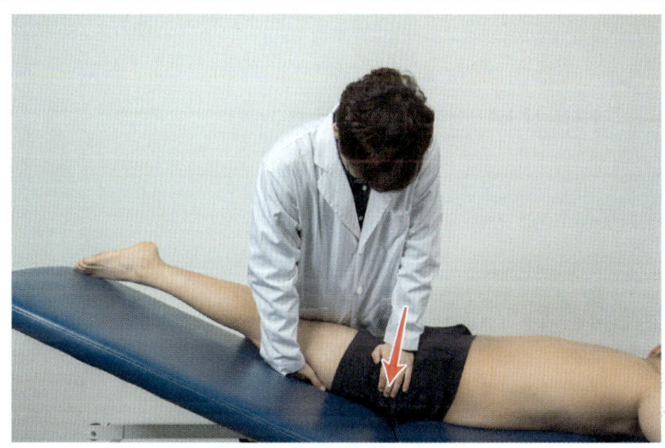

그림 3-36 엉덩관절의 앞쪽 미끄러짐

(4) 정강넙다리관절 견인(신연): 긴축 견인(신연)

목적	▪ 초기 치료, 통증 조절, 전반적인 가동성	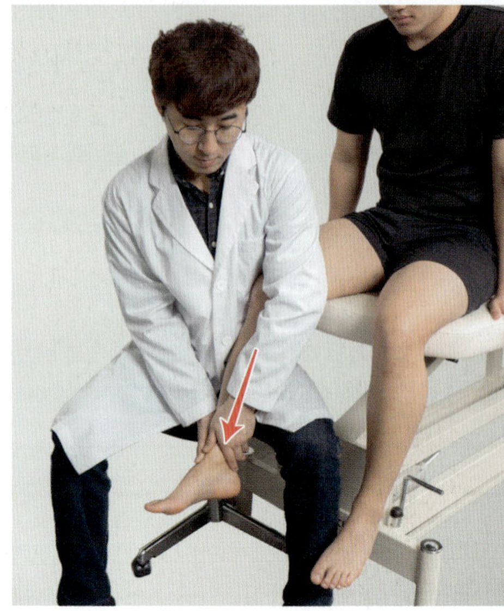
대상자 자세	▪ 앉은자세, 바로누운자세 또는 엎드려누운자세에서 편안위치에서 무릎으로 시작 ▪ 굽힘 또는 폄의 제한범위에 무릎을 위치시키고 진행	
손 잡기 및 적용	▪ 양손으로 먼쪽 다리, 복사뼈 먼쪽 주위를 잡음 ▪ 정강뼈의 긴축을 잡아당김	

그림 3-37 정강넙다리관절 견인(신연): 긴축 견인(신연)

(5) 정강넙다리관절 뒤쪽 미끄러짐

목적	▪ 굽힘 증가	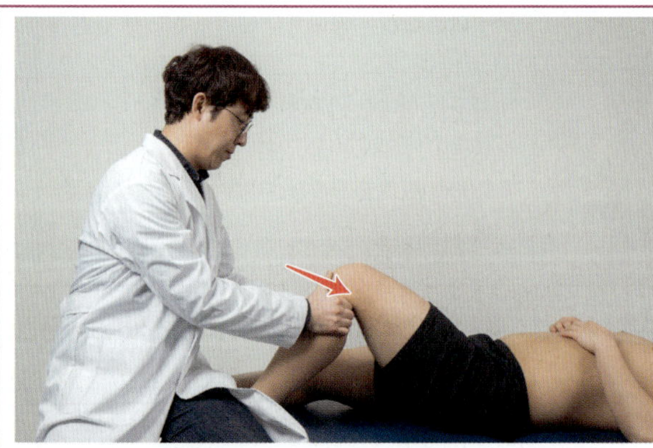
대상자 자세	▪ 치료대에 발을 올려놓고 바로누운자세 ▪ 끌어내기 검사(drawer test)를 하는 자세	
손 잡기 및 적용	▪ 허벅지로 환자의 발을 고정 ▪ 양손으로 정강뼈, 손가락 끝으로 뒤쪽과 엄지로 앞쪽을 잡음 ▪ 팔꿈치를 몸에 붙이고 몸을 앞으로 기울이고, 정강뼈를 엄지로 뒤쪽으로 밈	

그림 3-38 정강넙다리관절 뒤쪽 미끄러짐

(6) 정강넙다리관절 뒤쪽 미끄러짐: 다른 자세와 진전

목적	▪ 검사, 초기 치료, 통증 조절, 손목의 전반적인 운동성
대상자 자세	▪ 치료대의 가장자리에 무릎을 구부린 채 앉아서 편안위치에서 시작 ▪ 정강뼈를 안쪽돌림한 채 거의 90°까지 진행 ▪ 무릎 굽힘이 90°가 지나면 환자는 엎드린자세를 취함 ▪ 정강뼈의 돌림을 동반하여 적용할 수 있음
손 잡기 및 적용	▪ 한손은 정강뼈 몸쪽 부위 ▪ 다른 손은 발목을 감쌈 ▪ 팔꿈치를 펴고 체중을 정강뼈쪽으로 기울여서 뒤쪽으로 미끄러짐

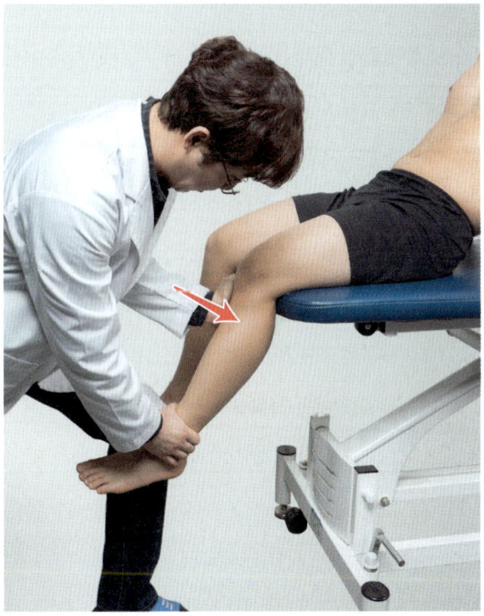

그림 3-39 정강넙다리관절 뒤쪽 미끄러짐: 다른 자세와 진전

(7) 정강넙다리관절 앞쪽 미끄러짐

목적	▪ 폄 증가
대상자 자세	▪ 엎드린자세 ▪ 무릎뼈 압박을 방지하기 위해 먼쪽 넙다리뼈 아래에 작은 모래주머니를 받침 ▪ 엉덩관절 굽힘 상태를 취하여 넙다리곧은근의 긴장도를 줄여야 함
손 잡기 및 적용	▪ 왼손은 먼쪽 정강뼈에 가까운 곳 ▪ 오른손은 손바닥으로 몸쪽 정강뼈의 뒤쪽 ▪ 앞쪽으로 몸쪽 정강뼈에 손으로 힘을 줌

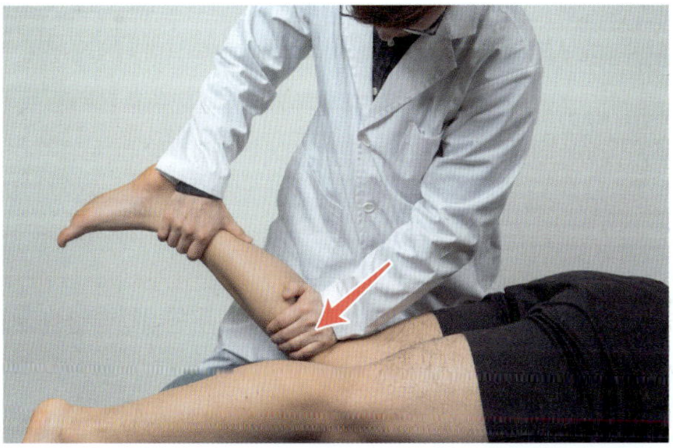

그림 3-40 정강넙다리관절 앞쪽 미끄러짐

(8) 무릎넙다리관절 먼쪽 미끄러짐

목적	▪ 무릎뼈 가동성 증가 ▪ 굽힘 증가
대상자 자세	▪ 무릎이 펴진상태에서 바로누운자세
손 잡기 및 적용	▪ 환자의 발을 마주보고 허벅지 옆에 위치 ▪ 손의 물갈퀴 공간 ▪ 다른 손으로 보강하기 위해 사용 ▪ 무릎뼈를 꼬리쪽 방향으로 넙다리뼈와 평행하게 미끄러짐 ▪ 굽힘 제한 위치에서 실시할 수 있음
노트	▪ 이 기법을 적용하는 동안 넙다리뼈 관절융기에 무릎뼈를 압박해선 안 됨

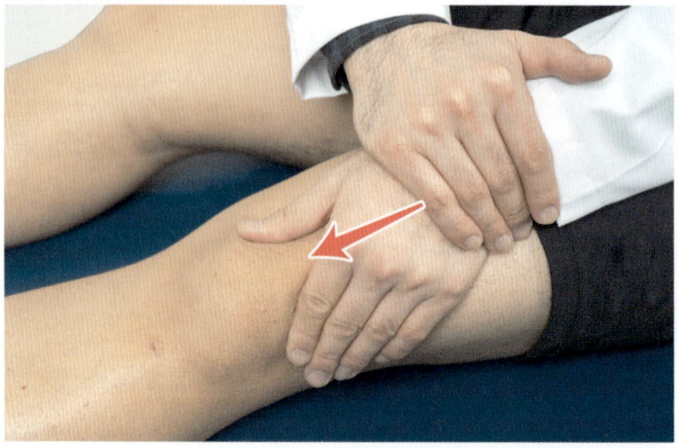

그림 3-41 무릎넙다리관절 먼쪽 미끄러짐

(9) 무릎넙다리관절 안쪽 미끄러짐 또는 가쪽 미끄러짐

목적	▪ 무릎뼈 가동성 증가
대상자 자세	▪ 무릎이 펴진 상태에서 바로누운자세 ▪ 안쪽 미끄러짐을 적용하기 위해 옆으로 누운 자세
손 잡기 및 적용	▪ 손은 치료 방향에 따라 무릎의 안쪽과 가쪽에 위치 ▪ 무릎뼈가 제한이 있는 곳에 안쪽 또는 가쪽 방향으로 미끄러짐 적용

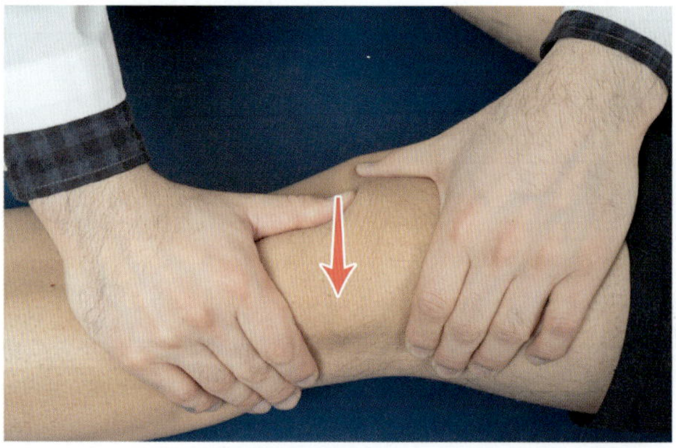

그림 3-42 무릎넙다리관절 안쪽 미끄러짐 또는 가쪽 미끄러짐

(10) 몸쪽 정강종아리관절: 앞쪽 미끄러짐

목적	▪ 종아리뼈머리의 움직임 증가와 뒤쪽으로 부분탈구된 머리의 재위치 달성
대상자 자세	▪ 옆으로누운자세에서 몸통과 엉덩관절이 일부 돌림된 엎드린자세 ▪ 무릎과 다리가 치료대에 안정되거나 베개로 지지하기 위해 다리가 앞으로 구부려진 상태
손 잡기 및 적용	▪ 환자 뒤에 서서 정강뼈를 고정 ▪ 다른 손의 기저부를 종아리뼈 머리의 뒤에 놓고 손가락으로 앞쪽을 감쌈 ▪ 앞쪽-가쪽 방향으로 종아리머리의 뒷면에 대해 손꿈치로 힘을 가함

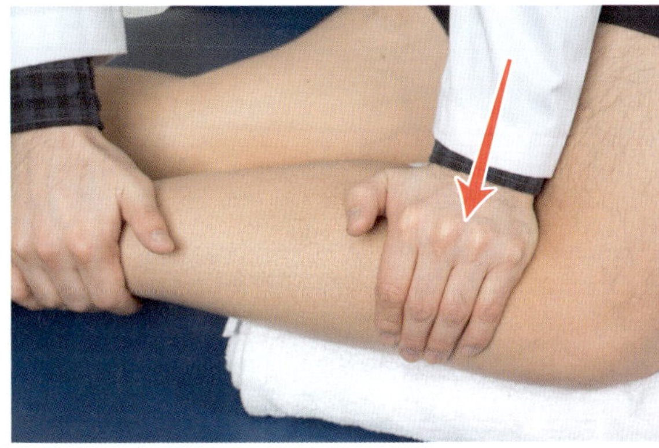

그림 3-43 몸쪽 정강종아리관절: 앞쪽(전방) 미끄러짐

(11) 먼쪽 정강종아리관절: 앞쪽 또는 뒤쪽 미끄러짐

목적	▪ 발목 관절의 발등굽힘과 발바닥굽힘 증가
대상자 자세	▪ 바로누운자세 또는 엎드려누운자세
손 잡기 및 적용	▪ 치료대의 끝에서 시행 ▪ 안쪽 손의 엄지손가락을 정강뼈 위에 위치 ▪ 가쪽의 복사뼈 위에 다른 손의 기저부로 손가락 밑에 위치 ▪ 엎드려 누워 있을 때 앞쪽으로 종아리를 압박하고 바로 누워 있을 때는 뒤쪽으로 미끄러짐 ▪ 발등굽힘 증가를 위한 앞쪽 미끄러짐 ▪ 발바닥굽힘 증가를 위한 뒤쪽 미끄러짐

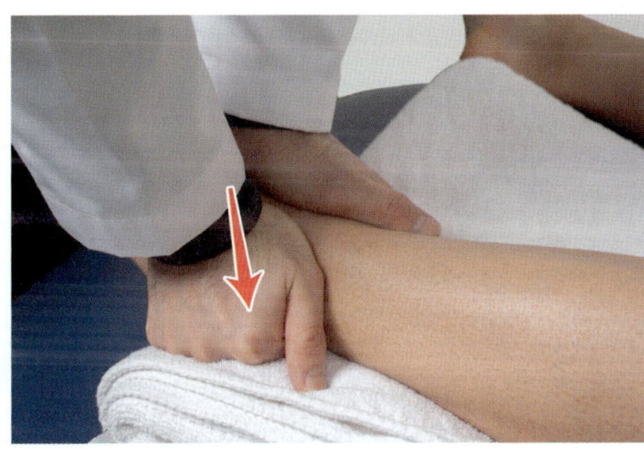

그림 3-44 먼쪽 정강종아리관절: 앞쪽 또는 뒤쪽 미끄러짐

(12) 목말다리관절 견인(신연)

목적	▪ 검사, 초기 자료, 통증 조절, 전반적인 가동성
대상자 자세	▪ 바로누운자세
손 잡기 및 적용	▪ 환자의 발, 장부구멍의 바로 먼쪽의 등쪽에 양쪽 손가락으로 감쌈 ▪ 엄지손가락을 발바닥면에 위치 ▪ 몸을 뒤쪽으로 기울이면서 다리의 긴축을 따라 먼쪽 방향으로 견인(신연)

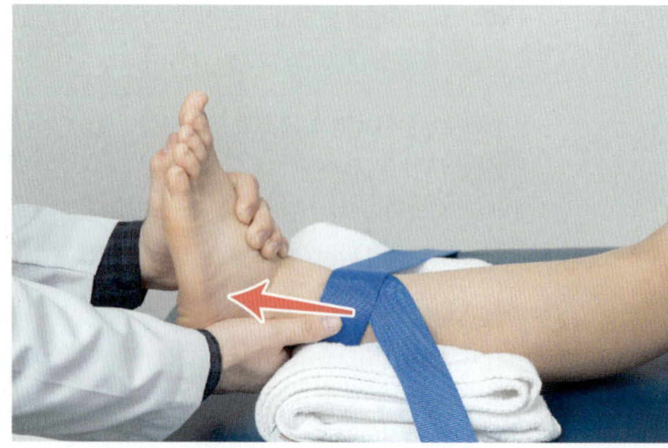

그림 3-45 목말다리관절 견인(신연)

(13) 목말다리관절 등쪽(뒤쪽) 미끄러짐

목적	▪ 발등굽힘 증가
대상자 자세	▪ 앉은자세에서 아래팔을 치료대에 지지한 채 치료대 가장자리에 발목이 위치한 자세
손 잡기 및 적용	▪ 한 손 발목 고정(벨트 사용) ▪ 다른 손은 목말뼈 위에 다른 손의 물갈퀴 공간의 손바닥으로 잡음 ▪ 목말뼈 뒤쪽으로 미끄러짐

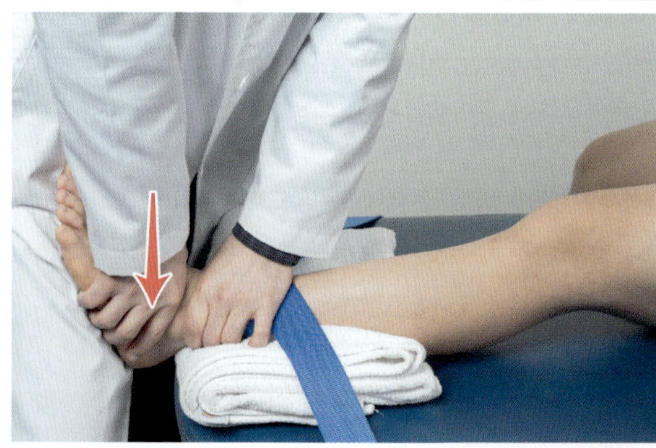

그림 3-46 목말다리관절 등쪽(뒤쪽) 미끄러짐

(14) 목말다리관절 배쪽(앞쪽) 미끄러짐

목적	▪ 발바닥굽힘 증가
대상자 자세	▪ 치료대 가장자리에 발을 유지한 채 엎드려누운자세
손 잡기 및 적용	▪ 한 손은 발등쪽 ▪ 다른 손은 뒤꿈치를 감쌈 ▪ 앞방향(정강뼈에 반해)으로 뒤꿈치에 대해 목말뼈를 앞쪽으로 미끄러짐

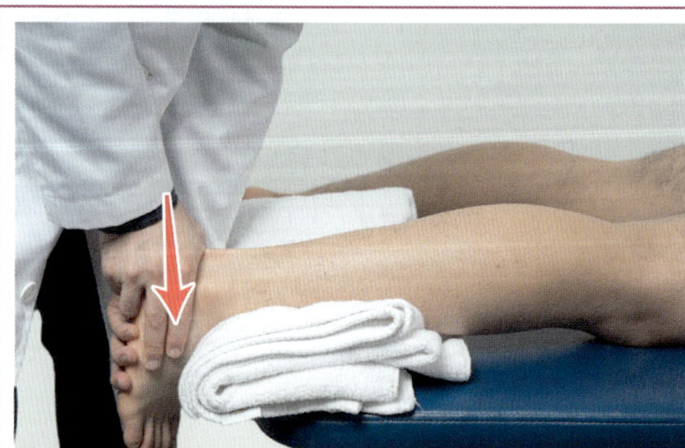

그림 3-47 목말다리관절 배쪽(앞쪽) 미끄러짐

(15) 목말밑관절 안쪽 또는 가쪽 미끄러짐

목적	▪ 가쪽번짐의 증가를 위한 안쪽 미끄러짐과 안쪽번짐의 증가를 위한 가쪽 미끄러짐
대상자 자세	▪ 환자는 다리를 치료대 또는 둥글게 감은 수건으로 지지한 채 옆으로 누운자세 또는 엎드린자세
손 잡기 및 적용	▪ 치료사 어깨와 팔을 발바닥과 평행하게 일치 ▪ 왼손으로 목말뼈를 안정화 ▪ 가쪽 미끄러짐을 유발하기 위해 안쪽으로, 그리고 안쪽 미끄러짐을 유발하기 위해 가쪽으로 발꿈치의 옆면을 오른손의 기저부에 위치 ▪ 꼬리쪽으로 적용한 다음 뒤꿈치의 발바닥면과 평행하게 발꿈치 옆에 대해 손바닥으로 미끄러짐

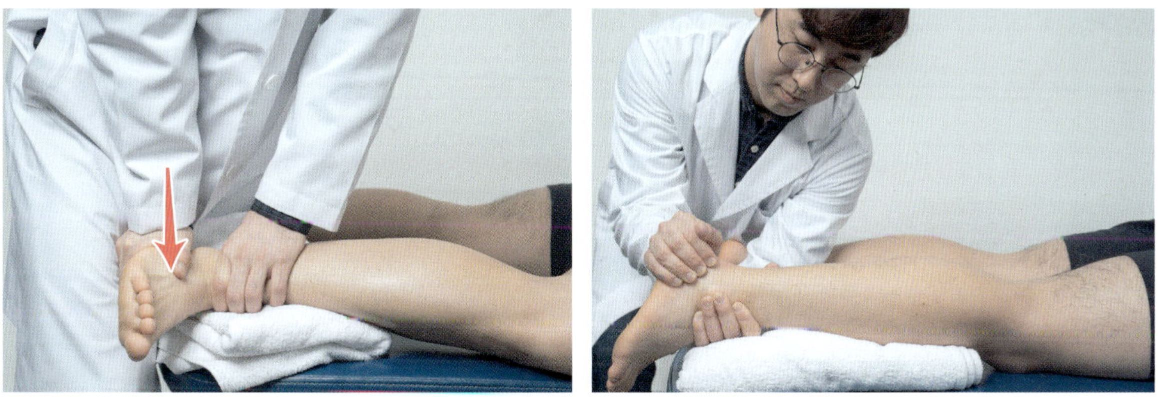

그림 3-48 목말밑관절 안쪽 또는 가쪽 미끄러짐

(16) 목말밑관절 견인(신연)

목적	▪ 검사, 초기 치료, 통증 조절, 안쪽번짐/가쪽번짐을 위한 전반적인 가동성
대상자 자세	▪ 엎드린 자세
손 잡기 및 적용	▪ 발꿈치뼈를 감쌈 ▪ 수평으로 발꿈치뼈를 밀기 위해 앞팔을 정강뼈와 수평으로 누움 ▪ 발바닥 쪽으로 발꿈치뼈를 밀어 목말밑관절을 견인(신연)

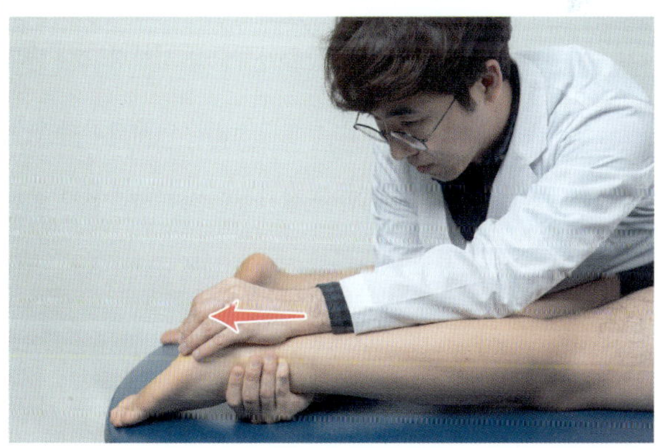

그림 3-49 목말밑관절 견인(신연)

임상의사결정 Clinical decision making_사례

다음의 지문을 읽고 가장 적절한 답을 고르시오.

축구선수 C는 축구 시연 중 넘어지는 사고를 당하여 왼쪽 위팔의 통증을 호소하고 내원하였다. 의사의 진료 소견상 골절이나 인대 손상은 없었으며, 목과 어깨에 손상을 입은 상태이다. 팔을 올릴 때 통증을 호소하고 있으며, VAS는 6 정도이다. 그리고 엄지손가락에 저림증상이 있으며, 팔꿈치 굽힘과 손목 폄의 근력이 감소되어 있었다.

물리치료 평가결과지			
1. 관절운동범위			
	관절운동	능동관절운동범위(AROM)	수동관절운동범위(PROM)
어깨	굽힘	120	125(firm)
	벌림	130	135(firm)
	올림	10	10(firm)
손목	폄	20	20(firm)
	굽힘	20	40(soft)

① C가 목뼈에 손상을 입었다면, 신경학적인 수준은 무엇인가?

② C의 어깨관절 치료를 편안위치에서 먼저 시행하고자 한다. 편안위치는?

③ 어깨굽힘 제한에 대한 관절가동술을 시행하고자 한다. 관절가동술 시행방법을 설명하고, 적용하시오.

④ 어깨벌림 제한에 대한 관절가동술을 시행하고자 한다. 관절가동술 시행방법을 설명하고, 적용하시오.

⑤ 어깨올림 제한에 대한 관절가동술을 시행하고자 한다. 관절가동술 시행방법을 설명하고, 적용하시오.

C H A P T E R

4

뻗침운동

Stretch exercise

학습목표

1. 뻗침운동의 개념을 설명할 수 있다.
2. 뻗침운동의 종류를 설명할 수 있다.
3. 도수 뻗침운동의 적용 과정을 설명할 수 있다.
4. 도수 뻗침운동을 수행할 수 있다.

핵심용어

- 가동성(mobility)
- 구축(contracture)
- 뻗침(stretching)
- 유연성(flexibility)
- 도수 뻗침(manual stretching)
- 반복 뻗침(cyclic stretching)
- 정적 뻗침(static stretching)
- 탄도적 뻗침(ballistic stretching)

Guiding question

1. 뻗침운동에 따른 수축성 조직과 비수축성 조직의 반응에 대해 설명하시오.
2. 다양한 뻗침운동기법의 장점과 단점에 대해 설명하시오.
3. 단축된 근육을 뻗침시키기 위해 근육의 자동발생 억제(autogenic inhibition) 효과를 얻기 위한 뻗침 기법에 대해 설명하시오.

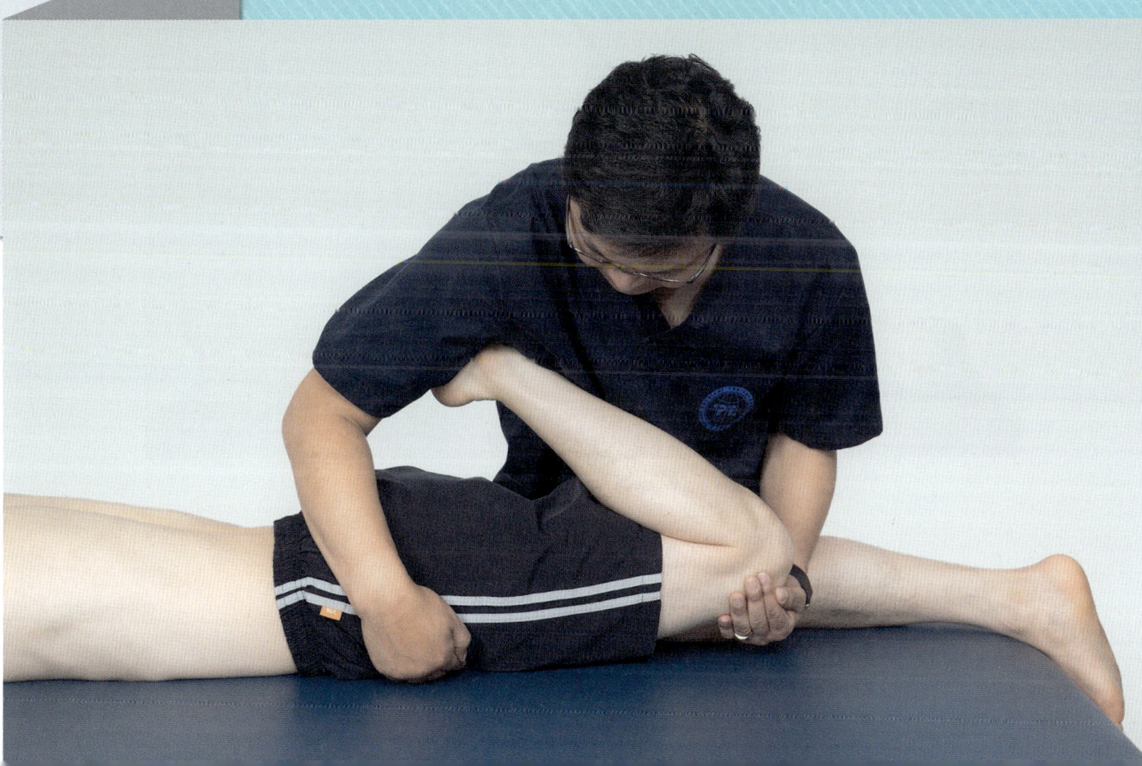

1 개요

뻗침운동은 일반적으로 경쟁적인 스포츠 활동이나 신체활동 전 준비운동의 한 부분으로 수행되며, 이러한 운동을 통해 운동수행을 강화하고 부상의 위험을 줄이며 근육통을 완화시킨다.

가동성은 기능적 활동을 위해 가동범위 내에서 움직이거나 움직일 수 있는 신체 구조물이나 신체분절의 능력으로 설명된다. 가동성은 관절의 온전함(joint integrity)뿐만 아니라 유연성과도 연관된다. 유연성은 일상생활활동을 하는 동안 통증이나 제한 없이 신체를 움직이는 데 필요하다. 그러나 다양한 질환이나 상황으로 물렁조직의 적응성 단축으로 인해 저가동성이 유발될 수 있다. 저가동성은 근육수행력의 감소와 기능적 활동을 제한하게 되어 결국 삶의 기능제한과 장애를 초래할 수 있다. 제한된 가동성을 증진시키기 위해 뻗침운동이 필요하다. 뻗침운동이란 물렁조직의 길이를 늘이기 위한 치료적 방법으로서 저가동성의 구조물을 늘려 관절운동범위와 유연성을 향상시킬 수 있다.

치료사는 체계적인 검사 및 평가를 통해 환자의 현재 상태를 파악한 후, 제한된 움직임을 가진 구조물을 결정한다. 문제점이 발견되면 언제 어떤 형식으로 뻗침 기법을 적용할지 결정해야 한다. 치료사에 의해 제공되는 도수 뻗침과 관절가동술은 재활 초기에 가장 적절한 중재방법일 수 있다. 재활의 후기단계에서는 치료사의 지도 아래 환자가 스스로 하는 자가뻗침방법이 더 좋은 방법일 수 있다(그림 4-1).

본 장에서는 도수 뻗침 기법에 대해 심도 깊게 다루어질 것이다. 뻗침의 강도, 속도, 기간, 빈도, 방법 등은 중요한 요소이며, 효율적인 뻗침 중재를 계획하기 위해 치료사의 임상적 판단 또한 중요하다.

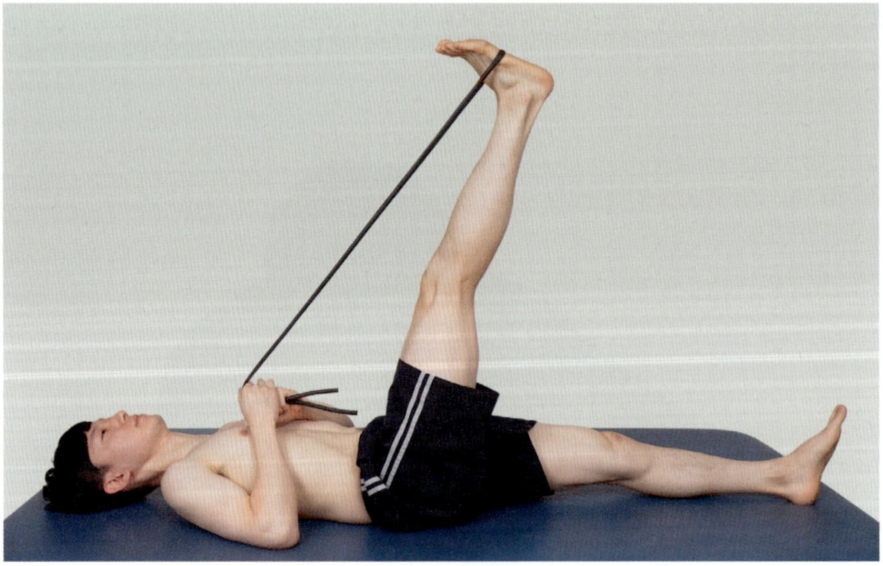

그림 4-1 재활 후기의 자가뻗침운동

2 가동성과 뻗침에 관련된 용어

1) 가동성

인체는 관절의 구조와 근육의 작용에 의해 대체로 관절이 움직일 수 있는 일정한 범위가 정해져 있는데, 이 움직일 수 있는 신체분절의 능력을 신체의 가동성(mobility)이라고 한다. 관절가동성은 유연성이라고도 하는데, 관절운동범위가 크더라도 반드시 신체가 유연하여 보다 자유롭게 움직일 수 있다고는 볼 수 없다.

2) 저가동성

저가동성(hypomobility)이란 가동성이 감소되었거나 제한된 상태를 의미한다. 폭넓은 병태 과정은 움직임을 제한하고, 가동성을 나쁘게 만들 수 있다. 저가동성관절은 통증을 유발하는 가장 흔한 원인이다. 물렁조직의 뻣뻣함(stiffness), 잠재적인 관절운동범위제한, 구축 등 관절의 저가동성에 기여하는 많은 요인이 있다. 관절의 부하 증가로 인한 추가적인 변형을 막기 위해 특정 근육이 뻣뻣해시거나 과긴장된다. 근육의 뻣뻣함은 상호억제(reciprocal inhibition)를 야기시켜 특정 근육의 근육방추 활동성이 증가하여 근육의 기능적 대항근의 신경미끄러짐을 감소시킨다(표 4-1).

3) 구축

구축(contracture)은 관절을 가로지르는 물렁조직과 근육힘줄 단위의 적응성 단축(adaptive shortening)으로 정의할 수 있으며, 구축으로 인한 뻗침 저항의 증가와 관절운동범위의 제한으로 결국 기능적 활동을 감소시킨다. 구축은 운동의 완전한 소실을 의미하고, 단축(shortness)은 운동의 부분 소실을 의미한다. 또한 근육긴장(tightness)을 수축성 요소와 비수축성 요소의 적응성 단축이라고 표현하였다. 움직임의 제한은 근육의 단축에서부터 구축에 이르기까지 다양하며, 구축의 유형별 특징은 표 4-2와 같다.

표 4-1 저가동성에 기여하는 요인

내적 고정	외적 고정
• 통증 • 평상 시 잘못된 습관 • 바르지 못한 자세 • 근육의 불균형 • 근육의 과긴장과 뻣뻣함 • 비정상적인 신경근 조절	• 석고 고정 • 스플린트 • 뼈대 견인

표 4-2 구축의 유형별 특징

유형	특징
근정적 구축 (myostatic contracture)	• 근육힘줄 단위가 적응성 단축을 일으켜 운동범위가 제한되지만 근육의 특이한 병리적 변화는 없음 • 단기간의 뻗침운동으로 완화될 수 있음
거짓 근정적 구축 (pseudomyostatic contracture)	• 중추신경계 병변으로 인해 과긴장성이 초래됨 • 근육경련, 근육방호, 심한 통증으로 인해 유발될 수 있음 • 수동 뻗침에 대해 과도한 저항성을 보임 • 적절한 억제기법을 사용하면 단축된 근육을 충분히 수동으로 늘릴 수 있음
관절성 구축과 관절주위성 구축 (arthrogenic and periarticular contracture)	• 관절성 구축은 관절 내 병리적 변화의 결과이며 관절 유착, 윤활막 증식(synovial proliferation), 관절삼출물 등에 의해 유발됨 • 관절주위성 구축은 관절이나 관절주머니를 지나는 결합조직이 딱딱하게 굳어서 정상의 관절운동형상학적 움직임을 제한함
섬유성 구축과 비가역성 구축 (fibrotic contracture and irreversible contracture)	• 단축된 자세로 조직을 오랫동안 고정시키거나 조직 손상에 이은 염증성 반응의 결과로 초래됨 • 섬유성 구축은 뻗침운동을 통해 운동범위를 개선시킨다 하더라도, 조직의 길이를 최적의 상태로 되돌리는 것은 어려움 • 오래된 섬유성 구축이나 유착된 결합조직, 흉터조직, 딴곳 뼈되기 등은 물렁조직의 가동성을 회복하는 데 더욱 장애가 되어, 결국에는 비가역성 구축을 발생시킴

4) 유연성

유연성(flexibility)은 분절의 끝동작으로서 관절에서 제한과 통증 없이 부드럽게 움직이는 능력이다. 관절 및 이를 에워싼 근육이나 인대에 의하여 움직여지는 관절운동의 가동성, 운동, 스포츠에서 동작을 효율적이고 정확하게 수행하는 역할을 하는 중요한 신체기능으로서 일반적으로 스포츠와 피트니스에서 중요한 요소이다(그림 4-2). 유연성의 증가를 통해 관절이 허용하는 운동범위의 증가를 이룰 수 있고 이는 운동수행력의 개선을 가져오고 관절의 마모와 찢어짐을 완화시킬 수 있다. 근육불균형, 근육비대와 같은 요인에 의해 유연성에 제한이 발생하지만, 유연성 개선을 위한 적절한 운동을 통해 안정 시 근육의 길이를 증가시킬 수 있다. 대항근(antagonist)의 물리적 길이와 늘어난 근육의 신경지배는 유연성에 영향을 미치는 요소이다.

5) 뻗침

뻗침(stretching)이란 뻗침운동 동안 점탄성(viscoelasticity)에 반응하는 근육힘줄 단위에 있어서 생역학적 용어로서 특징되며, 뻗침의 활동보다는 생역학적 결과에 대한 정의이다. 뻗침이란 근육의 유연

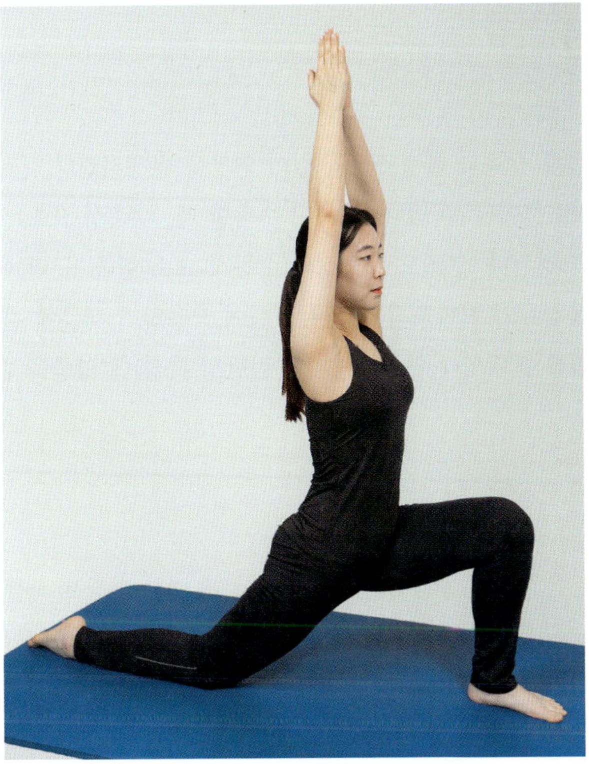

그림 4-2 성공적인 동작수행을 위해 필요한 유연성

성 또는 관절운동범위의 증진을 위해 내적 또는 외적 힘에 의해 적용된 움직임으로 정의하며, 적응성 단축(adaptive shortening)에 의해 유발된 신경근 단위와 근막을 늘림으로써 관절운동범위와 유연성을 증가시킨다.

6) 연장

연장(elongation)은 뻗침성(extensibility)으로 정의되며, 점성 작용은 하중이 가해질 때 늘어나는 구조의 특성을 말하지만, 뻗침률은 속도 변화에 의존한다. 따라서 근육의 연장은 발휘된 힘과 힘의 비율에 의해 결정된다.

3 생역학적 기전

뻗침은 생역학적 기전을 통해 근육과 물렁조직의 길이 연장을 발생시킨다. 근육힘줄 단위는 근육수축과 수동 뻗침의 2가지 방법으로 늘어날 수 있다. 근육이 수축할 때, 수축성 요소는 짧아지고, 반면에 근육힘줄 단위의 완전한 길이는 고정된다. 그러므로 조직의 수동적 요소(힘줄, 근막)에서 보상적 늘림이 발생한다. 근육이 늘어날 때, 근육섬유와 결합조직은 외부의 힘이 작용하기 때문에 길이가 연장된다. 뻗침은 근육의 생역학적 특성(근육힘줄 단위의 관절운동범위와 점탄성 특성)에 영향을 받아 근육힘줄 단위 길이를 증가시킨다.

1) 관절운동범위

이전 연구들에서 대부분은 관절운동범위를 통해 유연성에 대한 뻗침 효과를 확인하였다. 대부분의 연구에서 수동적 또는 능동적 뻣뻣함과 같은 근육 특성 변화를 보여주지 못하기 때문에 관절운동범위 증가를 가져오는 뻗침의 정확한 생리적 기전은 여전히 불명확하지만, 뻗침 내성 증가, 통증 역치 증가에 대한 영향으로 관절운동범위가 증가하는 것으로 볼 수 있다. 그러므로 관절운동범위에 따른 정적 유연성의 증가는 근육힘줄 작용에 대한 명확한 정보를 제공하지 못한다.

2) 근육힘줄 단위의 점탄성 특성

근육의 점탄성 특성은 외부의 부하가 적용될 때 몇몇 현상이 나타난다. 조직이 변함없는 길이로 유지될 때, 그 길이의 힘은 점차적으로 감소하고 '스트레스 이완' 현상으로 묘사된다. 조직이 변함없는 힘으로 유지될 때, 조직 변형은 새로운 길이에 근접할 때까지 계속되고 이것을 '변형(creep)'이라고 칭한다. 변형은 정적 뻗침 후 즉각적인 운동범위 증가의 또 다른 예이다. 수동적 뻣뻣함은 외부의 힘이 적용될 때 근육힘줄 단위에 대한 저항으로, 능동적 뻣뻣함은 수축된 근육을 일시적으로 변형시킬 수 있는 능력으로 정의된다. 수동적, 능동적 뻣뻣함은 단지 운동범위보다 움직임 동안에 근육힘줄 단위 작용에 대한 더 많은 정보를 제공한다.

4 목적, 적응증, 금기증 및 주의사항

뻗침운동은 안전해야 하고 때로는 뻗침운동을 수행하지 않아야 하는 상황도 있다. 따라서 뻗침운동의 목적과 안전한 뻗침운동을 위해 뻗침운동 적용에 대한 적응증과 금기증에 대해 자세히 살펴본다.

1) 목적

(1) 유연성과 관절운동범위 증진

운동 전 뻗침의 목적은 근육힘줄 단위의 길이와 유연성을 증진시키는 것이다. 뻗침운동을 통해 근육힘줄 단위의 뻗침성을 회복하거나 증진시킬 수 있다. 즉, 기능활동에 필요한 유연성과 관절운동범위를 다시 획득하는 것이 가장 일반적인 뻗침운동의 목적이다. 관절의 유연성과 관절운동범위를 향상시키는 데 필요한 강도, 기간 및 빈도 등은 뻗침운동의 효율성을 결정하게 된다.

뻗침운동을 통해 관절운동범위를 향상시킬 수 있는 원리는 근육힘줄 단위의 수축성 요소와 비수축성 요소의 생체역학적 변화와 신경학적 변화이다. 이 변화들은 근육의 뻗침성 증가나 감소된 근육 강직(수동 근육힘줄의 긴장)으로 나타난다.

(2) 신체활동 전 준비운동

정적 뻗침운동은 수십 년 동안 준비운동의 필수요소로 고려되었다. 뻗침운동을 통해 관절의 유연성과 운동범위가 증가하기 때문에 일반적으로 많은 운동선수들은 준비운동으로 뻗침운동을 수행한다. 또한 전신 피트니스, 여가활동, 작업활동, 스포츠 경기를 위한 준비활동과 컨디셔닝 프로그램으로 뻗침운동이 시행되기도 한다.

(3) 운동수행 강화

뻗침운동을 통해 신체와 근육 온도가 1~2℃ 증가하게 되는데, 이러한 결과로 신경전도 속도, 효소에 의한 순환, 신체기능의 향상과 같은 신체 수행력의 증기를 유발한다. 정적 뻗침은 일반적으로 운동범위의 끝에서 팔다리를 움직이고 15~60초 동안 늘어난 자세를 유지한다. 이를 통해 관절의 운동범위를 증가시키고 동적 움직임을 수행할 때 근육힘줄 단위의 길이와 뻣뻣함에 변화를 주어 일시적으로 탄성 변화에 영향을 준다. 유연성 증진은 운동수행을 강화하고 운동으로부터 손상을 감소하도록 돕는다. 그러나 몇몇 연구에서는 뻗침운동이 부상 방지에 직접적인 효과가 없다는 연구도 있다.

2) 적응증

- 유착, 구축, 흉터조직으로 인해 물렁조직의 뻗침성이 결여된 경우
- 활동이나 참여제한으로 관절이 저가동성을 보일 경우

- 운동성의 제한으로 인한 구조적 변형을 예방하기 위한 경우
- 근육의 약화와 주변 조직의 단축으로 관절운동범위를 제한하는 경우
- 근육뼈대계의 손상 위험을 줄이거나 이를 예방하기 위해 뻗침운동이 필요한 경우
- 격렬한 운동 후에 근육통을 줄이기 위한 경우

3) 금기증

- 손상된 근육조직의 뼈되기(ossification) 위험성이 있을 경우
- 관절운동범위의 제한 원인이 뼈성 차단인 경우
- 최근에 발생한 골절이 회복 안 된 경우
- 관절 주변에 급성 염증이나 감염으로 인해 물렁조직이 손상되었거나 그 위험이 있는 경우
- 뻗침운동 중에 관절이나 근육에 급성 통증이 있는 경우
- 물렁조직에 혈종이 관찰되거나 손상이 있는 경우
- 관절에 과가동성이 있는 경우
- 물렁조직의 단축 또는 근육 약증이 심해 마비 환자가 기능적 동작이 불가능한 경우

4) 주의사항

안전한 뻗침 적용을 위해 운동수행 시 다음과 같은 사항을 주의한다(박스 4-1).

박스 4-1 뻗침 적용 시 주의사항

- 허리와 목을 뻗침할 때에는 신중해야 한다.
- 관절을 싸고 있는 인대나 관절주머니의 과뻗침은 피한다.
- 느린 조깅이나 빠른 걸음으로 뻗침 시행 전 준비운동을 한다.
- 통증이 느껴지는 관절 주변의 근육을 뻗침할 때에는 반드시 신중해야 한다.
- 뻗침을 하는 동안 적절한 호흡을 계속해야 한다. 절대로 호흡을 참아선 안 된다.
- 선자세보다 앉은자세에서의 뻗침이 허리에 부담을 덜 주며 허리 부상의 위험이 적다.
- 유연성을 향상시키기 위해, 근육은 통증을 허용하고 치유될 수 있는 정도로 뻗침되어야 한다.
- 경직이나 뻗침이 저항되는 방향으로 뻗침이 시행되어야 하며 통증이 없는 범위 내에서 뻗침이 시행되어야 한다.
- 동적 뻗침은 이미 유연성이 충분한 사람, 뻗침에 적응된 사람에게 적용되고 반드시 정적 뻗침 이후에 시행하여야 한다.

5 물렁조직의 특성

물렁조직의 신경생리적 특성과 수축성 및 비수축성 조직의 역학적 특성은 조직의 길이에 큰 영향을 미친다. 뿐만 아니라 뻗침운동 이후의 근육힘줄 단위의 뻗침성 증가는 인지된 끝범위 통증의 시작과 같은 뻗침 감각 수정의 결과이다.

1) 수축성 조직의 신경생리학적 특성

(1) 뻗침의 신경생리학적 기초

뻗침반사에 있어서 근육방추와 골지힘줄기관은 중요한 기계적 수용기이다. 이 두 수용기는 근육의 길이 변화에 매우 예민하다. 근육이 뻗침될 때, 근육방추와 골지힘줄기관은 즉시 감각자극을 척수에 보낸다. 이후 자극은 근육으로 다시 되돌아가는데 이때 근육은 반사적으로 수축하게 되고 이에 따라 뻗침은 저항받게 된다(그림 4-3).

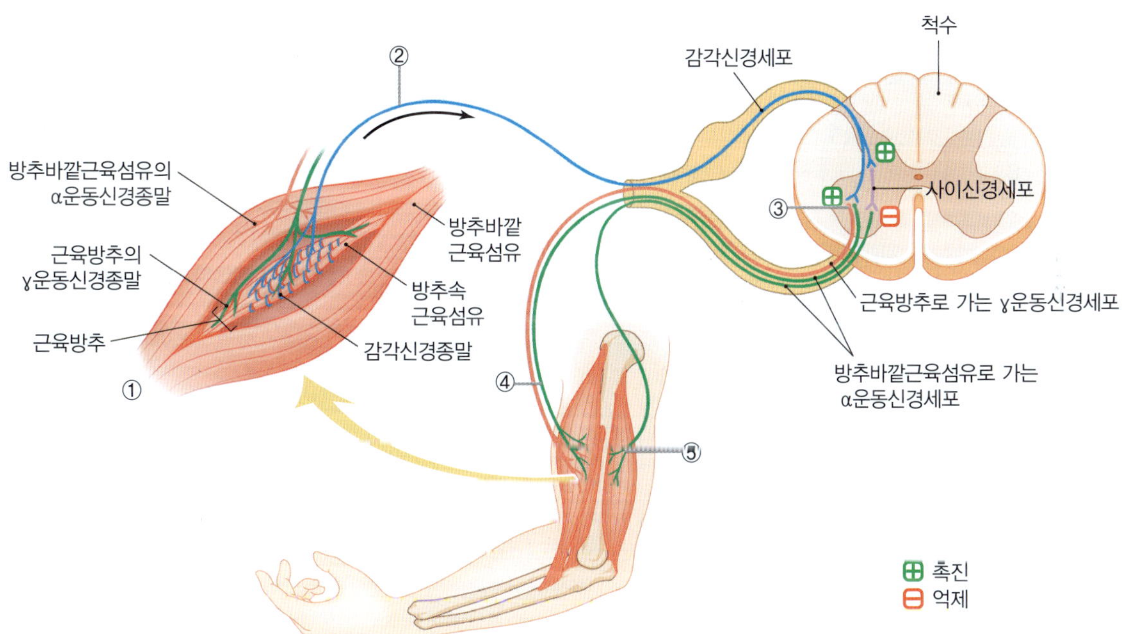

그림 4-3 뻗침반사

① 근육방추가 뻗침을 감지함. ② 근육뻗침을 Ⅰa들신경섬유를 따라 중추신경계로 신호를 전달하는 감각신경을 자극함. ③ 감각신경세포는 α운동신경세포와 연접함. ④ α운동신경세포는 방추바깥근육섬유로 신경신호를 전달하여 근육을 수축시킴(뻗침 반응). ⑤ 사이신경세포는 대항근의 α운동신경세포와 연접하여 근육수축을 억제함(상반 억제)

(2) 근육방추

근육방추(muscle spindle)는 감각과 운동기능을 모두 가지며 길이와 힘의 변화에 민감하게 작용한다. 주로 고유수용감각과 운동조절을 위한 동심성 피드백의 역할을 하지만 또한 근육의 뻣뻣함을 조정하고 분절 안정성(segmental stability)에 중요하게 기여한다.

(3) 골지힘줄기관

골지힘줄기관(golgi tendon organs)은 근육 길이의 변화와 중추신경계를 향해 발생된 감각자극으로 인한 긴장의 증가에 반응한다. 만일 근육의 뻗침이 일정기간 지속된다면(최소 6초 이상 지속) 골지힘줄기관으로부터 오는 자극은 근육방추로 오는 자극보다 우위에 서기 시작한다. 근육방추에서 전달하는 신호와는 다르게 골지힘줄기관으로부터 오는 자극은 대항근의 이완반사를 야기한다. 이완반사는 근육섬유를 손상시키는 뻗침의 한계를 초과하지 않는 범위의 뻗침을 허용하여 보호기전으로서 작용한다(그림 4-4).

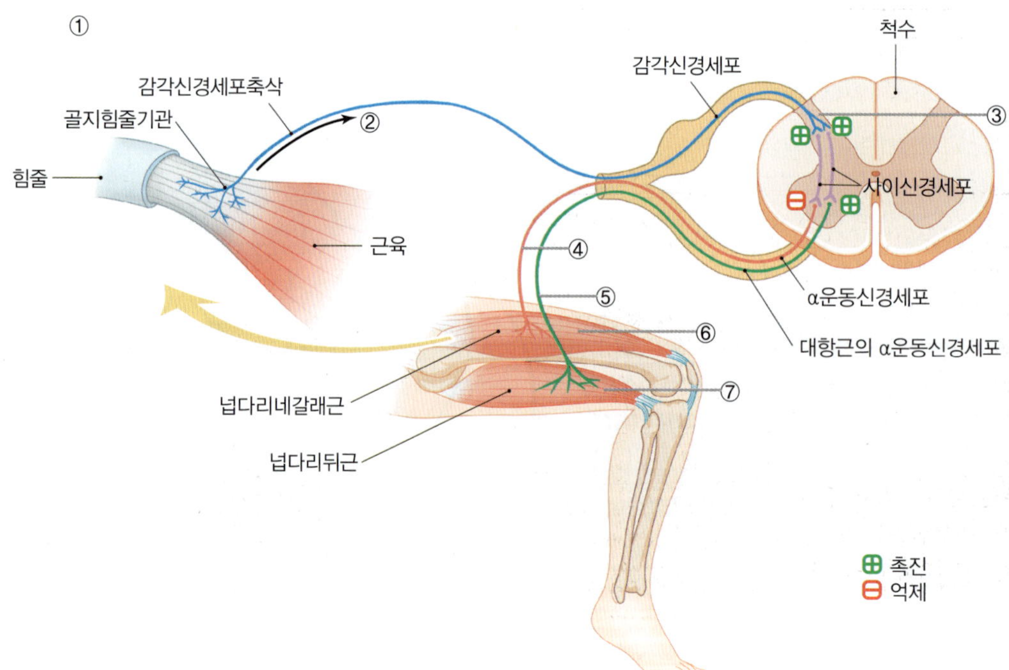

그림 4-4 골지힘줄기관에 의한 작용근 억제

① 근육수축 또는 뻗침은 골지힘줄기관에 의해 감지되는 힘줄의 장력을 증가시킴. ② 근육수축은 신경섬유를 통해 중추신경계로 신호를 전달하는 감각신경을 자극함. ③ 감각신경세포는 사이신경세포와 연접함. ④ 사이신경세포는 작용근의 α운동신경세포를 억제함. ⑤ 사이신경세포는 대항근의 α운동신경세포를 자극함. ⑥ 근육이완과 힘줄긴장 감소. ⑦ 근육수축(상반 억제)

2) 수축성 조직의 역학적 특성

(1) 근육의 수축성 구조

뼈대근육(skeletal muscle)은 근힘살(muscle belly)과 힘줄로 이루어진다. 근힘살은 근육미세섬유(myofibril)라고 하는 평행분리된 탄력섬유로 이루어지고 근육미세섬유는 근육의 기능적 단위인 수많은 근육원섬유마디(sarcomere)로 이루어진다. 근육원섬유마디는 섬유를 서로 연결하는 상당한 양의 결합조직뿐만 아니라 근육의 수축성 요소도 갖는다. 근육원섬유마디 내에 존재하는 근육미세섬유

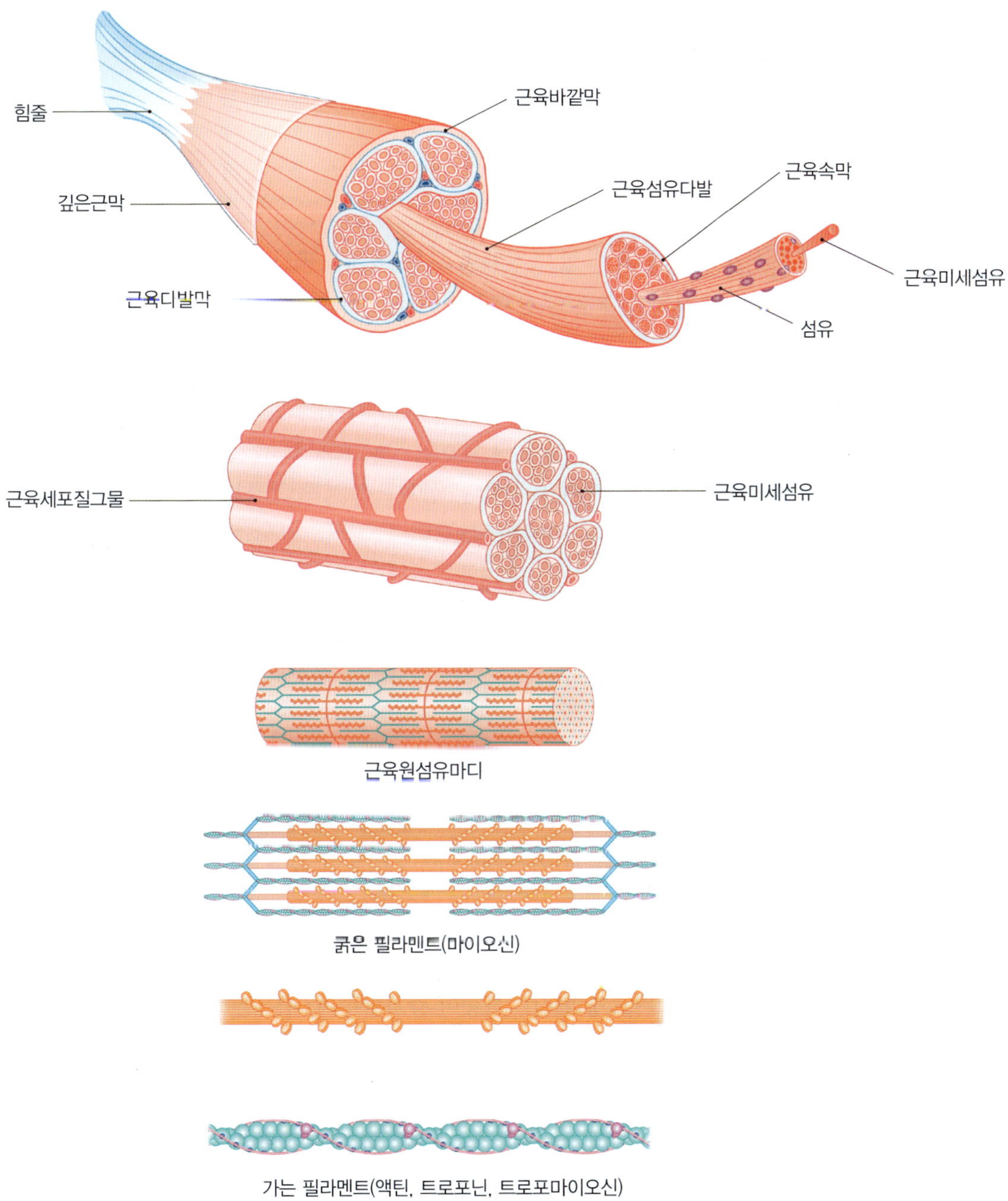

그림 4-5 근육 조직의 구성

(myofilaments)는 수축성 단백질 요소로서 두 유형의 근육미세섬유가 있다. 가는 액틴과 두꺼운 마이오신 근육미세섬유이다. 손가락 같은 교차다리가 두 종류의 근육미세섬유를 연결한다. 근육이 수축하도록 자극받으면 교차다리가 근육미세섬유를 서로 가까이 당겨서 근육섬유를 짧아지게 하여 능동적인 힘을 발생시켜 근육이 지나가는 관절에 운동을 일으킨다(그림 4-5).

(2) 근육의 역학적 · 신체적 고유 성질에 의한 뻗침의 효과

근육과 힘줄은 크게 비수축성 콜라겐과 탄력섬유로 구성되어 있다. 콜라겐은 기계학적 압박과 변형에 조직이 견딜 수 있게 하는 반면, 탄력섬유는 변형으로부터의 회복에 도움을 준다. 근육의 뻗침을 통해 콜라겐과 탄력섬유로 인한 점성과 탄성, 가소성을 변화시킬 수 있다. 점성과 탄성의 변화는 영구적인 것은 아니지만 가소성의 변화는 영구적인 변화이며, 이것은 오랜 기간 뻗침으로 인해 근육의 길이에 변화가 발생한 것이다.

3) 비수축성 조직의 역학적 특성

비수축성 결합조직은 신체에 넓게 퍼져 있고 신체의 모든 계통과 관련되어 있다. 힘줄과 인대는 조밀하고 규칙적인 결합조직으로 유착과 구축을 쉽게 일으켜 조직의 유연성에 영향을 미치게 된다.

(1) 결합조직의 구성

일반적으로 인체의 관절을 지지하는 모든 종류의 결합조직을 구성하는 기본 물질은 섬유(fiber), 기질(ground substance), 세포(cell)의 세 가지 요소이다. 섬유조직은 주로 콜라겐섬유와 탄력섬유로 구성되며, 기질은 글리코스아미노글리칸, 물, 용질로 구성된다. 세포는 섬유와 기질을 합성한다. 이러한 기본 물질은 각 관절에 요구되는 역학적 요구에 따라 다양한 비율로 배합되어 독특한 역학적 · 생리학적 기능을 수행한다(그림 4-6, 박스 4-2).

(2) 비수축성 조직의 역학적 작용

비수축성 조직의 역학적 작용은 콜라겐섬유와 탄력섬유의 비율 및 그 섬유들의 구조적 방향성에 의해 결정된다(그림 4-7). 높은 장력 하중을 이겨내는 조직은 높은 콜라겐섬유 비율을 가지고 있고, 큰 압박 하중을 이겨내는 조직은 프로테오글리칸(proteoglycan)의 비율이 높다. 하중이 변할 때 이 조직의 성분도 변한다.

콜라겐은 대부분의 장력 스트레스를 흡수하는 구조적 요소이다. 콜라겐은 약간의 하중에도 빠르게 뻗침된다(파도 모양의 섬유가 바르게 펴짐). 하중이 증가할수록, 섬유는 더 큰 강직성을 갖는다.

콜라겐이 장력에 강하게 저항하지만, 하중이 계속 되면 콜라겐섬유 간의 결합이 해체되기 시작한다. 결합된 섬유가 분리될 때 섬유가 파열된다. 중력 하중이 적용될 때, 콜라겐의 최대 뻗침은 원래 길이의 10% 이하인 반면, 탄력섬유는 150%까지 늘어났다가 원래의 형태로 되돌아온다. 콜라겐섬유의 강도는 탄력섬유의 강도보다 5배나 더 크다.

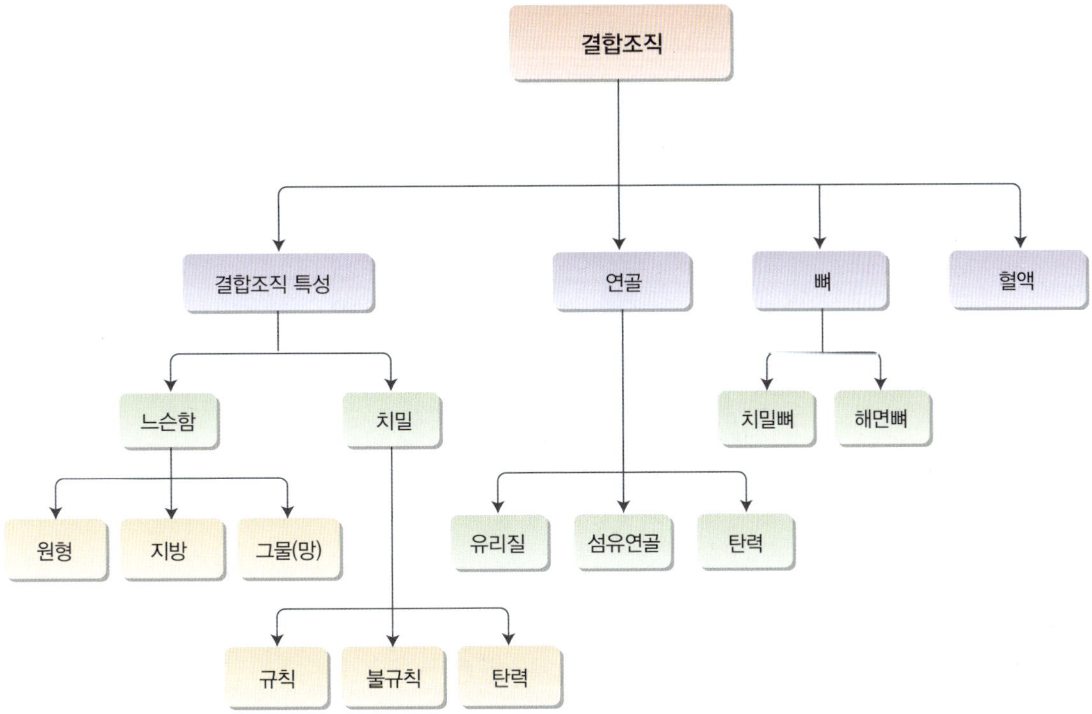

그림 4-6 결합조직의 종류

박스 4-2 결합조직

- 체중의 16% 정도 구성
- 전체 총 수분량의 23% 정도 저장
- 신체의 모든 시스템과 관련 있고 본질적으로 모든 시스템을 연결하는 하나의 시스템을 나타냄
- 결합조직의 대사와 생리적 기능은 다음 사항을 포함
  - 외부병원균, 감염으로부터 신체 보호
  - 다른 세포에 중요한 영양분의 운송 및 저장
  - 노폐물과 독소물질 제거
  - 여러 조직 사이를 소통하게 하는 통로 지원
- 인체관절의 구성에 관여
- 근육조직은 몸 전체의 약 50%를 차지하며, 결합조직은 약 45%를 차지하고, 신경과 상피조직은 나머지 5% 차지함

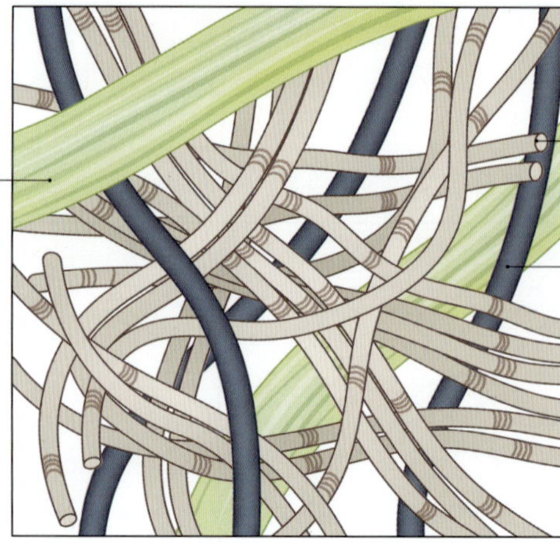

그림 4-7 콜라겐섬유와 탄력섬유

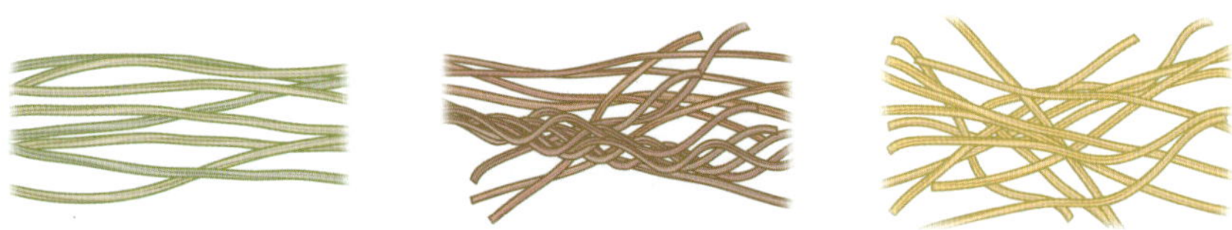

그림 4-8 조직 장력에 따른 콜라겐섬유 배열의 형태변화

다양한 조직에서의 콜라겐 배열의 형태는 그 조직에 작용하는 장력을 반영한다(그림 4-8). 힘줄의 콜라겐섬유는 평행하게 배열되어 있어서 큰 장력 하중에 저항할 수 있고, 근육에 의해 발생된 힘을 뼈로 전달시킨다. 반면, 피부의 콜라겐섬유는 어지럽게 배열되어 있어서 장력의 저항에 매우 취약하다. 또한 인대, 관절주머니, 근막에 있는 콜라겐섬유들은 양쪽 끝단 사이에 다양하게 배열되어서, 다양한 방향의 힘에 잘 저항하도록 배열되어 있다. 주요 관절 스트레스에 저항하는 인대는 평행한 방향의 배열과 커다란 단면적을 가지고 있다.

(3) 응력-변형률 곡선(결합조직의 역학적 양상에 대한 분석)

응력-변형률 곡선(stress-strain curve)은 구조에 가해지는 역학적인 힘을 그림으로 보여줄 뿐만 아니라(그림 4-9) 응력 하중 아래에서 결합조직이 어떤 변화를 가지는지를 분석하는 데 주로 사용된다. 장력이 구조물에 가해질 때, 뻗침이 발생한다. 응력-변형률 곡선을 통해 물질의 강도, 강직성, 파괴 직전까지 물질이 저장할 수 있는 에너지의 양을 알 수 있다.

- 응력(stress): 단위면적당 변형에 대해 저항할 때 발생되는 내부저항이다. 역학적 스트레스는 외적 하중에 저항하는 내적 반응이나 저항이다.

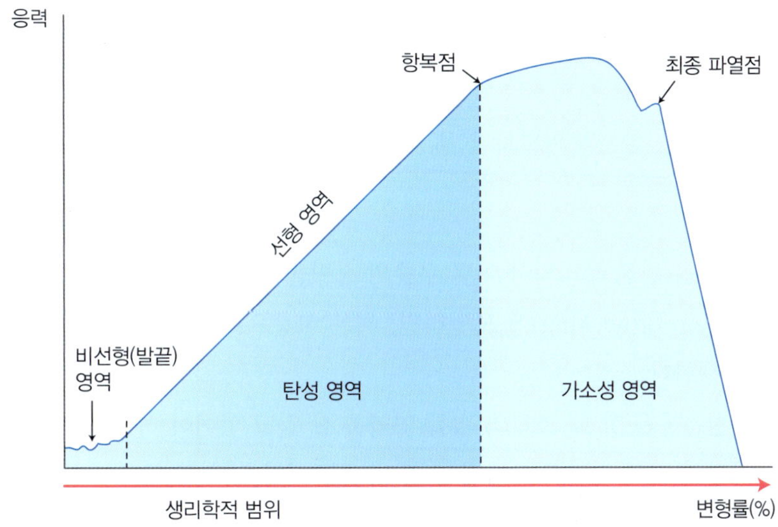

그림 4-9 응력-변형률 곡선(역학적 파열 지점까지 뻗침되었을 때까지를 보여줌)

- 변형률(strain): 하중이 적용되었을 때 원래 길이에 대한 뻗침된 길이의 증가비율이다.
- 말단 영역(toe region): 조직 내 콜라겐섬유가 처음에 주름 모양을 나타내는 영역으로, 작은 힘으로도 변형이 일어날 수 있는 응력-변형률 곡선의 영역을 말단 영역이라 부른다. 말단 영역에서 대부분의 기능활동이 일어난다. 뚜렷한 장력이 측정되기 전에 팽팽하게 당길 수 있는 지점까지이다.

① 탄성 영역

- 비선형 영역과 선형 영역을 합쳐서 탄성 영역(elastic region)이라고 한다.
- 탄성 영역 내에서 응력이 가해지면, 적용된 힘에 의해 콜라겐섬유가 일직선으로 늘어나게 되고, 섬유 사이의 결합과 기질 사이의 결합이 변형되면서 콜라겐 결합 사이의 미세파열이 일어나기 시작한다.
- 약간의 수분이 기실로부터 빠져나온다.
- 응력이 지속되지 않고 힘이 제거된다면, 조직은 원래의 크기와 모양으로 되돌아 와, 변형으로부터 완전히 회복된다.

② 항복점

- 항복점(yield point)은 조직의 원래 모양과 크기로 되돌아갈 수 없는 지점이다.
- 이 지점부터는 변형률이 증가되어도 응력의 증가에는 한계가 있다.

③ 가소성 영역

- 항복점에서부터 파괴가 일어나기 직전까지의 영역을 말한다.
- 이 영역의 조직은 응력이 해제되더라도, 조직은 영구적인 변형을 일으키게 되고 원래의 상태로

되돌아갈 수 없다.

- 이 범위에서는 콜라겐 원섬유(collagen fibrils) 사이의 결합이 분리되어, 결국에는 콜라겐섬유가 파열된다.
- 가소성 영역에서는 섬유의 파열로 인해, 결국 섬유 길이가 늘어난다.

④ 최종 파열점

- 조직이 부분 또는 완전 분리되어 어떤 수준의 장력을 유지하는 능력을 상실하는 지점이다.
- 병목 영역(region of necking)에 도달하면, 적은 하중으로도 조직의 가장 약한 곳에서 조직 파괴가 쉽게 발생한다.
- 치료사가 뻗침운동을 할 때 조직의 병목 영역을 잘 알고 있어야 하는데, 만약 이 영역에서 응력이 지속된다면 조직의 파열이 초래될 수 있기 때문이다.
- 콜라겐섬유의 파괴가 일어나기 전, 최대 장력 변형은 7~8%이다. 힘줄은 원래의 길이에서 약 8~13% 이상 뻗침되면 파열되고, 모든 인대는 20~40%의 변형률을 견딜 수 있다.

⑤ 구조적 강직성

강직성이 큰 조직은 곡선의 탄성 영역에서 높은 경사도를 보이며, 이것은 큰 응력에도 탄성 변형이 적게 일어난다는 것을 의미한다. 구축과 흉터조직(scar tissue)은 심한 강직성을 지니는데, 이것은 콜라겐섬유와 주위 바탕물질 사이의 강한 결합력 때문일 것이라고 추측된다. 강직성이 적은 조직은 비슷한 하중에서도 더 크게 뻗침될 수 있다.

Tips 인대손상의 등급은 응력-변형률 곡선과 관련된다.

- 등급 Ⅰ: 소성 범위의 아래 영역에서 일어나는 몇몇 섬유의 미세파열
- 등급 Ⅱ: 소성 범위 아래에서 상당한 섬유의 파열
- 등급 Ⅲ: 조직의 완전 파열

(4) 조직 변형에 대한 시간과 속도의 영향

결합조직은 점탄성(viscoelastic) 특징이 있기 때문에, 응력의 적용은 시간과 속도가 조직의 양상에 영향을 미칠 수 있다. 점탄성은 시간에 따라 변하는 응력-변형률 곡선과 연관된 물리적 특성이다.

① 변형

- 대부분의 조직은 어느 정도의 점탄성을 나타낸다. 일정 시간 동안 부하가 적용되면, 조직이 늘어나고, 그 결과로 영구적인 변형이 일어난다(그림 4-10-A).
- 변형은 조직의 점성(viscosity)과 관련이 있기 때문에 시간에 의존한다. 변형의 정도는 힘의 양과 적용되는 힘의 비율에 의해 좌우된다.

- 탄성 영역 내에서 장기간 적용되는 낮은 크기의 하중은 결합조직의 변형을 가중시키고 점차 콜라겐섬유 사이의 결합을 재형성하여 주위 조직에 수분을 다시 분배시키는데, 이러한 변형은 가역적이다.
- 변형으로부터의 완전 회복은 오랜 시간에 걸쳐 일어난다.

② 점탄성의 속도 민감성

- 점탄성의 응력–변형률 곡선은 조직에 대한 부하 적용 속도에 민감하다.
- 장력이나 압박의 상태로 놓여 있을 때, 부하의 속도가 빠를수록 응력–변형률 관계의 경사도는 탄성 범위 내에서 증가한다.
- 점탄성 결합조직의 속도–민감성 특성은 근육뼈대계통 내에 있는 주변 조직을 보호하게 된다(예: 뛰는 동안 압박속도 증가로 인해 무릎관절연골은 더 뻣뻣해짐).

③ 응력–이완

- 응력–이완(stress–relaxation)은 뻗침의 일정한 자세를 수시간 또는 며칠 동안 실시하려는 장기간 뻗침운동의 기본원리가 된다.
- 조직에 뻗침하기 위해 적용되고 조직의 길이가 일단 일정하게 유지되면, 초기 변형 이후 조직의 길이를 유지하는 데 필요한 힘의 감소가 일어나고 조직의 긴장이 감소한다(그림 4–10–B).
- 변형과 마찬가지로, 결합조직의 점탄성 및 수분함유량 재분배와 관련이 있다.
- 길이의 회복과 영구적인 변화는 변형의 양과 지속시간에 따라 좌우된다.

④ 반복 하중과 결합조직의 피로

- 조직에 대한 반복 하중(cyclic loading)은 열 생산을 증가시키고 항복점 이하에서 파열을 일으킨다.
- 더 큰 하중이 적용되면 파열에 필요한 반복횟수가 줄어들고, 정적 하중보다 반복 하중에서 더 큰 손상이 일어난다.
- 이 원리는 최대한 수준이 반복 하중으로 며칠 동안 연속적으로 적용되는 뻗침에도 적용될 수 있다.
- 하중의 강도는 환자의 반응(내성)에 의해 결정한다. 최소 이하의 하중으로 실시하는 반복 하중은 파괴를 일으키지 않는다.
- 이러한 반복횟수가 지구력 한계(endurance limit)이다.
- 반복 하중에 의한 결합조직 파열의 예가 스트레스 골절과 과사용증후군이며, 이것은 뻗침의 결과로 일어나지 않는다. 그러므로 새로운 영역에서의 재형성과 치유를 허용하기 위해, 시간이 반복으로 반복 뻗침 사이에 허용되어야 한다.

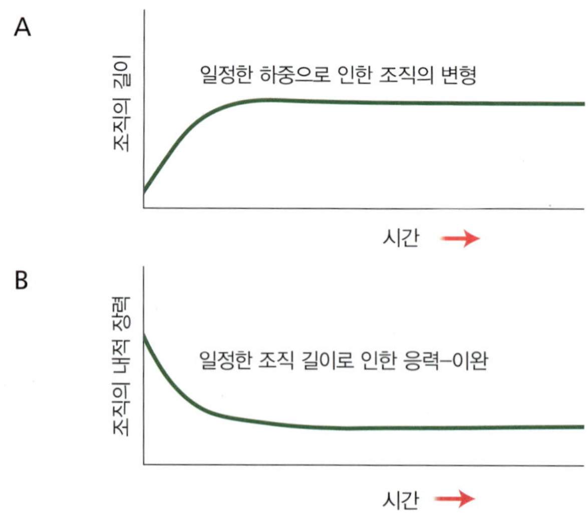

그림 4-10 장기간 뻗침에 대한 조직의 길이 및 장력 변화

(5) 결합조직 뻗침을 위한 역학적 원리의 요약

① 결합조직의 변형(뻗침)은 다양하게 적용되는 힘의 강도와 속도에서 다양하게 발생한다.

- 영구적인 뻗침이나 증가된 유연성을 위해 콜라겐 결합의 파괴와 재배열이 필요하다.
- 조직의 파열은 완전한 파손이 일어나기 전, 근육원섬유와 섬유의 작은 파열로 시작한다.
- 한 번의 최대 적용(외상성 상해나 도수교정으로 인한 급성열상)이나 반복적인 최대하 응력(반복 하중에 의한 스트레스 손상이나 피로) 적용 시 조직의 완전한 파열이 발생할 수 있다.
- 미세손상(영구적 연장을 일으키는)도 변형, 응력-이완, 통제된 반복 하중으로 발생한다.

② 조직의 치유와 적합한 재형성은 지속되는 반복 하중 아래에서 그 조직이 어느 정도 반응할 수 있도록 운동간격(bout) 시간을 적절하게 설정하여야 한다.

- 조직의 유연성과 장력 둘 다를 증진시키는 중요한 요소이다.
- 치유와 재형성의 시간이 허용되지 않는다면, 과사용증후군과 피로골절에서 보는 바와 같이 조직의 파열(failure)이 발생할 수 있다.
- 집중 뻗침(intensive stretching)은 치유의 시간을 허용하기 위해 매일 적용하지 않는다.
- 미세파열로 염증이 커지면, 흉터조직이 추가적으로 더욱 유착되어 운동을 제한하게 된다.

③ 조직의 재형성을 허용하는 새로운 범위 내에서, 근육을 훈련시키는 운동이 필수적이며, 그렇지 않다면 그 조직은 결국 단축된 길이로 되돌아오게 된다.

(6) 응력-변형률 반응에 따른 콜라겐의 변화

① 고정 효과

- 새로운 조직과 응력을 받지 않는 조직 간의 약한 결합력과 콜라겐의 교체(turnover)로 인해 조직이 약화된다.
- 아직 조직화되지 못한 콜라겐섬유가 서로 교차연결되고, 섬유 간의 적절한 공간 유지와 윤활작용 효율성이 저하되어 유착이 형성된다.
- 결국에는 정상 장력강도의 비율이 떨어진다.

② 비활동 효과

- 정상 활동의 감소로 인해 콜라겐섬유의 크기와 양이 감소하여 조직의 약증을 초래한다.
- 탄력섬유의 지배가 커지게 되고 그 결과 순응성이 증가한다.
- 회복은 약 5개월에 걸친 규칙적이고 반복적인 하중에 의해서 달성된다.
- 신체활동은 결합조직의 튼튼함(strength)에 유익한 결과를 가져온다.

③ 연령 효과

- 최대 장력과 탄성의 감소가 나타나고 응력에 적응하는 비율이 느려진다.
- 과사용증후군, 피로파열(fatigue failures), 뻗침에 의한 파열이 증가될 확률이 높다.

④ 코티코스테로이드 효과

- 장력이 감소된 콜라겐의 역학적 성질이 오랫동안 지속되는 해로운 결과를 초래한다.
- 주사 삽입 주위의 섬유아세포가 괴사(fibrocyte death)되고, 재생 소요시간이 15주까지 지연될 수 있다.

⑤ 손상 효과

- 과도한 장력 하중은 근육힘줄 접합부에서 인대와 힘줄의 파열을 일으킨다.
- 손상의 치유는 새롭게 합성된 Ⅲ형 콜라겐으로 파열된 부위에서 교각 형태를 이룬다. 이것은 성숙한 Ⅰ형 콜라겐에 비해 구조적으로 취약하다.
- 조직의 재형성은 최종적으로 Ⅰ형 콜라겐으로 성숙한다.
- 재형성은 일반적으로 손상 후 약 3주부터 시작하여 몇 달에서 1년 동안 지속되며, 결합조직의 크기와 파열의 정도에 따라 좌우된다.

⑥ 콜라겐에 영향을 주는 기타 상태

- 영양 결핍이나 호르몬 불균형, 신장 투석은 정상보다 낮은 스트레스에서 결합조직에 손상을 일으킬 수 있다.

6 뻗침운동 시 결정요소

1) 정렬과 안정화

효율적인 뻗침을 위한 적절한 신체 정렬과 안정화는 필수 요소이다.

(1) 정렬

정렬(alignment)이란 적합한 근육군에 뻗침력을 적용시킬 수 있는 몸통이나 팔다리의 위치를 의미한다. 정렬은 물렁조직의 긴장성에 영향을 주고 이차적으로 관절의 운동범위에도 그 영향을 미친다. 뻗침될 근육과 관절의 정렬뿐만 아니라 몸통 및 인접한 관절의 정렬도 모두 고려해야 한다(그림 4-11).

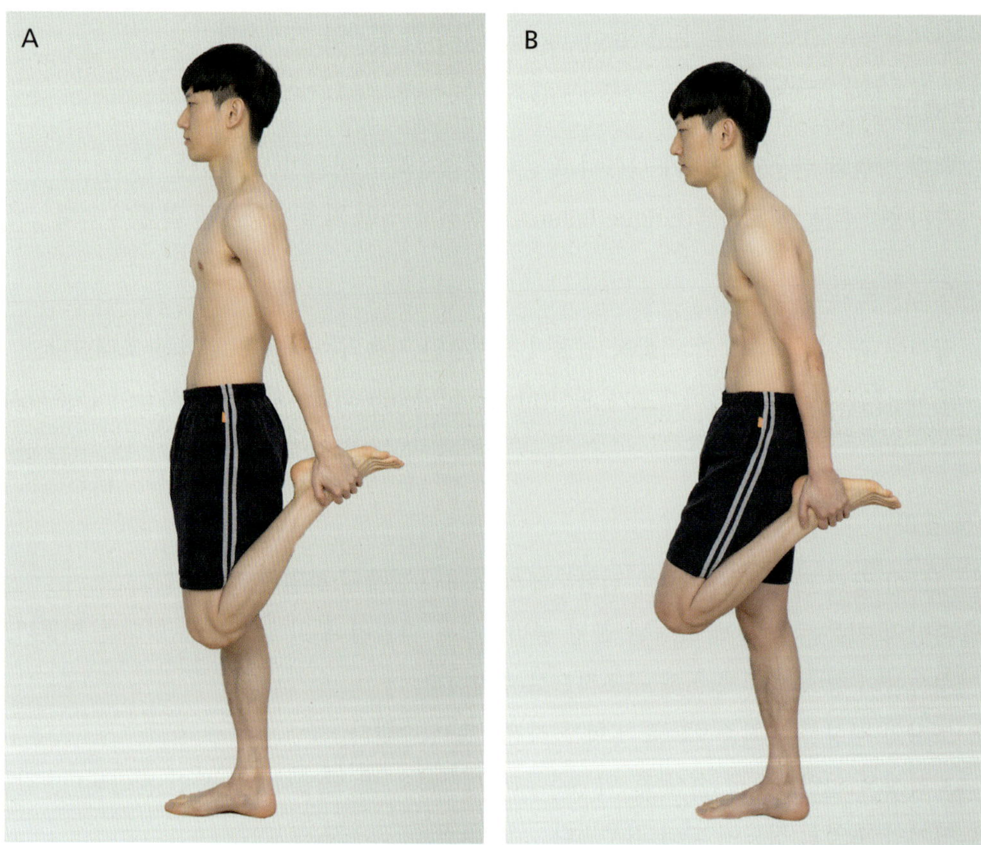

그림 4-11 뻗침운동 시 적절한 신체 정렬

A. 넙다리곧은근 뻗침운동 시 바른 정렬: 무릎 굽힘 시 허리뼈, 골반, 엉덩관절의 중립자세 유지 B. 엉덩관절 굽힘의 잘못된 정렬: 골반 앞쪽기울임, 허리뼈 젖힘, 엉덩관절 벌림이 발생하지 않도록 함

(2) 안정화

뻗침력이 한쪽 뼈 부착부에 적용될 때, 근육의 다른 부착부는 고정되어 있다. 특정 근육이나 근육군 및 연관된 관절주위 구조를 효과적으로 뻗침시키기 위해서는 먼저, 뻗침된 근육힘줄 접합부의 몸쪽 분절이나 먼쪽 분절 중 한쪽을 고정해야 한다. 보통 도수 뻗침에서 한쪽을 고정시킬 때는 먼쪽 분절의 원활한 움직임을 위해 몸쪽 부위를 고정시키는 것이 일반적이다(그림 4-12-A). 자가뻗침의 경우에는 종종 먼쪽 분절을 고정하고 몸쪽 분절을 움직인다(그림 4-12-B).

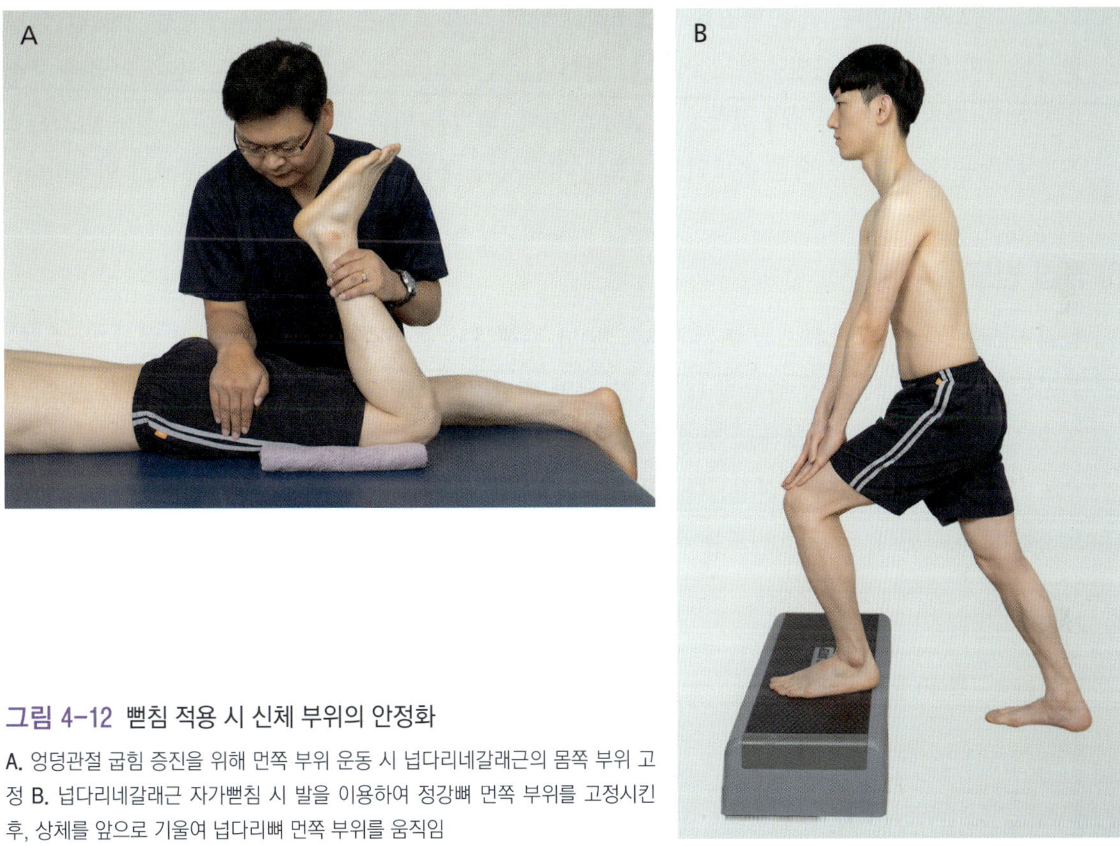

그림 4-12 뻗침 적용 시 신체 부위의 안정화

A. 엉덩관절 굽힘 증진을 위해 먼쪽 부위 운동 시 넙다리네갈래근의 몸쪽 부위 고정 B. 넙다리네갈래근 자가뻗침 시 발을 이용하여 정강뼈 먼쪽 부위를 고정시킨 후, 상체를 앞으로 기울여 넙다리뼈 먼쪽 부위를 움직임

2) 뻗침 강도

뻗침 강도는 뻗침 시 적용하는 뻗침력의 크기로서 조직이 늘어날 때 물렁조직에 가해지는 하중 정도에 의해 결정된다. ACSM에서는 낮은 하중(low load)에 의한 저강도(low intensity)로 뻗침운동을 수행하는 것을 권고하고 있다. 저강도 뻗침은 고강도 뻗침에 비해 대상자를 더 편안하게 하고, 수의적이거나 불수의적인 근육방호(muscle guarding)를 최소화하여 대상자가 이완상태에 놓이게 한다.

3) 뻗침 기간

뻗침 기간은 한 번의 뻗침 주기 동안에 뻗침력이 적용되는 기간이고 단축된 근육이 늘어난 자세로 유지되는 시간을 의미한다. 뻗침 중재의 선택과 수행에서 치료사의 중요한 결정사항 중 하나는 대상자의 상황에 적합한 안전하고 효과적이고, 효율적인 뻗침운동의 기간을 설정하는 일이다.

4) 뻗침 속도

뻗침 속도는 뻗침력의 초기 적용 속도로서 최적의 근육이완과 조직의 손상을 방지하기 위해서는 뻗침의 속도가 느려야 한다. 느린 뻗침은 결합조직에 대한 장력 스트레스를 증가시키지 않거나 뻗침반사를 활성화하지 않는다. 근육방추의 Ⅰa섬유는 늘어나는 근육의 속도에 민감하다는 것을 기억해야 한다. 또한 느린 뻗침은 결합조직의 점탄성에 영향을 미쳐, 조직을 더욱 부드럽게 만든다. 부수적으로, 느린 속도로 적용되는 뻗침은 빠른 속도의 뻗침보다 치료사나 대상자가 통제하기가 쉬우므로 안전하다.

5) 뻗침 빈도

뻗침 빈도는 대상자가 일(day) 또는 주(week)당 수행하는 뻗침 횟수로서 대상자의 연령, 코티코스테로이드의 사용 여부, 과거 뻗침에 대한 반응뿐만 아니라 저하된 가동성, 조직의 질, 치유 수준, 구축의 만성화와 심각성 등을 토대로 결정된다. 일주일의 뻗침 빈도는 조직 치유와 운동 후 근육통을 기준으로 주로 2~5회 사이에서 결정된다. 뻗침 빈도의 결정은 치료사의 임상적 판단과 대상자의 반응 및 요구를 토대로 한다. 과도한 빈도는 손상된 조직의 회복을 방해하고, 결국에는 조직 파괴가 일어날 수 있다.

Tips 뻗침운동 시 결정 요소

- 정렬과 안정화
- 뻗침 강도
- 뻗침 기간
- 뻗침 속도
- 뻗침 빈도

7 뻗침 기법의 분류

각각의 뻗침 기법의 적용이 근육과 관절의 유연성을 증가시킨다 하더라도, 각각의 뻗침 기법은 서로 다른 기전에 의해 길이 증가를 일으킨다.

도수 접촉이나 장비, 지속적 외력이나 간헐적 외력, 과압박에 의한 끝범위에서의 뻗침력 등이 제한된 관절을 현재의 관절운동범위를 초과하여 움직여 줌으로써 단축된 근육힘줄 단위와 관절주위의 결합조직을 길게 늘인다.

1) 정적 뻗침

정적 뻗침(static stretching)은 널리 행해지는 효과적인 뻗침 중의 하나로서, 근육뼈대계 유연성 증가를 일으키는 근육힘줄 단위의 기계적, 신경학적 비율에 영향을 주는 기법이다(그림 4-13, 4-14). 정적 뻗침은 유연성과 관절운동범위를 증가시키는 효율적인 방법으로 알려져 있고, 수십 년 동안 탄성적 뻗침보다 안전한 방법으로 간주되어 왔다. 정적 뻗침은 인체의 무게, 치료사 또는 파트너, 보조기구를 이용하여 적용할 수 있다(그림 4-15).

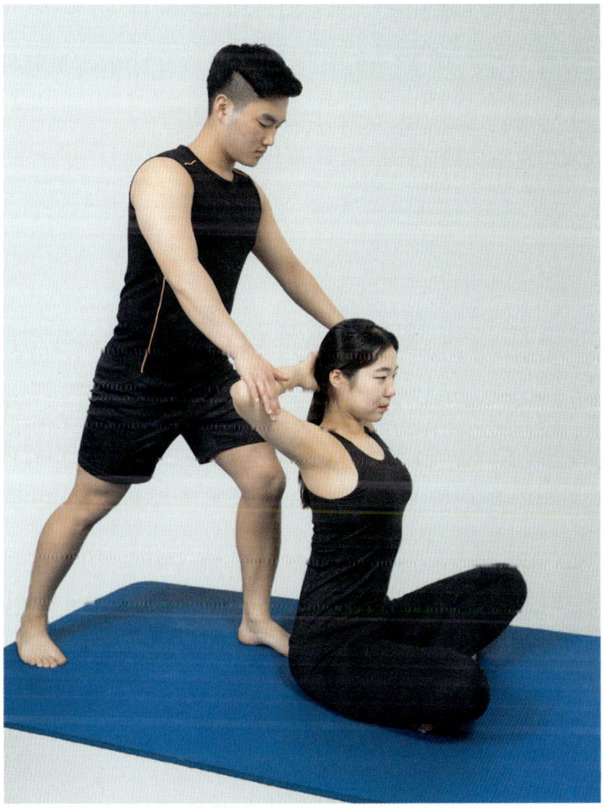

그림 4-13 양쪽 큰가슴근에 적용된 정적 뻗침

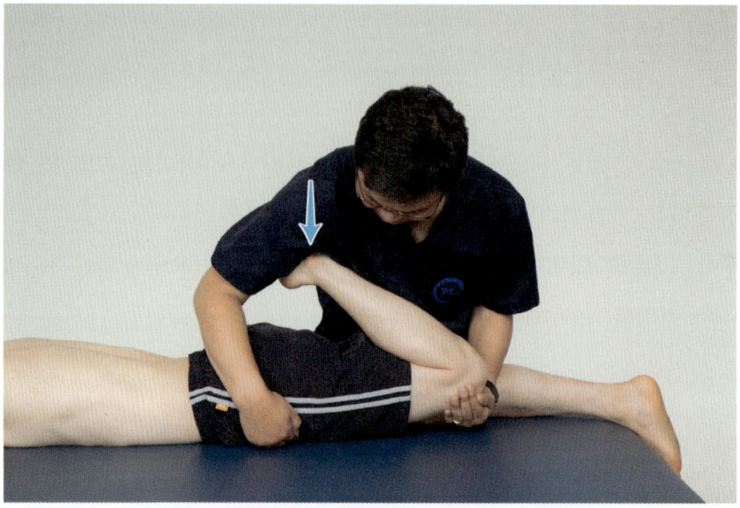

그림 4-14 넙다리네갈래근에 적용된 정적 뻗침

- 수동적으로 대항근의 저항점(point of tissue resistance)을 지나 지속된 뻗침력으로 일정 기간 동안 늘어난 자세를 유지시킨다.
- 정적 뻗침과 혼용될 수 있는 용어로는 지속 뻗침, 유지 뻗침 또는 장기간 뻗침 등이 있다.
- 정적 뻗침의 기간은 뻗침운동을 하기 전에 미리 정하거나, 뻗침 절차 동안 환자의 반응과 내성에 근거하여 설정할 수도 있으며, 추천되는 지속시간은 3초에서 60초까지 다양하다. 몇몇 연구에서는 근육의 유연성을 증가시키는 데 15~30초가 가장 효과적이라고 보고하였다.
- 정적 뻗침의 적용 빈도는 3~4번 이상 반복적으로 시행한다.
- 기계적 뻗침이 정적 뻗침을 제공한다면, 시간계획은 몇 시간에서 며칠 또는 몇 주로 짜여진다.

2) 동적 뻗침

동적 뻗침(dynamic stretching)은 대항근의 빠른 뻗침에 의한 작용근의 반복적인 수축이 이루어지는 뻗침 기법이다(그림 4-16).

- 많은 신체활동이 동적이고 작용근의 반복적인 수축을 요구한다. 이러한 활동을 시행하기 전, 대항근의 동적 뻗침을 감소시키기 위한 대항근 편심성 수축은 부과된 저항에 점진적으로 적응할 수 있게 해 주고 부상의 가능성을 줄여준다.
- 동적 뻗침은 좀 더 기능적이기 때문에 적절한 회복 시점에 원상태로 돌아가기 위한 재활 프로그램에 포함될 수 있다.

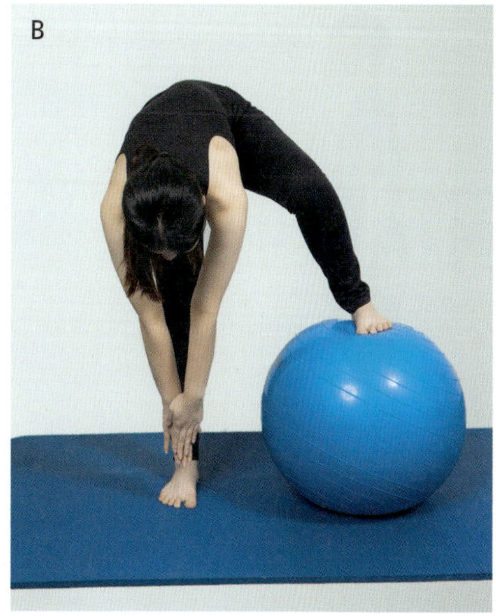

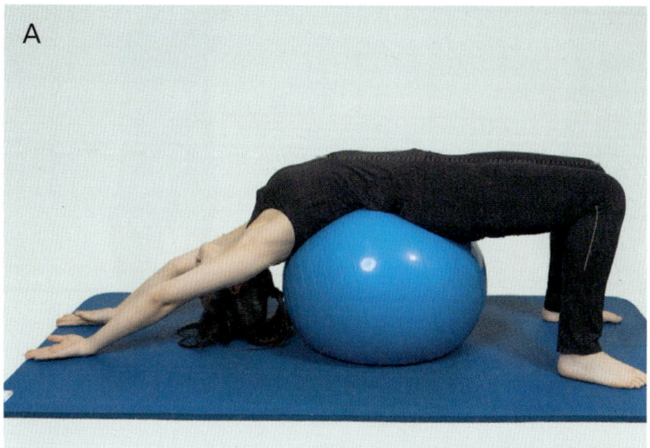

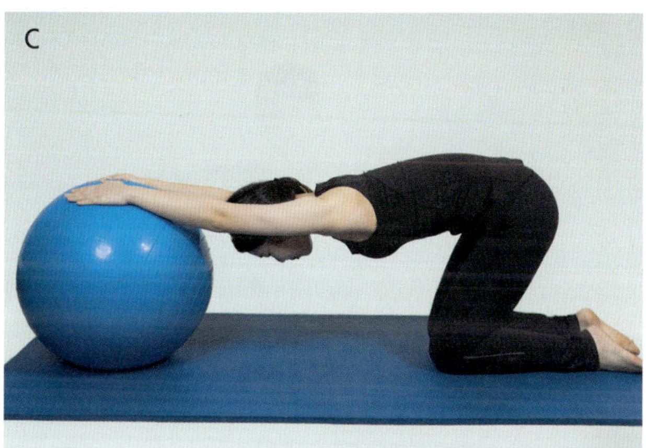

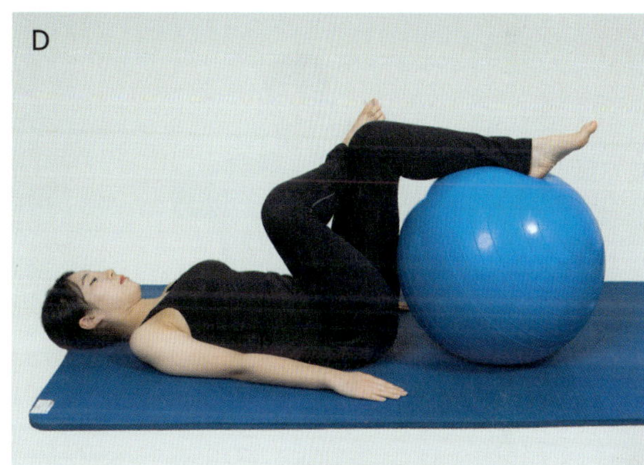

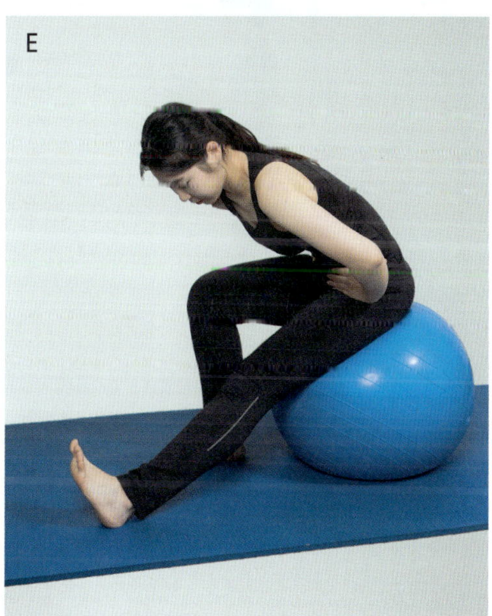

그림 4-15 짐볼을 이용한 정적 뻗침

A. 척추 폄 B. 서 있는 자세에서 벌림근 뻗침 C. 넓은등근 뻗침 D. 궁둥구멍근 뻗침 E. 앉은자세에서 넙다리뒤근 뻗침

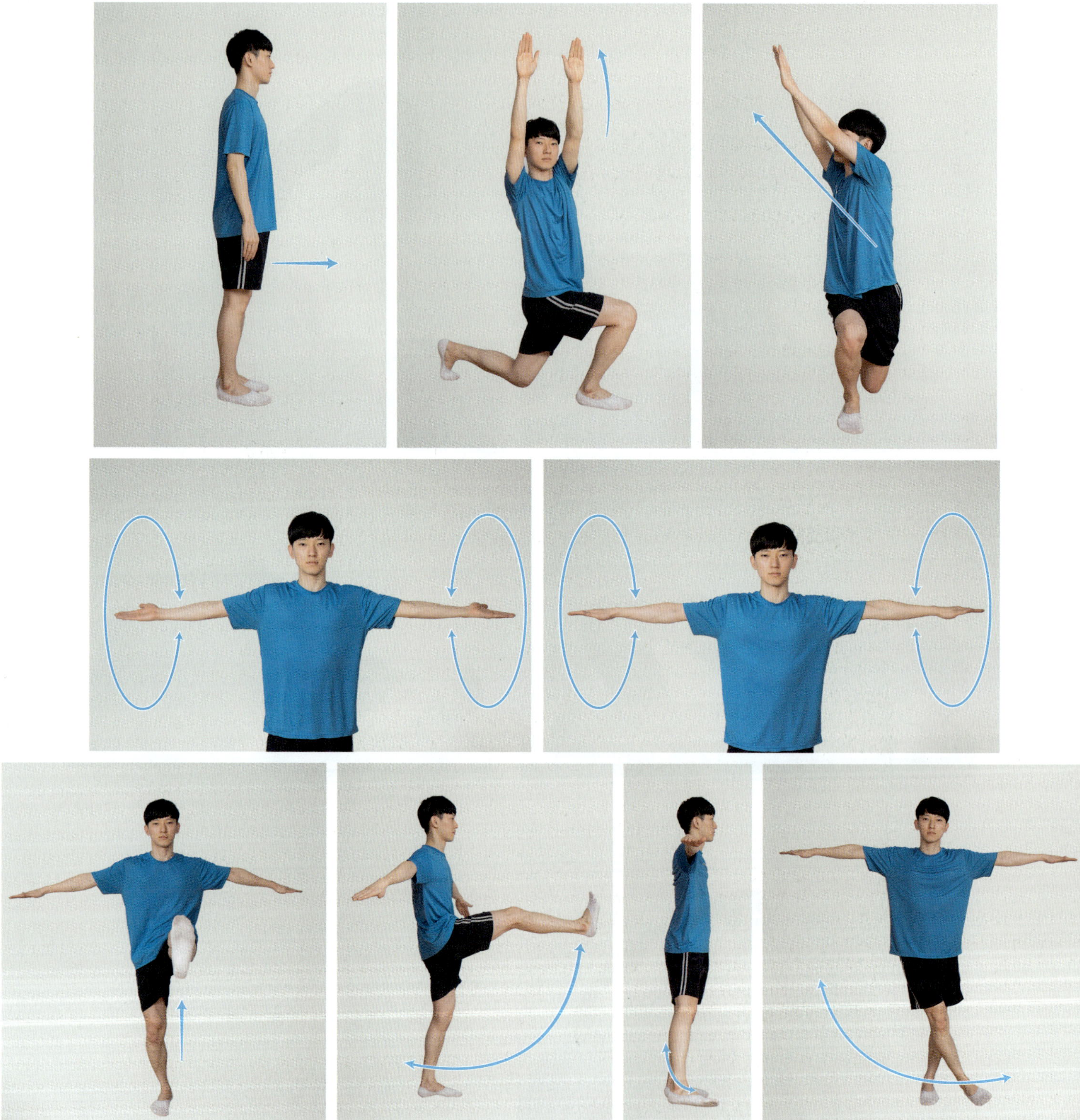

그림 4-16 동적 뻗침

3) 반복 뻗침

반복 뻗침(cyclic stretching)은 단기간의 뻗침력을 반복적으로 적용하면서, 점진적으로 이완시킨 후 다시 적용하는 뻗침 기법이다. 반복 뻗침은 치료기간 중 본래의 운동 형태를 이용하여 여러 번 반복한다(뻗침 주기).

- 빠른 속도로 움직이는 탄도적 뻗침(ballistic stretching)과 다르게 반복 뻗침은 뻗침력이 통제된 낮은 강도와 느린 속도로 수행한다.
- 적용되는 뻗침 기간을 바탕으로 했을 때, 반복 뻗침과 정적 뻗침 사이의 구분은 명확하지 않다. 최적의 주기횟수는 뻗침에 대한 환자 반응에 근거를 두는 것이 바람직하다.
- 일부 치료사들은 임상경험을 바탕으로 적절하게 적용되는 끝범위 반복 뻗침이 정적 뻗침(특히, 정적 뻗침이 30초 이상 적용) 만큼 효율적이지만, 더 편안하다는 견해를 가지기도 한다.

4) 탄도적 뻗침

탄도적 뻗침(ballistic stretching)은 신경학적 기전을 통해 유연성을 증가시키는 기법으로, 관절운동범위의 증가를 위해 빠르고 강제적인 간헐적 뻗침(즉, 빠르고 강한 강도의 뻗침)을 적용한다.

- 단축된 구조물을 뻗침시키기 위해 관절운동범위를 통해 탄력이나 리듬적 동작을 빠르고 강하게 수행하는 것이 특징이다(그림 4-17).
- 정적 뻗침이나 탄도적 뻗침이 유연성 증진에 동일한 효과를 가진다 할지라도, 탄도적 뻗침은 정적 뻗침보다 조직에 더 많은 미세손상을 일으킬 수 있고, 근육통도 더 많이 발생시킬 수 있다.
- 결론적으로, 컨디셔닝 프로그램에 참여하는 젊고 건강한 대상자들에게는 관절운동범위를 증가시키기 위해 탄도적 뻗침을 권장하지만, 근육뼈대계 질환이나 만성 구축이 있는 노인이나 근로자에게는 탄도적 뻗침을 권장하지 않는다.
- 고정이나 무사용으로 약해진 조직은 쉽게 손상 받으며, 만성구축의 치밀결합조직은 강한 강도와 짧은 기간의 뻗침으로 오히려 더 잘 부서지고 찢어지기 쉽다.

5) 컨디셔닝 프로그램과 심화 재활단계에서의 빠른 속도 뻗침

일부 치료사나 학자는 선택적으로 환자에게 빠른 뻗침을 조심해서 적용할 수 있다고 믿고 있다. 예를 들어, 특별히 능동 유연성이 요구되는 체조와 같은 스포츠의 고강도 훈련에서는 컨디셔닝 프로그램에 빠른 속도 뻗침을 포함시킬 수 있다. 근육뼈대계 손상 이후 칭조적 활동이 고도로 요구되는 젊은 운동선수의 재활 마지막 단계에서 시행되는 플라이오매트릭 훈련(plyometric training)이나 각 운동 종목 특성에 맞는 운동을 시작하기에 앞서 빠른 속도 뻗침운동을 점진적으로 적용할 수도 있다. 만약 빠른 속도 뻗침이 필요하다면, 빠르지만 낮은 부하(저강도)의 뻗침을 권장하고, 효율적인 안정화에 집중하도록 만든다. 후속 자가뻗침으로의 진행은 동적 유연성을 향상시키기 위해 정적 뻗침에서 탄도적 뻗

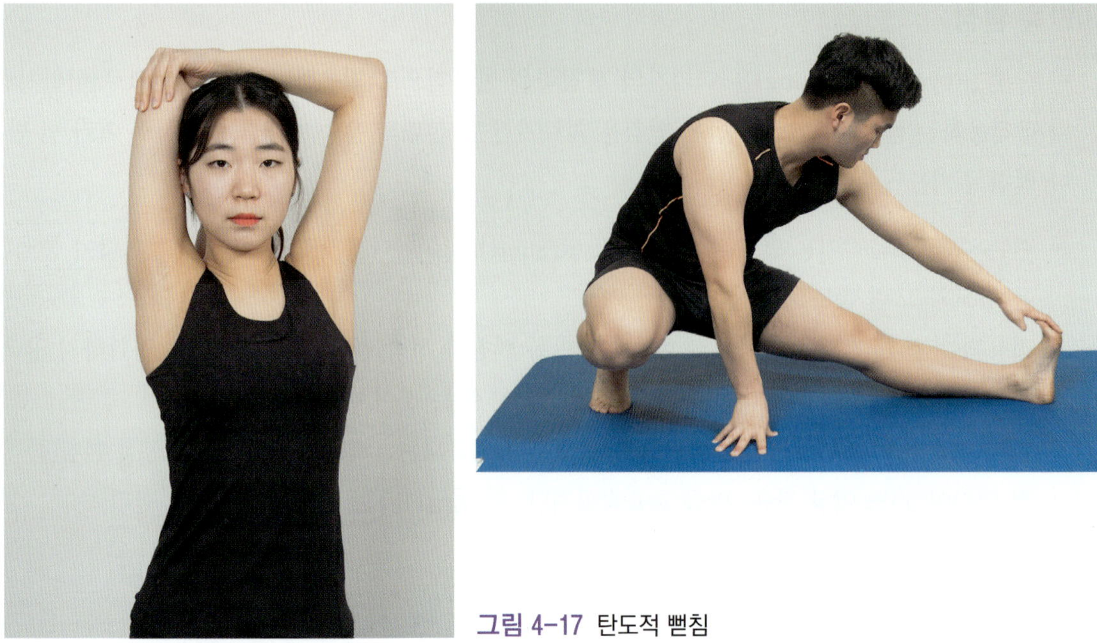

그림 4-17 탄도적 뻗침

침으로 이행하는 과정으로 설계된다.

- 정적 뻗침 → 느리고 짧은 끝범위의 뻗침 → 느리고 전체 범위의 뻗침 → 빠르고 짧은 끝범위의 뻗침 → 빠르고 전체 범위의 뻗침
- 뻗침력은 뻗침될 결합조직과 근육에 대항하는 반대 근육군을 능동으로 수축함으로써 시작된다.

6) 도수 뻗침 또는 수동 뻗침

치료사가 도수 뻗침(manual stretching)을 수행할 때, 도수 접촉을 이용하여 현재의 신체 분절의 허용 가능한 관절운동범위를 약간 넘어설 정도로 힘을 가한다. 이때 치료사는 뻗침 방향, 속도, 강도, 기간뿐만 아니라 고정할 부위를 손으로 통제한다. 관절가동범위운동과 마찬가지로, 도수 뻗침은 수동으로 치료사에 의해 시행되고 뻗침을 시행하는 동안 근육을 수축시키지 않고 환자가 편안하게 느끼는 강도를 이용하여 운동범위의 끝 지점에서 통제적 · 정적 · 점진적으로 수행하여 단축된 근육힘줄 단위와 관절 주위의 결합조직을 늘린다. 만약 대상자가 최대로 이완된다면 수동 뻗침(passive stretching)이라 하고, 뻗침 기간은 15~60초 동안 유지되고, 여러 번 반복될 수 있다.

7) 기계적 뻗침

기계나 기구를 이용한 기계적 뻗침(mechanical stretching)에는 모래주머니, 도르래 웨이트(weight pulley)와 같은 간단한 장비부터 저항조절이 가능한 장비, 자동화된 기구 등 다양하다. 이 기법은 물렁조직의 변화를 일으키기 위하여 장시간 동안 낮은 강도로 뻗침력을 가한다. 이를 통해 소성 변화가 발생하고 변화된 운동범위를 통해 일상생활활동의 범위를 증진시킬 수 있다.

- 기계적 뻗침 기간은 도수 뻗침보다는 장시간 적용된다.
- 짧게는 한 번에 15~30분 적용하거나 길게는 8~10시간 동안 적용하기도 한다. 또는 거의 하루 종일 적용되기도 한다.
- 기간 설정은 장비의 종류나 손상 정도 또는 대상자의 내성에 따라 결정한다.

8) 자가뻗침

자가뻗침(self stretching)은 치료사의 지시와 교육 이후, 환자 스스로 독립적으로 수행하는 뻗침운동이다(그림 4-18). 자가뻗침은 종종 유연성 운동(flexibility exercise)이란 용어로도 이용되며 능동 뻗침(active stretching)이라 부르는 경우도 있다. 그러나 억제기법이나 촉진기법을 뻗침운동 안에 병합했을 경우에만, 능동 뻗침이란 용어를 사용하여 왔다.

9) 고유수용성 신경근 촉진법(PNF)을 통한 뻗침

고유수용성 신경근 촉진법(PNF)을 통한 뻗침은 근육의 유연성을 증가시키기 위해 근육생리학적 요소를 이용한다. 또한 근육수축 시 대항근의 이완을 유도한다. 신경근육의 촉진기법과 억제기법(neuromuscular facilitation and inhibition techniques)은 근육의 길이를 뻗침하기에 앞서 단축된 근육의 긴장을 반사적으로 이완시킨다. 뻗침에 사용되는 고유수용성 신경근 촉진법(PNF)을 통한 뻗침은 유지-이완, 수축-이완, 느린 반전-유지-이완, 작용근육수축, 유지-이완과 작용근육수축의 결합 기법이다. 이 기법은 등척성 수축의 변환과 작용근과 대항근의 이완의 조합을 포함한다(많은 치료사는 임상에서 10초간의 수축단계 후 10초간의 이완단계를 반복한다).

(1) 유지-이완 기법

유지-이완(Hold-Relax, HR) 기법은 저항에 대항하여 대항근의 최대뻗침을 이루기 위해 치료사의 가벼운 저항과 결합한 대항근(단축된 근육)의 등척성 수축과 함께 시작된다. 단축된 근육을 뻗침시키기 전에 수축을 적용하면 근육 내 장력발생 증가로 인해 골지힘줄기관이 활성화되는데, 이러한 근육의 자동발생 억제(autogenic inhibition)에 의해 근육이 이완됨으로써 좀 더 쉽게 근육을 뻗침시킬 수 있다. 대상자는 제한된 범위까지 근육을 뻗침시킨 후, 끝지점에서 등척성 수축을 유지한다(그림 4-19, 4-20). 수축 후 대항근에서 능동적 이완이 발생하면 증가된 운동범위까지 편안하게 움직여 새롭게 늘어난 자세로 근육을 유지한다.

(2) 수축-이완 기법

수축-이완(Contract-Relax, CR) 기법은 신체 부위를 작용근 패턴으로 수동적으로 움직이는 뻗침 기법이다(그림 4-21, 4-22). 대상자는 제한된 범위까지 근육을 수동 뻗침시킨 후, 치료사의 저항에 대하

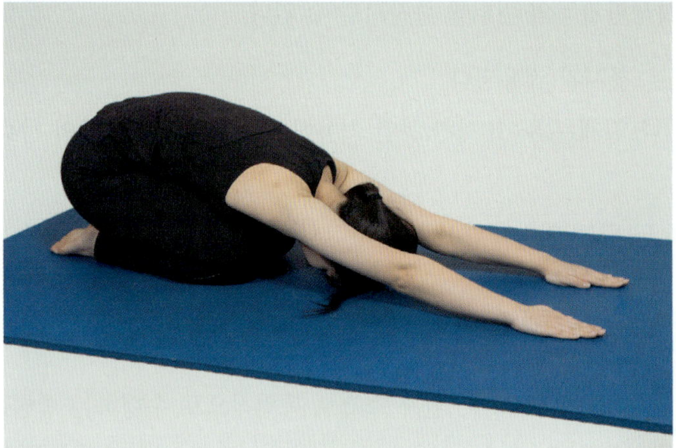
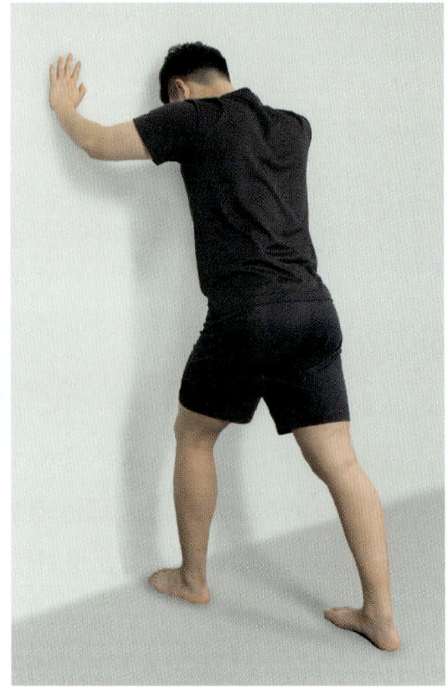

그림 4-18 자가뻗침

여 대항근(단축된 근육)을 동심성으로 수축한다. 이후 치료사가 단축된 근육의 늘어난 운동범위까지 수동적으로 움직이는 동안 환자는 대항근을 이완한다. 이 수축-이완기법은 근육경직으로 인해 운동범위가 제한될 때 유용하다.

(3) 작용근육수축 기법

작용근육수축(agonist contraction, AC) 기법은 억제기법의 일종으로서 단축된 근육의 대항근을 작용근이라고 하는데, 그 의미는 대항근육수축을 통해 뻗침이 발생하기 때문에 작용근이라고 표현하고 있다. 치료사는 작용근에 가벼운 저항을 제공하고 대상자는 능동적으로 작용근을 동심성으로 수축한다(그림 4-23, 4-24). 작용근이 수축하면 상반억제에 의해 단축된 근육에서는 더욱더 이완이 발생하게 된다. 이 기법은 단축된 근육에 통증이 있거나 초기 치료단계에서 효과적이다.

(4) 유지-이완과 작용근육수축의 결합 기법

유지-이완과 작용근육수축의 결합(hold-relax with agonist contraction) 기법은 유지-이완기법의 변형된 기법으로서, 뻗침 전 단축된 근육에 등척성 수축을 적용한 후 이완을 일으키고 단축된 근육의 대항근을 동심성으로 수축시키는 기법이다(그림 4-25). 이 기법은 유지-이완기법에 의한 자동발생 억제와 작용근육수축으로 인한 상호억제 원리가 모두 응용된 기법이라고 할 수 있다.

치료사는 단축된 근육에 5~10초 동안 등척성 수축을 적용할 때 통증이 유발되지 않도록 주의한다.

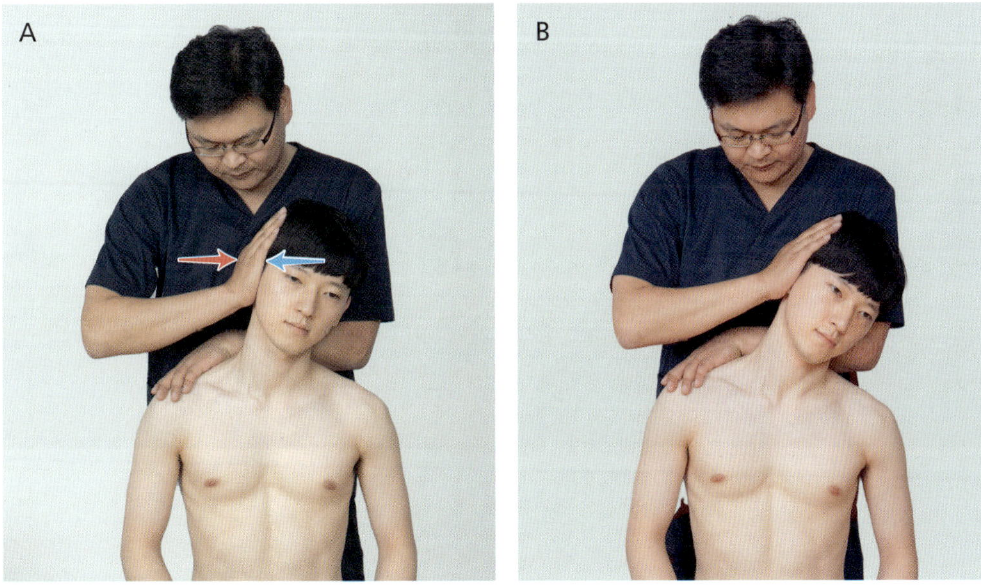

그림 4-19 단축된 위등세모근에 유지-이완 기법

A. 단축된 위등세모근 끝지점에서 등척성 수축 적용 B. 새롭게 증가된 가동범위까지 수동으로 움직여 자세 유지

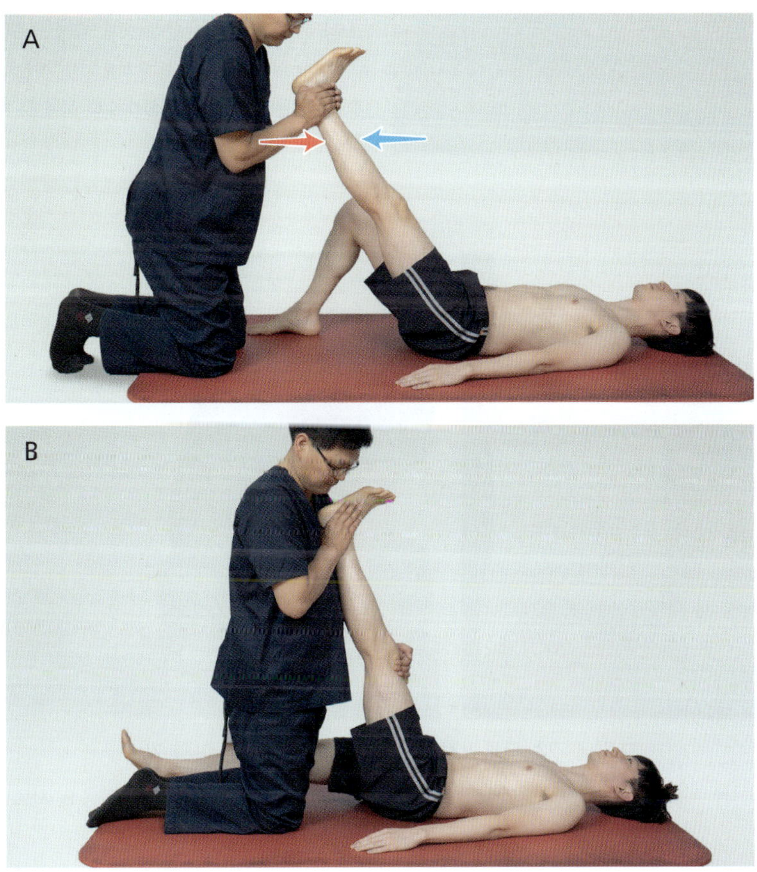

그림 4-20 단축된 엉덩관절 폄근에 유지-이완 기법

A. 단축된 엉덩관절 폄 끝지점에서 등척성 수축 B. 새롭게 증가된 가동범위까지 수동으로 움직여 자세 유지

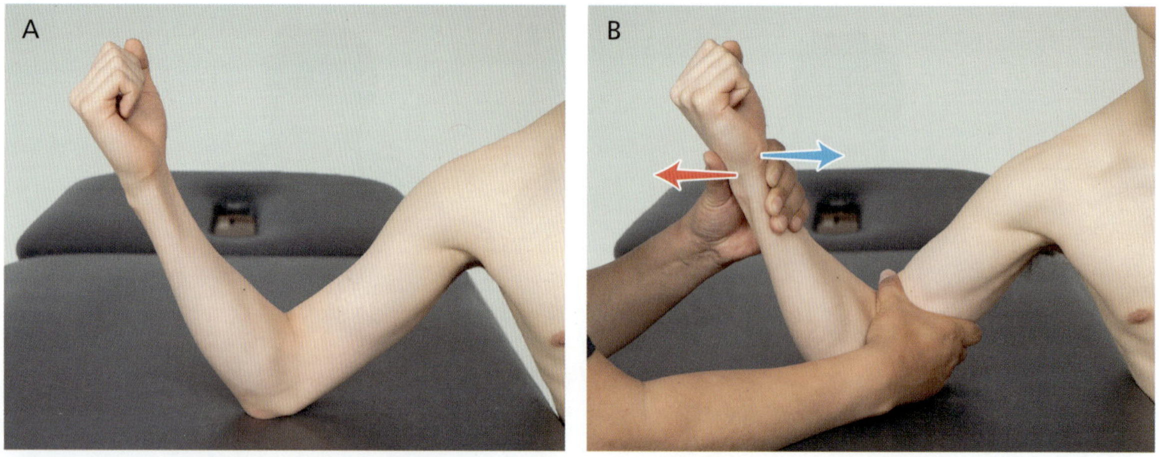

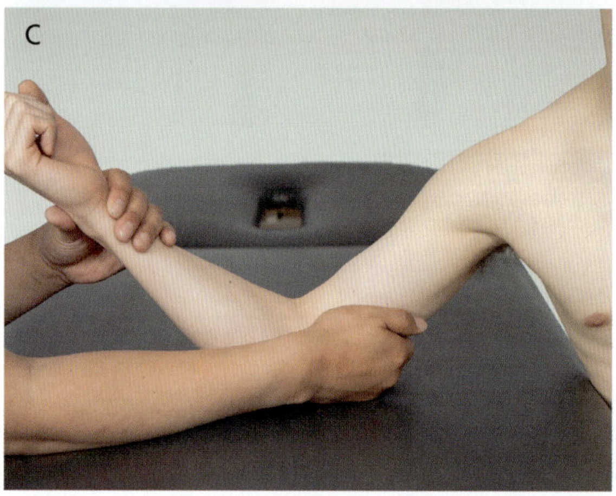

그림 4-21 위팔두갈래근에 적용된 수축-이완 기법

A. 제한범위까지 위팔두갈래근에 수동 뻗침 적용 B. 치료사의 저항에 대하여 위팔두갈래근에 동심성 수축 적용 C. 치료사는 늘어난 가동범위까지 수동적으로 움직임

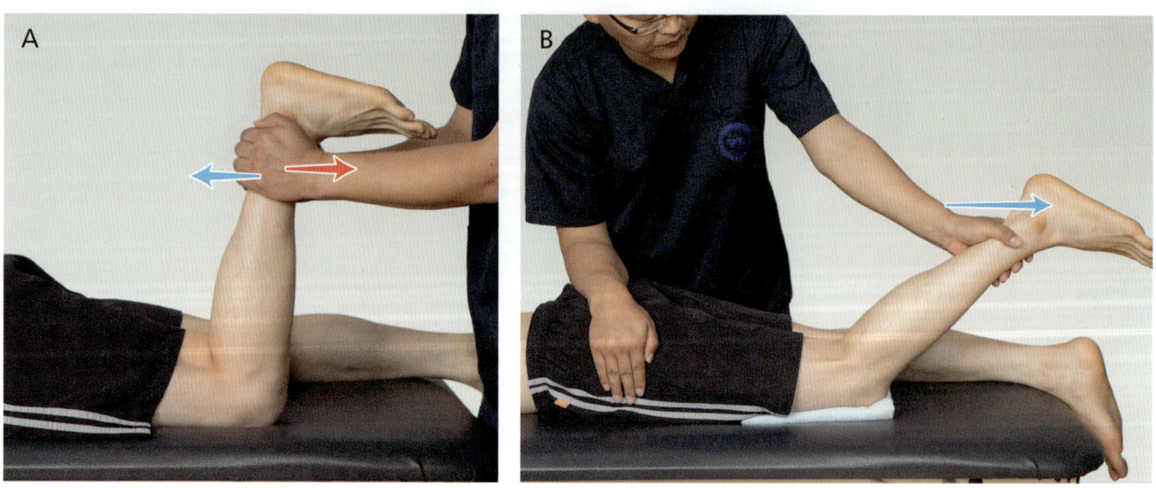

그림 4-22 무릎관절 굽힘근에 적용된 수축-이완 기법

A. 제한범위까지 넙다리뒤근을 수동 뻗침한 자세에서 치료사의 저항에 대하여 넙다리뒤근에 동심성 수축 적용 B. 치료사는 늘어난 가동범위까지 수동적으로 움직임

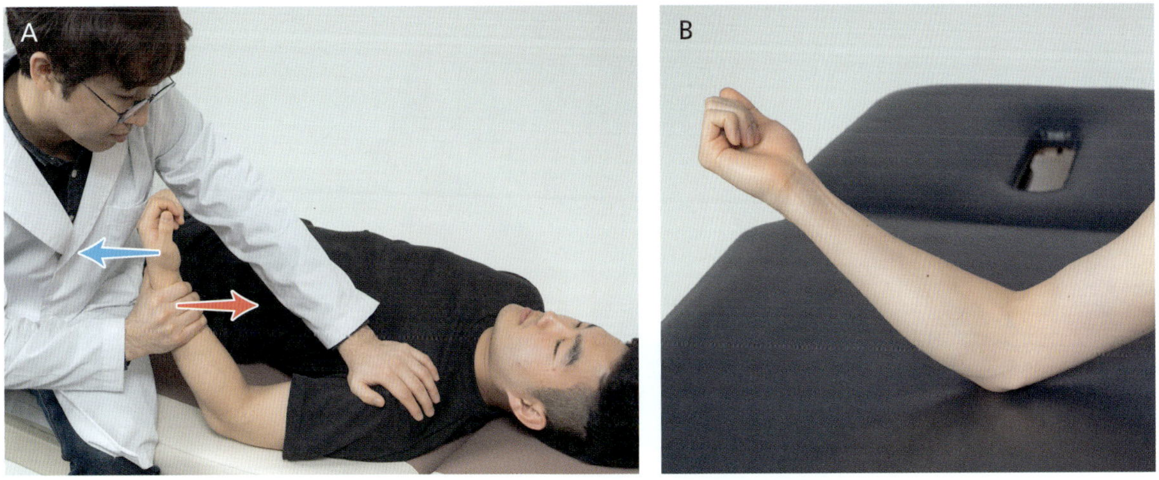

그림 4-23 위팔두갈래근에 적용된 작용근육수축 기법

A. 가동범위의 끝에서 위팔세갈래근을 동심성으로 수축할 때, 치료사는 가벼운 저항 적용 B. 위팔두갈래근에 이완이 발생되어 가동범위가 증가됨

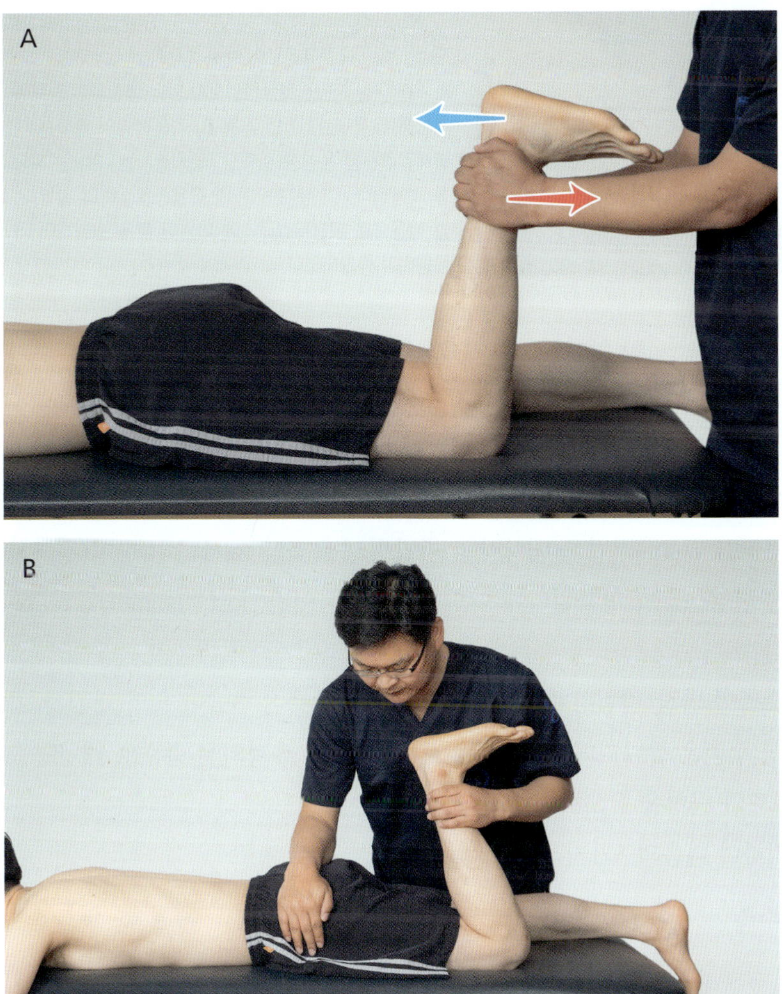

그림 4-24 넙다리네갈래근에 적용된 작용근육수축 기법

A. 가동범위의 끝에서 넙다리뒤근을 동심성으로 수축할 때, 치료사는 가벼운 저항 적용 B. 넙다리네갈래근에 이완이 발생되어 가동범위가 증가됨

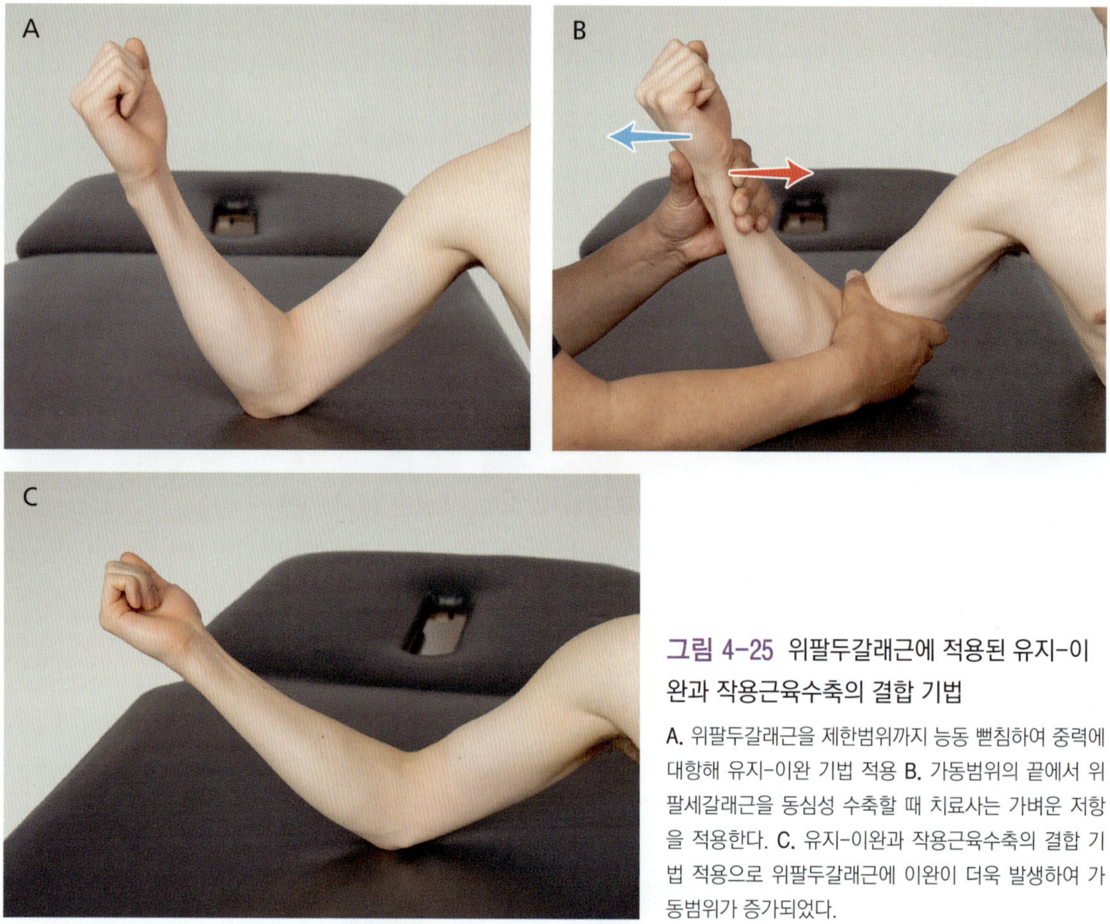

그림 4-25 위팔두갈래근에 적용된 유지-이완과 작용근육수축의 결합 기법

A. 위팔두갈래근을 제한범위까지 능동 뻗침하여 중력에 대항해 유지-이완 기법 적용 B. 가동범위의 끝에서 위팔세갈래근을 동심성 수축할 때 치료사는 가벼운 저항을 적용한다. C. 유지-이완과 작용근육수축의 결합 기법 적용으로 위팔두갈래근에 이완이 더욱 발생하여 가동범위가 증가되었다.

10) 근에너지 기법

근에너지 기법(Muscle Energy Techniques, MET)은 PNF의 수축-이완과 유지-이완기법을 변형한 도수기법으로서, 근육과 근막의 길이를 늘이고 관절의 가동성을 증진시키기 위해 뻗침반사와 관련된 동일한 신경생리학 기전에 근거한다. 이 기법은 대상자의 자발적 수축과 치료사의 저항이 정교하게 이루어져 수행되는 방법이다. 신경근육의 억제원리에 따라 등척성 후 이완(post-isometric relaxation)이란 용어로 사용되고 있다.

치료에서 등척성과 동심성 수축이 가장 빈번하게 사용된다. 등척성 수축은 척추근육의 과긴장 치료에 가장 자주 이용되며, 등장성 수축은 팔다리에 가장 자주 적용된다. 두 유형의 수축으로 대항근을 억제하여 보다 대칭적인 근육 강도와 균형을 유도한다.

근에너지 기법의 효율성을 위하여 다음의 5가지 요소가 필요하다.

- 환자에 의한 능동적인 근육 수축
- 특정 방향에서의 근육 수축
- 수축 강도에 대한 환자의 어느 정도의 통제

- 치료사의 관절 자세 통제
- 치료사의 적절한 대응력 적용

그림 4-26은 큰가슴근 단축으로 인해 가동범위에 제한이 있을 때 등척성 에너지 기법을 적용하는 방법이다.

그림 4-27은 무릎관절의 폄을 제한하는 넙다리네갈래근과 넙다리뒤근의 불균형이 존재할 때 동심성 등장성 에너지 기법을 적용하는 방법이다.

박스 4-3 근에너지 기법 적용

근육의 뻣뻣함으로 인해 관절운동이 제한을 받고 있는 상황에서 근에너지 기법은 관절의 생리적 운동의 회복을 위해 근육의 수축을 이용한다. 능동적인 근육수축에 의해 움직일 수 있는 모든 근육은 근에너지 기법이 적용될 수 있다. 여러 치료목적을 달성하기 위해 근에너지 기법을 사용할 수 있다.

- 단축, 수축 및 경직된 근육의 뻗침
- 약화된 근육과 근육군의 강화
- 근육 펌핑을 통한 국소 부종의 감소
- 제한된 가동성을 가진 관절의 가동화
- 근막 뻗침 치료기법

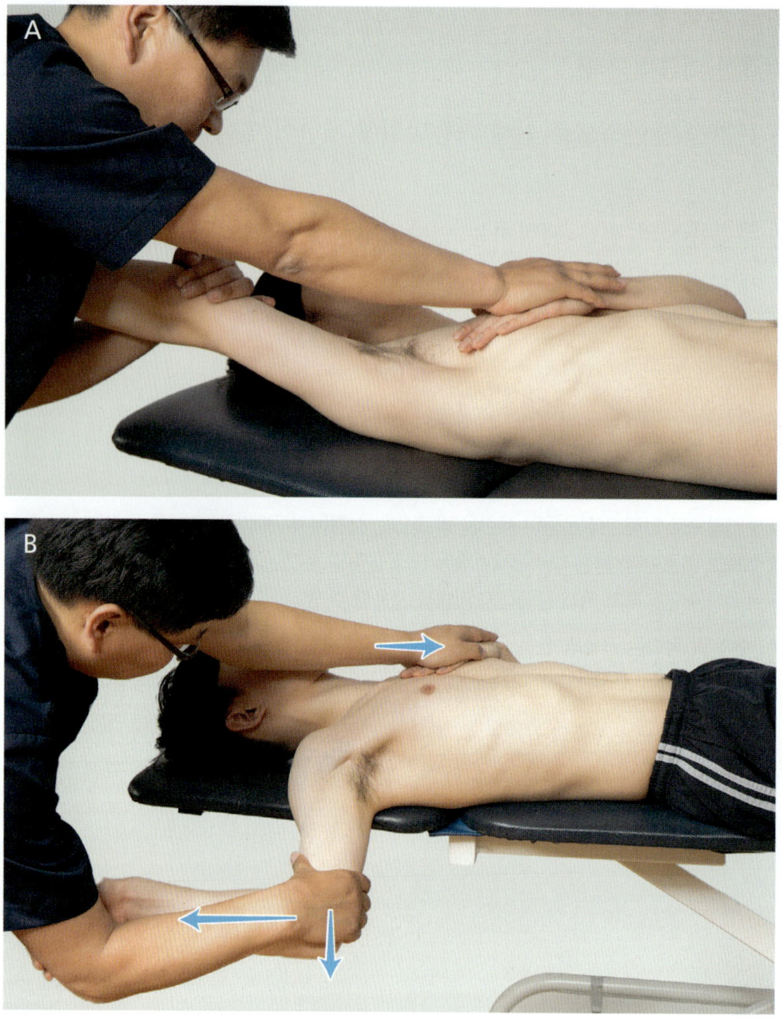

그림 4-26 큰가슴근의 근에너지 기법(MET)

A. 큰가슴근의 MET 치료-배 부착부위 **B.** 교차적으로 유지시켜 큰가슴근에 적용되는 기법-빗장뼈 부착부위

적용방법

1. 대상자는 치료대 위에 똑바로 눕고 큰가슴근이 가장 단축된 방향으로 팔을 벌린다.
2. 대상자는 단축된 큰가슴근 부착지점에 다른 손을 올려 놓는다.
3. 치료사는 치료하는 쪽에 서서 한 손으로 위팔뼈 위쪽을 잡고 다른 한 손으로 대상자의 올려놓은 손 위를 고정한다.
4. 대상자의 팔을 제한지점 바로 전까지 뻗침한다.
5. 대상자는 최소한의 힘(근력의 20%)으로 팔을 능동적으로 모음하도록 지시받는다.
6. 치료사가 동일한 저항력을 3~7초 동안 가하고 난 뒤 대상자는 완전히 이완한다.
7. 치료사는 새로운 제한 지점을 넘어서 뻗침하고 이를 유지한다.
8. 3~5회 반복한다.

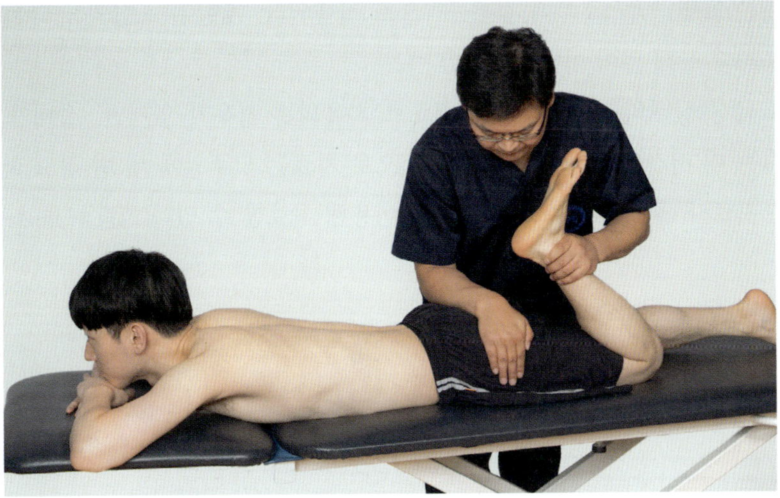

그림 4-27 넙다리네갈래근의 근에너지 기법(MET)

적용방법

1. 대상자는 치료대 위에 엎드려 눕는다.
2. 치료사는 한 손으로 엉덩 부위를 안정시키고 다른 손으로 발목을 잡는다.
3. 치료사는 무릎을 완전히 굽힘한다.
4. 대상자는 최소한의 힘(근력의 20%)으로 능동적인 무릎 폄을 할 것을 지시받는다.
5. 치료사가 동일한 저항력을 3~7초 동안 가하고 난 뒤 대상자는 완전히 이완한다.
6. 치료사는 새로운 제한 지점을 넘어서 뻗침하고 이를 유지한다.
7. 3~5회 반복한다.

11) 근막이완술

근막이완술(Myo Fascial Release, MFR)은 비정상적으로 경직된 근막을 이완하기 위한 목적으로 사용되는 기법이다. 이 기법의 적용을 위해서는 근막 시스템에 대한 심도 있는 이해가 필요하다. 근막은 근육, 힘줄, 신경, 뼈, 장기를 둘러싸고 있는 결합조직이다. 근막은 머리에서 발끝까지 연결되어 있으며 다양한 덮개(sheaths) 또는 면(planes)으로 서로 연결되어 있다. 근막은 기본적으로 콜라겐과 탄력섬유로 구성되어 있다. 움직임을 하는 동안 근막은 반드시 뻗침되고 자유롭게 움직인다. 만일 근막에 부상, 질병, 염증에 의한 손상이 있다면 인접한 구조물뿐만 아니라 부상당한 지점과 멀리 떨어진 부분까지 영향을 받는다. 따라서 부상당한 부위뿐만 아니라 멀리 떨어진 곳까지의 이완이 필수적이다. 부드러운 압박의 비교적 오랜 시간 적용은 근육을 부드럽고 유연하게 한다.

- 근막의 치료는 관절의 관절운동형상에 관계없이 국부적인 제한과 제한의 방향에 따라 기초한다.
- 근막이완술은 광범위한 치료에 쓰이는데, 광범위한 근막의 제한을 이완하는 것은 관절의 가동성에 상당한 영향을 미칠 수 있다.

- 기법의 진행은 표면근막으로부터 깊은근막으로 진행된다. 제한된 표면의 근막이 이완되면 심부의 막은 표면조직의 상해 없이 이완될 수 있다.
- 일반적으로 급성 상태의 경우 몇 번의 치료로 치유되는 경우가 있지만, 상태가 오랫동안 방치될수록 치료하는 데 시간이 오래 걸리나 일반적으로 치료는 일주일에 세 번 정도 할 것을 권장한다.
- 근막이완은 치료사 혹은 환자 스스로 도구를 이용해 치료할 수 있다(그림 4-28, 4-29).

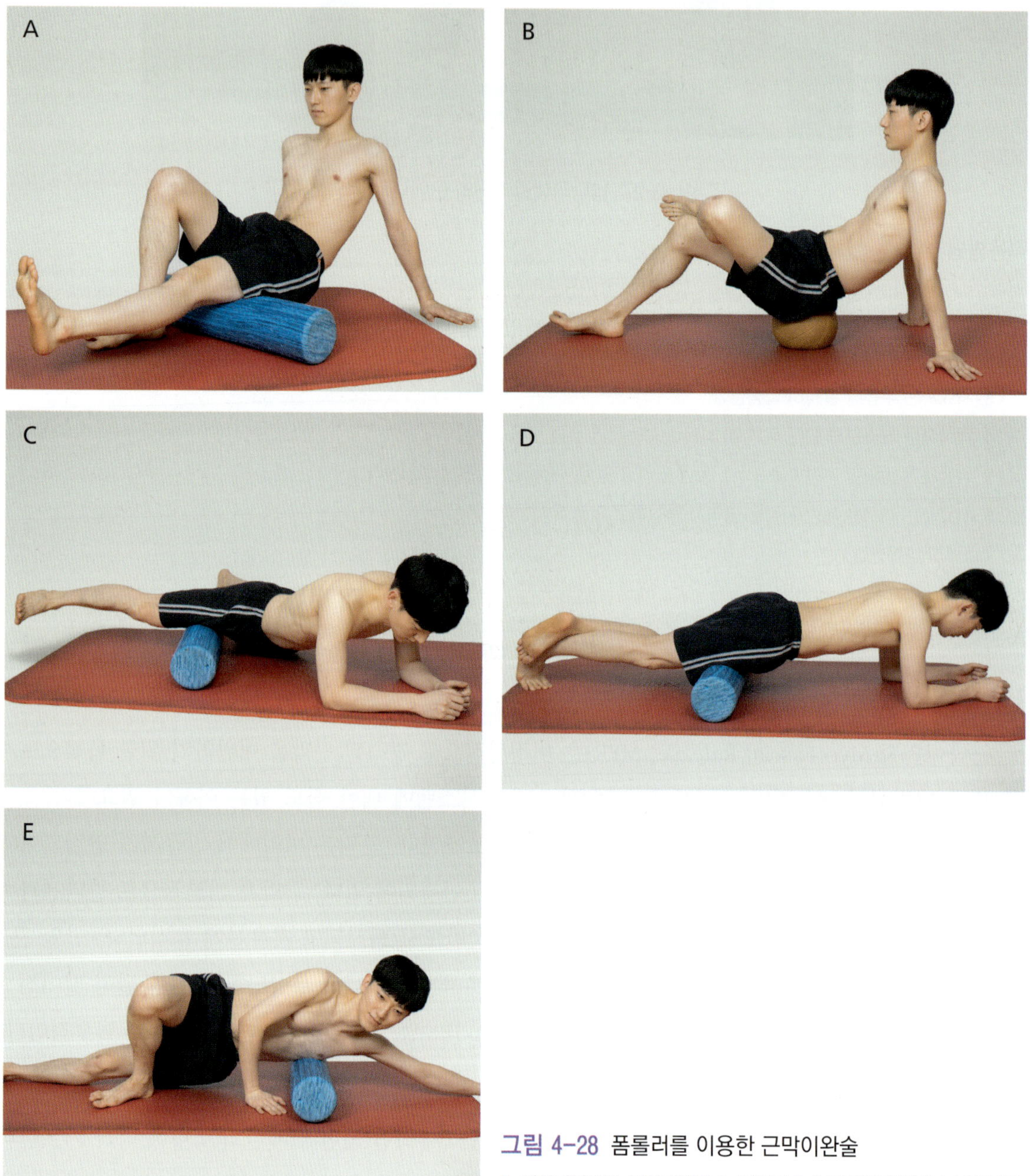

그림 4-28 폼롤러를 이용한 근막이완술

A. 넙다리뒤근 B. 궁둥구멍근 C. 모음근 D. 넙다리네갈래근 E. 넓은등근

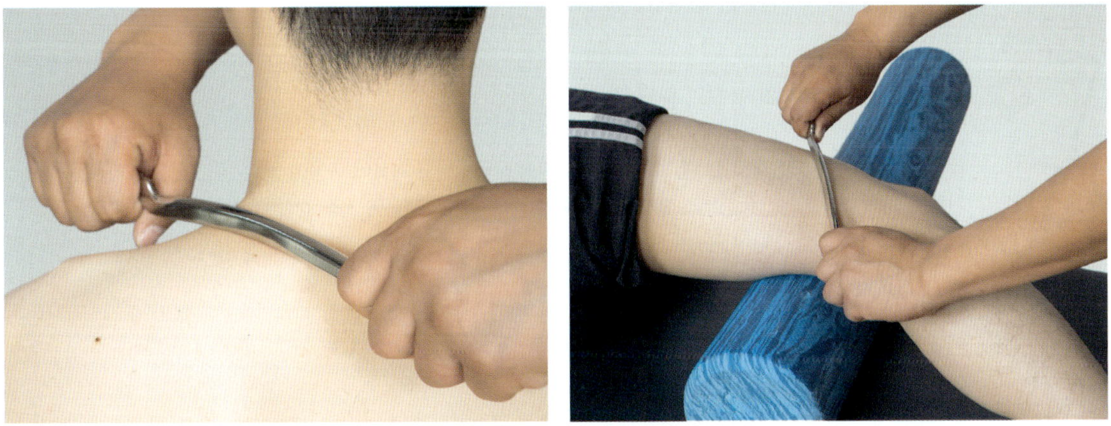

그림 4-29 글라스톤을 이용한 근막이완술

12) 능동분리 뻗침

능동분리 뻗침(active isolated stretching)은 임상적 유연성과 치료적 운동을 위한 방법으로 사용된다. 능동적 뻗침이 가끔 사용되는 반면, 최근 사용되고 있는 능동분리 프로토콜은 운동학자 Aaron L. Mattes에 의해 개발되었다. 이 기법은 신체의 일반적 움직임(굽힘, 폄, 돌림 등)의 사용과 관절운동범위를 증가시키기 위한 생리학이 포함된다. 2초 유지법뿐만 아니라 Sherrington의 법칙(교차지배)의 원리를 사용한다. 뻗침을 위해 작용근(agonist)은 신체분절을 움직이기 위해 수축하고, 대항근(antagonist)은 길이가 길어진 상태로 짧게 뻗침하여 원래의 자세로 돌아온다.

근육의 긴장 정도에 따라 세트 수의 반복 횟수를 조절하여 적용한다(표 4-3). 이 방법은 짧은 뻗침 유지가 뻗침반사를 발생시키지 않으므로 근육조직의 손상을 최소화할 수 있다는 것이 이론적 배경이다. 능동분리 뻗침은 뻗침하고자 하는 부위가 효율적으로 늘어날 수 있는 자세에서 수행한다. 예를 들어, 넙다리뒤근을 늘리기 위해 바로누운자세에서 중력에 대하여 몸을 지탱하는 등척성 수축 없이 뻗침을 수행한다. 이것은 넙다리뒤근육군이 다른 근육의 작용으로 방해받지 않고 완전히 이완된 상태에서 뻗침될 수 있도록 한다.

표 4-3 능동분리 뻗침운동법

1. 대항근 뻗침을 위해 작용근을 수축한다.
2. 8~10회 반복으로 2~3세트를 수행한다.
3. 1번 수행할 때마다 시작자세로 돌아온다.
4. 2초 뻗침을 유지한다.
5. 수축 시 숨을 내쉬고 이완 시 숨을 들이쉰다.
6. 상부근육의 도움을 받아 편안하게 뻗침할 수 있는 자세를 취한다.

박스 4-4 능동분리 뻗침의 중요성

통증과 손상에 시달리는 환자를 관리하기 위해서 손상을 예방하고 회복에 도움이 될 수 있는 안전한 뻗침운동법을 시행해야 하는데, 이러한 능동분리 뻗침 접근법이 임상적 유연성 제공에 가장 적합한 이유는 다음과 같다.

1. 능동적 요소와 환자 참여를 통해 혈류가 증가하고 반복을 통한 근육재교육의 효과가 있다.
2. 이 방법에는 자연스러운 관절움직임과 교차신경지배의 원리가 포함된다.
3. 뻗침을 짧게 유지하므로 손상된 부위에 가해지는 부하가 작아진다.
4. 능동분리 뻗침은 환자가 스스로 할 수 있을 만큼 쉽다.
5. 근육군의 특정 분리는 기능부전 단위의 동적 뻗침을 가능하게 한다.

다음은 짐볼을 이용하여 넓은등근에 능동분리 뻗침 기법을 적용하는 방법이다(그림 4-30).

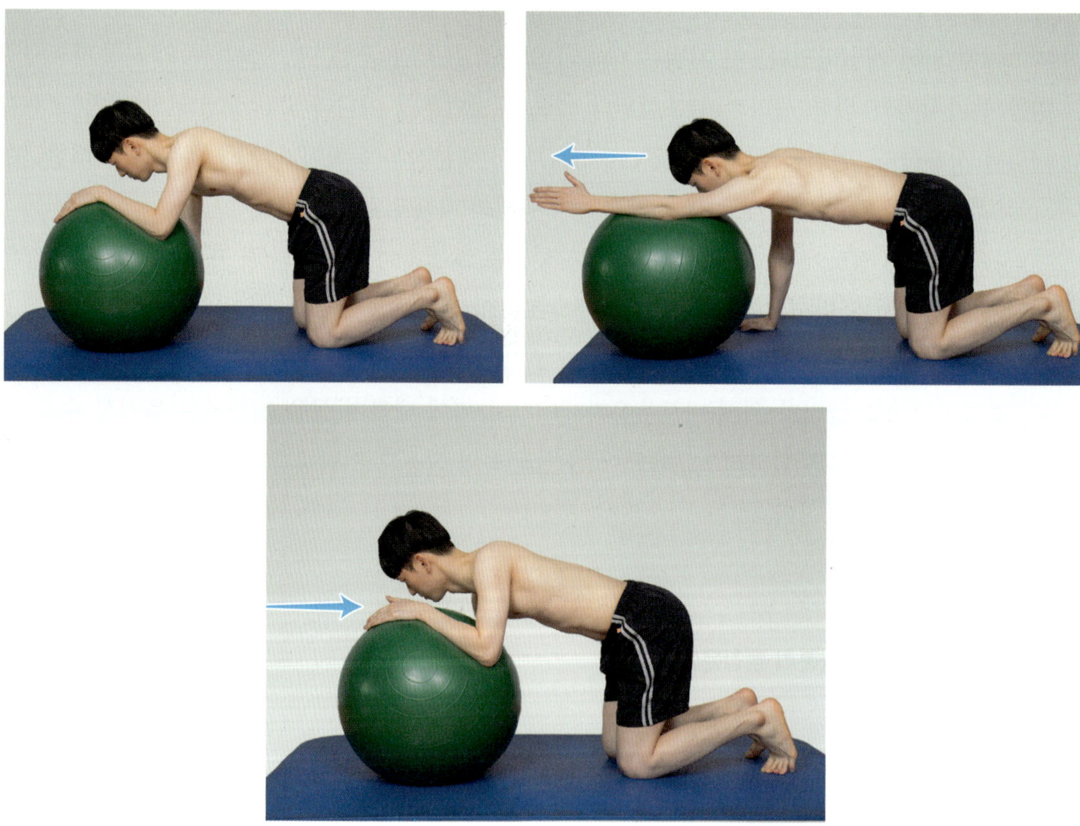

그림 4-30 넓은등근에 적용된 능동분리 뻗침 기법

적용방법

1. 대상자는 공 뒤에 무릎을 꿇고 한 손을 공 위에 올리고 엄지를 위로 곧게 편다.
2. 배꼽을 위쪽으로 당긴다.
3. 핵심 부위 조절을 유지하면서, 편안한 뻗침이 느껴질 때까지 공을 밀어낸다. 골반 뒤쪽기울임을 유지하면서 뻗침을 시작한다. 넓은등근의 이는곳과 닿는곳을 더욱 멀게 하여 뻗침을 강화한다.
4. 2초 동안 뻗침을 유지하고 5~10회 반복한다. 교대로 양 손을 반복한다.

다음은 엉덩관절의 벌림을 제한하는 엉덩관절 모음근에 능동분리 뻗침 기법을 적용하는 방법이다(그림 4-31).

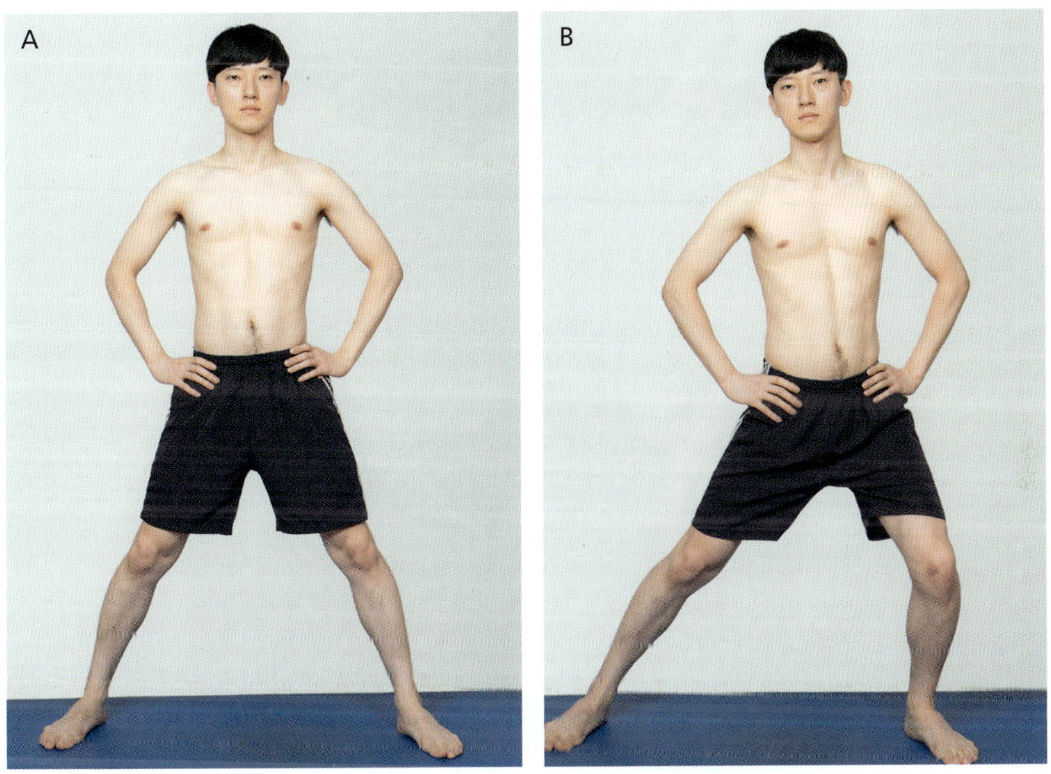

그림 4-31 엉덩관절 모음근에 적용된 능동분리 뻗침 기법

A. 시작자세 B. 끝자세

적용방법

1. 환자는 양 발을 어깨넓이보다 약간 더 벌려 선다.
2. 배꼽을 안 · 뒤쪽으로 당기면서 골반을 돌림한다.
3. 쭉 펴진 다리의 샅고랑 부위에서 뻗침이 느껴질 때까지 사이드 런지 동작처럼 한 쪽으로 천천히 움직인다. 뻗침 시 엉덩관절 부위를 유지해야 한다.
4. 2초 동안 뻗침을 유지하고 5~10회 반복한다.

13) 신경가동술

신경가동술(neural mobilization)은 신경의 한 부분에 긴장을 가하는 동시에 다른 부분에 긴장을 완화하는 방법으로서, 신경의 미끄러짐을 부드럽게 유도하여 신경의 손상을 최소화할 수 있는 치료법이다. 신경의 유연성과 혈류의 흐름을 향상시켜 통증을 완화시키고, 관절운동범위가 증가되어 신체를 움직이는 데 도움이 되는 것으로 보고하고 있다.

신경조직의 미끄러짐은 몸쪽이나 먼쪽부위에서 나타난다. 예를 들어, 방사통이 있는 다리를 위로 하여 옆으로 누운자세에서 통증이 없는 위치까지 발목관절의 발등굽힘과 발바닥굽힘을 교대로 시행한다. 이후 무릎관절의 폄을 추가하고 마지막으로 목 굽힘을 추가하여 진행할 수 있다(그림 4-32).

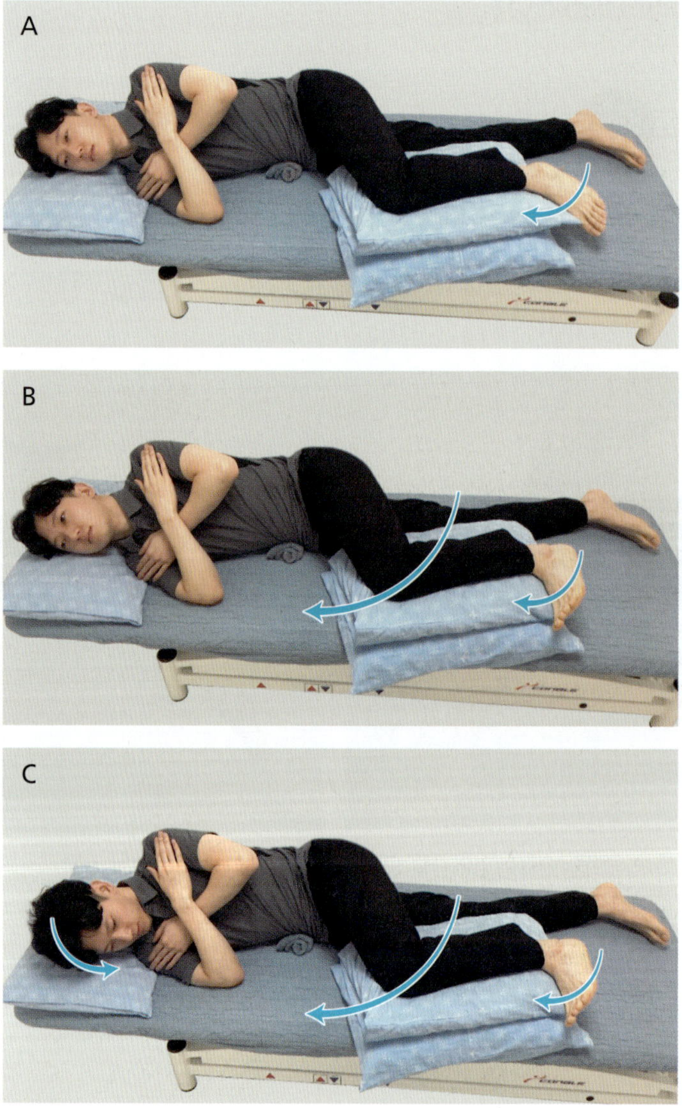

그림 4-32 엉치신경 이완을 위한 신경가동술

A. 1단계 B. 2단계 C. 3단계

8 뻗침 중재를 위한 절차

1) 환자의 검진과 평가

효율적인 뻗침 절차의 필요성과 뻗침 유형을 결정하기 위해서 환자 상태에 대한 검진과 평가는 필수적이다. 환자의 병력을 주의 깊게 검토하고 철저하게 신체계통 검사를 수행한다.

관절운동범위 검사를 실시하여 침범된 관절을 확인하고 저가동성을 확인한다. 또한 저가동성이 주변의 신체 구조물이나 기능 손상과 관련이 있는지도 확인하여 손상이 기능제한이나 참여제한을 일으키는지도 확인한다.

만약 가동성 장애가 확인되었다면 관절주머니, 관절 주위의 비수축성 조직, 근육길이 제한의 차이점을 구분하여 평가한다. 운동제한이 있는 근육의 근력을 평가하여 뻗침 후 운동범위를 안전하게 사용할 수 있는 근력을 발달시켜야 한다. 추가적으로 뻗침 적용 전 환자의 달성 목표를 확인하고 평가한다.

2) 뻗침을 위한 준비

- 뻗침 기법을 적용하기 전 목표를 확인하고 환자의 동의를 얻는다.
- 치료사는 환자에게 적용 가능한 가장 효율적인 뻗침 기법을 선택한다.
- 뻗침 기법 적용 전 먼저 물렁조직의 준비운동을 위해 온열치료나 능동운동을 적용한다.
- 뻗침 적용 시 움직임을 제한하는 요소(꽉 끼는 옷, 붕대 또는 부목)를 제거한다.
- 환자에게 최대로 이완할 것과 안전한 자세를 유지시킨다.

3) 도수 뻗침 절차 적용

뻗침을 적용하기 전 관절의 몸쪽과 먼쪽 부분을 잡는다. 이때 손바닥 전체로 잡아 환자가 불필요한 감각이나 압통을 느끼지 않도록 하고, 치료사는 관절이나 근육의 제한 방향에 반대로 뻗침을 적용하여 조직의 제한 지점까지 천천히 팔다리를 움직인다. 다관절 근육 뻗침의 경우, 먼쪽 관절을 먼저 뻗침시킨 후 몸쪽 관절을 뻗침한다. 뻗침 적용 동안 관절 부위의 압박을 감소시키기 위해 움직이는 관절에 등급 I의 부드러운 견인을 동반시킨다.

물렁조직에 저항이 느껴지는 지점까지 천천히 부드럽게 뻗침을 적용하고, 그 나음 저항 지점을 약간 초과하여 뻗침을 적용한다. 이때 물렁조직에 통증이나 손상이 발생하지 않은 정도의 힘을 가해야 한다. 환자는 통증이 아니라 당겨지는 느낌을 느껴야 한다. 이러한 뻗침 절차를 여러 번 반복하여 저가동성 물렁조직의 긴장도를 천천히 감소시키고 제한된 조직의 길이를 늘린다.

4) 뻗침 후 관리

뻗침 적용 후 물렁조직에 냉을 적용하여 늘어난 상태에서 유지되도록 한다. 또한 뻗침 적용 중 미세손상이 있었다면 냉치료를 통해 근육통이 감소될 수 있다. 물렁조직이 늘어난 자세로 냉각되었을 때 운동범위의 증가가 더 잘 유지된다.

뻗침을 통해 운동범위가 개선되었다면 능동운동이나 근력강화운동을 수행시킨다. 치료사는 환자가 늘어난 운동범위를 통해 일상생활활동, 직업활동, 여가활동 등 기능적 움직임 패턴을 수행하여 개선된 운동범위를 사용하도록 한다. 또한 늘어난 범위에서 작용근과 대항근의 근력 균형을 개선시켜서 신경근육 조절과 안정성을 증가시키도록 한다.

5) 뻗침 시 주의사항

안전한 뻗침 적용을 위해 다음과 같은 방법으로 뻗침운동을 적용해야 한다(박스 4-5).

박스 4-5 뻗침 적용 시 주의사항

- 정상 관절운동범위를 넘어서 수동적으로 힘을 가하지 않는다.
- 관절을 감싸고 있는 인대나 관절주머니의 과뻗침은 피한다.
- 느린 조깅이나 빠른 걸음으로 뻗침 시행 전 준비운동을 한다.
- 통증이 느껴지는 관절 주변의 근육을 뻗침할 때에는 반드시 신중해야 한다.
- 최근에 골절이 있었던 부위의 뻗침 시 특별한 주의를 요한다.
- 부종이 있는 조직에 대한 뻗침은 통증이나 부종의 증가를 일으킬 수 있으므로 그 부위를 뻗침해서는 안 된다.
- 뻗침을 하는 동안 적절한 호흡을 계속해야 한다. 절대로 호흡을 참아선 안 된다.
- 선자세보다 앉은자세에서의 뻗침이 허리에 부담을 덜 주며 허리 부상의 위험이 적다.
- 유연성을 향상시키기 위해, 근육은 통증을 허용하고 치유될 수 있는 정도로 뻗침되어야 한다.
- 허리와 목을 뻗침할 때에는 신중해야 한다. 손상을 입을 수 있는 척추와 디스크는 압박한다.
- 가동범위를 향상시키려는 사람들에게 정적 뻗침과 PNF 뻗침 기법이 가장 흔하게 사용된다.
- 경직이나 뻗침이 저항되는 방향으로 뻗침이 시행되어야 하며 통증이 없는 범위 내에서 뻗침이 시행되어야 한다.
- 동적 뻗침은 이미 유연성이 충분한 사람, 뻗침에 적응된 사람에게 적용되고, 반드시 정적 뻗침 이후에 시행하여야 한다.

9 도수 뻗침 기법 적용

도수 뻗침 기법(manual stretching techniques)은 몸쪽 부위의 안정화와 적절한 강도가 필요하며 중재 시에 신체역학을 고려해야 한다. 치료사는 환자의 체격을 고려해 환자의 자세와 손 잡기를 바꿀 수도 있다.

1) 팔

어깨관절의 움직임과 관련된 근육은 대부분 어깨뼈에 부착된다. 그러므로 팔 뻗침 시 어깨뼈를 고정하여 안정화시켜야 한다. 그렇지 않으면 어깨뼈 안정화 근육에 뻗침력이 전달된다. 또한 과도하게 근육이 뻗침될 수도 있고 어깨관절의 과운동범위를 유발시킬 수도 있다.

(1) 어깨관절 굽힘 증가

구분	내용
대상자 자세	▪ 환자는 바로누운자세를 취한다.
손 잡기	▪ 팔꿉관절의 바로 위쪽인 위팔뼈 먼쪽 부분의 뒤쪽면을 안정화시킨다. ▪ 큰원근을 뻗침시키기 위해 어깨뼈의 겨드랑이 모서리를 고정하고(그림 A), 넓은등근을 뻗침시키기 위해서는 가슴우리의 가쪽면과 골반의 위쪽면을 고정한다(그림 B).
운동방법	▪ 어깨관절의 폄근을 뻗침시키기 위해서 어깨관절이 완전히 굽힘되도록 환자의 팔을 움직인다.

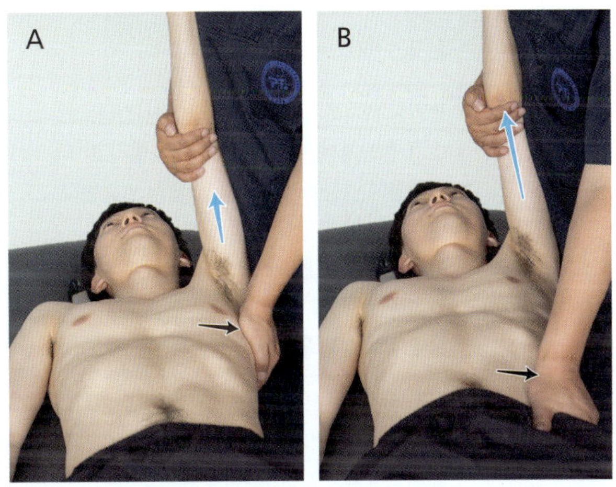

그림 4-33 어깨관절 굽힘 증가

(2) 어깨관절 폄 증가

구분	내용
대상자 자세	▪ 환자는 엎드린자세 또는 옆으로 누운자세를 취한다.
손 잡기	▪ 아래팔을 지지하고 위팔뼈의 먼쪽 부분을 잡는다. ▪ 보상운동을 방지하기 위해, 어깨뼈의 뒤쪽면을 고정한다.
운동방법	▪ 어깨관절의 폄근을 뻗침시키기 위해서 어깨관절이 완전히 굽힘되도록 환자의 팔을 움직인다.

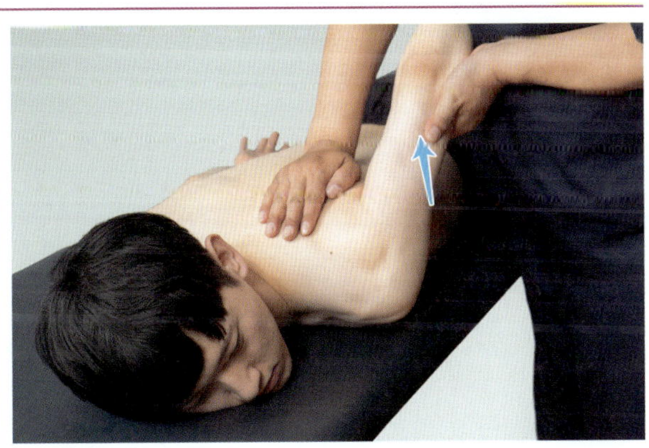

그림 4-34 어깨관절 폄 증가

(3) 어깨관절 벌림 증가

대상자 자세	▪ 환자는 바로누운자세를 취한다.	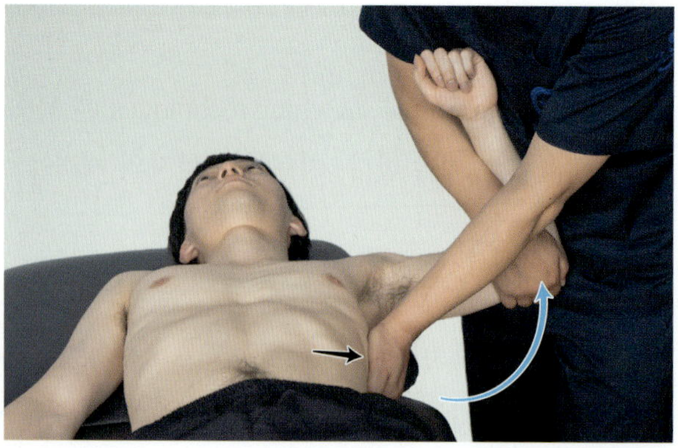
손 잡기	▪ 팔꿈치를 90°까지 굽힌한 채, 위팔뼈 먼쪽 부분을 잡는다. ▪ 어깨뼈의 겨드랑이 모서리를 고정시킨다.	
운동방법	▪ 어깨관절의 모음근을 뻗침시키기 위해서 환자의 어깨를 완전히 벌림시킨다.	

그림 4-35 어깨관절 벌림 증가

(4) 어깨관절 가쪽돌림 증가

대상자 자세	▪ 환자는 바로누운자세를 취한다.	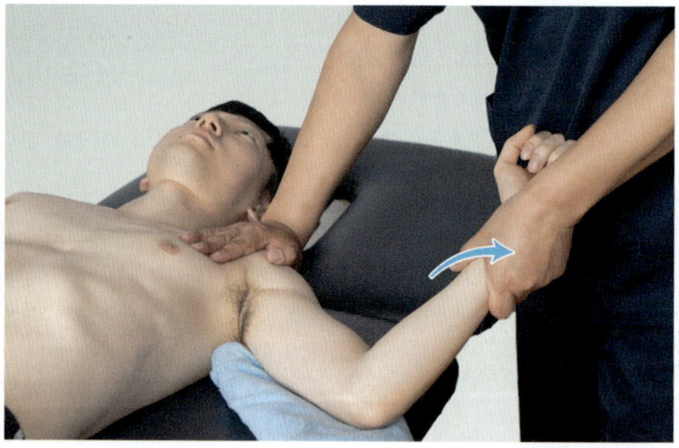
손 잡기	▪ 편안한 위치까지 어깨관절을 벌림시킨다. ▪ 초기 뻗침에서는 30°이나 45°까지 벌리고, 어깨관절이 안정되어 있으면 90°까지 벌림한다. 또는 환자의 팔을 몸통 옆에 배치한다. ▪ 아래팔을 지렛대로서 사용할 수 있도록 팔굽관절을 90°까지 굽힘하고, 한쪽 손으로 아래팔 중간 부분의 앞쪽면을 잡는다.	
운동방법	▪ 치료사는 한 손으로 어깨뼈를 고정하고 안쪽돌림근을 뻗침시키기 위해 치료대 끝까지 아래팔을 움직여 환자의 어깨관절을 가쪽돌림한다.	

그림 4-36 어깨관절 가쪽돌림 증가

(5) 어깨관절 안쪽돌림 증가

대상자 자세	▪ 환자는 바로누운자세를 취한다.
손 잡기	▪ 가슴우리의 방해 없이 안쪽돌림을 할 수 있도록 한다. ▪ 팔꿉관절을 90°까지 굽히고, 아래팔을 지렛대로 사용한다. ▪ 한쪽 손으로 아래팔 중간부위의 뒷면을 잡고, 다른 손과 아래팔로 팔꿉관절을 지지한다.
운동방법	▪ 어깨관절의 가쪽돌림근을 뻗침시키기 위해 환자의 팔을 안쪽돌림시킨다.

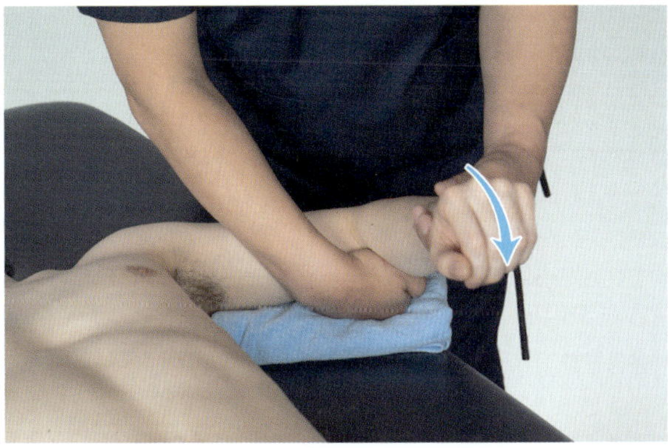

그림 4-37 어깨관절 안쪽돌림 증가

(6) 어깨관절 가로벌림 증가

대상자 자세	▪ 환자는 바로누운자세를 취한다.
손 잡기	▪ 한 손으로 위팔뼈 먼쪽 부분의 앞면을 잡고 다른 손으로 치료대에 어깨뼈를 고정시킨다.
운동방법	▪ 가로모음근을 뻗침시키기 위해 환자의 팔을 치료대의 끝 아래쪽으로 움직여 완전히 가로벌림시킨다.

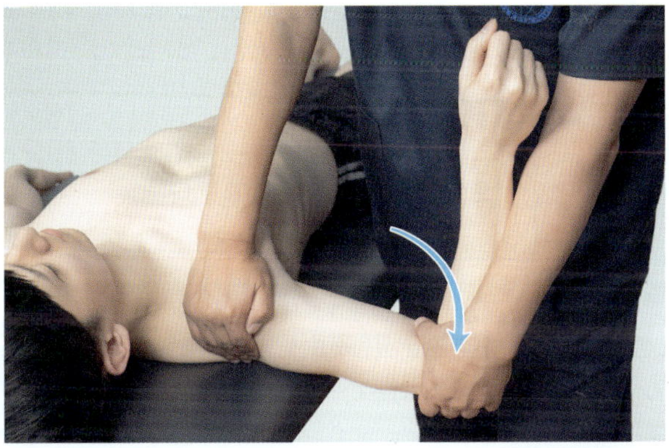

그림 4-38 어깨관절 가로벌림 증가

(7) 팔꿉관절 굽힘 증가(팔꿉관절 폄근의 1관절 근육 뻗침)

대상자 자세	▪ 환자는 앉은자세를 취한다.
손 잡기	▪ 한 손으로 아래팔 먼쪽 부분을 잡고 다른 손으로 위팔뼈를 환자의 몸쪽에 두고 치료대 위에서 지지하여, 위팔뼈의 먼쪽 부분을 고정한다.
운동방법	▪ 팔꿉관절 폄근을 뻗침시키기 위해 팔꿉관절을 굽힘시킨다.

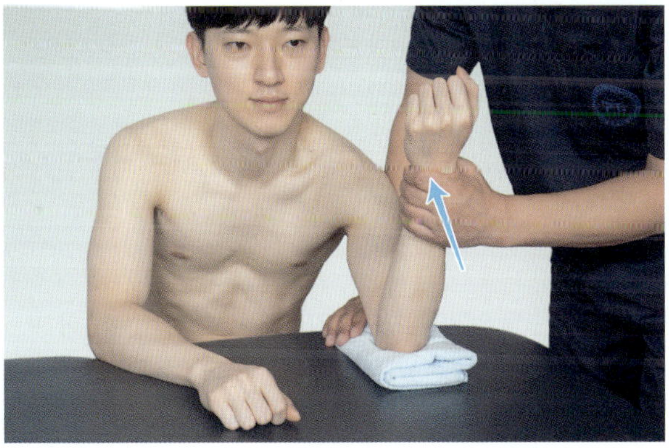

그림 4-39 팔꿉관절 굽힘 증가(팔꿉관절 폄근의 1관절 근육 뻗침)

(8) 팔꿉관절 굽힘 증가(위팔세갈래근의 긴갈래 뻗침)

대상자 자세	▪ 환자는 앉은자세를 취한다.	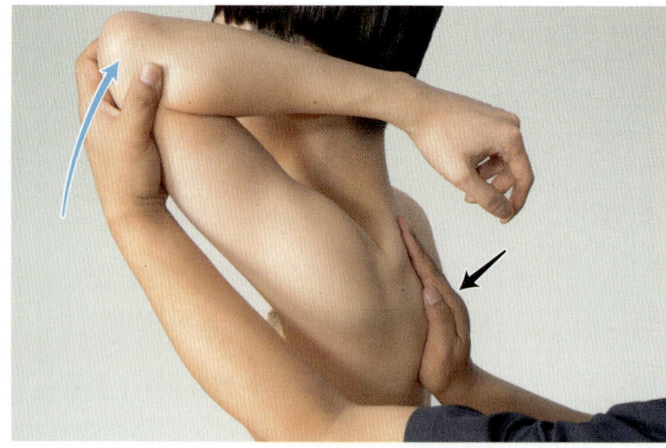
손 잡기	▪ 환자의 어깨관절을 가능한 굽힘시킨다. 한 손으로 위팔 먼쪽 부분을 잡고 다른 손으로 위팔뼈를 고정한다.	
운동방법	▪ 어깨관절을 굽힘한 상태에서 팔꿉관절 폄근을 뻗침시키기 위해 팔꿉관절을 굽힘시킨다.	

그림 4-40 팔꿉관절 굽힘 증가(위팔세갈래근의 긴갈래 뻗침)

(9) 팔꿉관절 폄 증가

대상자 자세	▪ 환자는 바로누운자세를 취한다.	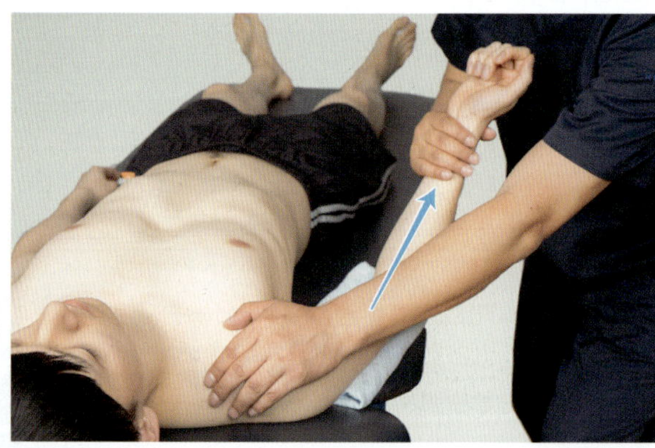
손 잡기	▪ 한 손으로 아래팔 먼쪽 부분을 잡고 다른 손으로 어깨뼈와 위팔뼈를 고정한다.	
운동방법	▪ 팔꿉관절 굽힘근을 뻗침시키기 위해 팔꿉관절을 폄시킨다.	

그림 4-41 팔꿉관절 폄 증가

(10) 팔꿉관절 폄 증가(위팔두갈래근의 긴갈래 뻗침)

대상자 자세	▪ 환자는 엎드려 누운자세를 취한다.	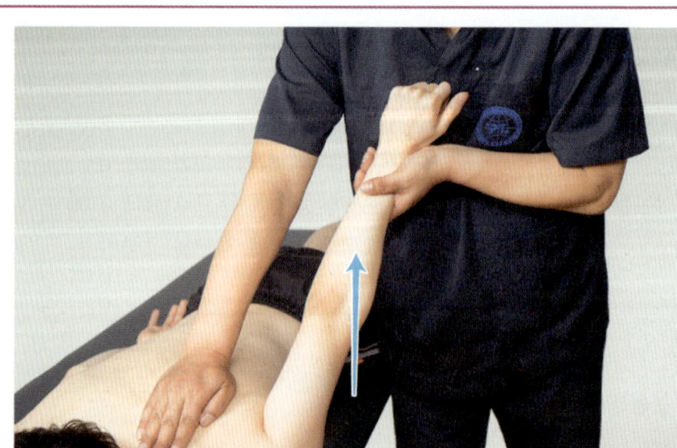
손 잡기	▪ 치료대의 끝과 가까운 위치에서 한 손으로 어깨뼈를 고정시킨다.	
운동방법	▪ 위팔두갈래근 긴갈래를 뻗침시키기 위해 아래팔을 엎침시키고 팔꿉관절을 폄한 다음 어깨관절을 폄한다.	

그림 4-42 팔꿉관절 폄 증가(위팔두갈래근의 긴갈래 뻗침)

(11) 아래팔 뒤침과 엎침 증가

대상자 자세	▪ 환자는 치료대 위에 아래팔을 올려놓은 자세를 취한다.
손 잡기	▪ 팔꿉관절을 90°까지 굽힘하여 한 손으로 아래팔 먼쪽 부분을 잡고 다른 손으로 위팔뼈를 고정시킨다.
운동방법	▪ 뻗침력은 반드시 자뼈 주위를 돌림하는 노뼈에 가하도록 하여 아래팔을 뒤침이나 엎침시킨다. ▪ 손목관절에 하중을 가하거나, 손을 비틀지 않도록 한다. ▪ 팔꿉관절을 폄하여 반복한다. ▪ 뻗침 시 반드시 위팔뼈를 고정시켜 어깨관절의 안쪽돌림이나 가쪽돌림을 방지한다.

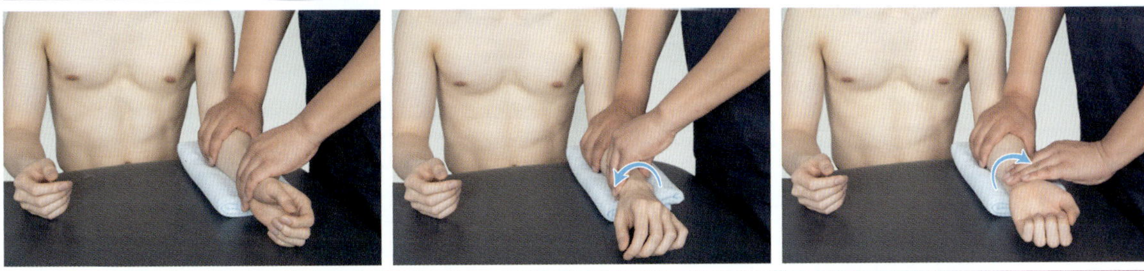

그림 4-43 아래팔 뒤침과 엎침 증가

(12) 손목관절 굽힘 증가

대상자 자세	▪ 환자는 치료대 위에 아래팔을 올려놓고 뒤침 자세를 취한다.
손 잡기	▪ 한 손으로 아래팔을 고정시키고 다른 손으로 환자 손의 등쪽면을 잡는다.
운동방법	▪ 손목관절 폄근을 뻗침시키기 위해 환자의 손목관절을 굽힘시키고 손가락을 폄시킨다.

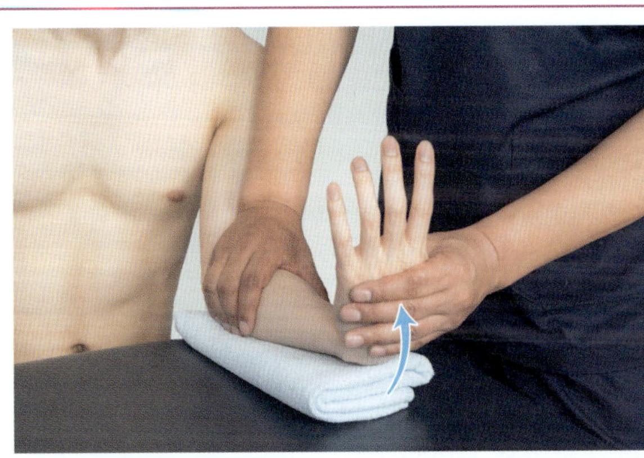

그림 4-44 손목관절 굽힘 증가

(13) 손목관절 폄 증가

대상자 자세	■ 환자는 치료대 위에 아래팔을 올려놓고 엎침이나 중립자세를 취한다. ■ 중증의 손목관절 굽힘구축이 있다면 치료대 끝에 손목을 배치한다.
손 잡기	■ 한 손으로 아래팔을 고정시키고 다른 손으로 환자 손의 바닥면을 잡는다.
운동방법	■ 손목관절 굽힘근을 뻗침시키기 위해 환자의 손목관절을 폄시키고 손가락을 굽힘시킨다.

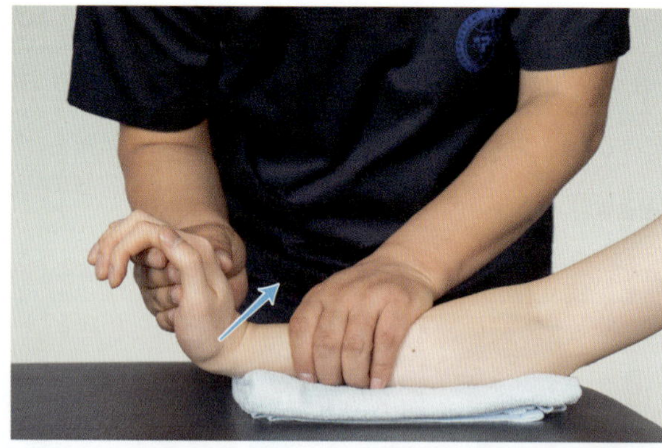

그림 4-45 손목관절 폄 증가

(14) 손목관절 노쪽치우침 증가

대상자 자세	■ 환자는 치료대 위에 아래팔을 올려놓고 중립자세를 취한다.
손 잡기	■ 한 손으로 아래팔을 고정시키고 다른 손으로 손의 자쪽면을 5번 손허리뼈에 따라가도록 잡는다.
운동방법	■ 손목관절 자쪽치우침근을 뻗침시키기 위해 손목관절을 노쪽으로 치우침시킨다.

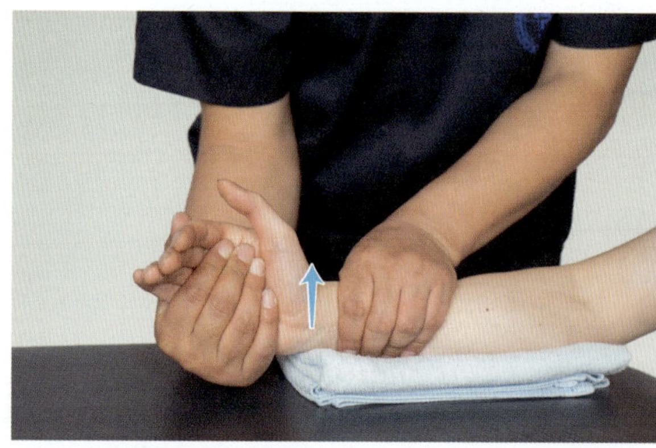

그림 4-46 손목관절 노쪽치우침 증가

(15) 손목관절 자쪽치우침 증가

대상자 자세	■ 환자는 치료대 위에 아래팔을 올려놓고 중립자세를 취한다.
손 잡기	■ 한 손으로 아래팔을 고정시키고 다른 손으로 손의 노쪽면을 2번 손허리뼈에 따라가도록 잡지만 엄지손가락은 잡지 않는다.
운동방법	■ 손목관절 노쪽치우침근을 뻗침시키기 위해 손목관절을 자쪽으로 치우침시킨다.

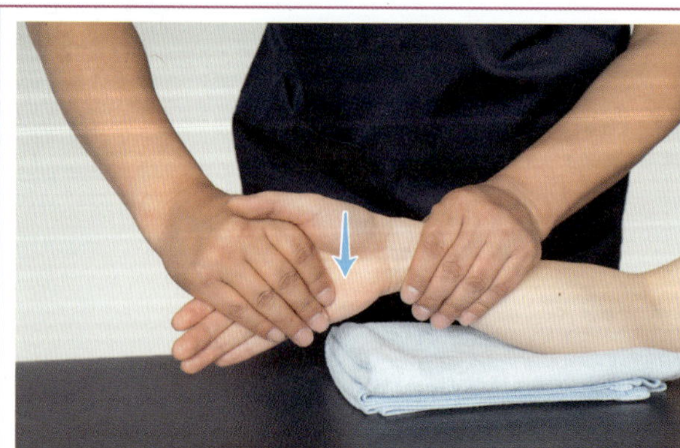

그림 4-47 손목관절 자쪽치우침 증가

(16) 엄지 손목손허리(CMC)관절 굽힘, 폄, 벌림 및 모음 증가

대상자 자세	▪ 환자는 치료대 위에 아래팔을 올려놓고 중립 자세를 취한다.
손 잡기	▪ 한 손 엄지와 집게손가락으로 큰마름뼈를 고정하고, 다른 손의 엄지와 집게손가락으로 1번 손허리뼈를 잡는다.
운동방법	▪ 엄지 손목손허리 관절의 굽힘, 폄, 벌림 및 모음을 증가시키기 위해 1번 손허리뼈를 각 방향으로 움직인다.

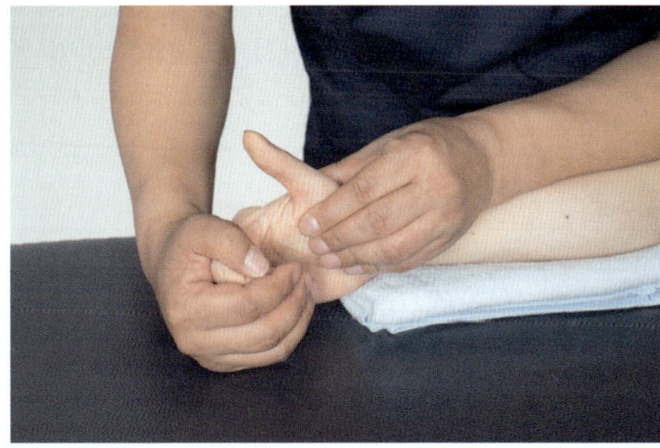

그림 4-48 엄지 손목손허리(CMC)관절 굽힘, 폄, 벌림 및 모음 증가

(17) 손가락 손허리손가락(MCP)관절 굽힘, 폄, 벌림 및 모음 증가

대상자 자세	▪ 환자는 치료대 위에 아래팔을 올려놓고 중립 자세를 취한다.
손 잡기	▪ 한 손 엄지와 집게손가락으로 손허리뼈를 고정하고, 다른 손의 엄지와 집게손가락으로 첫째마디뼈를 잡는다.
운동방법	▪ 손가락 손허리손가락관절의 굽힘, 폄, 벌림 및 모음을 증가시키기 위해 첫째마디뼈를 각 방향으로 움직인다.

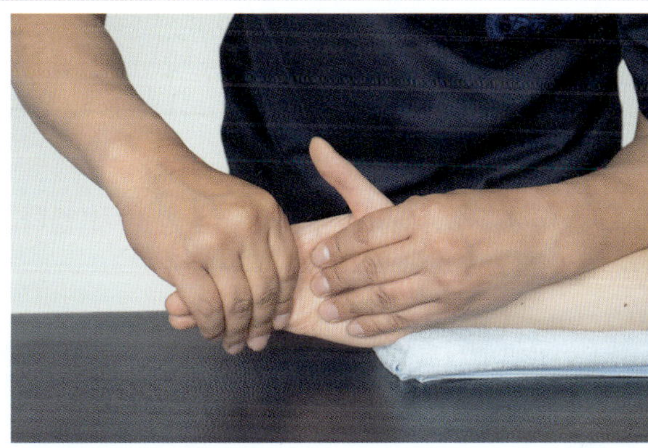

그림 4-49 손가락 손허리손가락(MCP)관절 굽힘, 폄, 벌림 및 모음 증가

(18) 몸쪽손가락뼈사이(PIP)관절과 먼쪽손가락뼈사이(DIP)관절 굽힘 및 폄 증가

대상자 자세	▪ 환자는 치료대 위에 아래팔을 올려놓고 중립 자세를 취한다.
손 잡기	▪ 엄지와 다른 손가락으로 중간마디뼈나 끝마디뼈를 잡는다. ▪ 손가락뼈의 몸쪽 부분 또는 중간 부분을 다른 손의 엄지와 다른 손가락으로 고정한다.
운동방법	▪ 몸쪽손가락뼈사이관절 또는 먼쪽손가락뼈사이관절의 굽힘, 폄을 증가시키기 위해 각 방향으로 움직인다.

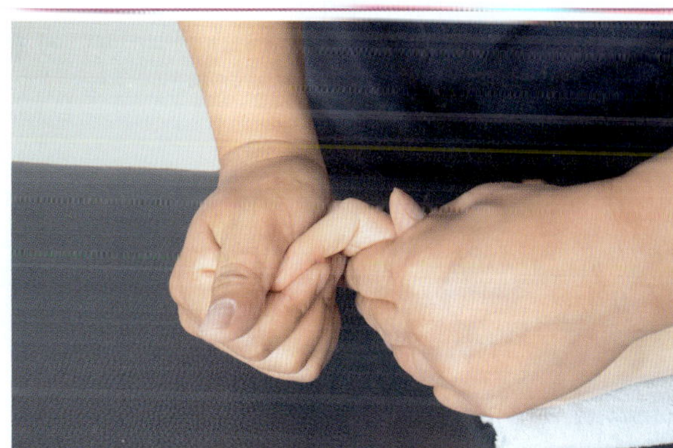

그림 4-50 몸쪽손가락뼈사이관절과 먼쪽손가락뼈사이관절 굽힘 및 폄 증가

2) 다리

다리 근육의 뻗침 시 특히, 엉덩관절은 근육이 허리나 골반뼈에 부착되어 있기 때문에 반드시 골반 고정 후 엉덩관절 근육을 뻗침시켜야 한다. 만일 골반이 고정되지 않는다면 허리뼈에 뻗침력이 전달되어 보상운동이 발생하게 된다.

(1) 엉덩관절 굽힘 증가(큰볼기근 뻗침)

대상자 자세	▪ 환자는 바로누운자세를 취한다.
손 잡기	▪ 치료사는 치료대 옆에 서서 환자의 골반을 고정시킨 후, 엉덩관절과 무릎관절을 동시에 굽힘한다.
운동방법	▪ 엉덩관절의 폄근인 큰볼기근을 뻗침시키기 위해서 엉덩관절과 무릎관절이 완전히 굽힘되도록 환자의 다리를 움직인다.

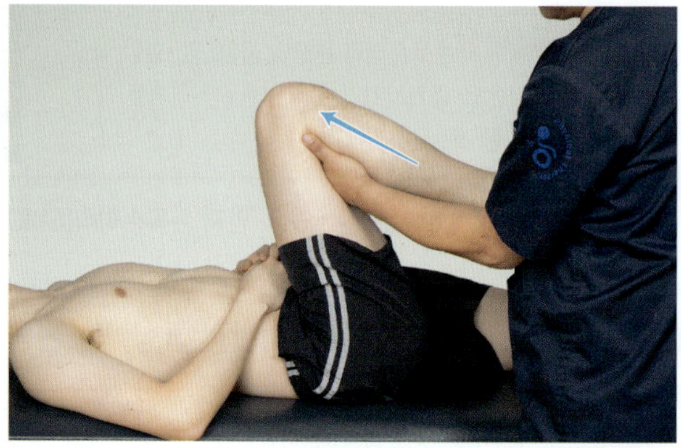

그림 4-51 엉덩관절 굽힘 증가

(2) 무릎을 폄한 상태에서 엉덩관절 굽힘 증가(넙다리뒤근 뻗침)

대상자 자세	▪ 환자는 바로누운자세를 취한다.
손 잡기	▪ 치료사는 치료대 옆에 서서 환자의 반대쪽 넙다리뼈를 고정시킨다.
운동방법	▪ 환자의 무릎관절을 완전히 폄시키면서 치료사의 위팔이나 어깨를 이용하여 환자의 종아리를 지지하면서 엉덩관절을 굽힘한다.

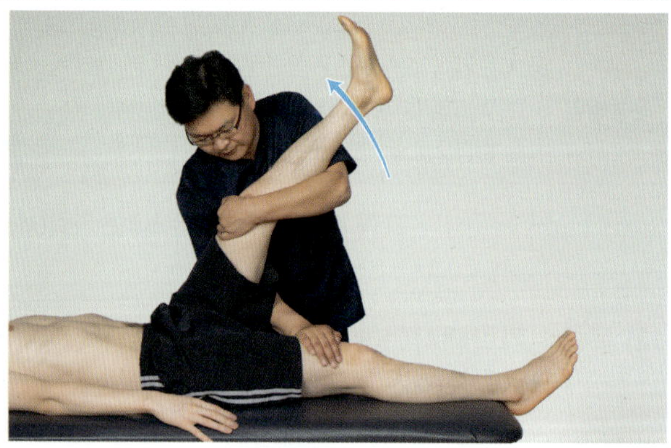

대상자 자세	▪ 환자는 바로누운자세를 취한다.
손 잡기	▪ 치료사는 치료대 위에 한쪽 무릎을 올려놓고 벨트나 수건을 이용하여 무릎으로 환자의 넙다리뼈를 고정시킨다.
운동방법	▪ 무릎관절을 완전히 폄시키면서 환자의 다리를 굽힘한다.

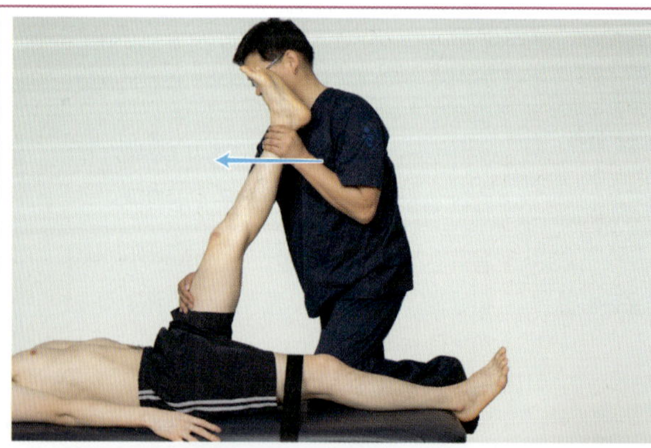

그림 4-52 무릎을 폄한 상태에서 엉덩관절 굽힘 증가

(3) 엉덩관절 폄 증가(엉덩허리근 뻗침)

대상자 자세	■ 환자는 치료대 끝에 바로누운자세를 취한다.
손 잡기	■ 뻗침시키고자 하는 엉덩관절을 중립보다 더 폄되도록 다리를 치료대 밖으로 내려놓는다. ■ 치료사는 치료대 뒤에 서서 한 손으로 반대쪽 엉덩관절과 무릎관절을 동시에 가슴쪽으로 굽힘하여 골반과 척추를 고정시킨다.
운동방법	■ 넙다리뼈 먼쪽 앞면을 치료사의 다른 손으로 눌러 엉덩관절 폄이나 젖힘이 되도록 한다. 이때 무릎관절이 과도하게 굽힘되면 2관절 근육인 넙다리곧은근의 뻗침이 제한된다.

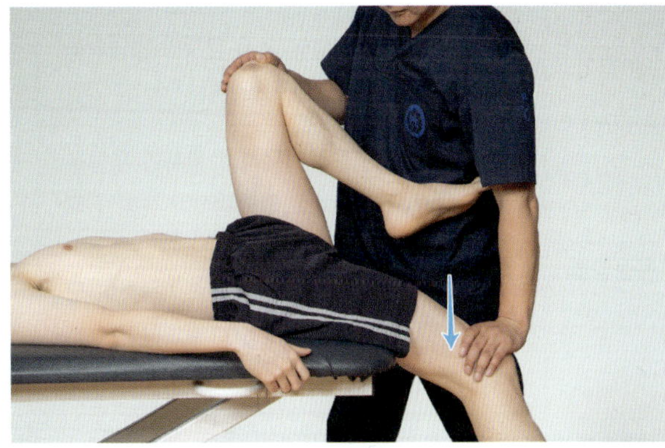

대상자 자세	■ 환자는 엎드린자세를 취한다.
손 잡기	■ 치료사는 한 손으로 환자의 넙다리뼈 먼쪽 앞면을 지지하여 잡고, 골반이 앞쪽 기울임되지 않도록 환자의 엉덩볼기 부분을 눌러 고정한다.
운동방법	■ 엉덩허리근을 뻗침시키기 위해 치료대에서 넙다리뼈를 위로 들어올려 엉덩관절을 폄시킬 수 있다.

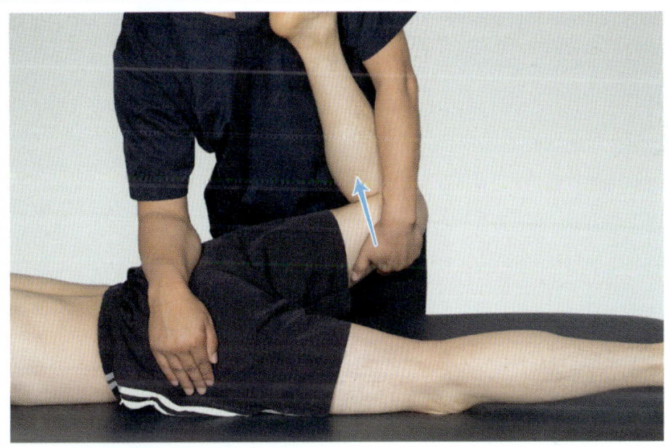

그림 4-53 엉덩관절 폄 증가

(4) 엉덩관절 벌림 증가(모음근 뻗침)

대상자 자세	■ 환자는 바로누운자세를 취한다.
손 잡기	■ 치료사는 치료대 옆에 서서 환자의 반대쪽 넙다리뼈 먼쪽 앞부분을 고정시킨다.
운동방법	■ 치료사는 아래팔을 이용하여 환자의 종아리를 지지하면서 치료사의 손은 무릎관절 안쪽에 대고 모음근 뻗침을 위해 엉덩관절을 벌림한다.

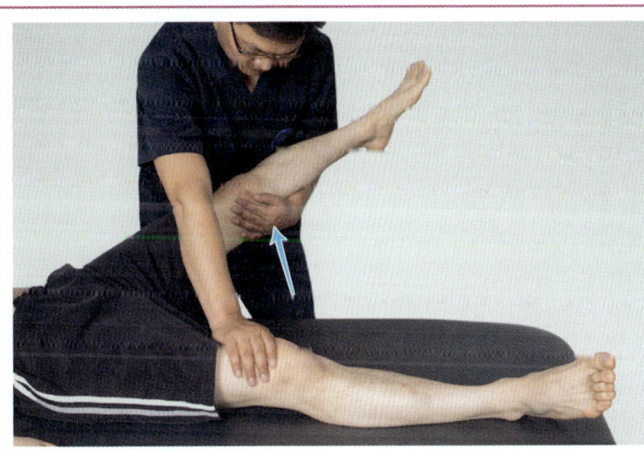

※주의: 무릎이 안정하고 통증이 없는 경우에는 발목 안쪽복사뼈에 치료사의 손을 대고 뻗침력을 가할 수 있다.

그림 4-54 엉덩관절 벌림 증가

(5) 엉덩관절 모음 증가(넙다리근막긴장근 및 IT밴드 뻗침)

대상자 자세	▪ 환자는 옆으로 누운자세를 취한다.
손 잡기	▪ 치료사는 치료대 옆에 서서 환자의 엉덩뼈능선을 지지하여 골반을 고정한다.
운동방법	▪ 치료사는 아래팔을 이용하여 환자의 무릎을 지지하여 굽힘한 채로 엉덩관절이 젖힘될 때까지 폄한다. ▪ 이후 환자의 엉덩관절을 중력을 이용하여 모음시킨다. 만일 더 큰 모음이 필요하다면 넙다리뼈 먼쪽 옆면에 다시 뻗침력을 가한다.

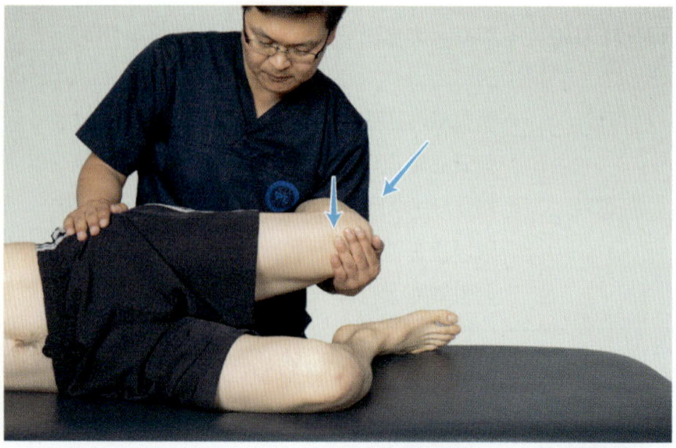

※주의: 환자의 엉덩관절을 중립자세까지 폄할 수 없는 경우, 넙다리근막긴장근을 뻗침시키기 전에 엉덩관절을 먼저 뻗침시켜야 한다.

그림 4-55 엉덩관절 모음 증가

(6) 엉덩관절 가쪽돌림 증가(안쪽돌림근 뻗침)

구분	내용
대상자 자세	■ 환자는 엎드려 누운자세를 취한다.
손 잡기	■ 치료사는 치료대 옆에 서서 환자의 볼기 부분을 지지하여 골반을 고정한다.
운동방법	■ 환자는 엉덩관절 폄, 무릎관절 90° 굽힘 상태에서 치료사는 정강뼈 먼쪽 부분을 잡고 엉덩관절 가쪽돌림 방향으로 힘을 가한다. 이때 가쪽복사뼈에 힘을 가하면 엉덩관절 가쪽돌림이 더 많이 발생한다.

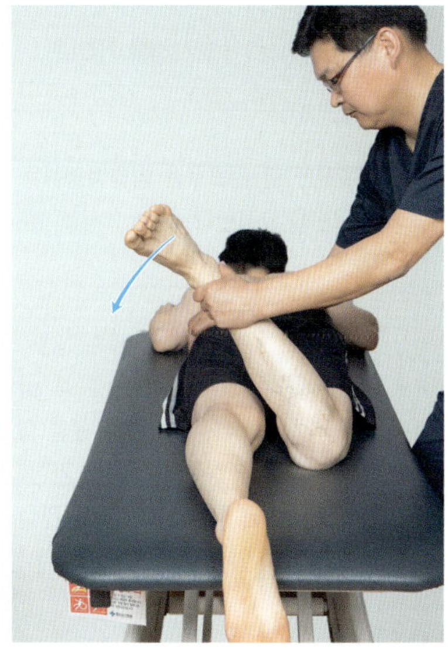

구분	내용
대상자 자세	■ 환자는 엉덩관절과 무릎관절을 90° 굽힌 채로 치료대 끝에 앉는다.
손 잡기	■ 치료사는 한 손으로는 엉덩뼈능선을 지지하여 골반을 고정한다.
운동방법	■ 다른 손으로 가쪽 복사뼈나 정강뼈 가쪽면에 힘을 가하여 엉덩관절을 가쪽돌림시킨다.

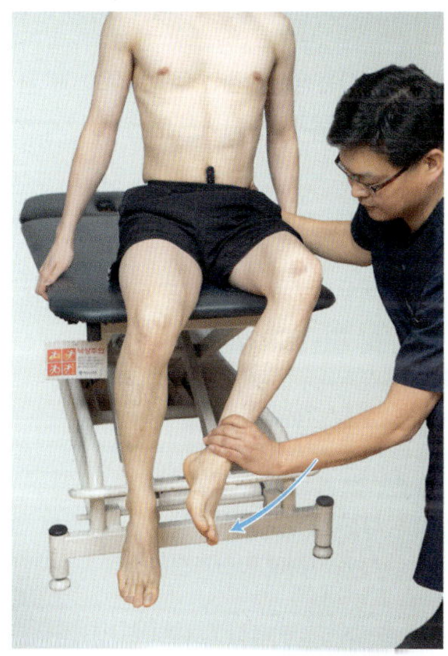

그림 4-56 엉덩관절 가쪽돌림 증가

(7) 엉덩관절 안쪽돌림 증가(가쪽 돌림근 뻗침)

대상자 자세	▪ 환자는 엎드려 누운자세를 취한다.	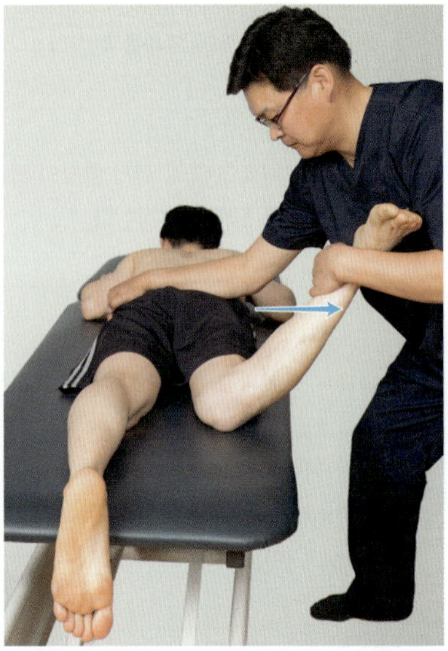
손 잡기	▪ 치료사는 한 손으로는 엉덩뼈능선을 지지하여 골반을 고정한다.	
운동방법	▪ 환자는 엉덩관절 폄, 무릎관절 90° 굽힘 상태에서 치료사는 정강뼈 먼쪽 부분을 잡고 엉덩관절 안쪽돌림 방향으로 힘을 가한다. 이때 안쪽 복사뼈에 힘을 가하면 엉덩관절 안쪽돌림이 더 많이 발생한다.	

대상자 자세	▪ 환자는 엉덩관절과 무릎관절을 90° 굽힘한 채로 치료대 끝에 앉는다.	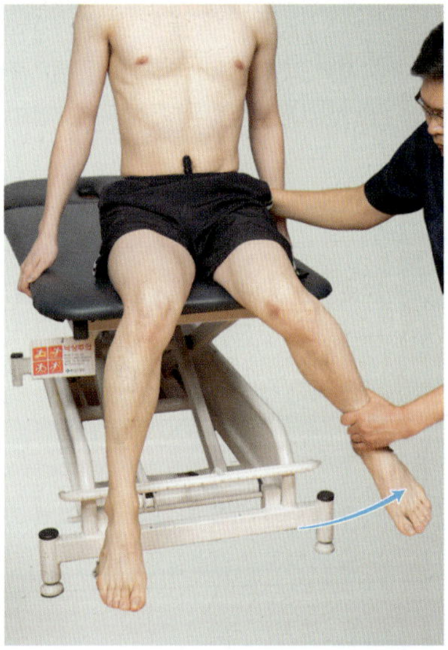
손 잡기	▪ 치료사는 한 손으로는 엉덩뼈능선을 지지하여 골반을 고정한다.	
운동방법	▪ 다른 손으로 안쪽 복사뼈나 정강뼈 안쪽면에 힘을 가하여 엉덩관절을 안쪽돌림시킨다.	

※주의: 만약 무릎에 통증이 있거나 안정성이 떨어져 있다면, 치료사는 환자의 넙다리 가쪽과 안쪽 부분에 가쪽돌림/안쪽돌림 방향으로 뻗침력을 가하는 것이 가능하다.

그림 4-57 엉덩관절 안쪽돌림 증가

※무릎관절 뻗침 시 주의사항

무릎의 움직임과 관련된 2관절 근육의 유연성은 무릎관절 굽힘과 폄에 영향을 준다. 따라서 2관절 근육은 개별적으로 검사되어야 한다.

(8) 무릎관절 굽힘 증가(무릎 펌근 뻗침)

대상자 자세	▪ 환자는 엎드려 누운자세를 취한다.	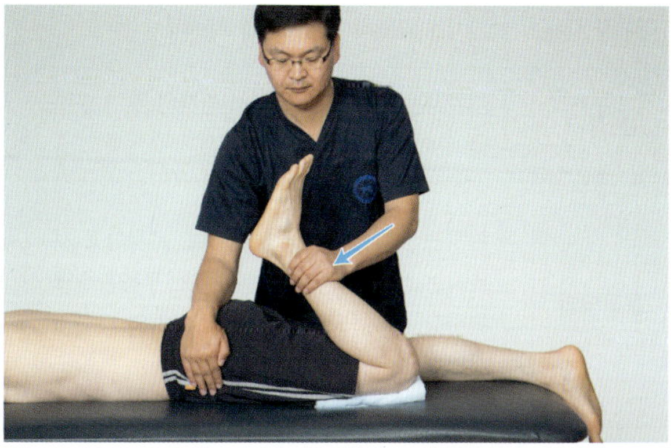
손 잡기	▪ 치료사는 치료대 옆에 서서 환자의 볼기 부분을 지지하여 골반을 고정한다.	
운동방법	▪ 환자는 엉덩관절을 중립 상태로 유지하고 치료사는 정강뼈 먼쪽 부분을 잡고 무릎관절을 굽힘한다. 이때 발목관절에 힘을 가하면 무릎관절 굽힘이 더 많이 발생한다.	

※주의: 무릎관절 굽힘 시 무릎뼈 아래에 수건을 깔아 무릎뼈의 압박을 방지한다.

대상자 자세	▪ 환자는 엉덩관절과 무릎관절을 90° 굽힘한 채로 치료대 끝에 앉는다.	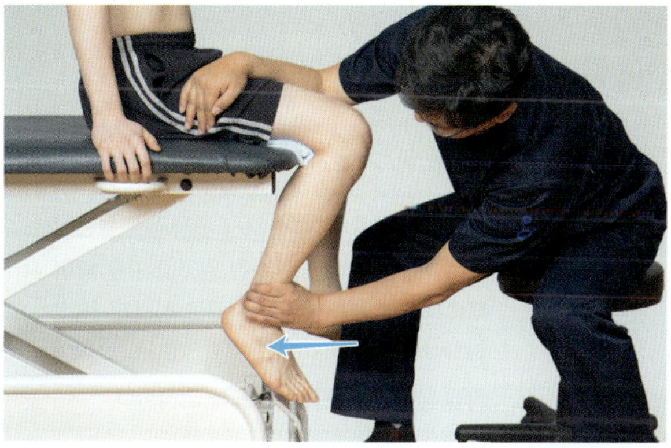
손 잡기	▪ 치료사는 한 손으로 넙다리뼈 몸쪽 부분을 지지하여 치료대에 넙다리를 고정한다.	
운동방법	▪ 치료사는 다른 손으로 정강뼈 먼쪽 앞쪽면에 힘을 가하여 무릎관절을 굽힘한다.	

※특이사항: 앉은자세는 0°~100°의 범위 내에서 무릎관절 굽힘 시 유용하고, 엎드려 누운자세는 90°~135° 범위 내에서 무릎관절 굽힘 시 유용하다.

그림 4-58 무릎관절 굽힘 증가

(9) 무릎관절 폄 증가(무릎관절 굽힘근 뻗침)

대상자 자세	▪ 환자는 엎드려 누운자세를 취한다.	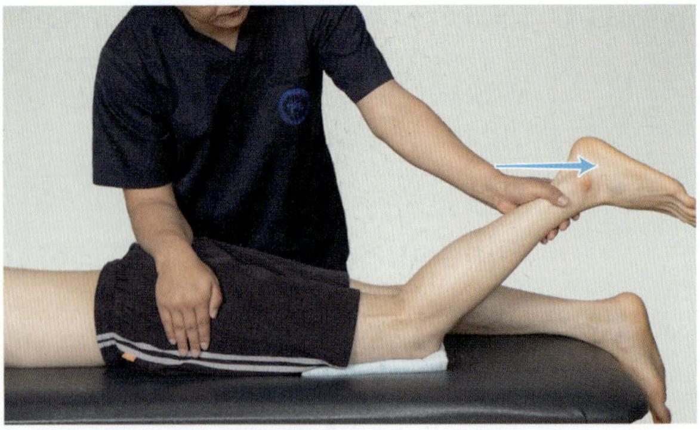
손 잡기	▪ 치료사는 치료대 옆에 서서 환자의 볼기 부분을 지지하여 골반을 고정한다.	
운동방법	▪ 환자는 엉덩관절을 중립 상태로 유지하고 치료사는 정강뼈 먼쪽 부분을 잡고 무릎관절을 폄한다. 이때 발목관절에 힘을 가하면 무릎관절 폄이 더 많이 발생한다.	

※주의: 무릎관절 폄 시 무릎뼈 위쪽에 수건을 깔아 무릎뼈의 압박을 방지한다.

그림 4-59 무릎관절 폄 증가

(10) 끝범위에서 무릎관절 폄 증가

대상자 자세	▪ 환자는 바로누운자세를 취한다.	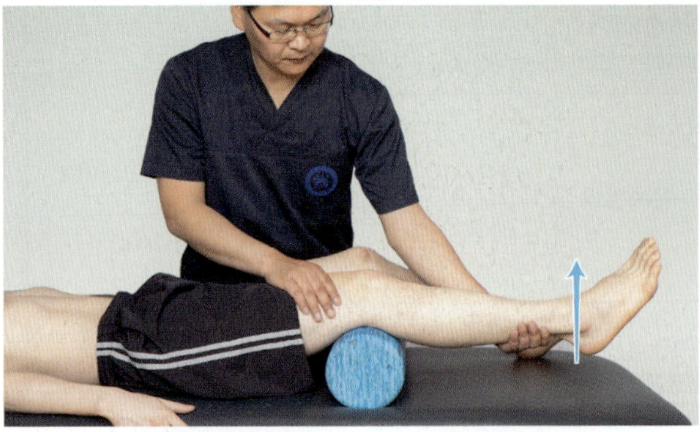
손 잡기	▪ 치료사는 치료대 옆에 서서 환자의 무릎관절 아래쪽에 폼롤러(또는 수건 말아넣기)를 넣어 무릎관절이 약간 굽힘된 자세를 취하게 하고, 환자의 넙다리뼈 먼쪽 부분을 지지하여 엉덩관절 굽힘이 발생하지 않도록 고정한다.	
운동방법	▪ 치료사는 정강뼈 먼쪽 아랫부분을 잡고 무릎관절을 폄한다. 이때 발목관절에 힘을 가하면 무릎관절 폄이 더 많이 발생한다.	

그림 4-60 끝범위에서 무릎관절 폄 증가

※발목관절과 발 뻗침 시 주의사항

발목관절과 발의 움직임 시 많은 관절이 서로 관련되어 있으므로 발목관절뿐만 아니라 발의 다관절근과 가동성도 함께 고려한다.

(11) 발목관절 발등굽힘 증가(장딴지근 뻗침)

대상자 자세	▪ 환자는 바로누운자세를 취한다.	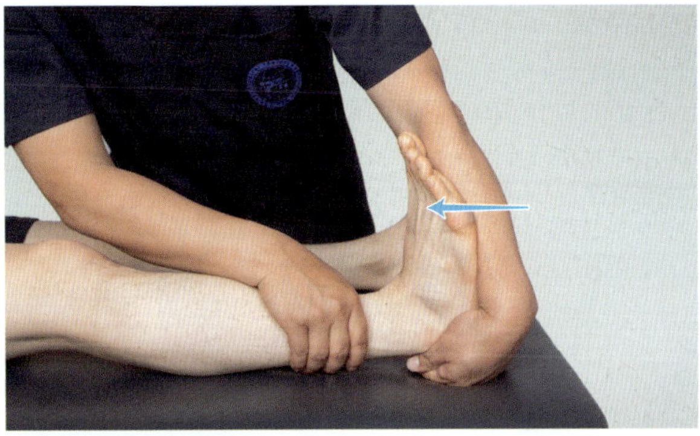
손 잡기	▪ 치료사는 치료대 옆에 서서 환자의 정강뼈 먼쪽 앞부분을 지지하여 고정하고, 발꿈치뼈를 잡으면서 아래팔로 환자 발바닥을 닿게 한다.	
운동방법	▪ 치료사는 아래팔을 이용하여 발허리뼈머리 부분을 정강뼈 쪽으로 움직이면서 동시에 발꿈치뼈를 잡고 있는 손을 아래쪽으로 당겨 발목관절을 발등굽힘시킨다.	

※주의: 발등굽힘 시 발허리뼈머리 부분에 강한 압박이 가지 않도록 하고, 또 안쪽세로활이 과도하게 뻗침되지 않도록 해야 한다. 이는 편평발을 가져올 수 있다.

그림 4-61 발목관절 발등굽힘 증가

(12) 발목관절 발바닥굽힘 증가(앞정강근 뻗침)

대상자 자세	▪ 환자는 바로누운자세를 취한다.	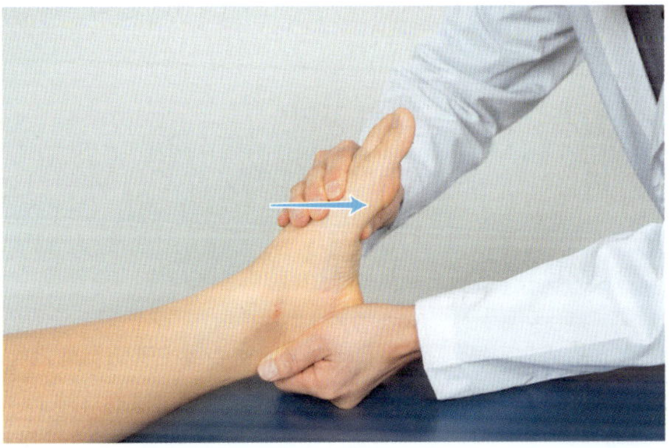
손 잡기	▪ 치료사는 치료대 옆에 서서 한 손으로 환자의 정강뼈 먼쪽 뒷부분을 지지하여 고정한다.	
운동방법	▪ 치료사의 다른 손으로 발목뼈와 발허리뼈를 동시에 잡고 발목관절을 발바닥굽힘시킨다.	

그림 4-62 발목관절 발바닥굽힘 증가

(13) 발목관절 안쪽번짐 및 가쪽번짐 증가

대상자 자세	▪ 환자는 바로누운자세를 취한다.
손 잡기	▪ 치료사는 치료대 옆에 서서 한 손으로 환자의 목말뼈를 지지하여 고정한다.
운동방법	▪ 치료사의 다른 손으로 발허리뼈를 잡고 목말밑관절을 안쪽과 가쪽으로 움직인다.

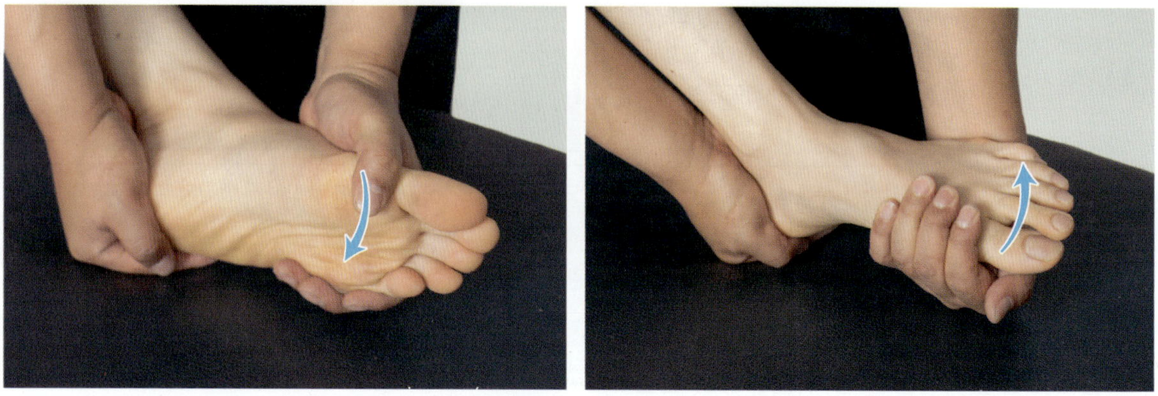

그림 4-63 발목관절 안쪽번짐 및 가쪽번짐 증가

(14) 발가락의 굽힘과 폄 증가

발가락의 굽힘과 폄을 뻗침시키기 위해 개별적으로 근육을 뻗침시켜야 한다.

대상자 자세	▪ 환자는 바로누운자세를 취한다.
손 잡기	▪ 치료사는 치료대 옆에 서서 한 손으로 가동성 제한이 있는 관절의 몸쪽 부분 뼈를 고정한다.
운동방법	▪ 다른 손으로 먼쪽 부분을 움직이고자 하는 방향으로 뻗침시킨다.

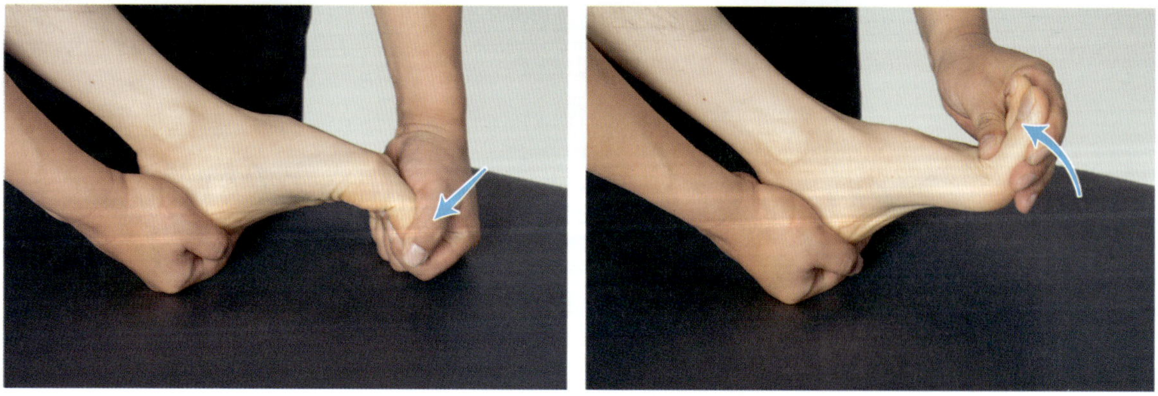

그림 4-64 발가락의 굽힘과 폄 증가

임상의사결정 Clinical decision making_사례

축구선수인 23세 D씨는 집중적인 근력훈련을 수행한 후, 이틀이 지나자 넙다리부위에 통증을 느꼈다. 당신은 물리치료사로서 검사와 평가를 통해 근육의 상태를 확인하고 효과적인 뻗침을 방해하는 요소를 찾아내야 한다. 또한 선수에게 가장 효과적으로 뻗침방법을 적용하기 위해 무엇을 시행할 것인가?

1. 임상적 사고

① 지연성 근육통 발생 시 일어나는 변화에 대해 토의하시오.

② 뻗침운동 적용에 따른 수축성 구조와 비수축성 구조의 변화에 대해 조사하시오.

③ 물렁조직 손상에 따른 급성기 손상에 대해 기술하시오.

④ 물렁조직 손상에 대한 저가동성 관리에 대해 토의하시오.

⑤ 물렁조직 뻗침 기법 중 효과적인 뻗침방안에 대해 기술하시오.

⑥ 선수에게 필요한 실제 뻗침훈련 프로그램을 설계하시오.

2. 임상의견

① D씨의 평가와 운동치료 진단을 결정하시오.

② 다른 임상연구에서 D씨와 유사한 사례를 찾고 이를 비교 · 조사하시오.

3. 결론

① D씨의 문제에 적합한 운동 프로그램을 설계하고 이를 토의하시오.

② 지연성 근육통 발생 후 필요한 운동방법은 무엇이 있는지 설명하고, 운동 프로그램을 설계하되 추가적으로 운동방법을 그림으로 표현하여 나타내시오.

C H A P T E R

5

저항운동

Resistance Exercise

학습목표

1. 근육수행력과 저항운동의 개념을 설명할 수 있다.
2. 저항운동의 유형을 설명할 수 있다.
3. 도수저항운동의 기법을 적용할 수 있다.
4. 고유수용성 신경근 촉진법(PNF)을 적용할 수 있다.
5. 기계저항운동을 적용할 수 있다.

핵심용어

- 근육수행력(muscle performance)
- 근력(strength)
- 파워(power)
- 지구력(endurance)
- 저항운동
(등척성, 등장성, 등속성운동)
- 고유수용성 신경근 촉진법
(proprioceptive neuromuscular facilitation)

Guiding question

1. 넙다리네갈래근 강화를 위한 자신의 1RM을 측정하고, 근력강화를 위한 순환식 운동 프로그램을 만드시오.
2. 노인의 근육감소증에 관해 설명하고, 노인을 위한 다리근력강화운동 프로그램을 기계저항운동방법을 이용하여 만드시오.
3. 어깨굽힘 근력이 감소된 환자에게 고유수용성 신경근 촉진법을 이용한 운동 프로그램을 만드시오.

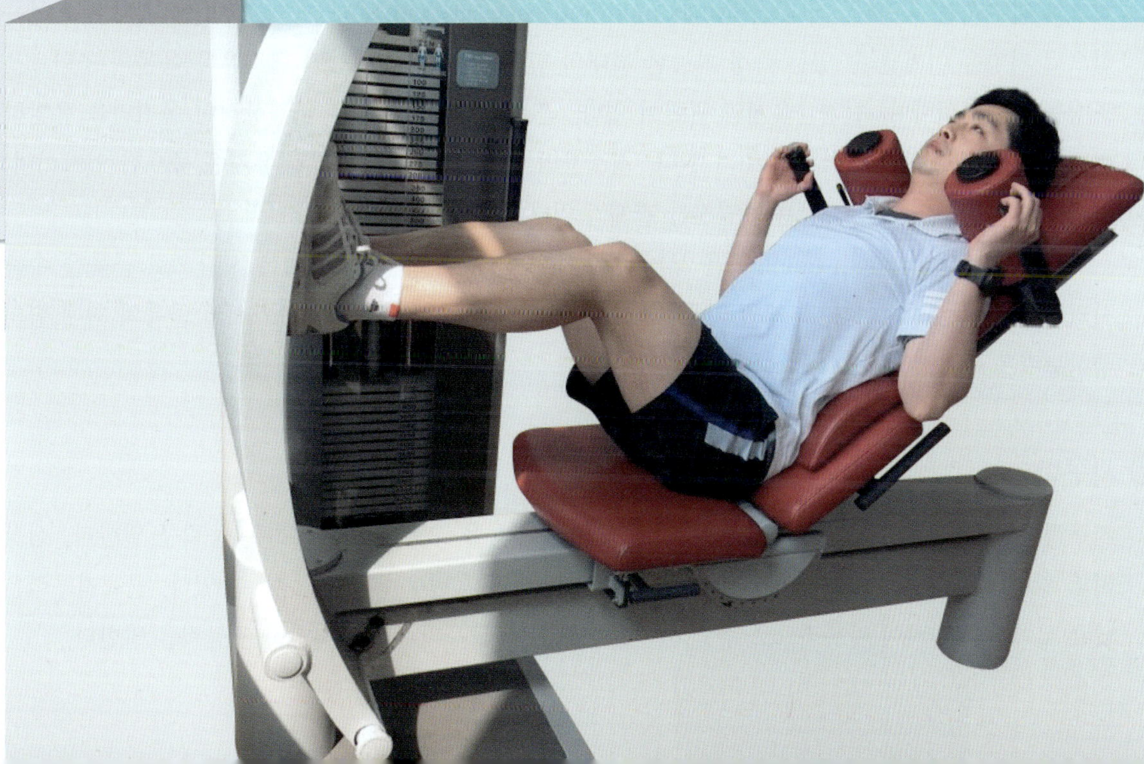

1 개요

근육뼈대계 손상 후에는 근육수행력의 저하가 발생한다. 근육수행력의 회복은 재활에서 중요한 단계이며, 치료사는 이를 관리 · 감독하고, 정상적인 기능 수준으로 회복시켜야 하는 중요한 역할을 담당한다. 근육수행력(muscle performance)이란 일을 하는 근육의 능력(힘×거리)을 의미한다. 근육수행력의 핵심요소는 근력(strength), 파워(power), 지구력(endurance)이다. 이 영역들의 조화가 중요하며, 이 요소들 중에서 하나라도 문제가 발생하면 기능제한이나 기능부전(dysfunction) 등을 초래할 수 있다. 신체의 비활동성 요소[(손상, 질병, 고정(immobilization), 무사용(disuse)]는 근육약화와 근육위축을 초래하여 근육수행력에 문제를 일으킬 수 있다. 저항운동은 근육수행력을 향상시킬 수 있고, 재손상을 줄일 수 있으며, 기능 향상에 큰 도움이 된다.

검사와 평가를 통해 저항운동의 필요 여부를 물리치료사가 판단하는 것이 우선이며, 필요한 경우 저항운동 프로그램을 설정하는 것이 중요하다. 운동 프로그램은 근거를 바탕으로 안정성과 효율성을 고려해야 한다. 또한 환자의 병리학적인 소견, 근육수행력 손상 정도의 파악, 조직치유단계, 환자의 연령, 근육수행력에 문제를 야기할 수 있는 관련 질환, 신체적인 능력 수준 등을 고려해야 한다. 모든 요소를 파악하고 정확한 검진과 평가를 통해 저항운동 프로그램을 개발하여 처방했다면, 환자가 잘 수행할 수 있도록 목표를 설정하고 성과를 지속적으로 관리해 주어야 한다. 뿐만 아니라 가정 프로그램을 환자가 독립적으로 수행하여 효과를 극대화시킬 수 있도록 해야 한다.

1) 근력

근력(strength)은 어떤 저항에 대해 수축성 조직의 장력을 발생시키는 능력을 의미하며, 근육이 실질적으로 발휘하는 힘이다. 최대 근력(maximum muscular strength)은 근육이 한 번에 최대 수축하는 힘으로 저항을 이겨낼 수 있는 측정 가능한 최대의 힘을 의미한다. 기능적 근력은 근육들의 조화로운 조절능력을 의미하며, 신경근육계와 관련이 있다. 근육약화와 불균형은 비정상적인 움직임을 유발하여 정상적인 보행을 방해하는 요소가 된다. 최소한의 근력 유지는 일상생활 유지에 중요한 인자이며, 다리근력 약화는 노인의 사망률과 밀접한 관계가 있다는 연구가 있다.

근력강화훈련(strength training)은 무거운 무게를 적은 빈도(횟수)와 짧은 시간으로 근육을 수축시켜 강화시키는 방법이다. 무게를 이용한 저항운동은 근육섬유의 크기를 증가시켜 근육의 최대 힘의 생산능력을 증가시킨다.

2) 지구력

지구력(endurance)은 낮은 강도로 반복횟수를 높여 활동을 오랫동안 유지하는 능력을 말한다. 심장허파 지구력은 걷기, 자전거 타기, 수영 등과 같은 동적인 훈련을 통해 획득할 수 있다. 근육지구력은 낮은 무게에 저항하여 반복적으로 수축하는 훈련을 통해 근육피로도에 저항하는 능력을 말한다.

지구력 훈련은 가벼운 무게를 반복해서 들고 내리거나 오랜시간 수축을 유지하는 방법이다. 이 훈련은 근육수축(낮은 강도), 많은 반복횟수, 장시간 유지와 같은 요소를 통해 적용되어야 효과적이다. 또한 근육의 산화능력, 신진대사능력을 향상시키는 데 목적이 있다. 이 훈련은 낮은 부하를 사용하기에 관절이나 물렁조직에 가해지는 해로운 영향이 낮아 안전하게 적용할 수 있다.

3) 파워

파워(power)는 근력(힘)에 속도가 포함된 것을 말하며, 일률이라고도 표현하다. 단위시간당 근육이 생성하는 일(힘×거리/시간)로 정의된다. 근육의 수축으로 발생되는 힘과 속도는 근육파워에 영향을 준다. 파워는 고강도 활동이나 반복적으로 수행되는 활동과 같이 길거나 짧은 시간에 걸쳐서 행해지는 일이 포함된다. 파워 훈련은 근력과 스피드를 모두 필요로 하는 일상생활의 움직임을 포함한다. 근력은 파워를 위해 필요한 요소이다. 파워를 증가시키는 방법은 시간이 고정되어 있을 경우, 근력운동 강도를 높이거나 근력운동 강도를 고정했을 경우, 시간을 늘려야 효과적으로 적용할 수 있다. 예를 들면, 레그프레스를 실시할 경우 4~6RM으로 최대 빠른 속도로 동심성 수축(concentric contraction)을 실시하고, 최대한 천천히 편심성 수축(eccentric contraction)을 유지하면서 실시하면 파워를 증진시킬 수 있다.

2 저항운동 수준 결정 요소

다양한 요소들이 정상적인 뼈대에서 장력발생에 영향을 준다. 생역학적인 요소, 신경학적인 요소, 대사적인 요소, 생화학적인 요소, 형태학적인 요소 등이 결정적으로 영향을 주게 된다. 이런 요소들은 근육수행력을 향상시키기 위한 강도와 빈도를 설정하는 데 중요할 뿐만 아니라 피로를 극복하는 데 필요한 요소이다. 근육의 효과적인 트레이닝을 위해 반드시 고려되어야 할 요인들이며, 이런 요소들을 정확하게 파악하는 물리치료사는 효과적인 운동 프로그램을 만들고 좋은 성과를 낼 수 있다. 세부적으로 고려되어야 할 요소는 다음과 같다.

1) 신진대사활동

근육수축으로 인해 발생되는 피로물질들을 제거하는 대사활동을 원활히 유지하여 에너지원을 적절히 공급하여 근육을 수축하고 장력을 생성하는 데 문제가 없도록 해야만 근육수행력이 향상되는 데 효과적이다.

2) 근육의 크기와 근육섬유의 수

근력은 근육섬유의 지름에 비례한다. 지름 반경이 클수록 힘이 세고, 강한 힘을 낸다. 저항운동 시에 단면 지름이 증가하는 경우가 있으며, 증가하는 것을 비대(hypertropy)라고 한다. 또한 근력은 근육섬유의 수와 비례한다. 유전적인 성향을 갖고 있으며, 근력이 증가할수록 근육섬유의 수가 많아진다.

3) 신경근의 효율

근력은 운동단위(motor unit)의 효율성과 비례한다. 저항운동은 운동단위 수의 증가, 활성화율(firing rate) 향상, 활성화 · 동기화 증가로 인해 신경근의 효율이 증가된다.

4) 연령

근육수행력은 연령에 따라 차이가 나기에 적절한 운동처방이 필요하다. 노화가 진행될수록 유산소운동과 저항운동은 건강한 신체능력을 유지하는 데 필수적이며, 다리근력은 생명유지와 관련이 깊다는 연구결과가 있다. 연령이 변화하는 과정에서 신체의 변화 특이성을 이해해야만 체계적인 운동 프로그램을 만들어 적용할 수 있다.

일반적으로 총 근육섬유의 숫자는 출생 시나 유아기에 결정된다. 성장기, 즉 사춘기 전까지는 직선적인 성장을 지속하는 과정이어서 근력과 근육지구력의 성장이 두드러지는 시기이다. 2형 근육섬유의 분포가 많이 성장하면서 양적 성장을 이루다가 1형 근육섬유가 많아지면서 신체의 균형이 잡히는 단계이다.

사춘기에 들어서면서 남자는 근육섬유의 크기와 근질의 양이 빠르게 증가(연당 30%)하여 근력의 증가가 눈에 띈다. 신체의 성장이 최고치에 다다르는 시기이다. 이 시기에는 스포츠활동이나 균형훈련 등을 통해 신체의 전체적인 균형을 향상시키는 것이 좋다. 잘못된 자세나 습관으로 인하여 이 시기에 측만증과 같은 질환에 노출되기도 한다(특히 여아).

청 · 장년기는 일반적으로 20~50대 연령으로, 신체기능이 완성되는 시기이며 여성은 20대에, 남성은 30대에 정점을 찍게 된다. 이후 신체기능은 약 25세부터 퇴화하기 시작하여 매년 약 1~2% 정도씩 감소하게 된다. 사회활동이 많을수록, 움직임이 많을수록 퇴화는 늦게 일어난다. 근력의 감소를 늦추기 위해 체계적인 운동, 특히 근력운동과 유산소운동이 필요한 시기이다.

노년기는 근력유지와 심장허파기능을 유지하기 위해 근력강화운동, 근육지구력운동, 심장허파기능강화훈련 등이 필요한 시기이다. 특히 연구에 따르면 근력강화운동과 유산소운동이 가장 효과적이라고 한다. 근력운동에서도 다리근력은 생명유지와도 밀접한 관계가 있어 근력강화운동 프로그램이 반드시 필요한 시기이다. 60세 이후에는 운동단위가 감소하고, 2형 근육섬유가 위축되고, 1형과 2형 근육섬유의 감소와 약증이 두드러지게 나타난다. 이로 인해 근력 감소, 유연성 감소, 신체활동 감소 등을 갖게 되어 약한 자극에도 신체손상을 쉽게 받을 수 있다. 신체능력의 감소는 신체균형능력의 감소로 인해 낙상위험도를 높이며, 근력 감소는 치매에 걸릴 확률도 높인다는 보고가 있다. 80대 쯤까지 근육질량이 지속적으로 감소하고, 청 · 장년기에 비해 50% 정도의 수준을 보인다(박스 5-1).

박스 5-1 노인저항훈련

생활수준의 향상과 의료기술의 발달로 평균 수명이 늘면서 고령화가 가속되어 2000년 65세 이상 인구 비율이 7%를 넘는 고령화 사회로 진입한 이후, 2017년 8월말 14%를 넘어서 고령사회로 진입하였다(통계청, 2017). 노화는 신체의 구성 성분 중 근육의 약화를 초래하고, 근육수행력, 근육지구력, 파워 등이 감소되어 기능적 약화를 초래한다. 노화 시 근육의 변화로서 위성세포가 감소(2형 타입)되어 항상성 유지가 힘들어지며, 근육섬유의 수가 감소하고 질적 수준이 낮아지게 된다. 근육약화 및 감소는 낙상, 골다공증, 골절, 사망과 깊은 관련성을 보인다. 노인의 저항운동은 균형, 보행능력, 기능적 증진 등을 향상시키며, 균형능력의 향상은 낙상예방에 효과적이다. 노인의 근력운동은 근육이 손상되지 않도록 주의해서 실시해야 하며, 약한 강도로 시작하도록 권장하고 있다.

5) 생역학적인 고려사항

근력은 지렛대체계(system of levers)와 길이-장력관계에 영향을 받는다. 지렛대는 인체에서 3가지 유형으로 작용하고 있으며, 저항운동 수준을 결정할 때 중요한 사항이다. 근육의 길이는 장력(tension)발생에 영향을 준다. 근육의 길이(muscle length)가 정상범위보다 짧거나 길게 되면 장력이 감소하게 되는데 짧은 위치에서 더 감소하는 경향을 보인다(그림 5-1).

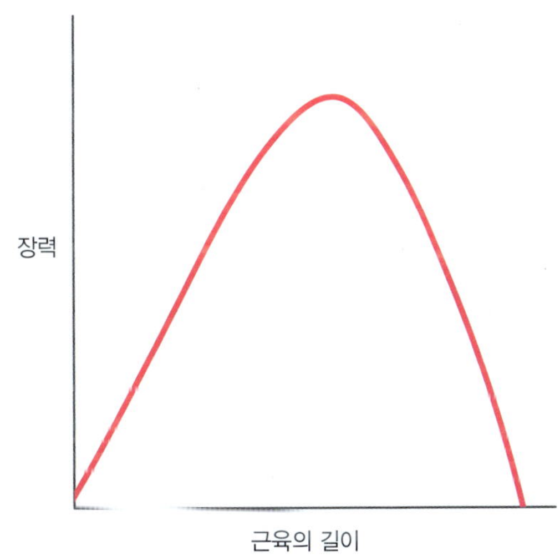

그림 5-1 근육의 길이와 장력과의 관계

6) 피로

피로는 일반적으로 근육피로, 심장허파 피로로 분류할 수 있다. 근육피로는 근육섬유의 형태에 따라 피로에 저항하는 방식을 다르게 접근해야 한다. I형 근육섬유의 경우에는 반복적인 동작이나 장기간의 근육수축에 반응하며, 피로도에 강하게 저항하는 섬유들이다. I형 근육섬유를 트레이닝할 경우에는 반복횟수와 장기간 수축을 이용한 운동방법을 선택해야 한다. 반면 II형 근육섬유는 큰 장력이 발생하나 피로도에 약한 반응을 보인다. II형 근육섬유는 일반적으로 IIa와 IIb으로 구분한다. IIb는 큰 직경을 갖고 있고, 무산소 대사활동에 적합하고, 피로에 대한 저항이 낮은 편이다. IIA는 중간 직경과 유산소 대사활동, 피로에 대한 저항은 중간 정도이다. 예를 들어, 척추세움근은 I형 근육섬유가 많아 자세를 유지하는 데 적합한 근육이다. 위팔두갈래근이나 넙다리두갈래근은 II형 근육섬유가 많이 분포되어 있어 큰 장력을 발생시켜 신체기능을 향상시키는 데 효과적이지만 피로에 약한 편이다.

심장허파(전신)피로는 일반적으로 유산소운동, 즉 걷기, 달리기, 자전거 타기, 수영이나 반복적 수축이나 장기간 수축을 하는 신체활동의 결과로 나타난다. 이는 효율적인 산소소비활동과 관련이 깊다.

근육피로의 징후와 증상으로는 불쾌한 근육감각, 통증, 비정상적인 근육수축이나 떨림, 비정상적인 운동패턴, 보상작용 등이 나타난다.

7) 심리/인지 요소

신체능력의 감소로 인해 사회활동이 위축되어 삶의 질이 감소되는 경우가 발생한다. 이는 심리적으로 불안정하며, 외로움과 정서불안의 결과를 초래할 수 있다. 또한, 사회활동의 감소로 인해 인지능력의 감소를 갖게 되어 정신적인 질환을 초래하는 경우를 볼 수 있다. 신체능력의 감소로 인해 신체손상을 받게 되고, 이는 재손상의 걱정이나 심리적 불안으로 인한 신체활동의 부재로 이어지게 되는 악순환을 겪게 된다.

3 근력 발달

1) 근육 비대

저항운동의 근육 비대 효과에 관한 연구는 지속되고 있으며, 몇몇 가설과 결과를 통해 근거를 제시하고 있다. 첫 번째, 근육섬유 수의 증가이다. 이 가설은 동물 실험을 통한 결과이며, 섬유 분열로 인한 근육섬유 수의 증가가 비대를 형성한다는 것이다. 그러나 근육섬유 수는 유전학적으로 결정되고, 훈련으로 증가하지 않는다는 연구결과도 있다. 두 번째는 모세혈관 수의 증가 이론이다. 저항운동으로 더 많은 에너지의 공급을 위해 혈관 수가 증가한다는 것이다. 그러나 새로운 모세혈관은 저항운동 시에 생성되지 않는다. 세 번째는 근육섬유의 수축을 유발하는 단백질 필라멘트의 크기와 수의 증가가 근육 비대를 만든다는 가설이다. 현재 가장 신뢰도가 높은 연구 결과이나 명확한 결과를 밝혀내기 위해 앞으로 더 많은 연구가 진행되어야 한다.

저항운동이 중단되면 48시간 이내에 근력과 볼륨이 모두 감소하게 된다. 이것을 가역성이라고 하며, 저항운동 프로그램을 계획할 때 참고하여야 한다.

2) 생리적인 적응

저항운동은 백색근육인 유형 Ⅱa와 Ⅱb 근육섬유의 활성화에 유리하다. 백색근육은 빠르고, 강력한 수축을 만든다. Ⅱa는 빠른 산화성 해당 섬유로서 적당히 피로에 내성을 갖고 있고, Ⅱb 빠른 해당 섬유로서 신싸 백색근육으로 불린다. 지구력훈련은 적색근육인 유형 I 의 활성화에 효과적이다. 모세혈관의 밀도가 증가되고, 미토콘드리아의 양과 밀도가 증가되며, 공통적으로 ATP와 PC의 저항이 증가된다. 마이오글로빈의 저장이 증가된다. 힘줄과 인대의 장력이 증가하며, 뼈의 무기질이 증가된다.

4 저항운동 결정인자

요소를 결정하는 데 있어 우선적으로 효율성과 안전성을 고려해야 하며, 이를 바탕으로 운동 프로그램은 운동의 강도, 빈도, 양, 시간, 운동의 형태 등을 고려해서 만들어야 한다. ASCM에서는 FITT, 즉 빈도(frequency), 강도(intensity), 시간(time), 운동유형(type of exercise)을 강조하고 있다. 저항운동은 근본적인 원인과 손상의 범위와 정도, 연령, 이전 병력, 인지와 심리적인 상태, 적극적인 참여도 등을 고려해서 설계해야 한다.

1) 기본적인 자세 유지 요소

저항운동의 시작에 앞서 환자의 자세를 적절하게 배치해야만 2차적인 손상을 줄일 수 있다. 일반적으로 해부학적인 정렬을 고려하여 환자의 현재 상태에서 최적의 자세를 세팅해야 하며, 보상작용을 최소화할 수 있도록 해야 한다. 특히 척추의 정상적인 커브와 코어의 긴장이 무엇보다도 중요하다. 이는 다른 도수치료나 검사 등의 자세정렬과 일맥상통한다.

정렬뿐만 아니라 고정은 근력운동의 정확성과 안정성을 제공하는데 중요한 요소이다. 적절한 패턴을 제공하고 보상작용을 억제하기 위해 반드시 고정을 제공해야 한다. 예를 들어 적당한 구션과 안정성을 가진 베드, 치료사의 손, 벨트, 스트랩, 지지대, 의자 등의 외적 고정이 있다. 인접근육과 관절을 고정하고 정렬을 유지하게 하는 내적 고정도 있다.

박스 5-2 최대반복

저항운동에서 운동하중을 계산하는 방법이다. 이는 최대 관절운동범위에서 근육 움직임이 가능한 부하의 횟수를 의미한다. 최대반복(Repetition Maximum, RM)에서 1RM은 일반적으로 근력을 측정하는데 사용되며, 근력강화 훈련에서는 6RM~13RM의 강도로 실시하는 것이 효과적이라고 보고된다. 강도는 손상의 정도와 종류에 따라 적절하게 적용되어야 하며, 고혈압이나 당뇨, RA 등 내과적인 질환도 고려해야 한다.

2) 강도

강도는 저항운동에서 근육에 부하되는 저항의 양을 의미한다. 근력을 향상시키기 위해서는 이전 강도보다 강한 강도가 필요하다. 운동의 강도, 수축시간, 휴식시간 등이 강도를 결정하는 데 중요한 요소이다. 강도는 점차적으로 증가시켜야 하며, 근력 향상이 목적인지, 근육지구력 향상이 목적인지에 따라 운동 프로그램의 강도가 결정된다.

3) 양

저항운동에서 운동의 양은 총 반복횟수와 세트 수를 합한 후 운동 강도를 곱한 것이다(1회 운동기준). 운동의 종류에 따라 운동량도 다르게 결정된다. 일반적으로 근력강화를 목적으로 한다면, 강도는 커지고 반복횟수는 감소된다. 근력운동은 앞에서 언급했듯이 반복횟수는 6~13RM을 일반적으로 사용하고, 2~4세트를 권장한다. 세트는 RM의 반복 수행 횟수를 의미한다. 예를 들면 6RM을 실시한 후 휴식시간을 갖고 다시 6RM을 실시했다면 6RM으로 2세트를 수행한 것이다.

4) 목표설정에 따른 근력운동의 효과

근력 증진을 위해서 Derome은 10RM으로 3세트를 수행했을 때 효과적이라고 했으며, 8~12RM으로 3세트 수행하는 것이 효과적이라는 연구도 있었다. 근육지구력 향상을 위해서는 40~50RM, 3~5세트를 수행하는 것이 효과적이라는 연구도 있었으며, 근육수축의 시간을 장시간 유지하도록 하는 방법도 있다.

5) 운동 순서

운동 순서는 일반적으로 안정화 근육을 먼저 훈련시키는데, 특히 몸통안정화 근육을 먼저 훈련하는 것이 효과적이다. 또한 작은 근육보다는 큰 근육을 먼저 실시하는 것이 바람직하다. 근력운동 전 · 후에는 준비운동과 마무리운동을 실시하여 신체 손상을 예방해야 한다.

6) 기간

기간은 목적에 따라 정해지지만 근력 향상을 목적으로 한다면 6~12주 동안에는 지속적으로 실시해야 한다. 근력운동의 초기 향상은 신경학적인 효율성 증가로 만들어지는 것이며, 실질적인 근육의 비대나 근력의 향상은 최소 6주 이상은 지속적으로 훈련해야만 얻어질 수 있다.

7) 휴식간격

휴식간격은 저항운동의 필수적인 요소이다. 급성피로를 해소하여 점진적인 저항운동을 실시할 수 있도록 하며, 충분한 휴식은 근육수행력을 높이는 데 반드시 필요하다. 운동강도가 높아질수록 휴식시간도 길어지며, 일반적으로 2~3분의 세트 사이에 휴식시간을 갖는 것이 효과적이다.

8) 운동 유형

운동 유형은 근육수축 유형에 따라 결정되며, 근육수축 유형은 정적인 등척성 수축과 동적인 동심성, 편심성 수축으로 구분할 수 있다.

5 저항운동 기법

1) 과부하의 원리

근육수행력(근력)을 증가시키기 위해서는 기존의 부하보다 큰 수준의 부하로 근육을 수축시켜야 한다. 기존 대사능력을 초과하는 근육수행력 방법이 필요하다. 비슷한 부하로 운동을 하게 된다면 근력의 향상을 기대하긴 어렵다. 과부하 원리는 운동의 강도, 빈도, 세트의 수, 반복횟수 등과 같은 변수를 조절하여 근육을 점차적으로 강화시키는 것을 의미한다. 근력운동은 근육의 저항을 점진적으로 증가시키는 것이고, 지구력운동은 반복횟수나 시간을 점차적으로 늘려나가는 것을 말한다.

2) SAID 원리

SAID(Specific Adaptation to Imposed Demand) 원리는 인체가 스트레스에 적응하는 원리를 말하는 것으로 달리기는 다리근력과 심장허파지구력을 향상시키지만 위팔에는 별로 도움이 되지 않는 것을 의미한다. 이 원리는 볼프의 법칙(Wolff's Law)의 연장선에 있다. 볼프의 법칙은 건강한 사람이나 동물의 뼈는 가해지는 부담이나 충격에 따라 변형된다는 이론이다. 뼈에 지속적으로 충격이나 부담이 가해지면, 뼈는 이에 적응하기 위해 더욱 단단하고 강해진다. 뼈의 내부 구성 조직인 뼈잔기둥은 외부 충격에 의해 두꺼워지며, 뼈의 외부 조직 역시 이에 따라 변형된다. 반면 뼈에 가해지는 부담이 줄어들면 뼈는 다시 약해지는데, 이는 뼈의 경도를 유지하기 위해 유발되는 신진대사의 수고를 덜기 위한 것이다.

SAID 원리는 운동(훈련)의 특이성으로 훈련의 목적이 명확한 프로그램을 만들어야 한다. 즉, 근력 향상이 목적이라면 운동의 반복횟수나 빈도가 아닌 부하에 초점을 맞춰야 한다. 이런 특이성은 운동의 형태, 속도, 운동패턴 등을 고려해야 한다. 팔을 구부리는 기능을 향상시키는 것이 목적이라면 동심성과 편심성 수축을 이용한 운동방법이 수행되어야 한다. 반면에 훈련의 전이효과는 범람(overflow)이나 교차훈련으로서 어떤 관절이나 부위의 훈련이 간접적으로 다른 부위에 영향을 주어 향상되는 것을 말한다. 예를 들어 다리벌림 동작의 저항운동이 반대쪽 다리의 벌림 동작에 영향을 주고 간접적으로 강화되는 것을 의미한다. 결과적으로 운동 프로그램은 여러 원리와 특이성을 고려하여 고안해야 하며, 여러 변수에 맞춰 적절히 수정해야만 환자의 요구충족과 만족도를 향상시킬 수 있다.

3) 기능강화운동

기능강화훈련은 이전 근력운동에만 초점이 맞춰져 있던 운동방식에서 벗어나 움직임의 패턴을 훈련하는 방법이다. 고유수용성감각과 다양한 신경뿌리 동원으로 운동의 패턴을 인식하고, 인체의 3D(3개의 면과 축) 훈련이 가능하여 일상생활 복귀를 촉진시키는 데 효과적이다. 이 훈련은 신체를 하나의 통합된 단위로 패턴화하여 구조와 기능적인 효율을 높인다. 이 훈련은 직업, 생활패턴, 스포츠활동 등을 고려하여 훈련방법이 결정되어야 하며, 특히 운동선수는 자신에게 가장 필요한 자세에서 반복적인 훈련을 해야 한다(그림 5-2).

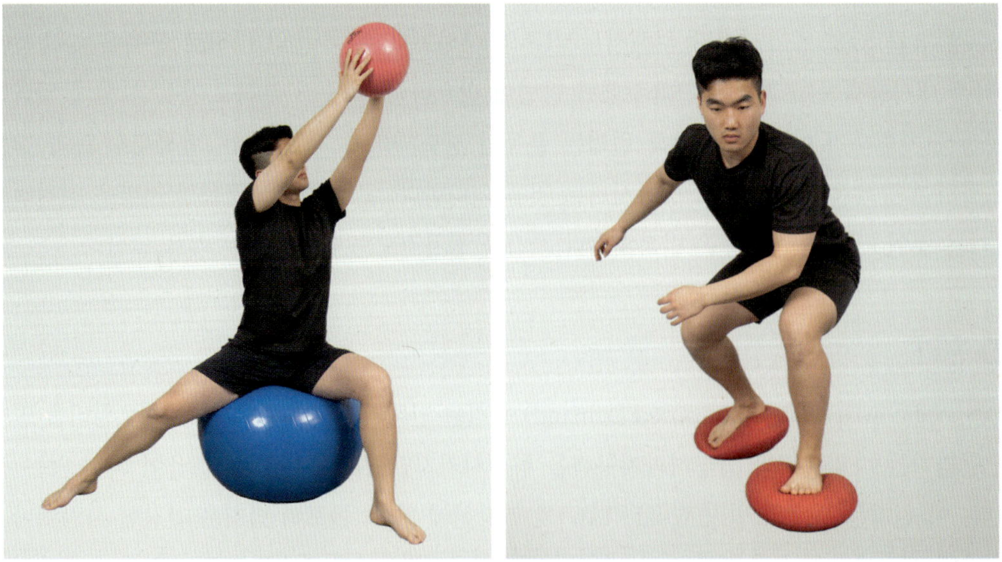

그림 5-2 불안정한 표면에서의 기능강화운동

표 5-1 저항운동의 유형에 따른 비교

구분	등척성운동	등장성운동	등속성운동
특징	• 길이 변화 없이 최대 수축 • 안정화된 힘 제공 • 트레이닝된 특정 각도에서만 근력 향상 • 혈압 상승(발살바)	• 일정한 장력 수축(덤벨, 바벨, 다양한 운동기구 등) • 동심성/편심성 • 점진적 저항운동	• 일정한 속도 저항 • 기계적 최대 저항 • 최대 노력/최대 근력

4) 저항운동의 분류

저항운동은 크게 도수저항운동과 기계저항운동으로 구분할 수 있다. 도수저항운동은 초기 사용에 유용하며, 치료사의 의해 저항이 조절되어 필요한 상황에서 적절히 적용할 수 있고, 다양한 패턴으로 방향을 설정하여 적용할 수 있다. 그러나 정확히 저항의 양을 측정할 수 없어 객관적인 양을 제시하기에는 어려움이 있다. 기계저항운동은 정량적으로 정해진 양으로 운동을 수행할 수 있으며, 도수저항보다 강한 저항을 가할 수 있어 근력이 강한 환자에게도 적용할 수 있다.

(1) 등척성운동

등척성운동(isometric)은 길이 변화가 없거나 최소한으로 하는 정적운동방법으로, 근육이완부터 강화에 이르기까지 다양하게 이용할 수 있다. 일반적으로 등척성운동은 안정성 제공을 목적으로 수행되는 경우가 많다. 예를 들어, 중력에 대항하여 자세를 유지하는 근육을 트레이닝하는 경우, 등척성운동 프로그램을 적용하는 경우가 많다. 즉, 작용근과 대항근을 동시 수축하여 특정 자세를 유지할 수 있도록 한다. 등척성 수축은 일상생활을 유지하는 데 있어 반드시 필요한 근육수행력의 하나이다.

재활을 목적으로 적용하는 경우가 일반적이며, 다양한 형태로 적용할 수 있다. 근고정운동은 재활 초기에 사용되는 수축방법으로 저항이 거의 없이 적용된다. 일반적으로 순환을 목적으로 하며, 이완과 통증 완화 효과가 있다. 넙다리네갈래근과 볼기근에 적용할 수 있는데, 넙다리네갈래근에 적용하는 경우가 많다.

안정화운동은 중력에 저항하거나 체중부하 자세에서 등척성 수축을 유지하는 것으로 안정성을 제공하는 데 목적이 있으며, PNF 기법으로 널리 알려져 있다. 특정 움직임에서 일정 관절운동범위 구간의 근력이 떨어진 경우, 해당 구간에 안정화운동을 적용하여 동적 안정성을 제공할 수 있으며, 스쿼트 자세를 일정한 각도에서 유지하지 못할 경우, 해당 자세를 유지하도록 하는 등척성 수축을 통해 안정성을 제공할 수 있는 유용한 방법이다.

(2) 점진적 저항운동/등장성운동

점진적 저항운동은 재활 과정에서 오랫동안 사용된 방법으로 근력 향상을 목적으로 시행되는 방법이다. 이 운동은 덤벨, 바벨, 탄력저항(튜빙, 테라밴드) 등 다양한 운동기구를 이용하여 일정한(고정된) 저항을 이용하는 방법이며, 일정한 힘(등장성, isotonic)을 이용한 저항운동방법이다.

① 동적 운동: 동심성과 편심성운동

동심성 수축은 근육섬유의 길이가 짧아지면서 일어나는 수축이고, 편심성 수축은 근육섬유의 길이가 길어지면 일어나는 수축으로 부하가 동심성 수축보다 강하다(그림 5-3). 이런 수축은 여러 가지 방법으로 수행할 수 있으며, 체중이나 도르레 등을 이용할 수 있다. 동심성 수축은 근육을 빠른 속도로 수축할 수 있고, 편심성 수축은 동심성 수축의 속도를 조절할 수 있다. 둘의 조화로운 수축을 통해 우리 인체는 적절한 움직을 만들어내는 것이다. 일상생활활동에서의 모든 움직임/동작에 관여하며, 재활에 있어서 중요한 부분을 차지하는 운동방법이다. 계단 오르내리기, 앉고 일어서기, 걷기 등 거의 모든 동작에서 작용하는 힘으로 두 수축을 조화롭게 발달시킬 수 있는 운동 프로그램이 반드시 필요하다.

편심성운동은 강한 부하로 훈련 시 손상을 유발할 수 있기에 회복이 어느 정도 이뤄진 재활단계에서 적용해야 하며, 충분한 준비단계를 거친 후 적용해야 한다. 이 훈련은 스포츠선수 트레이닝에 적용될 만큼 신체능력을 최대한으로 끌어올릴 수 있는 방법이다.

② 운동기구와 프리웨이트

다양한 운동기구가 점진적 저항운동에 사용된다(그림 5-4). 대부분의 기구는 도르레나 지렛대 방식을 이용하며, 자유롭게 무게(저항)조절이 가능하다. 운동기구운동은 일반적으로 프리웨이트보

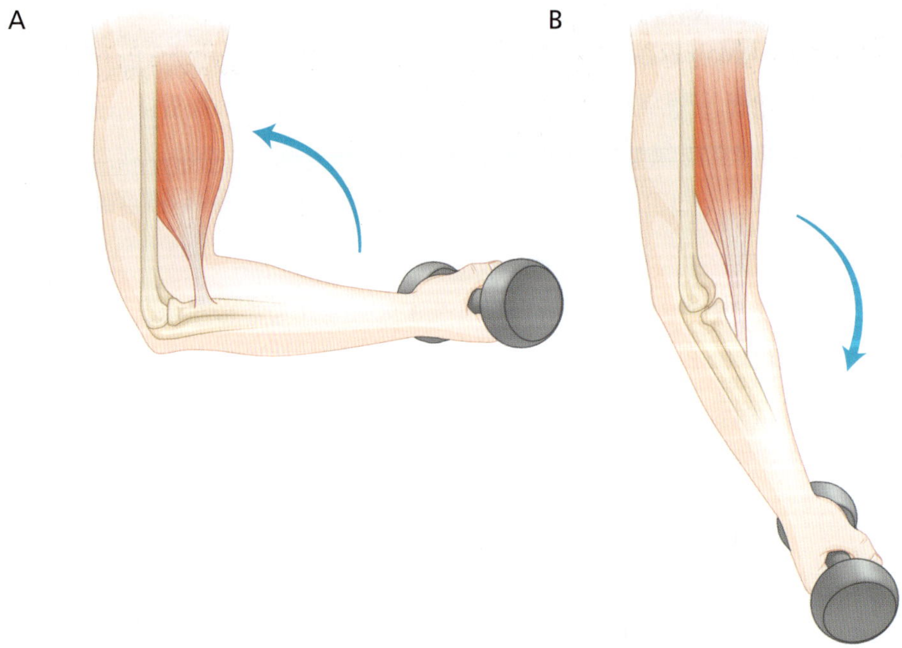

그림 5-3 동심성/편심성 운동

A. 동심성 수축 B. 편심성 수축

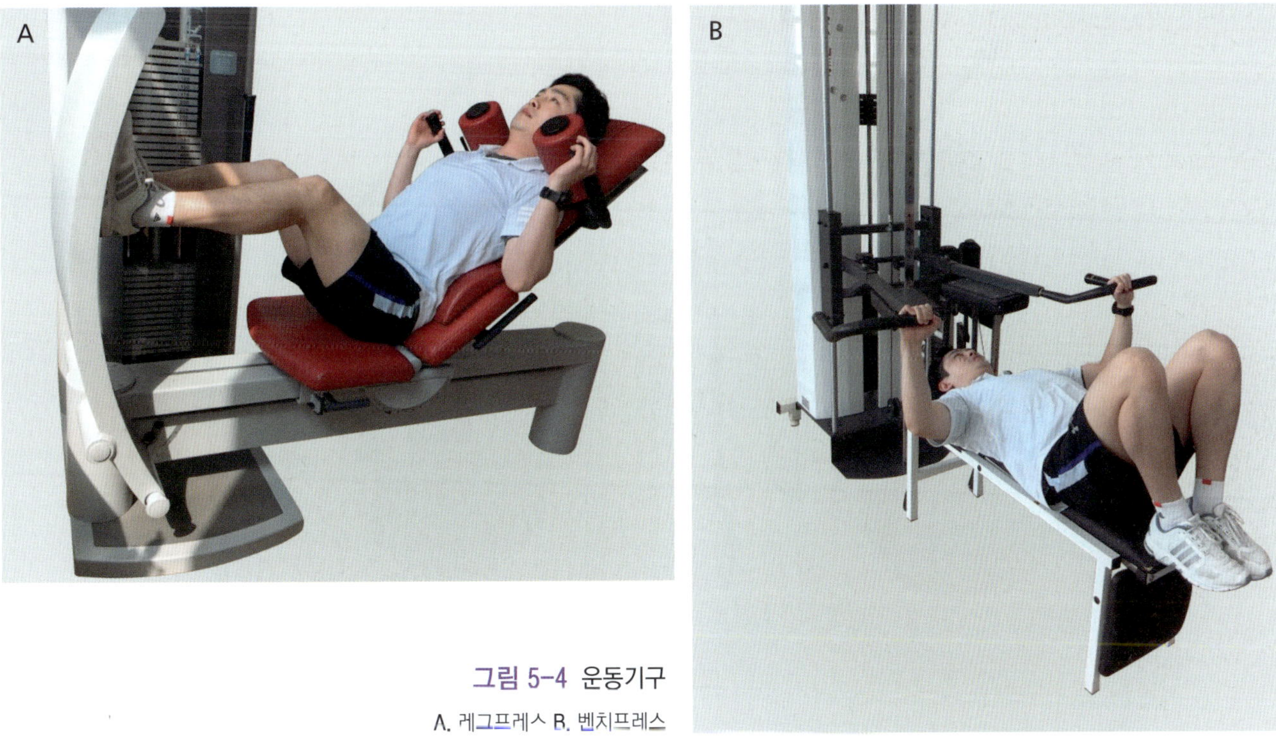

그림 5-4 운동기구
A. 레그프레스 B. 벤치프레스

다 고정장치와 안전장치가 있어 안전하고, 부상위험이 적다. 그러나 운동기구운동은 하나의 자세(정해진 각도)에서 운동해야 하므로 운동의 다양한 움직임을 활용한 운동과 기능적 자세운동은 부족하다. 프리웨이트는 움직임의 제한이 없고, 여러 방향으로 운동이 가능하여 신경근 트레이닝이 가능하다.

③ 도구를 이용한 저항운동

도구를 이용한 저항운동은 기능적이고 다차원적인 운동이며, 기능적인 동작을 다양한 장소에서 특히 가정에서 적극적으로 활용할 수 있는 운동방법이다. 저항운동을 통해 근력이 회복되었다면, 본연이 직업이나 일상생활에 맞는 동작을 훈련하여 기능적 활동을 촉진한다. 또한 운동감각 시스템을 회복하고 향상시키는 데 효과적인 운동방법이며, 운동 프로그램에 반드시 포함되어야 한다. 도구에는 풀리, 짐볼, 탄력밴드, 아령과 바벨 등 다양하여 선택의 폭이 크고, 각각의 장 · 단점이 있어 활용범위 또한 광범위하다.

▪ 풀리운동

풀리(pulley system)를 활용한 운동은 근육과 근육군을 선택적으로 강화할 수 있다. 각 근육을 개별적인 훈련뿐만 아니라 통합적인 기능적 운동도 가능하여 널리 사용되고 있다. 트레이닝센터, 병원, 기관에 널리 분포되어 있어 활용도가 넓다(그림 5-5).

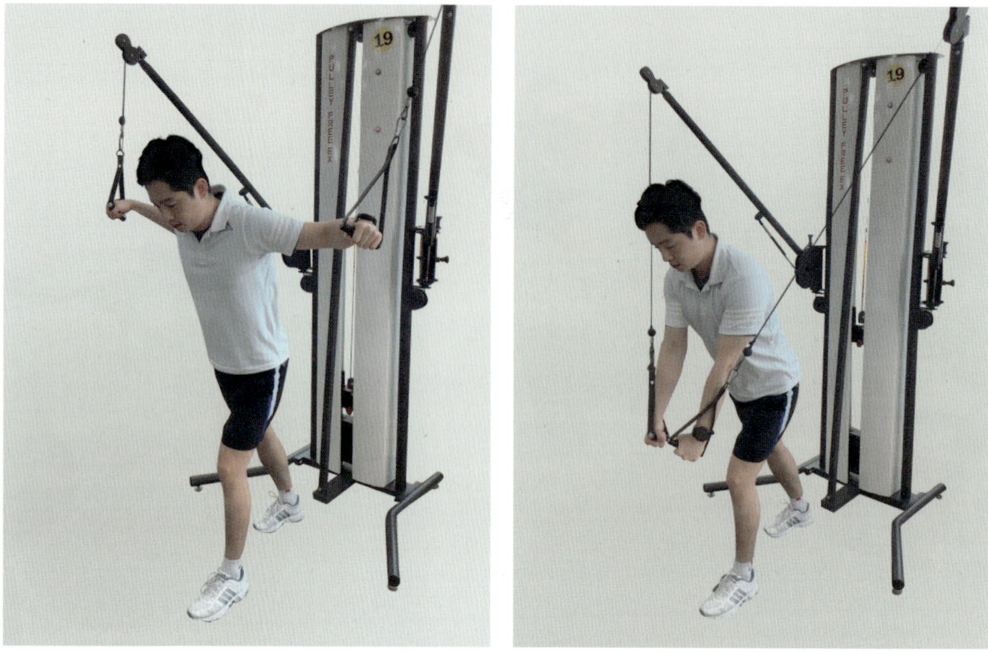

그림 5-5 풀리운동

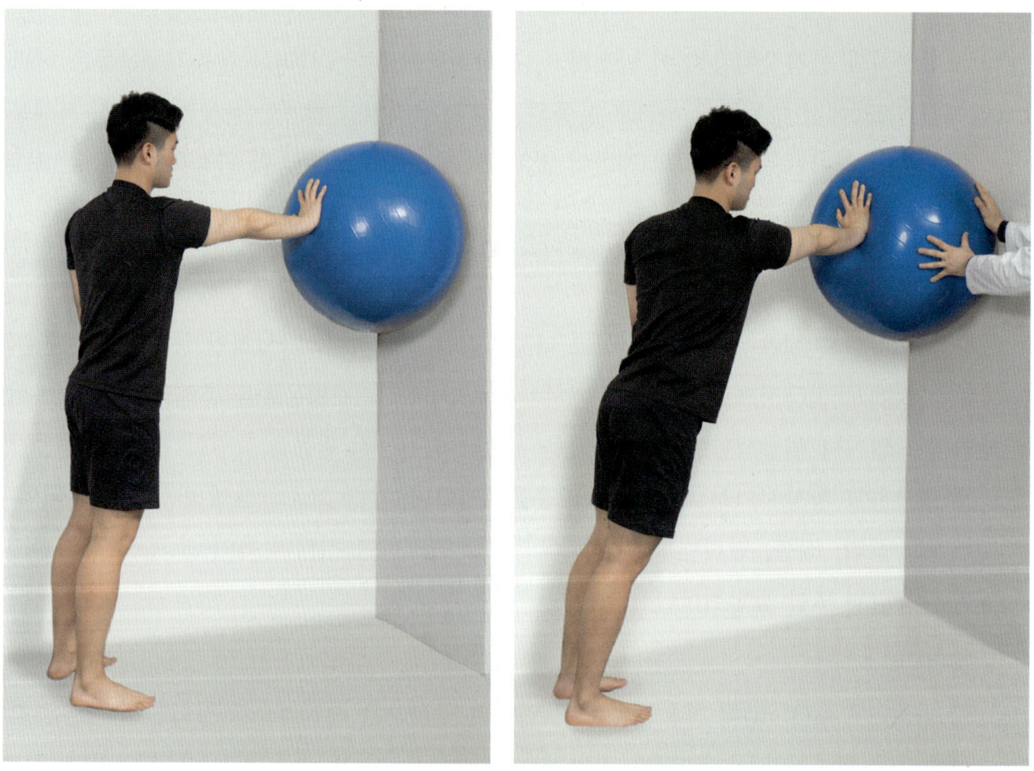

그림 5-6 짐볼운동

■ 짐볼운동

짐볼은 운동감각 시스템을 자극하고 안정화하는 데 효과적인 방법이다. 불안정한 표면을 활용하여 협조성과 균형을 회복하며, 특히 의식적으로 조절할 수 없는 감각을 강화하는 데 효과적이다. 다른 도구들과 혼용하여 큰 시너지 효과를 제공할 수 있다(그림 5-6).

■ 탄력밴드운동

튜빙이나 테라밴드는 재활과정에서 많이 사용되는 저항운동 도구이다. 이 운동의 장점은 다각도운동이 자유롭게 가능하며, 공간의 제약을 거의 받지 않는다. 뿐만 아니라 어느 정도의 운동강도 조절이 가능하다(색깔이나 질에 따라 저항강도 조절).

■ 아령과 바벨운동

아령과 바벨은 프리웨이트 운동 시, 가장 널리 이용되는 도구 중 하나이다. 다양한 자세에서 안정화와 근력강화 등의 효과를 높일 수 있다(그림 5-7).

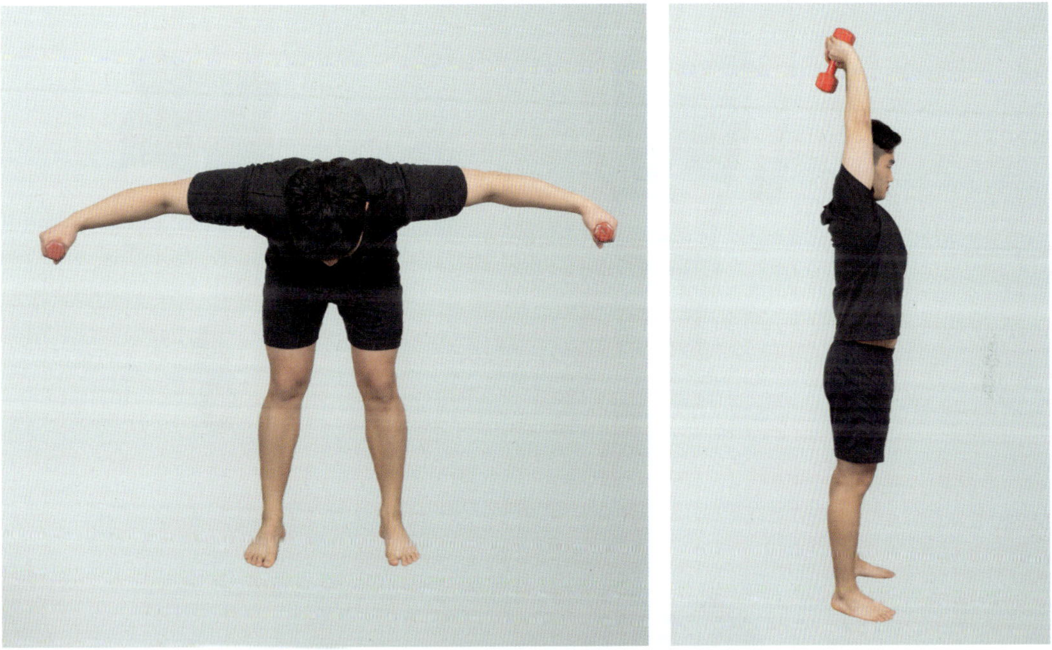

그림 5-7 아령운동

④ 가변저항

가변저항은 도르레 시스템에 캠(cam)을 사용해 관절운동범위 변화에 따른 저항의 손실을 줄이고 일정한 저항을 유지할 수 있도록 하는 저항운동이다. 넓은 의미에서 탄력밴드나 도수저항(숙련된 치료사에 의한 저항)도 포함될 수 있다. 그러나 관절운동범위에 일정한 저항을 주는 장치에 대한 의문을 제시하는 경우가 많아 지속적인 연구와 개발이 필요한 실정이다.

(3) 등속성운동

등속성운동(isokinetic)은 일정한 각속도에 맞춰 최대 근육수축을 유발하는 방법이다. 일반적으로 등속성운동 장비를 이용하며, 각속도는 0~500°/sec까지 측정이 가능하며 속도가 느릴수록 저항이 커지게 된다. 일반적으로 30~90°/sec에서 근력을 측정하고, 120~150°/sec에서 근육지구력을 측정한다.

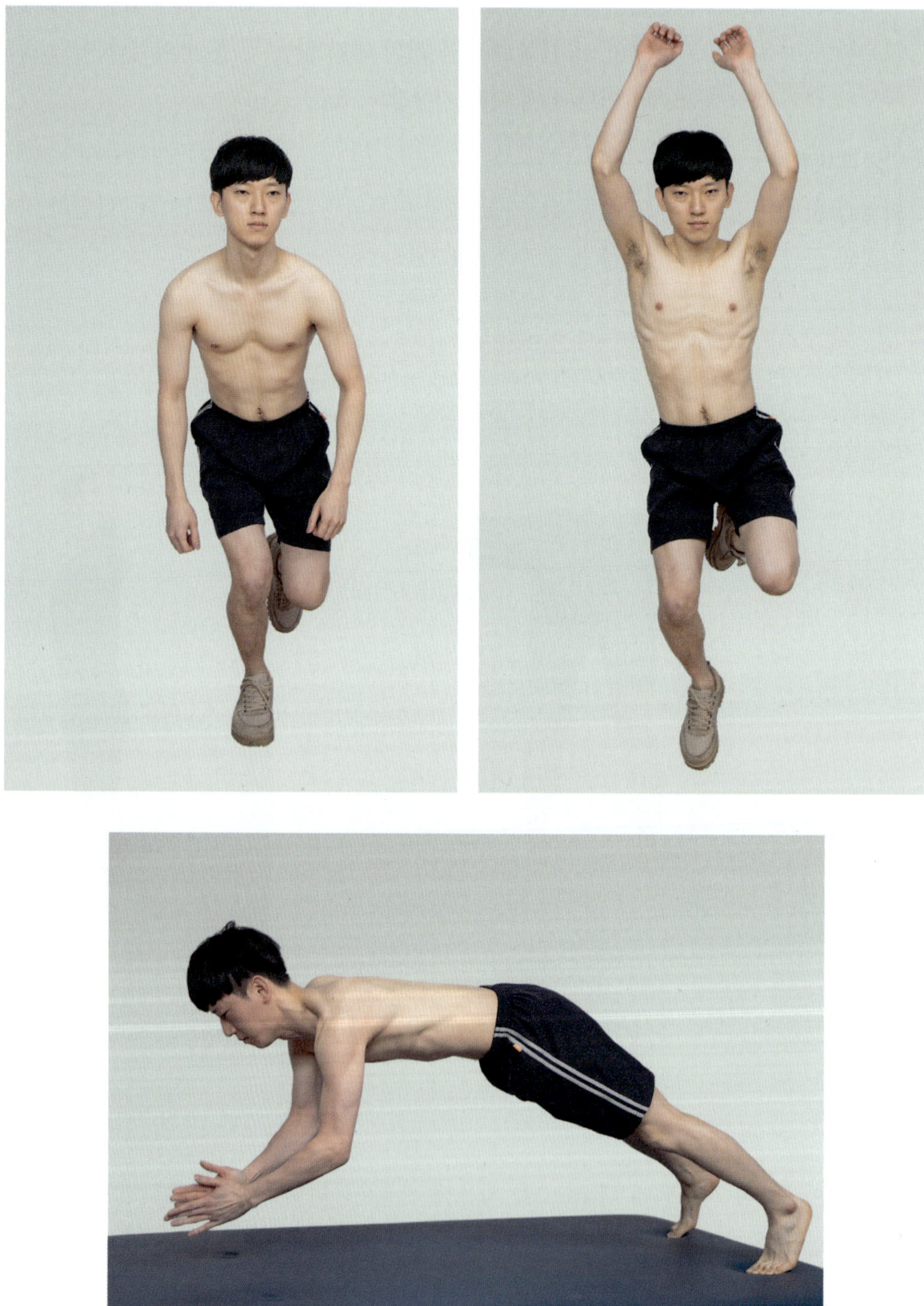

그림 5-8 플라이오메트릭운동

가동범위를 지정하여 측정이 가능하기에 환자에 따라 설정하여 측정할 수 있다.

등속성운동 장치는 일정한 속도로 움직이는 장치로서 저항의 힘보다는 속도가 중요한 요소이다. 대상자는 최대 힘을 내거나 적당한 힘을 낼 수도 있기에 최대의 힘을 이끌어내기 위해서는 최대 노력이 필요하다. 최대 노력을 이끌어내기 위해 동기부여가 중요한 요소로 작용하며, 속임수를 쓸 수 있으니 정확한 판단이 필요하다.

(4) 플라이오메트릭운동

플라이오메트릭운동(plyometric exercise)은 깡충뛰기(hops), 튀어오르기(bounds), 높게 뛰기(depth jumping) 등의 다리운동과 공이나 다른 저항도구를 이용한 위팔운동이 포함된다(그림 5-8). 이 운동은 반응성 신경근훈련이라고 하며, 편심성의 빠른 스트레칭과 폭발적인 움직임을 만들고, 원활하고 빠른 동심성 수축을 발생시킨다. 이 운동의 장점은 폭발적인 근육의 힘과 조절된 움직임을 동시에 트레이닝이 가능하다는 점이다.

6 저항훈련의 일반적인 원리

일반적으로 운동을 적용하기에 앞서 검사와 평가는 기본적으로 진행되며, 정확하게 결정되어 프로그램을 만들어야 한다. 검사는 환자의 병력, 연령, 직업 등 여러 가지를 포함하여 전체검사를 해야 한다. 또한, 객관적인 평가인 근력, 관절운동범위, 기능 수준 등을 평가하여 프로그램의 강도, 빈도, 양 등을 결정한다. 이러한 내용을 고려하여 저항운동의 방법과 목표를 설정하여 프로그램을 작성하여 적용한다.

저항운동 시 고려되어야 하는 사항에는 통증의 상태, 조직치유단계, 부종 여부, 환자의 목표, 근육수행력에 문제를 끼치는 여러 요소, 저항운동의 적용 가능 여부 등이 있다

저항운동의 주의사항으로는 통증이 발생하지 않도록 해야 한다. 지연성 근육통(DOMS)이 발생하지 않도록 편심성 저항운동을 최대 부하로 실시하지 않는다. 발살바 현상이 일어나지 않도록 호흡을 유지한다. 골다공증, 류마티스 관절염 등 질환에 유의하며, 과도한 운동을 하지 않도록 정확한 프로그램을 만들어서 진행한다.

1) 발살바 현상

저항운동 시에 반드시 피해야 한다. 특히 고혈압의 병력을 갖고 있는 환자나 관상동맥, 심근경색, 뇌혈관질환 등의 환자는 조심해야 한다. 또한, 원반탈출증 환자나 수술환자 등도 위험하다. 그러므로 저항운동 시에는 호흡을 유지한다. 일반적으로 부하가 가해질 때(하중을 들 때) 숨을 내쉬고, 부하가

줄어들 때(내릴 때) 들숨하도록 한다.

2) 보상운동

저항운동 시에 너무 강하거나 많은 저항을 적용될 경우, 보상작용이 발생할 수 있다. 이로 인해 통증과 피로를 유발해 운동의 효과를 감소시킨다. 보상작용을 피하기 위해 적절한 저항, 올바른 정렬, 인접관절과 배근육의 안정화가 필요하다.

3) 과훈련과 과로

과훈련은 고강도의 운동량으로 신체수행능력이 감소를 보이는 경우이다. 만성피로와 기력 감소를 보이며, 무기력한 증세를 보이게 된다. 운동량을 조절하고, 충분한 휴식이 필요하다. 과로는 약증이라 불리며, 신경근질환에 의해 약해진 근육에서 근력이 점차 감소하는 것을 의미한다.

4) 지연성 근육통

지연성 근육통은 강하고 익숙하지 않은 저항운동 시에 근육힘살이나 근육힘줄 접합부에서 많이 나타난다. 운동 후 12~24시간 후에 나타나기 시작한다. 고강도의 편심성운동이 가장 많이 유발된다. 첫 번째 이론은 대사산물축적이론으로 젖산의 축적으로 발생된다는 것이고, 근육경련이론은 근육경련이 발생되어 통증의 비정상적인 피드백으로 발생된다는 것이다. 최근 연구에서는 근육섬유나 결합조직의 미세손상으로 발생된다고 하였다. 그러나 아직까지 정확한 원인은 밝혀지지 않고 있다. 이를 예방하기 위해 저강도의 준비운동과 정리운동, 강한 운동 후에 스트레칭을 실시하여 효과를 얻을 수 있다. 편심성운동을 실시하기 전과 후에 동심성 운동을 실시하는 것도 효과를 볼 수 있다.

5) 저항운동의 수행

(1) 준비운동

가볍게 몸에 열이 날 수 있도록 5~10분 정도 적용한다. 걷기, 가볍게 뛰기 등 유산소운동을 일반적으로 이용한다. 예를 들면, 위팔 저항운동에 앞에 위팔 에르고미터를 이용하고, 가벼운 무게의 아령을 이용하여 관절가동범위운동을 전범위에 걸쳐 10~15회 정도 반복한다.

(2) 본 운동

본 운동에서는 고정, 저항 지점, 방향, 운동강도, 양, 반복횟수 등을 고려해서 적용한다. 본 운동의 시작은 고유수용성운동과 같은 감각훈련을 먼저 실시하는 것이 효과적이다. 본 운동은 자세의 정렬을 먼저 맞추고, 정확한 고정을 통해 적절한 저항을 주어 실시한다.

7 도수저항운동

1) 정의와 사용목적

도수저항운동은 동적 근육수축이나 정적 근육수축 시 치료사에 의해 저항이 적용되는 능동저항운동의 한 형태이다. 도수저항운동은 다양한 운동패턴(해부학적 운동면, 고유수용성 신경근 촉진법, 기능훈련)으로 훈련할 수 있으며, 관절운동범위를 고려하여 실시한다.

(1) 치료사의 신체역학

환자와 치료사에게 맞는 높이의 치료대를 선택하고, 치료사는 환자 가까이에 위치하고, 런지나 스쿼트 자세를 이용하여 허리에 가해지는 스트레스를 피해야 한다. 안정된 자세를 유지하기 위해 바닥면을 넓게 유지한다.

(2) 구두 명령

- 단순하고 직접적인 구두 명령으로 정확한 타이밍에 실시하여 운동을 효과를 증가시킨다.
- 등척성, 동심성, 편심성 수축을 유도하기 위해 구두 명령을 다르게 사용한다.

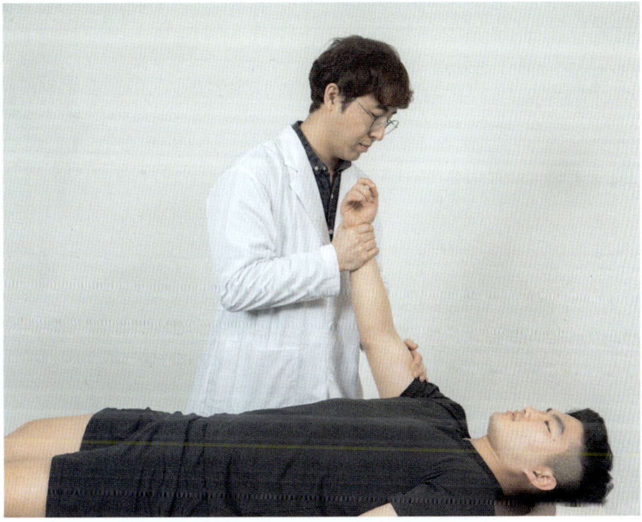

그림 5-9 도수저항운동

표 5-2 도수저항운동의 장점과 단점

장점	• 근력이 4등급(GOOD)인 경우에 가장 효과적인 방법이다. • 기계저항 전에 실시되는 운동이다. • 섬세하게 저항을 제공하며, 실시간으로 피드백을 받아 저항조절이 가능하다. • 관절운동범위 모든 부위에서 근육이 최대로 작용할 수 있다. • 보상운동을 방지할 수 있다. • 환자에게 다양한 자세로 운동을 적용할 수 있다. • 저항의 위치를 쉽게 바꿀 수 있다.
단점	• 운동하중(저항량)이 주관적이고, 저항량을 측정할 수 없다. 치료사의 경험에 의해 효과가 다르게 된다. • 저항량은 치료사의 근력에 따라 제한적이다. • 환자가 독립적인 근력강화운동을 실시할 수 없다.

(3) 반복횟수와 세트/휴식 간격

모든 저항운동의 반복횟수는 환자의 반응, 치료사의 근력, 지구력과 관련이 깊다. 일정한 저항으로 반복횟수를 조절할 수 있도록 해야 한다.

2) 팔

(1) 어깨관절 굽힘

대상자 자세	▪ 바로누운자세에서 어깨뼈와 몸통을 치료대에 고정한다.	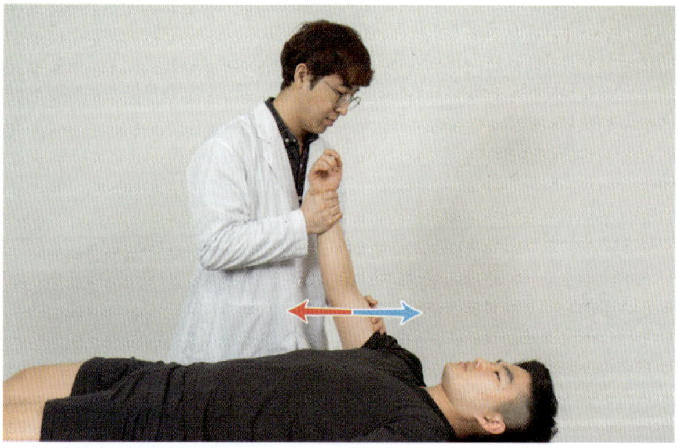
손 잡기	▪ 아래팔을 지지하고 위팔뼈의 앞쪽 부분을 잡는다.	
도수저항	▪ 폄 방향으로 위팔뼈 먼쪽의 앞쪽면에 저항을 가하거나 팔꿉관절이 안정되고 통증이 없다면 아래팔 먼쪽의 앞쪽면에 저항을 가한다.	

그림 5-10 어깨관절 굽힘

(2) 어깨관절 폄

- 위팔뼈 먼쪽의 뒤쪽면이나 아래팔의 먼쪽에 저항을 가한다.
- 어깨뼈를 치료대에 고정시킨다.

(3) 어깨관절 벌림과 모음

대상자 자세	▪ 바로누운자세에서 어깨뼈와 몸통을 치료대에 고정하여 어깨올림을 방지한다.
손 잡기	▪ 아래팔을 지지하고 위팔뼈의 가쪽(벌림저항)과 안쪽부분(모음저항)을 잡는다.
도수저항	▪ 환자의 팔꿉관절을 90°로 굽힘하고, 위팔뼈의 먼쪽에 저항을 가한다. 벌림에 대한 저항은 위팔뼈의 가쪽면에 가한다. 모음에 대한 저항은 위팔뼈의 안쪽면에 적용한다.

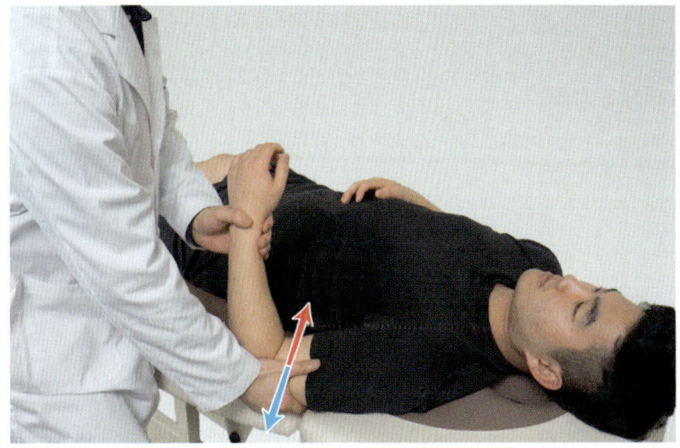

그림 5-11 어깨관절 벌림과 모음

(4) 어깨관절 안쪽돌림과 가쪽돌림

대상자 자세	▪ 바로누운자세에서 어깨뼈와 몸통을 치료대에 고정하여 어깨올림을 방지한다.
손 잡기	▪ 어깨부분을 고정하고, 아래팔의 가쪽을 잡는다.
도수저항	▪ 안쪽과 가쪽으로 돌림할 때, 아래팔의 먼쪽에 저항을 가한다. ▪ 안쪽으로 돌림할 때 빗장뼈 수준에서 고정하고, 가쪽으로 돌림할 때는 등과 어깨뼈를 치료대에 고정시킨다.

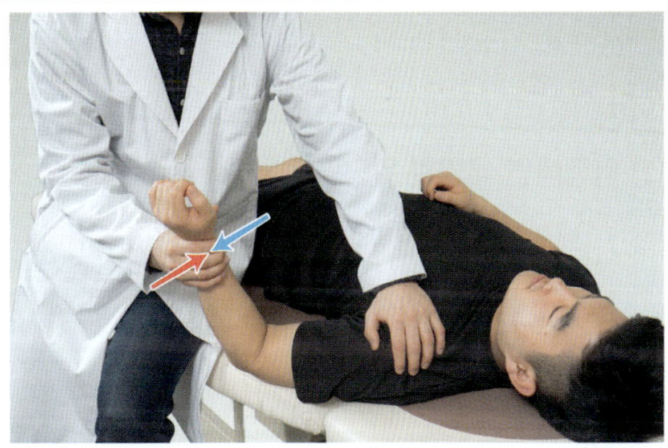

그림 5-12 어깨관절 안쪽돌림과 가쪽돌림

(5) 어깨관절 가로벌림과 가로모음

- 어깨관절과 팔꿉관절을 90° 굽힘하고, 어깨관절을 안쪽돌림과 가쪽돌림의 중간 지점에 둔다.
- 위팔뼈의 먼쪽에 저항을 가한다.

(6) 어깨뼈면 올림과 내림

대상자 자세	■ 바로누운자세, 옆으로 누운자세 또는 앉은자세를 취한다.	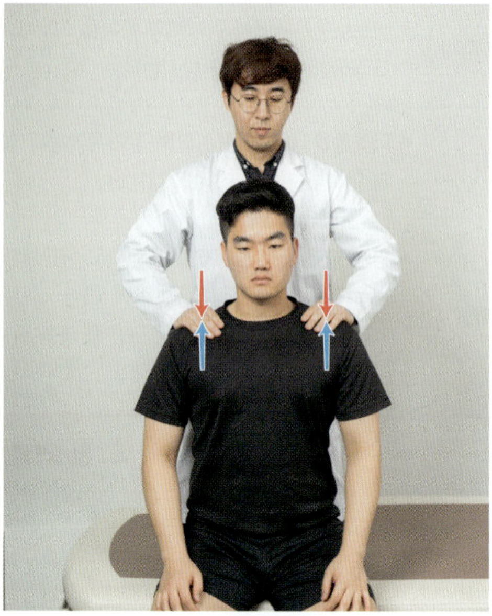
손 잡기	■ 어깨윗부분에 손을 올린다.	
도수저항	■ 어깨뼈를 올림하는 동안 빗장뼈 바로 위쪽인 팔이음뼈의 꼭대기에 저항을 가한다.	

그림 5-13 어깨뼈면 올림과 내림

(7) 어깨뼈면 내밈과 뒤당김

- 내밈에 대한 저항은 어깨 앞쪽에 저항, 뒤당김에 대한 저항은 어깨관절의 뒷면에 저항을 가한다.
- 몸통을 고정(돌림 방지)시킨다.

(8) 팔꿉관절 굽힘

대상자 자세	■ 바로누운자세를 취한다.	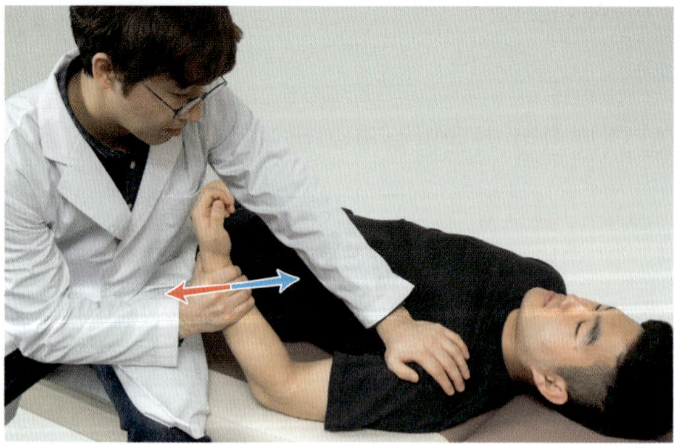
손 잡기	■ 어깨윗부분을 고정하고, 아래팔의 앞쪽 부분을 잡는다.	
도수저항	■ 폄 방향으로 저항을 가한다. 팔꿉관절의 개별적 저항을 위해 뒤침, 엎침, 중립위치가 되도록 한다.	

그림 5-14 팔꿉관절 굽힘

(9) 팔꿉관절 폄

대상자 자세	▪ 엎드린자세나 바로누운자세를 취한다.
손 잡기	▪ 위팔 먼쪽을 고정하고, 아래팔의 뒤쪽 부분을 잡는다.
도수저항	▪ 굽힘 방향으로 저항을 가한다.

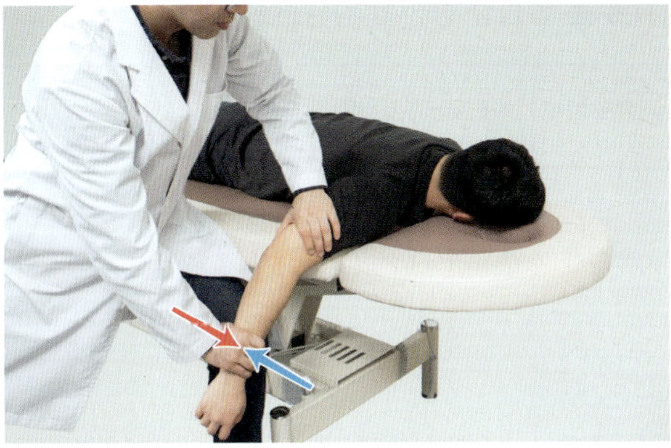

그림 5-15 팔꿉관절 폄

(10) 아래팔 엎침과 뒤침

대상자 자세	▪ 바로누운자세, 팔꿉관절은 90° 굽힘 자세를 취한다.
손 잡기	▪ 먼쪽 아래팔 노뼈를 잡는다.
도수저항	▪ 노뼈에 저항을 가하며, 손목이 비틀리지 않도록 손에 저항을 가하지 않는다.

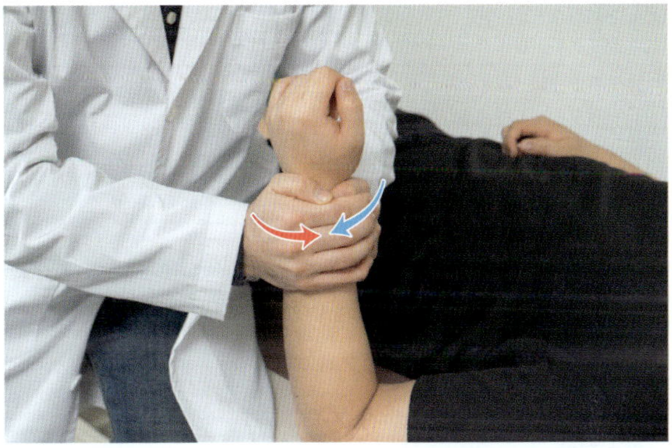

그림 5-16 아래팔 엎침과 뒤침

(11) 손목 굽힘과 폄

대상자 자세	▪ 바로누운자세, 앉은자세를 취한다.
손 잡기	▪ 먼쪽 아래팔과 손허리뼈를 잡는다
도수저항	▪ 손허리뼈에 저항을 가한다.

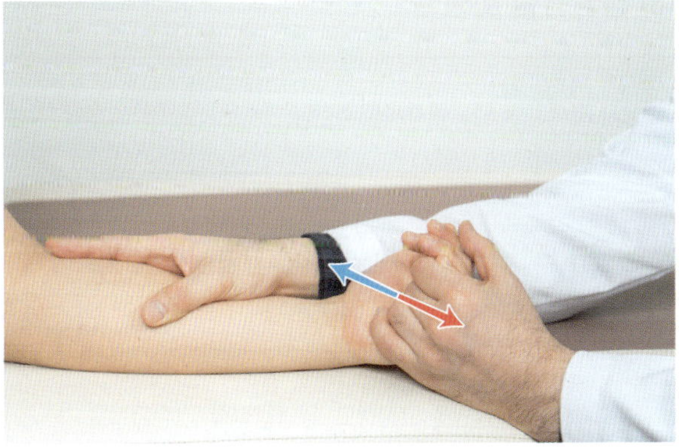

그림 5-17 손목 굽힘과 폄

3) 다리

(1) 무릎 굽힘을 동반한 엉덩관절 굽힘

대상자 자세	■ 바로누운자세를 취한다.
손 잡기	■ 허벅지 먼쪽의 앞쪽면과 발목 뒷부분을 잡는다.
도수저항	■ 허벅지 앞쪽면과 발목 뒷부분에 저항을 가한다.

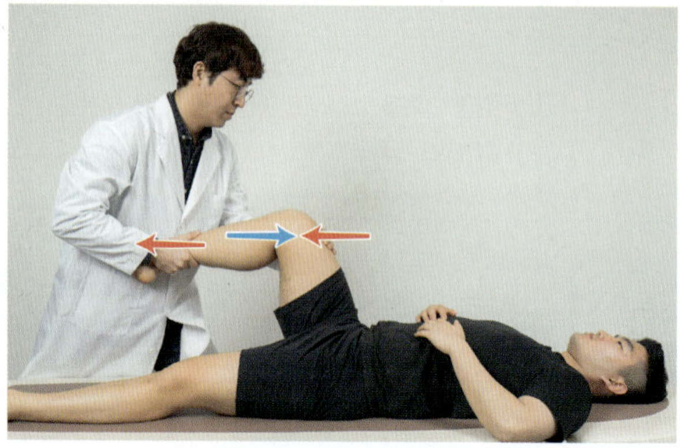

그림 5-18 무릎 굽힘을 동반한 엉덩관절 굽힘

(2) 엉덩관절 폄

대상자 자세	■ 바로누운자세를 취한다.
손 잡기	■ 허벅지 뒷쪽면과 발목 뒷부분을 잡는다.
도수저항	■ 엉덩관절과 무릎관절의 폄에 저항을 가한다.

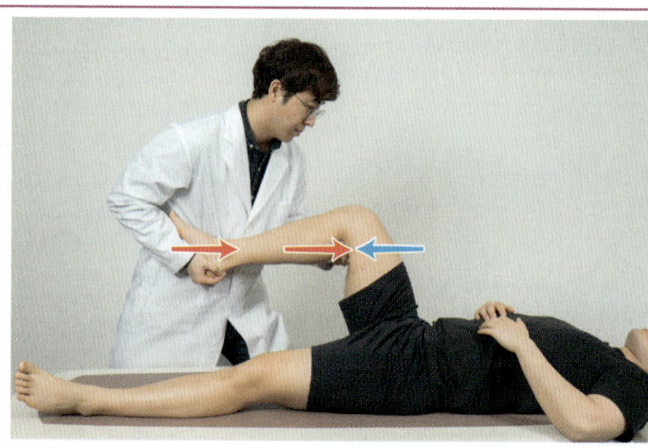

그림 5-19 엉덩관절 폄

(3) 엉덩관절 젖힘

대상자 자세	■ 엎드린자세를 취한다.
손 잡기	■ 허벅지 뒷쪽면과 허리뼈와 골반 부분을 잡는다.
도수저항	■ 골반을 고정하고, 엉덩관절의 폄에 저항을 가한다.

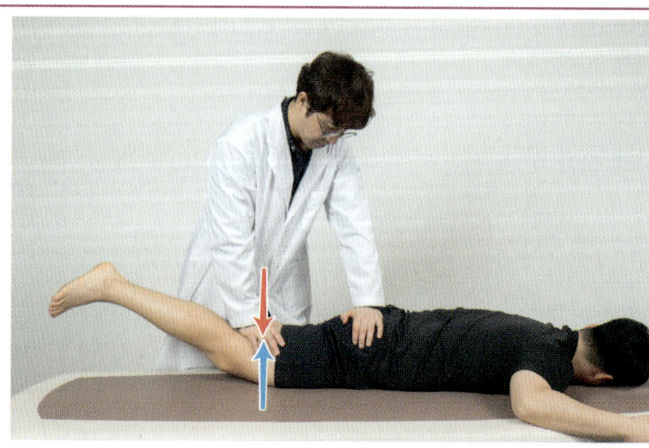

그림 5-20 엉덩관절 젖힘

(4) 엉덩관절 벌림과 모음

대상자 자세	▪ 바로누운자세를 취한다.
손 잡기	▪ 허벅지와 발목부분의 안쪽과 가쪽 부분을 잡는다.
도수저항	▪ 허벅지에 저항을 주거나 통증이 없다면 발목부분에 저항을 주어 강도를 조절할 수 있다.

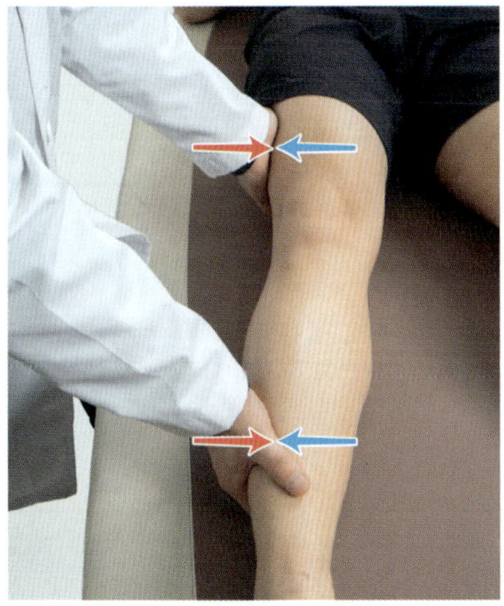

그림 5-21 엉덩관절 벌림과 모음

(5) 엉덩관절 안쪽돌림과 가쪽돌림 1

대상자 자세	▪ 엎드린자세를 취한다.
손 잡기	▪ 골반부분과 발목부분의 안쪽과 가쪽 부분을 잡는다.
도수저항	▪ 가쪽돌림을 할 경우, 발목 안쪽에 저항을 가하고, 안쪽돌림을 할 경우에는 발목의 가쪽에 저항을 가한다.

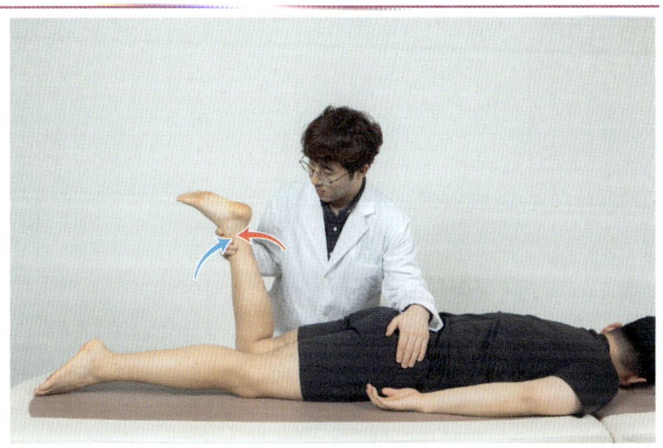

그림 5-22 엉덩관절 안쪽돌림과 가쪽돌림

(6) 엉덩관절 안쪽돌림과 가쪽돌림 2

대상자 자세	▪ 바로누운자세를 취한다.
손 잡기	▪ 허벅지를 손과 몸으로 고정하고, 복사뼈를 잡는다.
도수저항	▪ 가쪽돌림을 할 경우, 종아리 안쪽면에 저항을 가하고, 안쪽돌림을 할 경우에는 종아리의 가쪽을 저항한다.

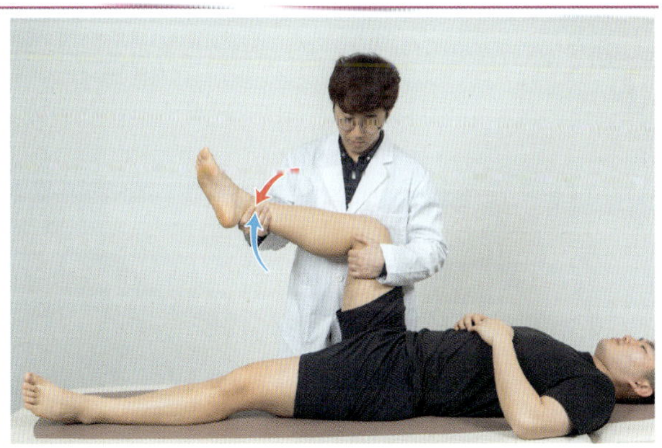

그림 5-23 엉덩관절 안쪽돌림과 가쪽돌림

(7) 무릎관절 굽힘(폄)

대상자 자세	▪ 엎드린자세를 취한다.	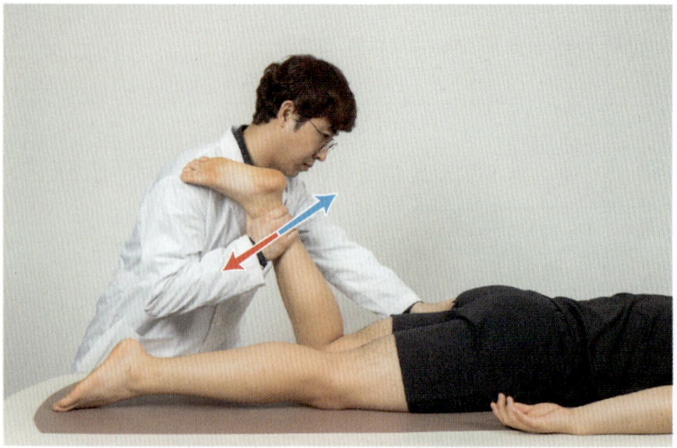
손 잡기	▪ 엉덩부위와 발목 뒤쪽 부분을 잡는다.	
도수저항	▪ 엉덩부분이 들리지 않도록 고정하고, 폄 방향으로 발목부분에 저항을 가한다.	

그림 5-24 무릎관절 굽힘(폄)

(8) 무릎관절 폄(굽힘)

대상자 자세	▪ 앉은자세를 취한다.	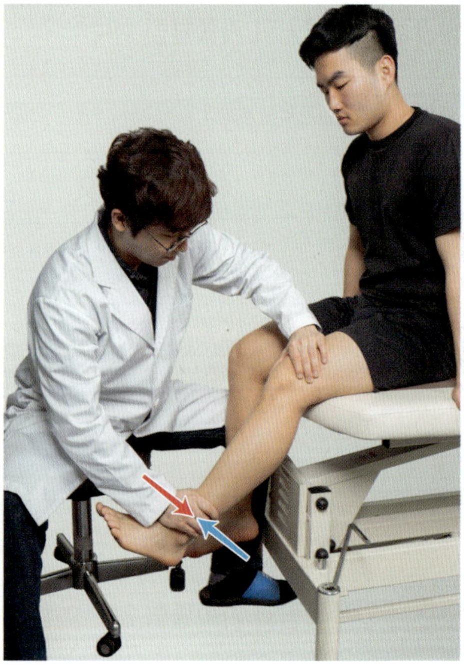
손 잡기	▪ 허벅지 먼쪽의 앞쪽 부분과 발목 앞쪽 부분을 잡는다.	
도수저항	▪ 허벅지부분은 고정하고, 발목부분을 굽힘방향으로 저항을 가한다.	

그림 5-25 무릎관절 폄(굽힘)

(9) 발목의 발등굽힘

대상자 자세	▪ 앉은자세나 바로누운자세를 취한다.	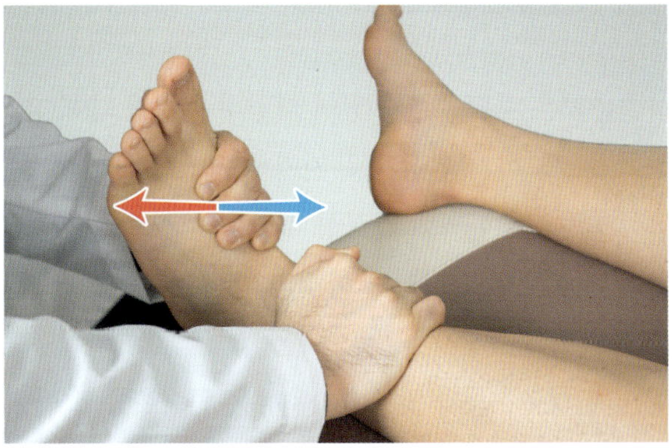
손 잡기	▪ 발목과 발등을 잡는다.	
도수저항	▪ 발꿈치를 고정하고, 발등에 저항을 가한다.	

그림 5-26 발목의 발등굽힘

(10) 발목의 발바닥굽힘

대상자 자세	▪ 앉은자세나 바로누운자세를 취한다.	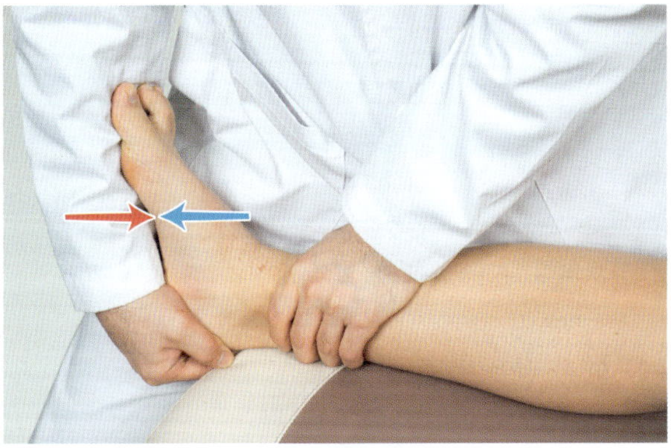
손 잡기	▪ 발목과 발꿈치(발바닥)를 잡는다.	
도수저항	▪ 종아리부분은 고정하고, 발바닥 부위에 저항을 가한다. 이때 사진과 같이 아래팔을 이용하여 저항을 가한다.	

그림 5-27 발목의 발바닥굽힘

4) 발목의 안쪽돌림과 가쪽돌림

종아리를 고정하고, 안쪽돌림에 대한 저항은 첫 번째 발허리뼈의 안쪽면에 저항을 가하고, 가쪽돌림은 다섯 번째 발허리뼈의 가쪽면에 저항을 가한다.

5) 발가락의 굽힘과 폄

발가락 바닥과 등 부분에 저항을 가하며, 너무 과도한 저항을 주지 않도록 주의한다. 움직이는 관절과 가장 인접한 관절을 고정한다.

8 열린/닫힌사슬운동

사슬운동은 재활단계에 있어 다양하게 응용되며, 적절하게 선택하여 사용된다. 지면에 체중부하(weight bearing)를 하체나 상체로 지지하면서 운동하는 것을 닫힌사슬운동(closed kinetic chain exercise)이라고 하며, 일반적으로 안정성 제공을 목적으로 하는 운동에 적합하다. 열린사슬운동(open kinetic chain exercise)은 주로 팔이나 다리의 근력강화를 목적으로 사용되는 방법으로 먼쪽 분절이 고정되어 있지 않은 상태로 운동한다.

열린사슬운동과 닫힌사슬운동은 근육활동이 반대로 작용한다. 두 가지 운동이 동시에 움직임을 유발할 경우에는 기능적인 동작을 수행할 수 있다. 예를 들면, 걷기, 계단오르기, 뛰어오르기 등은 동심성과 편심성 수축이 열린사슬과 닫힌사슬운동이 번갈아서 발생하는 일상생활동작이다.

표 5-3 닫힌사슬운동과 열린사슬운동의 비교

구분	닫힌사슬운동	열린사슬운동
특징	• 먼쪽 분절 지지면에 접촉 • 상호의존적 움직임 • 관절압박 증가 • 관절일치성 증가(안정성) • 전단력 감소 • 가속력 감소 • 큰저항력 • 고유감각기 자극 • 동적 안정성 강화	• 먼쪽 분절의 움직임 • 독립된 관절운동 • 가속력 증가 • 저항력 감소 • 떼어당김력(distraction) • 회전력 증가 • 관절과 근육 기계수용기 변형 증가 • 편심성 가속과 편심성 감속력 • 기능적 활동 증진
장점	• 안전함 • 조직이 치유되는 조직 손상을 줄이는 스트레스와 힘 생성 • 관절의 안정성을 만들기 위해 정상적인 움직임 동안 동시활성 및 동시수축 • 동시수축은 전단력 감소 및 치유되는 물렁조직 구조물을 예방 • 압박력 증가 및 관절 안정성 증가	• 근력과 가동범위 개선 • 고유감각신경근 촉진 • 관절가동기법 • 회전력 생산(등속성운동)
운동종류	• 걷기, 기어오르기, 스포츠 경기, 푸시업, 스쿼트 등 • 앉았다 일어나기 등의 대부분의 일상생활활동	• 물건 들기, 문 열기 등 • 공던지기

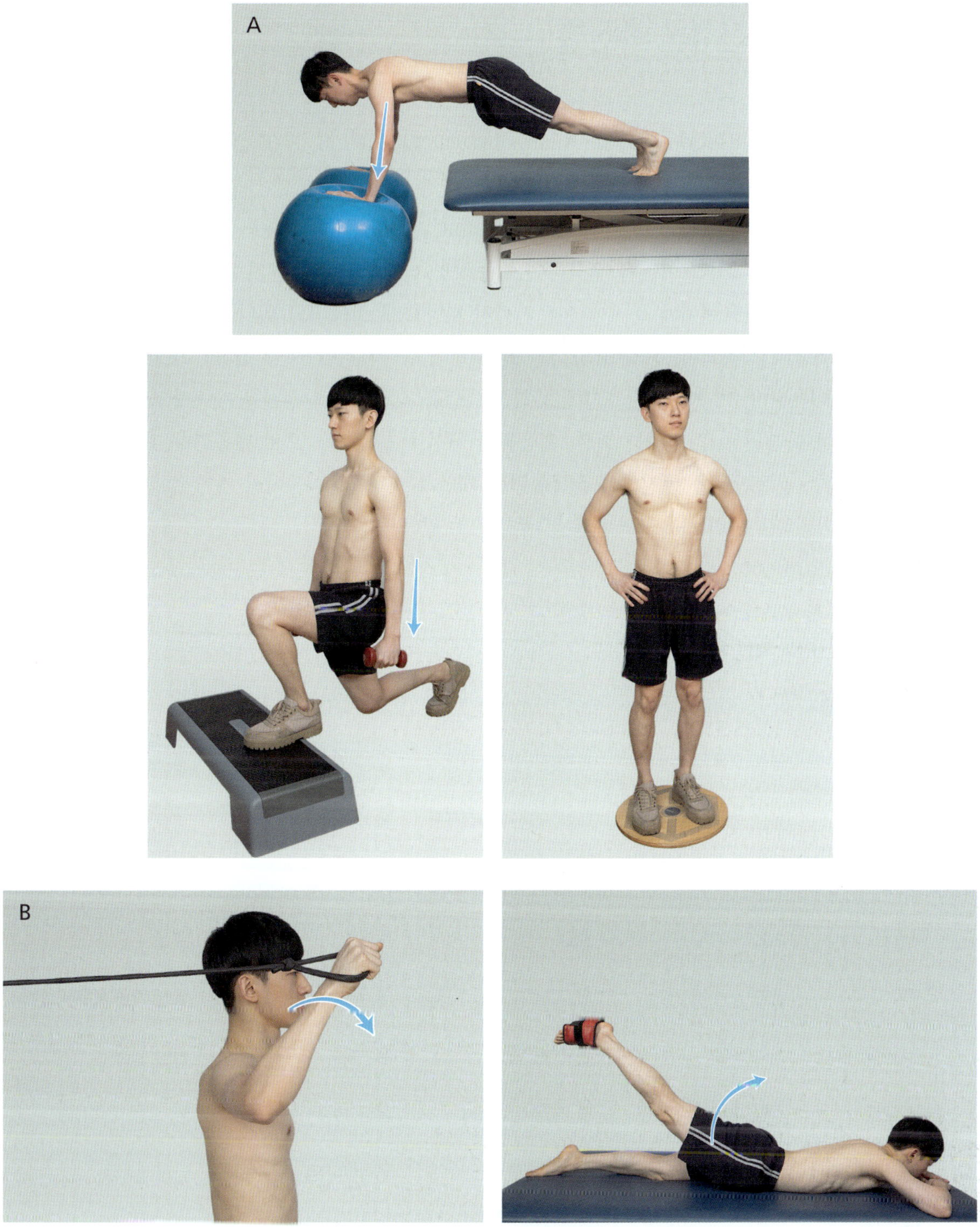

그림 5-28 닫힌사슬운동과 열린사슬운동

A. 닫힌사슬운동 B. 열린사슬운동

9 고유수용성 신경근 촉진법

고유수용성 신경근 촉진법(Proprioceptive Neuromuscular Facilitation, PNF)은 대각선 운동패턴을 이용하여 신체를 전반적으로 사용할 수 있도록 하며, 운동반응을 촉진하는 신경근 운동치료 기법으로 보바스(Bobath) 기법과 항상 비교된다. 이 기법은 Kabat, Knott, Voss에 의해 1940~50년대에 개발되었고, 신경학적인 이론과 재활의학적인 이론을 접목하여 기능적인 신경생리학을 근거로 통합했다. 지금까지 신경계 분야뿐만 아니라 근육뼈대계 분야에 이르기까지 다양하게 적용되고 있다. PNF기법은 대표적으로 뻗침 기법으로 이용되고 있으며, 가장 효과적인 뻗침 기법 중 하나이다(4장 참고). 또한 근력과 지구력 강화 및 향상에 이용된다. PNF기법은 초기에 등척성 기법을 적용하여 안정성을 제공하고, 점차적으로 최적 저항을 이용하여 가동성 및 신경근 촉진, 협응능력 개선 등을 효과적으로 제공한다. PNF기법은 저항운동이라기 보다는 운동반응을 촉진하여 운동능력을 개선하는 방법이다. 여러 가지 수용기를 자극하고, 대각선 패턴을 이용하여 약한 근육군의 반응을 촉진할 수 있다.

표 5-4 PNF 패턴 유형별 특징

관절이나 분절	D1굽힘	D1폄	D2굽힘	D2폄
어깨관절	굽힘-모음-가쪽돌림	폄-벌림-안쪽돌림	굽힘-벌림-가쪽돌림	폄-모음-안쪽돌림
어깨뼈	올림, 벌림, 위쪽돌림	내림, 모음, 아래쪽돌림	올림, 벌림, 위쪽돌림	내림, 모음, 아래쪽돌림
팔꿉관절	굽힘이나 폄	굽힘이나 폄	굽힘이나 폄	굽힘이나 폄
아래팔	뒤침	엎침	뒤침	엎침
손목	굽힘, 노쪽 치우침	폄, 자쪽 치우침	폄, 노쪽 치우침	굽힘, 자쪽 치우침
손가락과 엄지	굽힘, 모음	폄, 벌림	폄, 벌림	굽힘, 모음
엉덩관절	굽힘-모음-가쪽돌림	폄-벌림-안쪽돌림	굽힘-벌림-안쪽돌림	폄-모음-가쪽돌림
무릎관절	굽힘이나 폄	굽힘이나 폄	굽힘이나 폄	굽힘이나 폄
발목관절	발등굽힘, 안쪽번짐	발바닥굽힘, 가쪽번짐	발바닥굽힘, 가쪽번짐	발등굽힘, 안쪽번짐
발가락	폄	굽힘	폄	굽힘

PNF 대각선 패턴(diagonal patterns)은 팔다리와 몸통의 돌림 및 대각선운동으로 다양한 각도와 방향성을 갖고 있어 다양한 근육군과 여러 관절이 동시에 사용되어 협응력과 기능을 향상시킨다. 각 패턴은 동작이 완료된 모습이나 모양으로 작명된다. 자세한 사항은 표 5-4에 요약되어 있다.

1) PNF 패턴

(1) 팔의 대각선 패턴

① D1 굽힘

대상자 자세	▪ 바로누운자세를 취한다.
손 잡기	▪ 치료사의 오른손은 환자의 손바닥에 위치하고, 치료사의 왼손은 팔꿈치 주위에 위치한다.
구두명령	▪ 굽힘 방향으로 동작을 유도하고, 빠른 뻗침을 적용하면서 "내 손가락과 손을 잡고 머리 위쪽으로 손바닥이 가도록 팔을 올리시오"라고 말하면서 적절한 저항을 가한다.

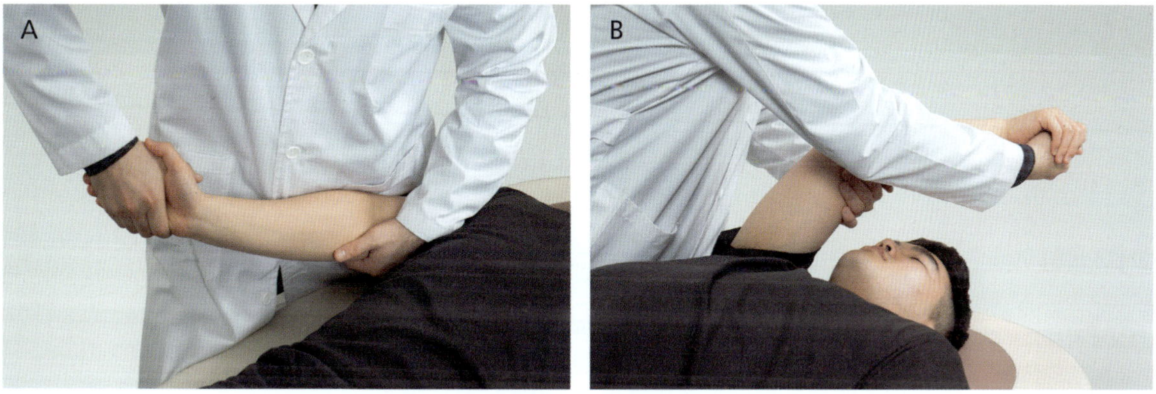

그림 5-29 D1 굽힘

A. 시작자세 B. 끝자세

② D1 폄

대상자 자세	▪ 바로누운자세를 취한다.
손 잡기	▪ 치료사의 오른손은 환자의 손등에 위치하고(벌레근 잡기, lumbrical grip), 치료사의 왼손은 팔꿈치 주위에 위치한다.
구두명령	▪ 폄 방향으로 동작을 유도하고, 빠른 뻗침을 적용하면서 "손목과 손가락을 벌림과 폄을 하시오. 위팔뼈를 바깥으로 폄하시오"라고 말하면서 적절한 저항을 가한다.

A
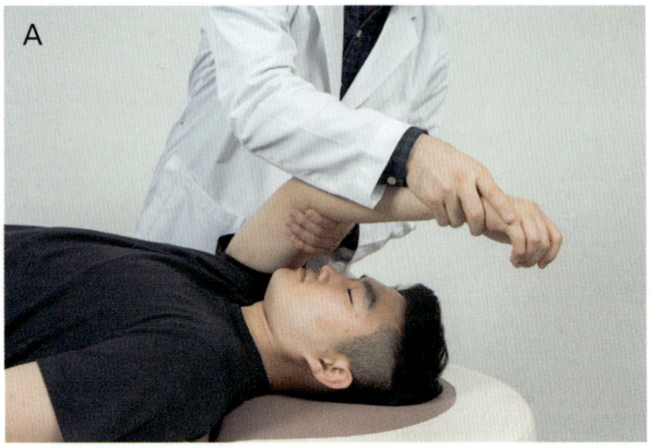
B
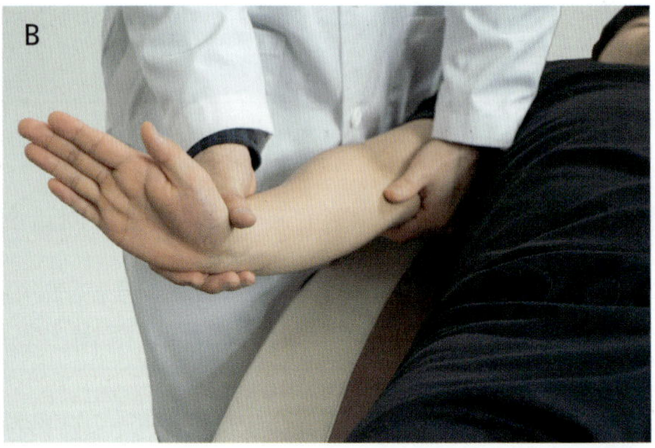

그림 5-30 D1 폄

A. 시작자세 B. 끝자세

③ D2 굽힘

대상자 자세	▪ 바로누운자세를 취한다.
손 잡기	▪ 치료사의 오른손은 위팔을 감싸고, 왼손은 벌레근 잡기를 이용하여 손등을 잡는다.
구두명령	▪ 굽힘 방향으로 동작을 유도하고, 빠른 뻗침을 적용하면서 "손목과 손가락을 벌림과 폄을 하시오. 머리 위쪽으로 손바닥이 가도록 가쪽으로 팔을 올리시오"라고 말하면서 적절한 저항을 가한다.

A
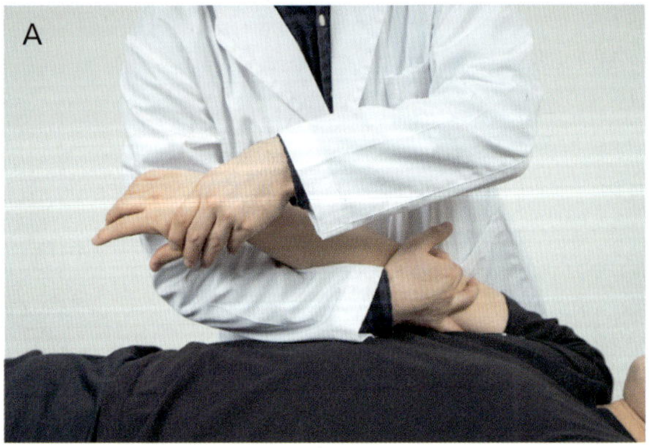
B
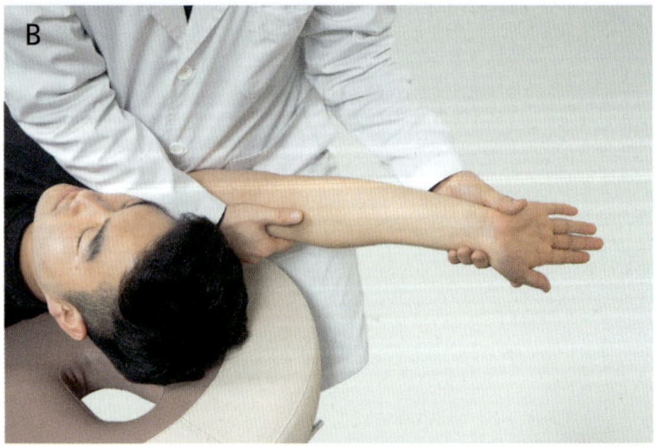

그림 5-31 D2 굽힘

A. 시작자세 B. 끝자세

④ D2 폄

대상자 자세	▪ 바로누운자세를 취한다.
손 잡기	▪ 치료사의 오른손은 환자의 손바닥에 위치하고, 치료사의 왼손은 위팔 주위를 감싼다.
구두명령	▪ 폄 방향으로 동작을 유도하고, 빠른 뻗침을 적용하면서 "손목과 손을 굽힘하시오. 위팔뼈를 안쪽으로 펌하시오"라고 말하면서 적절한 저항을 가한다.

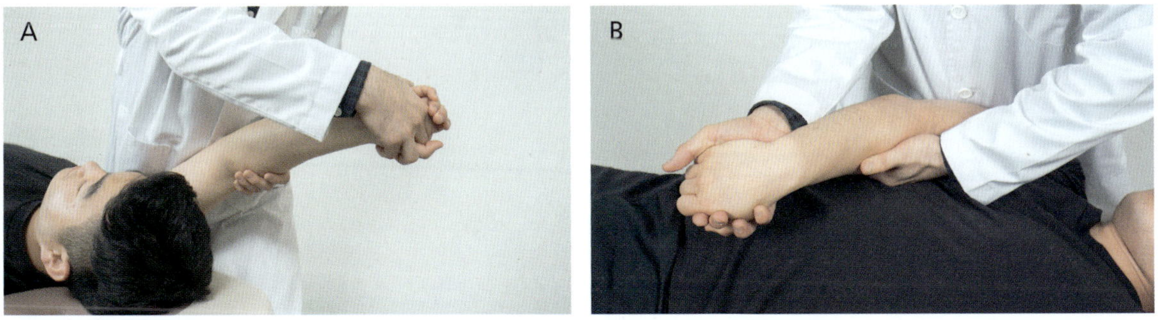

그림 5-32 D2 폄

A. 시작자세 B. 끝자세

(2) 다리의 대각선 패턴

① D1 굽힘

대상자 자세	▪ 바로누운자세를 취한다.
손 잡기	▪ 치료사의 오른손은 발등을 감싸고, 왼손은 허벅지를 잡는다.
구두명령	▪ 굽힘 방향으로 동작을 유도하고, 빠른 뻗침을 적용하면서 "발과 발가락을 위로 올리시오. 무릎을 굽히면서 대각선 안쪽으로 올리시오"라고 말하면서 적절한 저항을 가한다.

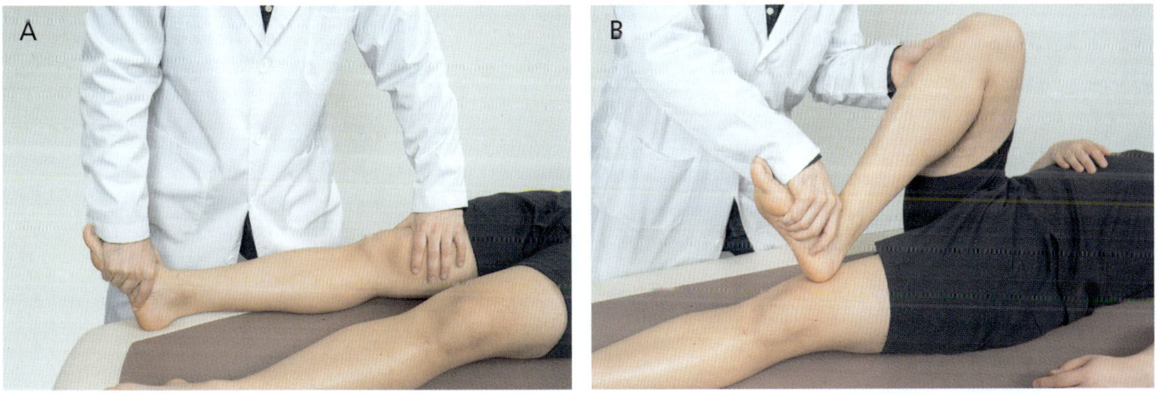

그림 5-33 D1 굽힘

A. 시작자세 B. 끝자세

② D1 폄

대상자 자세	■ 바로누운자세를 취한다.
손 잡기	■ 치료사의 오른손은 발바닥을 감싸고, 왼손은 허벅지를 잡는다.
구두명령	■ 폄 방향으로 동작을 유도하고, 빠른 뻗침을 적용하면서 "발과 발가락을 아래로 내리시오. 무릎을 펴하면서 대각선 가쪽으로 내리시오"라고 말하면서 적절한 저항을 가한다.

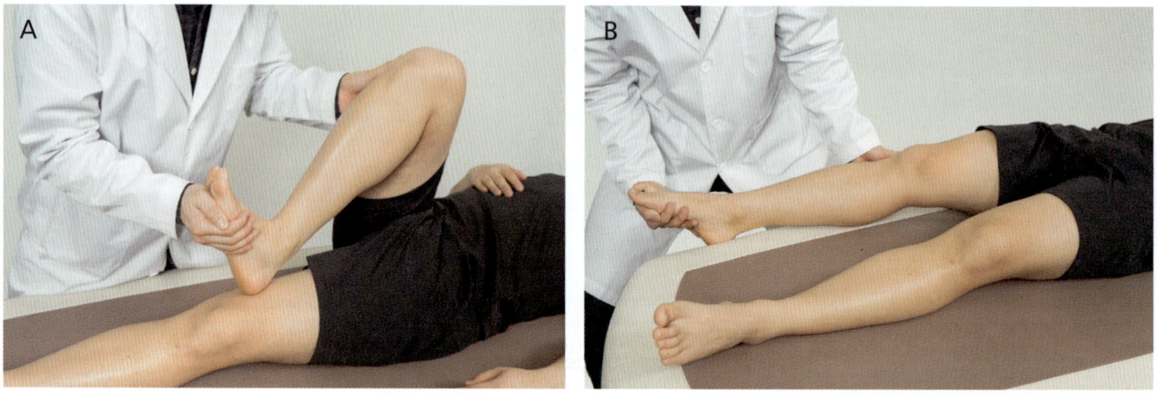

그림 5-34 D1 폄

A. 시작자세 B. 끝자세

③ D2 굽힘

대상자 자세	■ 바로누운자세를 취한다.
손 잡기	■ 치료사의 오른손은 발등을 가쪽을 감싸고, 왼손은 허벅지를 잡는다.
구두명령	■ 굽힘 방향으로 동작을 유도하고, 빠른 뻗침을 적용하면서 "발과 발가락을 가쪽 위로 올리시오. 무릎을 굽히면서 대각선 가쪽으로 올리시오"라고 말하면서 적절한 저항을 가한다.

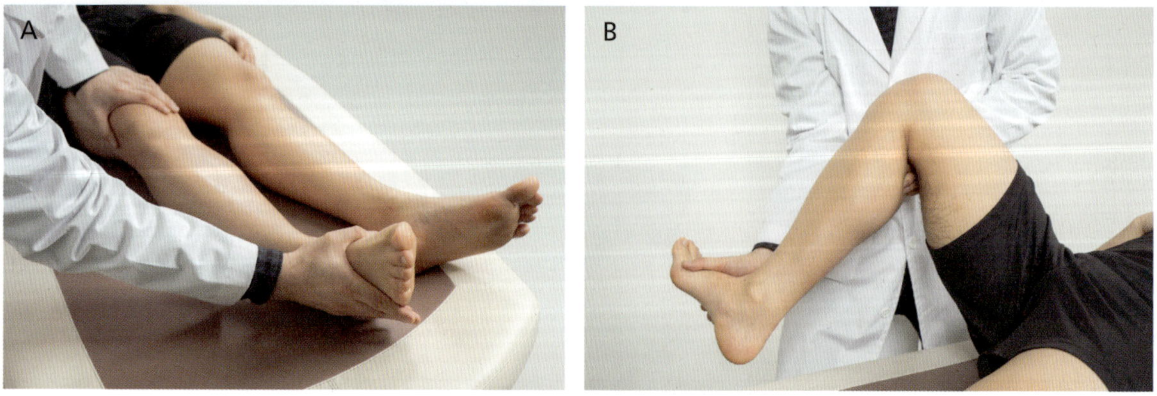

그림 5-35 D2 굽힘

A. 시작자세 B. 끝자세

④ D2 폄

대상자 자세	▪ 바로누운자세를 취한다.
손 잡기	▪ 치료사의 오른손은 발바닥을 감싸고, 왼손은 허벅지를 잡는다.
구두명령	▪ 폄 방향으로 동작을 유도하고, 빠른 뻗침을 적용하면서 "발과 발가락을 아래로 내리시오. 무릎을 펴하면서 대각선 안쪽으로 내리시오"라고 말하면서 적절한 저항을 가한다.

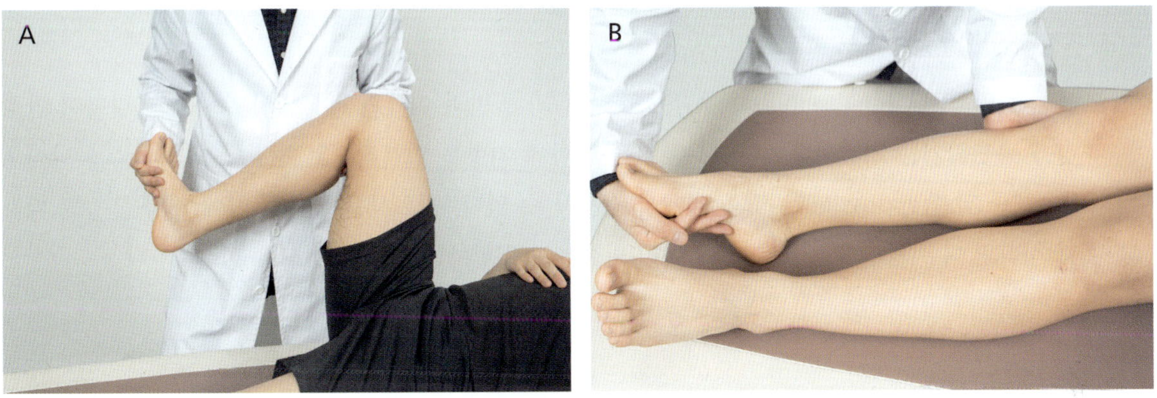

그림 5-36 D2 폄

A. 시작자세 B. 끝자세

(3) PNF의 특수 기법

① 율동적 개시

율동적 개시(rhythmic initiation)는 운동패턴의 시작을 학습시키고자 실시한다. 먼저 수동적으로 패턴의 방향을 인식시키고, 능동보조, 능동, 저항운동 순으로 점차적으로 패턴을 학습시키는 기법이다. 신경계 손상 환자에게 필요한 기법 중 하나이다.

② 반복 수축

반복 수축(repeated contraction)은 대각선 패턴 움식임에서 힘이 약해지는 구간에 뻗침반사를 이용한 수축은 근육을 강화 및 촉진시킬 수 있다.

③ 대항근 반전

대항근 반전(reversal of antagonist)은 운동방향에서 빠른 반선을 훈련하는 기법이다. 일상생활에서 많은 기능동작은 빠른 반전을 필요로 한다. 대항근 반전은 약해진 패턴 작용근에 직접적으로 저항을 가하여 수축을 유도하여 강화하는 기법이다. 약화된 근력의 강화에는 느린 반전과 느린 반전 유지로 구성된다. 느린 반전은 약해진 대항근패턴에 동적 수축을 유도하는 방법으로 빠른 상호작용과 협응력을 촉진한다. 느린 반전 유지는 패턴을 유지하기 위해 마지막 범위에서 등척성 수축을 가하는 기법이다.

④ 교대등척성운동

교대등척성(alternating isometric)운동은 패턴에서 몸통의 자세근의 등척성 근력강화를 통해 안정성을 향상시키는 기법이다. 일반적으로 팔다리의 양측 모두를 수축시키거나 한쪽 패턴 적용 시에 몸통이 움직이지 않도록 유지하여 몸통의 등척성 수축과 안정성을 향상시키는 기법이다. 몸통에 직접적으로 회전적 힘을 가하고 환자는 자세를 유지하도록 하여 안정성을 촉진할 수도 있다(그림 5-37).

⑤ 율동적 안정운동

율동적 안정(rhythmic stabilization)운동은 몸통과 골반과 어깨관절에 동시 수축을 유발하여 안정성을 촉진시키는 기법이다. 치료사는 여러 방향에 저항을 반복적으로 번갈아가면서 주는 방식으로, 체중 압축(approximation) 상태에서 적용될 수 있다. 치료사는 한쪽 방향에 저항을 주고 환자가 버티면 다른 방향에 저항을 주어 여러 방향에서 저항에 안정성을 갖도록 훈련시킨다.

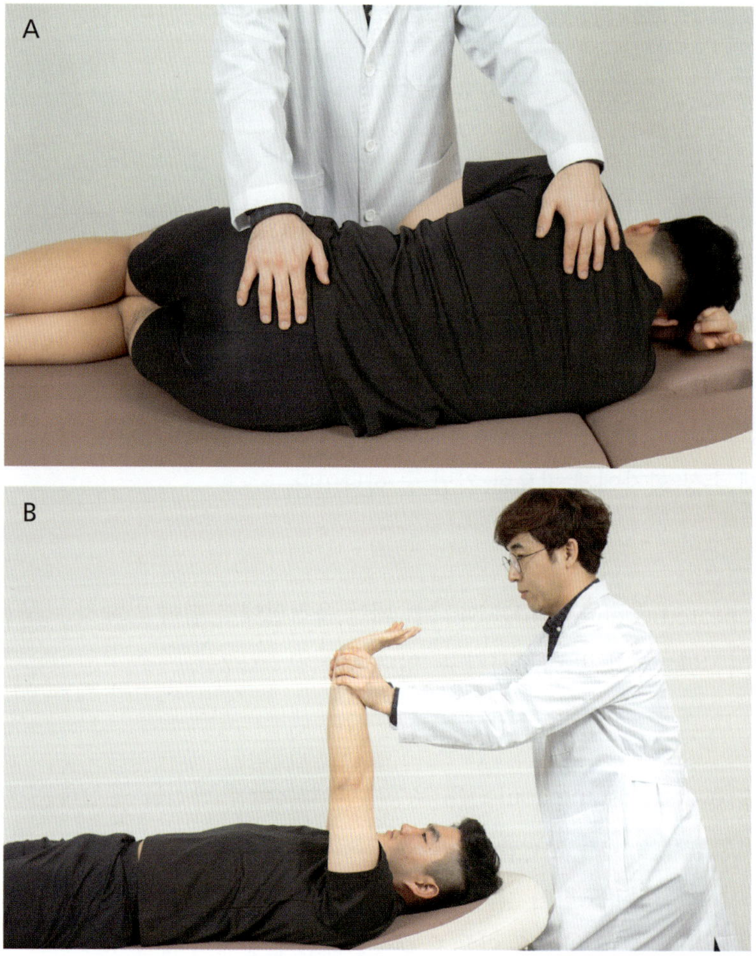

그림 5-37 교대등척성운동

A. 몸통의 앞쪽과 등쪽에 교대로 손을 배치하면서 정적 저항을 가해 안정성 촉진 B. 팔의 교대등척성운동

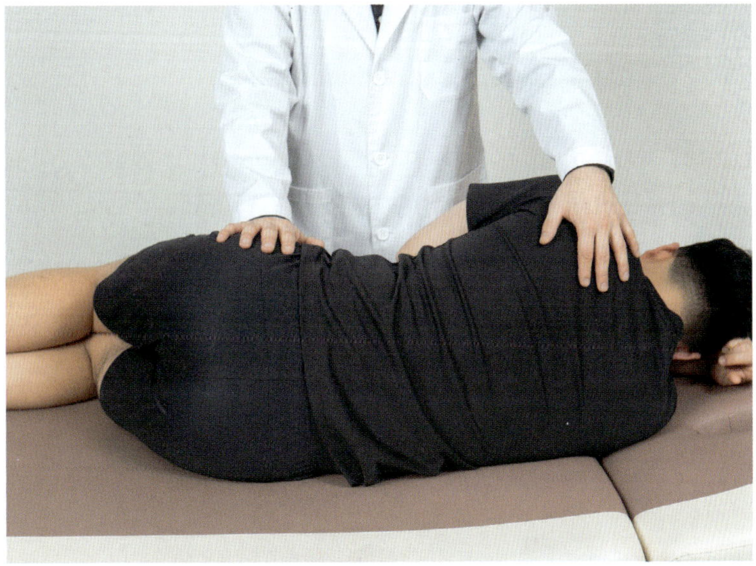

그림 5-38 율동적 안정화운동

몸통의 앞쪽과 등쪽에 손을 각각 다른 방향에 배치하고,
저항을 가해 몸통의 안정성을 제공하는 율동적 안정화운동

10 기계저항운동

기계나 장비를 이용하여 특정 형태의 저항운동을 하는 것을 의미한다. 재활 프로그램에서는 병적으로 감소된 근력, 지구력 등을 회복시키기 위해 질환별로 프로그램이 적용된다. 일반적인 피트니스나 컨디셔닝 프로그램에서 신체건강의 유지 및 향상을 위해 여러 가지 형태의 기계저항을 이용한다. 저항훈련은 유산소 훈련과 유연성 훈련과 동반되어 실시된다.

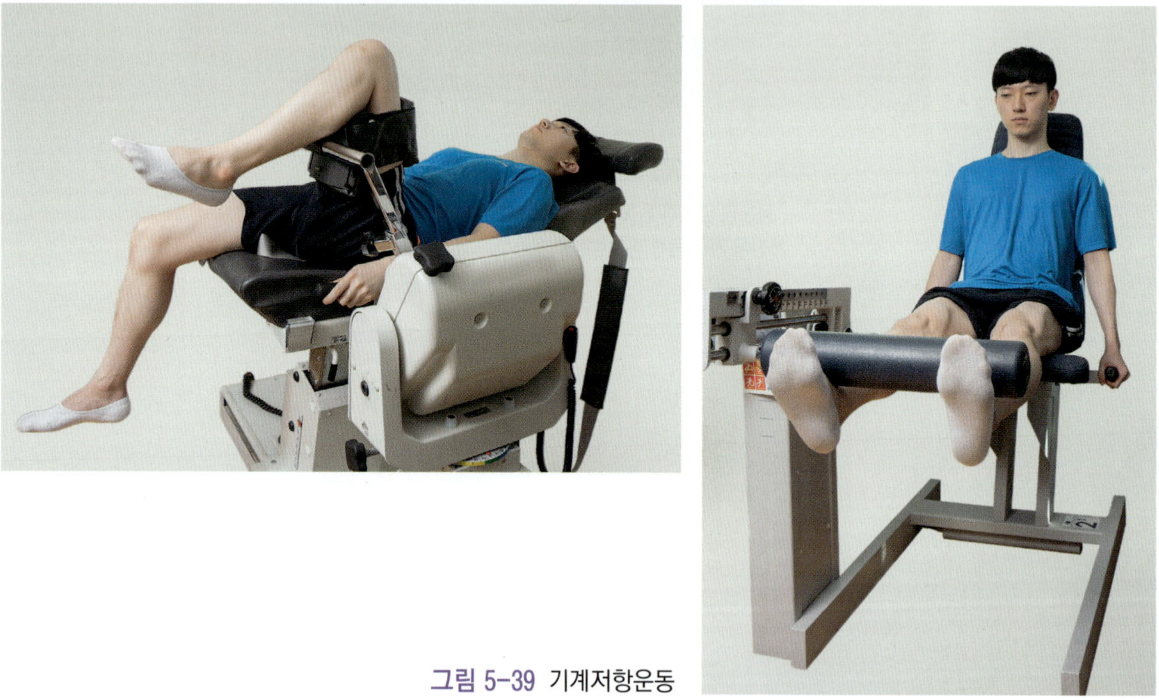

그림 5-39 기계저항운동

11 선택적 저항훈련방법

1) 점진적 저항운동

점진적 저항운동(Progressive Resistance Exercise, PRE)은 최대반복(Repetition Maximum, RM)을 통해 저항을 결정하고, 하중을 점진적으로 증가시키는 운동방법이다.

2) Delorme과 Oxford 방법

Delorme 방법은 10RM의 3세트를 점진적으로 하중을 증가시키는 방법이고, 반면 Oxford 방법은 3세트를 점진적으로 하중을 감소시키는 방법이다. 두 방법은 세트 사이에 휴식시간을 갖는 것이 공통점이다. Delorme 방법은 10RM 결정 - 10RM의 50%로 10회 반복 - 10RM의 75%로 10회 반복 - 10RM의 100%로 10회 반복한다. Oxford 방법은 Delorme 방법의 반대로 시행하면 된다.

3) DAPRE 방법

DAPRE(Daily Adjustable Progressive Resistive Exercise)는 6RM을 기본으로 세팅하여 실시하며, 체계적인 방법으로 개인의 차이를 고려하여 진행되는 것이 장점이다. 1세트 10회 반복 6RM의 50%, 2세트 6회 반복 6RM 75%, 3세트 가능한 최대 6RM의 100%, 4세트 가능한 최대 조정된 작업중량의 100%로 실시한다.

12 순환중량훈련

순환중량훈련(circuit weight training)은 여러 근육을 순환하여 트레이닝하는 것으로, 미리 짜여진 프로그램에서 순서대로 기계를 이용하여 저항운동을 실시하는 것을 말한다. 일반적으로 4가지 운동을 1세트로 실시하며, 근력운동과 근육지구력운동을 포함하여 실시할 수 있다. 순환중량훈련의 장점은 짧은 시간에 다양한 근육을 훈련할 수 있다. 예를 들면, 레그프레스(8~12RM)–벤치프레스(8~12RM)–상복부운동(20RM)–넙다리뒤근운동(8~12RM) 3~4세트를 실행한다. 일반적으로 4가지 운동을 한 세트로 실행하며, 8~12가지 운동을 실시하는 것이 효율적이다.

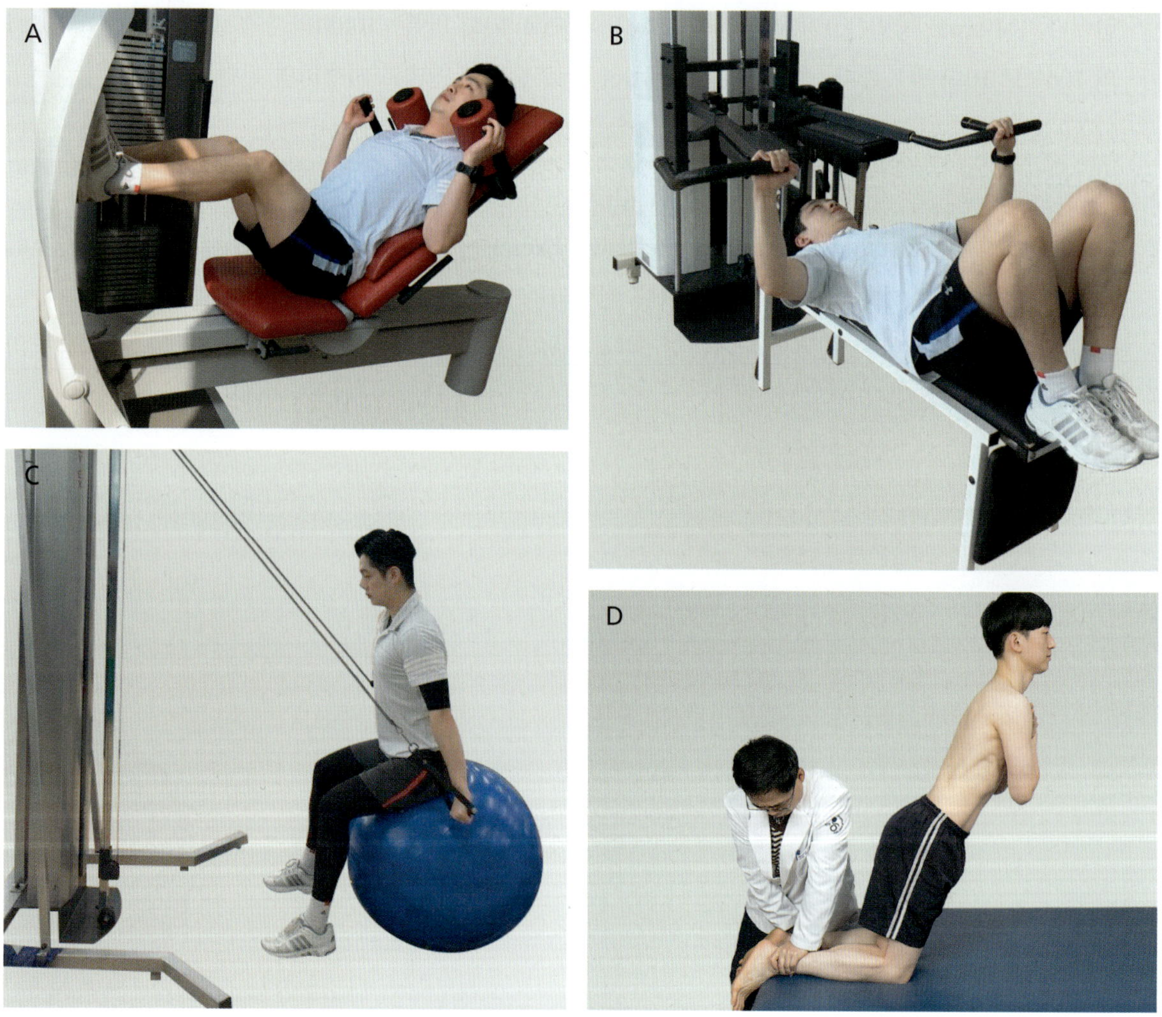

그림 5-40 순환중량운동

A. 레그프레스 B. 벤치프레스 C. 상복부운동 D. 넙다리뒤근 편심성운동

13 등속성 훈련

등속성 훈련은 일정한 속도를 저항으로 트레이닝하는 방법이다. 근력강화에 효과적이며, 최대 근력을 측정하는 방법으로도 사용되고 있다. 등속성 훈련은 속도 설정에 따라 근력과 근육지구력 등을 트레이닝할 수 있는 장점이 있다. 그러나 노인을 대상으로 할 경우에는 근육 손상 위험도가 높은 것이 단점이다. 훈련 속도는 일반적으로 중간(60, 90~180°/sec)이나 빠른(180~360°/sec) 각속도가 선택된다. 속도가 느릴수록 근력과 파워가 상화되며, 속도가 빨라질수록 근육지구력 향상에 효과적이다.

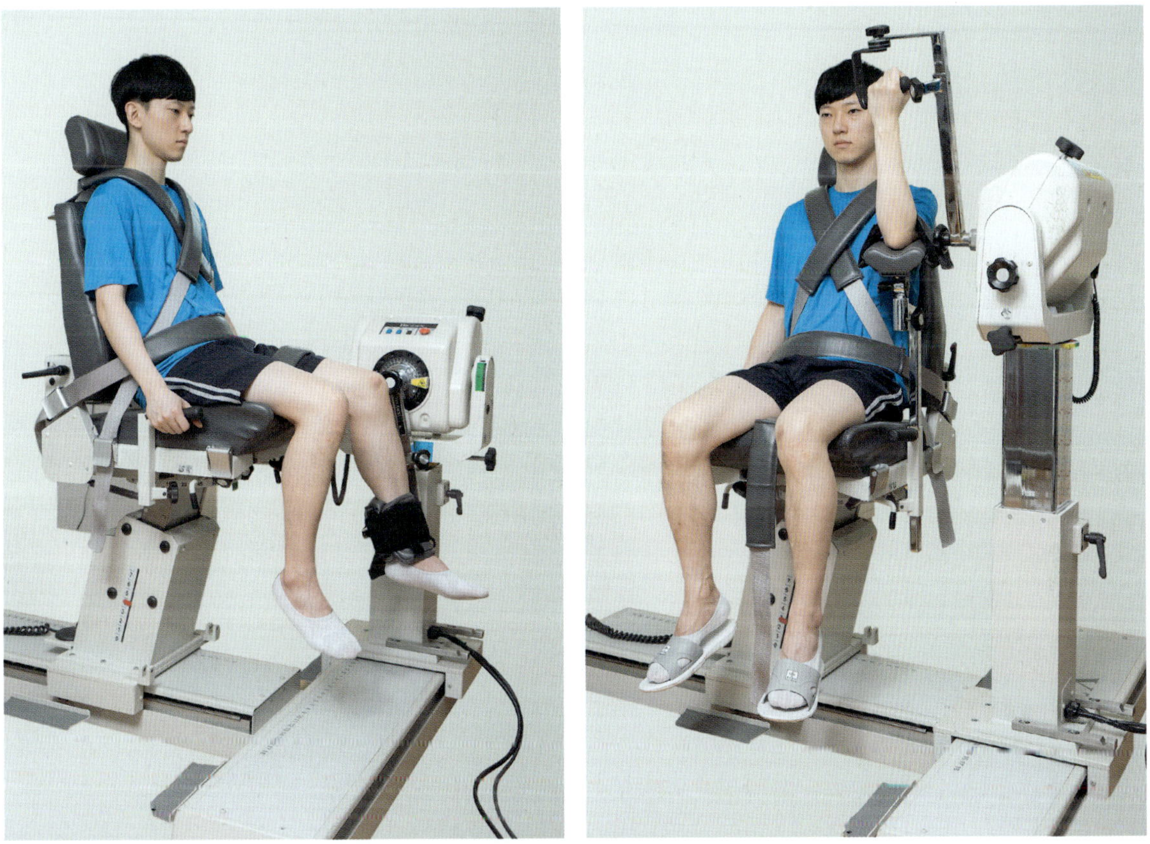

그림 5-41 등속성 훈련

임상의사결정 Clinical decision making_사례

1. 다음 환자의 12회 운동 프로그램을 작성해 보시오.

E씨는 6개월 전부터 오른쪽 다리 통증을 호소하고 있으며, 관찰소견상 무릎 밖굽이, 발목 밖굽이를 보인다. 오른쪽 발목 내측종아치가 편평했다. VAS는 무릎 6, 발 3을 보이고 있다. 신경학적인 손상은 없으며 최근에 다리에 손상을 받은 적이 없다. 병력도 없는 상태이다. 보행평가에서 왼쪽 다리의 유각기가 감소했으며, 트렌델렌버그검사와 오버검사에서 양성반응을 보였다. 환자는 정상적인 보행과 통증 감소를 원하고 있다.

CHAPTER

6

균형능력 평가 및 훈련

Balance ability assessment and training

학습목표

1. 균형의 정의와 개념을 수행하고 설명할 수 있다.
2. 균형손상의 원인을 수행하고 설명할 수 있다.
3. 균형조절을 향상시키기 위한 평가를 수행하고 설명할 수 있다.
4. 균형조절을 향상시키기 위한 중재방법을 수행하고 설명할 수 있다.

핵심용어

- 자세 안정성(postural stability)
- 균형조절(balance control)
- 시각계(visual system)
- 몸감각계(somatosensory system)
- 안뜰계(vestibular system)
- 발목관절 전략(앞 · 뒷면) [ankle strategy(anteroposterior plane)]
- 엉덩관절 전략(hip strategy)
- 발디딤 전략(stepping strategy)
- 균형손상(imparied balance)

Guiding question

1. 균형조절과 감각계에 대해 설명하시오.
2. 균형조절을 위한 운동조절 전략을 설명하시오.
3. 균형손상의 검사방법에 대하여 설명하시오.

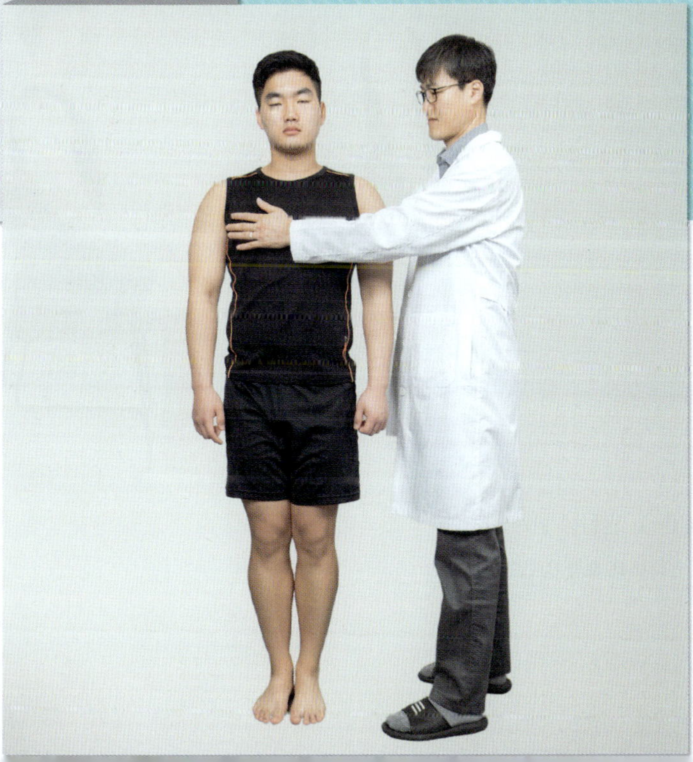

1 균형의 정의 및 개념

균형(balance)은 바닥면(base of support) 내에서 넘어지지 않고 질량 중심(center of mass)을 유지하는 능력을 말한다. 균형능력이 저하되어 있는 대상자를 위한 치료계획에서 가장 기본적인 목표는 균형기능을 향상시켜 상해 위험을 줄이고 신체기능 수준을 극대화하는 것이다. 따라서 본 장에서는 균형과 관련된 주요 기초용어와 개념을 알아보고, 일반적으로 균형을 조절하는 방법에 대해 설명한다. 또한 균형손상의 원인을 이해하고 균형조절을 향상시키기 위한 근거 중심의 평가 및 핵심 중재에 대해 알아본다.

특정 범위 내에서 질량 중심을 유지할 수 있는 능력은 개개인의 균형조절 기전의 효율성에 의해 좌우되며, 이러한 균형조절 능력은 독립적인 일상생활에 중요한 요소가 된다.

균형은 자세조절(postural control)이라는 용어로 표현할 수 있는데, 자세조절이란 중력이 작용하는 환경 내에서 균형조절 기전을 적절히 사용할 수 있도록 신체의 방향을 설정하고 안정성을 확보할 수 있는 능력을 말한다.

자세 안정성(postural stability)은 몸의 자세가 평형을 유지하기 위한 과정을 의미하며, 안정성 한계(stability limit)는 방향이나 바닥면의 변화 없이 평형을 유지할 수 있는 흔들림 경계(sway boundaries)를 말한다. 이러한 안정성 한계는 과제 또는 개인의 생체역학 및 환경에 따라 변한다. 편안한 자세에서 서 있을 때 정상적으로 일정한 정도의 앞 · 뒤쪽 및 좌 · 우 흔들림이 발생하며, 정상 성인에서 이러한 흔들림은 앞 · 뒤로 약 12° 범위이다. 좌 · 우 방향으로의 안정성 한계는 발 간격과 높이에 따라 다르게 나타나

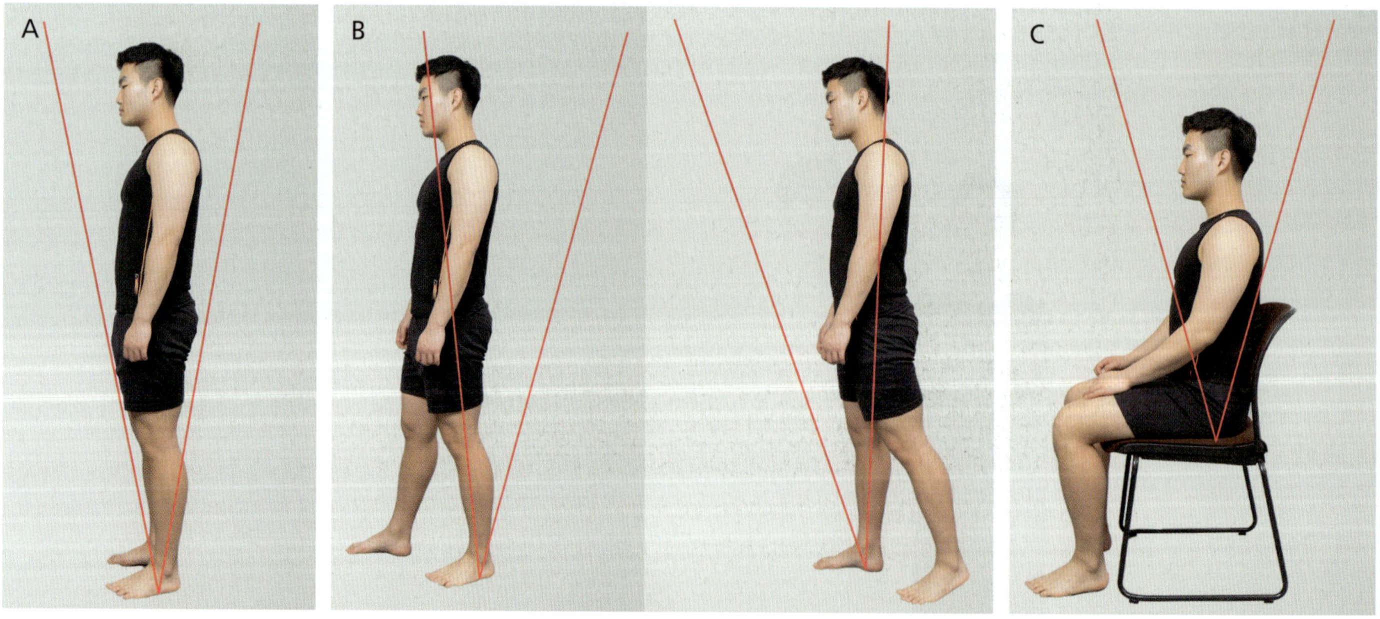

그림 6-1 안정성 한계의 경계

A. 선자세 B. 보행 C. 앉은자세

는데, 두 발 사이 간격을 4인치(10cm)로 띄우고 서 있을 때 좌 · 우 흔들림은 약 16° 범위이다. 앉은자세에서는 바닥면이 더 크고 질량 중심의 높이가 낮기 때문에 서 있을 때보다 훨씬 더 큰 안정성 한계를 가지게 된다. 이러한 안정성 한계는 원뿔 형태를 나타낸다(그림 6-1).

보행은 고정되어 있는 몸이 앞쪽과 뒤쪽으로 움직이고, 한 장소에서 다른 장소로 이동하는 것을 말한다. 보행주기는 크게 디딤기와 흔듦기로 구분되며, 디딤기는 60%, 흔듦기는 40%의 비율을 가진다. 보행 시 앞쪽으로 전진하면서 중력 중심(center of gravity)이 높아졌다가 낮아졌다가를 반복한다. 한 발 딛기 상태에서는 무릎을 쭉 폄하여 몸과 다리가 일직선이 되었을 때 중력 중심이 가장 높고, 두 다리 지지기 단계는 위치에너지가 가장 낮은 단계이기 때문에 운동에너지를 많이 사용한다.

박스 6-1 용어 정의

- 질량 중심(center of mass): 각 신체분절의 질량 중심의 가중 평균에 의해 결정
- 중력 중심(center of gravity): 지면에 대한 질량 중심의 수직적 투사, 두 번째 엉치뼈의 약간 앞쪽 또는 대략 신체 키의 55%에 위치
- 운동량(momentum): 실량의 산물과 속도의 곱
- 바닥면(base of support): 신체와 신체의 지지면 사이 접촉부위의 경계선
- 안정성 한계(limits of stability): 사람이 바닥면을 변경하지 않고 평형을 유지할 수 있는 흔들림 범위

2 자세조절 기전

1) 자세조절 시스템

감각과 운동 요소를 포함한 복잡한 과정이며, 자세 평형을 유지하기 위하여 신체 움직임 감지, 감각운동 통합, 올바른 근육뼈대계 반응이 필요하다. 걷기, 계단오르기, 공던지기 등을 시행할 때 균형은 동적과 정적 과정 모두 고려해야 한다(그림 6-2). 신체와 환경 간의 상호작용 시 정적균형과 동적균형을 성공적으로 수행할 수 있다. 바닥면에서 중력 중심의 위치를 감지하지 못하거나, 중력 중심을 균형위치로 가져가는 데 필요한 자동적 움직임 시간이 협응하지 못할 때 균형이 손상된다. 균형 움직임은 운동사슬을 따라 협응에 의해 조절되는 발목, 무릎, 엉덩관절 움직임을 수반한다(그림 6-3).

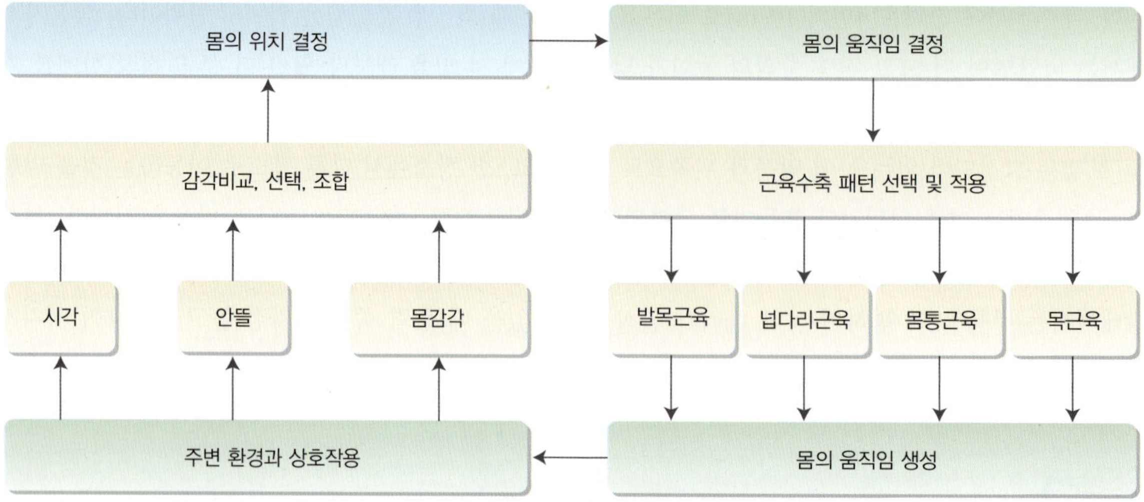

그림 6-2 동적평형

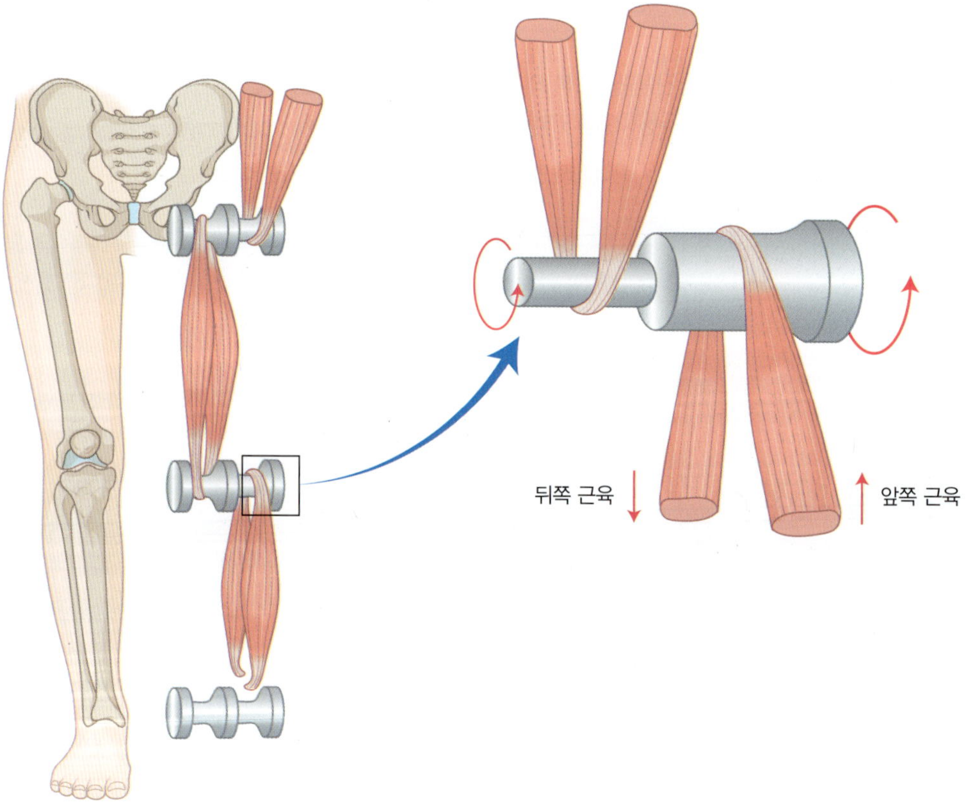

그림 6-3 운동사슬에 따른 협응적 움직임

2) 균형조절

균형조절(balance control)을 위해서는 중추 되먹임(central feedback)과 말초 되먹임(peripheral feedback)에 의해 조절된다. 균형조절은 공간 내에서 활동을 수행하는 동안 다양한 감각정보를 탐지하고 통합하여 몸의 위치와 움직임을 평가하고, 이에 따른 적절한 근육뼈대계 반응을 통해 신체 위치를 조절하는 복합운동조절 과제(complex motor control task)이다. 따라서 균형조절은 근육뼈대계와 신경계 및 상황효과(contextual effects)의 상호작용을 필요로 한다.

정상적으로 머리의 바로잡기와 운동감각을 발생시키기 위해서는 안뜰감각, 시각 및 몸감각으로부터 감각정보가 들어와 소뇌, 바닥핵, 보조운동영역에서 통합되고 처리된다. 그중에서도 몸감각정보가 정보처리시간이 가장 빨라 빠른 반응을 일으킬 수 있다.

만약에 정보처리가 감소되는 환경 조건이거나 신체 손상으로 인해 하나의 감각계로부터 들어온 감각입력이 부정확해지면 중추신경계는 부정확한 입력을 억제하고 다른 감각계로부터 들어온 감각정보를 선택하고 연합하게 되는데, 이러한 적응과정을 감각조직화(sensory organization)라고 한다.

균형조절의 유형에는 정적균형조절(static balance control), 동적균형조절(dynamic balance control), 자동자세반응(automatic postural reactions), 열린고리운동조절(open loop motor control), 선행조절(anticipatory control), 닫힌고리조절(closed loop control)이 있다. 정적균형조절은 서 있을 때와 앉아 있을 때와 같이 휴식 시에 안정된 항중력 자세를 유지하는 것이다. 동적균형조절은 앉은자세에서 일어서기 같이 동작을 바꾸거나, 안정된 바닥면 위에서 몸을 움직이거나 걸을 때 또는 바닥면이 움직일 때 몸을 안정화하기 위한 것이다. 자동자세반응은 갑자기 앞으로 가속하는 버스에서 서 있을 때와 같이 예측하지 못한 외적 흔들림에 대한 균형조절이다. 열린고리운동조절은 선행 자세

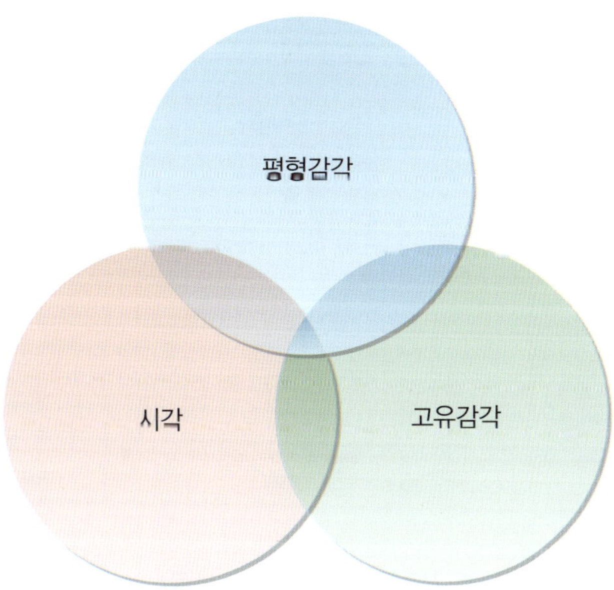

그림 6-4 균형조절에 관여하는 감각

조절이나 감각되먹임에 의존하기에는 너무 빠르게 일어나는 운동을 위한 균형조절이다. 선행조절은 동작을 어떻게 진행할지를 계획하거나 숙련된 움직임을 수행하기 전에 앞서 일어나는 자세근육을 활성화시키는 것을 말한다. 닫힌고리조절은 감각되먹임을 필요로 하는 정확한 운동을 위한 균형조절이다.

3) 균형조절을 위한 신체감각

자세 및 균형조절을 위해서는 시각계, 몸감각계(고유수용성감각, 관절 및 피부 수용기)와 안뜰계(평형감각)를 포함하여 다양한 감각계로부터의 정보가 필요하다(그림 6-4). 따라서 이러한 감각계에 이상이 생기면 균형능력에도 영향을 미친다.

(1) 시각계

시각계(visual system)는 주위의 물체와 관련하여 움직임과 자세에 관한 정보를 제공하며, 환경 안에서 신체의 방향감(orientation)을 제공한다. 시각정보는 신체가 어떻게 움직여야 할지를 결정할 때 이용된다(그림 6-5). 시각자극은 머리와 몸이 움직이는 동안 목표물 주시를 안정시키기 위하여 미로와 목으로부터 오는 감각정보를 통합한다. 시각자극은 고유수용성 입력이나 안뜰계 입력이 부족할 때 어떤 물체에 대한 시선 고정을 통해 안정성을 증진하기 위하여 사용될 수 있다. 그러나 반대로 시각입력

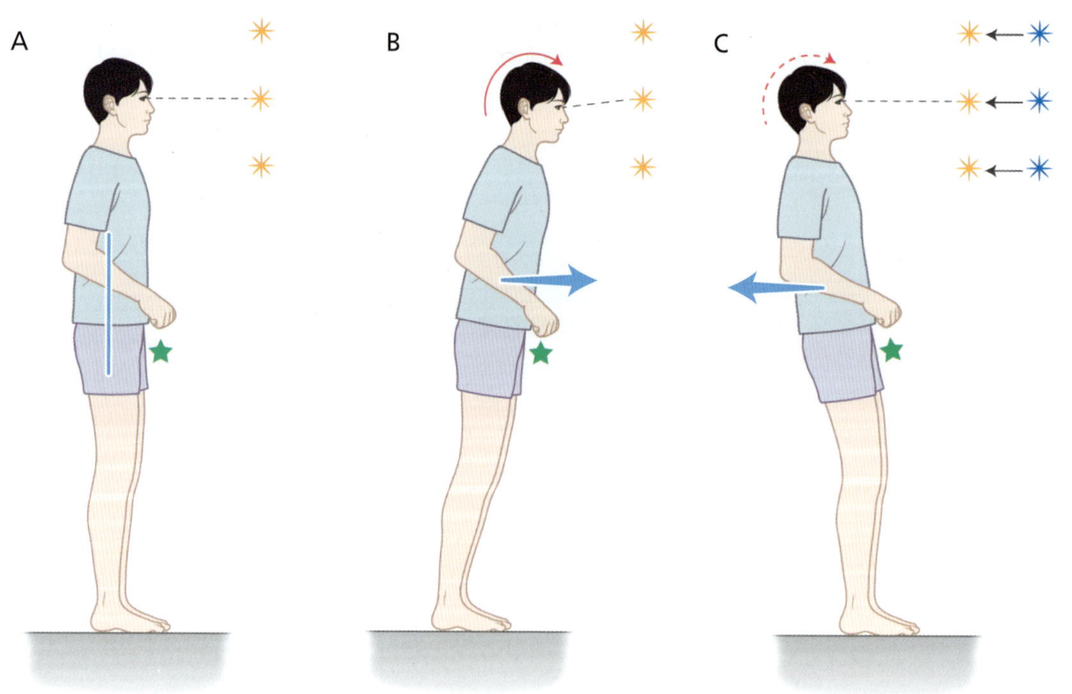

그림 6-5 시각정보를 이용한 신체의 움직임 결정

A. 똑바로선자세 B. 앞쪽 기울임 C. 뒤쪽 기울임

이 때로는 균형조절에 대한 부정확한 정보를 제공하기도 한다. 예를 들어, 사람은 정지해 있는데 주변에 있는 버스가 움직이면 마치 사람이 움직이는 것 같은 착각을 일으키는 경우이다.

(2) 몸감각계

몸감각계(somatosensory system)는 정적 선자세 균형 및 신체의 다른 부분에 대하여 머리가 어떻게 위치하고 있는지 지각하는 데 매우 중요하다.

몸감각계는 근육방추와 골지힘줄기관, 관절수용기, 피부기계수용기를 포함한 고유수용성감각을 통해 몸의 위치와 움직임, 바닥면에 관한 정보를 제공한다. 몸감각계를 통해 얻은 정보는 편평하고 고정된 바닥면에서의 균형유지에는 우세한 감각이지만, 수평이 아닌 바닥면 또는 움직이는 바닥면에서의 균형유지에는 적절하지 않다. 이런 환경에서는 다른 감각정보의 입력을 통한 안정성 확보가 필요하다.

근육방추수용기는 관절위치감각 제공에 가장 큰 역할을 하고, 관절수용기는 선행자세조절을 담당하며 예측하지 못한 자세 흔들림에 반응하기 위해 근긴장도를 조절한다.

(3) 안뜰계

안뜰계(vestibular system)는 머리의 움직임과 중력 및 관성과 관련된 머리위치에 대한 정보를 제공한다(그림 6-6). 또한 중력과 평행하게 작용하여 올바른 신체정렬을 이루는 데 중요한 역할을 한다. 그리고 몸감각과 시각정보가 결핍되었을 때 수직에 대한 신체방위를 유지한다. 정적인 자세를 유지할 때 신경계의 고위중추에서 프로그램화된 운동패턴과 팔다리의 고유감각 입력에 의하여 많은 영향을 받는다. 신체 흔들림에 대한 고유감각정보가 결핍되거나 손상될 때 안뜰계통의 활동은 증가된다. 안뜰안구반사는 안뜰계가 눈 바깥 운동에 영향을 미치는 현상으로 머리가 움직일 때 시선을 고정하며 안정된 시각을 유지하는 반사이다(그림 6-7). 예를 들어 머리를 왼쪽으로 돌릴 때, 왼쪽 수평반고리관이 흥분하고, 오른쪽 수평반고리관은 억제된다. 왼쪽반고리관의 흥분은 왼쪽 안뜰핵으로 전달되어 안쪽곧은근을 수축시키는 왼쪽 눈돌림핵을 흥분시키고, 가쪽곧은근을 수축시키는 오른쪽 갓돌림핵을 흥분시킨다. 따라서 머리를 왼쪽으로 돌리면 양쪽 안구는 오른쪽을 쳐다보기 보기 때문에 시각고정이 가능하게 된다.

4) 자동적 자세반응

자동적 자세반응(automatic postural response)은 과제 지향적이고 목표 지향적인 운동생성을 필요로 한다. 또한 서 있는 자세를 조절하는 것이 신경계가 유일한 것이 아니라 다양한 하위시스템(운동, 감각, 뼈대)이 균형조절에 기여하는 것이다. 선행적 자세조절은 숙련된 운동을 수행할 시 자세와 수의적 요소가 필요하며, 이는 자세조절과 수의운동이 결합된 것이다. 중추신경계는 흔들림 후에 균형을 다시 얻기 위해 3가지 운동체계인 반사, 자동 및 수의적 체계를 사용한다. 신체의 흔들림 후에 균형을 유지하기 위하여 질량 중심을 바닥면 위에 유지하거나 질량 중심을 제자리로 되돌리기 위해 공간에서

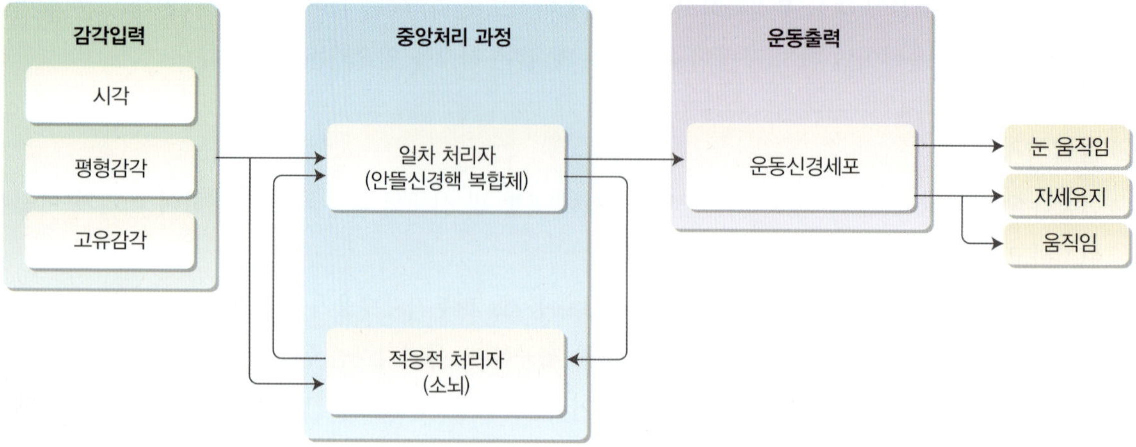

그림 6-6 안뜰계 구성

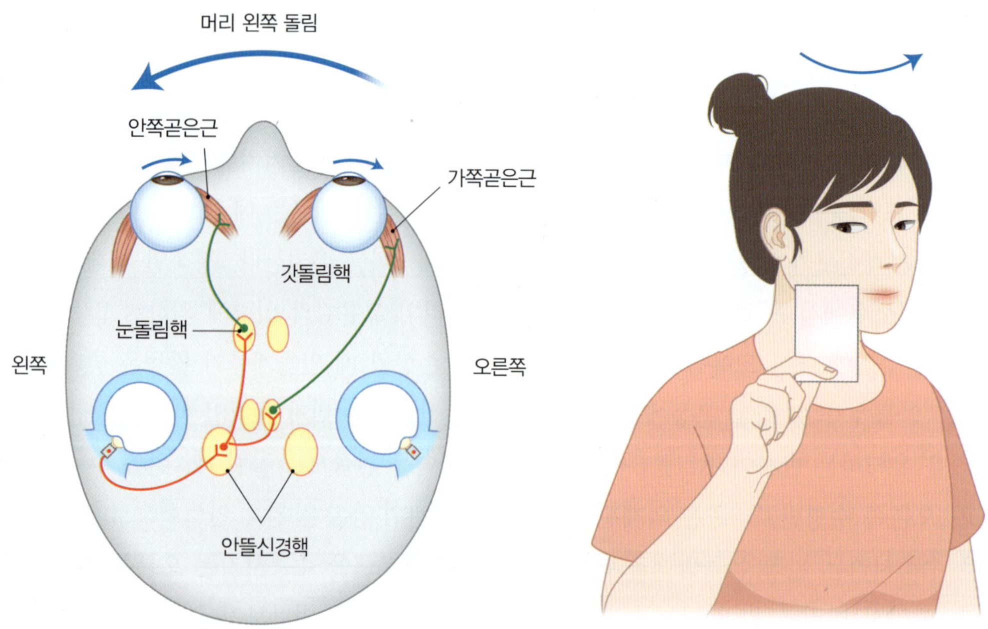

그림 6-7 안뜰안구반사

자세를 계속적으로 조정하게 된다. 바닥면의 갑작스런 흔들림에 대한 반응으로 균형을 회복하기 위하여 발목관절 전략, 엉덩관절 전략, 발디딤 전략을 사용할 수 있으며(그림 6-8), 균형운동에 관여하는 해부학적 근육은 표 6-1을 참고한다. 표 6-1은 척추주위근이 먼저 수축하고 넙다리 부위 근육, 발목 주위근육이 수축하는 엉덩관절 전략과 관련된 해부학 및 기능적 근육을 제시하였다. 즉, 발목관절 전략은 먼 쪽에서 몸 쪽으로 근육수축이 일어나고, 엉덩관절 전략은 몸 쪽에서 먼 쪽으로 근육수축이 일어난다. 발목관절에서의 폄은 발바닥굽힘(plantarflexion)이며, 굽힘은 발등굽힘(dorsiflexion)으로 해

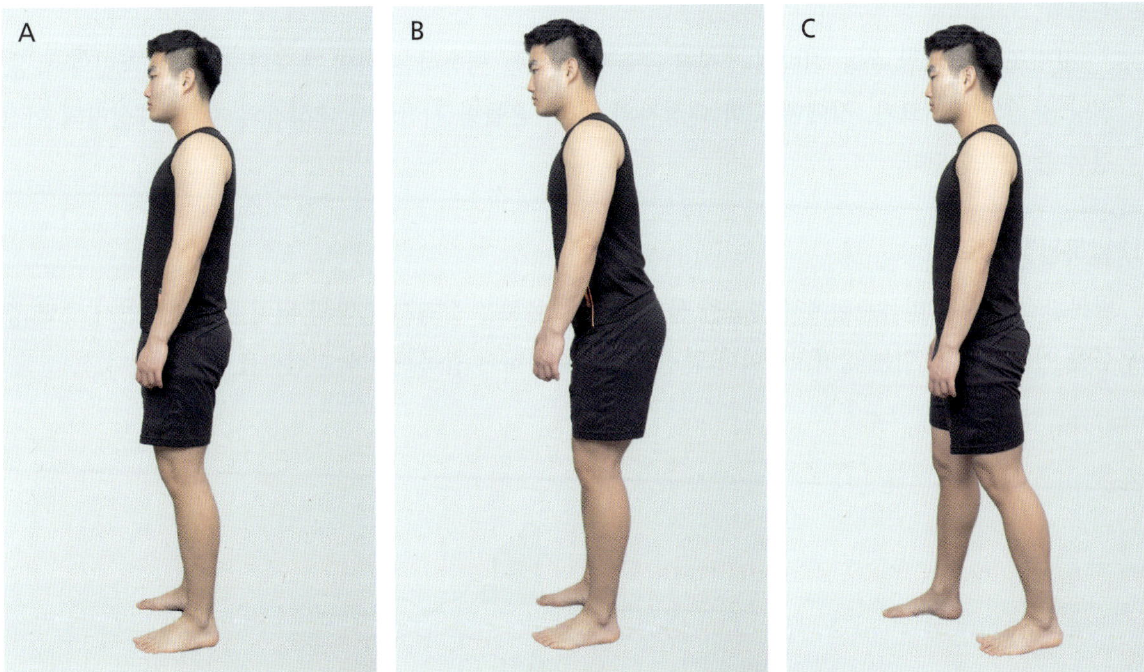

그림 6-8 몸의 흔들림을 조절하기 위한 균형운동 전략

A. 발목관절 전략 B. 엉덩관절 전략 C. 발디딤 전략

표 6-1 균형조절에 관여하는 근육

관절	폄(extension)		굽힘(flexion)	
	해부학	기능	해부학	기능
엉덩관절 (hip joint)	• 척추주위근 (paraspinals) • 넙다리뒤근 (hamstrings)	• 척추주위근(paraspinals) • 넙다리뒤근(hamstrings) • 정강근(tibialis)	• 배근(abdominals) • 넙다리네갈래근 (quadriceps)	• 배근(abdominals) • 넙다리네갈래근 (quadriceps) • 장딴지근(gastrocnemius)
무릎관절 (knee joint)	• 넙다리네갈래근 (quadriceps)	• 척추주위근(paraspinals) • 넙다리네갈래근 (quadriceps) • 장딴지근(gastrocnemius)	• 넙다리뒤근 (hamstrings) • 장딴지근 (gastrocnemius)	• 복부근(abdominals) • 넙다리뒤근(hamstrings) • 앞정강근(tibialis anterior)
발목관절 (ankle joint)	• 장딴지근 (gastrocnemius)	• 복부근(abdominals) • 넙다리네갈래근 (quadriceps) • 장딴지근(gastrocnemius)	• 정강근(tibialis)	• 척추주위근(paraspinals) • 넙다리뒤근(hamstrings) • 앞정강근(tibialis anterior)

석한다.

균형조절을 위한 운동 전략에 영향을 주는 요인에는 이동하는 힘의 속도와 강도, 바닥면의 특징, 질량 중심의 전이크기, 장애에 대한 대상자의 인식, 흔들림 시간에서 대상자의 자세, 대상자의 이전 경험 등이 포함된다.

(1) 발목관절 전략

발목관절 전략은 발목관절에서 견고한 물체와 같은 몸통을 돌림시켜 발의 위치를 유지하면서 중력 중심을 이동시킨다. 이는 장딴지근이나 앞정강근을 수축하여 발목관절에 회전력을 발생시킨다.

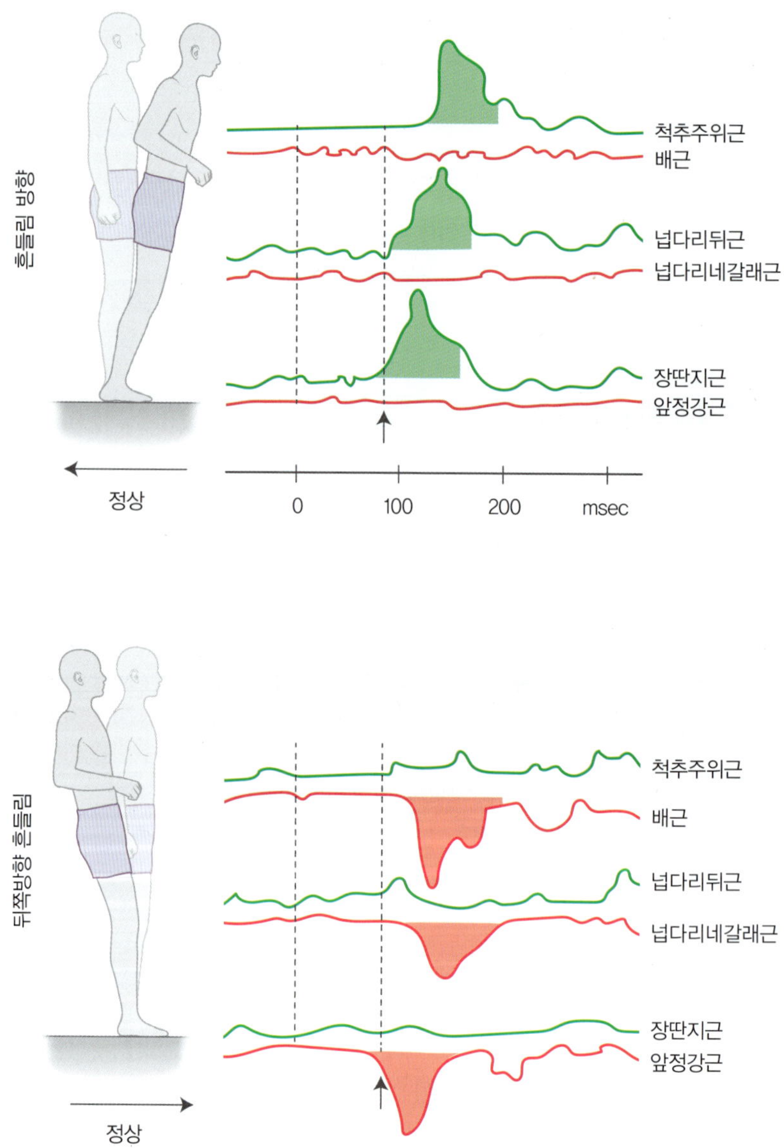

그림 6-9 흔들림판에서의 발목관절 전략

편안한 자세에서 서 있을 때 또는 작은 흔들림이 있을 때, 질량 중심을 안정된 자세로 회복하기 위해 발목에서 지속적으로 움직임이 발생한다. 앞쪽 방향으로의 균형상실을 야기하는 작은 외적 흔들림에 대한 근육활동은 보통 먼쪽에서 몸쪽의 순서로 진행하는데, 장딴지근, 넙다리뒤근, 척추주위근 활동 순으로 나타난다. 뒤쪽 방향으로의 균형상실에 대한 반응으로는 앞정강근, 넙다리네갈래근, 배근육활동 순으로 나타난다. 발목관절 전략은 먼쪽에서 몸쪽으로 수축이 일어나고 움직이는 흔들림판의 방향에 의존한다(그림 6-9). 뒤쪽으로 판을 움직이면 앞쪽 흔들림을 보상한다. 이때 장딴지근, 넙다리뒤근, 척추세움근 등의 몸통 뒤쪽근육들이 선자세를 회복하기 위하여 먼쪽에서 몸통쪽으로 수축한다. 또한 갑자기 판을 앞쪽으로 움직이면 몸통 뒤쪽에 흔들림을 일으켜 앞쪽근육(배부근, 넙다리네갈래근, 정강근)이 수축한다.

(2) 체중이동 전략(가쪽면)

안쪽 또는 가쪽흔들림을 조절하기 위해 사용되는 운동 전략은 한쪽 다리에서 다른 쪽 다리로의 체중이동을 포함한다. 이러한 체중이동 전략의 주요 조절점은 엉덩관절이다. 발목관절 안쪽번짐근과 가쪽번짐근의 활동과 함께 엉덩관절 벌림근과 모음근의 활성화를 통하여 가쪽면으로 질량 중심을 움직이게 된다.

(3) 엉덩관절 전략

엉덩관절 전략은 빠르거나 큰 외부 흔들림이 있을 때, 안정성 한계 가까이 질량 중심이 있는 상태에서 운동이 수행될 때 사용된다. 엉덩관절 전략은 바닥면 안에서 질량 중심을 이동하기 위하여 엉덩관절 굽힘이나 폄을 사용한다. 몸통이 빠르게 한 방향으로 회전하면 바닥면에 대해서 몸통의 회전방향과 반대 방향으로 수평적 힘(전단력)이 생성된다. 엉덩관절 전략과 관련된 근육활동은 앞쪽으로의 신체 흔들림에 대한 반응에서는 일반적으로 몸쪽에서 먼쪽 순서로 활성화된다. 즉, 배근육의 활동 후 넙다리네갈래근의 활동이 일어난다. 뒤쪽 방향으로의 신체 흔들림에 대해서는 척추주위근이 처음 활성화되고 다음에 넙다리뒤근이 활성화된다. 엉덩관절 전략은 위쪽다리와 몸통근육들이 수축에 참여한다(그림 6-10). 또한 바다면이 좁은 판에 서 있어 안정성이 감소되었을 때, 바닥면이 빠르게 움직일 때 나타난다. 움직이는 판에서 앞쪽운동과 뒤쪽운동이 일어나는 동안 신체 흔들림은 엉덩이에서 나타난다. 신체의 반대쪽에 위치하는 몸통근육(엉덩이와 몸통)을 이용한다.

(4) 발디딤 전략

평탄하지 않은 바닥면 위에서 비틀거나 흔들림이 일어날 때 발디딤 전략을 사용한다. 큰 힘에 의해 질량 중심이 안정성 한계 밖으로 이동될 때, 바닥면을 크게 만들고 균형조절을 하기 위해 앞쪽이나 뒤쪽으로 한 발을 내딛게 된다.

(5) 복합전략

균형조절은 환경 및 과제에 영향을 많이 받는다. 예를 들면 이동하는 버스에서 서 있는 자세는 고정된 지면에서 서 있는 자세보다 더 많은 균형조절이 요구된다. 따라서 다양한 환경에서 균형운동 전략을 발달시키는 것은 균형장애를 치료하는 중요한 관점이다.

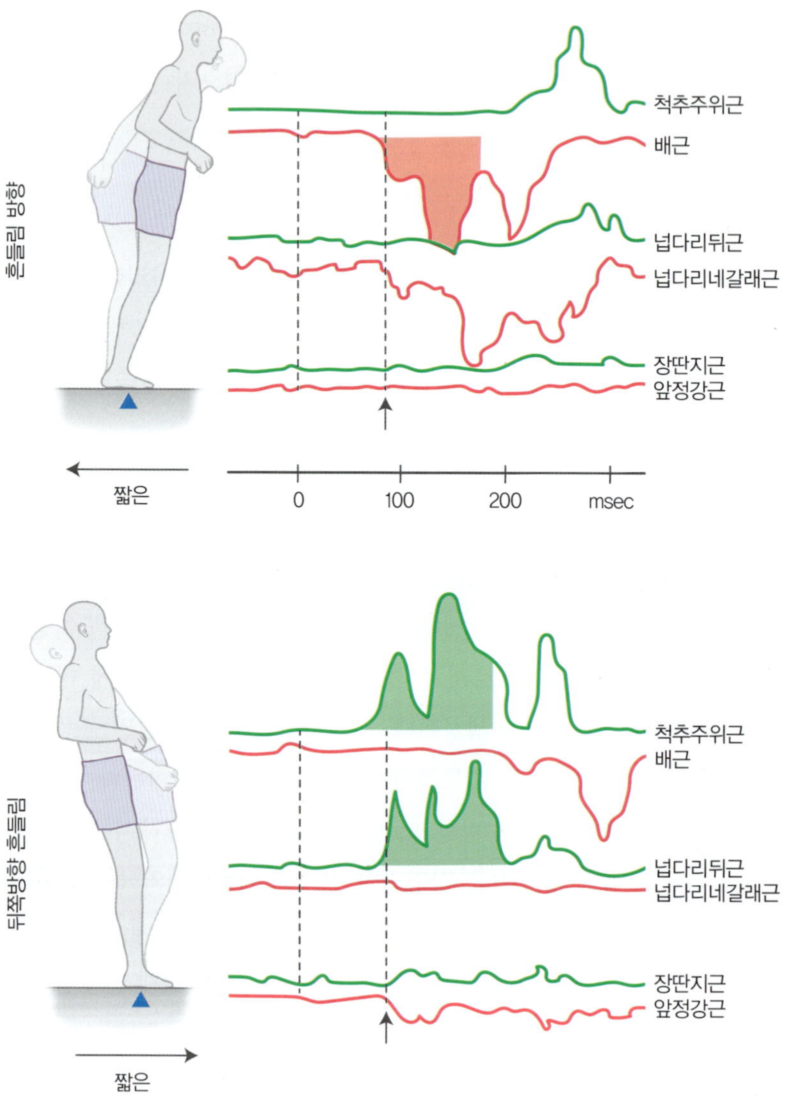

그림 6-10 흔들림판에서의 엉덩관절 전략

3 균형손상

몸감각, 시각 또는 안뜰의 결손은 균형손상을 야기한다. 균형손상은 감각입력, 감각운동통합, 운동출력의 3단계 정보처리 과정에 어떠한 손상이나 질병이 생겨 야기될 수 있다. 나이가 들면서 몸감각, 시각, 안뜰계와 정보처리의 3단계(감각입력, 감각운동통합, 운동출력)에서도 퇴화가 진행된다. 젊은 성인과 비교하였을 때, 노인은 하나 이상의 감각체계에서 정보유입이 감소되어 균형을 유지하는 데 더 큰 어려움을 겪는다. 신체 흔들림에 대한 노인의 운동 전략에서 느린 개시 잠복기, 균형조절을 위한 엉덩관절 전략의 빈번한 사용, 큰 신체 흔들림이 있을 경우에 균형을 유지하기 위한 능력의 제한 등이 나타난다. 또한 노인은 수의적 운동을 하기 전에 일어나는 선행성 자세조절의 손상으로 걷기, 들어올리기 및 물체 운반하기와 같은 활동 시 낙상 발생률이 높게 나타난다. 노인 낙상의 위험요소에는 근육약화, 낙상 병력, 보행능력 장애, 보조도구 사용, 시각결손, 관절염, 일상생활활동 장애, 우울증, 인지손상, 80세 이상 고령 등이 있다.

1) 감각입력 손상

시각은 시력(visual acuity)만을 의미하는 것이 아니고, 대비 감도(contrast sensitivity), 눈부심 감도(glare sensitivity), 암순응(dark adaptation), 원근조절(accommodation), 깊이 감각(depth perception) 등을 모두 포함하는 개념이다. 시각은 균형에 중요한 역할을 하며, 뇌졸중 대상자의 시신경 및 시각중추의 손상이 발생할 때 시각에 문제를 일으키기 때문에 균형장애를 평가할 때 중요한 요소가 된다. 질병, 외상 또는 노화에 의한 시각상실이나 시력, 말초시각 영역과 깊이지각의 결손은 균형손상과 낙상을 야기할 수 있다. 또한 바이러스 감염, 외상성 뇌손상이나 노화에 의해 안뜰계에 손상이 있는 사람들은 현기증과 자세 불안정을 경험할 수 있다.

안뜰감각은 회전 움직임에 대한 감각기관인 반고리관기관(semicircular canal system)과 직선상의 가속에 대한 감각기관인 귀돌기관(otolithic organ)으로 균형에 있어 가장 중요한 역할을 하는 기관이다. 안뜰기관에 이상이 생기는 원인은 외상, 감염 등 매우 다양하다.

고유수용성감각은 근육, 관절, 인대의 감각수용체로부터 중추신경계로 전달되는 감각을 말한다. 서 있을 때 균형에 있어서 중요한 역할을 하며, 발바닥 압력의 변화를 인지하는 데 있어 시각 및 안뜰감각보다 민감하게 반응을 한다. 다리와 몸통의 병변 또는 손상 후의 고유수용성감각의 결손은 균형손상의 원인이 된다. 또한 고유수용감각을 담당하는 말초신경의 손상은 당뇨, 알코올 중독, 약물 부작용 등 다양한 원인에 의해 발생할 수 있다. 일반적으로 재발성 발목 삠, 무릎인대 손상, 퇴행성관절염과 허리통증이 있는 사람들은 관절위치감각이 감소되는 것으로 알려져 있다. 예를 들어, 노인이나 당뇨병 대상자들은 말초 다발성신경염으로 인해 균형손상과 낙상 위험 증가가 나타난다. 이 대상자들은 균형유지를 위해 정상인에 비해 엉덩관절 전략에 더 많이 의존하는 경향이 있다.

2) 감각운동통합 손상

다양한 말초신경감각계로부터의 정보는 중추신경계로 취합되어 해석되기 때문에 중추신경계의 감각 통합기능 역시 균형에 영향을 미치게 된다. 따라서, 말초신경감각계로부터 정보 통합의 역할을 하는 뇌에 이상이 발생하는 뇌졸중, 뇌종양 등에서도 균형장애가 발생할 수 있다. 파킨슨병 대상자들은 몸통의 양쪽 옆 근육들의 동시활성화에 의해 정상적인 움직임의 폭보다 작은 반면, 소뇌 병변 대상자들은 움직임의 폭이 더 크다. 바닥핵, 소뇌 또는 보조운동 영역에 손상이 있을 경우, 감각정보 처리에 문제가 생기고, 그 결과 감각정보 조절의 어려움과 선행자세조절 및 반응성 자세조절에 어려움이 발생한다.

3) 운동출력 손상

다리의 근력은 정상적인 보행능력 및 보행속도와 연관이 있으며, 이는 균형을 유지하는 데 중요한 요소가 된다. 근력 이외에도 운동반응속도가 균형능력에 영향을 미치며, 특히 뇌졸중, 뇌종양, 파킨슨병 질환에서 균형장애가 발생할 수 있다. 균형조절의 운동요소 결손은 근육뼈대계와 신경근육계의 손상에 의해 야기될 수 있다. 노인들은 흉추후만증 같은 자세 부정정렬로 인하여 바닥면에서 질량 중심이 이동되어 안정성 한계를 벗어날 가능성이 많아진다. 또한 양쪽 다리가 닫힌사슬로 작용하기 때문에 한 관절의 관절운동범위나 근력의 손상은 전체 팔다리를 통하여 자세와 균형손상을 일으킬 수 있다. 예를 들어, 발목 주변 근육의 약화나 보조기의 착용 또는 구축에 의한 발몰관절 움직임의 제한은 발목관절 전략의 사용을 감소시키고, 균형조절을 위해 엉덩근육과 몸통근육의 사용을 증가시킨다. 신경계 손상이 있는 경우, 비정상적인 긴장도에 의해 적당한 근력을 생성하지 못하거나 운동 전략의 협조성이 손상됨으로써 균형을 위해 필요한 근육을 동원하는 능력이 제한될 수 있다. 통증이 있는 경우에도 안정성 한계가 감소될 수 있고, 통증이 지속될 경우에는 이차적으로 근력과 운동성에 손상을 일으킬 수 있다.

4 균형능력 검사

균형능력은 감각 및 운동계의 다양한 기관이 조화를 이루어 나타나는 기능이기 때문에 균형장애를 일으키는 원인 및 질환은 다양하다. 따라서 균형장애를 보이는 대상자에 대한 평가는 각각의 말초 및 신경계 질환의 임상적 증상뿐만 아니라 물리치료 계획 수립을 위한 정적 또는 동적균형평가가 매우 필요하다. 균형손상 검사 및 평가의 주요 요소에는 낙상병력 조사, 감각입력, 생체역학적 요소 및 운동, 기능수행, 환경적 평가가 있다. 낙상병력 조사는 낙상의 진행 시점, 낙상의 빈도와 방향, 환경요소, 어지러움, 현기증, 현재와 과거의 약물치료, 낙상에 대한 공포 등이 포함된다. 감각입력(고유감각, 시각, 안뜰감각), 감각처리(감각운동통합, 예측적 및 반응적 균형조절), 균형손상을 야기하는 생체역학적 요소 및 운동(자세정렬, 근력 및 지구력, 관절운동범위 및 유연성, 운동협조성, 통증) 손상을 확인하기 위한 평가가 포함되며, 기능수행은 기능적 수행에 대한 균형조절체계를 검사한다. 환경적 평가는 가정에서의 낙상 위험요소를 평가하는 것이다.

1) 정적균형 검사

정적균형 검사(static balance tests)는 자세를 유지하는 대상자의 능력을 관찰하여 평가한다. 이 검사는 두 발로 선자세에서 양팔을 옆에 두고 눈을 감은 채로 수행된다. 흔들리거나 균형을 유지하지 못하면 고유수용성감각이 소실되었음을 의미한다.

(1) 롬베르그 검사

검사목적	▪ 정적균형 검사
대상자 자세	▪ 선자세
검사방법	▪ 처음에는 눈을 뜬 상태에서 검사하고 그 다음에는 눈을 감은 상태에서 검사한다. 30초 동안 양발을 붙이고 서 있는 대상자의 능력을 검사한다.
양성반응	▪ 자세 흔들림이 나타나거나 균형유지를 못할 경우
판정	▪ 균형손상

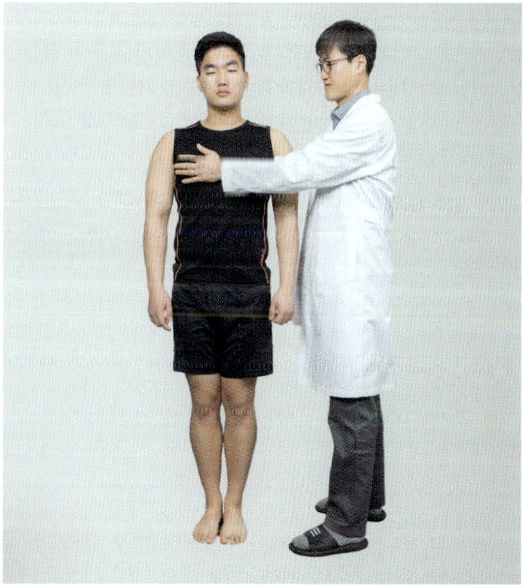

그림 6-11 롬베르그 검사

(2) 일자보행 검사

검사목적	▪ 정적균형 검사
대상자 자세	▪ 선자세
검사방법	▪ 대상자가 눈을 뜨고 두 팔을 몸통 옆에 편하게 놓은 상태에서 1분 동안 두 발을 발뒤꿈치와 발끝을 붙인 자세로 서 있는다.
양성반응	▪ 자세 흔들림이 나타나거나 균형유지를 못할 경우
판정	▪ 균형손상

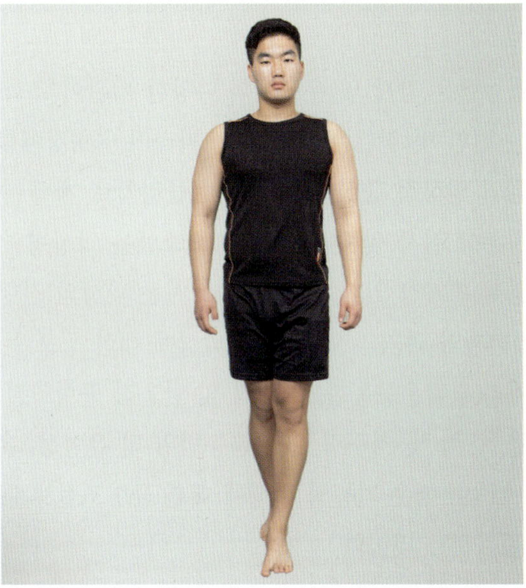

그림 6-12 일자보행 검사

(3) 한발서기 균형 검사

검사목적	▪ 정적균형 검사
대상자 자세	▪ 한발서기 선자세
검사방법	▪ 대상자에게 두 다리를 접촉하지 않고 두 팔을 가슴에 교차한 채 한 다리로 서도록 한다. 각 다리로 30초간 5회 시도하여 수행하며, 150초가 최대 점수가 된다.
양성반응	▪ 자세 흔들림이 나타나거나 균형유지를 못할 경우
판정	▪ 균형손상

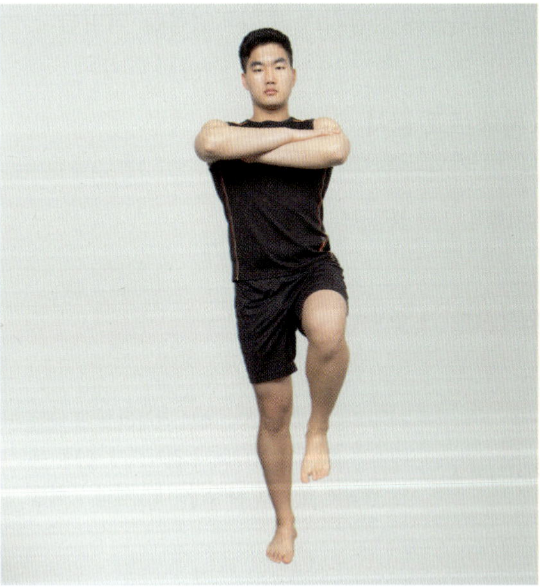

그림 6-13 한발서기 균형 검사

(4) 황새다리 서기 검사

검사목적	▪ 정적균형 검사	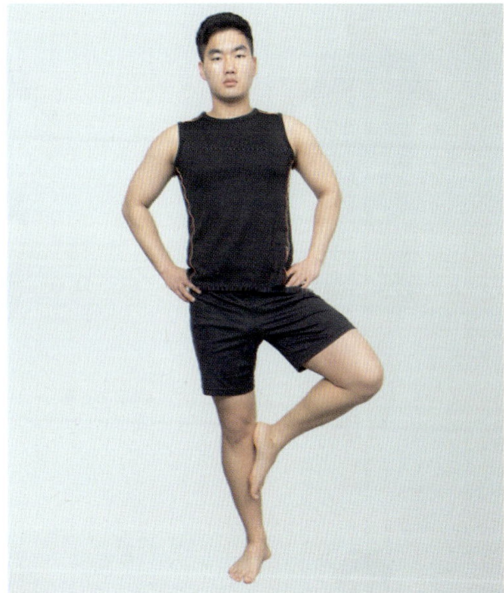
대상자 자세	▪ 선자세	
검사방법	▪ 대상자는 엉덩이에 두 손을 위치하고 두 발로 서 있다가 한쪽 다리를 들어 올려 발바닥 끝을 다른 쪽 다리의 무릎에 위치하고 서도록 한다. 이때 대상자는 발뒤꿈치가 바닥에 닿거나 발이 무릎으로 떨어지게 하지 않고서 가능한 한 오랫동안 균형잡기를 시도해야 한다.	
양성반응	▪ 자세 흔들림이 나타나거나 균형유지를 못할 경우 ▪ 20~30초 동안 균형유지 확인	
판정	▪ 균형손상	

그림 6-14 황새다리 서기 검사

(5) 균형 오류 점수 체계

균형 오류 점수 체계 검사는 두발, 한발, 일자서기로 두 번 시행되며, 한번은 고정된 지면에서 그리고 에어렉스 균형 패드 위에서 총 6회 동안 시행한다.

<table>
<tr><td>검사목적</td><td>▪ 정적균형 오류 검사</td></tr>
<tr><td>대상자 자세</td><td>▪ 선자세</td></tr>
<tr><td>검사방법</td><td>▪ 대상자는 양쪽 엉덩뼈 능선(iliac crest)에 손을 대고 눈을 뜬 채 20초 정도 선자세를 유지한다.
<table>
<tr><td>오류</td><td>• 엉덩뼈 능선에서 손 떼기
• 눈 뜨기
• 걷기, 비틀거림 또는 넘어짐
• 엉덩관절 30° 이상 굽히거나 벌리기
• 앞발 또는 발꿈치 들기
• 5초 이상 검사 자세에서 벗어나기
BESS 점수는 각 오류마다 1점씩 오류 점수가 추가되거나 하나의 동작 동안 발생한 오류를 합하여 계산한다. 6회 시도 각각으로부터 오류 점수는 총 BESS 점수에 추가되고 점수가 높을수록 균형이 좋지 않음을 나타낸다.</td></tr>
</table>
▪ 오류별로 각 1점 씩 계산한다.
▪ 6점 이상의 점수는 균형능력이 약화된 것으로 판정한다.</td></tr>
<tr><td>양성반응</td><td>▪ 대상자가 전체 20초 동안 5초 이상 서 있는 자세를 유지하지 못하는 경우, 균형에 문제가 있는 것으로 평가</td></tr>
</table>

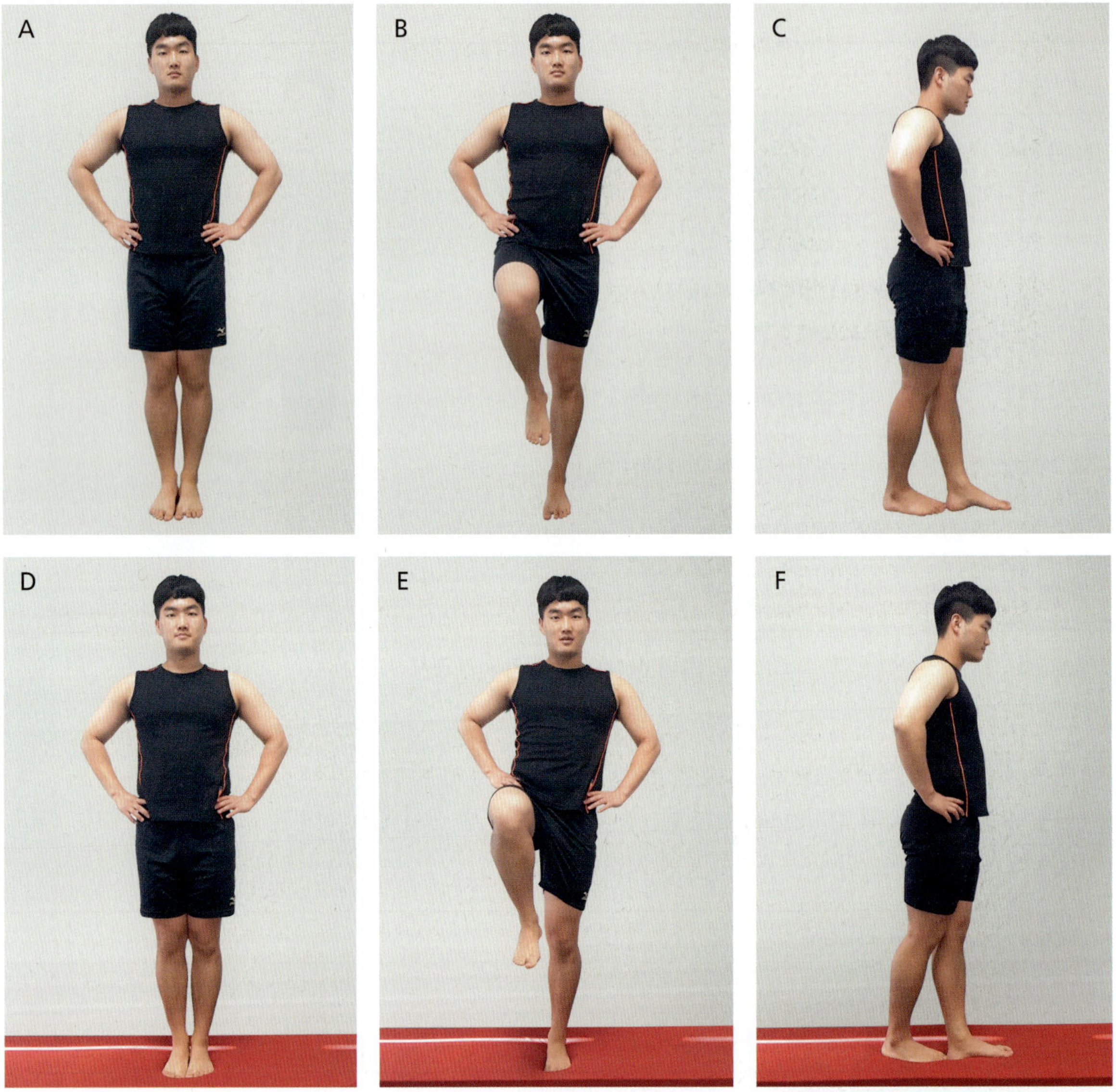

그림 6-15 균형 오류 점수 체계

고정지면: A. 두발서기 B. 한발서기 C. 일자서기 / 불안정지면: D. 두발서기 E. 한발서기 F. 일자서기

2) 동적균형 검사

동적균형 검사(dynamic balance tests)는 대상자가 불안정한 바닥면에 서거나 자세를 바꿀 수 있는지와 걷기, 점프, 한발로 뛰기(hopping), 깡충뛰기(skipping), 기능적 팔 뻗기 검사, 별 편위 균형검사와 같은 활동을 잘 수행할 수 있는지를 관찰함으로써 평가할 수 있다.

(1) 5회 앉은자세에서 일어서기 검사

검사목적	▪ 동적균형 검사
대상자 자세	▪ 앉은자세
검사방법	▪ 앉기와 서기를 하는 동안의 균형조절을 평가한다. 두 팔을 가슴에 교차하고 의자에서 앉은 후, 가능한 한 5회 연속으로 빠르게 일어서고 다시 앉기를 한다.
양성빈응	▪ 자세 흔들림이 나타나거나 균형유지를 못할 경우 ▪ 15초를 넘을 경우 낙상 위험
판정	▪ 균형손상

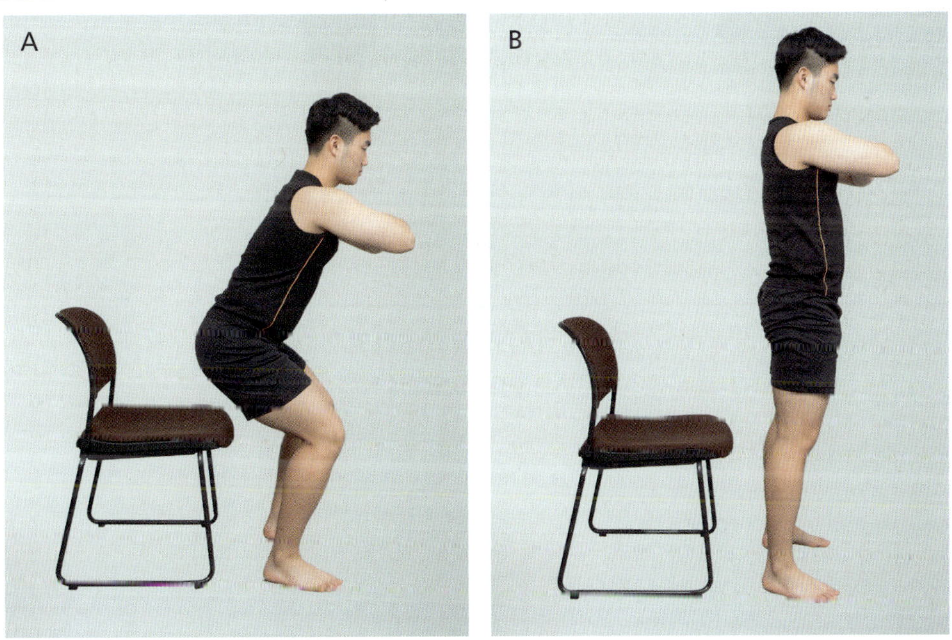

그림 6-16 5회 앉은자세에서 일어서기 검사
A. 앉기 B. 서기

(2) 기능적 팔 뻗기 검사

검사목적	▪ 예측 자세조절 검사(anticipatory postural control tests)는 예측된 자세 흔들림에 대한 반응을 위해 수의적 움직임을 수행하게 함으로써 평가된다.
대상자 자세	▪ 선자세
검사방법	▪ 대상자가 바닥면을 변경하지 않고 가능한 한 멀리 손을 뻗도록 한다.
양성반응	▪ 자세 흔들림이 나타나거나 균형유지를 못할 경우
판정	▪ 균형손상

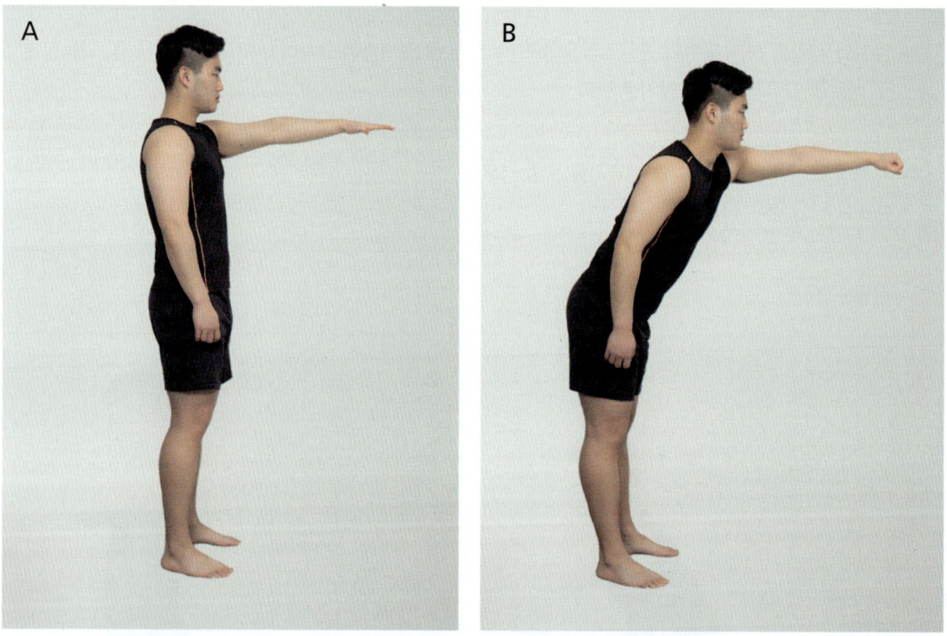

그림 6-17 기능적 팔 뻗기 검사

A. 시작자세 B. 끝자세

(3) 별 편위 균형 검사

검사목적	▪ 만성 발목 불안정성 검사
대상자 자세	▪ 런지 자세
검사방법	▪ 안정성 한계를 알아볼 수 있는 일종의 다리 뻗기(lower extremity reach) 검사이다. 대상자에게 한쪽 다리로 균형을 유지하는 동안 다른 쪽 다리를 사용하여 처방된 8개 방향으로 가능한 한 멀리 뻗기를 하도록 한다.
양성반응	▪ 자세 흔들림이 나타나거나 균형유지를 못할 경우
판정	▪ 균형손상

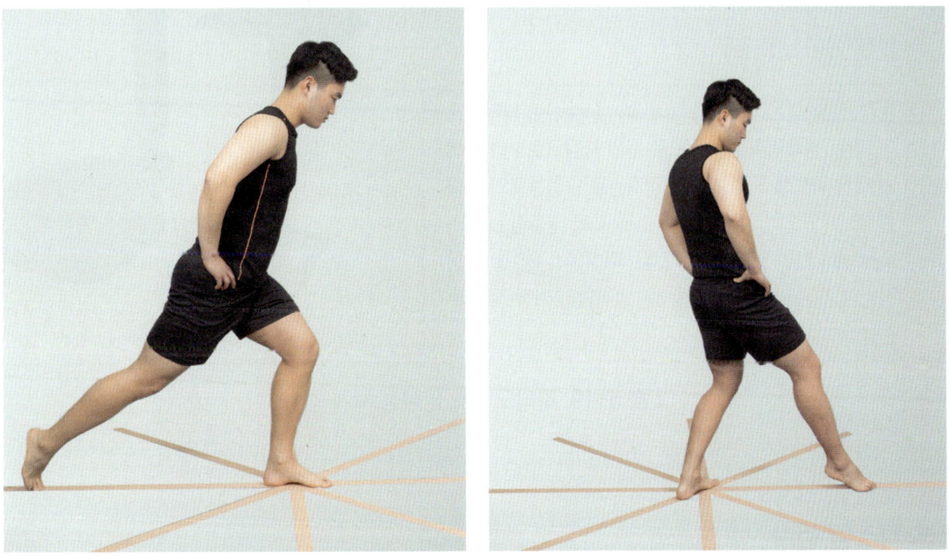

그림 6-18 별 편위 균형 검사

3) 기능 검사

기능 검사(functional tests)는 일상생활활동 및 기능적 수준을 평가하고 대상자의 균형훈련에 필요한 과제를 선택할 때 사용한다. 티네티 수행 중심 운동성 평가[Tinetti Performance Oriented Moblity Assessment(POMA)], 일어나서 걷기 검사[Timed Up and Go test(TUG)], 버그 균형척도(Berg Balance Scale), 네 사각형 스텝 검사[Four Square Step Test(4SST)] 등의 운동성 척도와 동적 보행 지표와 기능 보행 평가(functional gait assessment) 등의 보행척도는 기능활동을 하는 동안의 균형수행을 평가하기 위해 사용된다. 기능 보행 평가를 제외한 대부분의 검사는 노인의 낙상 위험을 평가하기 위해 고안되었고, 특히 안뜰장애 대상자에게 사용하기 위하여 개발되었다. 지역사회 균형 및 운동성 척도(community balance and mobility scale), 상위 수준의 운동성 평가도구[High Level Mobility Assessment Tool(HiMAT)]는 약간의 균형결손은 있지만 상위 수준의 보행과 기능을 가진 사람의 균형과 운동성을 평가하는 데 사용된다. 25개 항목의 어지럼 장애 척도(25-item dizziness handicap scale)는 안뜰계 손상 대상자의 기능활동에서 어지럼증과 불안정에 대한 자기 지각의 영향(self-perceived impact)을 평가한다.

4) 장비를 이용한 균형 검사

(1) 바이오덱스 안정성 체계 검사

검사목적	▪ 동적 및 정적균형능력 평가
대상자 자세	▪ 선자세
검사방법	▪ 검사 전 대상자는 고정된 발판에 올라 양발로 서도록 한 다음, 장비에 적응할 수 있도록 3번의 준비연습을 한 후 검사를 시행한다. 검사는 30초 동안 진행되며, 발판의 적용 범위는 1부터 8까지이다.
양성반응	▪ 안정지수가 낮을 경우
판정	▪ 동적균형능력은 안정지수(stability index)로 나타냈으며, 이는 생체역학을 기준으로 몸의 중심으로부터 벗어난 이탈 각도를 의미한다. 안정지수로 균형능력의 변화를 알 수 있으며, 수치가 높을수록 자세 흔들림(disturbance)이 많이 일어났다는 것을 의미한다. 1은 발의 움직임이 가장 많은 수준이며, 8은 움직임이 가장 적은 수준을 의미한다.

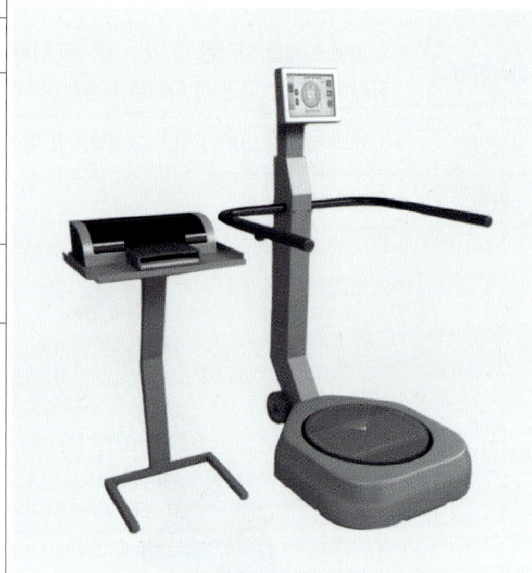

그림 6-19 바이오덱스 안정성 체계 검사

(2) 게이트뷰 시스템 검사

검사목적	▪ 정적균형을 평가하기 위해서 양쪽 발바닥의 압력 분포와 자세 흔들림 측정
대상자 자세	▪ 선자세
검사방법	▪ 정적균형 검사 장비는 전체 크기가 550×480×35mm이며, 압력 센서의 두께는 0.15mm, 센서의 크기는 0.73cm^2 센서의 수는 2,304(48×48)개이다. foot scan board를 바닥에 설치하고, static test mode를 선택한 후 대상자를 foot board 위로 올라가게 하여 "최대한 똑바른 자세로 유지하세요"라는 구두 명령을 한다. 대상자가 서서 10초 동안 유지한 상태에서 측정한다.
양성반응	▪ 자세 흔들림이 심할 경우
판정	▪ 자세 흔들림, 이동거리가 높게 나타나면 균형의 문제가 있는 것으로 판단한다.

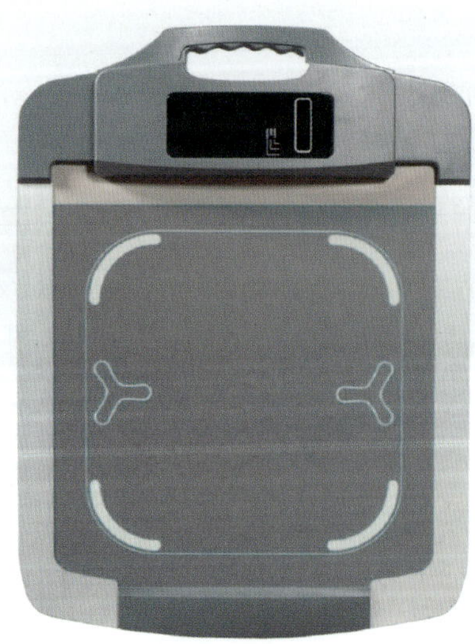

그림 6-20 게이트뷰 시스템 검사

5 균형훈련

균형손상을 위한 훈련 프로그램을 개발할 때 고려해야 하는 요인은 많으며, 대부분의 균형중재 프로그램은 다중체계 접근법(multisystem approach)을 필요로 한다. 예를 들어, 질병으로 인해 장기간 침상안정이나 비활동을 경험한 사람은 자세정렬과 운동성 증진을 위한 다리와 몸통의 뻗침, 운동수행 증진을 위한 근력강화운동, 일상생활활동을 안전하게 수행하는 능력을 증진하기 위한 동적, 기능 균형활동을 포함하는 프로그램이 필요하다.

균형훈련은 보통 대상자의 안정성 한계에 도전하는 활동을 포함하기 때문에, 치료사는 대상자의 안정성을 보장하기 위한 단계를 거치는 것이 중요하다. 균형을 향상시키기 위한 요소로 첫째, 안전하면서 활동적이어야 한다. 둘째, 움직임의 여러 면에 부하를 줘야 한다. 셋째, 다양한 감각을 포함해야 한다. 넷째, 정적, 양쪽, 안정된 표면에서 동적, 한쪽, 불안정한 표면으로 균형훈련을 진행해야 한다. 넷째, 점진적 스포츠 활동으로 진행해야 한다.

1) 정적균형훈련(1단계)

정적균형은 안정된 바닥면 위에 중력 중심을 고정된 바닥면 위에서 유지하는 것을 말한다. 정적균형훈련(static balance training) 1단계에서는 대상자가 다리에 체중을 지지할 수 있을 때 시작한다. 대상자는 다양한 지면에서 20초 이상의 롬베르그 검사를 시행해야 한다. 한쪽 다리 서기 과제를 손상측과 정상측 다리에서 각각 시행한다. 정적균형훈련을 증진하기 위한 활동에는 딱딱한 지면 위에 앉기, 한쪽 무릎 꿇기(half-kneeling), 무릎서기(tall kneeling)와 서기 자세를 유지하는 것이 있다.

(1) 안정된 면에서 한발 또는 두발로 균형 잡기

양발 서기, 일자 서기(tandem standing), 한발 서기(그림 6-21), 런지(lunge) 및 스쿼트(squat) 자세에서 연습할 수 있다.

(2) 안정된 면에서 양쪽 다리 균형(저항)훈련

바다면을 좁히거나 팔을 움직이거나 두 눈을 감는 것과 같은 활동들로 진행할 수 있고, 손에 무게나 탄성저항 등으로 저항을 가할 수 있다(그림 6-22). 또한 수준을 더 높이기 위해서 이중 과제를 추가할 수 있다.

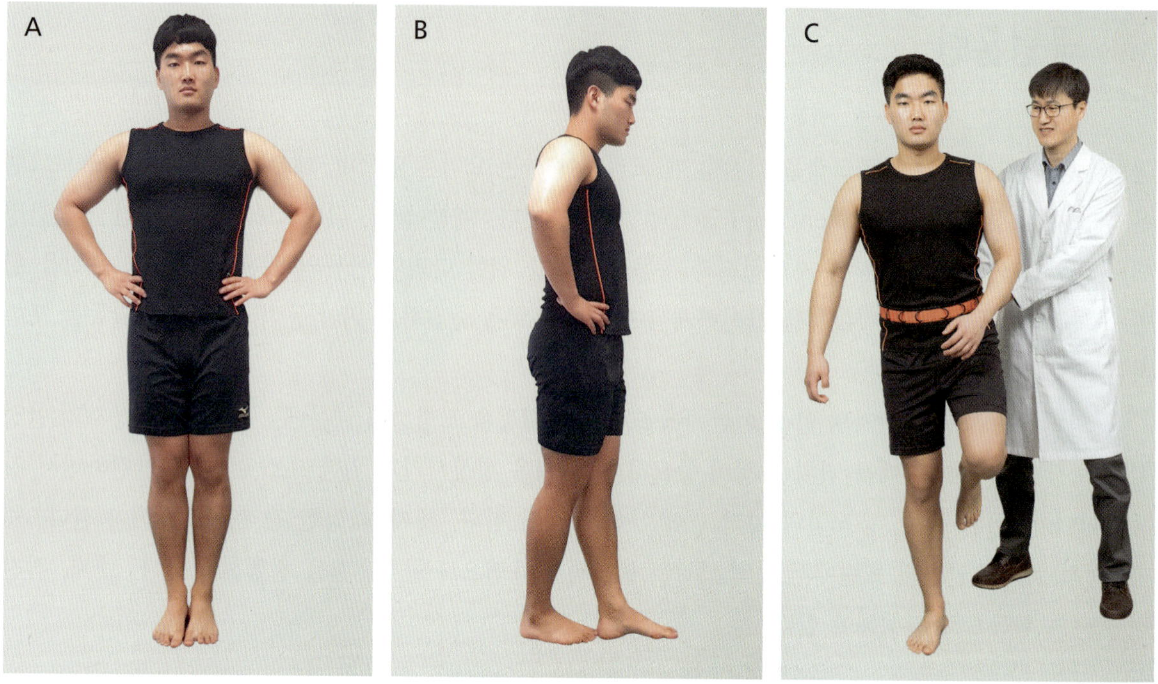

그림 6-21 안정된 면에서 한발 또는 두발로 균형잡기

A. 양발 서기 B. 일자 서기 C. 한발 서기

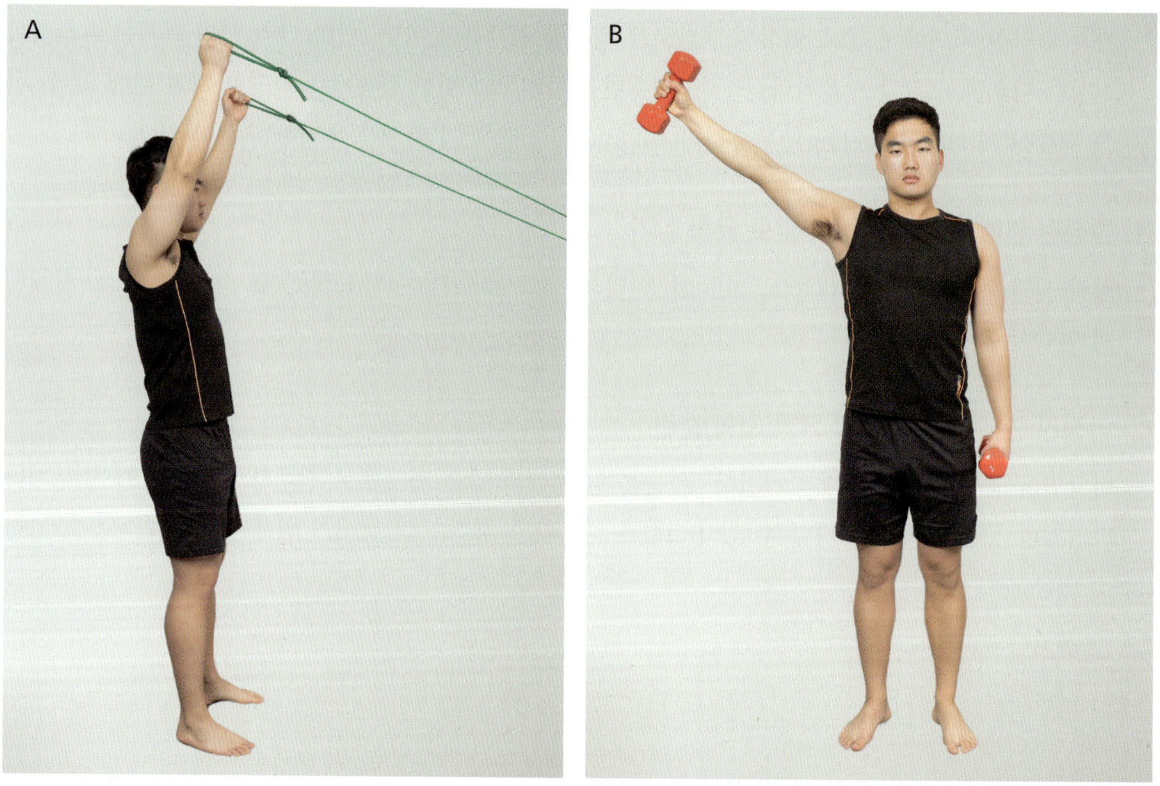

그림 6-22 안정된 면에서 양쪽 다리 균형(저항)훈련

A. 탄력밴드를 이용한 어깨관절 굽힘 후 균형훈련 B. 선자세에서 아령을 이용한 어깨관절 벌림 후 균형훈련

2) 동적균형훈련(2단계)

2단계에서는 정적에서 동적인 균형훈련의 단계로 진행된다. 대상자의 충분한 회복과 적절한 관절운동범위, 근력, 지구력이 있을 때 동적균형 활동을 포함한 재활운동이 포함된다. 예를 들어 1도 발목 삠 또는 앞십자인대 재건술(ACL reconstruction)은 빠르면 며칠에서 늦으면 수술 후 5주까지 걸리 수도 있다. 동적균형훈련에는 중력 중심을 바닥면에서 멀리 이동시키거나 교란시키는 것이 포함되며, 대상자는 중력 중심을 바닥면 위로 되돌리거나 균형잡는 것을 여러 번 반복한다(그림 6-23).

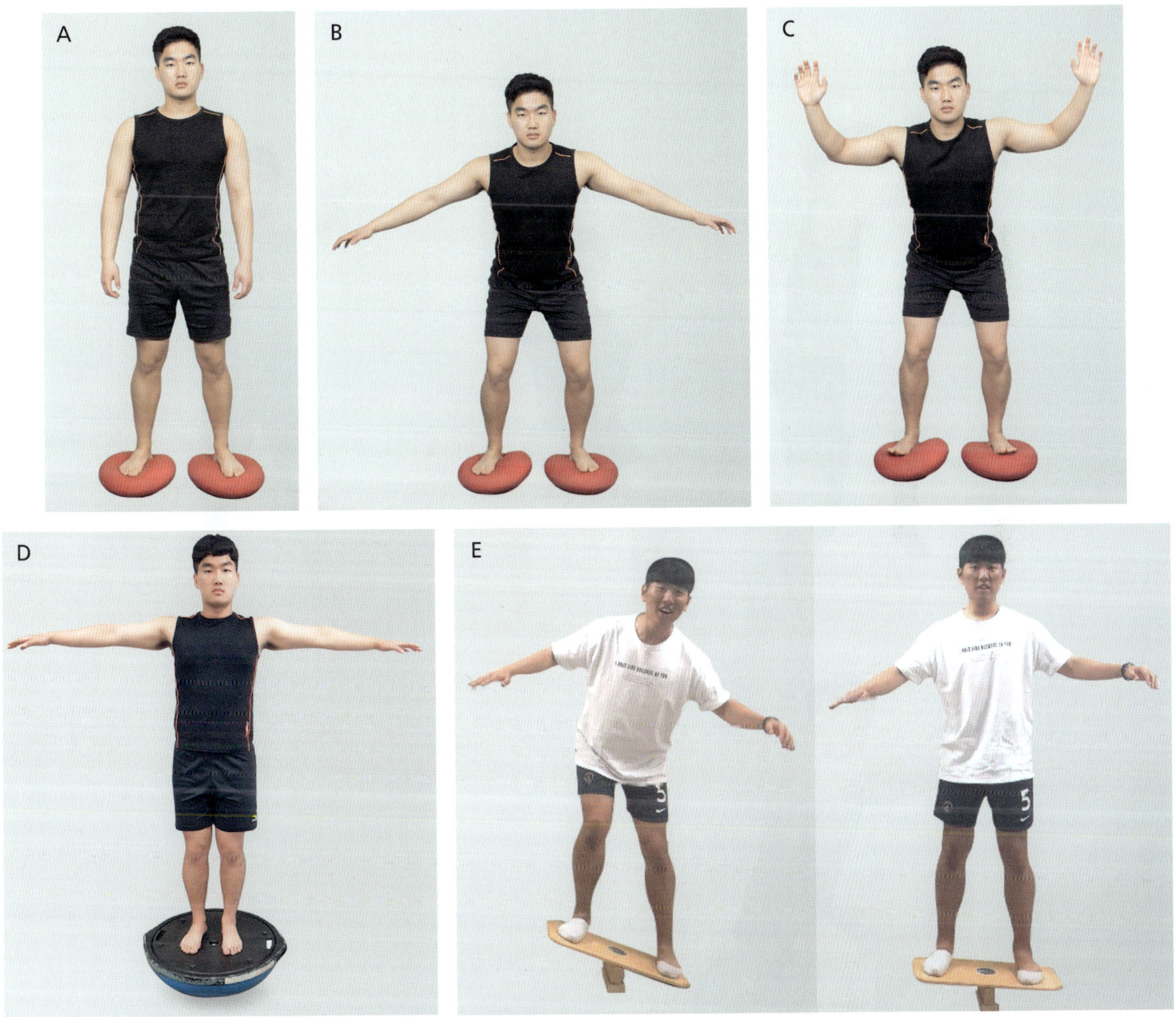

그림 6-23 불안정한 면에서 양쪽 다리 균형훈련

A. 동적 볼 쿠션 위에서 균형훈련 B. 동적 볼 쿠션 위에서 팔의 움직임을 통한 균형훈련1 C. 동적 볼 쿠션 위에서 팔의 움직임을 통한 균형훈련2 D. 보수 균형훈련(bosu balance trainer)면 위에서 균형잡기 E. 익스트림 균형 판(extreme balanc board) 위에서 균형잡기

(1) 안정된 면에서 양쪽 다리 균형훈련

동적균형훈련(dynamic balance training)은 치료용 공 위에 앉기, 동적 볼 쿠션(dynamic ball cushion) 위에 서기 또는 미니트램폴린 위에서 점프하기와 같이 움직이는 면 위에서 동일한 체중분배와 올바른 몸통의 자세정렬을 유지하게 한다. 점차 체중이동, 몸통돌림, 머리나 팔을 움직이기와 같은 움직임이 추가된 활동으로 진행한다. 두 팔의 자세를 몸통 옆에서 머리 위쪽으로 변경시킨다. 작은 걸음으로 발디딤운동(stepping exercises)을 시작한 후 미니 런지(mini-lunge), 그 후 완전 런지(full lunge)로 진전시켜 연습한다. 균형을 유지하면서 한발로 뛰기, 깡충뛰기, 로프 점핑(rope jumping) 및 작은 발판에서 바닥으로 뛰어내리기를 포함하는 운동 프로그램으로 진전시킨다(그림 6-24).

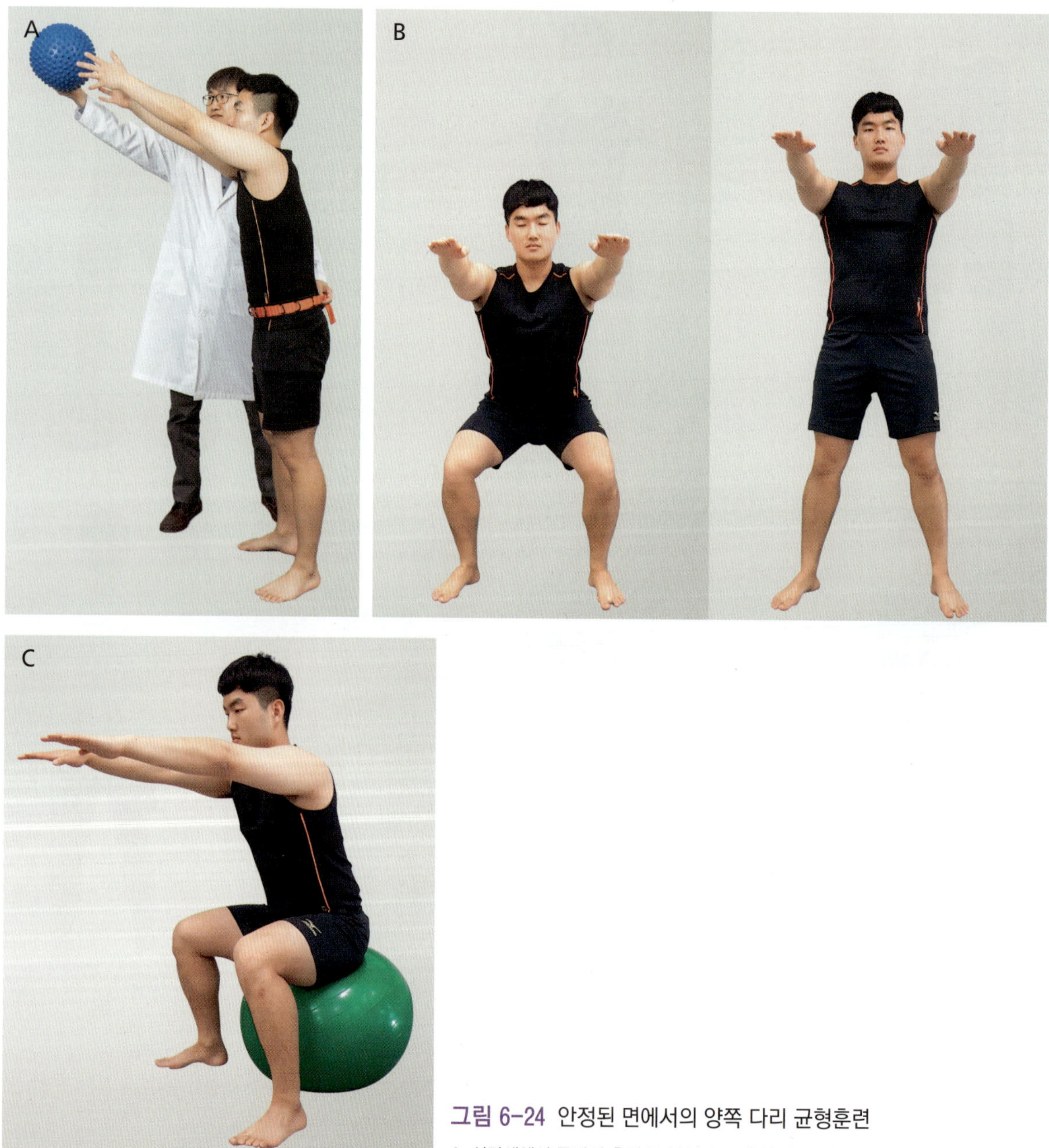

그림 6-24 안정된 면에서의 양쪽 다리 균형훈련

A. 선자세에서 공잡기 훈련 B. 부분 쪼그려 앉기 및 서기 C. 짐볼에 앉기

(2) 불안정한 면에서 한쪽 다리 균형훈련

대상자의 균형유지를 위하여 어깨, 등 또는 가슴을 가볍게 두드릴 수 있으며, 모든 운동에서 중력 중심 위치에 대한 인식을 높여 발목관절 전략을 증가시킬 수 있다(그림 6-25).

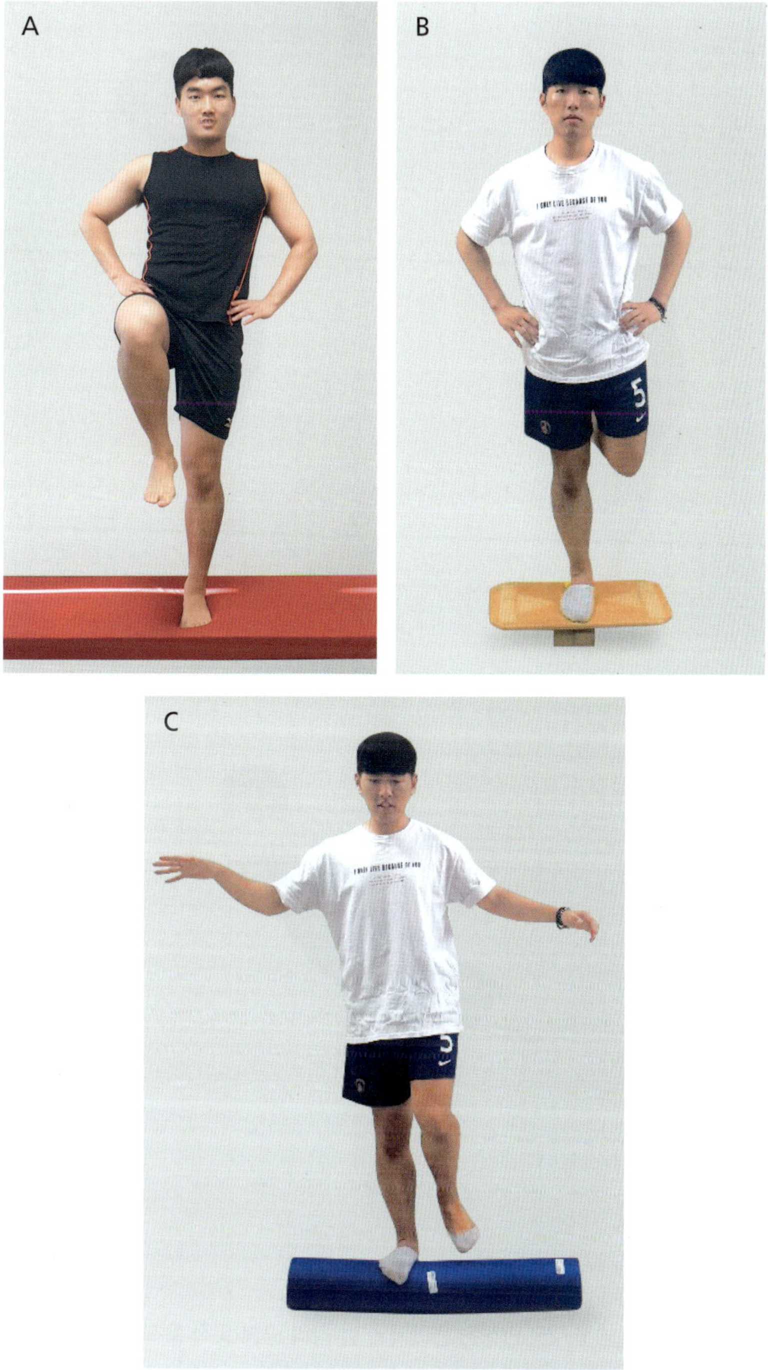

그림 6-25 불안정한 면에서 한쪽 다리 균형훈련

A. 폼패드(foam pad) B. 익스트림 균형 판(extreme balance board) C. 폼롤러(foam roller)

(3) 안정된 면에서의 한 다리 균형 동적 움직임

다양한 자세로 훈련하는 것은 발목, 무릎, 엉덩관절 전략에 영향을 미칠 수 있으며, 적절한 관절운동 범위, 근력, 지구력이 있어야 동적균형능력을 향상시킬 수 있다(그림 6-26).

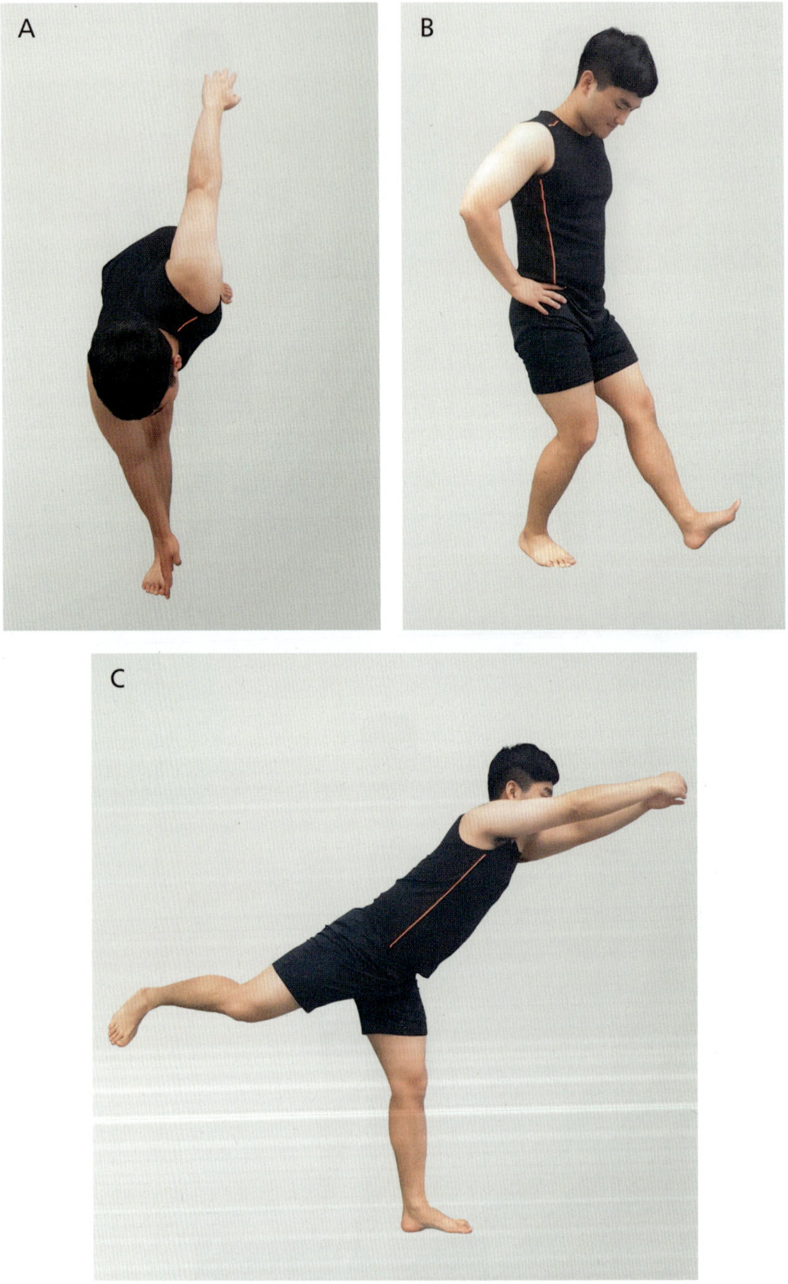

그림 6-26 안정된 면에서의 한 다리 균형 동적 움직임

A. 풍차(windmall) B. 한 다리 뻗기 C. 두팔 뻗기

(4) 안정된 면에서 한 다리 균형 저항 움직임

대상자가 적절한 조건에 도달하게 되면 안정된 표면에서 시작하여, 케이블, 덤벨, 탄력밴드를 이용한 저항운동으로 진행되며, 좀 더 어려운 동작으로 진행할 수 있다. 이러한 운동은 체중이동, 중력 중심 흔들림 속도, 좌우 체중 대칭 향상을 도와주는 발목관절, 무릎관절, 엉덩관절 손상 회복에 중요하다(그림 6-27).

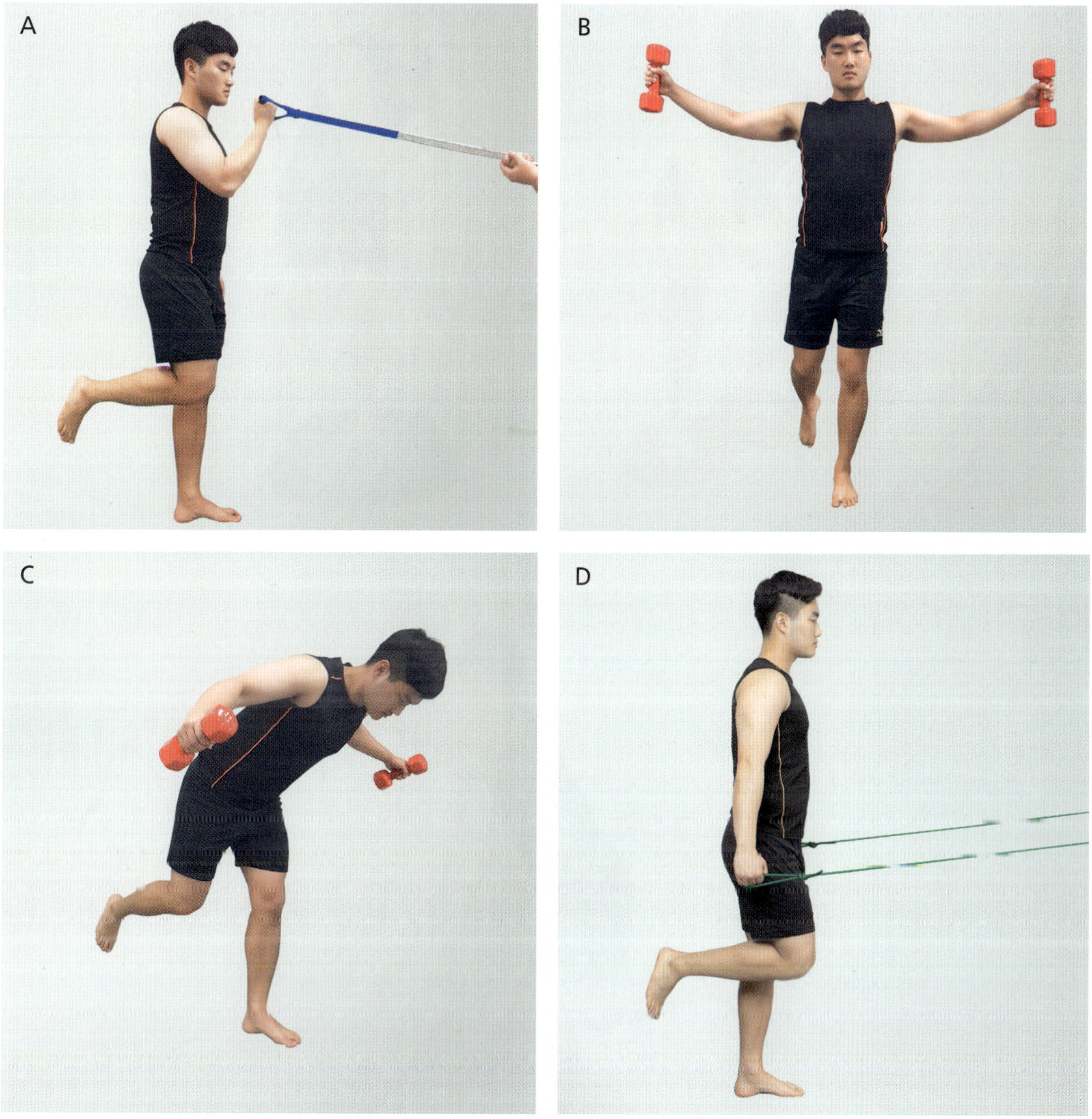

그림 6-27 안정된 면에서 한 다리 균형 저항 움직임

A. 케이블을 이용한 팔굽관절 굽힘 후 균형훈련 B. 덤벨 스캡션(scaption) C. 덤벨 코브라(cobra) D. 탄력밴드를 이용한 어깨관절 폄 후 균형훈련

(5) 불안정한 면에서 양다리와 한 다리 동적균형훈련

토구, 보수, 폼패드와 같은 불안정한 지면에서의 운동은 대상자의 중력 중심을 조절할 수 있도록 도와준다(그림 6-28).

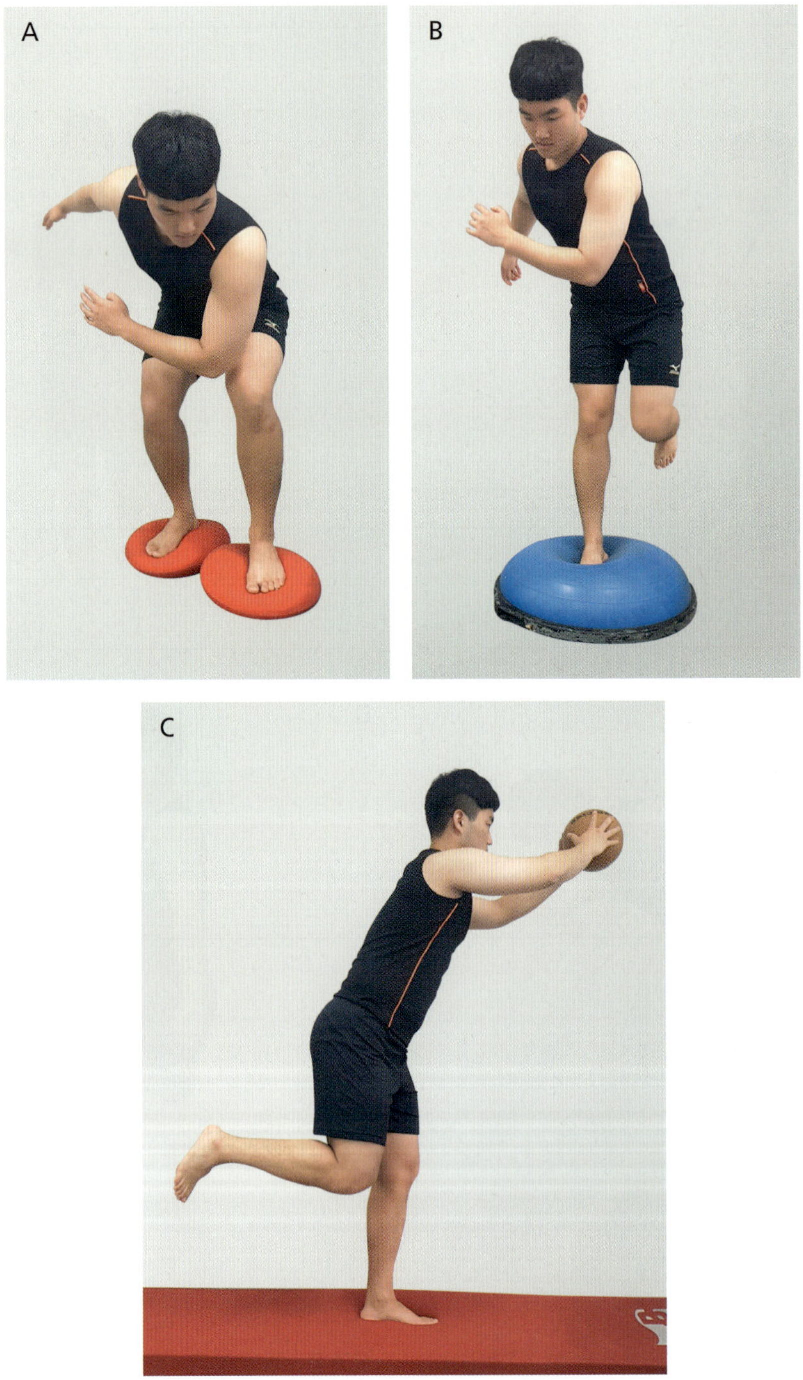

그림 6-28 불안정한 면에서 양다리와 한 다리 동적균형훈련

A. 토구 위에 서서 회전하기 B. 보수 균형훈련면에 서서 회전하기 C. 폼패드 위에서 공 주고 받기 훈련

(6) 안정화를 위한 디딤단계 훈련

발 딛기는 시상면에서 앞으로 발 딛기, 가로면에서 가쪽으로 발 딛기 등을 수행할 수 있다. 이러한 훈련들은 손상 받지 않은 다리의 발꿈치가 바닥에 있어야 한다(그림 6-29).

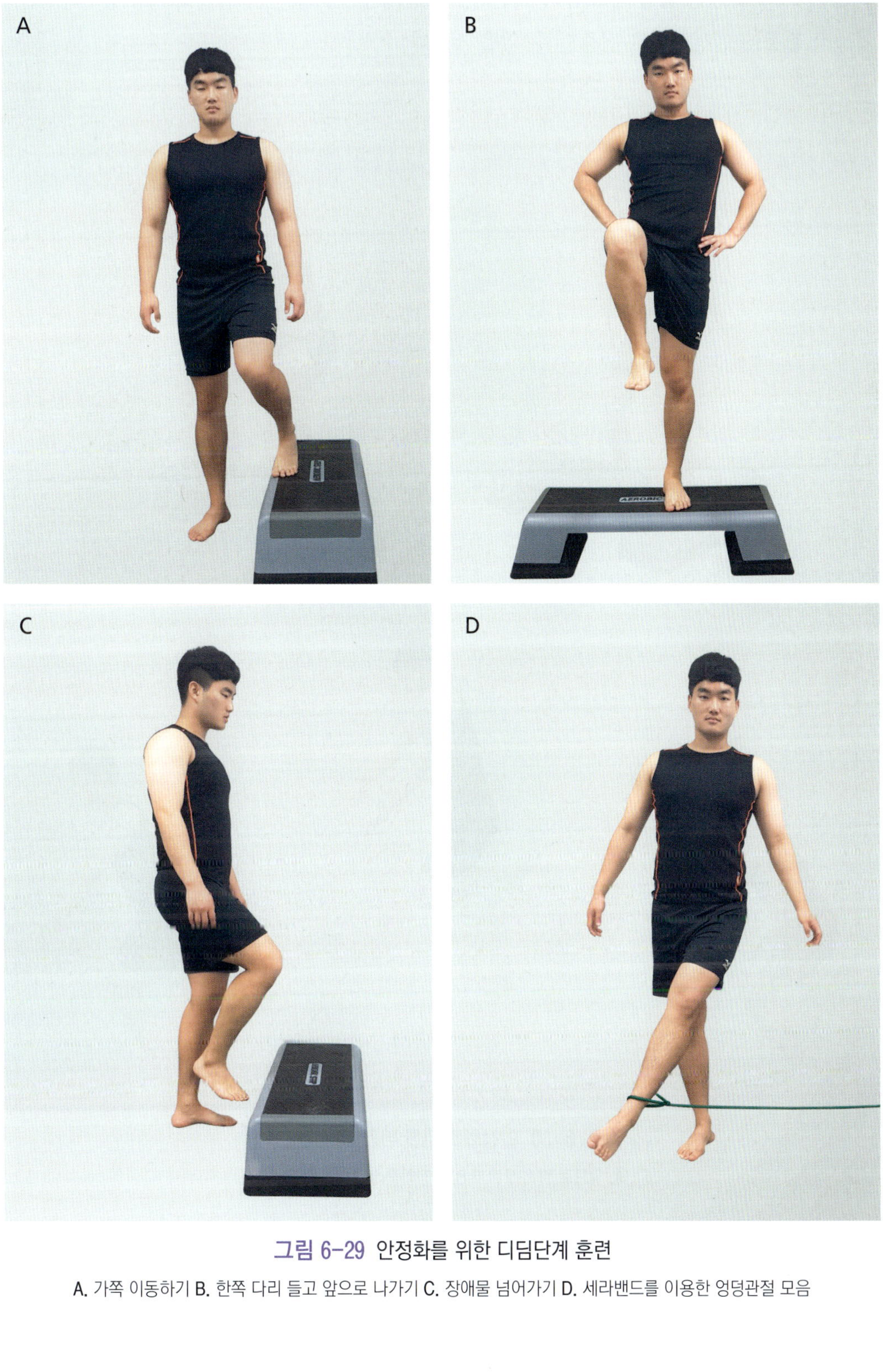

그림 6-29 안정화를 위한 디딤단계 훈련

A. 가쪽 이동하기 B. 한쪽 다리 들고 앞으로 나가기 C. 장애물 넘어가기 D. 세라밴드를 이용한 엉덩관절 모음

3) 균형능력 강화훈련(3단계)

3단계에서는 더욱더 강화된 균형훈련이 요구된다. 양측 뛰기 훈련으로 시작하는 것이 좋으며, 대상자는 디딤발로 점프와 깡충뛰기, 엉덩이 차기 등을 수행할 수 있다. 또한 양측 동적균형운동에서 한쪽 동적균형운동으로 최대한 빨리 진행해야 한다. 동적균형을 향상시키기 위한 최종 단계에서는 공을 던지고 잡는 스포츠 관련 활동이 포함되야 한다. 이 단계에서 대상자는 잠재적으로 동적균형을 통제하고 기능적 활동에 안정적으로 집중할 수 있을 것이다.

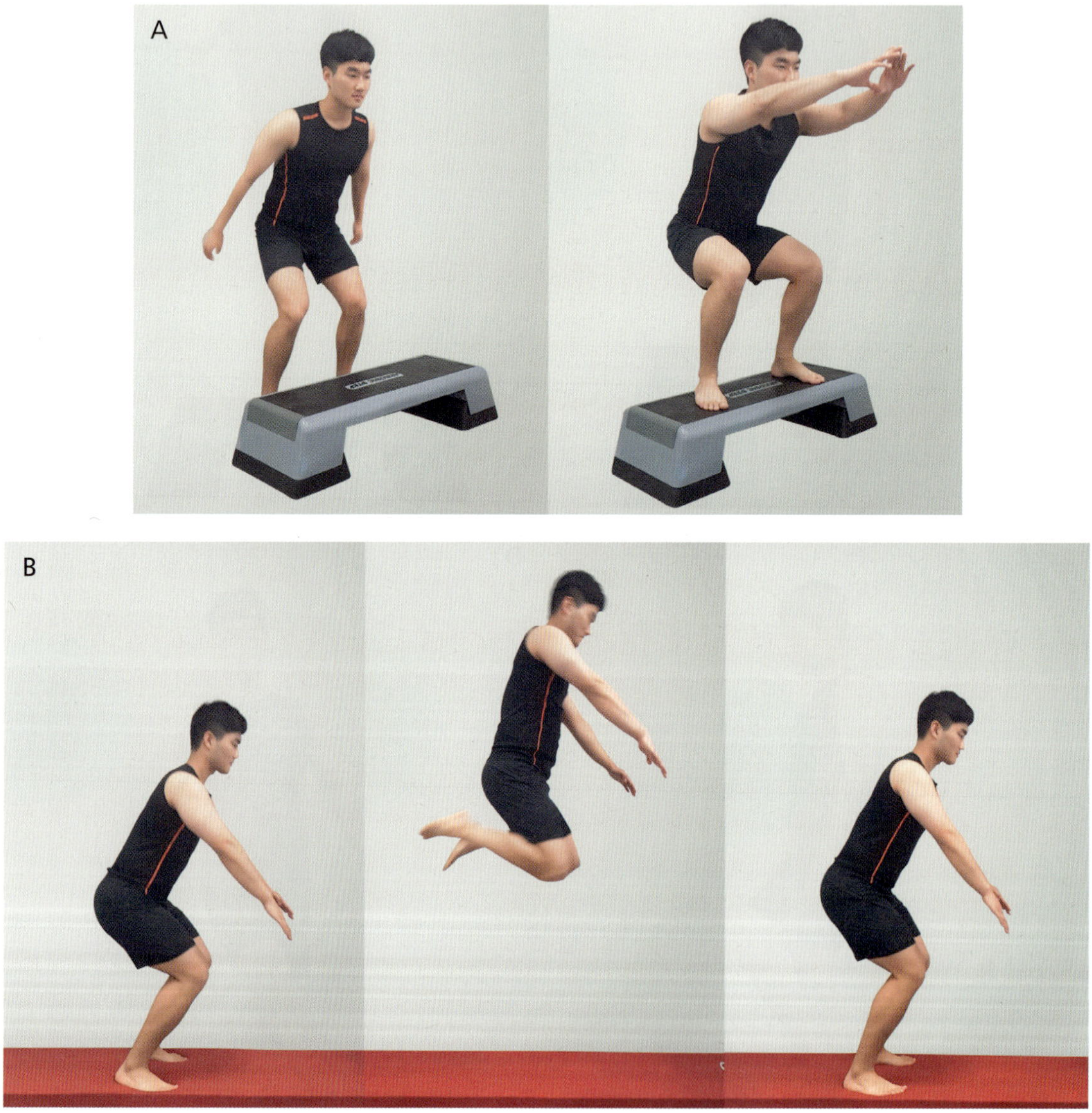

그림 6-30 안정화를 위한 뛰기(jump) 동작

A. 앞으로 뛰어 오르기 B. 안정화를 위한 엉덩이 차기

(1) 안정화를 위한 뛰기 동작

3단계 훈련에서는 좀 더 고난이도의 동적운동을 준비할 수 있다. 이 단계에서는 느린 속도에서 빠른 속도로, 약한 힘에서 강한 힘의 활동으로 진행될 수 있으며, 스포츠 특정 훈련을 선택할 수 있다. 양측 뛰기 훈련으로 디딤발로 점프와 깡충뛰기, 엉덩이 차기 등을 수행할 수 있다(그림 6-30).

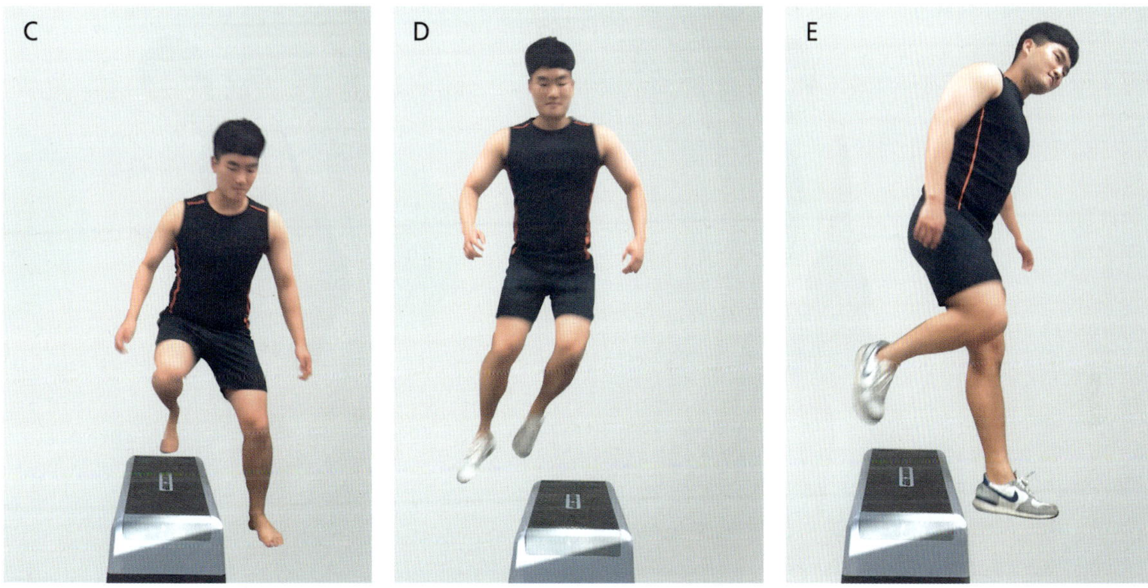

그림 6-30 안정화를 위한 뛰기(jump) 동작 (계속)

C. 장애물 옆으로 한다리씩 넘어가기 D. 장애물 옆으로 양쪽다리 넘어가기 E. 깡충 뛰어넘기

(2) 저항을 이용한 동적균형훈련

대상자는 세라밴드의 저항에 적절하게 맞서 제자리 뛰기를 할 수 있으며, 측면과 대각선 뛰기가 가능하다. 동적균형능력을 향상시키기 위한 최종 단계에서는 공을 던지고 잡는 스포츠 관련 활동이 기반이 되어야 한다(그림 6-31).

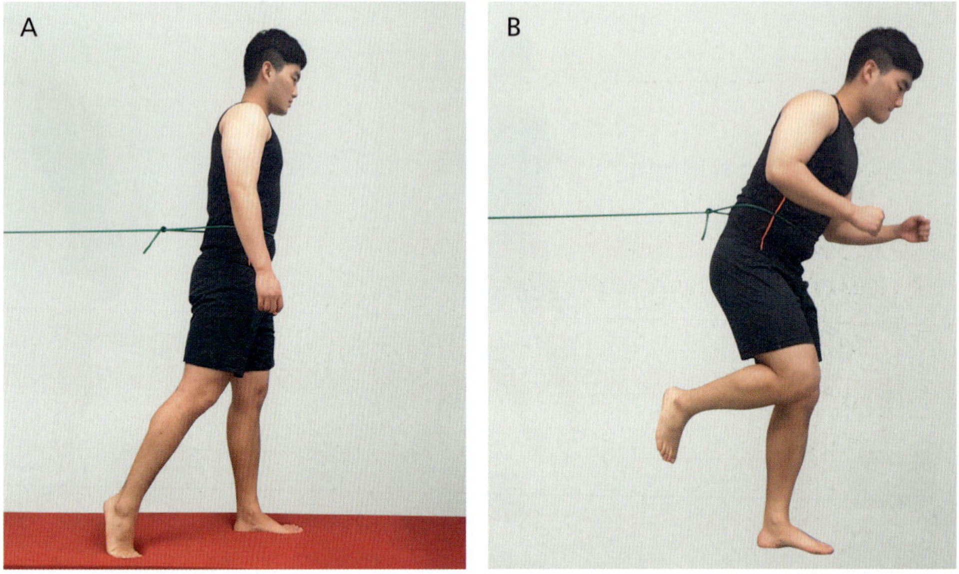

그림 6-31 저항을 이용한 동적균형훈련

A. 밸런스보드 위에서 앞뒤로 걷기 B. 깡충뛰기

(3) 이중과제 훈련

스포츠 특별 균형 과제(sports specific balance task) 훈련 시 치료사는 대상자와 4.5m 정도 떨어진다. 치료사가 다양한 모양의 공을 던지며, 대상자는 농구공은 오른손, 축구공은 왼손으로, 배구공은 양손으로 잡으며 불안정한 지면에서 균형을 유지하도록 한다(그림 6-32).

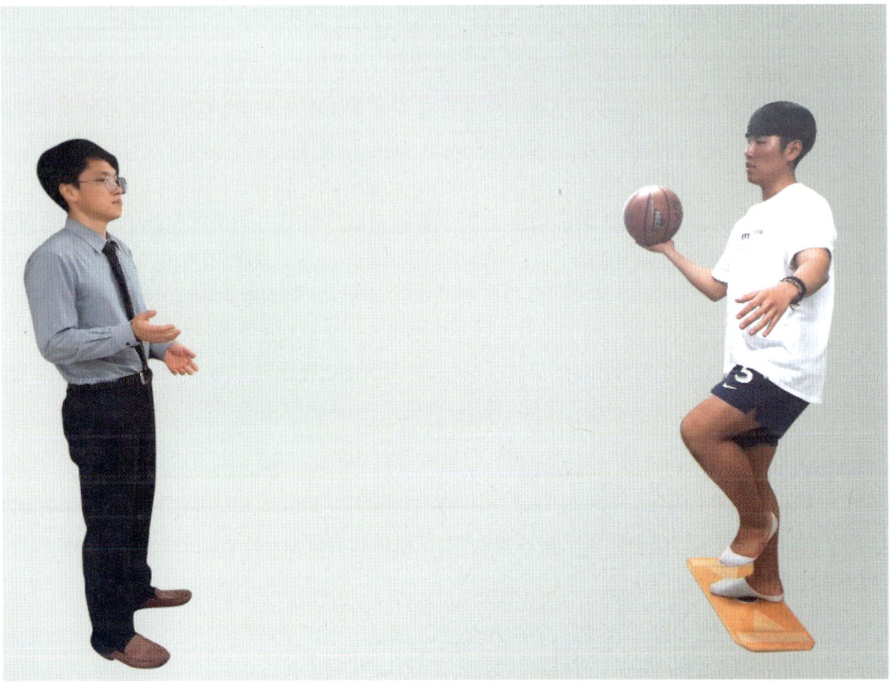

그림 6-32 스포츠 특별 균형 과제

박스 6-2 균형조절

■ **예측성 균형조절**

예측성 균형조절(anticipatory balance control)은 물체를 잡기 위하여 다양한 방향으로 팔 뻗기, 공 잡기 또는 차기, 다른 자세와 다른 속도와 높이에서 공 던지기 또는 굴리기 등을 실시한다. 선자세에서 머리 위로 팔을 뻗어서 공 잡기를 하는 동안 균형훈련을 한다. 장애물 코스를 통하여 다른 속도, 다른 자세에서 다른 무게의 물체를 들어 올리게 하거나, 다른 모양의 손잡이, 다양한 무게인 문을 다양한 방법으로 열고 닫는 기능적 과제를 통해 예측성 균형조절 훈련을 실시한다. 안정된 면에서 양다리 또는 한 다리의 균형훈련을 시행할 수 있다.

■ **반응성 균형조절**

반응성 균형조절(reactive balance control)은 안정된 지면 위에서 다른 방향으로 서게 하여 흔들림의 양을 점진적으로 증가시키는 훈련이다. 발목관절 전략(ankle strategy)을 훈련하기 위하여 대상자가 몸통을 바로 세우고 한 다리로 서는 연습을 실시한다. 엉덩관절 전략(hip strategy)을 훈련하기 위하여 대상자가 균형 빔(balance beam)이나 바닥 위에 그어진 선 위를 걷게 하고, 몸통을 굽히고 한 다리 서기와 직렬서기, 미니트램폴린(mini-trampoline), 균형판(rocker balance) 또는 미끄럼판(sliding board) 위에 서게 한다. 발디딤 전략(stepping strategy)을 훈련하기 위하여 한쪽 다리를 다른 쪽 다리의 앞쪽이나 뒤쪽에 교차하여 발디딤(stepping)하거나 작은 발판 위로 발디딤하는 것을 더욱 심화된 훈련을 위해 예측된 외적 힘과 예측하지 못한 외적 힘을 추가할 수 있다. 예를 들어, 외관상 동일하지만 다른 무게의 상자들을 들어 올리게 하고, 다른 무게와 크기의 공을 던지고 잡게 하거나, 트레드밀 위에서 벨트를 갑자기 정지하거나 속도를 변화시키는 것 등이 있다.

■ **감각조직화**

몸감각 단서(somatosensory cues)에 대한 의존성을 감소시키기 위하여, 바닥면을 좁게 하거나 경사판 또는 폼 위에 서서 시행한다. 균형훈련을 하는 동안 불안정성을 높이기 위해 시각적 입력(visual inputs)을 줄이거나 대상자의 눈을 감게 한다.

임상의사결정 Clinical decision making_사례

대상자는 70세 남성 F씨는 말초다발성 신경염(peripheral polyneuropathy) 진단을 받았다. F씨는 고유수용성감각 결손으로 인하여 자세조절의 불안정, 다리근력 약화, 운동조화못함증 등의 증상을 보였다. 또한 보행 동안 체중 이동 및 발디딤 전략 시 어려움을 보였다.

1. 임상적 사고

① 균형의 정의에 대하여 설명하시오.

② 균형조절을 위한 감각계에 대하여 설명하시오.

③ 균형조절의 유형을 설명하시오.

④ 균형손상의 원인에 대하여 설명하시오.

2. 임상의견

① 정적균형 검사 방법을 설명하시오.

② 동적균형 검사 방법을 설명하시오.

3. 결론

① 다발성 신경염이 균형능력에 미치는 영향을 설명하시오.

② F씨의 문제에 적합한 운동 프로그램을 설계하고 이를 토의하시오.

CHAPTER

7

기능적 훈련

Functional Training

학습목표

1. 기능적 훈련을 이해하고 설명할 수 있다.
2. 기능적 회복을 위한 기능적 훈련 프로그램을 설정할 수 있다.
3. 위팔의 기능적 훈련 프로그램을 수행할 수 있다.
4. 다리의 기능적 훈련 프로그램을 수행할 수 있다.

핵심용어

- 기능적 훈련(functional training)
- 안정성(stability)
- 균형(balance)
- 가동성(mobility)
- 근육수행력(muscle performance)
- 등속성운동(isokinetic exercise)
- 플라이오메트릭운동(plyometric exercise)

Guiding question

1. 안정화 회복단계에서의 기능적 훈련과 진전된 운동에 대해 설명하시오.
2. 근력 회복단계에서의 기능적 훈련과 진전된 운동에 대해 설명하시오.
3. 순발력 회복단계에서의 기능적 훈련과 진전된 운동에 대해 설명하시오.
4. 기능 회복을 위한 재활 프로그램의 3단계를 설명하시오.

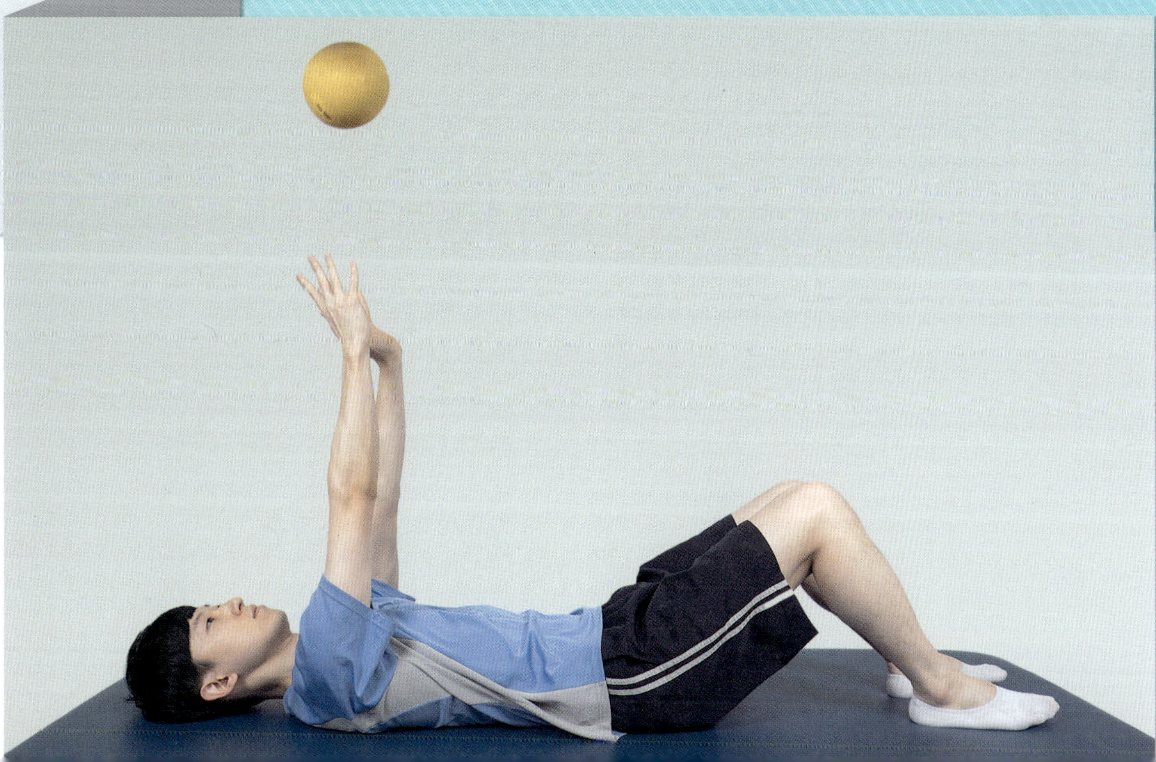

1 개요

기능적 훈련(functional training)은 전통적인 단순한 방법에서 벗어나 다양한 면과 축에서 여러 관절 활동의 동작 패턴을 이용하는 훈련방법이다. 개인의 일상생활활동과 기술을 모방한 연속적 활동으로 환자가 안전하고 효율적으로 회복될 수 있도록 한다.

만약 기능적 훈련과 재활의 진전에 있어 단순히 손상의 증상이나 징후 감소를 위한 수단으로 생각하고 훈련을 진행한다면 안전하고 효과적인 활동 복귀가 어려울 것이다. 궁극적으로 훈련은 환자를 손상 이전 수준으로 회복시킬 수 있도록 중점을 둘 필요가 있다. 또한 이런 결과를 위해 관절 및 근육의 수행력을 증진시키는 점진적 훈련 프로그램을 개발하는 것도 포함된다.

치료사는 직업과 여가활동 등과 같이 개개인이 목표로 하는 것에 신속하면서도 성공적으로 복귀할 수 있도록 재활을 구성하여야 한다. 훈련은 기능이 점차 개선될수록 다양한 위치, 변화하는 속도 그리고 반복횟수 또는 지속시간을 진전시켜야 하며, 더 구체적인 기능적 활동에 중점을 두어 신체의 전반적 능력을 향상시킨다.

지속적인 손상의 영향을 감소시키기 위한 기능적 훈련의 방향은 단순한 근력 증가가 아닌 가동성, 근력, 안정성 그리고 균형능력 향상에 중점을 두어야 한다. 높은 수준의 일 또는 운동과 같은 스트레스를 경험하지 못한 조직은 갑작스런 활동 회복에 의한 스트레스에 적응하지 못하므로, 특히 근육과 관절의 안정성 및 신경근 협응작용을 통한 균형능력 향상, 닫힌사슬운동, 플라이오메트릭운동은 완전한 복귀에 있어 필수적인 요소이다(박스 7-1).

박스 7-1 기능적 훈련을 통해 획득해야 할 구성요소

- 안정성(stability): 근육, 관절
- 가동성(mobility): 근육, 관절
- 균형(balance) 및 신경근조절(neuromuscular control): 신경근 협응작용, 운동기능
- 근육수행력(muscle performance): 근력, 근육지구력, 등속성운동, 닫힌사슬운동
- 순발력(power): 민첩성운동, 플라이오메트릭운동, 높은 수준의 경기력을 위한 운동

2 구성요소

환자 개인의 특성을 고려한 기능적 훈련의 진전된 적용은 인체 각 계통에 체계적 · 긍정적 · 점진적으로 큰 도움을 주기 때문에 운동치료의 하나로써 정상적인 재활계획에 반드시 포함되어야 한다.

모든 재활 프로그램은 상해 후 기능적인 회복을 목표로 두게 되는데, 기능적 회복은 안전하게 경기복귀를 준비하기 위해 고안된 점진적인 기능적 활동이다.

기능적 회복을 위한 재활 프로그램의 진행은 크게 안정화 단계, 근력 단계, 순발력 단계의 3단계로 구분한다(그림 7-1).

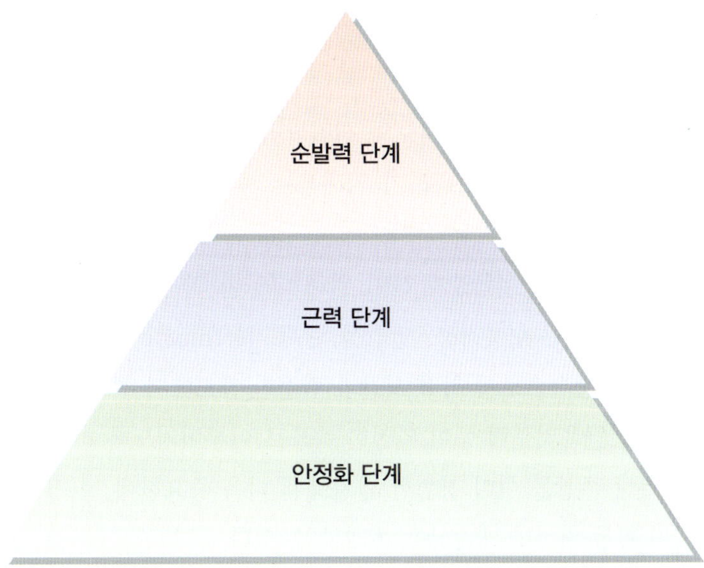

그림 7-1 기능적 회복을 위한 재활 프로그램 3단계

1) 안정하 단계

안정화 단계(stabilization stage)에서는 효율적인 기능 유지를 위해 필수적인 요소인 안정성 회복, 신경근조절 회복, 균형 및 가동성 회복을 이루어야 한다.

(1) 안정성 회복

안정성은 외부의 저항이 작용할 때 원하는 특정 부위를 고정시킬 수 있는 능력을 뜻한다. 안정성은 ① 인대의 수동적 제한 ② 관절형태학 ③ 근육에 의한 능동적 제한 ④ 활동 시 발생하여 관절을 강화하는 관절 압박력으로부터 기인한다.

기능적 훈련을 통한 먼쪽의 조절된 가동성을 위한 몸쪽 안정성 향상은 먼쪽의 조절된 가동성의 증가와 함께 일반적인 자세의 안정성, 각각의 관절 효율성과 안정성을 촉진한다. 또한 훈련을 통해 고유수용성감각과 운동감각과 관련된 신경근 협응작용을 촉진시켜 목표로 하는 안정성을 증진시킬 수 있다.

(2) 신경근조절 회복

신경근조절은 공간에서 관절의 위치를 감지하는 시각, 피부감각, 안뜰감각이 필요하고 근육과 관절에 위치하는 기계적수용기에 의해 이루어진다. 이러한 신경근조절은 중추신경계에 의해 조절되고 고유수용기와 운동감각으로부터 전달되는 정보를 통합 해석하여 각각의 근육과 관절을 조절하여 자연스러운 동작이 일어나게 하고 예전의 감각패턴을 다시 찾을 수 있도록 해 준다. 패턴화된 동작을 지속적으로 반복하게 되면 자동적으로 몸에 익숙하게 되어 동작을 쉽게 할 수 있게 된다.

(3) 균형 회복

균형은 기계적수용기로부터 입력된 감각정보와 신경학적 조절을 통해 운동기능이 통합되어 복잡하게 이루어지는 과정이고, 운동기술을 재습득하기 위해서는 자세의 안정성 유지와 더불어 균형능력이 좋아야 한다.

기능적 활동을 개인이 실행할 수 있게 하기 위해 다양한 환경에서 몸통의 균형능력이 필요하다. 적절한 균형을 위해서는 신경근 협응작용, 민첩성, 운동기능(motor skill) 등의 요소가 원활하게 작용하여야 한다. 이는 복잡한 동작으로서 최적 시간과 적절한 강도에서 적합한 근육수축으로 정의된다.

환자의 가동성, 근력, 근육지구력 등이 완전한 속도로 이루어지도록 하는 데 협응작용, 민첩성, 운동기능이 요구된다. 특히 손상을 이미 경험한 환자에게 더욱 중요한데, 이러한 요소들의 회복과 향상이 이루어지지 못하면 활동 저하와 재손상을 초래할 수 있다.

기능적 훈련을 통한 균형능력의 향상은 신체의 '자동적 반응'을 위해 계속적인 반복과 연습이 필수적이다. 또한 기능적 훈련은 고유수용성감각 촉진, 운동기능 통합, 적절한 타이밍의 근육 작용에 중점을 둔 프로그램을 통하여 정상적인 신경근조절 상실을 최소화하고 목표로 하는 균형능력을 점진적으로 향상시킬 수 있다.

(4) 가동성 회복

인체에서 발생되는 손상에 의해 발생되는 비가동성에 대한 반응으로 조직의 뻣뻣함, 단축 또는 경직을 일으키며 이것은 정상기능의 저하를 초래할 수 있다.

기능적 훈련 프로그램은 가동성의 문제를 해결하기 위해 조직을 적절한 길이로 회복시킬 수 있을 정도의 강도여야 한다. 이에 따른 유연성을 포함한 가동성의 향상은 환자의 기능적 활동에 매우 중요하다.

근력이 정상적이라 하더라도 손상으로 인해 신체부위가 완전가동범위에서 움직일 수 없다면 큰 의미가 없다. 즉, 최적의 근육과 관절의 범위 내에서의 실시하는 훈련만이 기능적의 효과적인 향상을 가져 올 수 있다.

2) 근력 단계

근력 단계(strength stage)에서는 운동단위 동원을 위한 최상의 높은 단계 저항운동을 실시하여 근력과 지구력을 향상시키는 단계이다.

근력(muscle strength) 증가는 기능적 향상을 위한 중요한 구성요소 중 하나이다. 근력은 저항에 대한 최대 적용력 또는 긴장을 발생시킬 수 있는 근육의 힘으로 정의된다.

과부하의 원리에 의해 근육에 가해진 부하가 운동 시 근육의 해부학적 능력을 초과할 때 근력 증가가 가능하다. 이로 인해 운동단위 활성화의 효율성 증가와 근육섬유 비대가 발생한다. 이러한 향상을 위해 훈련은 고강도 또는 저강도로 피로 지점까지 실시하여야 한다.

또한 기능적 훈련은 개인이 목표로 하는 활동과 유사한 스트레스를 특정한 근육에 적용하여 동적인 근력강화를 발생시킬 수 있다.

근육지구력(muscle endurance) 향상은 높은 수준의 일이나 여가활동에서 반복적으로 행하여지는 장시간 지속행위를 위해 필요하다. 기능적 훈련은 개인의 특성을 고려한 맞춤형 활동과 주로 사용하는 맞춤형 활동을 조합한 더욱 복잡한 행위의 반복을 통해 근육지구력을 촉신한다.

이 단계에서는 정적인 근력 증가와 더불어 피로에 대한 저항을 증가시키고, 근육의 단면적 증가를 이루는 단계이며 등척성운동, 점진저항운동, 등속성운동, 닫힌사슬운동이 포함된다.

(1) 등척성운동

등척성운동은 주로 재활 초기단계에서 비가동화된 관절의 근육위축을 감소시키기 위해 적용되고, 저항성운동 프로그램이 상해 부위를 악화시킬 염려가 있을 때보다 효과적인 운동방법이다. 등척성운동 시 나타나는 근육 펌핑작용은 부종 제거와 종창을 감소시키는 효과가 있다.

(2) 점진저항운동

점진저항운동 프로그램은 운동선수의 손상재활 프로그램에서 가장 일반적으로 적용되는 기법이고, 자유무게, 탄력밴드, 모래주머니, 튜빙, 아령 등의 운동기구를 사용한다. 점진저항운동은 근육의 길이를 변화시켜 힘을 생성시키는 등장성 수축을 이용한 운동이며, 등장성 수축은 동심성과 편심성 수축으로 구분한다.

고전적인 운동 프로그램에서는 주로 동심성운동을 강조하였는데, 최근에는 운동선수의 손상 후 운동 프로그램에서 편심성운동이 중요한 부분을 차지한다.

(3) 등속성운동

등속성운동은 운동손상 후 재활 프로그램 과정의 후기단계에서 주로 사용되는 방법이며, 근력에 관계없이 일정한 각속도에 따라 주어진 저항을 가동범위 전체에서 최대의 저항을 제공하는 운동방법이다. 또한 등속성운동 장비는 운동선수의 운동손상 후, 경기복귀를 판단하는데 많이 사용된다.

(4) 닫힌사슬운동

닫힌사슬운동은 운동손상 후 재활 프로그램에서 많이 사용되는 운동기법 중 하나이며, 손 또는 발에 체중부하가 이루어지면서 수행하는 운동이다. 닫힌사슬운동은 등척성 수축, 등장성 수축(동심성, 편심성)을 사용하여 인접된 관절과 근육이 동시에 작용하게 하는 운동방법이다.

3) 순발력 단계

순발력 단계(power stage)에서는 높은 수준의 활동을 필요로 하는 운동선수에게 많이 사용되는 플라이오메트릭운동이 포함된다.

(1) 플라이오메트릭운동

플라이오메트릭운동은 근육, 힘줄, 인대, 관절의 고유수용기를 자극하고 신경근 수용기를 활성화시켜 근육의 순간적인 수축과 뻗침을 반복하는 뻗침-단축기법의 고강도-고속운동으로, 순발력, 민첩성, 가속 및 감속능력을 증진시키며 협응능력을 발달시키는 운동방법이다.

플라이오메트릭운동은 운동선수의 재활 프로그램 후기단계에 빠른 근육파워 증가를 위해 사용되는 높은 강도의 운동 프로그램이다.

(2) 플라이오메트릭운동의 장점

① 시간대비 높은 운동효과를 낼 수 있다.
② 순발력을 향상시킨다.
③ 짧은 시간에 폭발적인 힘을 내어 파워를 증가시킨다.
④ 근육 간 협응능력을 증가시킨다.
⑤ 가속-감속 및 방향전환 능력을 증가시킨다.
⑥ 근육, 신경계통을 효율적으로 사용할 수 있고 운동수행에 효과적이다.

3 어깨관절

1) 신경근조절 회복과 안정성 증진운동

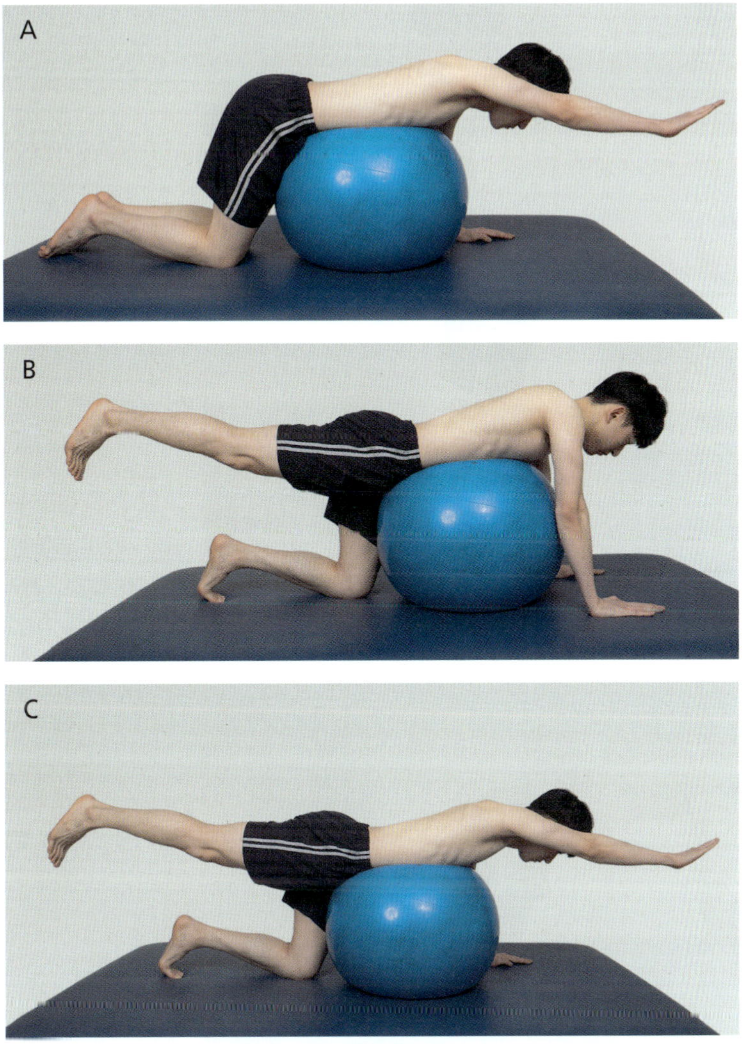

그림 7-2 안정된 표면 위에서 짐볼 안정성 증진운동

A. 한쪽 팔 들고 3점 지지 B. 한쪽 다리 들고 3점 지지 C. 같은쪽 팔다리 들고 2점 지지

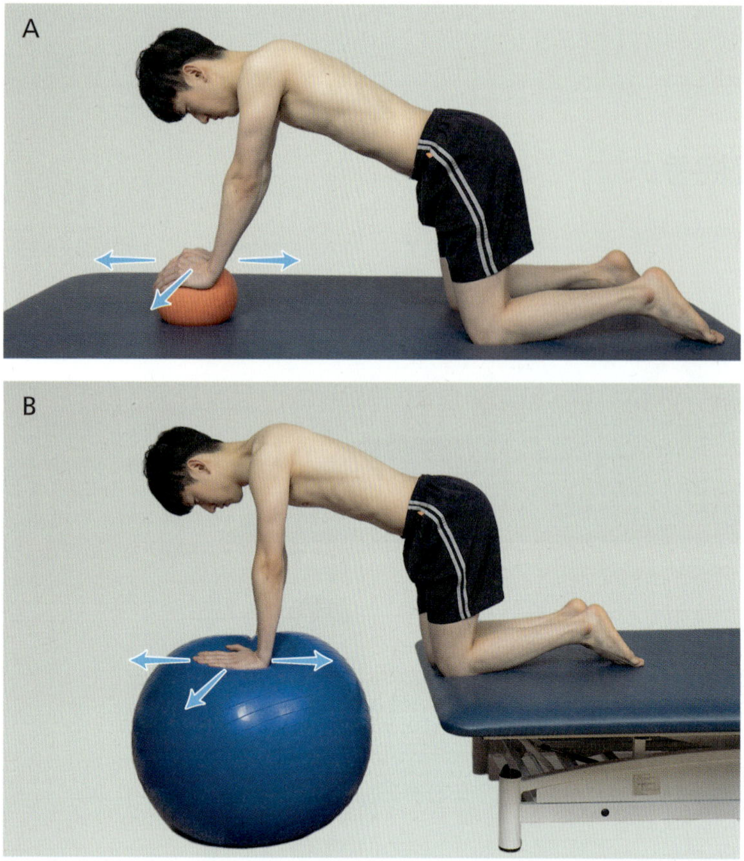

그림 7-3 짐볼 위에서 동적 안정성 증진을 위한 체중이동운동

A. 메디슨볼에서 3점 지지 체중이동

B. 짐볼에서 3점 지지 체중이동

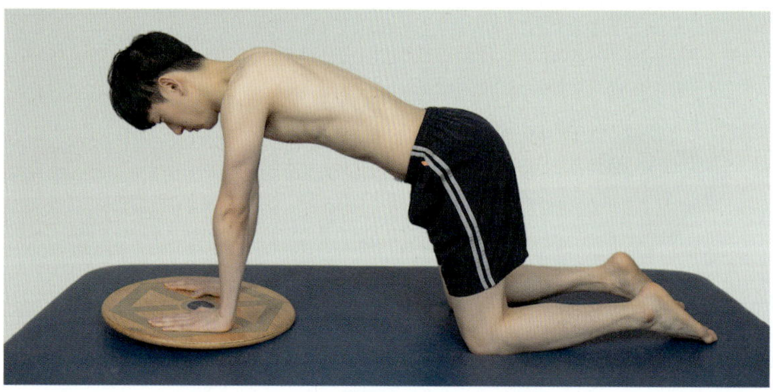

그림 7-4 BAPS 보드에서 체중이동운동

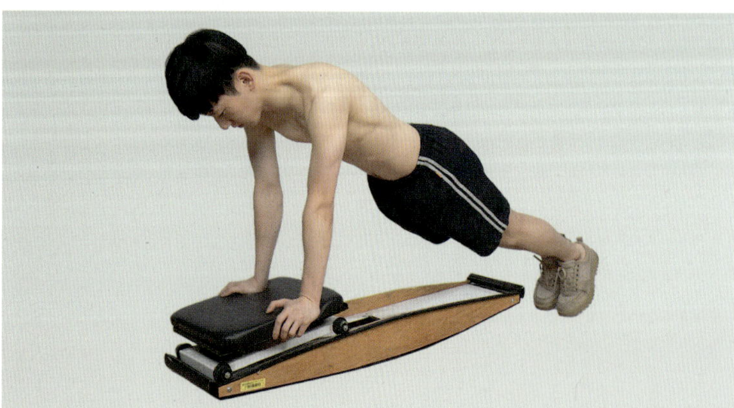

그림 7-5 Fitter에서 체중이동운동

2) 가동성 회복운동

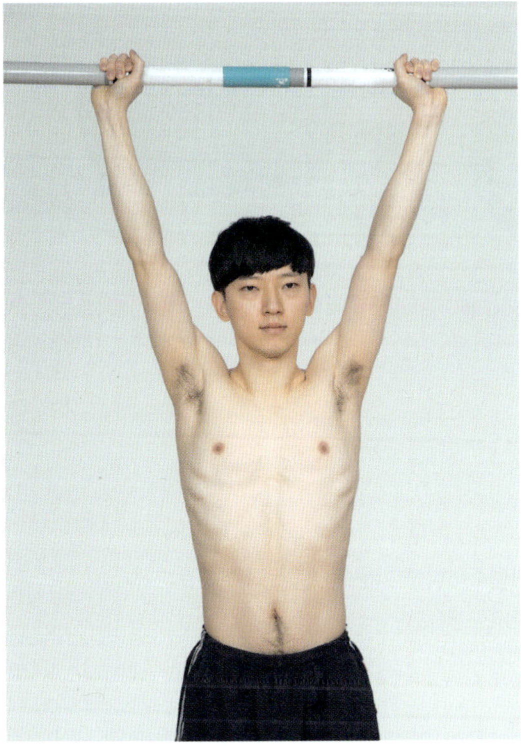

그림 7-6 철봉에서 정적 매달리기

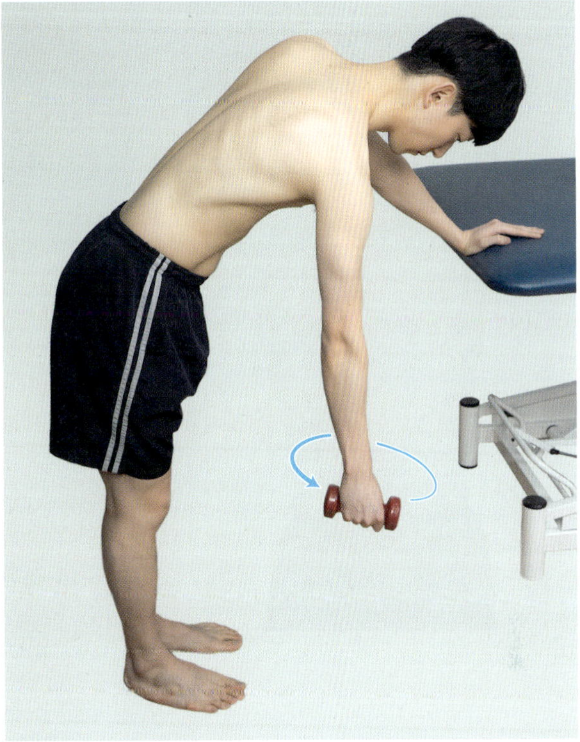

그림 7-7 Codman의 진자운동

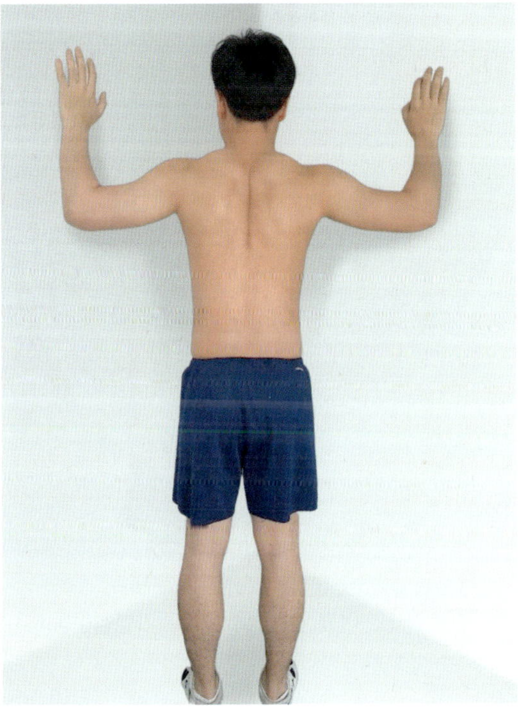

그림 7-8 가슴근 및 앞어깨세모근 뻗침을 위한 모서리운동

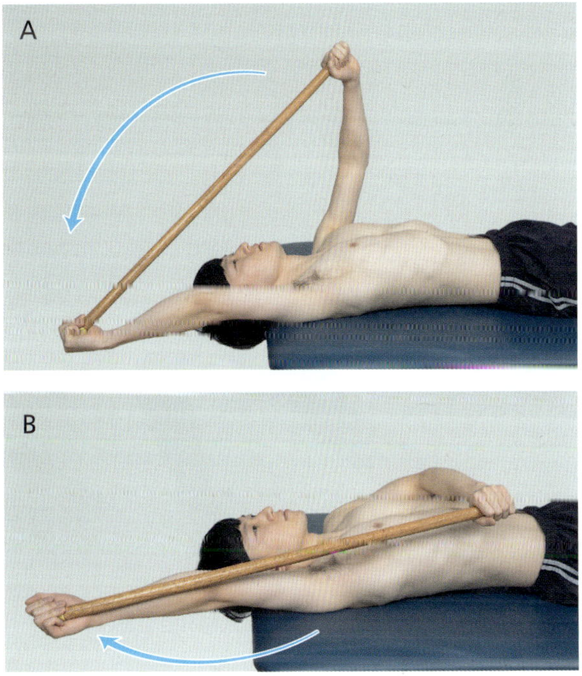

그림 7-9 봉을 이용한 가동성 회복운동

A. 어깨관절 폄근 뻗침을 위한 봉운동

B. 어깨관절 모음근 뻗침을 위한 봉운동

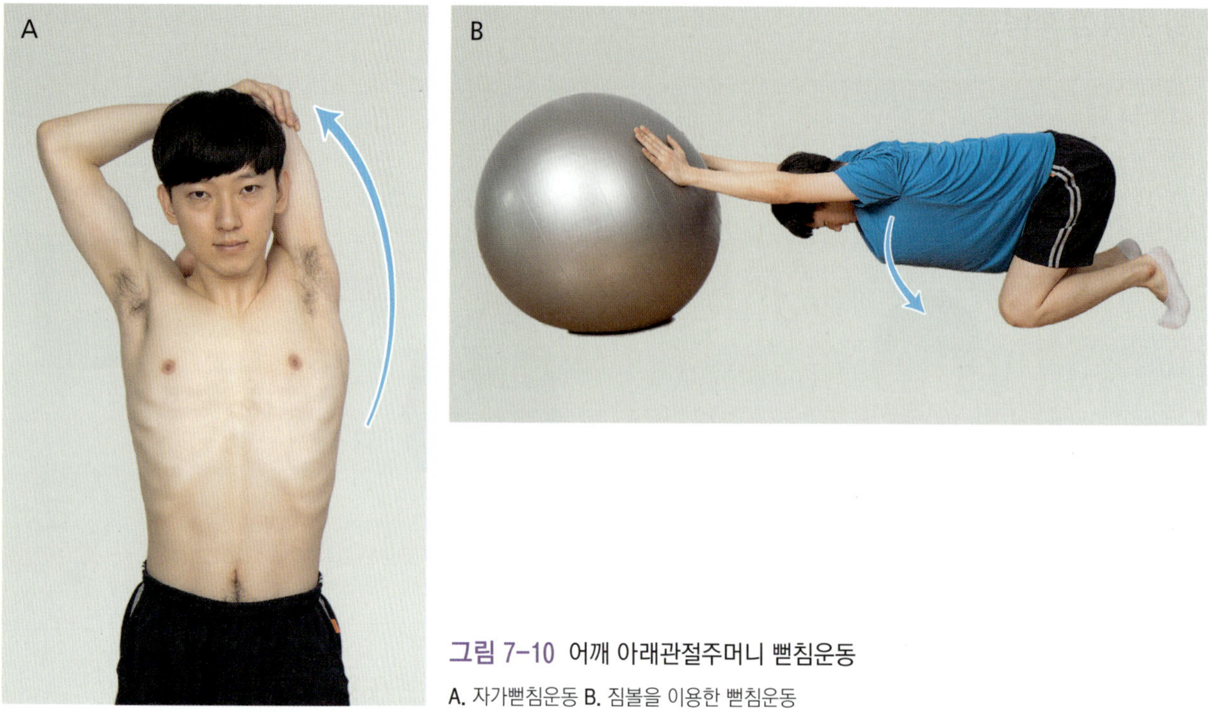

그림 7-10 어깨 아래관절주머니 뻗침운동
A. 자가뻗침운동 B. 짐볼을 이용한 뻗침운동

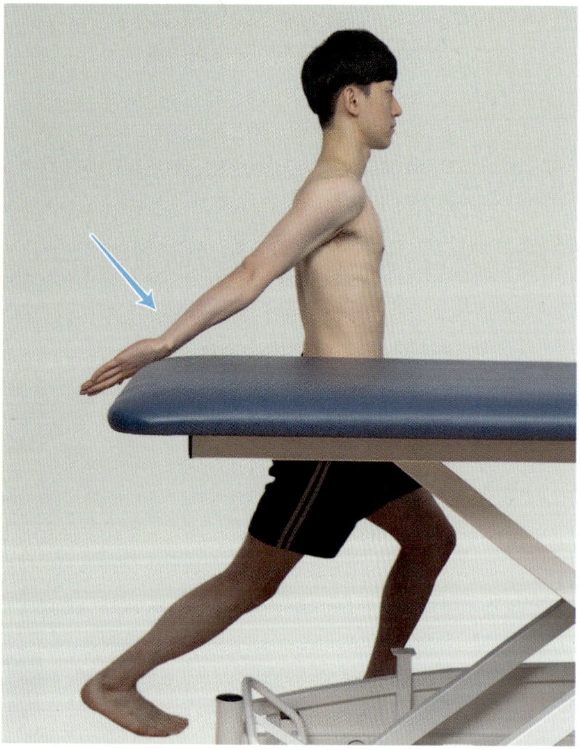

그림 7-11 어깨관절 굽힘근 자가뻗침운동

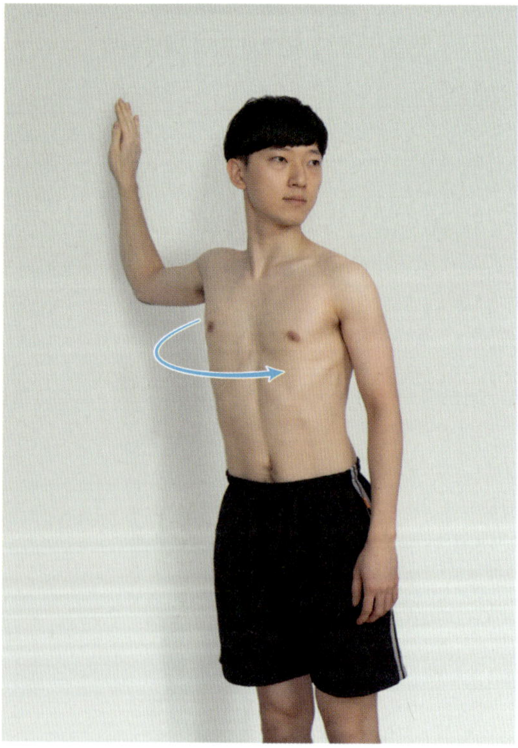

그림 7-12 어깨 앞관절주머니 자가뻗침운동

3) 근력강화운동

(1) 등척성운동

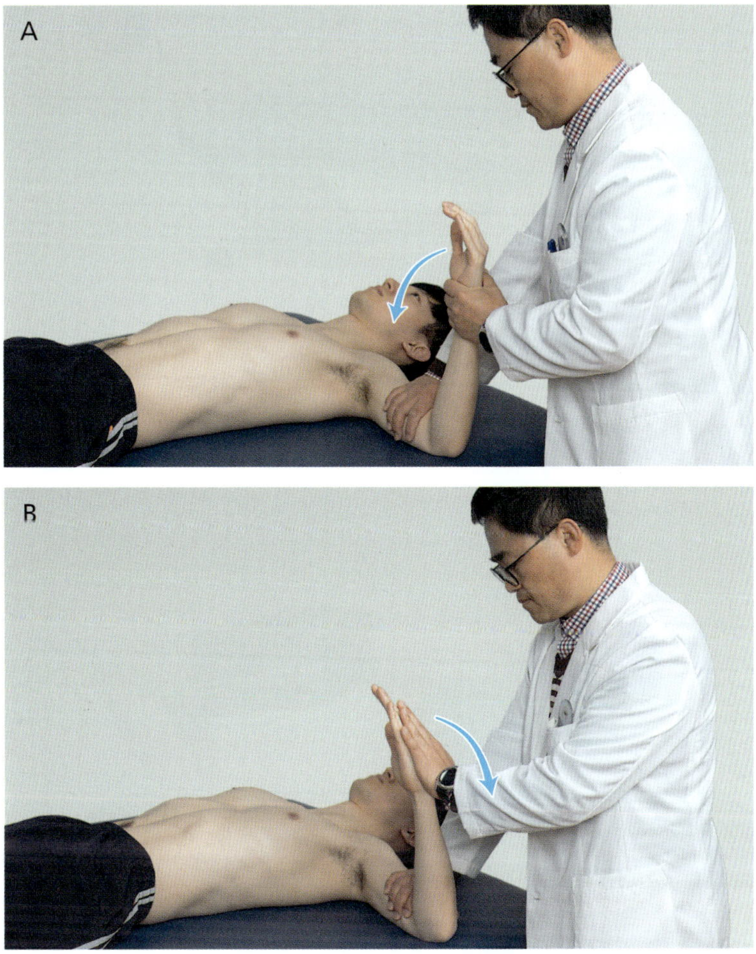

그림 7-13 어깨관절 등척성운동

A. 안쪽돌림근 B. 가쪽돌림근

(2) 점진저항운동

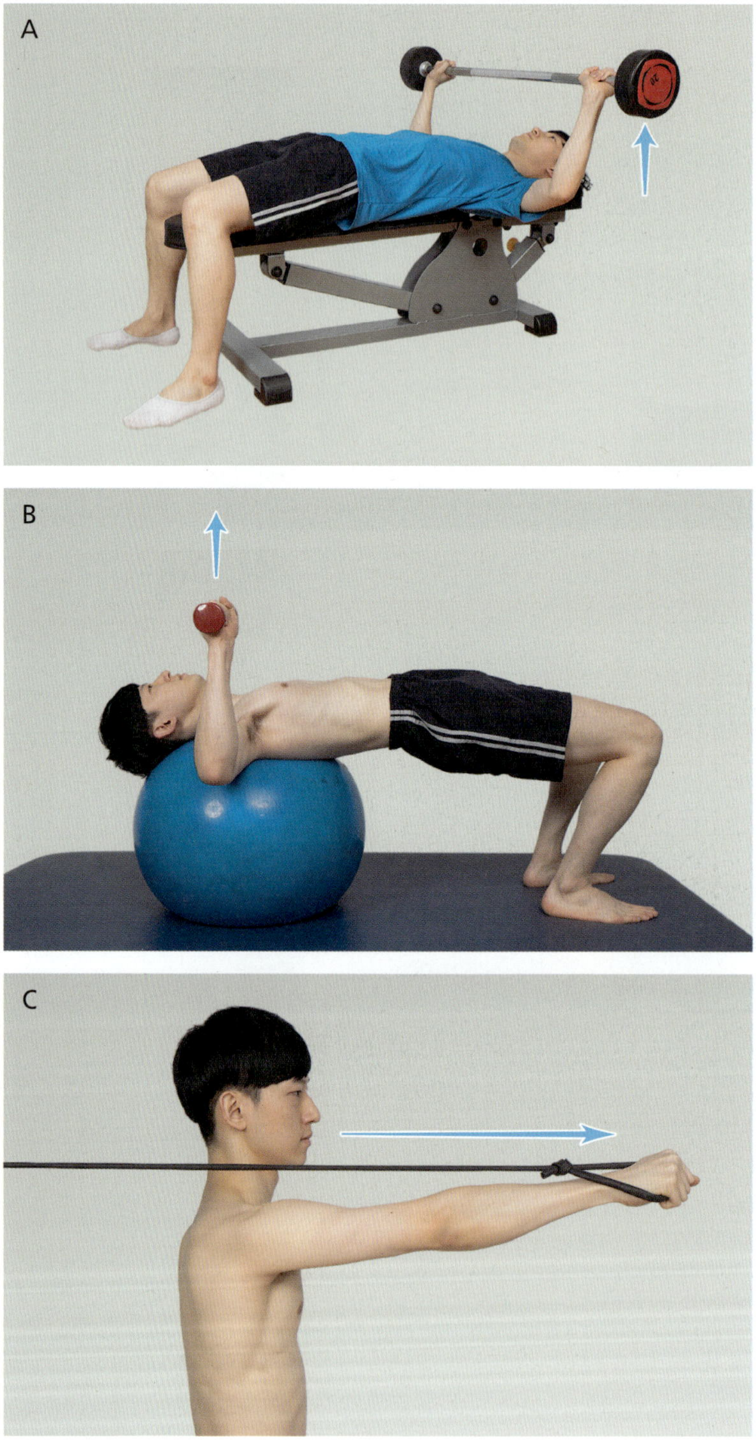

그림 7-14 가슴프레스운동(큰가슴근, 앞어깨세모근, 위팔세갈래근, 부리위팔근 강화운동)

A. 벤치프레스 B. 짐볼 위에서 덤벨 C. 튜빙

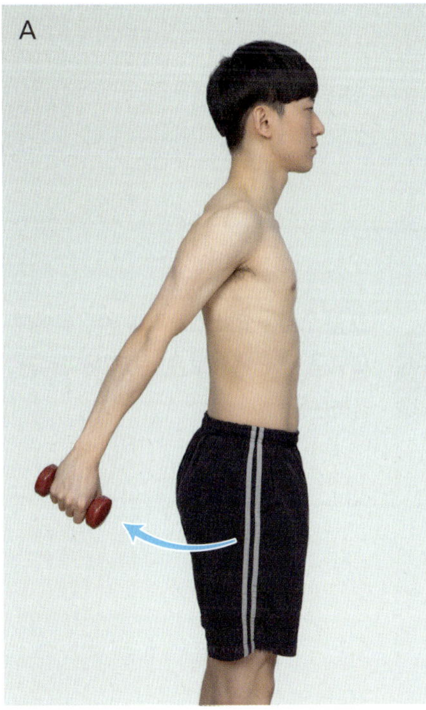

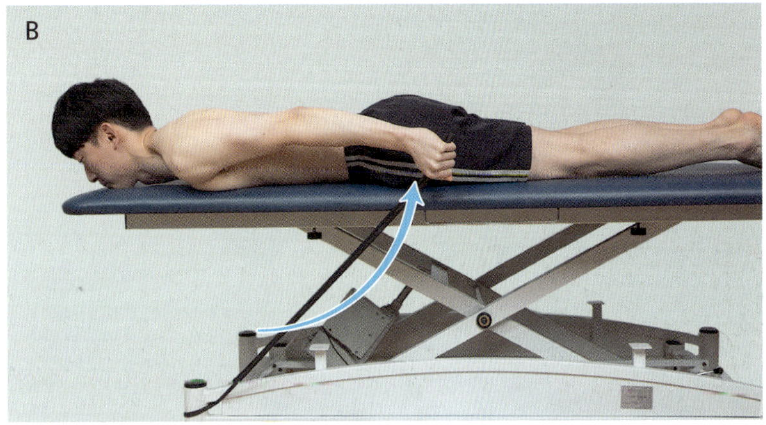

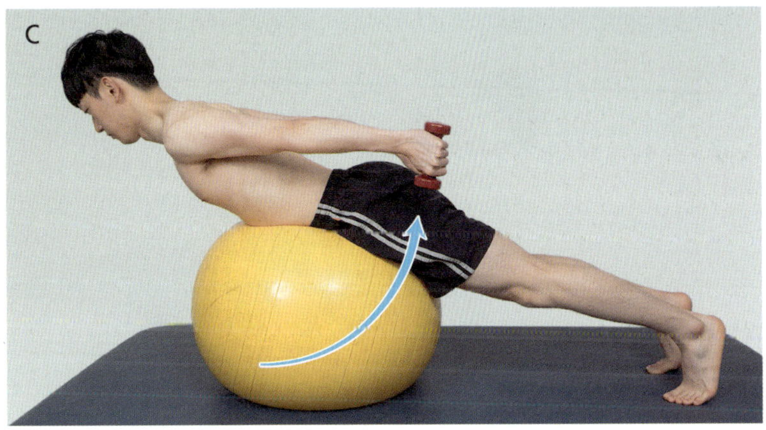

그림 7-15 어깨관절 폄근 강화운동
(뒤어깨세모근, 넓은등근, 큰원근 강화운동)

A. 선자세에서 덤벨 B. 엎드린자세에서 튜빙
C. 짐볼 위에서 덤벨

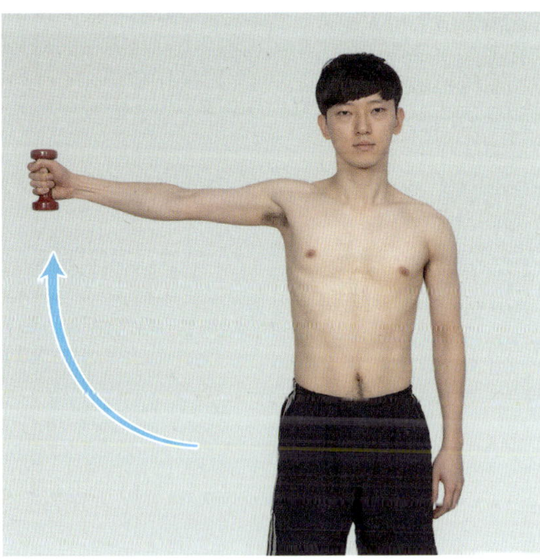

그림 7-16 어깨관절 벌림근 강화운동

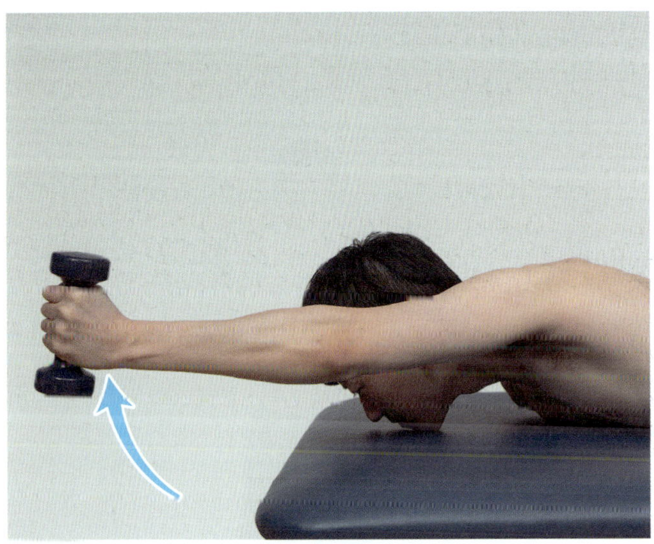

그림 7-17 슈퍼맨운동(아래등세모근 강화운동)

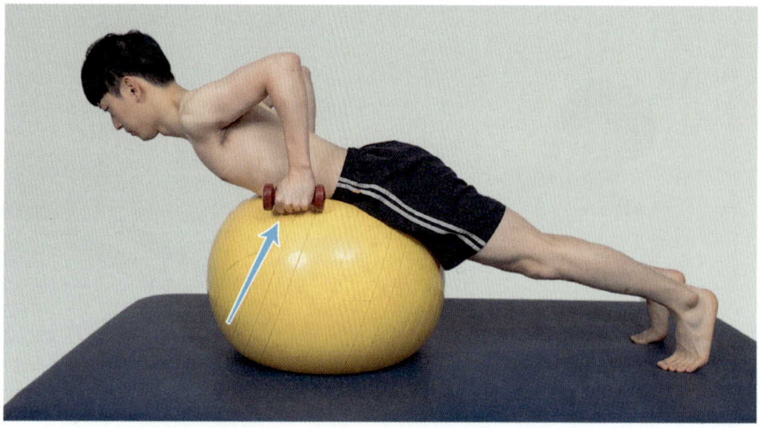

그림 7-18 리버스플라이운동(뒤어깨세모근, 중간등세모근, 큰/작은마름근 강화운동)

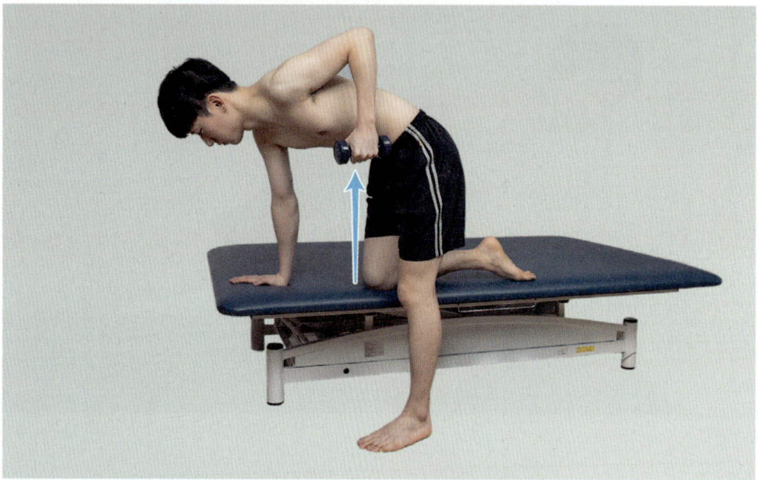

그림 7-19 벤치에 허리굽혀 노 젓기 운동(중간등세모근, 큰/작은마름근 강화운동)

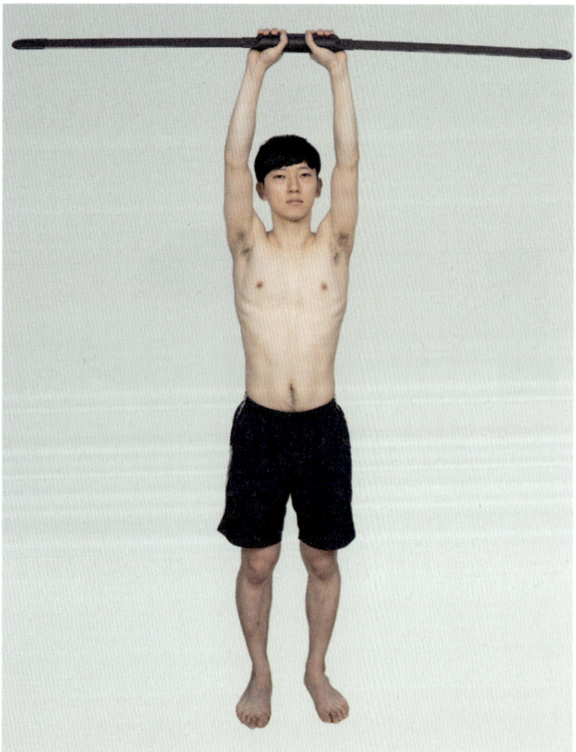

그림 7-20 바디 블레이드를 이용한 어깨뼈 안정화운동

(3) 등속성운동

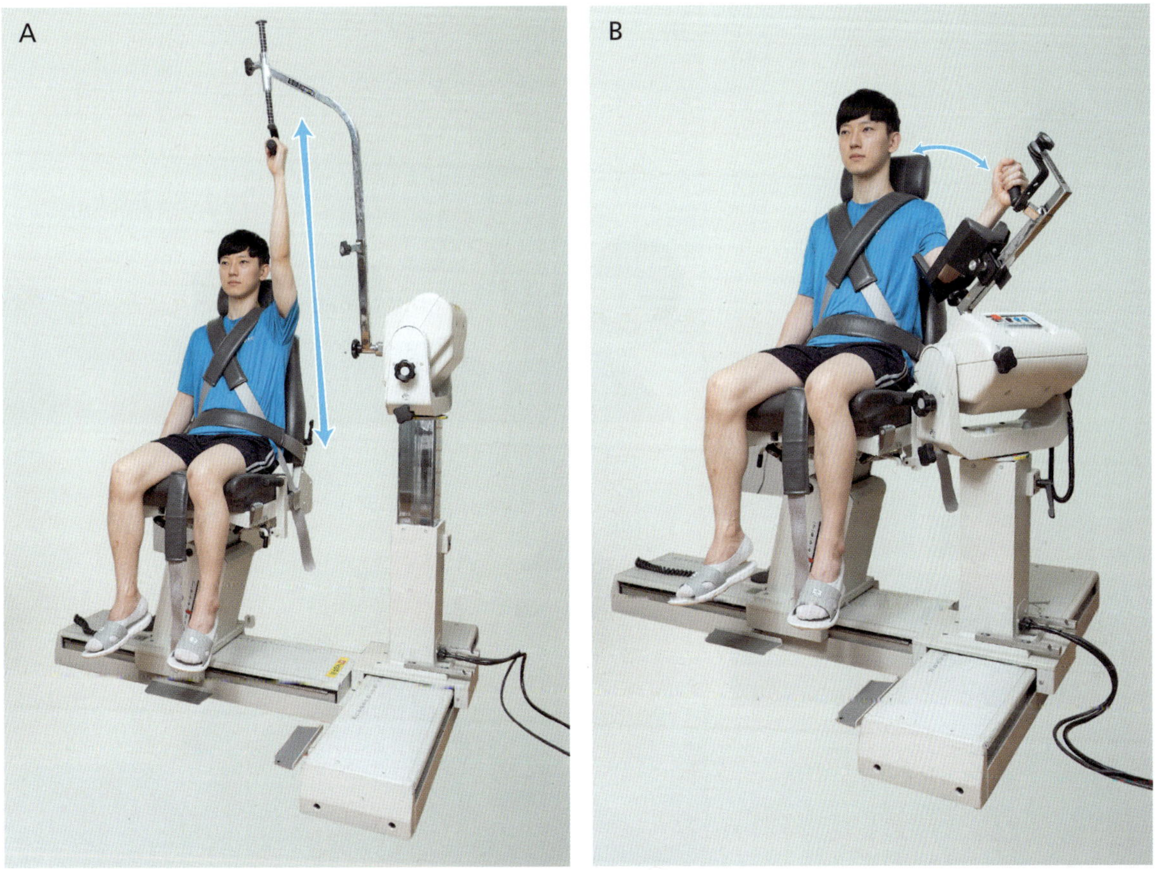

그림 7-21 등속성운동

A. 굽힘/폄 B. 가쪽돌림/안쪽돌림

(4) 닫힌사슬운동

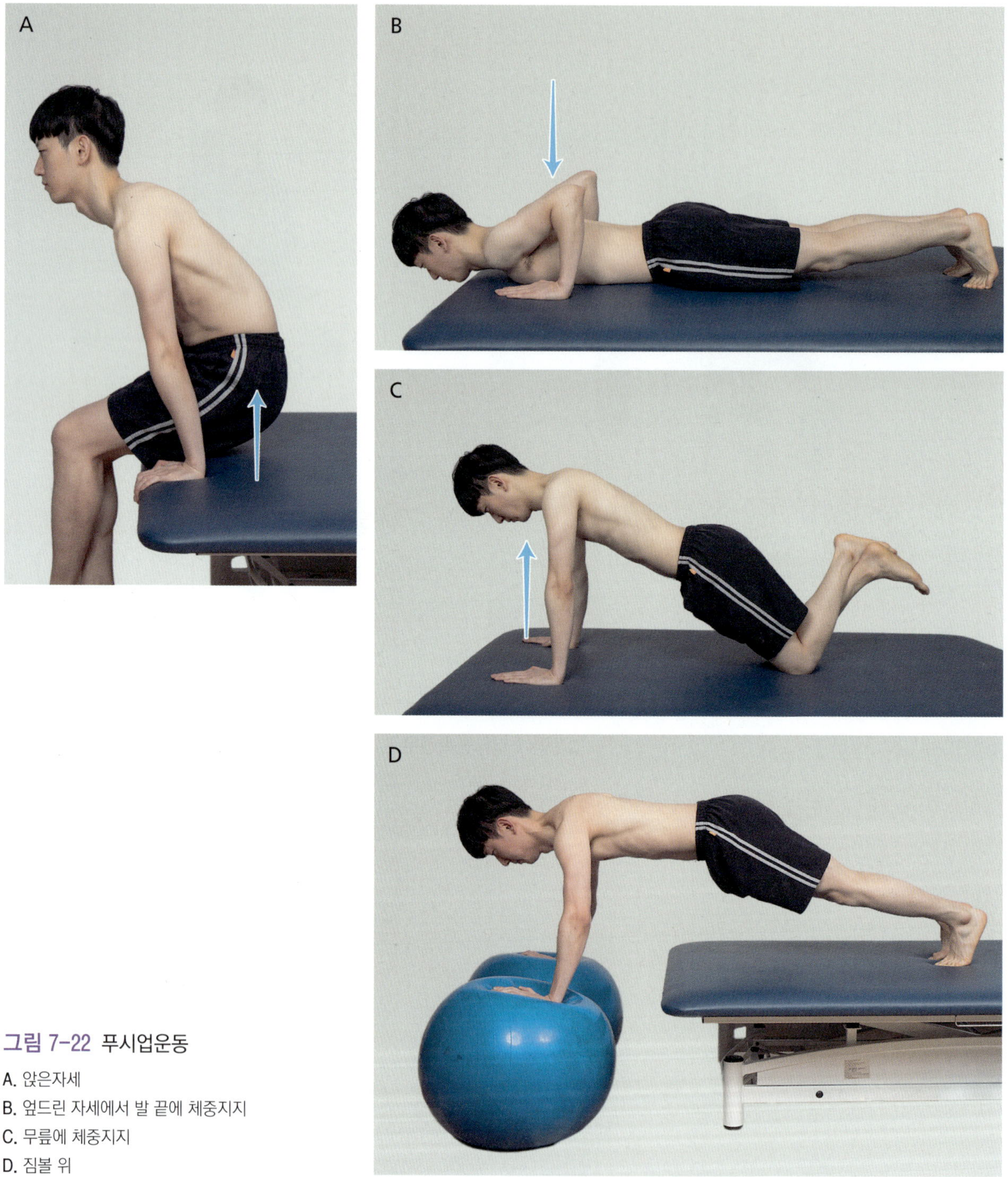

그림 7-22 푸시업운동

A. 앉은자세
B. 엎드린 자세에서 발 끝에 체중지지
C. 무릎에 체중지지
D. 짐볼 위

4) 플라이오메트릭운동

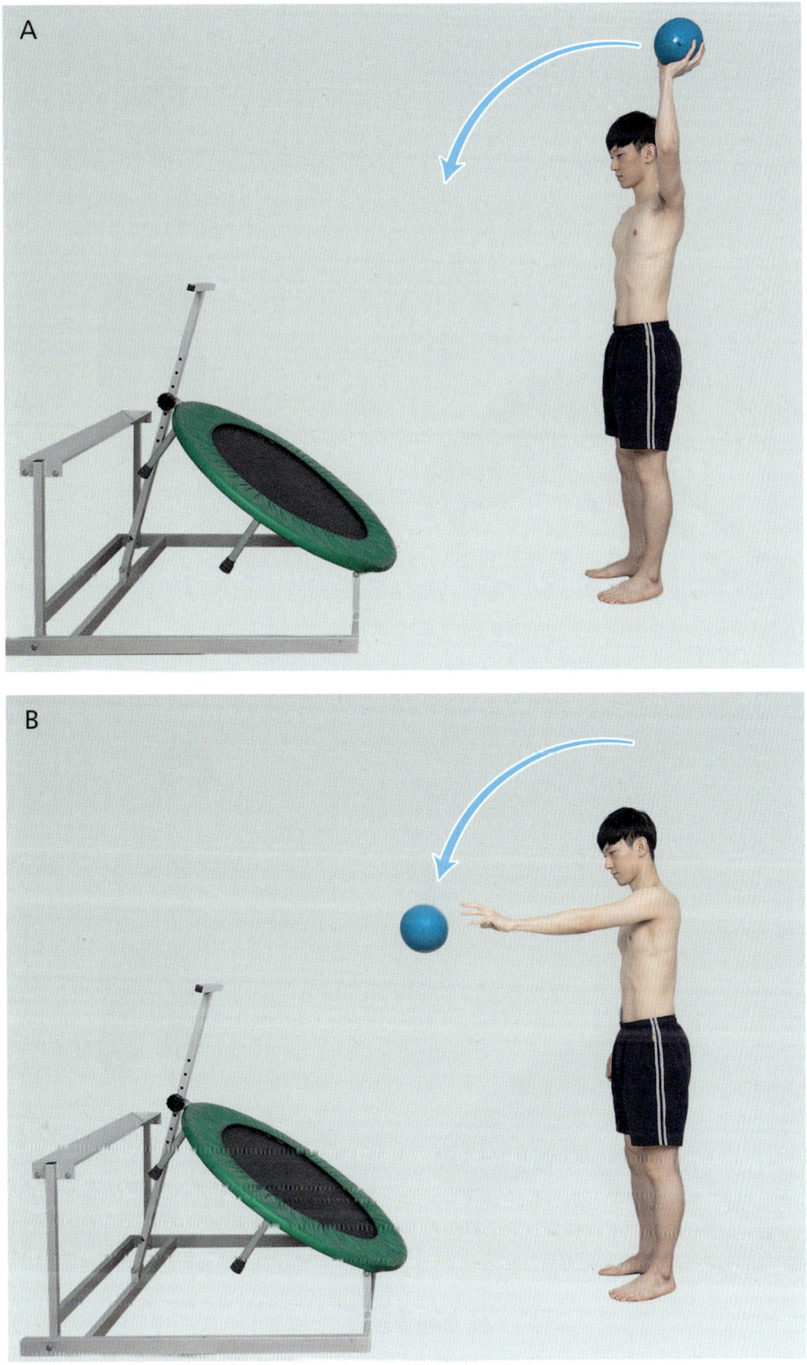

그림 7-23 어깨관절 가쪽돌림/안쪽돌림 한 손 토스

A. 시작자세 B. 끝자세

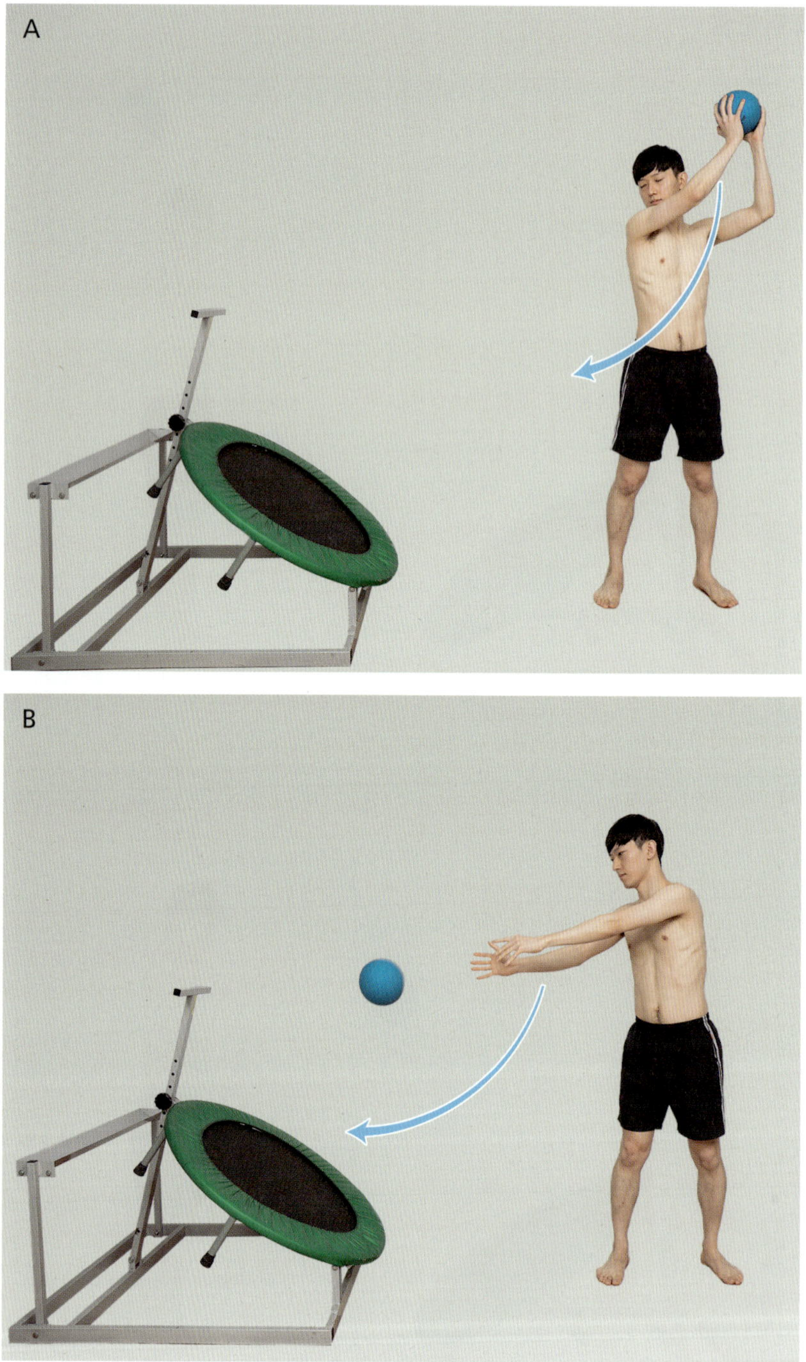

그림 7-24 몸통돌림 양 손 토스

A. 시작자세 B. 끝자세

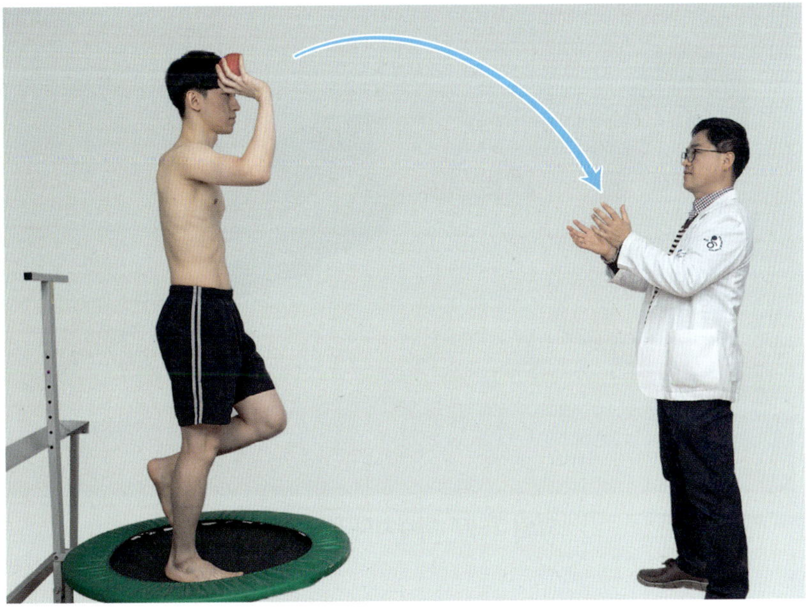

그림 7-25 미니트램폴린 위에서 한 발로 한손 토스

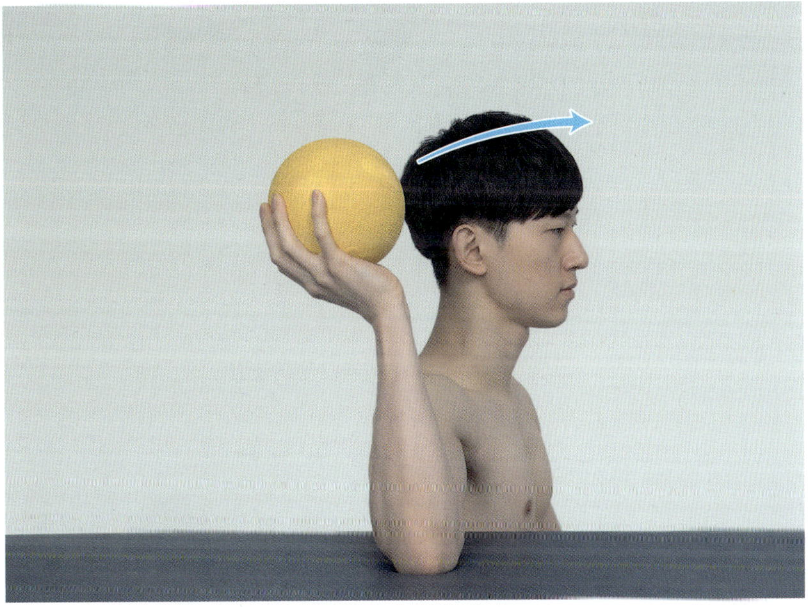

그림 7-26 가쪽돌림 과부하 상태에서 한 손 토스

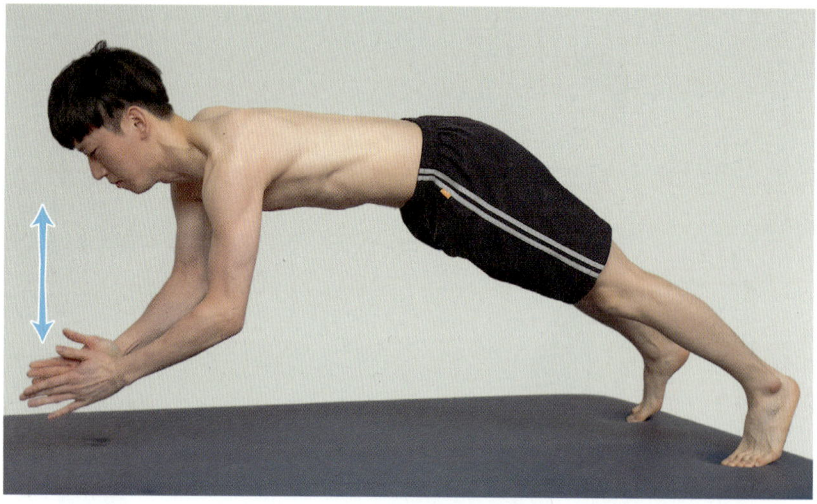

그림 7-27 박수치며 푸시업운동

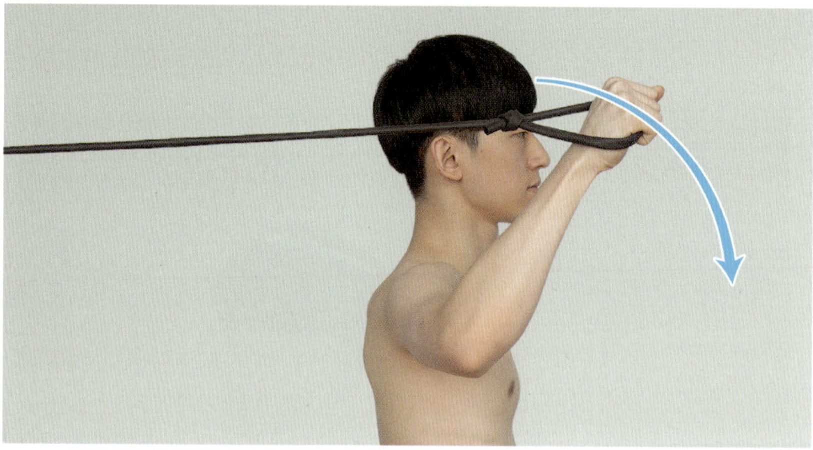

그림 7-28 튜빙을 이용한 안쪽돌림

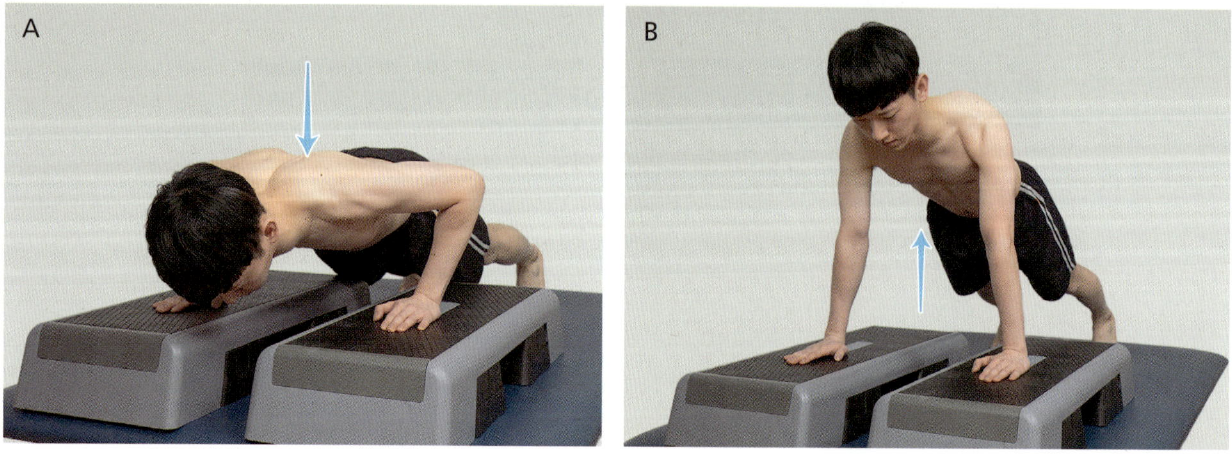

그림 7-29 박스 푸시업운동

A. 시작자세 B. 끝자세

4 팔꿉관절

1) 신경근조절 회복과 안정성 증진운동

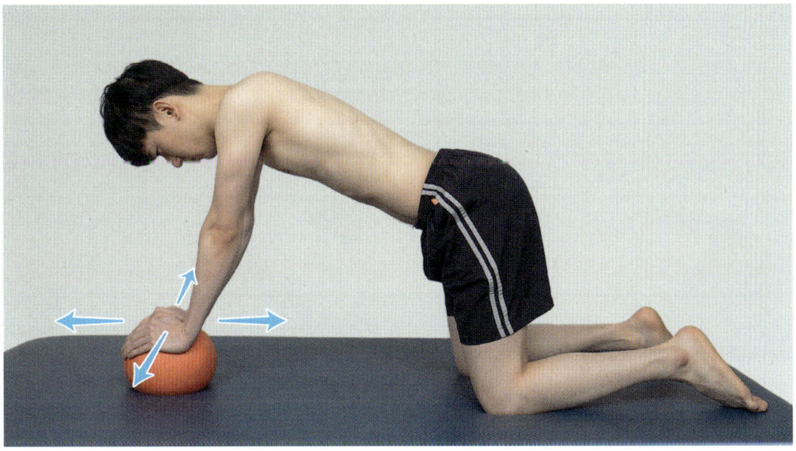

그림 7-30 메디슨 볼운동(앞/뒤, 좌/우 움직이기)

2) 가동성 회복운동

(1) 자가뻗침

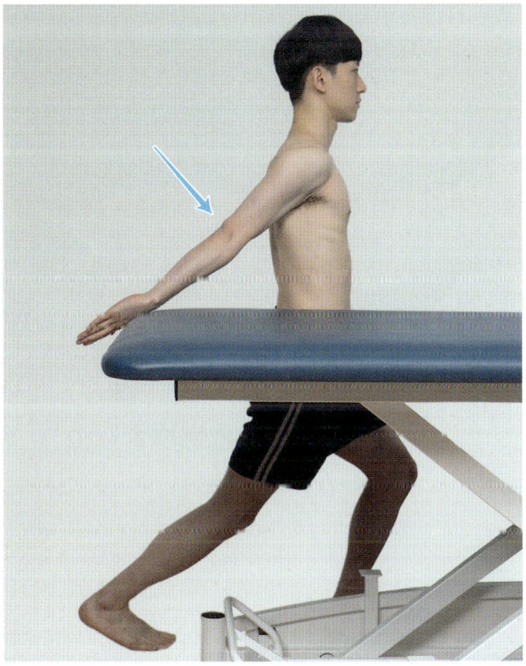

그림 7-31 위팔두갈래근 뻗침운동

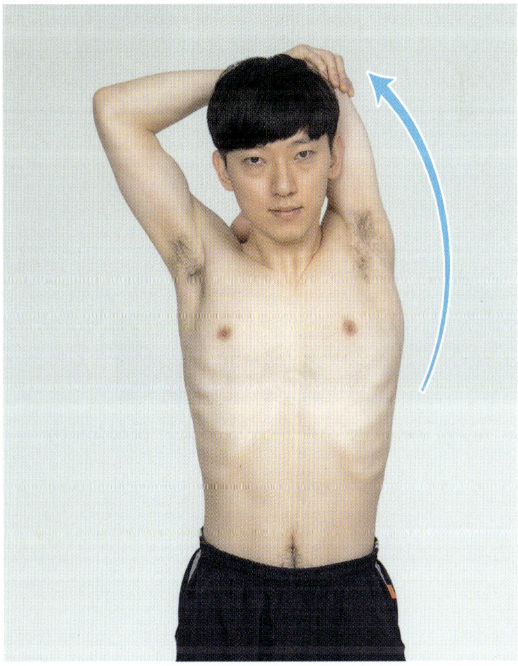

그림 7-32 위팔세갈래근 뻗침운동

(2) 수동뻗침

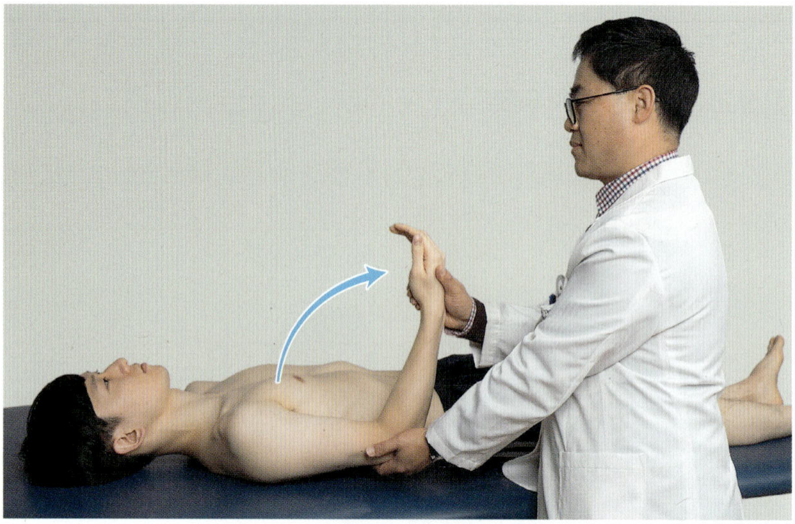

그림 7-33 팔꿉관절 폄 수동뻗침운동

3) 근력강화운동

(1) 등척성운동

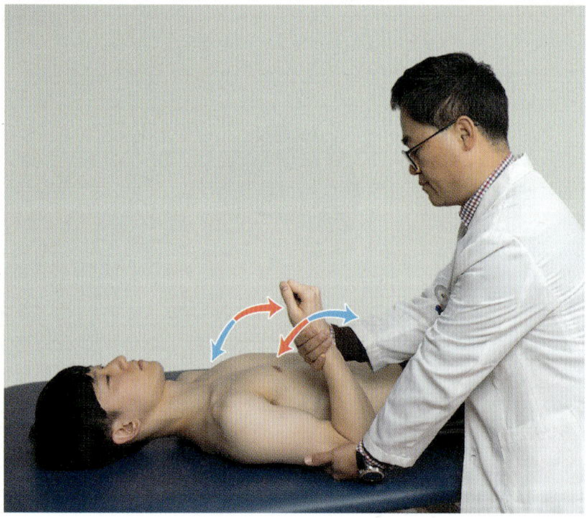

그림 7-34 팔꿉관절 굽힘근/폄근 등척성운동

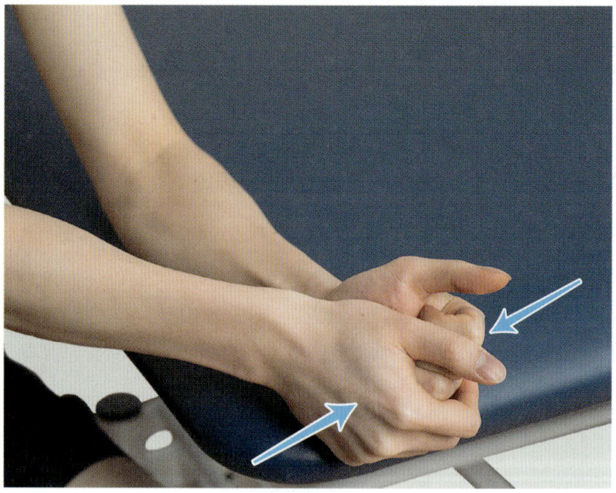

그림 7-35 엎침/뒤침 등척성운동

(2) 점진저항운동

① 팔꿉관절 굽힘근 강화운동

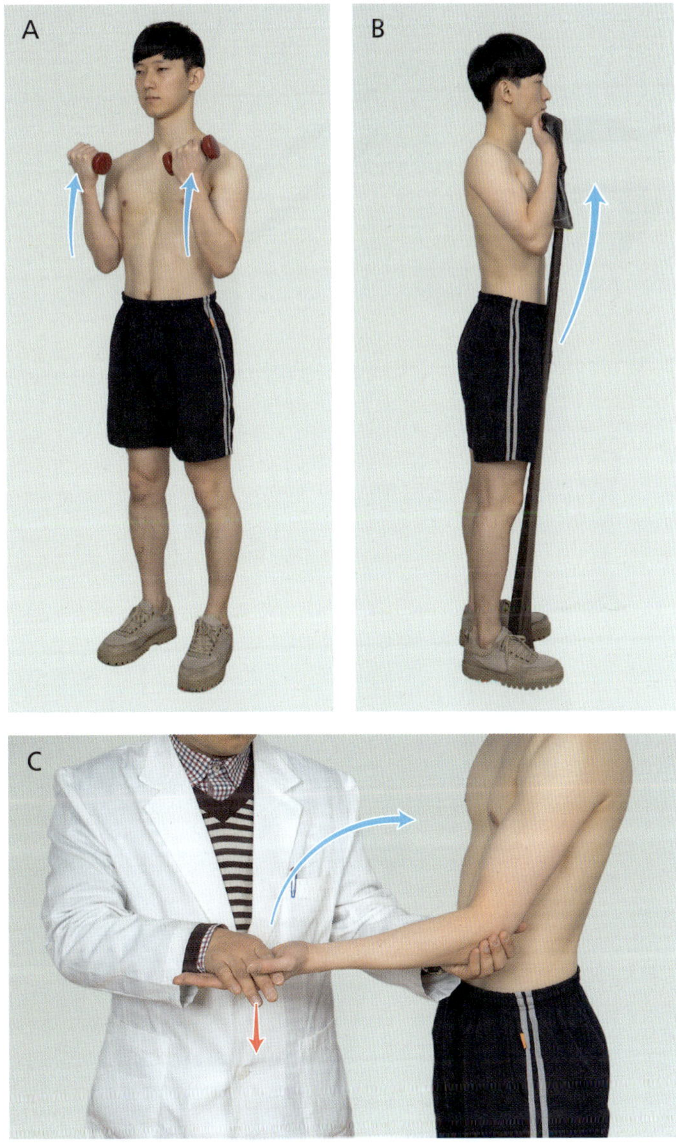

그림 7-36 팔꿉관절 굽힘근 강화운동

A. 덤벨 B. 탄력밴드/튜빙 저항운동 C. 도수저항

② 팔꿉관절 폄근 강화운동

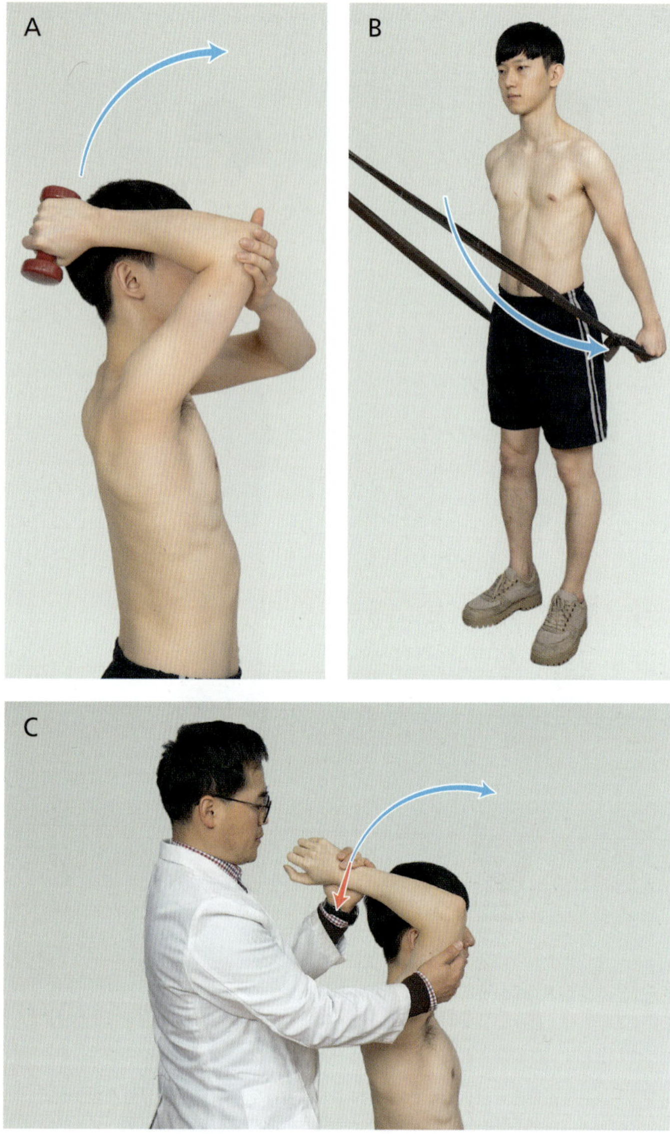

그림 7-37 팔꿉관절 폄근 강화운동

A. 덤벨 B. 탄력밴드/튜빙 저항운동 C. 도수저항

③ 아래팔 엎침 및 뒤침 강화운동

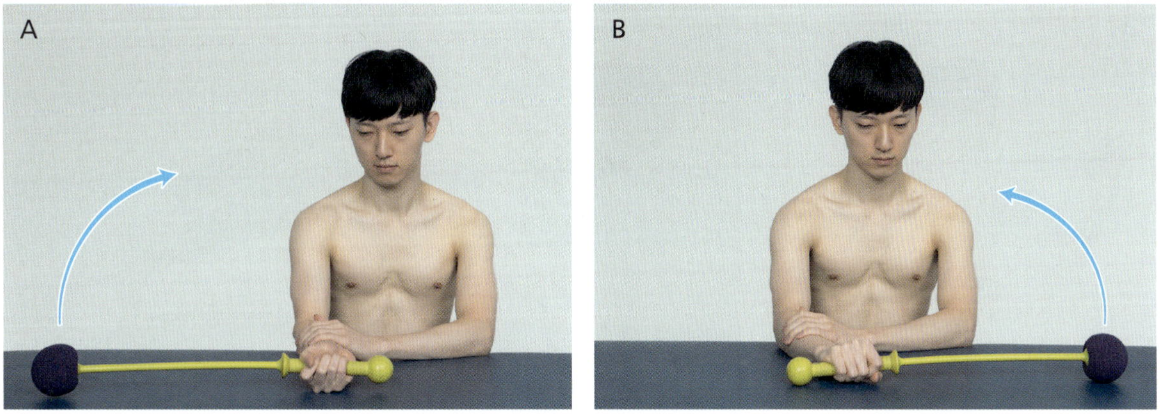

그림 7-38 아래팔 엎침/뒤침 강화운동

A. 엎침 B. 뒤침

(3) 등속성운동

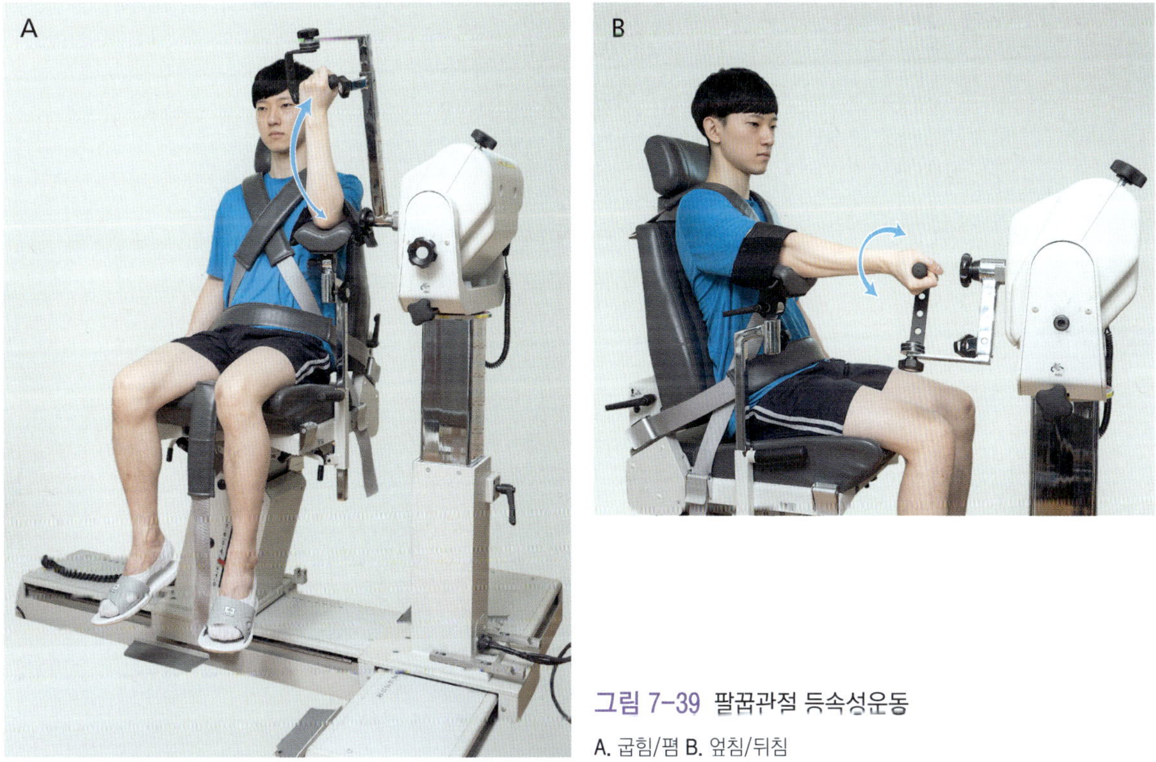

그림 7-39 팔꿉관절 등속성운동

A. 굽힘/폄 B. 엎침/뒤침

(4) 닫힌사슬운동

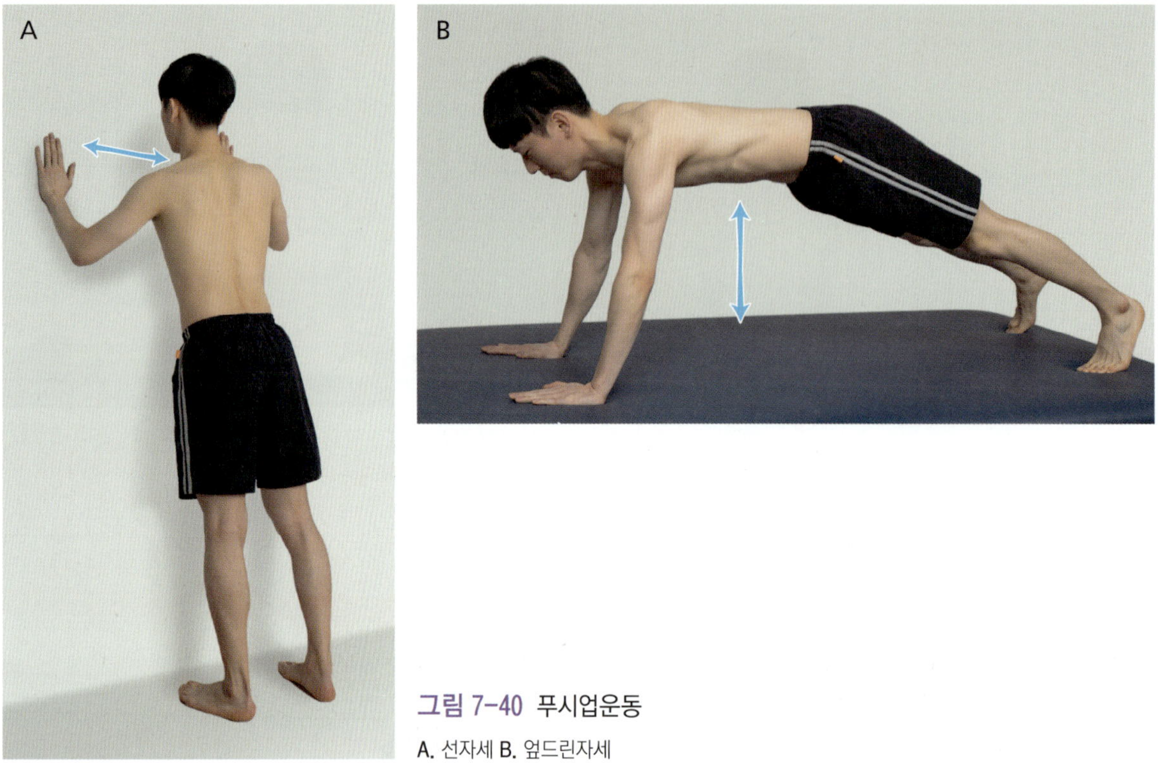

그림 7-40 푸시업운동

A. 선자세 B. 엎드린자세

4) 플라이오메트릭운동

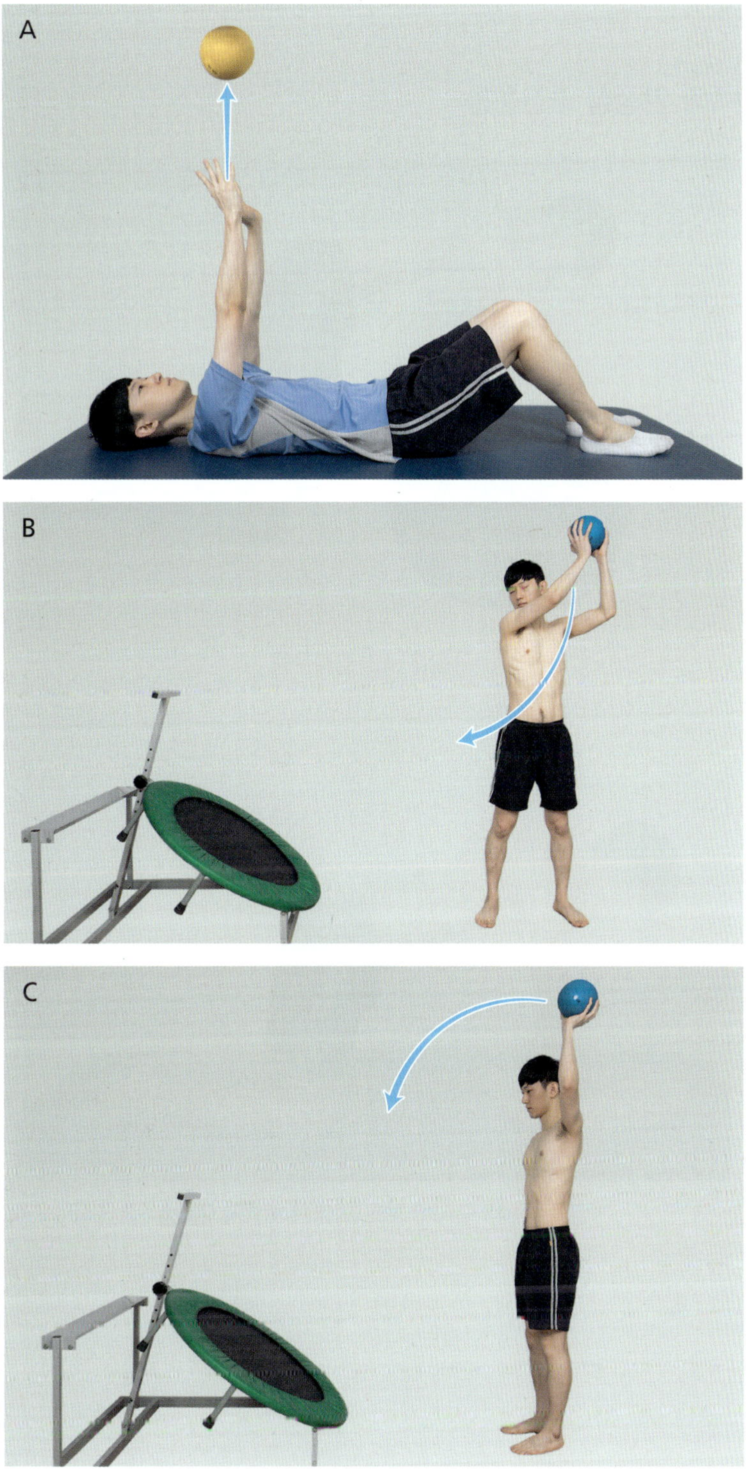

그림 7-41 플라이오메트릭운동

A. 팔꿉관절 B. 두 손을 이용한 옆으로 던지기 C. 한 손을 사용하여 머리 위로 팔 뻗어 던지기

5 손목관절

1) 신경근조절 회복과 안정성 증진운동

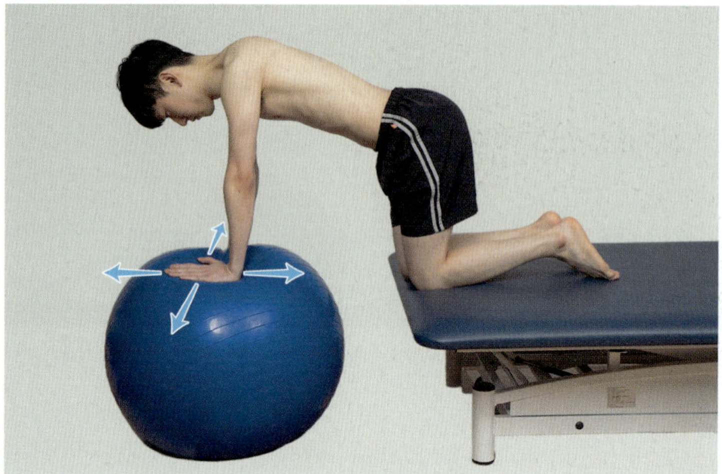

그림 7-42 짐볼운동

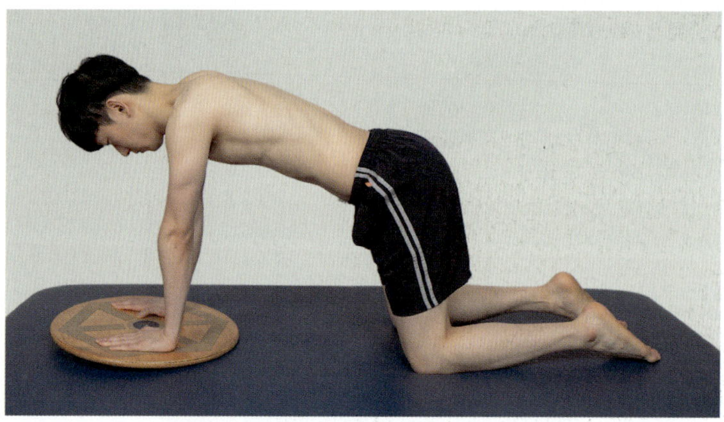

그림 7-43 BAPS 보드 위에서 체중지지운동

2) 가동성 회복운동

(1) 자가뻗침

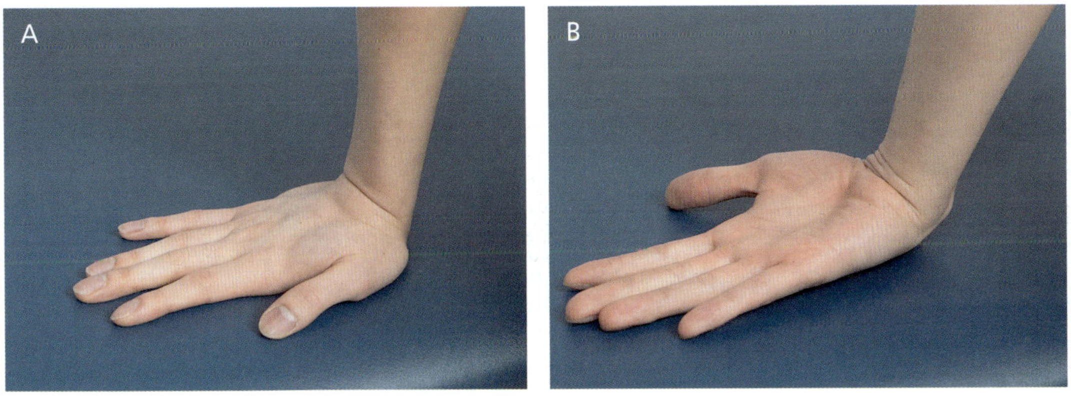

그림 7-44 손목관절 자가뻗침운동

A. 굽힘근 B. 폄근

(2) 수동뻗침

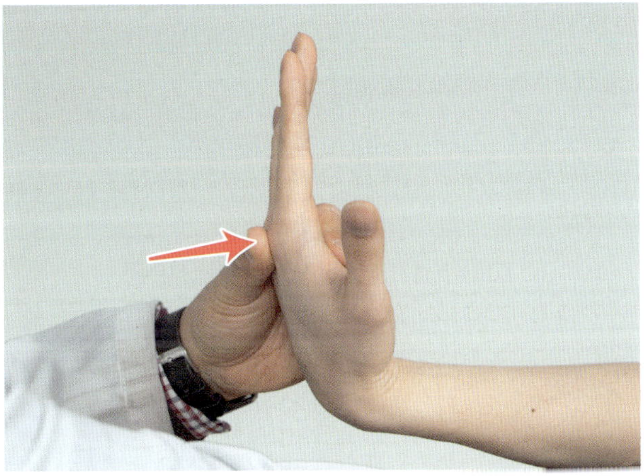

그림 7-45 손목관절 굽힘근 수동뻗침운동

3) 근력강화운동

(1) 등척성운동

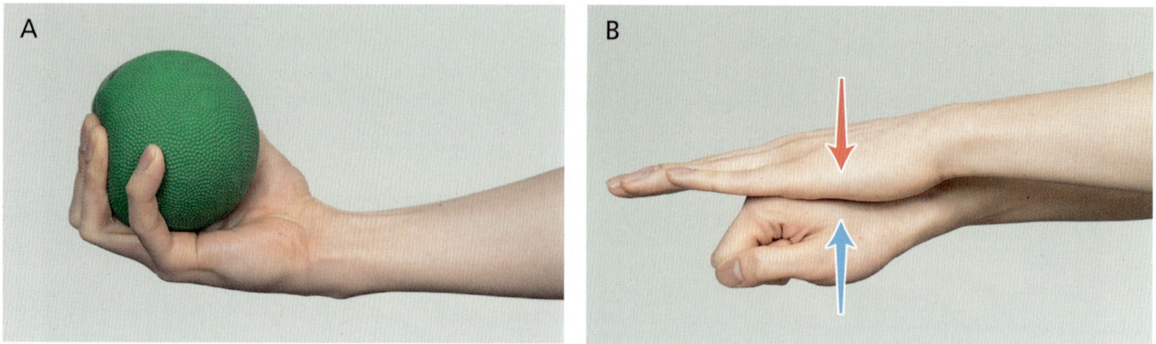

그림 7-46 손목관절 등척성운동

A. 굽힘근 B. 폄근

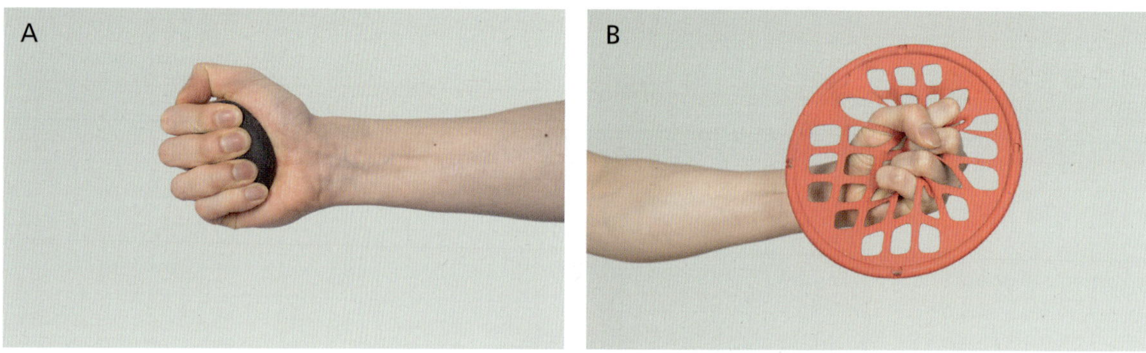

그림 7-47 손가락 내재근 등척성운동

A. 퍼티 B. 파워웹

(2) 점진저항운동

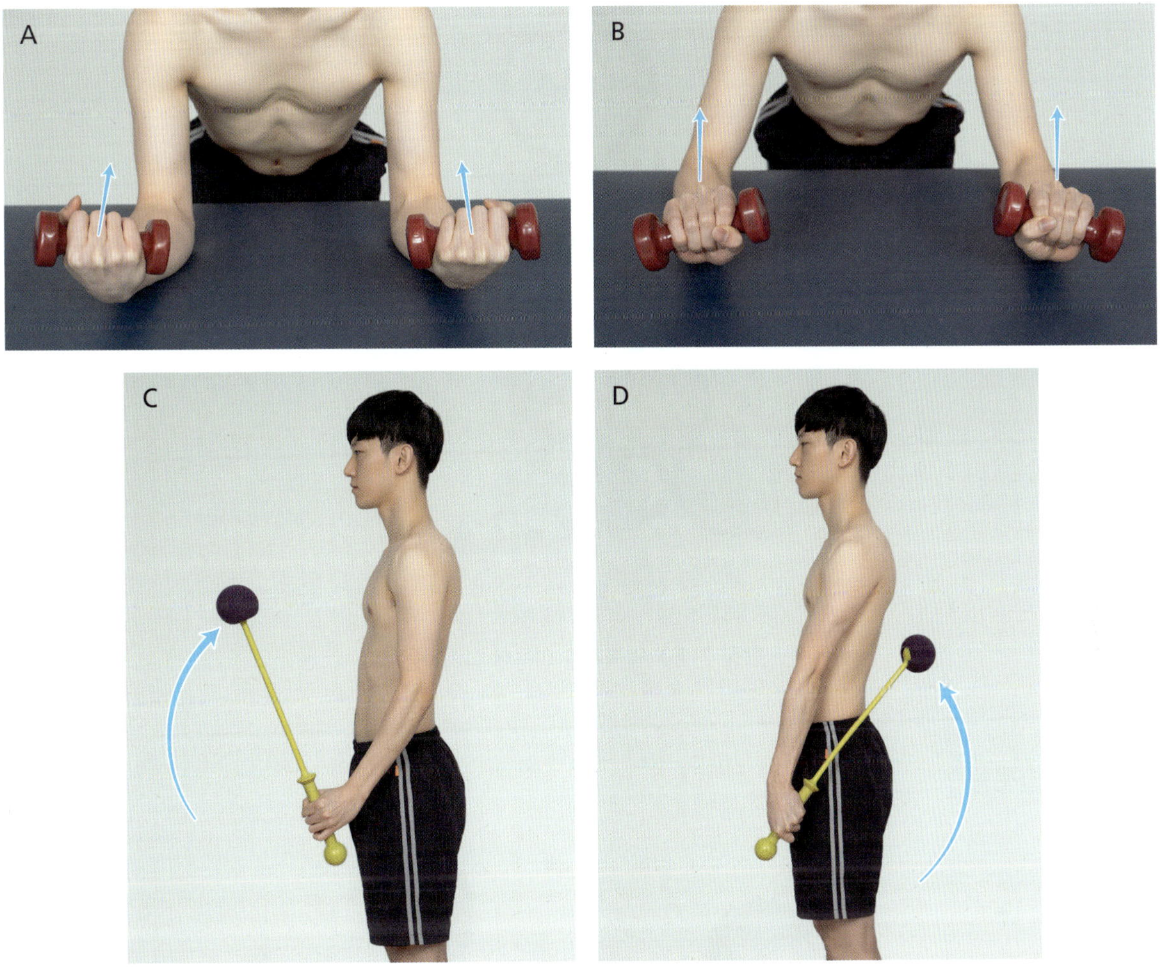

그림 7-48 손목관절 저항운동

A. 굽힘근 B. 폄근 C. 노쪽치우침 D. 자쪽치우침

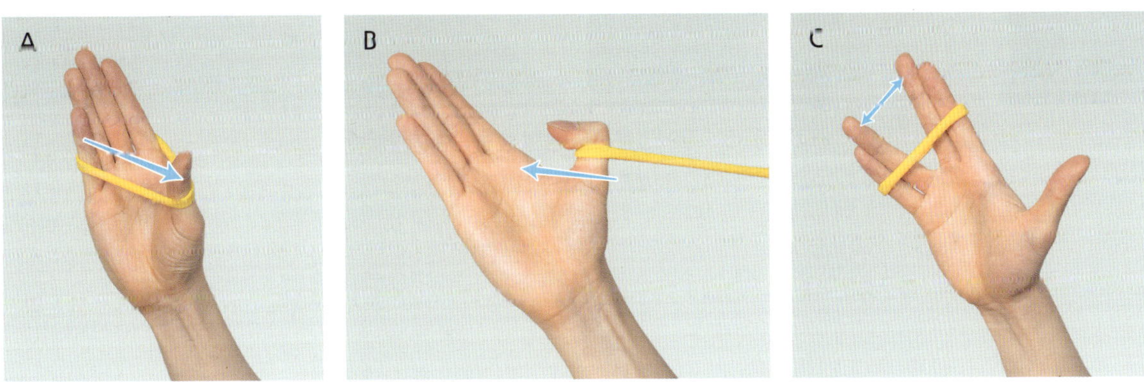

그림 7-49 고무밴드를 이용한 손가락 저항운동

A. 엄지손가락 벌림근 B. 엄지손가락 맞섬근 C. 손가락 벌림근

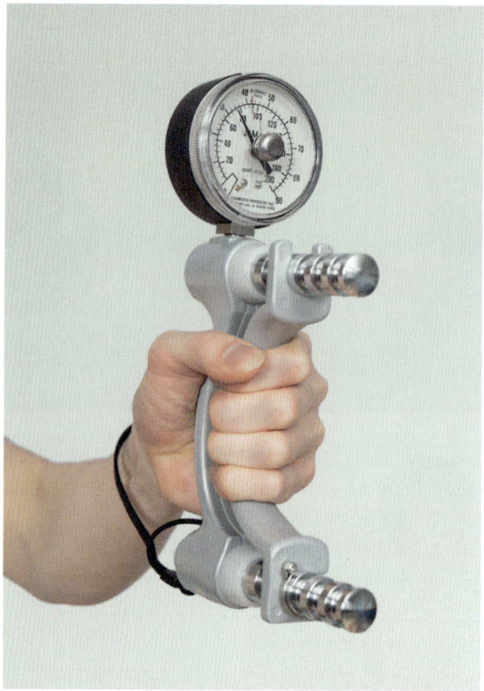

그림 7-50 악력계를 이용한 잡기운동

(3) 닫힌사슬운동

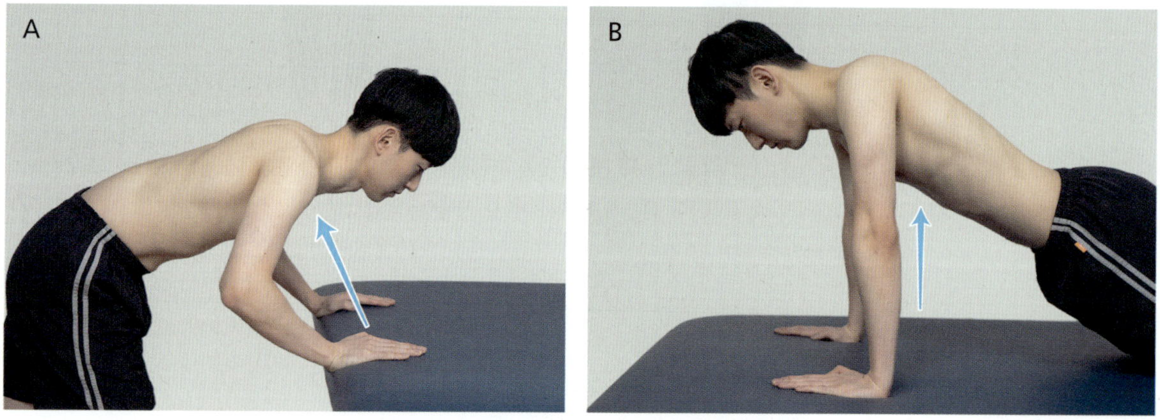

그림 7-51 푸시업운동을 통한 손목관절 체중부하

A. 부분체중부하 B. 완전체중부하

6 엉덩관절

1) 신경근조절 회복과 안정성 증진운동

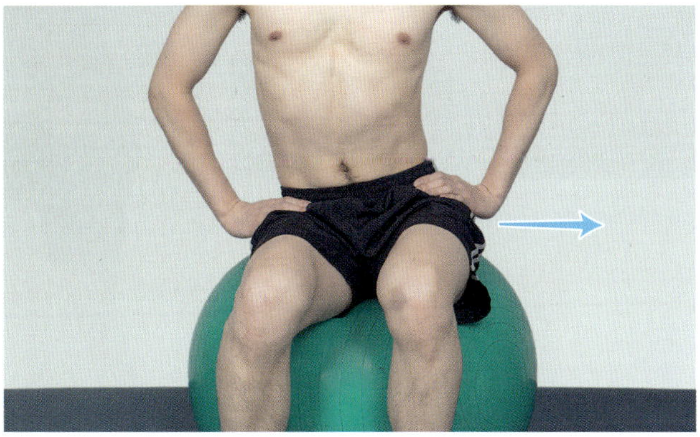

그림 7-52 짐볼 위에서 골반 가쪽이동

2) 가동성 회복운동

(1) 엉덩관절 굽힘근 뻗침운동

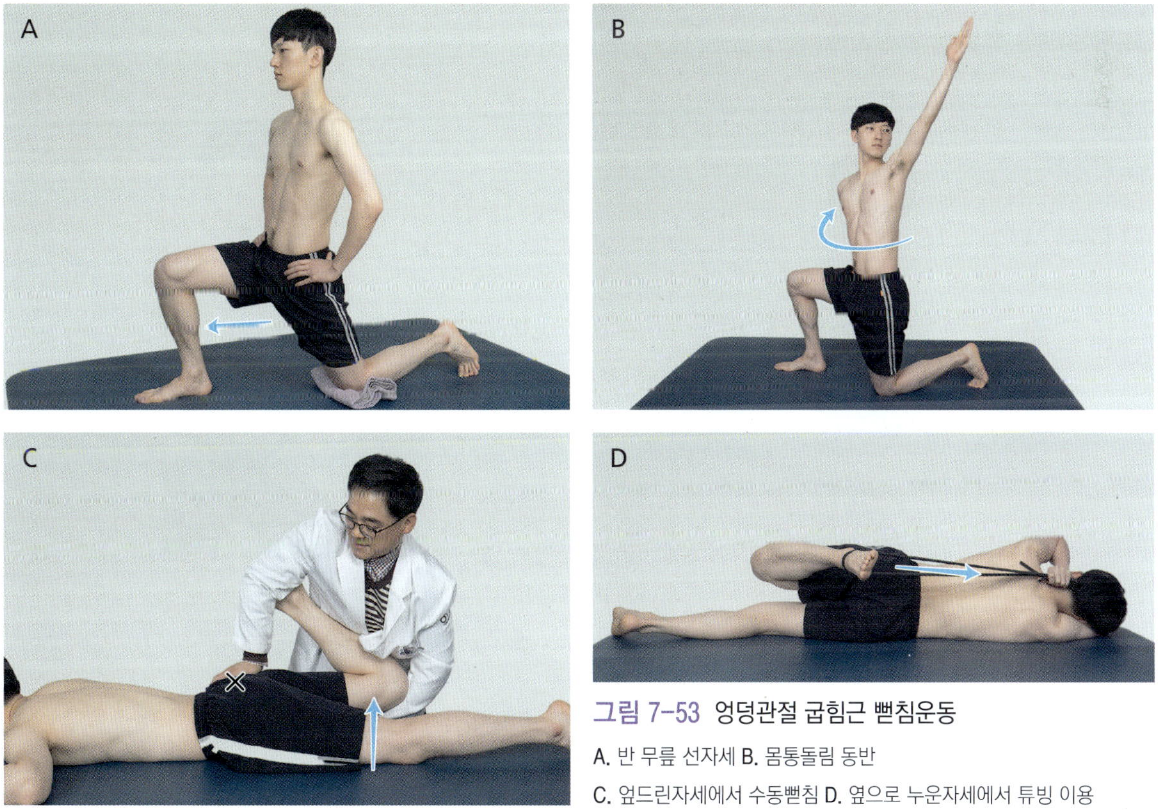

그림 7-53 엉덩관절 굽힘근 뻗침운동

A. 반 무릎 선자세 B. 몸통돌림 동반

C. 엎드린자세에서 수동뻗침 D. 옆으로 누운자세에서 튜빙 이용

(2) 엉덩관절 폄근 뻗침운동

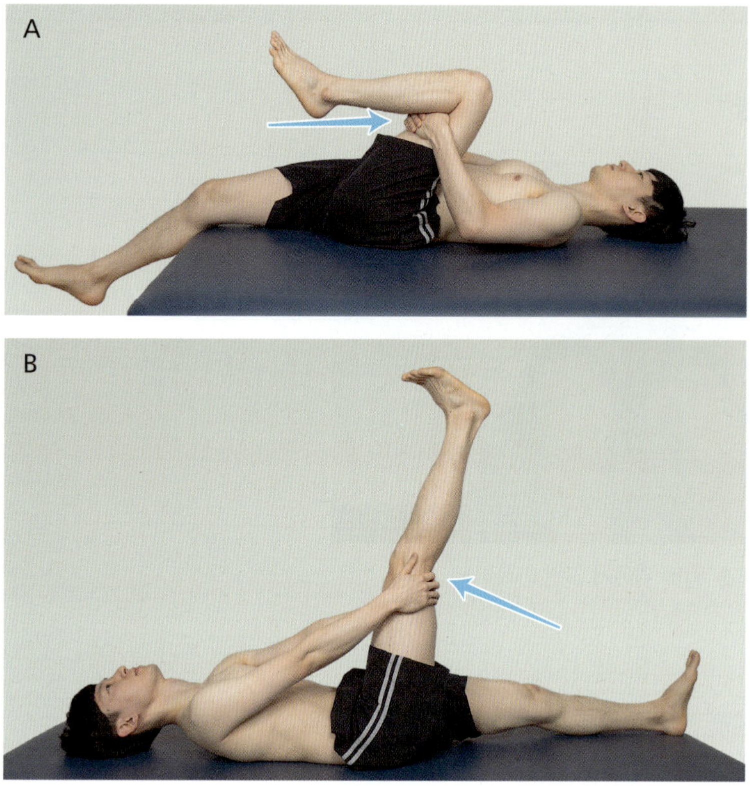

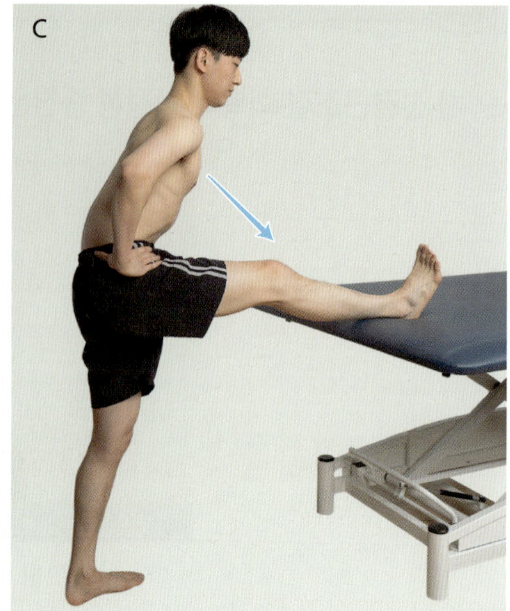

그림 7-54 엉덩관절 폄근 뻗침운동

A. 큰볼기근(엎드려 누운자세) B. 넙다리뒤근(바로누운자세)
C. 넙다리뒤근(선자세, 허리 앞굽음을 유지한 상태에서)

(3) 엉덩관절 모음근 뻗침운동

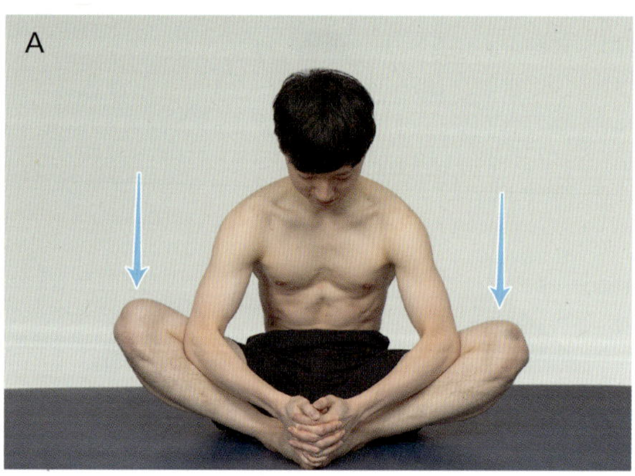

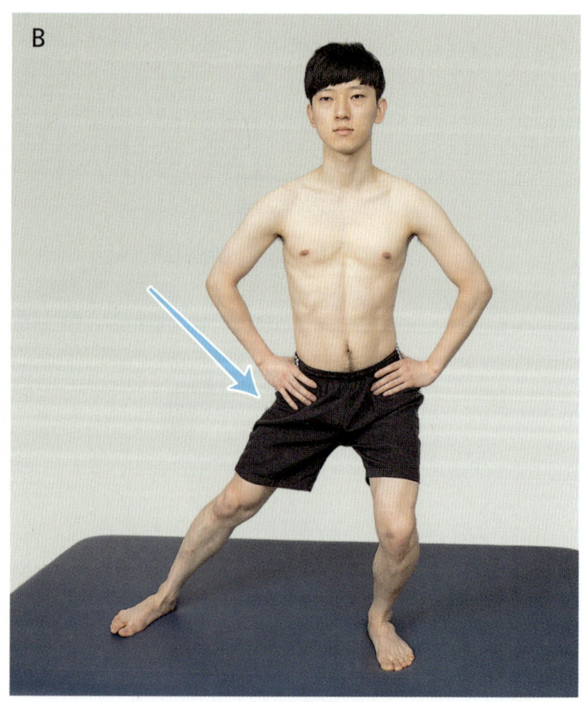

그림 7-55 엉덩관절 모음근 뻗침운동

A. 양반다리 앉은자세(버터플라이) B. 선자세(런지)

(4) 궁둥구멍근 뻗침운동

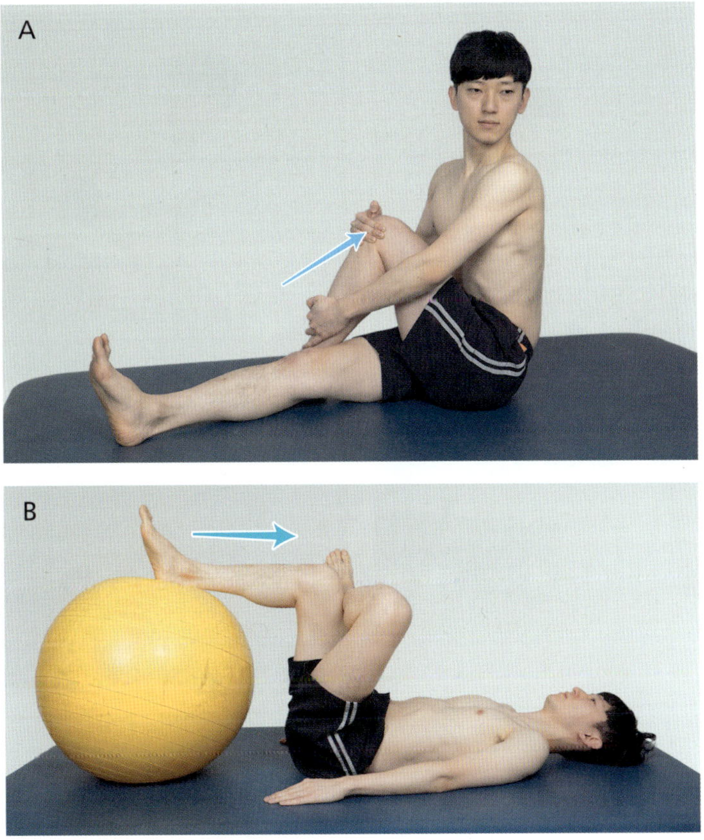

그림 7-56 궁둥구멍근 뻗침운동

A. 앉은자세 B. 바로누운자세(짐볼 이용)

3) 근력강화운동

(1) 등척성운동

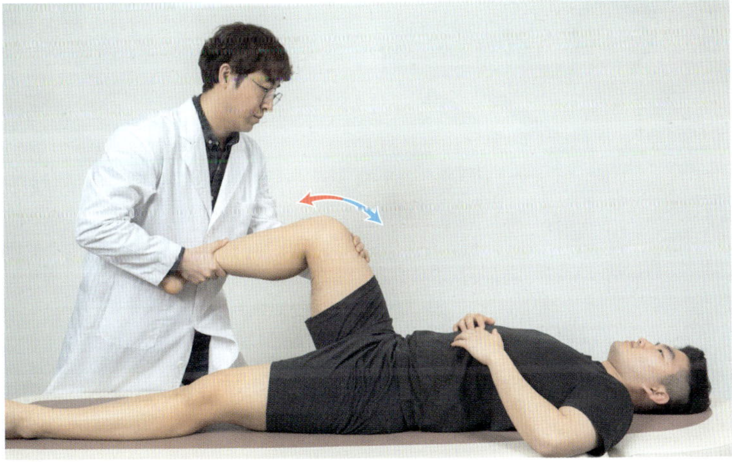

그림 7-57 엉덩관절 굽힘근 등척성운동

(2) 점진저항운동

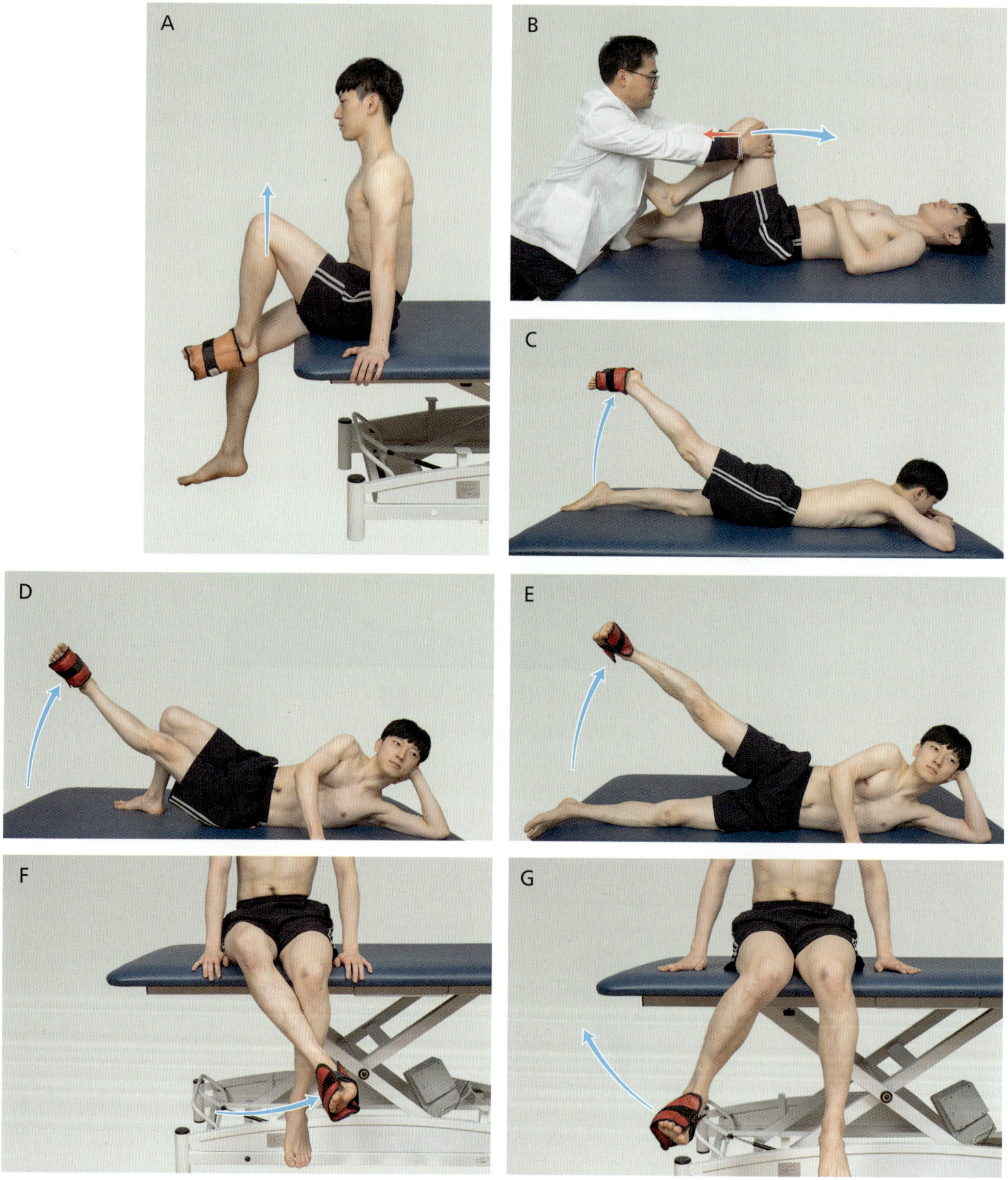

그림 7-58 엉덩관절 근력강화운동(모래주머니)

A. 굽힘근 B. 굽힘근(도수저항운동) C. 폄근 D. 모음근 E. 벌림근 F. 가쪽돌림근 G. 안쪽돌림근

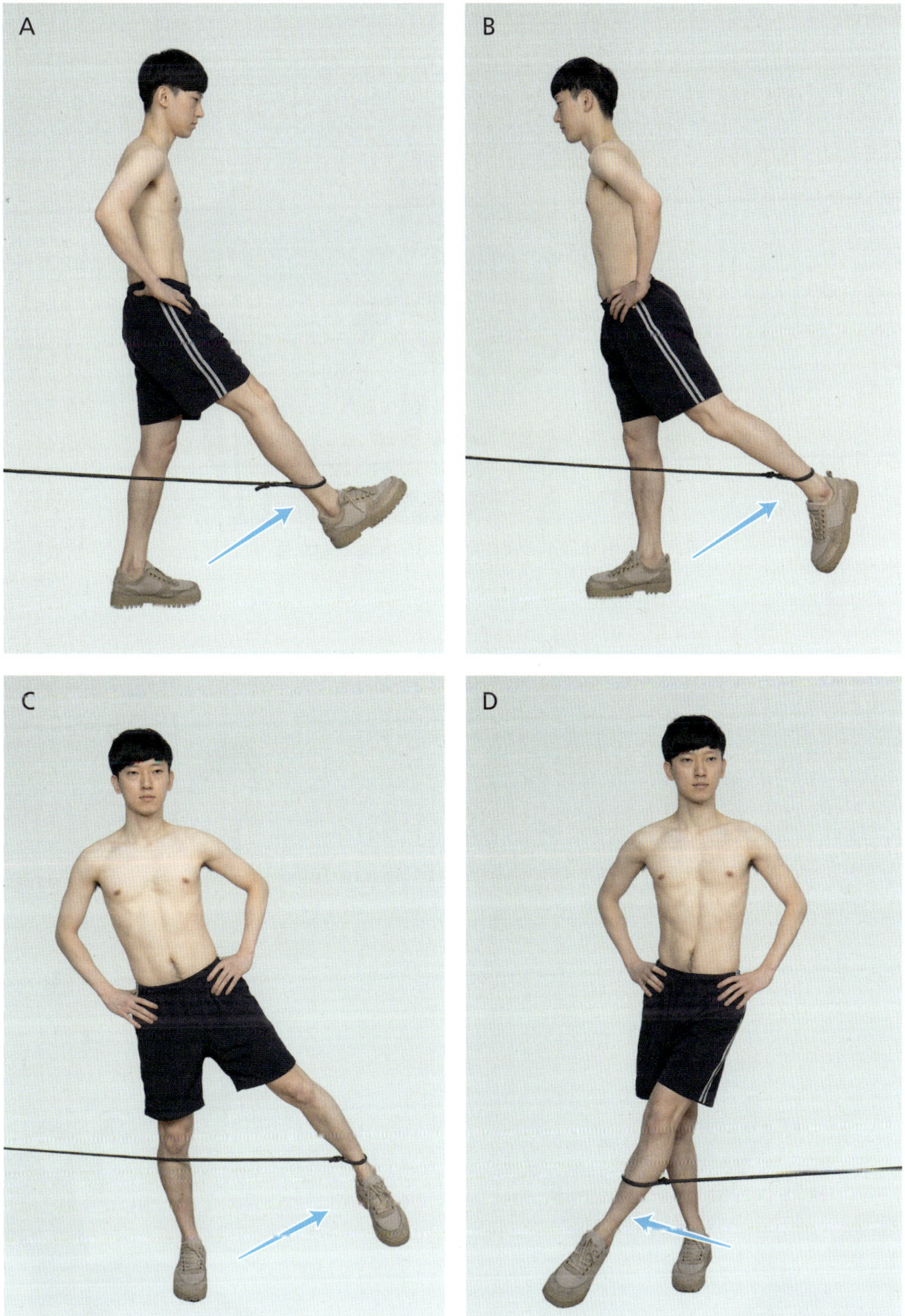

그림 7-59 튜빙/탄력밴드를 이용한 근력강화운동

A. 굽힘근 B. 폄근 C. 벌림근 D. 모음근

(3) 등속성운동

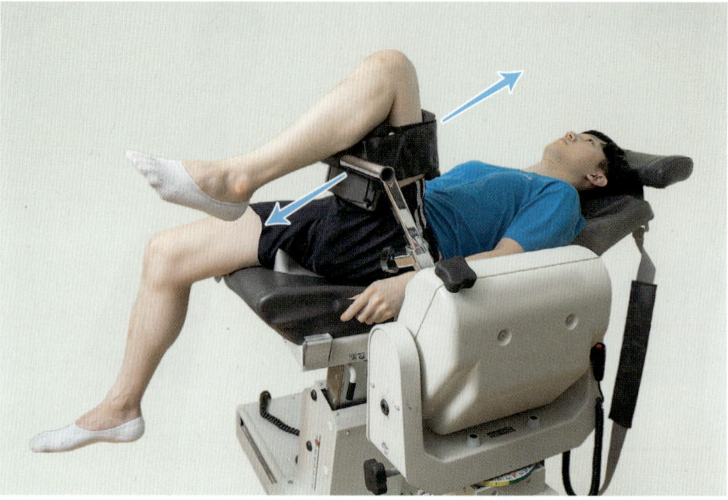

그림 7-60 엉덩관절 굽힘/폄 등속성운동

(4) 닫힌사슬운동

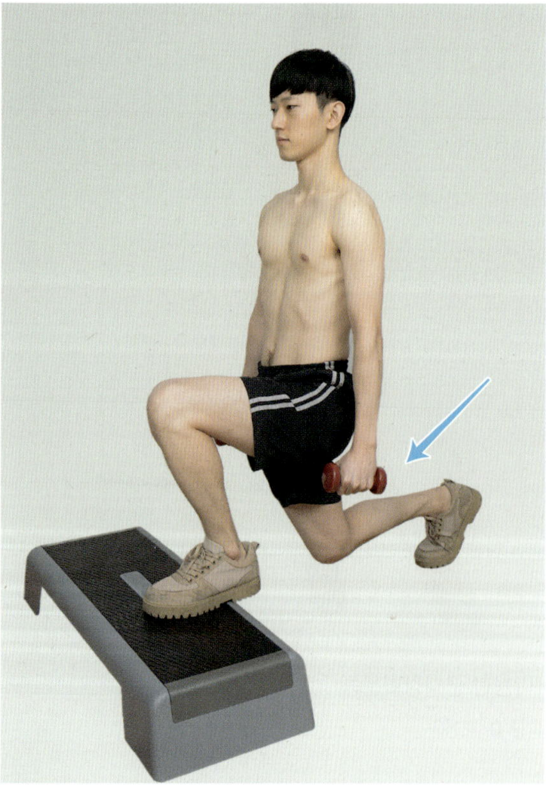

그림 7-61 런지 스텝

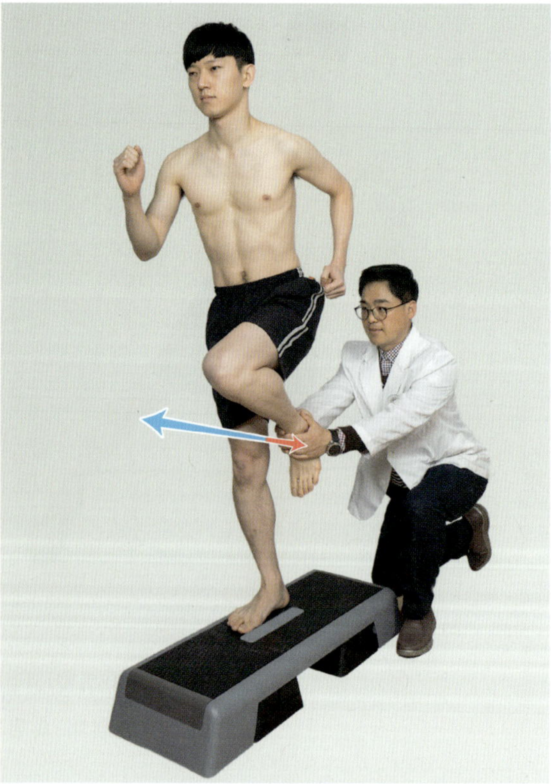

그림 7-62 달리기 패턴 도수저항운동

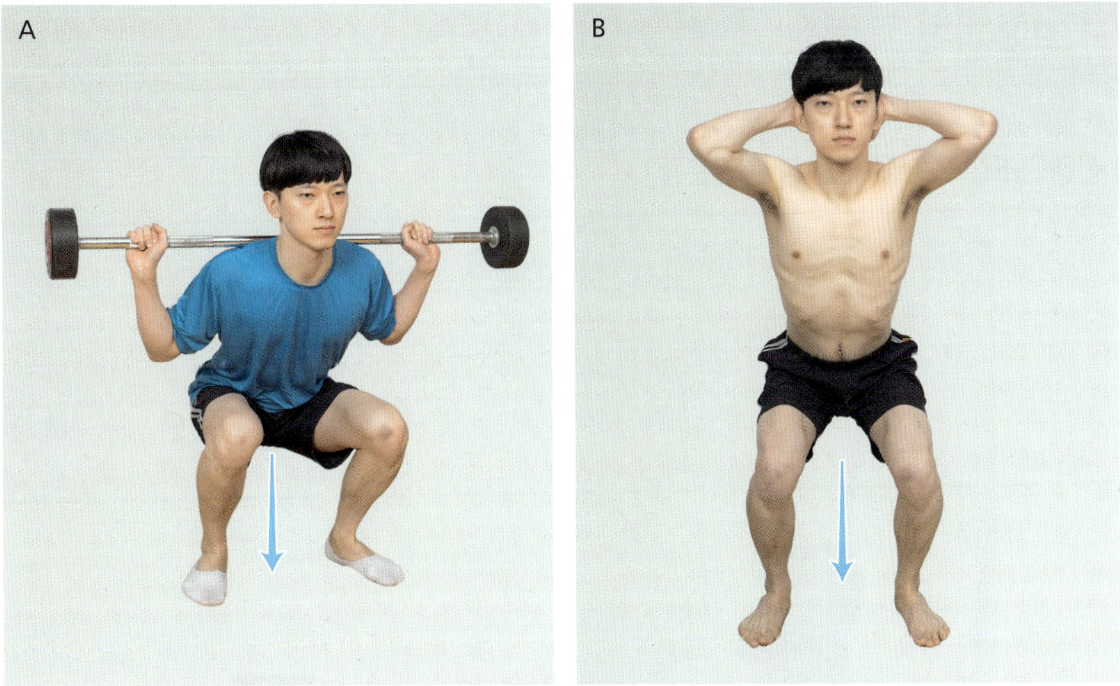

그림 7-63 스쿼트운동

A. 바벨 B. 죄수 스쿼트운동

4) 플라이오메트릭운동

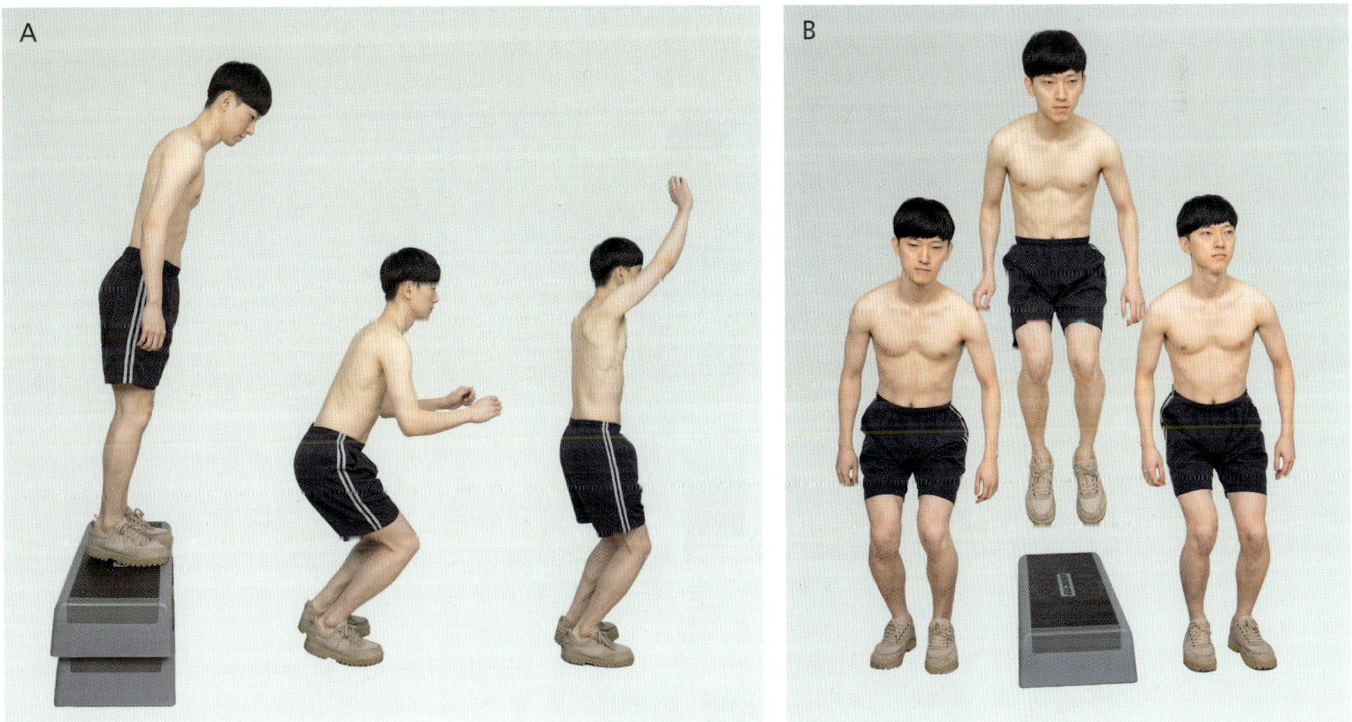

그림 7-64 플라이오메트릭운동

A. 점프-다운 B. 가쪽 바운딩

7 무릎관절

1) 신경근조절 회복과 안정성 증진운동

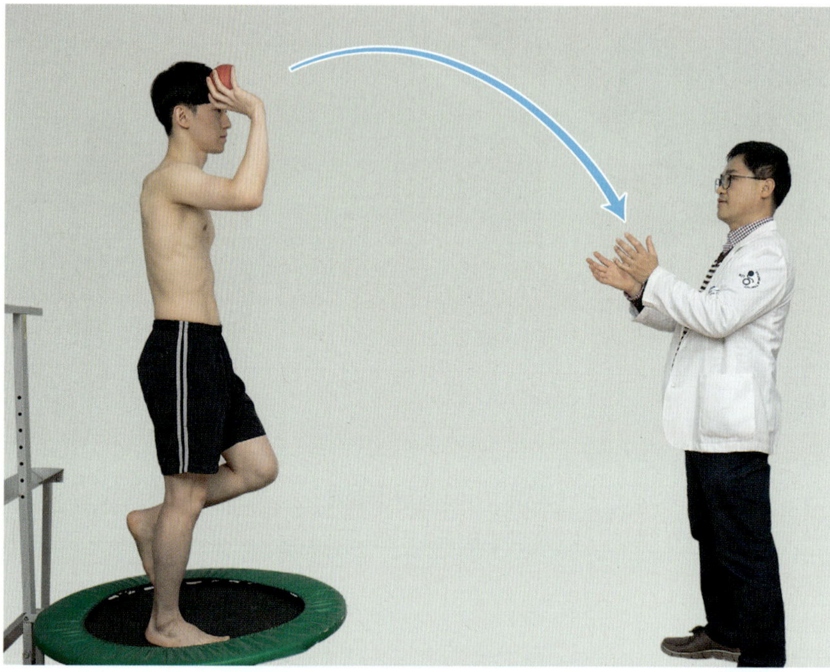

그림 7-65 미니 트램폴린운동

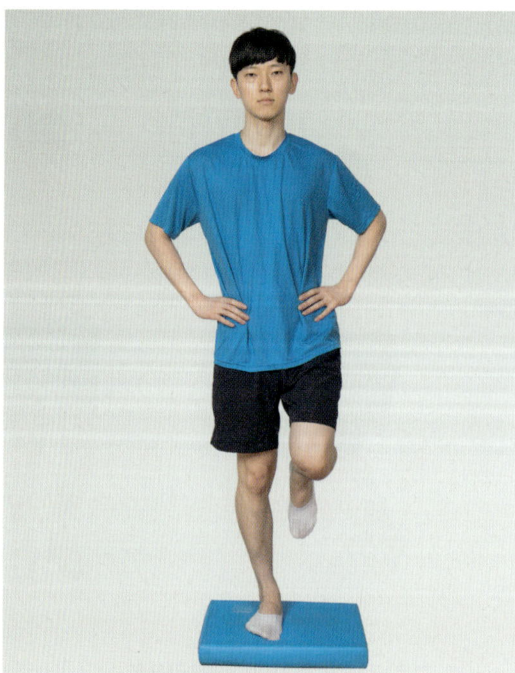

그림 7-66 밸런스 패드운동

2) 가동성 회복운동

(1) 관절가동범위운동

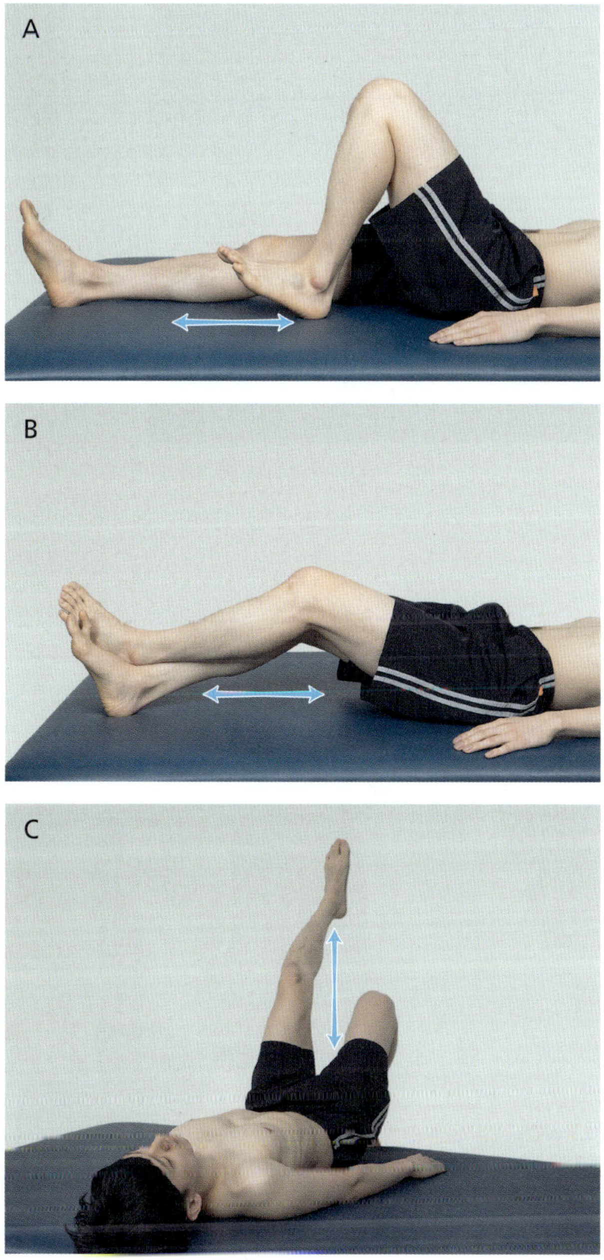

그림 7-67 무릎관절 굽힘/폄 증가를 위한 슬라이드운동

A. 능동운동 B. 능동보조운동 C. 벽 슬라이드운동

(2) 뻗침운동

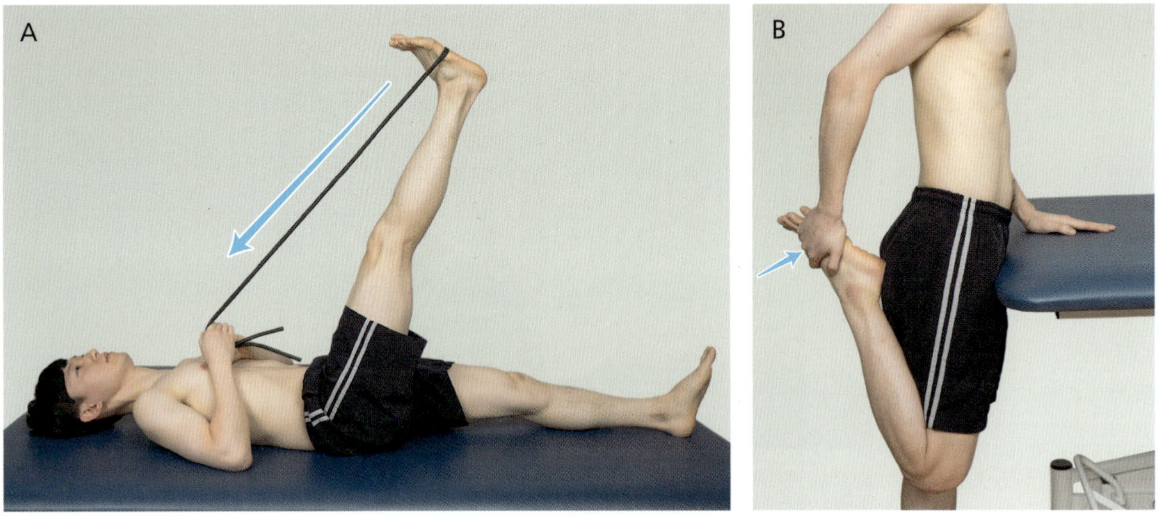

그림 7-68 무릎관절 뻗침운동

A. 넙다리뒤근 B. 넙다리네갈래근

3) 근력강화운동

(1) 등척성운동

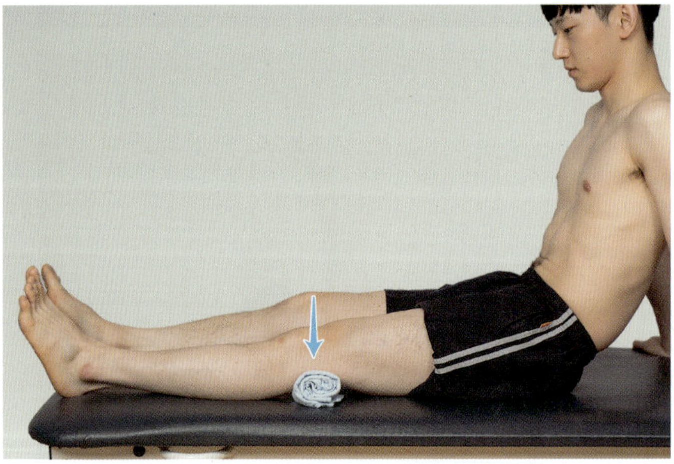

그림 7-69 넙다리네갈래근 등척성운동(QSE)

(2) 점진저항운동

① 굽힘근

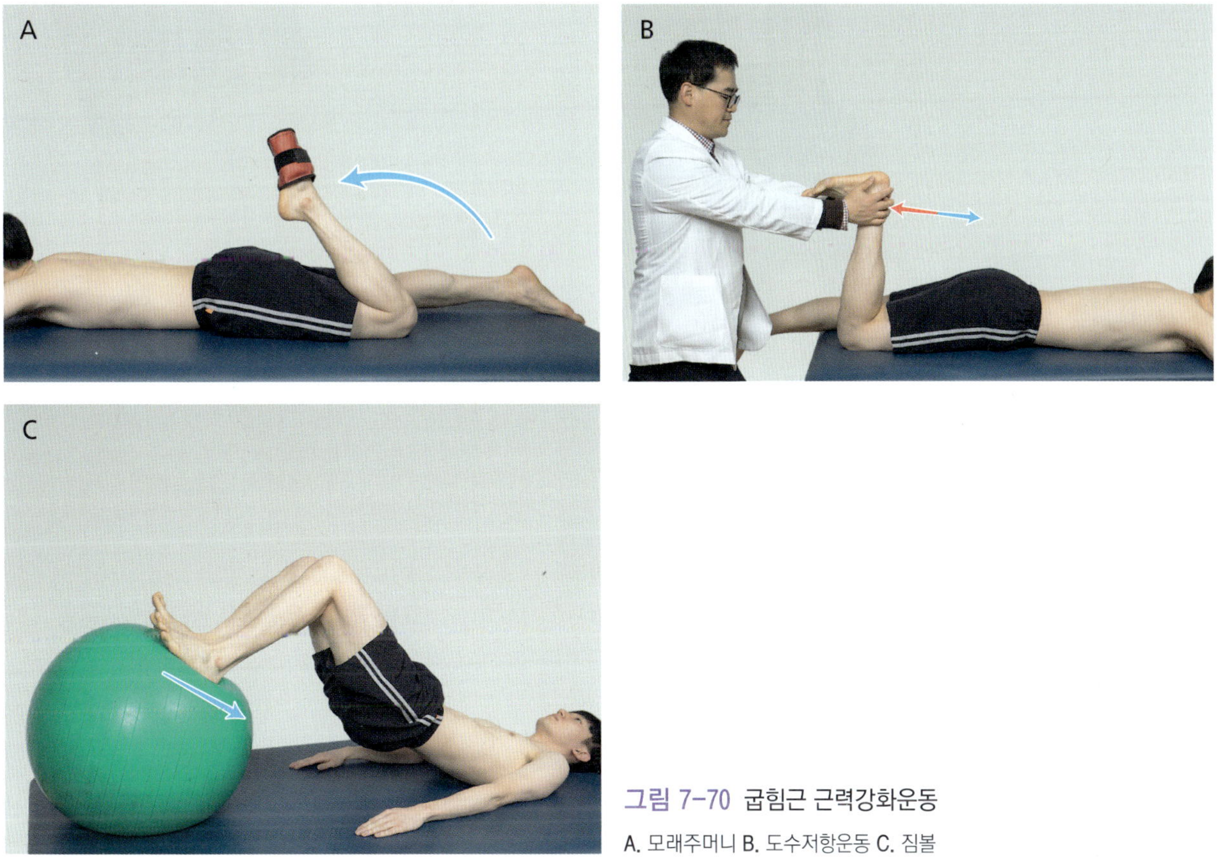

그림 7-70 굽힘근 근력강화운동

A. 모래주머니 B. 도수저항운동 C. 짐볼

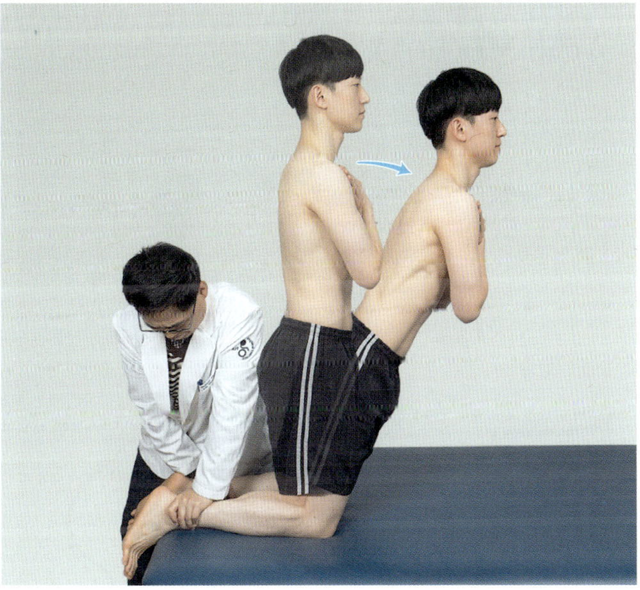

그림 7-71 굽힘근 편심성운동(넙다리뒤근)

② 폄근

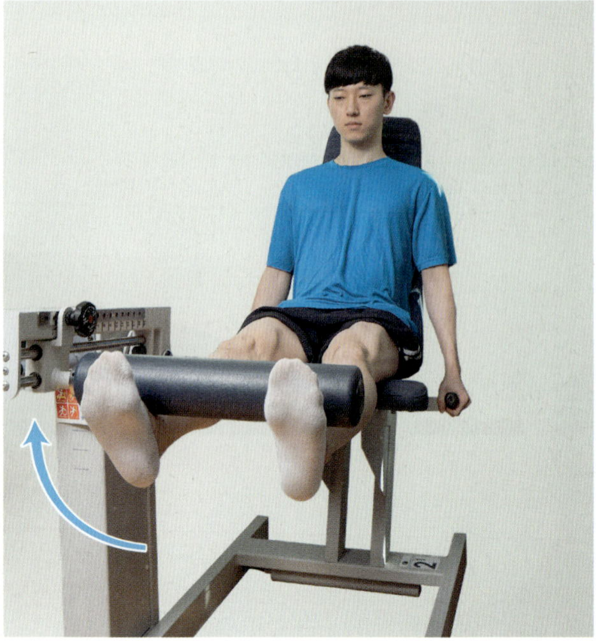

그림 7-72 레그익스텐션 무릎관절 폄근 근력강화운동

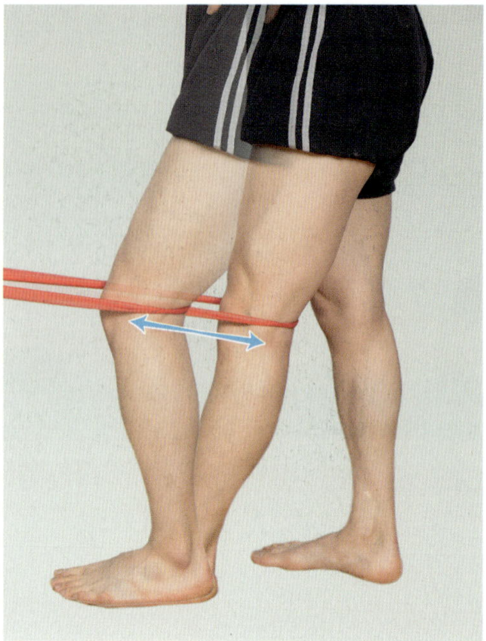

그림 7-73 무릎관절 폄근 끝범위운동

(3) 등속성운동

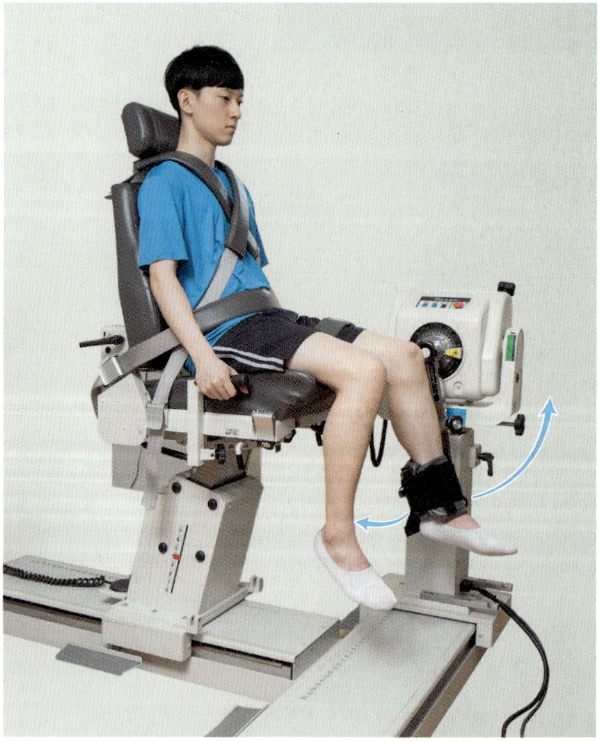

그림 7-74 무릎관절 굽힘/폄 등속성운동

(4) 닫힌사슬운동

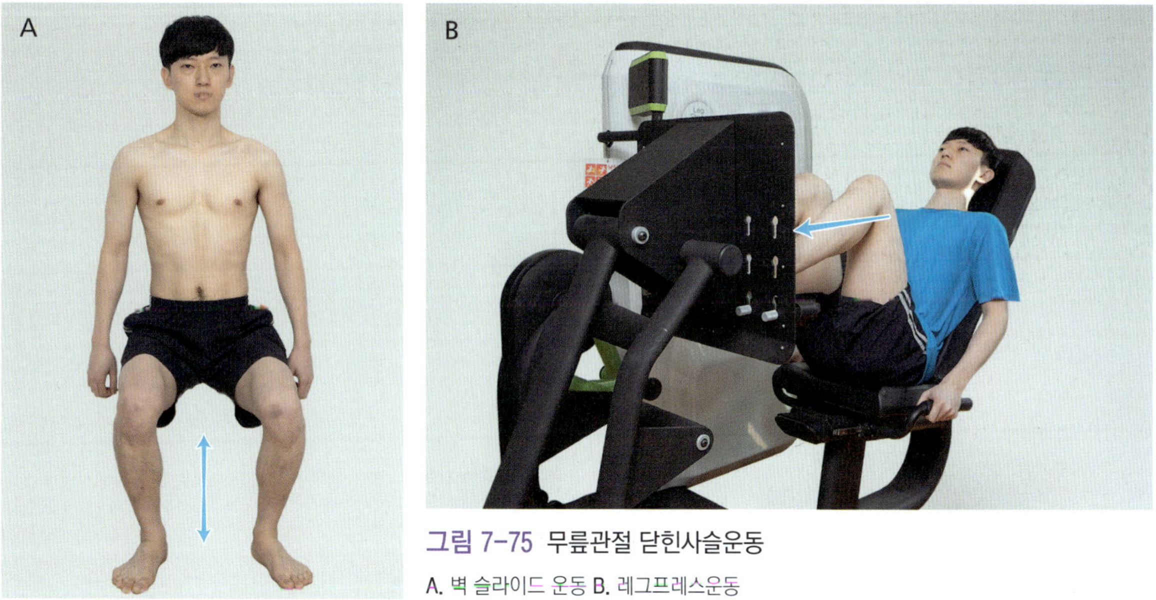

그림 7-75 무릎관절 닫힌사슬운동

A. 벽 슬라이드 운동 B. 레그프레스운동

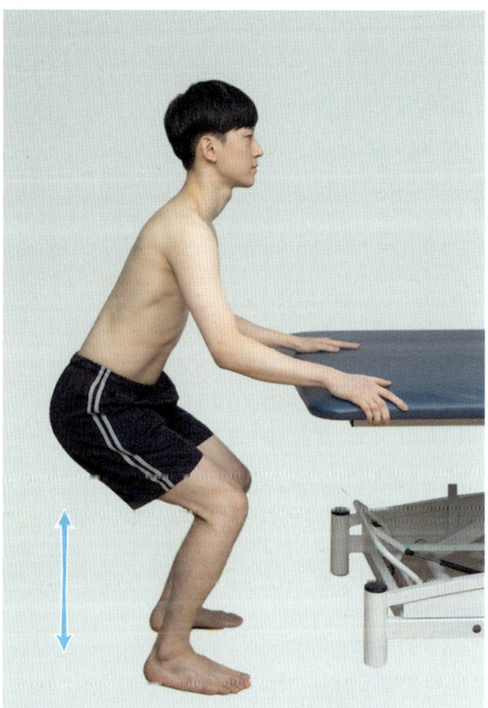

그림 7-76 미니 스쿼트운동

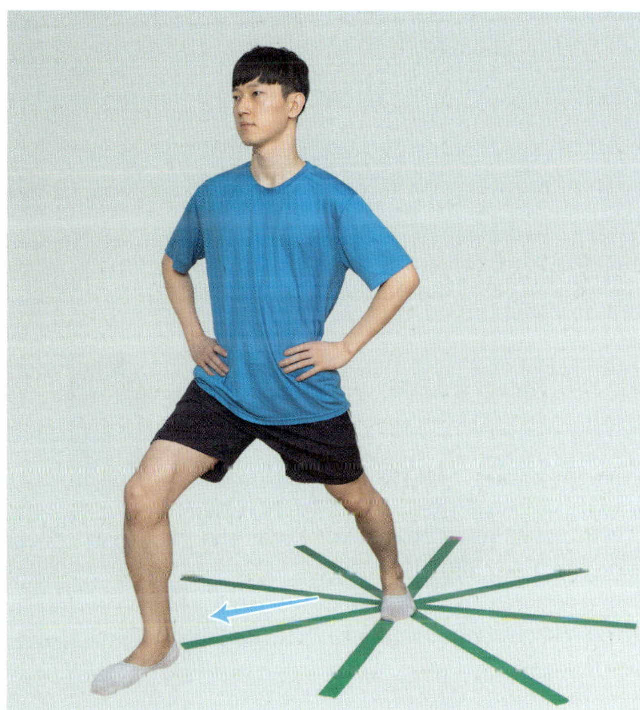

그림 7-77 시계방향 각도에 따른 런지운동

4) 플라이오메트릭운동

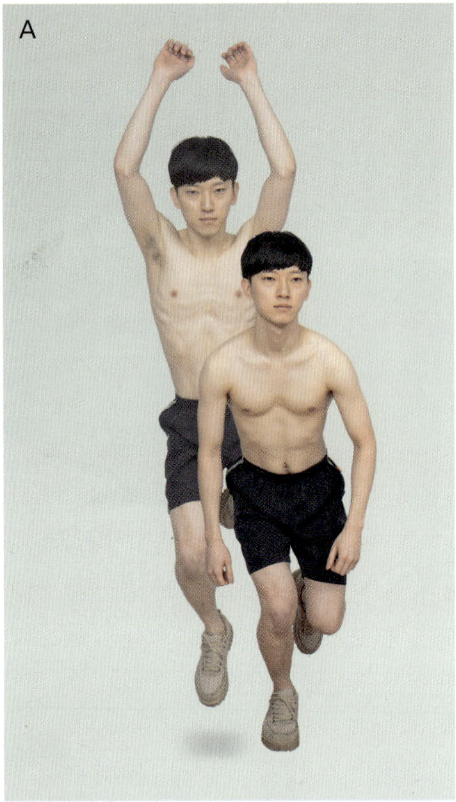

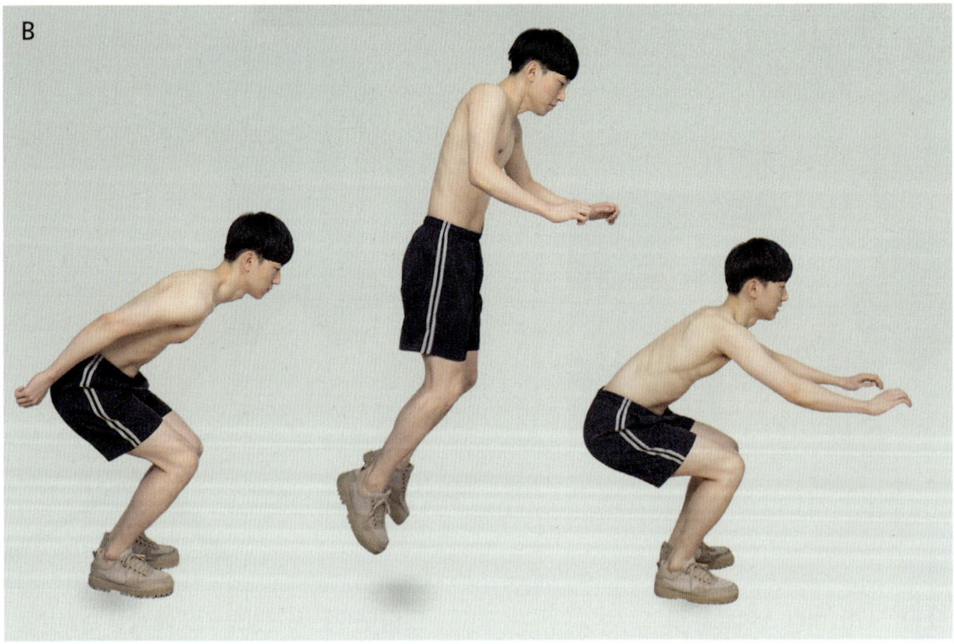

그림 7-78 점프와 바운딩

A. 한쪽 다리 뛰기 B. 양쪽 다리 바운스 뛰기

8 발목관절

1) 신경근조절 회복과 안정성 증진운동

그림 7-79 고유수용성 훈련

A. 한 발로 중심잡기(눈 뜨고/눈 감고)
B. BAPS 보드 위에서 한발로 중심잡기
C. 보수에서 한 발로 중심잡기
D. 토구 위에서 중심잡기

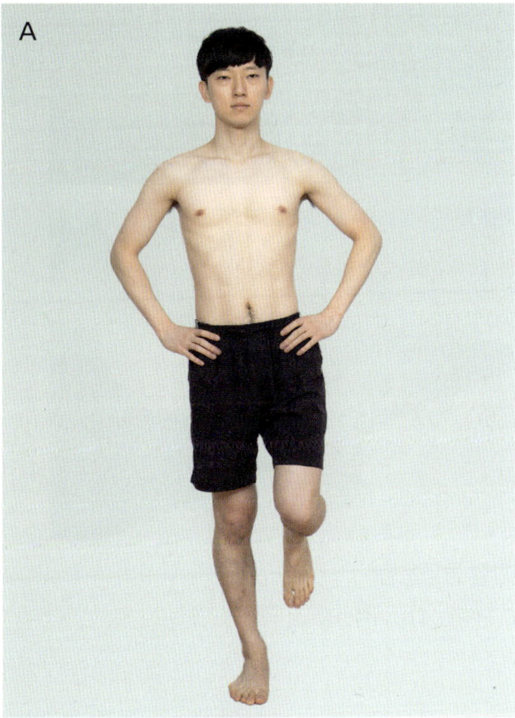

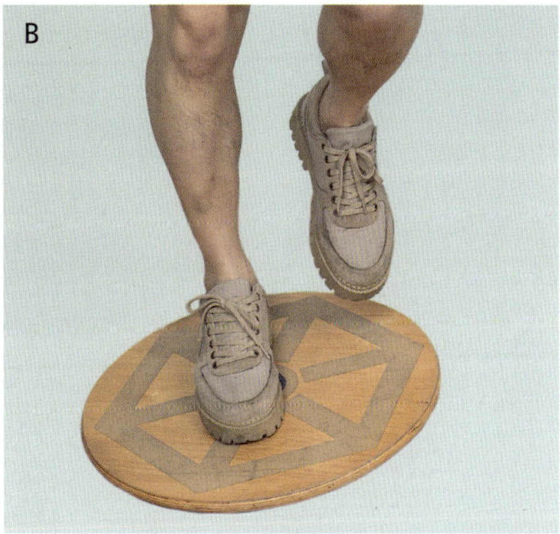

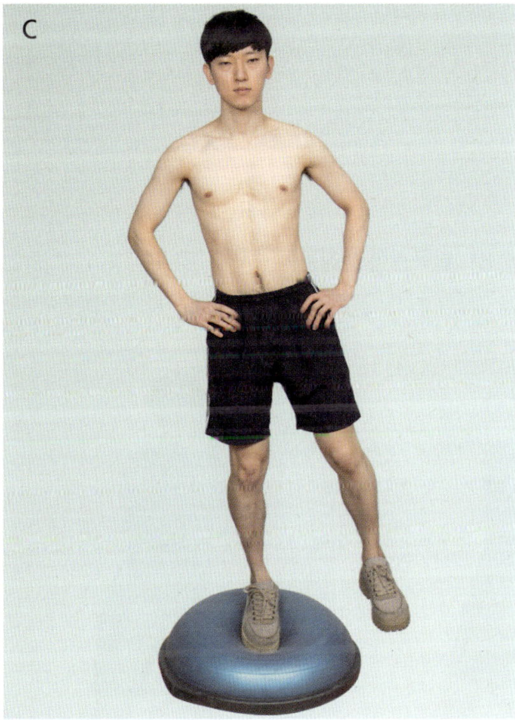

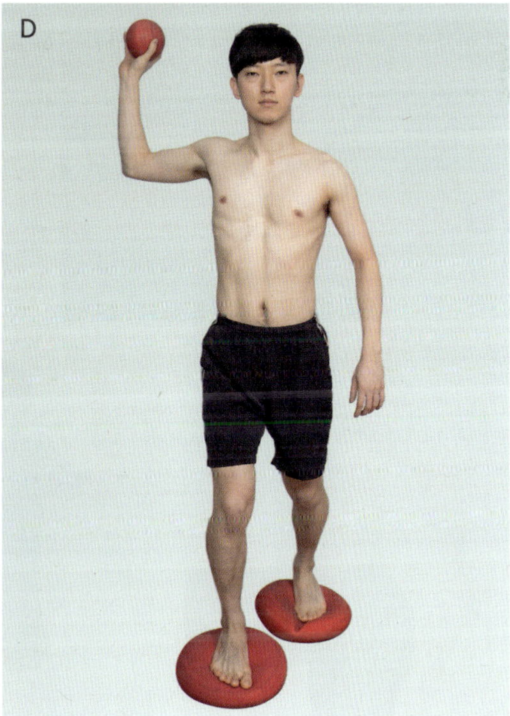

2) 가동성 회복운동

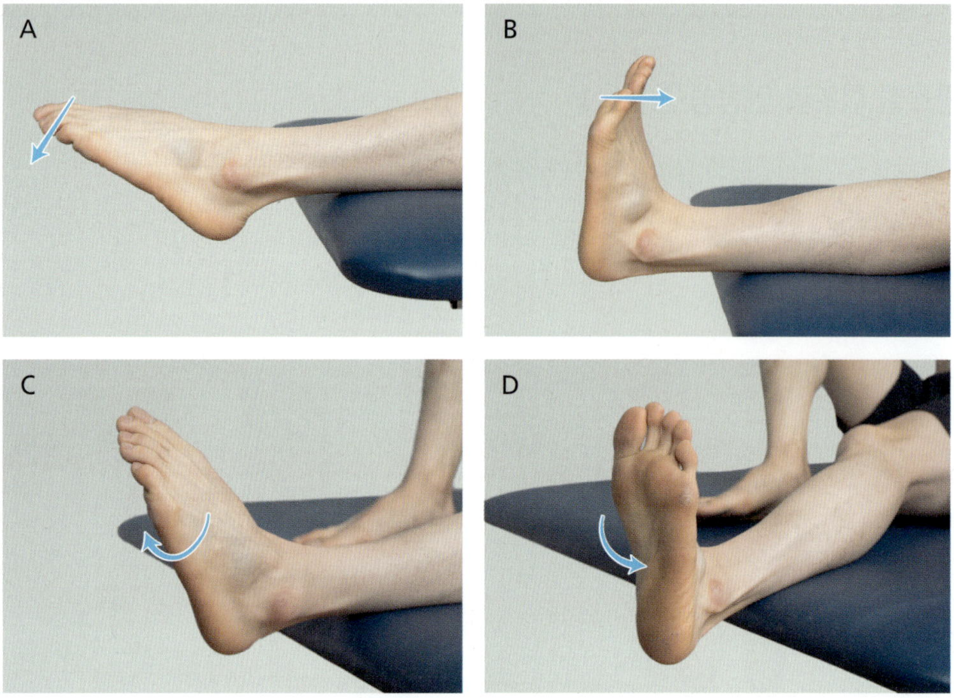

그림 7-80 발목관절 능동운동

A. 발바닥굽힘 B. 발등굽힘 C. 안쪽번짐 D. 가쪽번짐

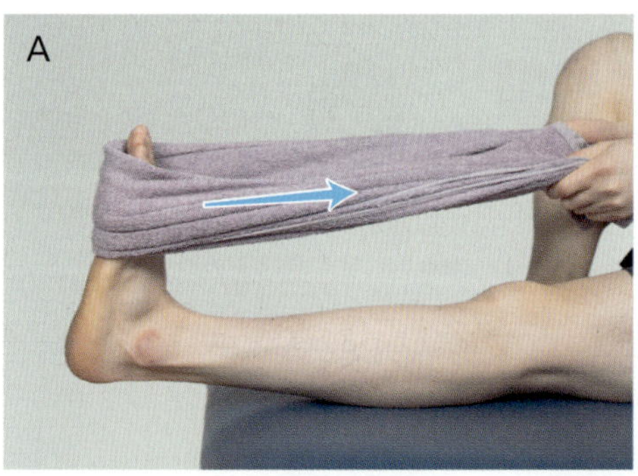

그림 7-81 발목관절 뻗침운동

A. 수건을 이용한 발바닥굽힘근 B. 발등굽힘근 C. 장딴지근 D. 가자미근

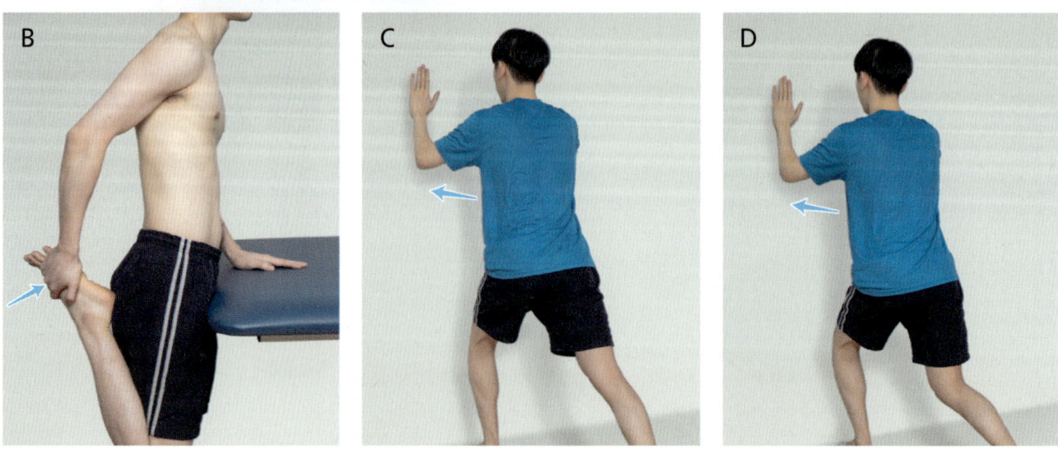

3) 근력강화운동

(1) 등척성운동

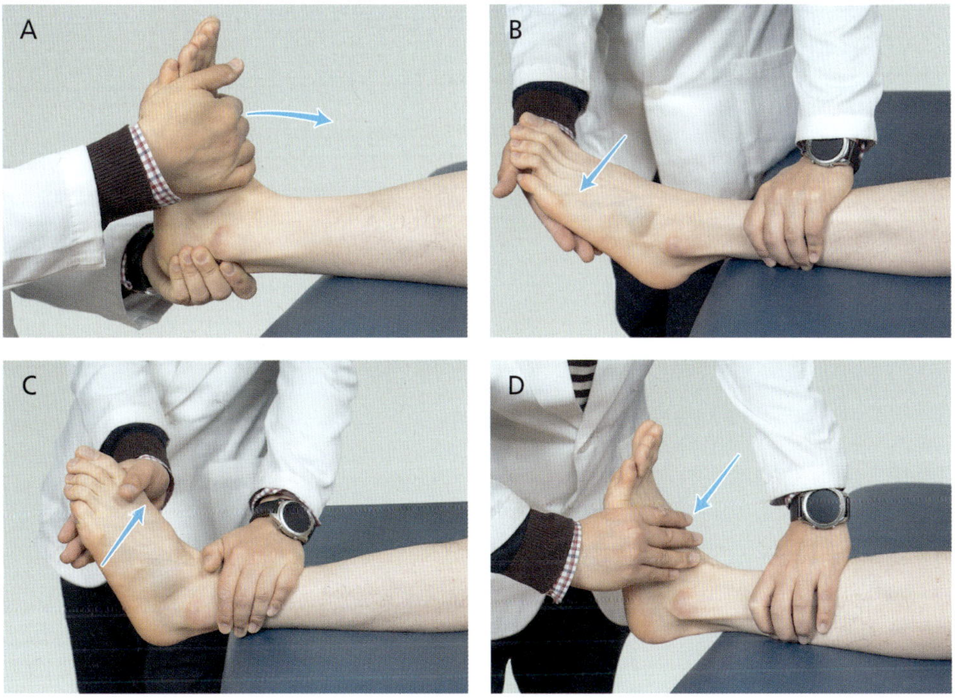

그림 7-82 발목관절 등척성운동

A. 발등굽힘 B. 발바닥굽힘 C. 안쪽번짐 D. 가쪽번짐

(2) 점진저항운동

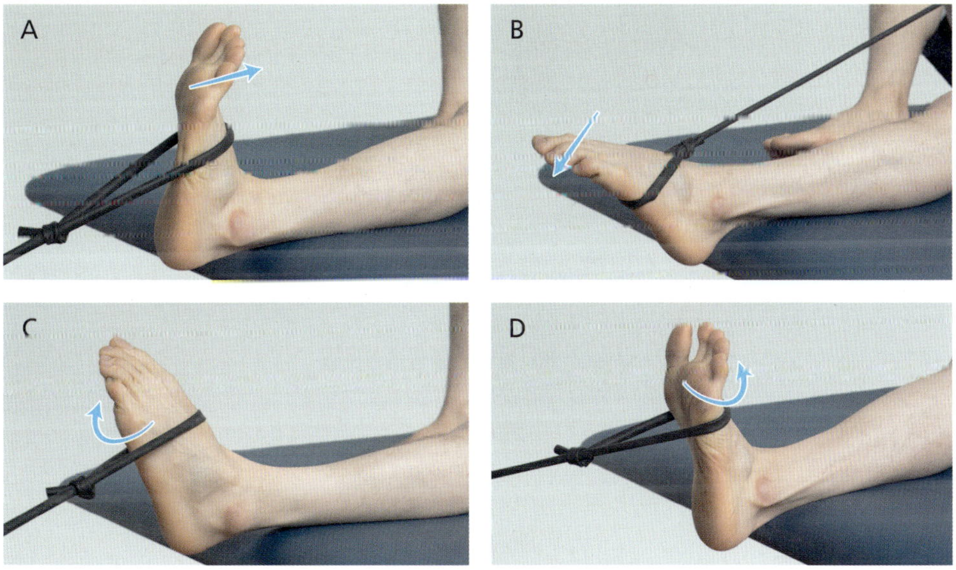

그림 7-83 발목관절 튜빙 근력강화운동

A. 발등굽힘 B. 발바닥굽힘 C. 안쪽번짐 D. 가쪽번짐

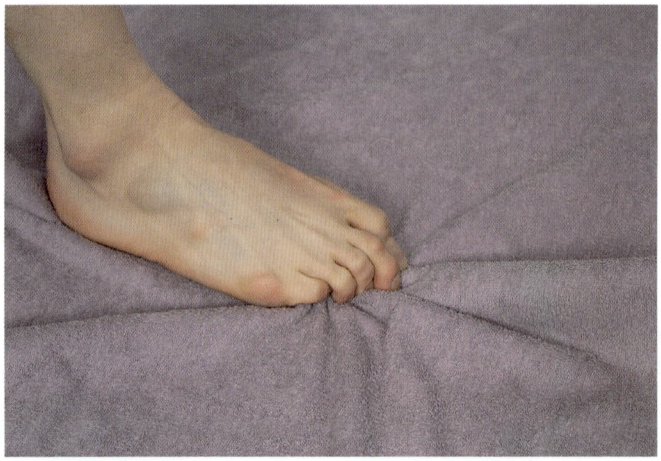

그림 7-84 발가락 굽힘근 강화를 위한 수건잡기 운동

(3) 등속성운동

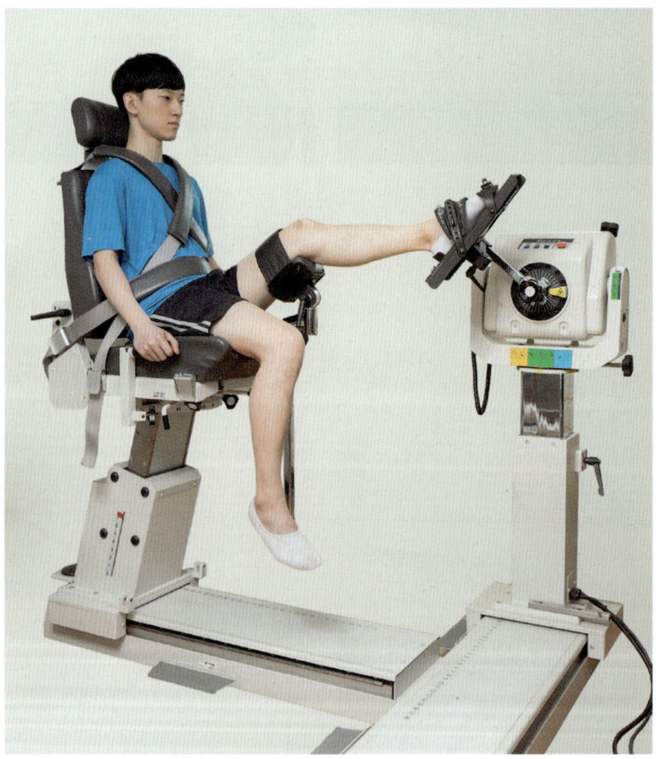

그림 7-85 발목관절 등속성운동

(4) 닫힌사슬운동

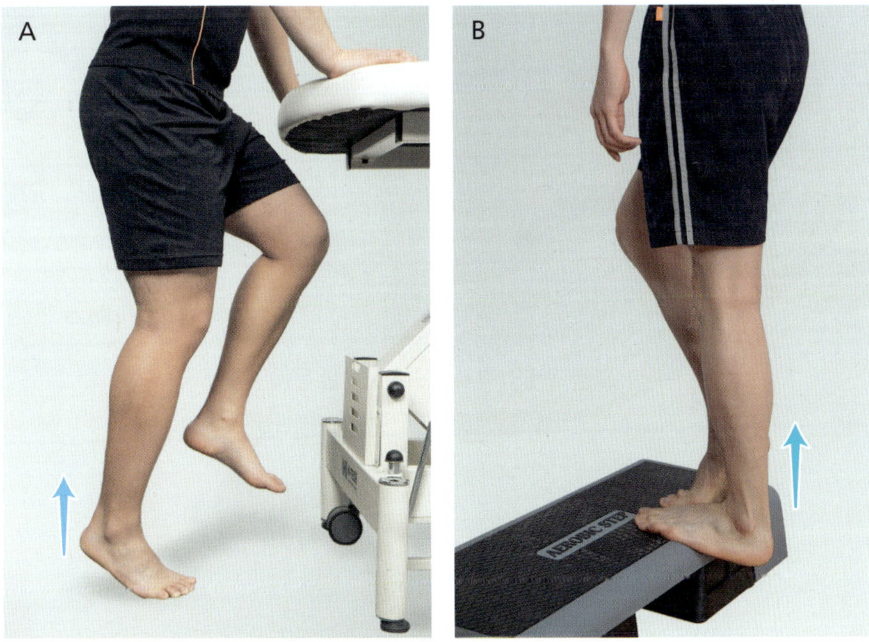

그림 7-86 장딴지근/가자미근 강하를 위한 한쪽 발뒤꿈치 들기

A. 치료대지지 B. 스텝박스

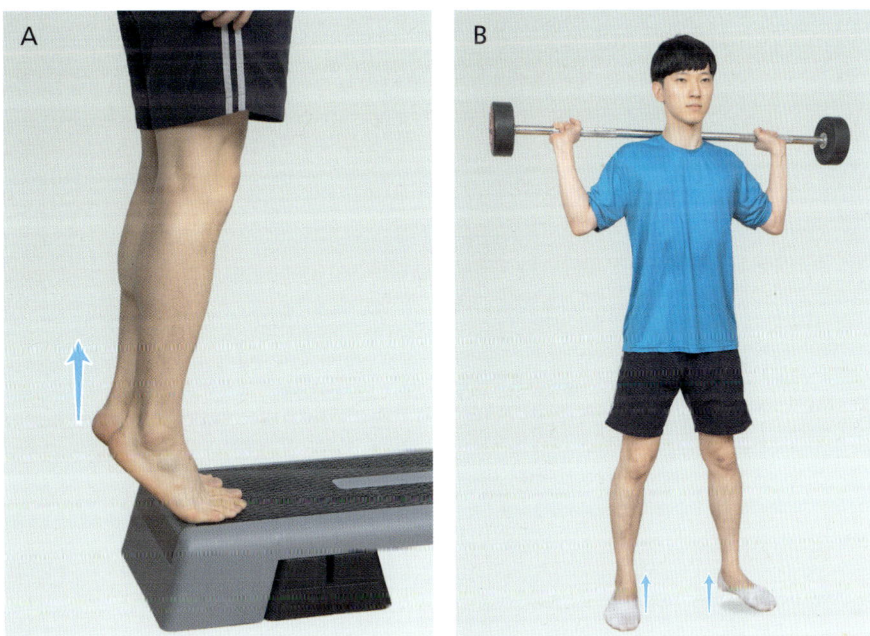

그림 7-87 장딴지근/가자미근 강화를 위한 양쪽 발뒤꿈치 들기

A. 스텝박스 B. 바벨

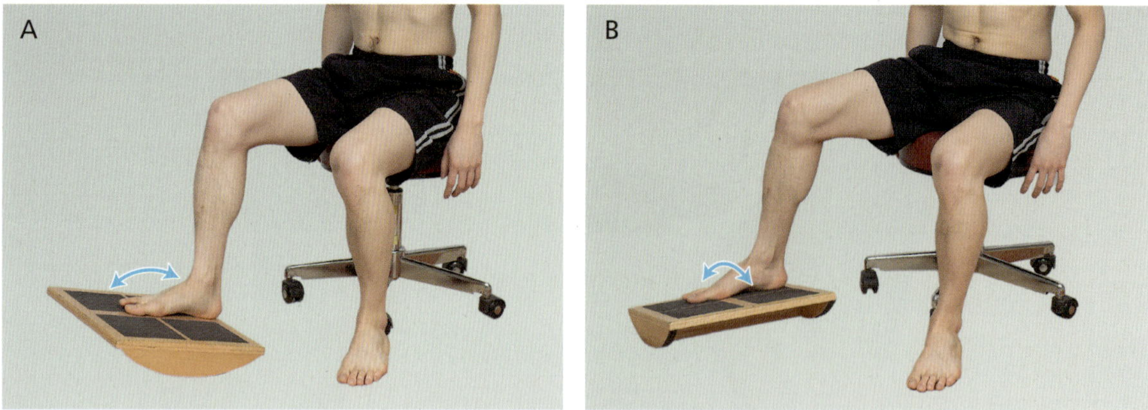

그림 7-88 락카보드를 이용한 운동

A. 발등굽힘/발바닥굽힘 B. 안쪽번짐/가쪽번짐

임상의사결정 Clinical decision making_사례

축구선수가 G씨는 시합도중 공중 볼을 헤딩하기 위해 점프를 한 후 착지하다가 안쪽돌림을 동반한 무릎관절 젖힘현상이 발생하면서 갑자기 무릎부위에 통증을 호소하였다. 병원에 방문하여 검사한 결과, 앞십자인대 2° 삠 손상으로 진단받았고, 수술은 하지 않고 무릎관절에 대한 스포츠재활 프로그램을 진행하기로 결정하여 물리치료실에 방문하였다. 물리치료사로서 G씨에 대한 스포츠재활 프로그램을 어떻게 할 것인가?

1. 임상적 사고

① 앞십자인대를 포함한 무릎관절의 구조물에 대해 토의하시오.

② 앞십자인대 손상으로 인한 병적 역학과 손상기전에 대해 토의하시오.

③ 앞십자인대 삠의 손상 정도에 따른 분류에 대해 토의하시오.

④ 앞십자인대 손상에 대한 스포츠재활 프로그램에 대해 토의하시오.

2. 임상의견

① G씨의 치료를 위한 손상부위 평가를 결정하시오.

② 다른 임상연구에서 G씨와 유사한 사례를 찾고 이를 비교 · 조사하시오.

3. 결론

① G씨에게 적합한 스포츠재활 프로그램을 설계하고 이를 토의하시오.

② G씨에게 적용할 비수술적 스포츠재활 프로그램을 시기별 프로토콜에 대해 토의하시오.

CHAPTER

8

유산소운동

Aerobic Exercise

학습목표

1. 유산소운동의 정의를 설명할 수 있다.
2. 유산소운동의 생리적 반응을 설명할 수 있다.
3. 유산소운동 프로그램의 기초검사, 결정요인, 프로그램을 설명할 수 있다.
4. 유산소운동의 제한점을 설명할 수 있다.
5. 각 질환에 맞는 유산소운동 프로그램을 적용할 수 있다.

핵심용어

- 무산소운동(anaerobic exercise)
- 유산소운동(aerobic exercise)
- 에너지 시스템(energy system)
- 지구력(endurance)
- 애프터번 효과(afterburn effect)

Guiding question

1. 본인의 기초대사량을 구하시오.
2. 본인을 기준으로 ACSM에서 운동의 3요소 강도, 기간, 횟수를 이용하여 운동 프로그램의 강도를 결정하고 프로그램을 만드시오.
3. 무릎관절염 환자의 순환운동 프로그램을 만드시오.

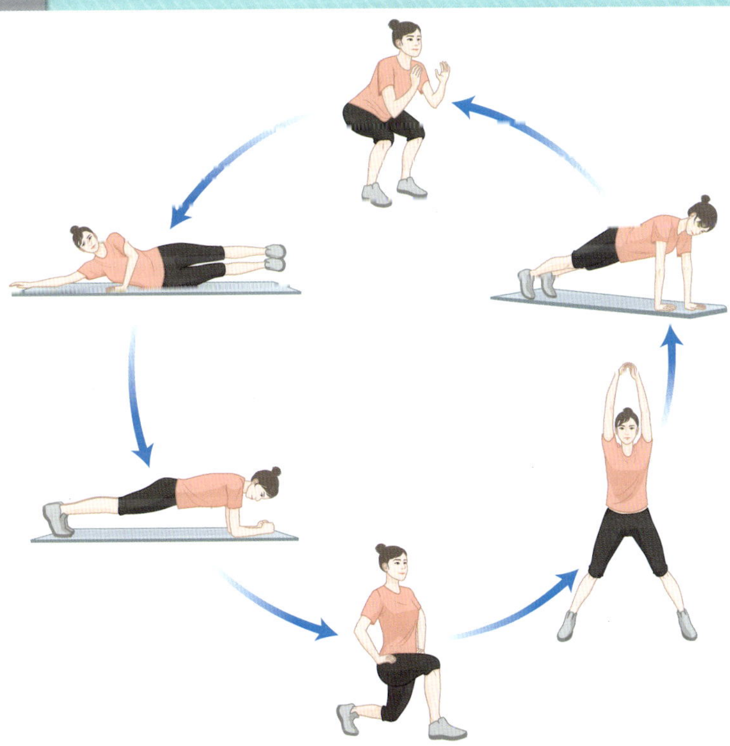

1 개요

1) 목적

유산소운동(aerobic exercise)은 운동에 필요한 에너지를 근육의 움직임을 통해 얻는 운동으로 생리학적으로는 지방(fat)과 글리코겐(glycogen)을 연소시킬 수 있는 강도와 시간으로 실시한다. 특별한 운동방법은 정해져 있지 않으며 젖산이 생성되는 강도 이하의 모든 운동을 포함하고 산소 요구량을 높이기 위해 전신운동 프로그램을 사용한다. 유산소운동은 근육의 에너지 대사기능 증가, 심장호흡지구력 향상에 효과가 있으며, 최근에는 지방 연소 효과 때문에 다이어트 프로그램(diet program)에 많이 사용한다.

유산소운동은 일반적으로 운동 시 에너지를 사용하기 때문에 미토콘드리아의 밀도와 크기, 근육섬유의 크기, 모세혈관의 혈액공급, 근육의 산화효소 수준 등에 의해 증가하며, 다음의 3가지 요소를 따른다.

① 운동은 충분한 강도, 기간, 횟수에 따른다.
② 운동은 심장혈관계와 근육계가 적응되어야 하며, 개개인의 지구력이 반영되어야 한다.
③ 운동은 한정성의 원리에 따른다.

유산소운동의 종류로는 걷기(파워 워킹), 등산, 달리기(조깅, 마라톤), 수영, 자전거(스피닝), 줄넘기, 에어로빅 등이 있다. 일반적으로 심장허파지구력 향상을 위해서는 고강도(최대심박수의 80~90%, 인터벌 트레이닝을 병행하면 90~100%)운동, 다이어트에는 중강도(최대심박수의 70~80%) 운동이 효과적이다. 최근에는 유산소운동의 과사용으로 인한 미세손상 등의 부작용을 최소화하기 위해 가능한 한 고강도운동이 권장된다.

(1) 장점

유산소운동은 모든 운동의 기초로 심장허파능력 및 심장허파지구력을 향상시키며 체내 산소농도를 증가시킨다. 심장허파능력의 향상은 일차적으로 일상생활활동(ADL)이나 지구력을 필요로 하는 모든 운동기능에 영향을 미친다. 이차적으로 육체활동이 많은 직업군, 뇌활동이 많은 직업군에서 높은 심장허파능력으로 같은 시간과 강도로 업무수행 시 피로도와 효율이 증가한다.

미국에서 여중 · 고생을 대상으로 한 중 · 고강도 인터벌 트레이닝 수행연구 결과, 대조군에 비해 학업능력이 높아졌다고 보고되었다. 또한 웨이트 트레이닝 등 무산소운동에는 높은 체내 산소농도가 필수적이며, 무산소운동이나 중량운동에도 충분한 심장허파능력 없이는 효율성이 크게 떨어지고, 신체 손상률이 높아진다.

(2) 단점

유산소운동의 단점은 운동 중 빈번히 손상이 발생하고 손상예방이 근본적으로 어렵는 점이다. 손상은 일차적으로는 삠(sprain), 단순 골절, 이차적으로는 영구적인 구조 및 조직 손상이 나타나며, 운동을 지속함에 따라 미세손상(micro tearing) 정도가 서서히 증가한다. 이러한 손상에도 운동 시 또는 운동 이후에 통증이나 불편함을 느끼지 못하는 이유는 장시간의 유산소운동은 신경계 반응으로 엔돌핀(endorphine)이 분비되어 통증을 차단하기 때문이다.

이러한 신경학적 작용에 따라 장시간의 유산소운동은 연골 및 인대 손상이 발생하여도 자각이 어렵고 과도한 유산소운동은 불가역적인 손상을 나타낸다. 21세기에 들어 고강도-단시간 운동이 유행하는 이유로는 미세손상으로 인한 부상의 위험성을 줄이기 위함이다.

(3) 애프터번 효과

애프터번 효과(afterburn effect)는 후연소 효과라고 하며, 고강도 인터벌 유산소운동의 효과로 나타나는 추가산소소비량과 소모열량이 최장 30~48시간까지 지속되는 상태를 말한다(그림 8-1).

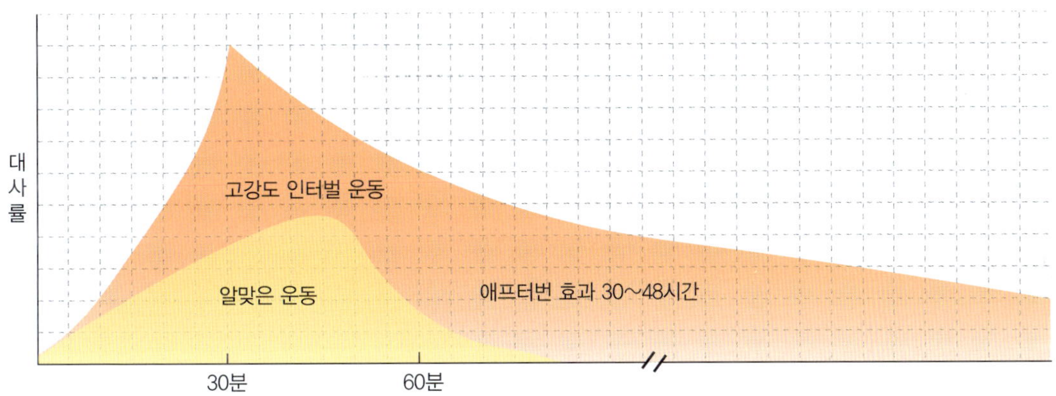

그림 8-1 애프터번 효과

(4) 유산소운동과 무산소운동의 비교

유산소운동이란 운동수행에 요구되는 대부분의 에너지 공급이 유산소성 대사로서 이루어지는 운동을 말한다. 유산소운동은 대체로 산소, 글리코겐과 지방 등이 필요로 하며, 강도가 낮고 오랜 시간 지속할 수 있는 운동이다. 유산소운동은 호흡 및 순환계에 적절한 자극을 부과하여 심장허파기능을 강화시킨다.

무산소운동이란 산소의 이용 없이 에너지를 생산하는 상태를 말하며, 짧은 시간에 큰 부하, 단거리 달리기처럼 심박수와 운동강도가 높고 많은 양의 산소가 필요하다. 무산소운동은 근력과 지구력을 높이고 민첩성과 조정력뿐만 아니라 유연성을 높여준다. 하지만 에너지를 소비하는 동안 젖산과 같은 부산물을 근육에 쌓이게 하여 통증과 피로를 유발한다(표 8-1).

표 8-1 유산소운동과 무산소운동의 비교

구분	유산소운동	무산소운동
주 에너지원	• 글리코겐, 지방	• 글리코겐
에너지 변환 속도	• 늦음 • 에너지가 만들어지는 시간 (산소공급의 시간이 필요함)	• 빠름 • 돌발적인 운동에도 반응함
에너지 지속성	• 장시간 지속	• 단시간 지속
산소 필요성	• 필요	• 불필요
대사산물	• 이산화탄소, 물	• 젖산(피로물질)
운동의 예	• 조깅, 걷기, 자전거 타기, 천천히 하는 수영	• 단거리 달리기, 웨이트 트레이닝, 배근육운동 등

2 에너지 체계

에너지란 일이나 활동을 할 수 있는 힘을 제공해 주는 원동력으로, 인체가 움직이고 활동하는 것은 근육 수축작용에 의해 일어나며 ATP와 같은 화학물질의 주 에너지원이다. ATP의 생성은 ATP-PC 회로, 무산소 에너지 체계(젖산 시스템), 유산소 에너지 체계에 의해 만들어지며, 최대 운동강도로 운동지속 시간은 무산소는 8초, 유산소는 3초 정도이다.

ATP를 생성하고 공급하기 위해서는 섭취한 음식들의 화학에너지가 생체활동에 따라 생체에너지로 전환되면서, 탄수화물 1g은 약 4kcal, 지방 1g은 약 9kcal, 단백질 1g은 약 4kcal의 열량을 발생시킨다.

1) 에너지 원

(1) ATP

ATP는 인체에서 가장 많이 사용되는 화학적 에너지 저장형태인 아데노신삼인산(Adenosine Tri Phosphate, ATP)으로, 운동수행에 직접적으로 사용되는 에너지 형태이다. 체내 ATP는 수초 정도의 빠른 시간 내에 고갈되고 여러 가지 에너지 대사 시스템을 동원하여 새로운 ATP를 합성한다(7~12kcal/mol)(그림 8-2).

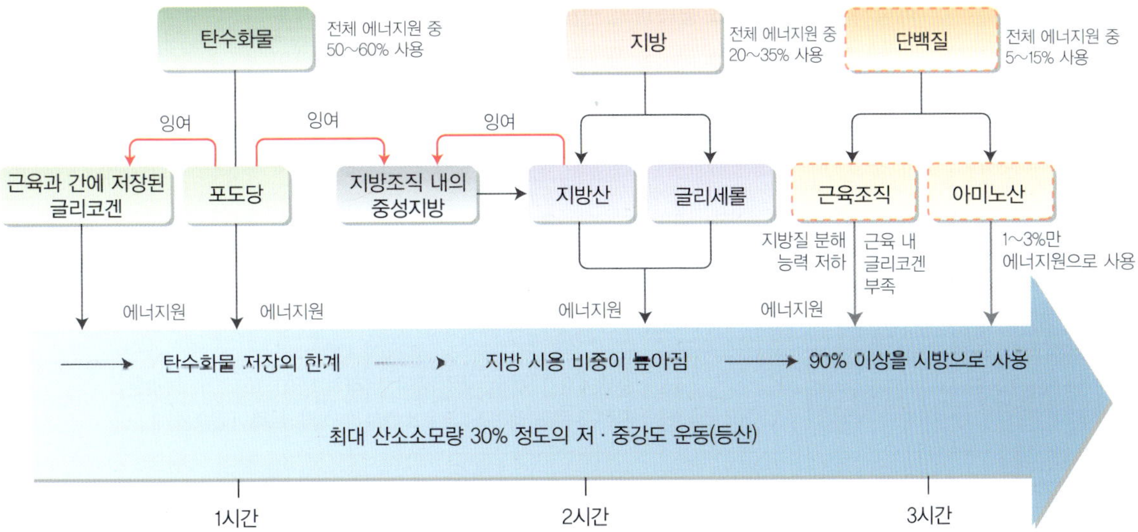

그림 8-2 에너지원의 사용순서

(2) 글리코겐

글리코겐(glycogen)은 인체에서 가장 많이 사용되는 에너지원인 포도당(glucose)의 중합체로 간, 근육에 저장되어 있다가 포도당이 필요할 때 글루코스로 분해된다. 근육의 글리코겐은 직접적으로 운동에 사용되고, 간의 글리코겐은 주로 혈당 조절에 사용된다(그림 8-2).

(3) 크레아틴 인산(PC)

크레아틴 인산(Phospho Creatins, PC)은 신체 내 고에너지 인산화합물로 뼈대근에 저장되어 있으며, 분해 시 다량의 에너지가 발생하여 ATP를 재합성하게 한다. 크레아틴은 간, 콩팥, 이자에서 합성되는 아미노산으로 고기, 생선, 우유에 많으며, 크레아틴 보충제는 크레아틴 인산의 고갈을 늦춰 일시적으로 운동수행능력을 향상시킨다(그림 8-2).

2) 무산소 에너지 체계

무산소 에너지 체계는 젖산 시스템(glycolytic & anaerobic & lactic)으로 근육에 저장된 글리코겐이나 글루코스를 분해하여 산소 없이 ATP를 생성하는 과정이다. 일반적으로 운동 시작 후 3분 정도면 고갈되며, 생성되는 ATP의 양은 많지 않지만 산소 없이 에너지 생성이 가능하고 빠른 에너지 생성이 가능한 시스템이다.

(1) ATP-PC 에너지 공급 체계

ATP-PC는 인원질 과정으로 ATP 고갈 후 가장 먼저 반응하는 에너지 생성 시스템으로, 크레아틴 인산이 크레아틴키나아제(creatine kinase)를 공급해서 ADP를 ATP로 재합성한다.

표 8-2 에너지 공급과 스포츠 종목과의 관계

운동시간	주된 에너지 공급계	스포츠 종목 예
30초 이내	ATP-PCr계	수영 50m, 골프 및 테니스, 달리기 100~200m, 야구(도루), 축구(골키퍼), 투포환, 풋볼
30초~1분 30초	ATP-PCr계와 해당계	수영 100m, 달리기 400m, 스피스 스케이트 500~1,000m
1분 30초~3분	해당계와 유산소계	수영 200m, 권투, 달리기 800m, 레슬링, 체조
3분 이상	유산소계	수영 400~1,500m, 구기 종목, 달리기 1,500~10,000m, 마라톤, 자전거 로드 레이스, 크로스컨트리 스키, 트라이애슬론

일반적으로 빠르고 폭발적인 힘을 발휘하는 고강도 운동 시 동원되고, 뼈대근 ATP는 15초 정도면 고갈되어 섭취한 음식물에서 나온 ATP를 이용해서 재합성한다.

크레아틴 인산 + ADP - (크레아틴키나아제) ⇨ ATP + 크레아틴(10.3kcal/mol)

(2) 젖산 에너지 공급 체계

젖산은 휴식기에 간에서 글리코겐으로 전환되고, 산소가 공급되면 피루브산은 젖산으로 전환되는 것이 아니라 아세틸 보조효소 A(acetyl coenzyme A)로 전환되어 미토콘드리아로 이동하여 유산소 시스템으로 들어간다.

글루코스 ⇨ 피루브산 ⇨ 2ATP + 2젖산

3) 유산소 에너지 체계

유산소 에너지 체계는 산소가 공급되는 상태로 운동 시작 3분 후 신체는 근육에 산소를 공급하게 되는데, 이때 글루코스가 미토콘드리아에서 산화를 통해 ATP를 공급한다. 포도당, 당원, 지방산, 아미노산 등의 영양소가 산화되어 아세틸 보조효소 A가 되고 ATP를 생성한다. 저강도의 운동으로 운동 시간이 길어지게 되면 대략 15분까지는 글리코겐을 이용해서 ATP 에너지를 사용하고, 운동 시간이 길어질수록 체지방을 에너지로 사용하는 비율이 높아진다.

포도당 + 산소 ⇨ CO_2 + H_2O + 38ATP

(1) 유산소성 해당과정

유산소성 해당과정은 세포질 내에서 포도당을 피루브산으로 산화시켜 에너지를 얻는 단계이다. 해당과정은 크게 에너지 투자기와 에너지 회수기로 구분한다. 에너지 투자기에서는 포도당 한 분자당 ATP 두 분자가 소비된다. 에너지 회수기에서는 포도당 한 분자당 ATP 네 분자와 전자전달물질(NADH) 두 분자가 생성되고, 포도당은 두 분자의 피루브산과 두 분자의 물로 분해된다. 생성된 전자전달물질(NADH)은 미토콘드리아로 이동하여 산화적 인산화에 사용된다.

포도당 ⇨ 2피루브산 + 2ATP + 2NADH

(2) TCA 회로

TCA 회로는 미토콘드리아 기질(mitochondrial matrix)에서 일어나는 유산소 에너지 대체로 일반적인 해당과정으로는 포도당이 가진 에너지의 일부만을 사용할 수 있는 형태로 전환할 수 있으며, 나머지 에너지는 피루브산에 남아 있다. 따라서 피루브산에 남아 있는 에너지를 사용하기 위해서는 TCA 회로를 거칠 필요가 있다. TCA 회로는 크렙스 회로(krebs cycle), 트리카르복시산 회로, 구연산 회로, 시트르산 회로로 생체 내 탄수화물, 단백질, 지방 대사 생성물이 피루브산 형태로 회로에 들어간다.

2피루브산 – (TCA 산화적 인산화반응) ⇨ 2(ATP + 4NADH + $FADH_2$)

(3) 산화적 인산화

산화적 인산화는 행당과정과 TCA 회로에서 생성된 고에너지 전자와 전자전달계를 이용하여 생명체가 사용할 수 있는 형태인 ATP를 생성하는 과정이다. 전자전달계는 전자전달물질(NADH)과 $FADH_2$가 양성자 농도경사에 의한 화학적 삼투로 미토콘드리아 밖으로 배출되면서 ATP가 생성된다.

2NADH(해당과정) + 8NADH(TCA회로) ⇨ 10 × 3ATP
$2FADH_2$(TCA 회로) ⇨ 2 × 2ATP
포도당 1분자 ⇨ 2ATP(해당과정) + 2ATP(TCA 회로) + 34ATP(전자전달계) = 38ATP

3 에너지 소모

인체의 에너지 소모를 나타내는 기초대사량(Basic Metabolic Rate, BMR)은 생명 유지에 필요한 최소한의 에너지이다. 기초대사량의 일일 소모 열량 비율은 60~70%, 활동을 위한 에너지 소모량(Thermic Effect of Exercise, TEE)은 의식적인 근육활동에 필요한 에너지로 15~30%, 식품 이용을 위한 에너지 소모량(Thermic Effect of Food, TEF)은 식품의 소화, 흡수, 대사, 이동, 저장을 위해 필요한 에너지 10%로서, 3가지로 구분한다.

1) 기초대사량

기초대사량이란 휴식상태일 때 어느 정도의 에너지를 소모하는지 나타낸 것으로 생명을 유지하기(심장박동, 호흡, 체온 유지 등) 위해 필요한 최소에너지 값이다. 일반적으로 기초대사량은 성별, 나이, 키, 몸무게 등 다양한 요소에 의해 영향을 받는다. 기초대사량은 우리가 하루에 소모하는 총 에너지의 60~70%를 차지한다.

(1) 남성의 기초대사량

개인의 신진대사율이나 근육량 등 신체적인 요소에 따라 차이가 있지만 일반적으로 남성은 체중 1kg당 1시간에 1kcal를 소모한다.

BMR = 66 + [13.8 × 몸무게(kg)] + [5 × 키(cm)] − (6.8 × 나이)

(2) 여성의 기초대사량

개인의 신진대사율이나 근육량 등 신체적인 요소에 따라 차이가 있지만 일반적으로 여성은 체중 1kg당 1시간에 0.9kcal를 소모한다.

BMR = 655 + [9.6 × 몸무게(kg)] + [1.8 × 키(cm)] − (4.7 × 나이)

2) 칼로리

칼로리는 열량의 단위로서, 1atm에서 순수한 물 1g을 14.5℃에서 15.5℃까지 1℃ 올리는 데 필요한 열량을 1kcal로 정의한다. kcal는 평균 cal의 1,000배를 가리키는 것으로 kcal로 표기한다.

3) 대사당량(METs)

METs(metabolic equivalent)는 운동강도를 나타내는 표시법의 하나로, 안정상태를 유지하는 데 필요한 산소량을 일하는 신진대사율과 휴식 신진대사율의 비율이다. 1METs는 1kcal/kg/시간으로 조용히 앉아 있을 때의 에너지 소모량과 같다. 또한 METs는 3.5mL/kg/min에 해당하는 산소 섭취량이다.

$$\text{대사당량(METs)} = \text{시간(분)} \times \left[\frac{\text{METs} \times 3.5 \times \text{체중(kg)}}{200} \right]$$

4) 활동의 분류

활동하는 동안 소모되는 분당 에너지 소모, 분당 산소 소모, METs에 따라 약/중/강도의 활동으로 구분하며, 일반적인 활동에서 나타나는 에너지 소모에 따라 1~10단계로 구분한다(그림 8-3, 표 8-3).

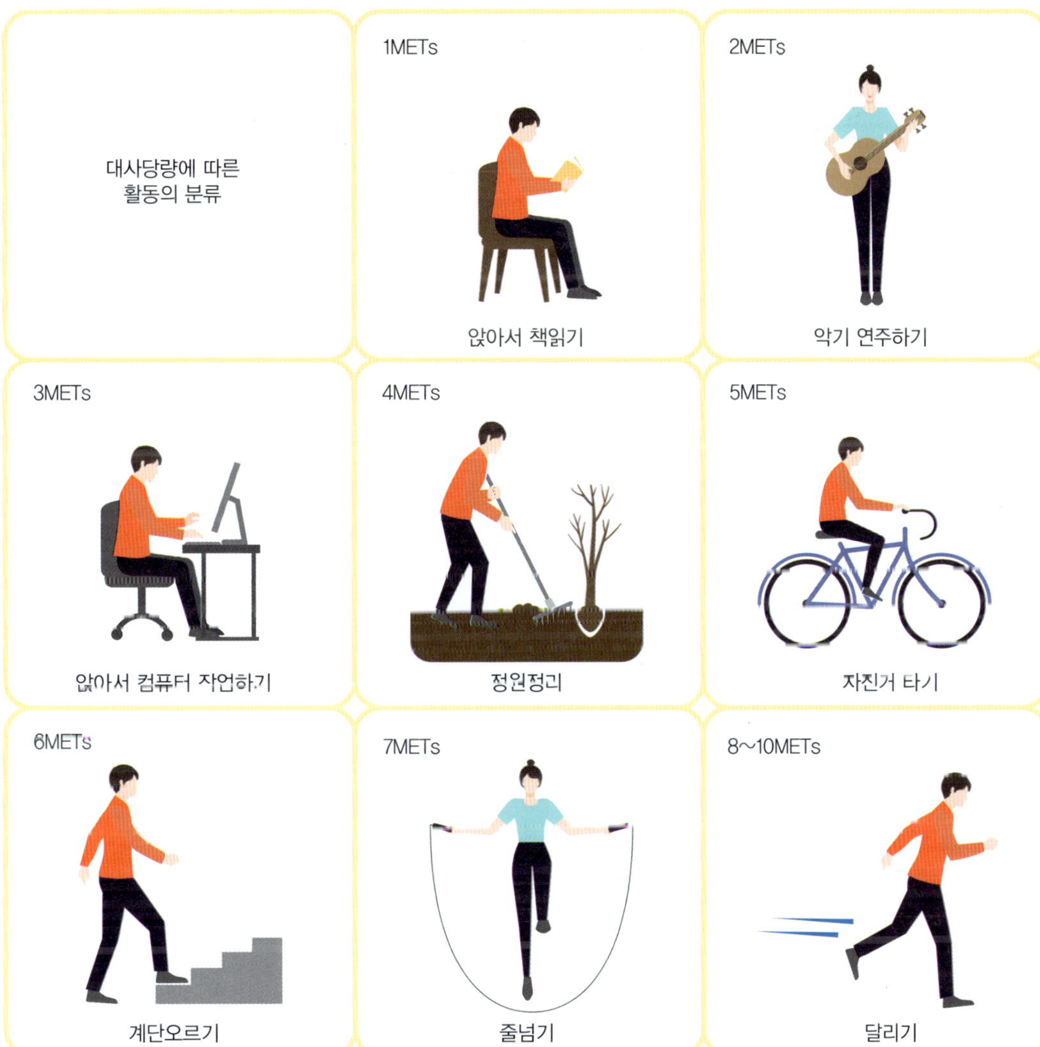
대사당량에 따른
활동의 분류
1METs
앉아서 책읽기
2METs
악기 연주하기
3METs
앉아서 컴퓨터 작업하기
4METs
정원정리
5METs
자전거 타기
6METs
계단오르기
7METs
줄넘기
8~10METs
달리기

그림 8-3 대사당량(METs)에 따른 활동별 에너지 소모

(1) 경노동

경노동(light labor)은 분당 에너지 소모(2.0~4.9kcal/min), 분당 산소 소모(6.1~15.2mL O_2/kg), METs(1.6~3.9 METs)가 필요하다.

(2) 중노동

중노동(heavy labor)은 분당 에너지 소모(7.5~9.9kcal/min), 분당 산소 소모(23.0~30.6mL O_2/kg), METs(6.0~7.9 METs)가 필요하다.

표 8-3 운동별 METs 값과 운동강도

운동수준	METs	활동
매우 가벼운 (very light)	1.3	서 있기
	1.5	앉아서 책읽기, 전화하기
	1.8	앉아서 수업듣기, 공부하기, 필기하며 말하기
가벼운 (light)	2.0	천천히 걷기[1.6~3.2km(1~2마일)/hr], 악기 연주하기 손쉬운 정원정리, 손쉬운 사무실 청소 등
라이트 플러스 (light plus)	2.5	계단 내려오기, 음식하기, 쇼핑, 개와 산책하기
	2.5~3	보통으로 걷기[3.2~4km(2~2.5마일)/hr], 천천히 춤추기, 골프(카트이용), 낚시하기
	3.0	서서 보통으로 일하기, 환자 돌보기, 버스 또는 트럭 운전하기, 자동차 세차하기
중등도로 활발한 (moderate vigorous)	3.5	걷기[1.6km(1마일)], 수중운동, 골프(카트없이), 걸으며 일하기
	4	걷기[1.6km(1마일)], 계단오르기, 춤추기, 자전거 타기(10mph 이하)
활발한 (moderate vigorous plus)	4.5	천천히 수영하기
	5	걷기[1.6km(1마일)], 복식테니스
활발한 (vigorous)	6	낮은 속도 조깅[1.6km(1마일)], 인라인 스케이트, 복식 테니스(달기기 허용)
	6~7	하이킹
	6~8	노 젓기, 카약 타기
	6~10	자전거 타기[16~25km(10~16마일)/hr], 수영하기, 에어로빅
	7~12	단식테니스, 스쿼시
	8	조깅[1.6km(1마일)], 스키 타기
	10	9.6km(6마일)/hr 달리기
	13.5	12.8km(8마일)/hr 달리기
	16	16km(10마일)/hr 달리기

4 유산소운동의 생리적 반응

1) 운동에 대한 심혈관계 반응

운동에 의한 뼈대근육의 활동은 1차적으로는 근육에 나타나며, 2차적으로 자율신경계를 활성화시킨다. 교감신경계는 비활동근육의 말초혈관 수축, 심장근육 수축 증가, 심박수 증가, 수축기 혈압을 증가시키고, 반응의 정도는 운동에 참여한 근육의 양과 운동강도에 비례하고, 운동 후 콩팥(kidney)에서 혈액량 감소 및 소변량 감소가 나타닌다.

(1) 심장의 반응

운동 시 교감신경활동 증가에 따른 미주신경자극 감소로 굴심방결절의 탈분극 횟수 증가, 심박수 증가가 나타난다.

(2) 말초의 반응

운동 시 전반적인 혈관 수축은 비활동근육, 콩팥, 간, 지라, 내장 등의 혈액을 근육으로 보낸다. 자율신경계는 마그네슘(Mg), 칼슘(Ca), ADP, 혈중 이산화탄소(P_{CO_2})와 같은 대사산물에 의해 심혈관계로 조절한다. 일반적으로 활동근육은 동맥 저항을 감소시켜 혈액 흐름을 좋게 하고, 비활동근육 및 활동근육의 정맥을 수축된 상태로 만들고 전체적인 말초저항을 감소시킨다.

2) 운동에 대한 호흡계의 반응

운동은 1차적으로 해당 근육의 산소요구도를 증가시키며, 이에 따라 2차적으로 허파에서 동맥은 산소(O_2)를 더욱 많이 해리시키고, 근육에서 정맥은 혈중 이산화탄소(P_{CO_2}), 수소(H)의 증가로 나타난다. 해당근육에서는 추가적으로 체온 상승, 에피네프린 증가, 관절과 근육수용기의 자극 증가가 일어난다.

(1) 근육에 대한 산소공급의 반응

운동 시 활동근육은 더욱 많은 산소를 사용하기 때문에 국소조직에 산소분압(P_{O_2}) 감소, 산소분압이 감소됨에 따라 헤모글로빈에서 산소해리가 촉진된다. 이산화탄소가 많이 생성될수록 조직은 수소이온 농도가 상승하여 산성화되고, 조직의 온도는 상승한다. 산소분압이 증가할수록 헤모글로빈의 산소해리가 증가된다.

(2) 산소소비량을 결정하는 인자

운동 시 근육의 산소소비량 결정은 근육의 혈관분포도, 근육섬유의 분포도, 미토콘드리아의 수, 근육섬유에 존재하는 미토콘드리아의 산화효소에 의해 결정되며, 근육의 산화능력은 동맥혈과 정맥혈의 산소함량의 차이인 동 · 정맥 산소포화도에 의해 결정된다.

3) 운동시간에 따른 에너지 대사의 변화

운동시간에 따른 에너지 대사의 변화는 운동시작 시 근육세포에 저장된 ATP는 2초 이전에 완전 고갈되며, ATP-PC체계에 의해 ADP를 ATP로 재합성하여 에너지를 운동시작 10초까지 생산한다. 무산소 에너지 체계인 젖산 해당과정을 통해 근육 내 글리코겐 및 글루코스를 산소 없이 분해하여 1분 정도까지 ATP를 생성한다. 유산소 에너지 체계는 산소를 공급받아 미토콘드리아에서 글루코스의 산화를 통해 ATP를 생성하여 움직임을 지속해 나간다(그림 8-4).

4) 운동 후 생리적 변화

(1) 심혈관계의 변화

안정 시 교감신경계의 긴장이 감소됨에 따라 부교감신경(미주신경)의 긴장도가 증가하여 맥박수가 감소한다. 또한 말초혈관 저항성 감소로 혈압이 내려가며, 활동근육의 혈류량이 감소하고 심장근육의 산소소비량이 감소한다.

(2) 호흡기계의 변화

안정 시 허파용적이 커지며 확산능력이 커지고 운동 중 분당 환기량이 커지며 환기효율성이 커진다.

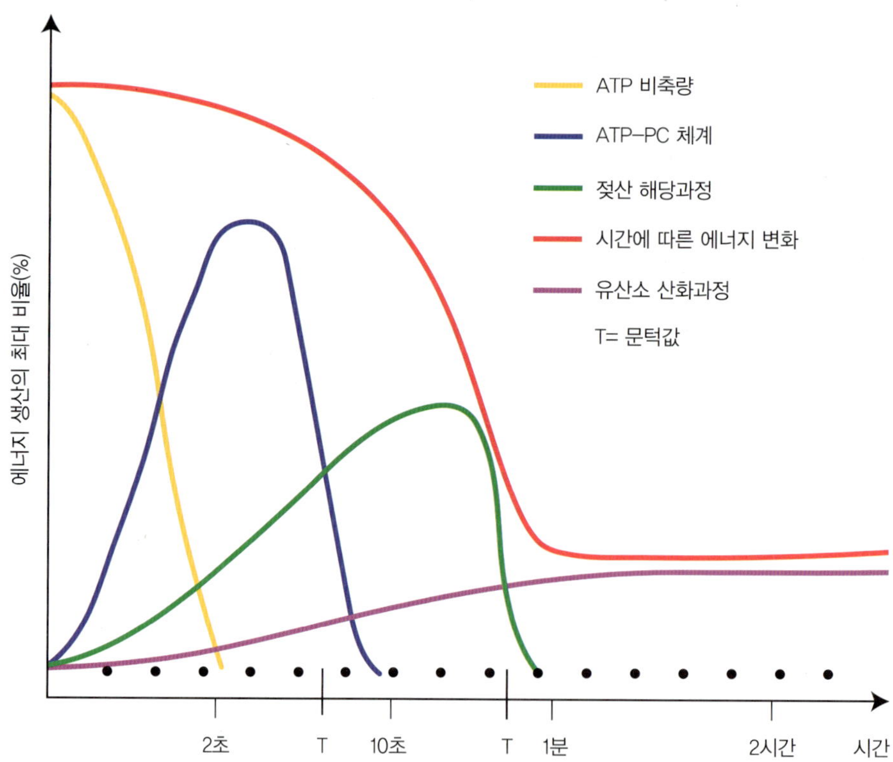

그림 8-4 운동시간에 따른 대사 변화

(3) 대사의 변화

안정 시 근육은 비대와 모세혈관의 밀도 증가 및 미토콘드리아 수와 크기의 증가로 ATP 생산능력이 증가한다. 운동 중 최대하(submaximum) 작업에서 글리코겐의 고갈속도를 감소시키고, 지방의 이동 및 산화능력을 증가시킨다.

5 운동 프로그램을 위한 기초검사

1) 건강한 사람의 피트니스검사

피트니스검사는 안정된 상태의 심박수를 구하여 현재 환자의 피트니스상태를 확인하고 목표 심박수를 결정하여 실시한다. 목표 심박수는 환자의 나이와 질병상태 등을 고려하여 최대 심박수를 구하고 트레드밀, 고정식 자전거 등을 사용한 운동을 실시하여 VO_2max와의 상관관계를 알아본다(표 8-4).

① 운동을 꾸준히 하는 사람은 2.4km(1.5마일)을 달리는데 걸린 시간 또는 12분 동안에 달린 거리를 측정하는 방법을 사용한다.

② 운동을 꾸준히 하지 않은 사람은 1.6km(1마일) 걷기, 6분 걷기, 스텝검사를 사용한다.

2) 회복기 환자와 잠재적 위험이 있는 사람의 스트레스검사

(1) 스트레스검사의 원칙

- 환자의 안정 심박수를 통한 피트니스상태 평가
- 최대 심박수와 목표 심박수를 이용한 부하량 조정
- 조기 부하량은 피검자의 예상되는 유산소 역치보다 낮게 설정
- 각각의 부하량은 1분 이상 유지
- 증후가 발생하거나 ECG에 비정상적인 반응이 나타나면 검사 중단

(2) 검사 중단의 종료 지표

- 피검사가 중단을 요구할 때
- 진행성 협심증
- 부하량 증가 시 수축기 혈압의 유의한 감소
- 가벼운 두통, 정신착란, 창백, 청색증, 오심, 말초순환부전
- 심전도상 4mm 이상의 ST파 하강을 포함한 비정상적인 ECG 반응
- 과도한 혈압 상승

표 8-4 나이에 따른 최대 심박수와 목표 심박수와 안정 심박수 수준

■ 심박수

구분	공식 및 내용
최대 심박수	• HR_{max}: maximum heart rate • Karvonen 공식 = 220 − 나이 • 체력 수준이 높은 선수 = 210 − (0.5 × 나이)
목표 심박수	• THR(target heart rate) = (최대 심박수 − 안정 시 심박수) × 운동 목표 강도(%) + 안정 시 심박수 • %HR_{max} 공식 = 최대 심박수 × 운동 목표 강도(%) × 1.15 • ACSM 권장 = 최대 심박수 60~90%, 안정 시 심박수 × 운동 목표 강도(40~85%) + 안정 시 심박수

■ 휴식 시 안정 심박수

• 여성

건강상태 \ 나이	18~25	26~35	36~45	46~55	56~65	65+
운동선수(athlete)	54~60	54~59	54~59	54~60	54~59	54~59
탁월한(excellent)	61~65	60~64	60~64	61~65	60~64	60~64
좋은(good)	66~69	65~68	65~69	66~69	65~68	65~68
평균 이상(above average)	70~73	69~72	70~73	70~73	69~73	69~72
평균(average)	74~78	73~76	74~78	74~77	74~77	73~76
평균 이하(below average)	79~84	77~82	79~84	78~83	78~83	77~84
부족한(poor)	85+	83+	85+	84+	84+	84+

• 남성

건강상태 \ 나이	18~25	26~35	36~45	46~55	56~65	65+
운동선수(athlete)	49~55	49~54	50~56	50~57	51~56	50~55
탁월한(excellent)	56~61	55~61	57~62	58~63	57~61	56~51
좋은(good)	62~65	62~65	63~66	64~67	62~67	62~65
평균 이상(above average)	66~69	66~70	67~70	68~71	68~71	66~69
평균(average)	70~73	71~74	71~75	72~76	72~75	70~73
평균 이하(below average)	74~81	75~81	76~82	77~83	76~81	74~79
부족한(poor)	82+	82+	83+	84+	82+	80+

3) 운동자각도

운동자각도(Brog's scale)는 운동을 하면 혈압과 심박수가 비례하여 상승하는데, 이 중 심박수가 올라가는 정도에 따라 운동강도를 결정하게 된다. 심박수가 적게 상승하면 비효율적인 운동강도가 되고, 과하게 상승하면 과운동이 되므로 주의해야 한다(표 8-5).

표 8-5 Brog's 운동자각도

<table>
<tr><th>RPE 지수</th><th>심박수</th><th>호흡</th><th>훈련강도</th><th>심장박동 정도</th><th>운동 유형</th></tr>
<tr><td>6</td><td rowspan="2">40~69</td><td>의식하지 못 함</td><td rowspan="4">1</td><td rowspan="4">50~60%</td><td rowspan="4">준비운동</td></tr>
<tr><td>7</td><td rowspan="3">아주 가벼움</td></tr>
<tr><td>8</td><td rowspan="2">80</td></tr>
<tr><td>9</td></tr>
<tr><td>10</td><td rowspan="2">80~100</td><td rowspan="3">호흡은 깊어지지만 편안하게 대화할 수 있음</td><td rowspan="3">2</td><td rowspan="3">60~70%</td><td rowspan="3">가벼운 근력회복 운동</td></tr>
<tr><td>11</td></tr>
<tr><td>12</td><td rowspan="2">100~129</td></tr>
<tr><td>13</td><td rowspan="2">대화하기에 호흡이 다소 힘들어지는 게 느껴짐</td><td rowspan="2">3</td><td rowspan="2">70~80%</td><td rowspan="2">유산소운동</td></tr>
<tr><td>14</td><td>130~139</td></tr>
<tr><td>15</td><td>140~149</td><td rowspan="2">호흡하는 게 힘들어지기 시작함</td><td rowspan="2">4</td><td rowspan="2">80~90%</td><td rowspan="2">무산소운동</td></tr>
<tr><td>16</td><td>150~159</td></tr>
<tr><td>17</td><td>160~169</td><td rowspan="2">호흡이 거칠고 불편하며, 대화하기 어려움</td><td rowspan="4">5</td><td rowspan="4">80~90%</td><td rowspan="4">최대 산소섭취가 필요한 운동</td></tr>
<tr><td>18</td><td>170~179</td></tr>
<tr><td>19</td><td>180~189</td><td>호흡이 극도로 힘듦</td></tr>
<tr><td>20</td><td>190 이상</td><td>호흡 시 최대의 노력이 필요함</td></tr>
</table>

4) 트레드밀 유산소능력검사 프로토콜

유산소운동은 주로 트레드밀이나 고정자전거를 이용하고 매회 운동은 5~10분간 준비운동, 30~50분간 본 운동, 5~10분간 정리운동으로 총 1시간 정도 이루어지지만, 운동능력이 떨어지거나 수술 후 시기에 따라 적절히 조절한다.

(1) 브루스 프로토콜

브루스(bruce) 프로토콜은 건강한 성인, 위험요인이 높은 사람의 유산소능력을 검사하는 프로토콜로, 검사방법과 위험요인에 주의하며 검사한다(그림 8-5-A).

- 검사방법: 건강한 성인은 최초 부하 경사도 10%, 1.7mph, 3분 이후 매 3분마다 경사도 2% 증가, 0.8~0.9mph 증가(2~3METs), 대상자가 올아웃(all-out)될 때까지 검사를 진행한다.
- 위험요인이 높은 사람은 최초 부하 경사도 5%, 1.7mph, 3분 이후 건강한 성인과 동일하게 적용한다.

(2) 수정된 브루스 프로토콜

수정된 브루스(modified bruce) 프로토콜은 성인병 고위험요인이 있는 사람의 유산소능력을 검사하는 프로토콜로, 검사방법과 위험요인에 주의하며 검사한다(그림 8-5-B).

- 대상자: 성인병 고위험요인이 있는 사람
- 검사방법: 최초 부하 경사도 0%, 1.7mph, 3분 이후 9분까지 매 3분마다 속도는 1.7mph로 고정하고 경사도 5% 증가, 9분 이후는 매 3분 마다 속도는 0.8~0.9mph 증가(2~3METs), 경사도 2% 증가한다. 대상자가 올아웃(all-out)될 때까지 검사를 진행한다.
- 브루스 프로토콜의 최초 부하나 단계별 증가폭이 높은 단점을 보완하기 위해 적게 적용한다.

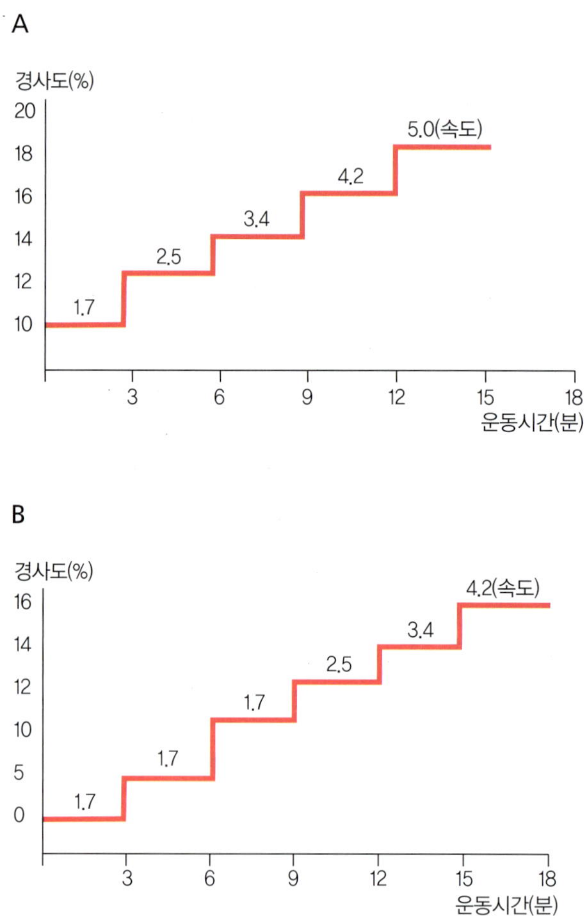

그림 8-5 브루스 프로토콜과 수정된 브루스 프로토콜

A. 브루스 프로토콜 B. 수정된 브루스 프로토콜

6 운동 프로그램의 결정요소

미국스포츠의학회(American College of Sports Medicine, ACSM)는 운동의 3요소 강도, 기간, 횟수를 이용하여 운동 프로그램의 강도를 결정하고, FITT는 빈도, 강도, 시간, 유형의 4가지 요소를 사용한다(표 8-6).

- 운동 빈도(Frequency): 얼마나 자주 할 것인가(주 3회, 주 5회, 매일 등)?
- 운동 강도(Intensity): 얼마나 힘들게 할 것인가(저강도, 중강도, 고강도 운동)?
- 운동 시간(Time): 얼마나 오랫동안 할 것인가(30분, 1시간, 1시간 30분 등)?
- 운동 형태(Type): 어떤 운동을 할 것인가(유산소운동, 근력운동, 유연성운동 등)?

표 8-6 운동의 형태에 따른 FITT공식

	유산소운동	유연성운동	지구력훈련	근력강화	신체조성운동
F	• 3~5회/주	• 매일 • 준비운동, 마무리운동	• 매일: 동일한 근육군 적용 시 • 3~4회/주	• 3회/주 • 매번 다른 근육군 적용	• 매일 • 식이 영양조절
I	• 최대 심박수의 60~90%	• 15~30초 유지운동 • 전신운동 • 1~3회 반복	• 15회 반복: 체중의 50% 중량 • 1~3회 반복: 자기체중 이용 시 • 8~12회 운동 프로그램	• 1회 70~90, 최대중량 • 14회 세트 • 8~12회 운동 프로그램	• 가벼운 운동
T	• 15~60분	• 10~20분	• 30~60분	• 15~60분	• 30~60분
T	• 큰근육 • 지속적이고 리듬있는 달리기, 사이클링, 수영	• 정적신장 • 조절된 동적 신장	• 저항운동 • 체중을 이용한 저항훈련 • 순환운동	• 저항운동	• 유산소운동 • 걷기, 달리기, 자전거 타기, 수영

1) 운동 강도

운동 강도의 결정은 과부하 원리와 특이성 원리를 기초로 한다. 신체반응은 개인과 피트니스 수준에 따라 최대 심박수의 60~90%(VO_2max의 50~85%)에서 발생한다. 최대 심박수의 70%는 운동을 꾸준히 하거나, 건강한 젊은층에서 신체반응을 일으킬 수 있는 최소 수준으로 자극하고, 앉아서 생활하는 사람이나 컨디션이 저조한 사람은 VO_2max의 40~50%인 낮은 운동강도로 실행한다(그림 8-6).

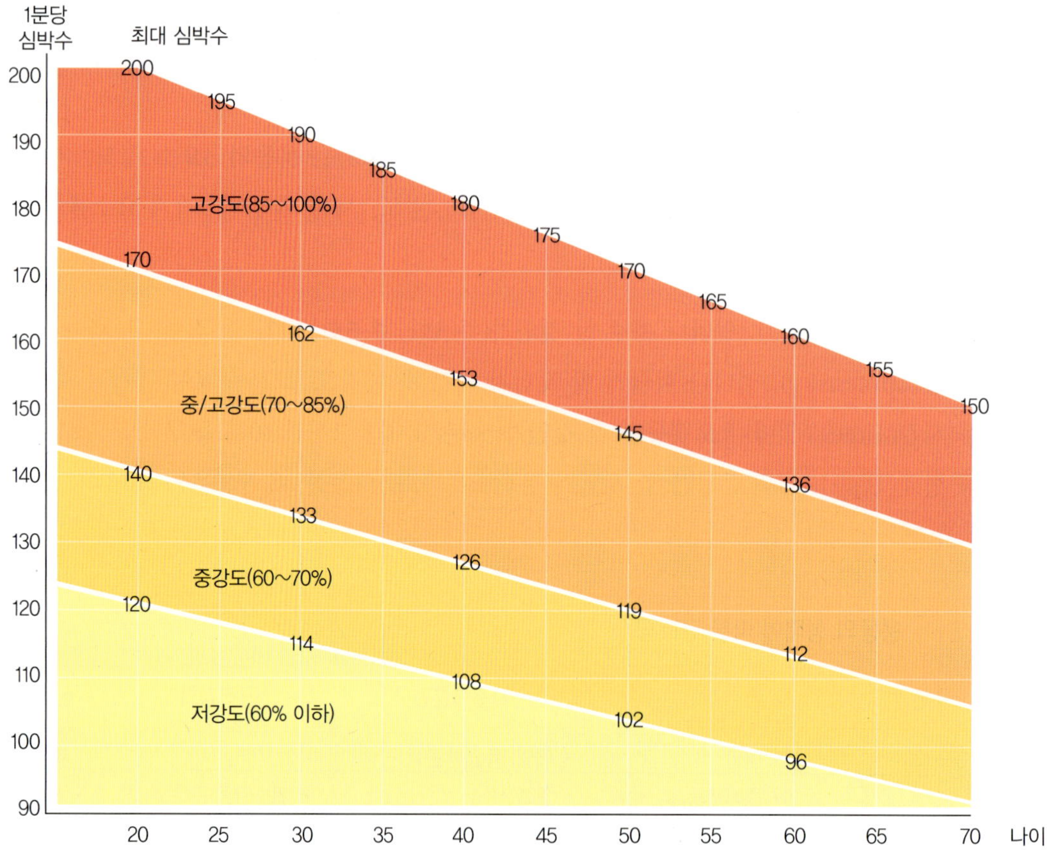

그림 8-6 나이에 따른 운동강도

2) 운동 시간

운동 시간은 목표 심박수 및 최대 심박수의 60~70%에 도달하는 20~30분의 시간이 적절하며, 운동 강도가 목표 또는 최대 심박수 역치 이하일 경우에는 45분 동안 계속적인 운동이 적절한 과부하를 주게 된다. 하지만 일반적으로 45분 이상의 운동은 근육뼈대계에 합병증을 일으킬 위험이 커지게 되므로 주의하여야 한다.

3) 운동 빈도

운동 빈도는 운동의 형태에 따라 유산소운동, 지구력훈련, 근력강화훈련은 주당 3~4회, 유연성훈련은 매일 시행한다.

4) 운동 형태

운동은 형태에 따라 큰 근육군 또는 전신근육이 율동적이면서 유산소상태로 활성화되어야 한다.

7 운동 프로그램

운동 프로그램은 운동의 효과를 높이고 운동 중 발생하는 손상을 최소화하기 위하여 준비운동, 유산소운동, 마무리운동의 3단계로 실시한다.

1) 준비운동

(1) 목적

신체활동을 실시하기 전 생리적 반응 증가, 근육뼈대계의 상해 예방과 감소를 목적으로 한다.

① 근육의 온도가 상승한다.
온도가 높을수록 결합조직의 점탄성이 낮아지고 신경전도속도(NCV)는 증가되어 근육수축의 효율성이 높아진다.

② 산소요구량이 증가한다. 헤모글로빈에서 산소해리는 온도가 높을수록 촉진되고 산화과정이 용이해지므로 따뜻한 근육일수록 산화작용이 활발하게 일어난다.

③ 산소공급을 증가시켜 산소결핍과 젖산의 생성이 최소화된다.

④ 운동자극에 따른 신경 및 호흡 중추의 예민한 적응작용이 이루어진다.

⑤ 정맥혈의 환류량의 증가하고, 먼쪽 부위의 혈류가 중심부로 이동한다.

(2) 위험예방

① 유연성 증가로 인한 근육뼈대계 손상을 방지한다.
② 심전도상의 허혈성 변화 및 부정맥의 발생을 감소시킨다.

(3) 운동방법

① 유연한 체조, 정적인 뻗침운동, 천천히 달리기, 10분 간의 전신동작운동 등을 실시한다.
② 심박동수의 20bpm 이내의 운동을 실시한다.
③ 피로유발과 열량을 감소시키지 않는 운동을 실시한다.
④ 근육과 신체중심 온도를 증가시키는 운동을 실시한다.

2) 유산소운동

큰 근육군에 최대하 저항, 규칙적, 반복적, 역동적인 운동이 강조되어야 하고 훈련방법에는 지속훈련, 간격훈련, 순환훈련, 순환-간격훈련이 있다(그림 8-7).

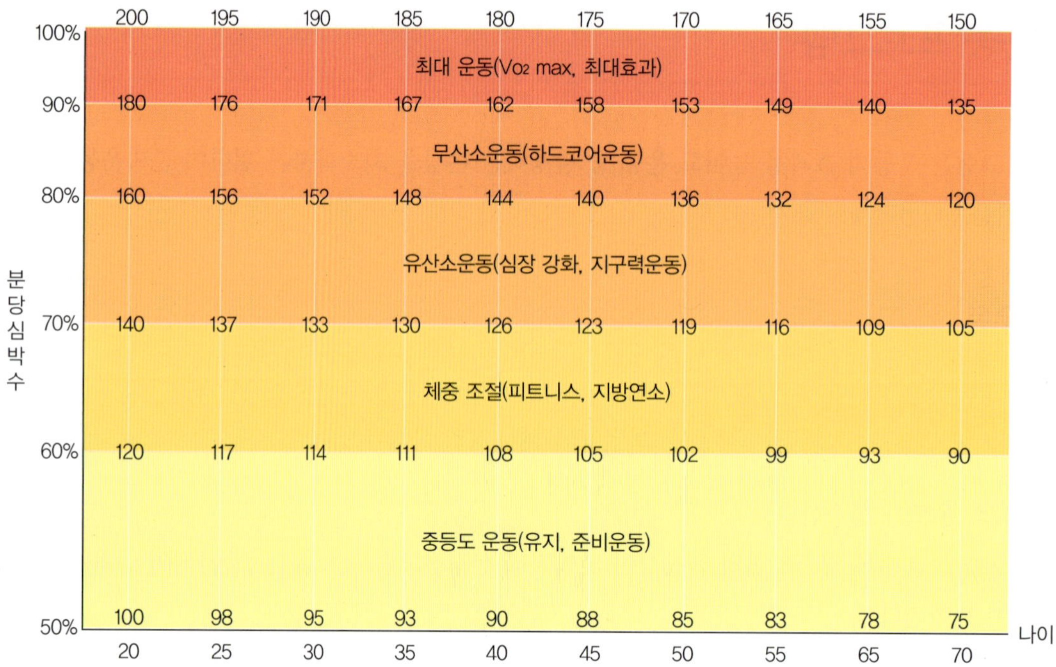

그림 8-7 운동형태에 따른 목표 심박수

(1) 지속훈련

지속훈련(continuous training)은 운동기간 내 느린연축섬유에 최대하의 에너지가 요구되며, 운동 시간은 20~60분 동안 지속한다. 지구력을 효과적으로 상승시킬 수 있다.

(2) 간격훈련

간격훈련(interval training)은 운동 중 적절한 이완이나 휴식을 제공하는 것으로, 순발력과 파워를 증가시킨다. 일반적으로 운동과 휴식은 1:1, 1:1.5가 효과적이다.

(3) 순환훈련

순환훈련(circuit training)은 4~10가지의 움직임을 연속적인 동작으로 구성하며 큰 근육과 작은 근육, 정적 동작과 동적 동작을 적절히 병행하는 훈련형태로 순발력과 지구력을 증가시킨다(그림 8-8).

(4) 순환-간격훈련

순환-간격훈련(circuit interval training)은 무산소운동과 ATP를 생성하는 유산소운동을 병행하는 훈련방법이다.

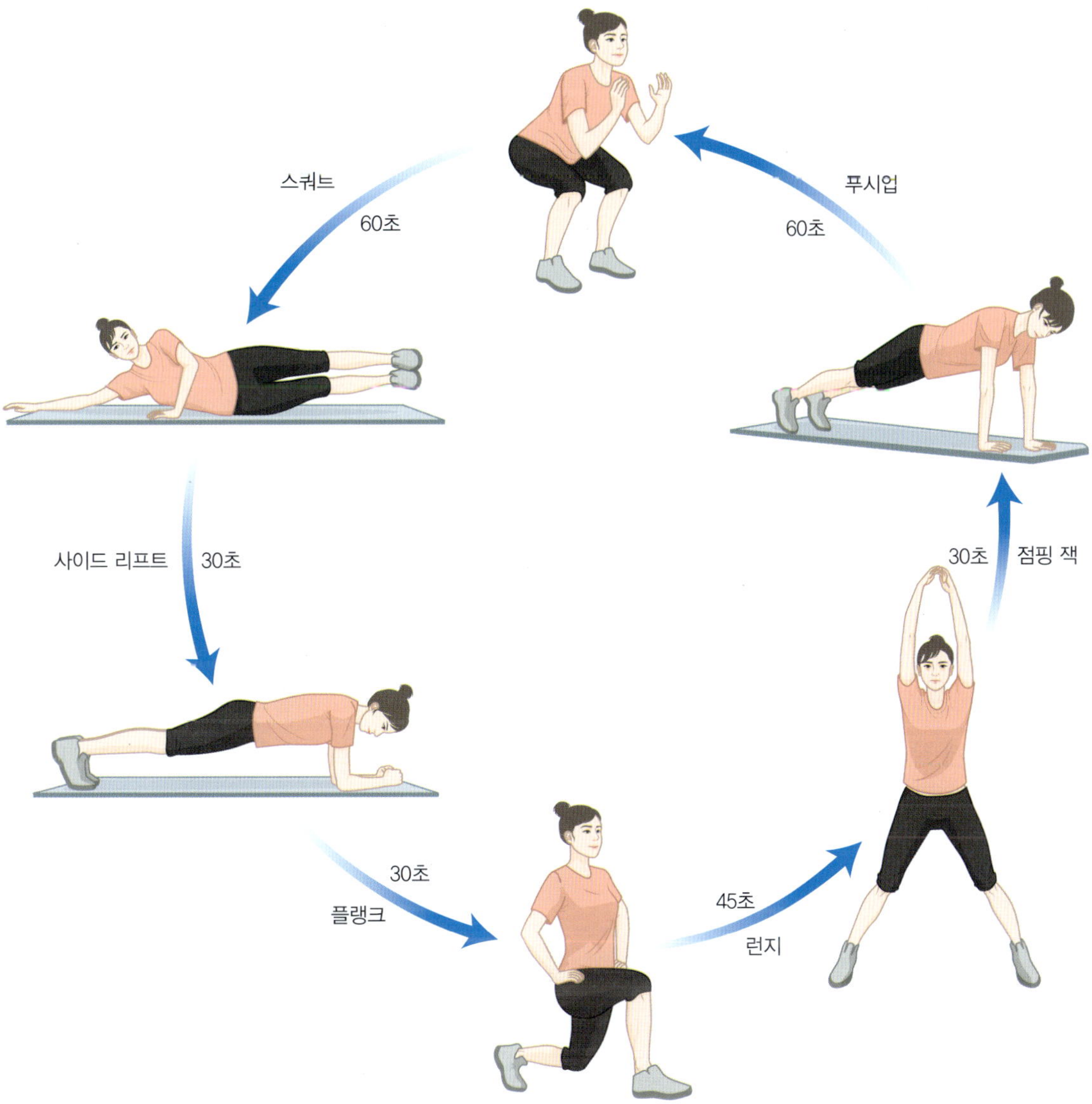

그림 8-8 순환훈련의 형태

3) 마무리운동

(1) 목적

① 정맥의 환류를 유지하기 위하여 근육을 계속 사용하므로 팔과 다리의 울혈을 예방한다.

② 심장과 뇌로 가는 혈류량의 증가로 어지러움을 예방한다.

③ 대사산물의 산화 및 에너지가 보충되는 회복기간을 단축시킨다.

④ 심근 허혈과 부정맥 합병증을 예방한다.

(2) 운동방법

① 유연한 체조와 같은 전신운동이 적당하다.

② 5~10분 정도 실시한다.

8 운동에 따른 생리적 변화

1) 심혈관계의 변화

(1) 운동 중 변화

심근의 수축성을 증가시키고 왼심실의 용량 및 박출량을 증가시킨다. 박출량 증가는 최대 운동으로 일어나지만 최대하 운동에서는 일어나지 않으며 VO_2max이 클수록 작업능력도 증가한다. 증가된 심박출은 활동근육에 산소운반을 증가시킨다. 하지만 활동근육의 kg당 혈류량은 혈액량의 증가에도 불구하고 운동하는 근육의 혈관에 문합되어 감소하고 운동강도에 따라 심장근육의 산소소비량이 감소한다.

(2) 휴식 시 변화

자율신경계의 흥분성이 떨어지고 교감신경의 긴장이 감소됨에 따라 부교감신경의 긴장이 상대적으로 증가되어 혈압하강 및 말초혈관의 저항감소가 일어난다. 혈압 및 말초혈관의 저항감소는 수축기 혈압이 가장 크게 감소하고, 고혈압이 있는 사람에게서 현저하게 나타난다. 일반적으로 혈액량과 Hb의 증가는 각 계통의 산소운반능력을 촉진시킨다.

2) 호흡기계의 변화

(1) 운동 중 변화

최대 환기능력은 변함없이 허파용적의 증가와 허파꽈리와 모세혈관의 표면적 증가로 확산능력이 더욱 커지고 최대 확산능력의 변화 없이 산소소비량은 같더라도 환기량은 더 낮아지며 최대 분당 환기량 및 환기의 효율성은 증가한다.

(2) 휴식 시 변화

1회 호흡량은 변화가 없고 허파의 기능이 증가되기 때문에 허파용적이 확산능력이 커짐에 따라 증가하고 허파용적, 허파꽈리와 모세혈관의 표면적이 증가한다.

3) 대사의 변화

(1) 운동 중 변화

최대하 작업에서는 근육 글리코겐의 고갈속도가 감소한다. 지방의 이동 및 산화능력이 증가하고 지방의 분해 및 대사성 효소의 증가한다. 최대하 작업에서 혈중 젖산 수준이 더욱 낮아진다. ATP PC 체계에 대한 의존성이 감소되며, 탄수화물의 산화능력이 증가한다. 미토콘드리아의 산화 잠재성 증가 및 근육 내 글리코겐 저장성이 증가한다.

(2) 휴식 시 변화

근육의 비대와 모세혈관 밀도의 증가, 미토콘드리아의 수와 크기 증가로 유산소적인 ATP 생산능력이 증가하고, 근육의 마이오글로빈 농도를 증가시킨다. 근육의 마이오글로빈은 산소운반능력을 증가시키고, 마이오글로빈은 미토콘드리아의 산소 확산률을 증가시킨다.

임상의사결정 Clinical decision making_사례

S그룹 본부장인 H씨는 국제적 경제 이슈의 대처방안을 마련하기 위해 동분서주 하고 있었다. 밤샘 회의 이후 사우나에서 휴식 도중, 가슴통증으로 병원에 내원하였다. 물리치료사는 검사와 평가를 통해 환자의 상태를 확인하고 효과적인 회복을 위한 유산소운동 방법을 찾으려 한다.

1. 임상적 사고

① 가슴통증의 특성 및 발생 시 일어나는 특징에 대해 토의하시오.

② 유산소운동에 대해 토의하시오.

③ 유산소운동의 종류에 대해 토의하시오.

2. 임상의견

① H씨의 가슴통증 및 유산소능력에 따른 운동의 수행방법에 대해 토의하시오.

3. 결론

① H씨의 유산소능력을 측정하여 현 단계에 대해 토의하시오.

② H씨에게 수행할 유산소운동 프로그램을 설계하고 추가적으로 해야 하는 운동에 대해 설명하시오.

CHAPTER

9

수중운동

Aquatic Exercise

학습목표

1. 수중운동에서 물의 특성에 대하여 설명할 수 있다.
2. 수중운동의 종류를 설명할 수 있다.
3. 바드라가즈링 기법을 수행할 수 있다.
4. 할리윅 기법을 수행할 수 있다.
5. 와츠 기법을 수행할 수 있다.
6. 아이치 기법을 수행할 수 있다.

핵심용어

- 부력(buoyancy)
- 정수압(hydrostatic pressure)
- 점성(viscosity)
- 표면장력(surface tension)
- 판성 흐름(laminar flow)
- 소용돌이성 흐름(turbulent flow)
- 끌림(drag)
- 뻗침운동(stretching exercise)
- 근력강화운동(strengthening exercise)
- 유산소 및 심장혈관운동 (aerobic cardiovascular exercise)
- 바드라가즈링 기법 (Bad Ragaz Ring Method)
- 할리윅 기법(Halliwick Method)
- 와츠 기법(Water Shiatsu Method, WATSU)
- 아이치 기법(Ai Chi Method)

Guiding question

1. 물의 특성에 대하여 설명하시오.
2. 수중운동의 종류에 대해서 설명하시오.
3. 바드라가즈링 기법에 대해서 설명하시오.
4. 할리윅 기법에 대해서 설명하시오.
5. 와츠 기법에 대해서 설명하시오.
6. 아이치 기법에 대하여 설명하시오.

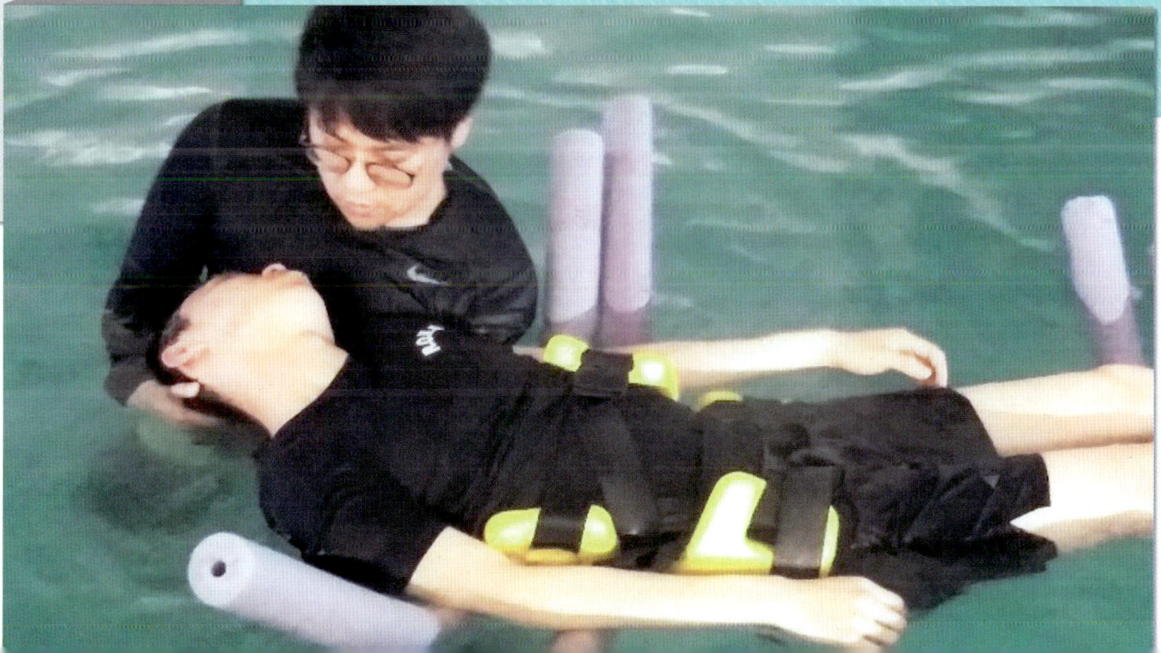

1 개요

1) 정의

수중운동(aquatic exercise)은 질병으로 인해 신체적 또는 정신적으로 비정상적인 기능을 물의 특성과 물리치료적 기술 등을 접목하여 정상적인 기능으로 회복 또는 증진시키는 중재를 말한다. 즉 근육뼈대계, 신경계, 순환계, 비만, 골다공증, 체형, 노인 등 신체적 질환과 정신적 스트레스의 요소를 여러 가지의 운동 형태와 수중 물리치료 기법을 통해 건강을 증진하고 예방하는 것이다. 또한 수중운동의 목적은 각 대상자의 상태에 따라 개인 맞춤형 수중운동 프로그램을 적용하여 대상자의 기능을 유지하고 향상시킴으로써 개인과 사회의 삶의 질을 높이는 데 있다.

2) 물의 특성

물의 물리적 특성은 부력, 정수압, 점성, 표면장력 등으로 대상자의 몸에 직접적인 영향을 미친다. 또한 물의 유체역학인 판성 흐름, 소용돌이성 흐름, 끌림은 대상자의 움직임에 따른 물의 특성을 나타내며, 물의 열동역학인 비열에 의한 온도의 이동은 대상자의 몸에 영향을 미친다. 즉, 물의 특성에 따라 수중에서 운동수행에 영향을 미치게 된다.

(1) 물리적 특성

① 부력

부력(buoyancy)은 물체가 물(유체) 속으로 들어가면 물은 물체의 모든 방향에서 수압(압력)을 가하고 압력들의 합에 의해 생기는 힘이다. 물의 깊이가 깊을수록 압력은 증가되며, 깊이가 같은 좌우의 수압은 서로 상쇄되어 없어진다.

결국 위에서 작용하는 수압과 아래에서 위로 작용하는 수압에 의해 부력의 크기가 결정되는데, 아래에서 작용하는 수압이 더 깊은 곳이기 때문에 위의 수압보다 크게 되므로 부력은 아래에서 위로 미는 방향으로 나타나게 된다. 침수 깊이에 따른 체중지지율을 보면 목뼈 7번(C7)은 체중의 10%, 칼돌기는 체중의 33%, 앞위엉덩뼈가시는 50%의 체중을 지지해 준다(그림 9-1).

부력은 체중부하를 줄여야 되거나, 관절에 부하를 주지 않고 능동운동을 가능하게 해 준다. 즉, 부력은 치료적으로 저항(resistance), 도움(assist), 지지(support) 등의 특성으로 사용된다.

② 정수압

정수압(hydrostatic pressure)은 정지된 물속에서 작용하게 되는 압력을 말하며, 물속의 한 점에서는 앞뒤 · 좌우 · 위아래의 모든 방향에서 항상 수직으로 같은 크기의 힘이 미치게 된다.

정수압은 물의 깊이에 따라 달라지며 수심 10m인 곳에서는 약 1kg의 힘을 받게 되며, 물의 밀

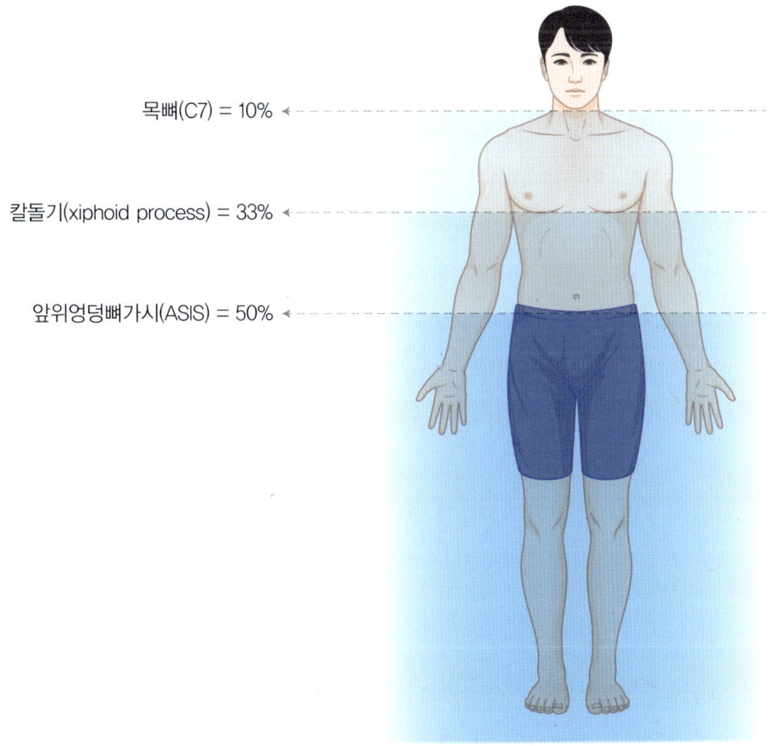

그림 9-1 침수 깊이에 따른 체중지지율

도, 중력, 가속도 및 침수 깊이의 곱과 같다. 정수압은 물속에서 물의 표면보다는 쉬운 움직임을 수행할 수 있고, 정맥류나 말초혈류의 순환을 촉진하며, 서맥을 유도한다.

③ 점성

점성(viscosity)은 형태가 변화할 때 나타나는 물의 저항 또는 서로 붙어 있는 부분이 떨어지지 않으려는 성질을 말하며, 물이 흐를 때 발생하는 내부적인 마찰이나 저항을 의미한다. 즉, 물속에서 신체가 움직일 때 물과 신체의 경계면에서는 그 움직임에 대한 마찰 저항이 생기며, 저항을 일으키는 물의 성질을 점성이라 한다. 점성은 능동운동 시 저항으로 작용하며, 움직임의 양이 많거나 속도가 빠르면 증가하게 되고, 물의 온도가 증가하면 점성은 낮아지게 된다.

④ 표면장력

표면장력(surface tension)은 액체의 표면을 작게 하려고 스스로 수축하려는 힘의 성질을 말하며, 액체의 분자들이 서로 잡아당기는 힘에 따라 서로 접촉하여 모여드는 현상이다. 수면에서 표면장력은 물속보다 더욱 크기 때문에 움직임에 대한 저항력도 강해지며, 몸의 물속 움직임은 표면장력의 영향을 받지 않는다. 물 표면에서의 팔다리 움직임이나 도구의 사용은 표면장력을 증가시키며, 물의 온도가 증가하면 표면장력은 낮아지게 된다.

(2) 물의 유체역학 및 열동역학

① 판성 흐름

판성 흐름(laminar flow)은 유체입자가 서로 층을 이루면서 직선 또는 평행선을 따라 매끄럽고 규칙적인 경로로 운동하는 유동의 한 형태이다. 특히, 물속에서는 유속이 작으면 물은 물체를 우회하면서 교차나 변함없이 정상적으로 흘러간다. 즉, 물속에서 느리게 움직이면 물 분자가 서로 평행하게 이동하기 때문에 물질 이동이나 열 이동이 난류의 경우보다 일어나기 어렵다.

② 소용돌이성 흐름

소용돌이성 흐름(turbulent flow)은 유체입자 간 속도, 방향, 압력의 급변하여 불규칙한 움직임으로 흘러가는 것을 의미하며, 물체에 대한 저항은 층류에 비해 크게 작용한다.

물속에서 빠른 움직임에 의해 발생하며, 빠른 움직임은 저항을 더욱더 증가시킨다. 치료적으로는 난류는 균형을 조절해 주고, 움직이나 수영 등 다양한 운동 시 도움을 준다(그림 9-2).

③ 끌림

끌림(drag)은 물체가 흐르는 유체 내에 움직이거나 정지해 있을 때 물체의 방향과 반대 방향으로 작용하는 힘이며, 특히 움직임 시 물체표면에 수직압력, 유체의 점성 등 전 표면에 걸쳐 불규칙한

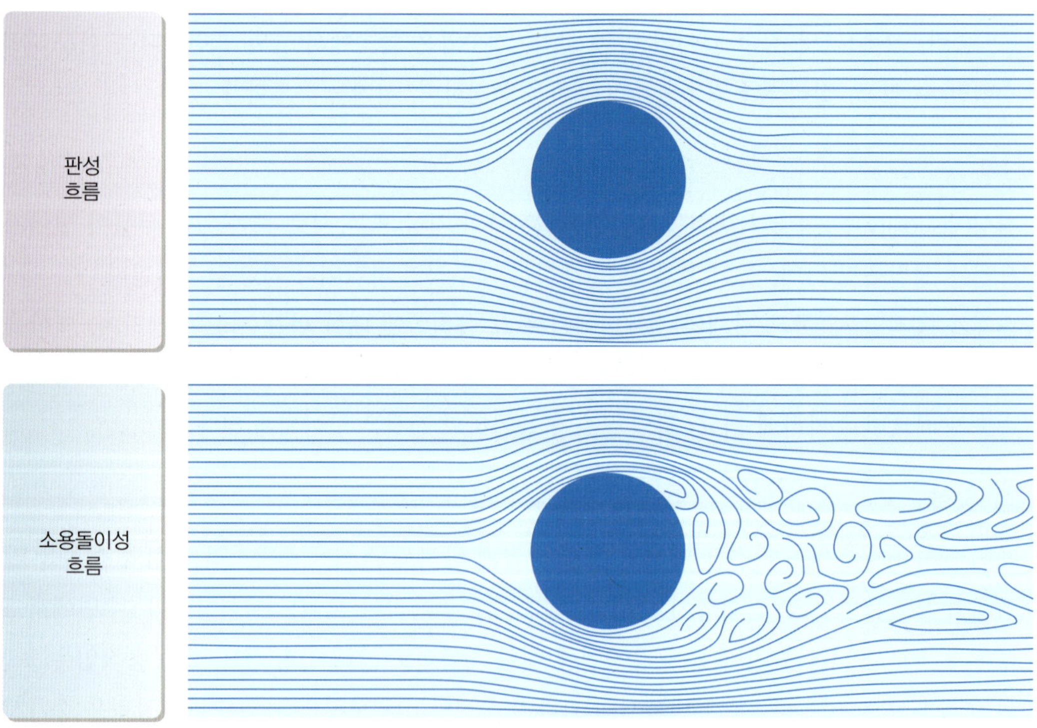

그림 9-2 판성 흐름과 소용돌이성 흐름 비교

압력이 작용하게 된다. 물속에서 대상자는 물의 움직임에 의해 자세를 유지하려고 할 것이며, 다양한 도구의 사용으로 물속 움직임 시 끌림과 저항의 증가를 유도하여야 한다.

④ 비열

비열(specific heat)은 물질 1g의 온도를 1℃ 높이는 데 필요한 열의 양이며, 이는 열을 얼마나 많이 가지고 있을 수 있는지를 의미한다. 물은 공기보다 온도를 전도하는 데 있어 25배나 빠르며, 또한 열을 1,000배나 더 많이 가지고 있다.

공기의 비열은 물보다 매우 작기 때문에 더욱 빨리 가열되며, 더욱 빨리 식게 된다. 비열이 크거나 질량이 클수록 온도의 변화는 작으며, 신체는 물이 많으므로 체온이 급격하게 변하는 것을 막아준다. 즉, 물에서 지상으로 나온 대상자는 물속에 있는 대상자보다 체온 상실이 더 빠르다.

또한 물의 온도는 운동에 영향을 미치며, 27~29℃인 찬물에서는 유산소운동이나 근력운동이 적합하며, 이는 운동 발생 시 몸에서 나는 열을 찬물이 식혀 주는 효과가 있다. 일반적으로 30~34℃에서 수중운동을 수행하며, 35℃ 이상의 온도에서는 만성관절질환이나 경직 또는 강직 환자의 이완을 위해 사용된다.

3) 장비

수중운동 시 사용되는 장비는 대상자에게 부력을 제공하며, 대상자의 움직임에 대해 저항으로 작용한다. 또한 대상자의 균형을 유지하게 만들기도 하지만 파괴하기도 한다(표 9-1).

표 9-1 수중운동 시 사용되는 장비

목 칼라(collars)	부력 링(flotation ring)
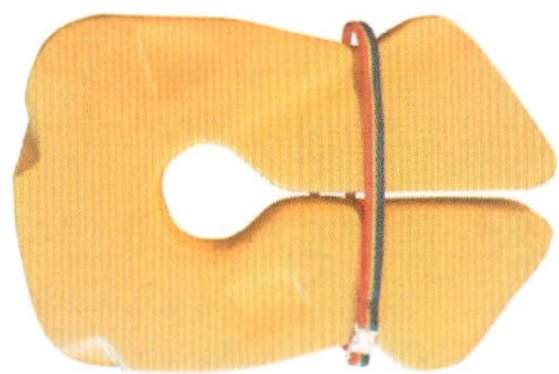	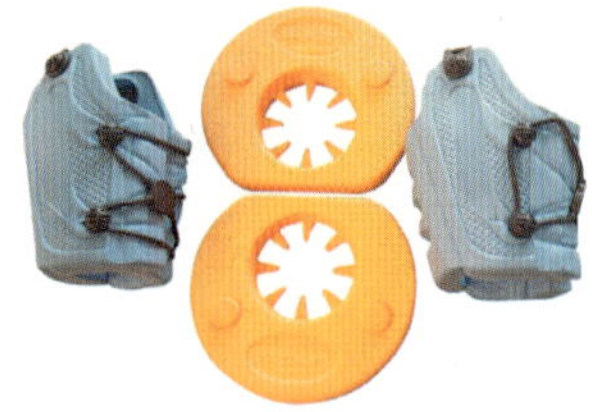
환자의 목을 지지하고 바로누운자세로 물에서 뜨는 데 사용	침수된 팔다리 위치에 착용하여 자세를 취하고 이완을 도와주는 데 사용
발판(kickboard)	**수중 신발(물갈퀴, fins)**
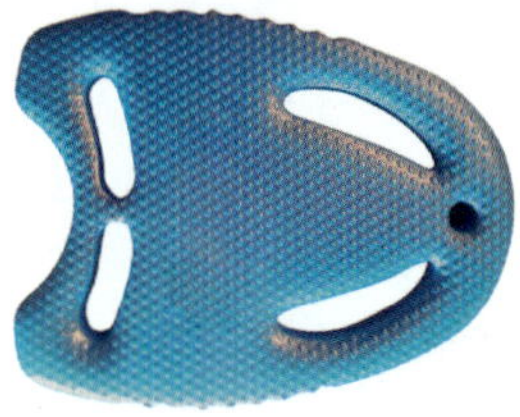	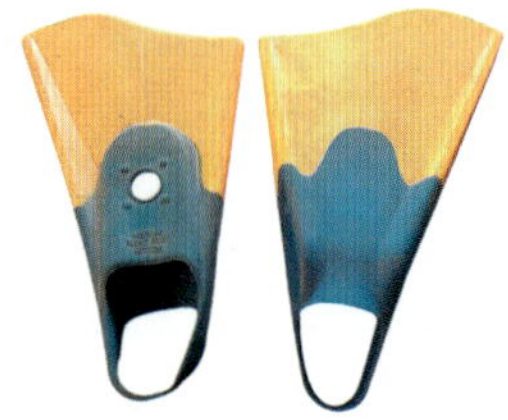
다양한 운동 프로그램에서 부력을 제공하고, 저항을 만들며, 균형증진을 위해 사용	표면면적을 증가시켜 저항을 만들어 내고, 다리의 근력증강에 효과적으로 사용
부력 벨트(belts), 조끼(vests)	**갈퀴 장갑(hand paddles), 수중 벨트(hydro-tone bells)**
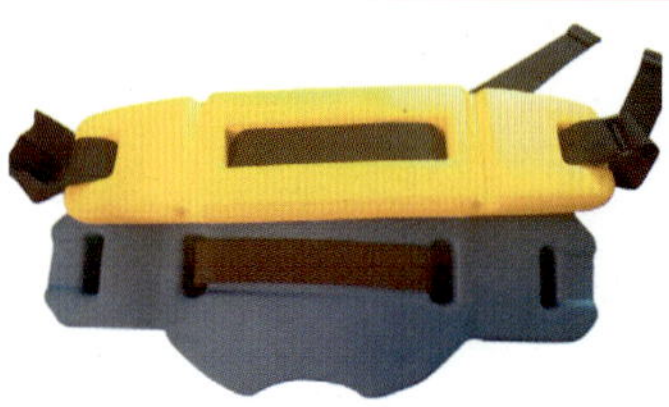 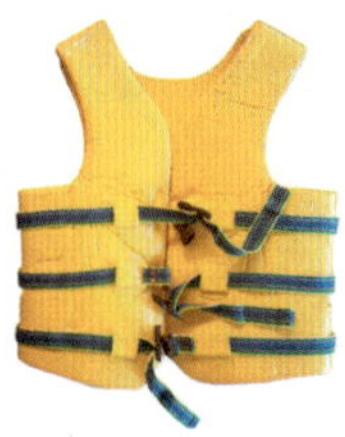	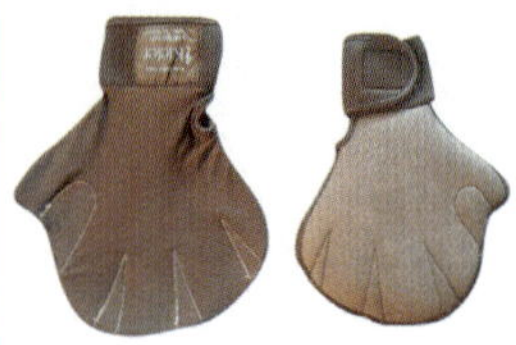 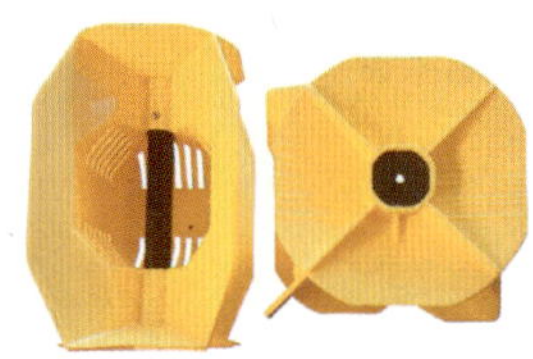
바로눕기, 엎드려눕기, 수직으로 서기 등 다양한 활동을 위한 보조기구로 사용	팔 움직임에 저항 작용에 사용
수중 아령(swim bars)	**수중 부츠(hydro-tone boots)**
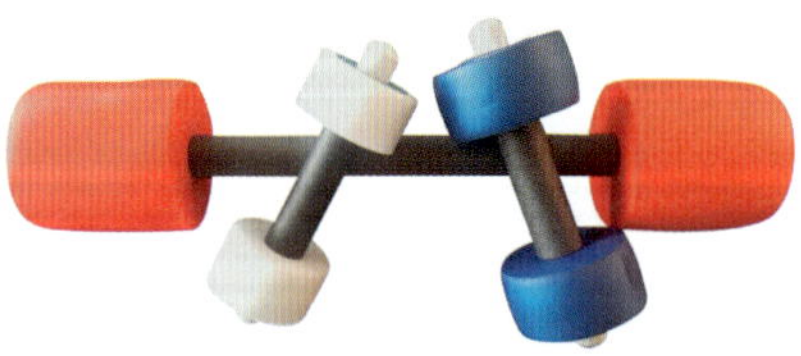	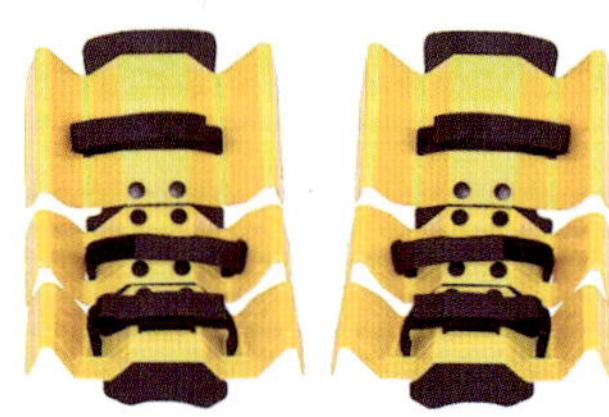
다양한 자세에서 팔다리 및 몸통의 올바른 자세 지지에 사용되며, 물속에서 균형잡기를 통해 균형, 고유수용성감각 및 몸통 근력을 증진에 사용	깊은 물속에서 걷거나 달리기 운동에 효과적으로 사용

4) 효과, 운동 중지 및 금기증

수중운동 시 치료사는 물이라는 환경의 특수성을 고려하여 개인의 기능적 능력을 평가하여 맞춤형 중재 프로그램을 실시하여야 한다. 치료사는 수중운동을 수행함으로써 생리적 · 심리적 · 신체적 효과를 얻어 기능적 능력을 향상시켜야 하며, 수중운동을 중지하거나 금기증인 상태를 정확히 인지하여야 한다.

표 9-2 수중운동의 효과, 운동 중지 및 금기증

구분	내용
효과	• 통증 감소 • 근육 강직 감소 및 이완 증대 • 관절 체중부하 감소 • 관절운동범위 및 유연성 증가 • 근력과 근육지구력 증가 • 심장 및 허파기능 향상 • 균형 및 협응 감각기능 향상 • 전신 이완 및 심리적 안정 유도 • 자신감 및 사회성 회복
운동 중지 및 관찰	• 비정상적으로 심장박동이 나타날 때 • 지속적이고 빠른 심장박동이 나타날 때 • 가슴이 답답하고 통증이 나타날 때 • 팔이나 목에 통증이나 압박을 느낄 때 • 관절염 증상이 확장될 때 • 오심, 구토, 숨이 가쁨, 현기증, 강직성 운동실조, 착란상태, 식은 땀, 눈 충혈, 실신 등이 나타날 때
금기증	• 개방성 상처를 가진 환자 • 피부발진 전염병 환자 • 조절되지 않는 저혈압 및 고혈압 환자 • 심장기능 상실 환자 • 허파질환 환자 • 발작증상을 가진 환자 • 심각한 공수병 환자 • 열병 환자 • 요로감염 환자 • 요실금 환자

2 수중운동 종류

1) 뻗침운동

수중에서의 뻗침운동(stretching exercise)은 지상에서 보다 자세를 다양하게 잡을 수 있고, 물의 온도에 의한 이완효과 등으로 장점이 있으나 부력에 의해서 안정화된 환경은 떨어지는 단점이 있다. 본 교재의 뻗침운동은 도수뻗침 기법(manual stretching techniques)과 자가뻗침 기법(self stretching techniques)으로 기술하였다.

(1) 도수뻗침 기법

수중에서 도수뻗침 시 환자는 목, 허리, 발 등 필요한 부위에 부력도구를 착용하고 바로누운자세, 앉은자세, 선자세 등을 취한다. 치료사는 일반적으로 허리부위 정도까지 침수하고 환자 주위에 선다. 치료사는 지상에 비해 환자에게 자유롭게 접근하여 치료할 수 있으며, 수동운동이 기본이지만 근육에너지 기법 등 다양한 뻗침 기법을 사용할 수 있다.

일반적으로 치료사의 한쪽 손은 고정을 위해서 손상된 팔다리의 몸쪽에 위치하며, 다른쪽 손은 움직임을 주기 위해서 손상된 팔다리의 먼쪽에 위치한다.

목뼈 가쪽굽힘을 증가하기 위한 도수뻗침 시 환자는 목칼라 없이 부력을 지지한 바로누운자세를 취하게 한다. 치료사는 환자의 뻗침시키는 반대쪽의 어깨와 목쪽 옆에 선자세, 고정하는 손은 뻗침되는 팔을 고정하고, 움직이는 손은 머리를 지지하고, 목뼈를 천천히 가쪽굽힘 방향으로 뻗침력을 적용한다(그림 9-3).

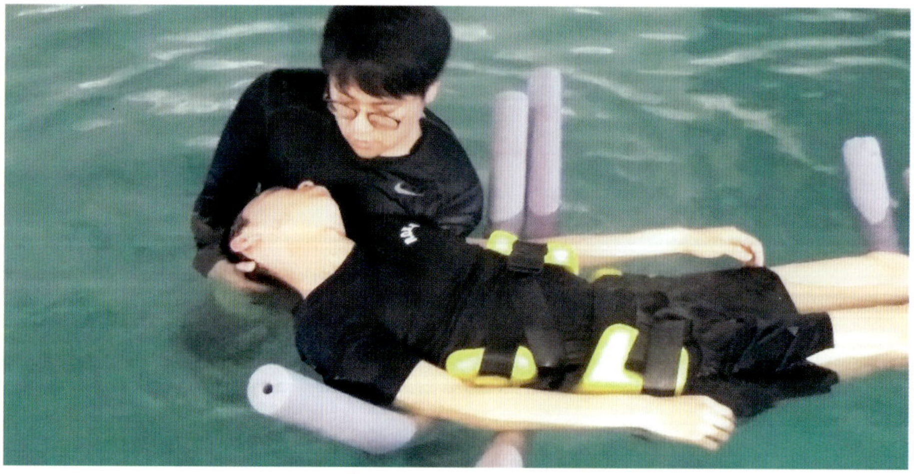

그림 9-3 목뼈 가쪽굽힘을 증가하기 위한 도수뻗침 기법

(2) 자가뻗침 기법(장비를 이용한)

부력도구를 이용한 자가뻗침은 뻗침을 보조하고 뻗침의 강도를 증가시킨다. 즉 물의 부력이나 적절한 부력도구를 착용하여 뻗침부위를 물의 표면쪽으로 띄워 부드러운 뻗침을 유도한다.

엉덩관절의 굽힘을 증가하기 위한 자가뻗침 시 환자는 부력의 발목띠를 발목에 착용하고 엉덩관절을 침수하고 풀의 끝에 선자세에서 부력도구를 이용하여 발을 표면쪽으로 즉, 엉덩관절 굽힘쪽으로 띄워 적용한다(그림 9-4).

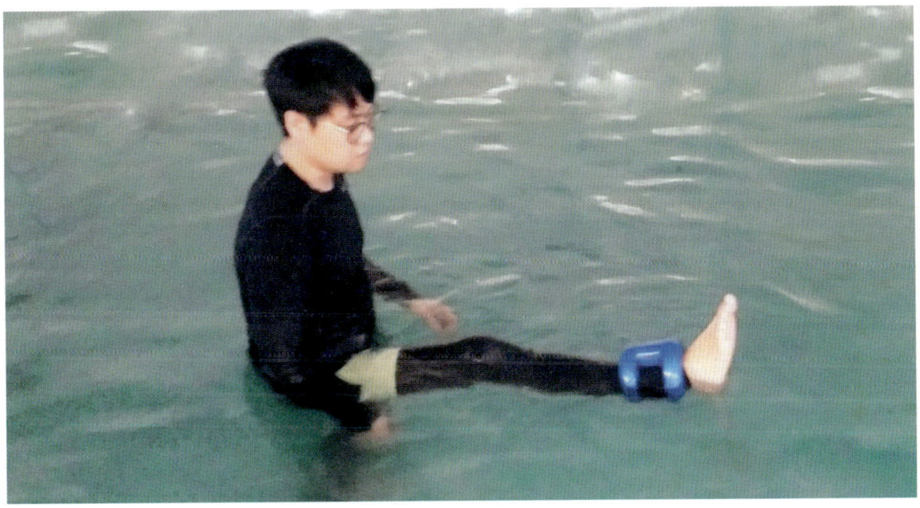

그림 9-4 수중 장비를 이용한 엉덩관절의 굽힘을 증가하기 위한 자가뻗침 기법

2) 근력강화운동

수중에서 근력강화운동(strengthening exercise)은 물의 부력과 저항 등을 이용하며, 지상에서 보다 통증을 감소시키며, 초기에 안전하게 사용할 수 있다. 근력강화운동은 크게 도수저항운동과 독립적 근력운동으로 나뉜다.

(1) 도수저항운동

수중에서 도수저항운동(manual resistance exercise)은 일반적으로 팔다리의 동심성과 닫힌사슬운동으로 수행되며, 근육 그룹을 수축하며, 팔다리의 먼쪽 분절을 고정시킨다. 운동 시 물의 점성은 물속에서 몸의 움직임에 대한 저항으로 작용하며, 물이 흐르면서 몸을 끌어당기는 것에 대해 몸을 유지하기 위해 몸이 스스로 힘을 만들어 내는 작용을 한다. 반면에 물속에서 팔다리의 율동적 안전성, 편심성, 적절한 안정화를 이루기는 어렵다.

일반적으로 저항운동은 고정분절로부터 멀어지거나 고정분절로부터 가까워진다. 저항운동 시 물속에서 빠르게 움직이거나 끌림(drag)이 있거나 수축하는 분절에서 먼쪽을 잡으면 운동강도가 증가한

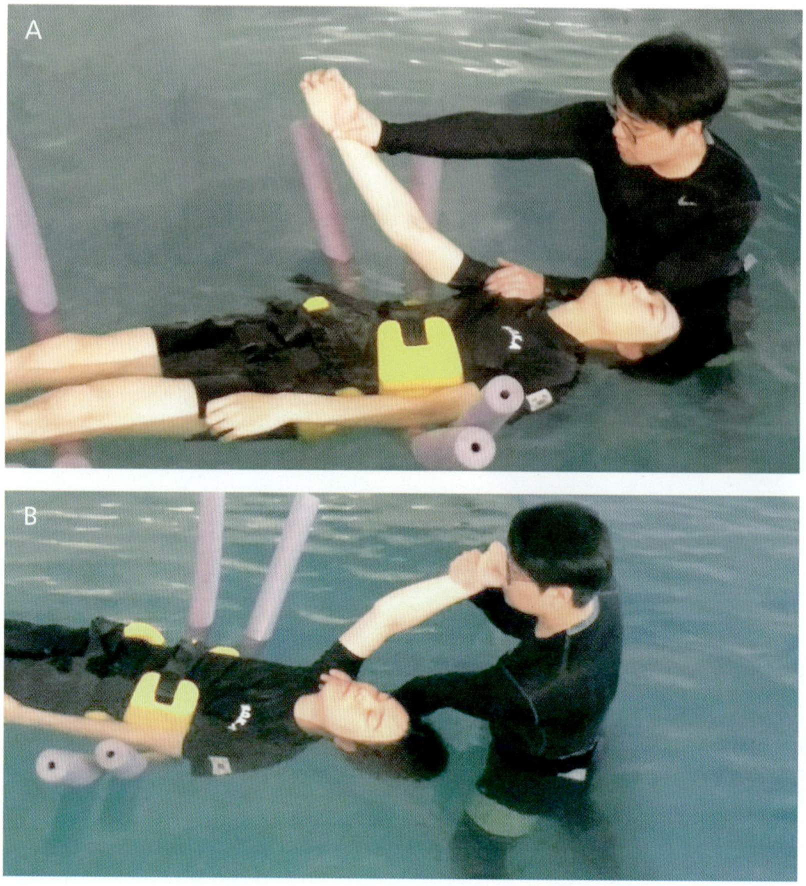

그림 9-5 어깨관절 굽힘에 대한 도수저항운동

A. 시작자세 B. 끝자세

다. 어깨관절 굽힘에 대한 도수저항운동 시 치료사는 운동쪽 어깨 가쪽에서 대상자의 다리쪽을 향해 서 있으며, 환자는 부력을 지지한 바로누운자세에서 운동측 팔꿉관절을 30° 굽힌다. 유도하는 손은 봉우리빗장관절에 위치하고 저항하는 손은 아래팔 면쪽을 잡는다. 어깨관절 능동굽힘 시 치료사로부터 멀어지게 되고 이후 어깨관절 능동폄 시 치료사 쪽으로 미끄러져 오게 된다(그림 9-5).

(2) 독립적 근력운동

수중에서 독립적 근력운동(independent strengthening exercise)은 물의 침수 깊이, 환자의 다양한 자세, 물의 부력, 장비를 이용한 부력과 저항 등을 고려하여 시행되어야 한다.

팔다리의 근력강화를 위해 어깨높이나 몸통 중간높이의 물속에서 관절별로 움직임 관련 근력운동, 한쪽과 대각선 패턴을 이용하여 실시한다. 척추의 근력강화 시, 팔다리 근력강화운동 시 드로우-인(drawing-in) 기법을 적용하며, 물의 부력과 난류 힘, 움직이는 몸의 표면적의 증가, 움직이는 속도의 증가 및 부력도구의 사용, 저항을 증가시키는 도구 사용 등은 근육의 안정화를 위한 동시 수축의 증가를 유도한다(그림 9-6).

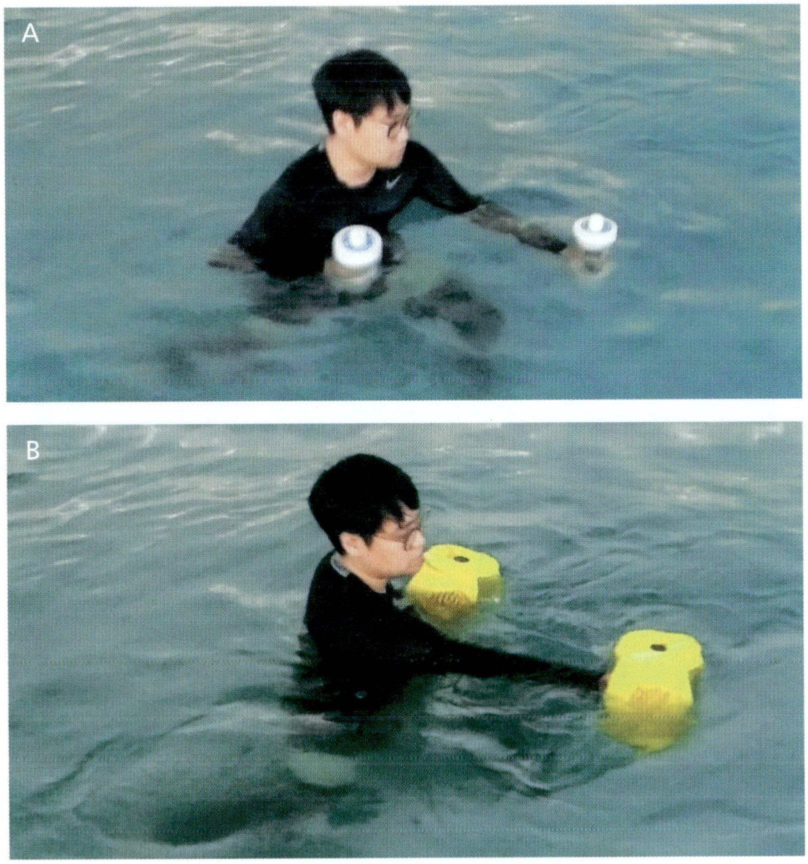

그림 9-6 부력도구를 이용한 팔의 독립적 근력운동

A. 수중 아령운동 B. 수중 벨운동

3) 유산소 및 심장혈관운동

유산소 및 심장혈관운동(aerobic and cardiovascular exercise)은 수중운동의 통합된 프로그램의 일부분이며, 환자는 발이 바닥에 닿지 않는 깊은 물속이나 가슴부위까지 깊이에서 수직으로 선자세에서 실시한다. 유산소 및 심장혈관운동으로는 물속에서 걷기, 뛰기, 달리기, 침수장비를 이용한 자전거 디기, 트레드밀 디기, 상체 에르고미터 디기, 다양한 자세에서의 수영법 등이 포함된다(그림 9-7).

물속에서 걸을 때는 다리를 무릎 높이까지 들어 올리며, 달리기 시 수중에서의 유산소 및 심장혈관운동도 지상에서의 운동을 기반으로 하며, 치료용 탱크에서는 침수장비를 이용하거나, 저항성 분출기(jet)를 적용하거나 저항 튜빙(tubing)을 매어 저항을 제공하기도 한다. 깊은 물, 중간 수준의 물, 얕은 수준의 물에서 걷기, 뛰기, 달리기 등을 실시하며, 이는 물의 깊이에 따른 척추와 다리의 체중지지에 영향을 미친다.

유산소 및 심장혈관운동에 대한 생리학적 반응으로 심장박동률의 증진, 혈압 상승, 환기와 최대 산소섭취량(Vo_2 max) 상승, 근력강화 등이 보고되고 있으며, 다양한 장비의 선택으로 운동능력을 향상시킨다. 특히 무리한 운동은 역효과를 줄 수 있으며, 심장혈관 반응에 대한 정기적인 관리가 필요하다.

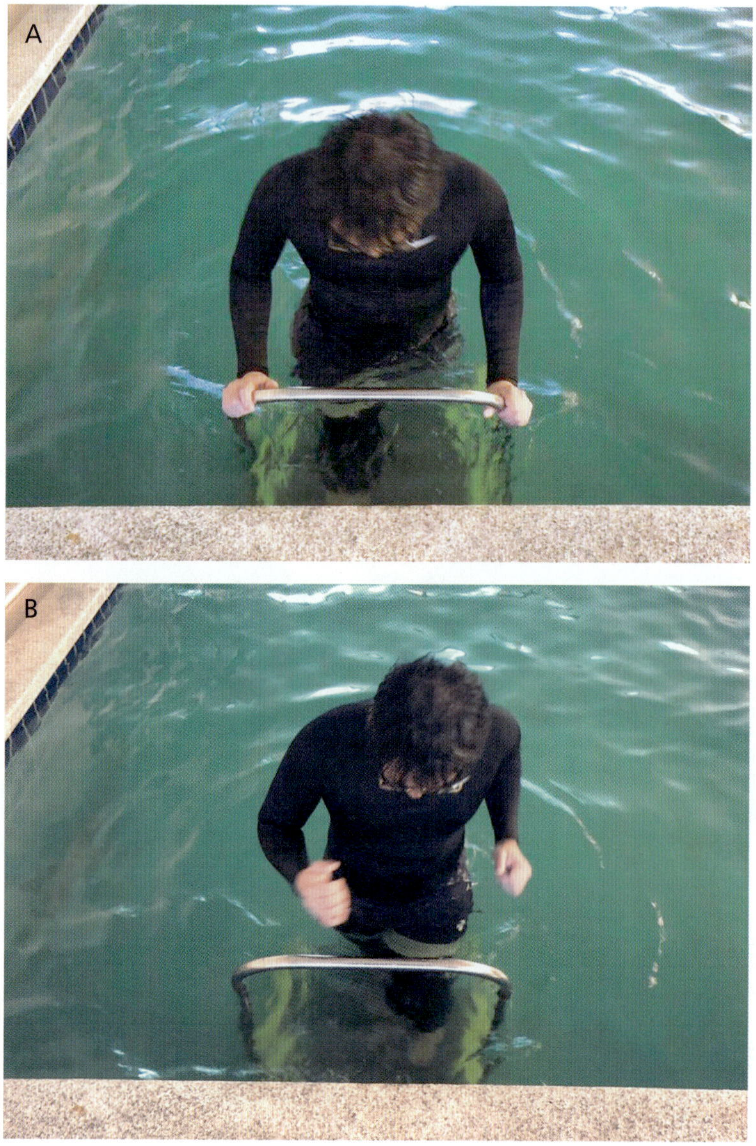

그림 9-7 수중 트레드밀운동

A. 걷기운동 B. 뛰기운동

3 수중운동 기법

1) 바드라가즈링 기법

(1) 개요

바드라가즈링 기법(Bad Ragaz Ring method)은 스위스 Bad Ragaz 지역에서부터 시작되었으며, 1967년 Bridget Davis와 Verena Laggatt가 고유수용성신경근촉진(PNF)을 흡수하면서 발전하게 되었다. 또한 1981년 Zinn와 Egger은 목, 골반, 무릎, 발목 등에 부유링(ring floats)을 착용하여 환자를 지지하는 등 치료를 개선하였다.

바드라가즈링 기법은 물의 특성인 부력, 난류, 수압, 표면장력, 열 등 이용하여 몸통과 팔다리의 안정성과 정렬의 향상, 관절운동범위 증가, 근육긴장의 조절, 전신지구력 증가, 뻗침, 저항패턴, 치료사 구두 지시사항 등을 적용하여 근육을 재교육하는 방법이다.

(2) 적용기술 및 방법

- 대상자의 목, 엉덩뼈, 무릎, 발목, 손목에 부유링을 착용한다(박스 9-1).
- 수면에 띄워놓고 치료사가 안정성을 제공한 상태에서 등속성, 등장성, 등척성운동을 실시한다(박스 9-2, 9-3).

박스 9-1 부유링을 착용 시 유의사항

- 몸통링(body ring) 또는 구명조끼: L5~S2 높이인 골반 밑에 착용한다.
- 목링(neck ring): 귀가 물 밖에 나와 있어 치료사의 말을 들을 수 있어야 한다.
- 팔이나 다리의 부유링(flotation ring): 가라앉는 것을 방지하고, 척추정렬을 바르게 한다.
- 등(back): 젖힘(hyperextension)이 일어나지 않아야 한다.

박스 9-2 바드라가즈링 기법 운동적용 기술 내용

- 등속성(isokinetically)운동: 환자가 치료사로부터 근접하거나 벌어진 상태로 움직이는 동안에 움직임의 속도에 따라 저항의 변화로 수행한다.
- 등장성(isotonically)운동: 환자가 움직임이 일어나는 방향으로 물을 통해 밀어내는 힘, 즉 가까워지면 저항은 증가하고, 환자가 움직임이 일어나는 방향으로 멀어지면 저항은 감소하여 수행한다.
- 등척성(isometrically)운동: 치료사가 물을 통해 움직이는 동안 환자는 바른 자세를 유지하도록 수행한다.

박스 9-3 치료사 준수사항

- 물의 깊이는 겨드랑이 높이 또는 허리깊이(T8~ T10 이하)에서 수행한다.
- 수중신발, 수중타이즈, 발목에 무게를 추가하는 것 등이 안정성과 움직임에 도움을 준다.
- 발은 양쪽 어깨 넓이만큼 벌린자세, 다리를 앞뒤로 벌린자세, 엉덩관절과 무릎관절은 약간 굽힘자세 등 넓은 지지 바닥면을 유지한다.

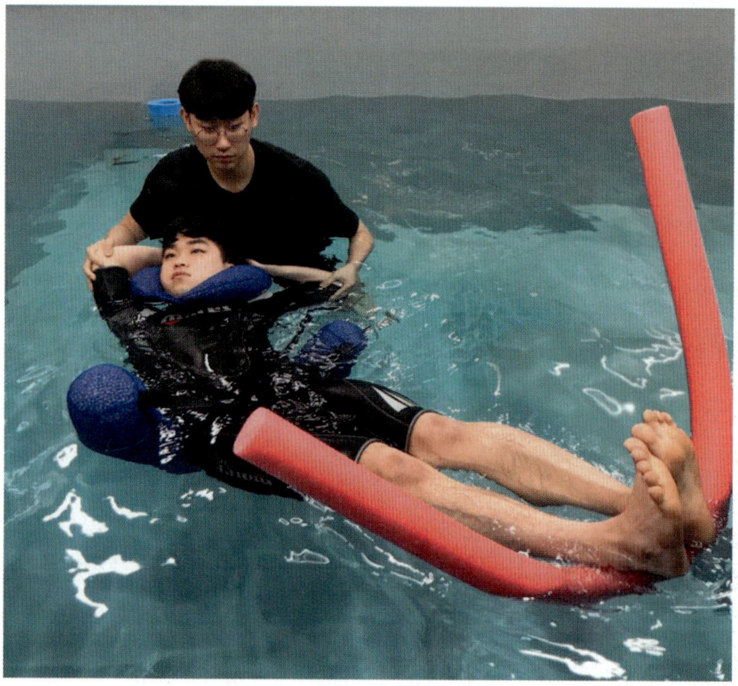

그림 9-8 몸통 양측패턴 비대칭 운동

- 치료사는 고정점을 제공하고 물을 이용하여 환자를 수동적으로 움직이면서 이완, 긴장 억제, 몸통 뻗침, 척추 끌림 운동 수행
- 운동패턴은 몸통, 팔, 다리패턴으로 구분되며, 이 구분에서 한쪽패턴, 양쪽패턴으로 세분화되고, 양쪽패턴은 대칭 또는 비대칭으로 구분(그림 9-8)
- 치료사는 패턴을 적용 시 상호운동패턴(reciprocal movement pattern), 환자의 상태, 환경(circumstance)을 고려하여 적용하며, 치료의 극대화를 위해 다양하게 접근
- 치료시간은 처음에 5~15분 정도가 최대 효과를 얻을 수 있으며, 점진적으로 30분까지 증가

(3) 기타

- 적응증으로는 정형외과적 질환, 류마티즘성 질환, 뼈관절염, 신경계질환, 교감신경 반사위축, 촉각장애 등
- 금기증으로는 안뜰기관의 장애, 급성관절질환의 과뻗침, 과노하게 피로한 자 등
- 신경학적 질환자에게 강직(spasticity) 증가, 과긴장(hypertonicity) 노출, 매우 피로한 운동은 피함

2) 할리윅 기법

(1) 개요

할리윅 기법(Halliwick method)은 James McMillan에 의해 10가지 프로그램으로 통합 · 정리되었으며, 물의 특성을 활용하여 장애인에게 수영을 가르치는 것이었다. McMillan과 Johan Lambeck 등 물리치료사가 치료적 개념을 도입하여 질환에 대한 치료를 목적으로 발전하게 되었다.

할리윅 기법의 궁극적인 목적은 물속에서 조절된 움직임을 통하여 지상에서의 독립적인 활동을 이루는 것이다.

(2) 적용기술 및 방법

할리윅 기법은 물이라는 불완전한 환경에서 정신적으로 독립할 수 있으며, 균형을 유지하고 조절하여 효과적인 자세조절을 보여준다. 더 나아가 움직임의 억제와 조절을 통해 수영이 가능하도록 움직임을 수행하는 '정신-감각-운동학습 단계(psycho-sensory-motor learning)'인 10 Point 프로그램(point program)을 의미하며, 이는 4단계 프로그램으로 구성된다. 할리윅 기법에서는 부력과 중력을 이용하여 10 Point 프로그램을 좀 더 효과적으로 적용할 수 있다.

① 4단계 프로그램

물과 수중에 적응하는 물의 적응(mental adjustment) 단계, 원시반사 활동을 이용한 균형회복(balance restoration) 단계, 수중에서 신체를 유지하는 움직임 억제 또는 자세조절(inhibition or posture control) 단계 및 신체의 운동을 조절하고 능력범위 내의 운동하는 움직임 촉진(facilitation) 단계로 구성된다(표 9-3).

② 10 Point 프로그램(the ten point program)

할리윅 10 Point 프로그램은 수중에서 자세조절을 위한 정신적 · 감각적 운동학습을 종합적으로 완성할 수 있는 프로그램이며, 환자에게 프로그램을 교육시키는 순서이기도 하다(표 9-4).

표 9-3 4단계 프로그램

1단계: 물의 적응 1 Point 프로그램	• 대상자는 새로운 환경인 물에 적응하여 물속에서 발생하는 중력(gravity), 부력(upthrust), 돌림운동(rotational movement)에 대해 학습을 통해 정신적으로 완전히 독립하는 단계이다. • 대상자는 물속에서 호흡곤란을 극복하기 위해 서로 마주보고 치료사의 어깨 위에 두 손을 놓고 물속에서 들숨을 크게 한 후에 날숨을 하는 음압호흡(negative pressure breathing)을 실시하며, 호흡근육을 강화시킨다. • 할리윅 기법 사용 시 기마자세(큐브자세)에서 시작하여 무릎관절과 엉덩관절이 90° 굽힘되고, 발바닥은 바닥에 지지하고 발과 무릎 사이를 붙이고, 등은 세워서 양팔을 앞쪽을 향해 뻗는다.
2단계: 균형회복 2~6 Point 프로그램	• 균형조절을 유지하는 동안에 신체는 다른 자세로 움직이며, 넓은 범위의 동작이 적용된다. • 신체의 균형유지 또는 회복은 대상자가 앉거나, 서거나, 누운자세에서 몸통과 머리조절을 통해 이루어지고, 또한 수직돌림, 가쪽돌림, 복합돌림을 통해 최종적으로 이루어진다. 이는 원시반사(primitive reflexes)의 활동을 이용한 것이며, 안정된 호흡을 할 수 있는 능력 또한 획득하는 것이다. • 중앙선 축(midline axis) 주위의 운동은 즉시 반응하며, 360° 돌림하는 것이다. • 수직돌림(vertical rotation)은 엉덩관절과 만나는 수평축에서 일어나며, 긴축(long axis)에서 일어나기 때문에 조절하기가 쉽다. 다리마비, 척추갈림증에 적용한다. • 가쪽돌림(lateral rotation)은 머리에서 꼬리뼈까지 연결되는 수직축에서 일어나며, 짧은 축에서 일어나기 때문에 시작하기가 쉽지 않다. 양다리 마비, 절단, 대칭성이 상실된 대상자에게 적용한다. • 복합돌림(combined rotation)은 수직 및 가쪽돌림의 2개축에서 일어나는 돌림운동이며, 풀장 밖에 앉아 있던 대상자가 풀장 속으로 떨어지면서 나타나는 수직돌림과 누워서 떠 있는 자세로 돌아가려는 가쪽돌림이 복합적으로 수행되어야 한다. 심한 척주옆굽음증, 강직성 팔다리마비 대상자에게 적용한다.
3단계: 움직임 억제 7 Point 프로그램	• 앞의 균형조절 및 비정상적인 근육 긴장도 조절을 독립적으로 수행할 수 있는 상태에서 이루어진다. • 움직임 억제(Inhibition)는 수중에서 원하는 자세나 위치를 만들거나 억제하는 능력이며, 발달되면 원치 않는 모든 동작을 억제할 수 있다. • 치료사가 대상자 뒤에서 난류를 만들어 적용 시 균형을 유지하게 한다.
4단계: 움직임 촉진 8~10 Point 프로그램	• 움직임 촉진(facilitation)은 부유도구 없이 물을 통하여 환자의 능력범위 내에서 신체의 운동을 조절한다. • 치료사가 대상자에게 난류를 만들어 대상자가 스스로 움직임을 촉진한다. • 수중에서 큰 움직임을 자유롭게 유영을 하여 움직임이 완성되는 단계이다.

표 9-4 10 Point 프로그램

1 Point	▪ **물에 대한 정신적, 신체적 적응 단계 (mental adjustment & disengagement)** • 환자는 물속에서 다양한 자세, 다양한 동작, 호흡 등을 실시하여 시상과의 차이를 경험한다. • 자세, 균형, 호흡, 지지를 조절하는 동작을 수행한다.	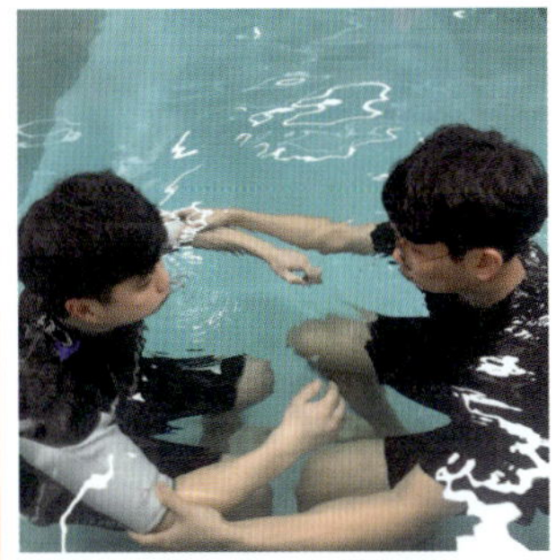
2 Point	▪ **시상축 중심으로 돌리기 단계(sagittal rotation)** • 환자는 몸통인 배꼽을 앞뒤로 관통하는 축을 중심으로 발생한다. • 양쪽 어깨를 좌우로 돌림을 조절하거나 양쪽 무릎을 좌우로 돌림을 조절하는 동작을 수행한다.	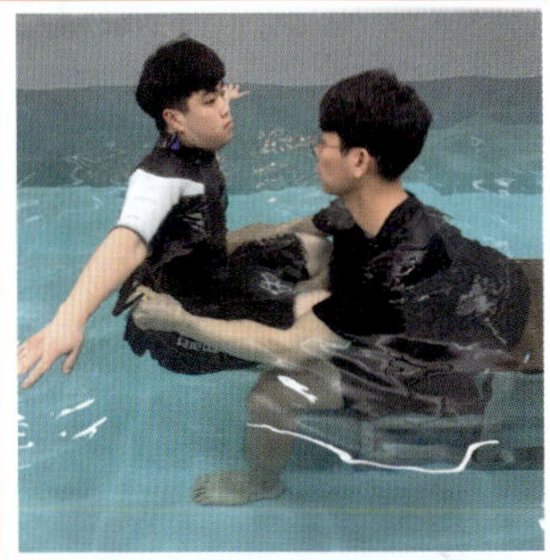
3 Point	▪ **가로축 중심으로 돌리기 단계(transverse rotation)** • 환자는 좌우 골반을 일직선으로 관통하는 축을 중심으로 발생한다. • 앉는자세에서 천천히 바로누운자세로, 바로누운자세에서 천천히 일어나 앉는자세로 전후 돌림을 조절하는 동작을 수행한다.	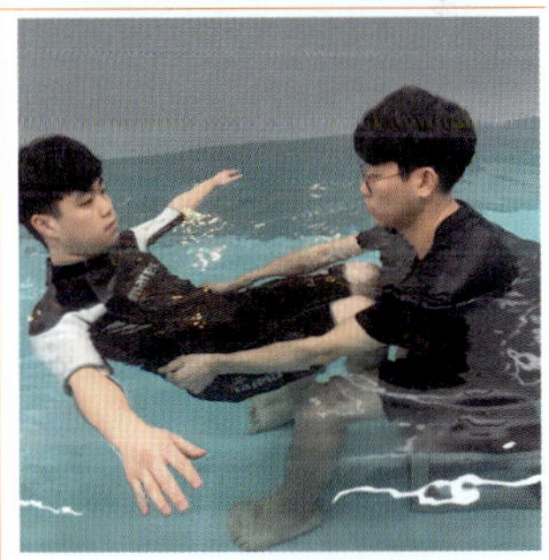
4 Point	▪ **세로축 중심으로 돌리기 단계(longitudinal rotation)** • 환자는 머리부터 사타구니까지 수직으로 관통하는 축을 중심으로 발생한다. • 바로누운자세(supine)에서 옆으로 누운자세(prone), 엎드려 누운자세(prone)에서 바로누운자세(supine)로 양쪽 골반을 지지하여 좌우 돌림을 조절하는 동작을 수행한다.	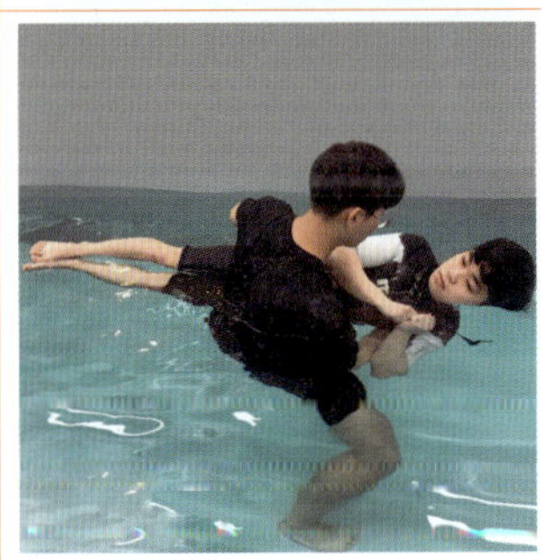
5 Point	▪ **복합축 중심으로 돌리기 단계(combined rotation)** • 환자는 3가지 축을 중심으로 돌리기 중 2가지 이상의 돌림을 조절하는 동작을 수행한다. 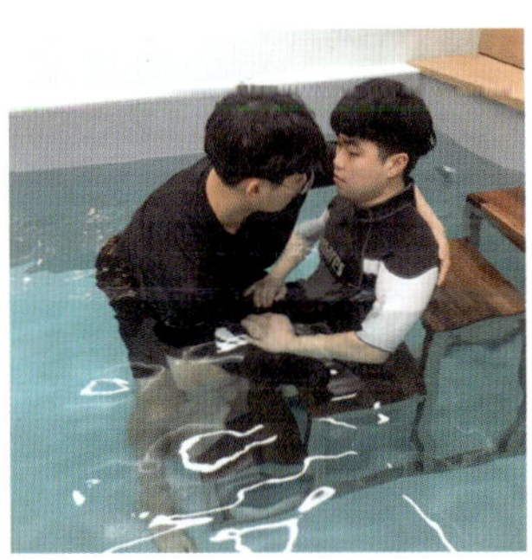 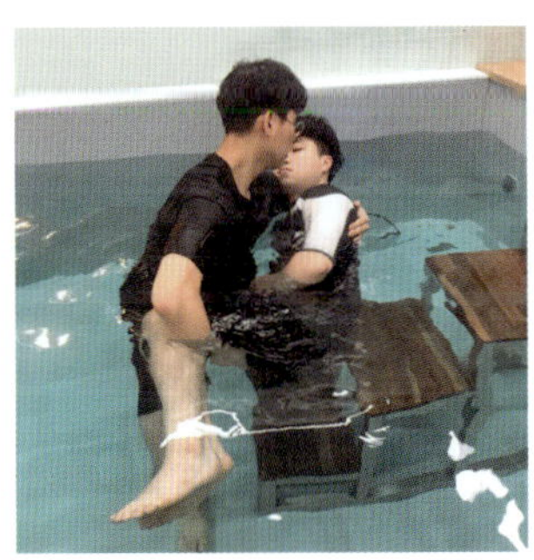	

표 9-4 10 Point 프로그램 (계속)

6 Point	■ **부력과 수중에 적응하기 단계(upthrust & mental inversion)** • 환자는 공기를 들여 마시고 바닥에 앉아 부력을 인식하면서 수면 위로 올라오는 동작을 수행한다. 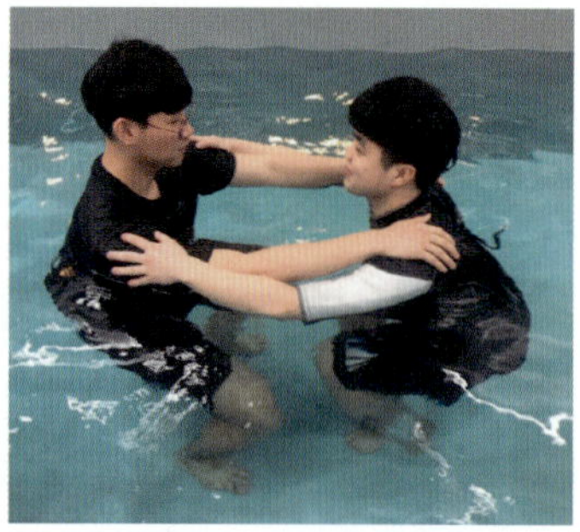 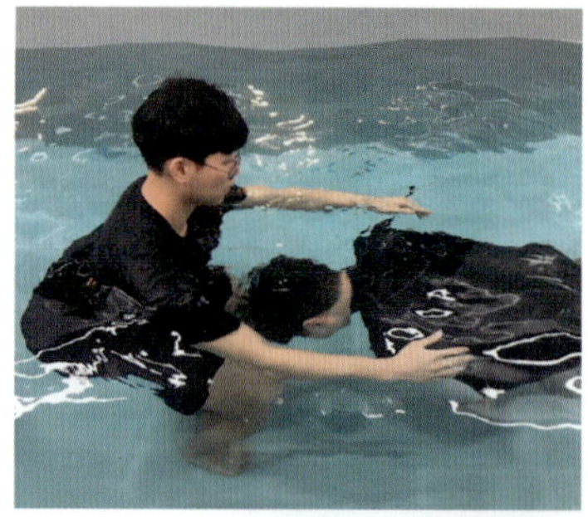	
7 Point	■ **정지 상태에서 균형조절 하기(balance in stillness)** • 환자는 수중에서 신체의 균형을 저해하는 요소인 부력이나 난류에 대항하여 몸의 균형을 유지하고 자세를 교정하도록 촉진하는 동작을 수행한다.	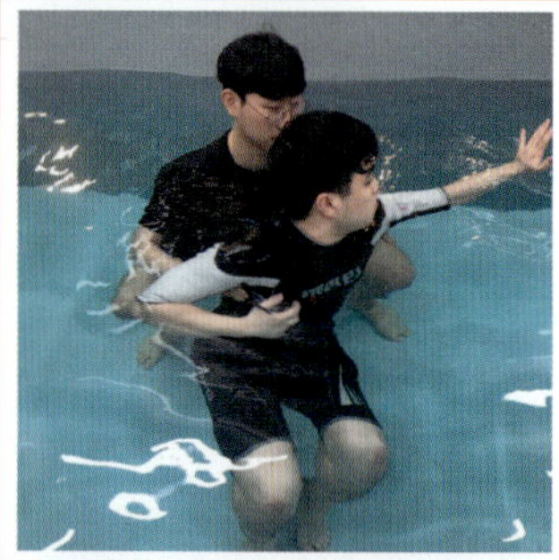
8 Point	■ **난류에 적응하기(turbulent gliding)** • 환자는 수면에 바로누운자세(supine)에서 치료사가 머리 위쪽에서 난류를 일으키면 치료사 방향으로 미끄러짐되면서 균형 잡힌 동작을 수행한다.	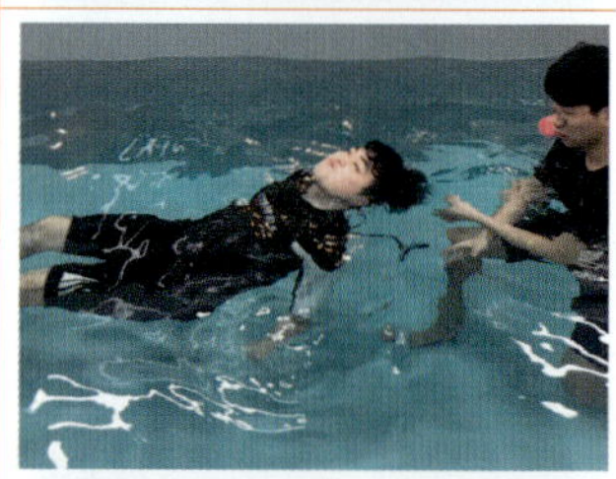
9 Point	■ **단순 전진하기(simple progression)** • 환자는 바로누운자세에서 천천히 능동으로 팔을 움직여 몸이 앞으로 전진하는 동작을 수행한다.	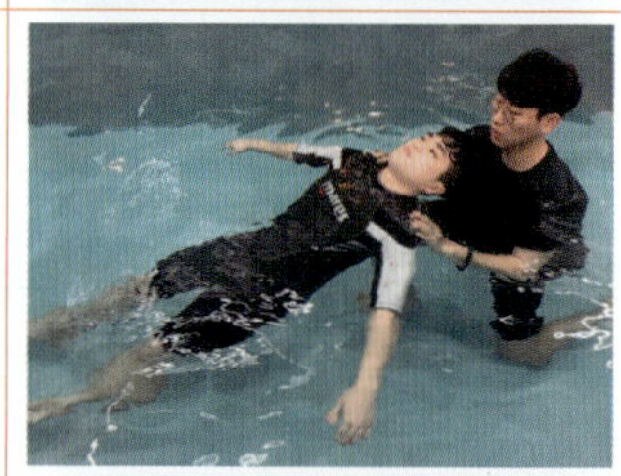
10 Point	■ **기본 할리윅동작 완성하기(완전 전진하기, basic halliwick movement)** • 환자는 모든 동작에서 균형잡힌 자세로 수영의 다양한 방법을 습득하여 앞으로 전진하는 동작을 수행한다.	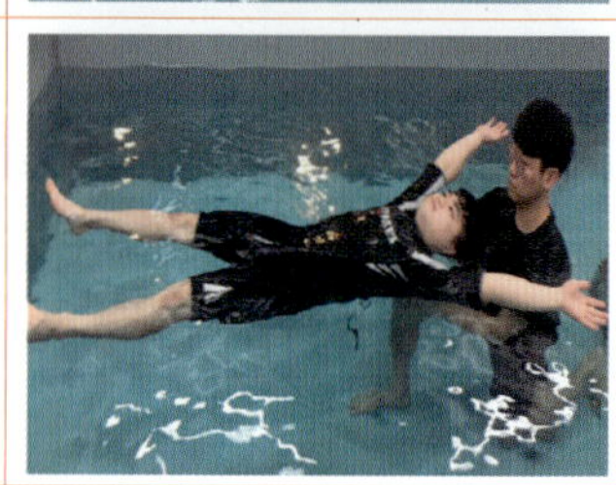

③ 물리적 인자의 적용 효과

■ 부력과 중력의 적용 효과

- 인체는 물속에서 흔들리면서 중력중심점(COG)과 부력중심점(COB)을 수직으로 배열하여 두 힘이 같을 때는 균형을 유지하지만 중력과 부력의 힘이 동일하지 않다면 인체에 가해져 돌림(rotation)을 하게 됨
- 수면에 바로누운 상태에서 오른쪽 팔을 물 밖으로 들어 올리면 부력중심점(COB)이 왼쪽으로 이동하고, 중력 및 부력의 힘은 오른쪽 팔을 가라앉히기 위해서 오른쪽으로 몸을 돌림시킨다(그림 9-9).

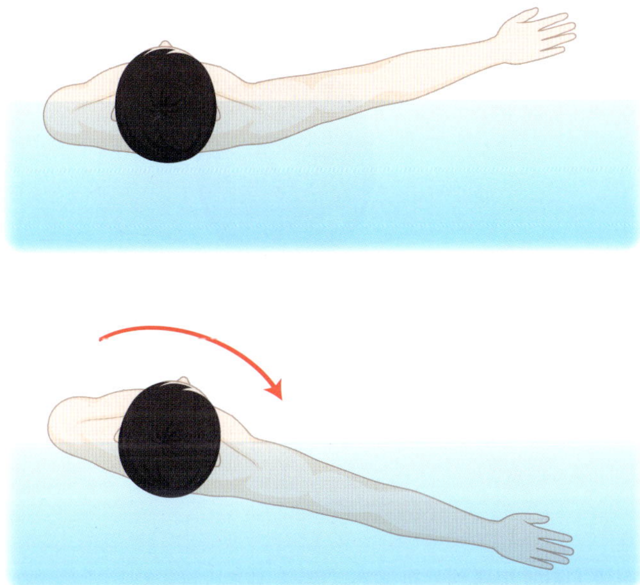

그림 9-9 오른쪽 팔을 물 밖으로 들어 올리면 오른쪽으로 몸을 돌림시킴

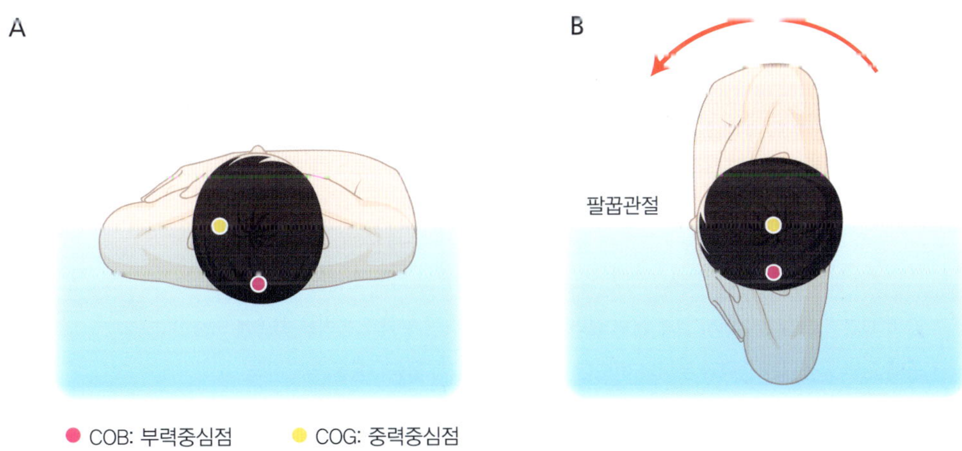

그림 9-10 오른쪽 팔이 중앙선을 넘어 왼쪽으로 가면 왼쪽으로 몸을 돌림시킴

A. 시작자세 B. 끝자세

- 오른쪽 팔이 중앙선을 넘어 왼쪽으로 가면 중력 중심점(COG)은 왼쪽으로, 부력중심점(COB)은 오른쪽으로 이동하고, 왼쪽으로 몸을 돌림시킴(그림 9-10)
- 오른쪽 절단자는 부력중심점(COB)은 왼쪽으로 이동하고, 오른쪽으로 몸을 돌리시킴(그림 9-11)
- 골반의 돌림은 몸통 위쪽부위의 돌림보다 쉽게 발생함
- 짧은반경을 이용한 움직임은 움직이기가 쉬우며, 재위치로 돌아오기 쉬움(그림 9-12)
- 긴반경을 이용한 움직임은 초기의 움직임이 어려우며, 재위치로 돌아오기도 쉽지 않음(그림 9-12)

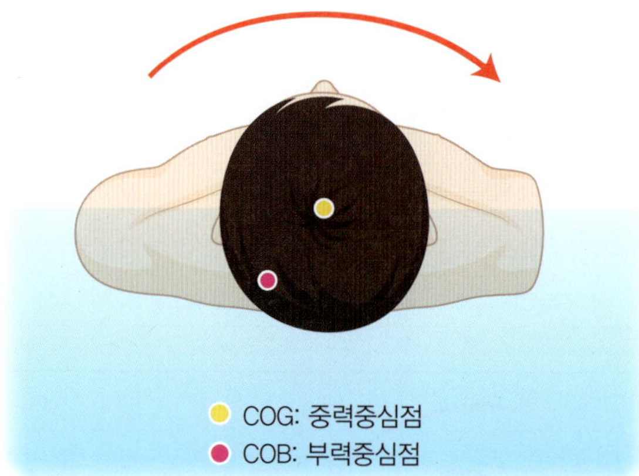

그림 9-11 오른쪽 절단자는 오른쪽으로 몸을 돌림시킴

박스 9-4 신체 지지에 따른 반응과 효과(그림 9-13)

- 치료사는 환자가 운동을 수행하는 데 있어 접촉 또는 지지하는 부위를 점진적으로 몸쪽 부위에서 먼쪽 부위로 옮겨 가야 한다. 즉, 아래팔(forearm-on-forearm)에서 점차적으로 손바닥(palm-on-palm)을 지지하도록 한다.
- 치료사의 귀나 머리를 잡는 것은 금기이며, 다리나 팔을 잡으면 닫힌사슬운동(closed kinetic chain)을 유발한다.
- 수면 위에 바로누운자세
  - 머리는 약간 굽힌, 양팔은 옆구리에 붙이고, 양쪽 다리는 폄과 모음, 발은 발등굽힘을 취한다.
  - 등뼈 11번 위쪽 부위를 지지하면, 다리는 수직으로 침수한다.
  - 등뼈 11번 몸통의 중심점 부위를 지지하면 다리는 약 15° 정도 침수 후 멈춘다.
  - 엉치뼈 2번(중력 중심점) 부위를 지지하면 신체가 균형을 유지하고 떠 있는다.
  - 양쪽 무릎 위쪽 뒷 부위를 지지하면 엉덩관절 굽힘 작용을 촉진한다.
  - 양쪽 발목관절 뒷 부위를 지지하면 엉덩관절 굽힘 작용을 더욱 촉진한다.
- 등뼈 11번 기준 물높이에서 인체 침수 깊이에 따라 작용하는 부력과 중력을 치료에 이용한다.
- 등뼈 11번 물높이는 중력과 부력의 비슷한 상태로 물속에서 돌림운동을 일으킨다.
- 등뼈 11번 위의 물높이는 부력이 중력보다 우세한 상태로 머리나 손을 앞쪽으로 밀면 방향을 바뀌게 된다.
- 엉치뼈 2번 물높이의 선자세는 신체를 앞으로 약간 기울이고, 발과 다른 압력을 받는 피드백에 따라 지속적으로 자세를 조절한다.

- 난류를 이용하여 균형을 조절하는 데 사용하며, 피부자극을 통해 자세조절과 운동을 유발하며, 눈과 머리의 운동은 안뜰기관의 균형에 영향을 미침

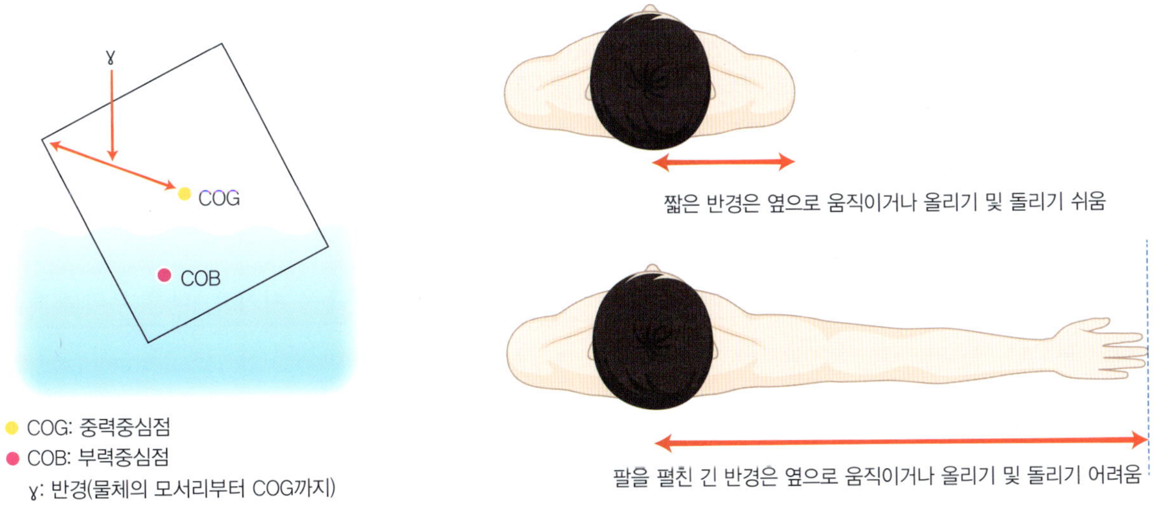

그림 9-12 반경에 따른 안정 효과

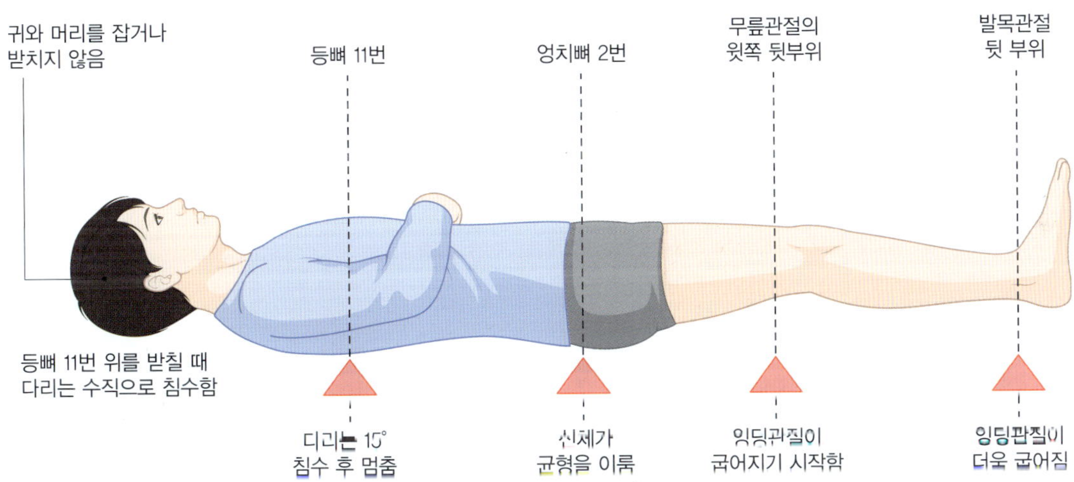

그림 9-13 신체 지지에 따른 반응과 효과

(3) 적응증

뇌성마비, 신경학적 이상(파킨슨병, 뇌손상, 근육 다발성 경화증), 정형학적 이상, 척추갈림증, 다리마비, 근이영양증, 관절질환 및 류마티스성 질환, 절단, 선천적 장애, 인지장애, 척수손상 등이 속한다.

3) 와츠 기법

(1) 개요

와츠 기법(Water Shiatsu method, WATSU)은 1980년에 Zen Shiatsu가 온수에서 뻗침(stretches)과 운동(moves)으로 시작하여 Shizuto Masunaga는 동양의 지압, 수동뻗침(passive stretches), 관절가동술(joint mobilization), 호흡과 명상(meditation)을 추가하였다.

와츠 기법의 효과로는 근육 강직 감소와 이완의 증대이며, 관절운동범위의 증가, 신체정렬, 불면증 및 심리적 안정 등이 있다.

(2) 적용기술 및 방법

- 일반적으로 34~35℃의 온수에서 신체의 한 부위를 고정하거나 운동을 시키고, 다른 부위를 뻗침시킨다.
- 치료사는 배꼽과 가슴 사이의 중간부위의 물 깊이에서 대상자를 감싸 안고 호흡운동, 지압과 마사지, 명상을 혼합한 수동뻗침운동을 실시한다.
- 시작자세에 대한 적용 방법
  - 와츠는 시작자세부터 끝났을 때 처음의 시작자세로 되돌아간다.
  - 대상자는 다리를 편안하게 벌리고 등은 바로 세워 벽에 등을 기댄자세를 취한 후, 점차적으로 벽으로부터 떨어져 나온다.
  - 물에 적응하기 위해 숨을 내쉬면서 침수하고, 숨을 들이마시면서 물 위로 떠오른다.
  - 충분히 물에 적응되면 대상자가 눈을 감고, 물 위로 몸이 띄우며, 호흡을 하도록 지시하고, 치

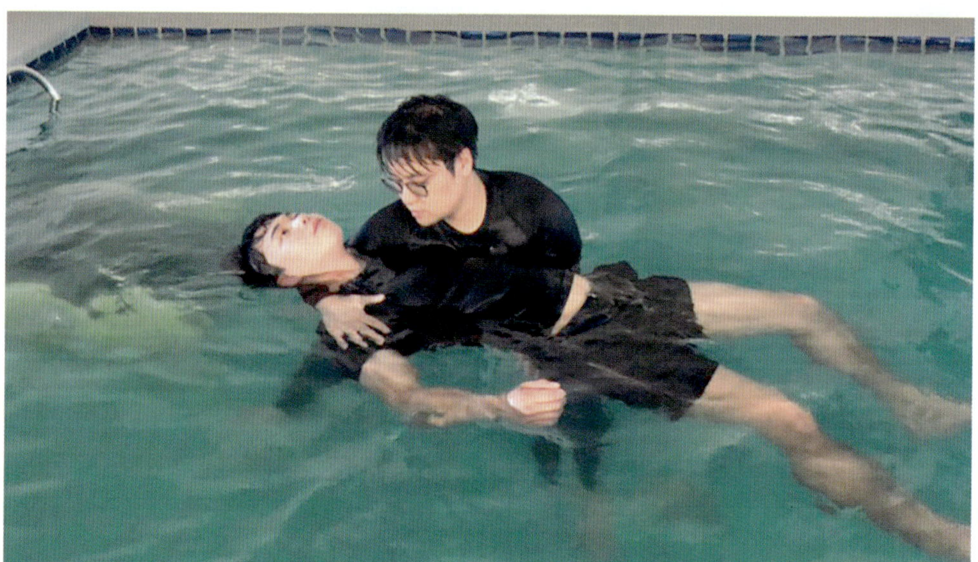

그림 9-14 수중호흡운동

료사는 환자의 오른쪽 접근하여 환자를 감싸고 물에 띄운 상태에서 오른쪽에서 먼저 실시하고 왼쪽을 실시한다.

- 기본동작(basic moves)에 대한 적용 방법
  - 수중호흡운동(water breath dance): 치료사는 대상자의 뒤통수와 엉치부위를 떠받치고, 환자와 함께 숨을 내쉬면서 침수, 숨을 들이마시면서 물 위로 떠오르는 동작을 리듬 있게 반복한다(그림 9-14).
  - 아코디언동작(accordion moves): 치료사는 수중호흡운동 후에 환자와 동시에 숨을 들이마시면서 천천히 팔을 벌려 물 위로 떠오르고, 숨을 내쉬면서 팔을 모아 가슴과 무릎이 밀착되면서 좀 더 침수되도록 운동을 반복한다(그림 9-15).
  - 회전하는 아코디언동작(rotating accordion moves): 치료사는 아코디언동작 중 숨을 내쉴 때 치료사는 환자의 몸통 및 엉덩관절을 돌림하며, 숨을 들이마실 때 환자의 엉덩관절을 치료사 쪽으로 돌림한다(그림 9-16).

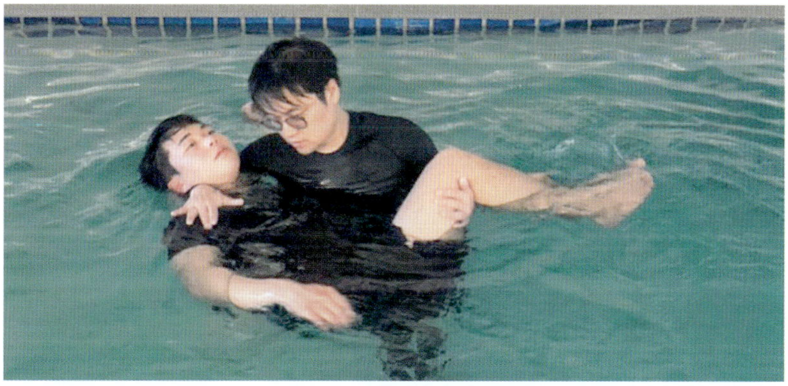

그림 9-15 아코디언동작

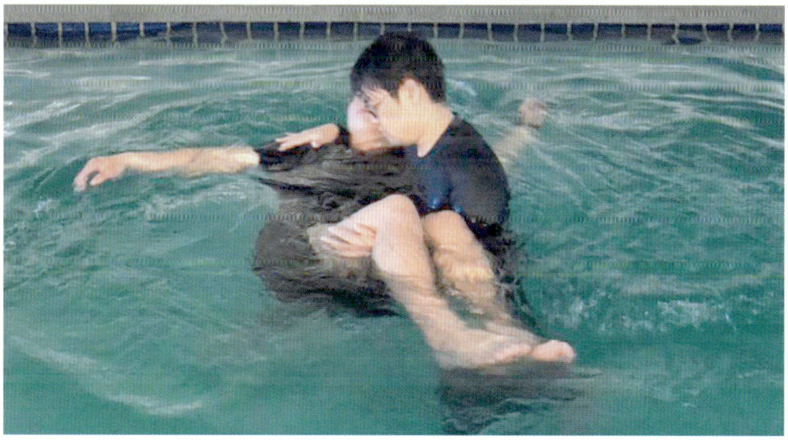

그림 9-16 돌림하는 아코디언동작

– 가까운 다리 돌림동작(near leg rotation moves): 치료사는 돌림하는 아코디언동작 중 환자의 반대쪽 무릎은 놓아 주고 치료사측 무릎만 당기면서 치료사의 오른쪽 어깨 쪽으로 밀고 돌림시키면서 숨을 내쉰다. 이후, 숨을 들이마시면서 환자를 시계방향으로 움직이면 물의 저항으로 인해 오른쪽 다리는 뻗침을 일으킨다(그림 9-17).

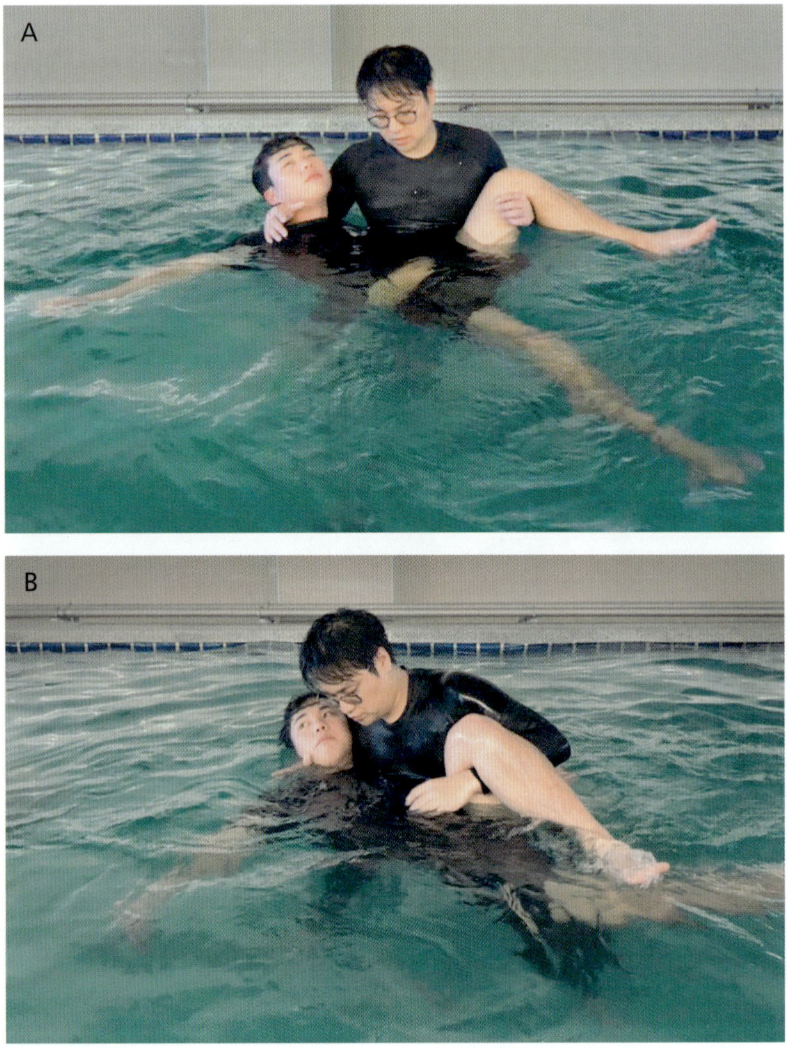

그림 9-17 가까운 다리 돌림동작

A. 환자 반대측 무릎은 놓아주고 치료사측 무릎을 당김 B. 환자를 시계방향으로 움직임

(3) 기타

- 적응증은 뇌성마비, 척수손상, 뇌손상으로 인한 근육 강직 및 근육 마비환자, 관절 환자, 정형외과적 수술 후 등이 있다.
- 금기증은 전염성 환자, 세균감염의 위험성이 있는 자, 디스크 환자, 관절 손상자 등이 있다.

4) 아이치 기법

(1) 개요

아이치 기법(Ai Chi method)은 1995년 일본의 Jun Konno에 의해 만들어 졌으며, 최대한 이완을 극대화하기 위해 동양적인 사상, 음악, 호흡조절 등을 연계하여 수행된다. 내용의 구성은 총 19가지 동작이며, 모든 동작은 깊은 호흡조절에 따른 움직임, 경락에 따른 움직임, 큰 동작을 매우 느리게 수행하는 움직임을 고려하여 적용한다.

아이치의 효과는 유연성 증가, 움직임 증가, 대사활동의 증가, 경락을 따라 에너지 순환 증가, 불면증과 스트레스 감소, 호흡기능 향상 등을 가져온다.

(2) 적용기술 및 방법

- 혼자 할 수 있는 운동과 둘이 한 조가 되어 수행할 수 있다.
- 물의 깊이는 어깨 높이 수준, 물의 온도는 30~35℃ 수준으로 수행한다.
- 숨을 들이마실 때는 손바닥을 위로 향하고, 숨을 내쉴 때 손바닥을 아래로 향한다.
- 운동의 강도는 개인의 특성에 맞춰 적용하며, 운동 후 운동 전보다 2시간 이상 통증이 지속되면 과힌 운동으로 규정힌다.
- 19가지의 단위운동은 호흡운동, 팔운동, 몸통운동, 다리운동, 에너지 모으기 운동, 전체 조화된 신체운동으로 구분한다(그림 9-18).

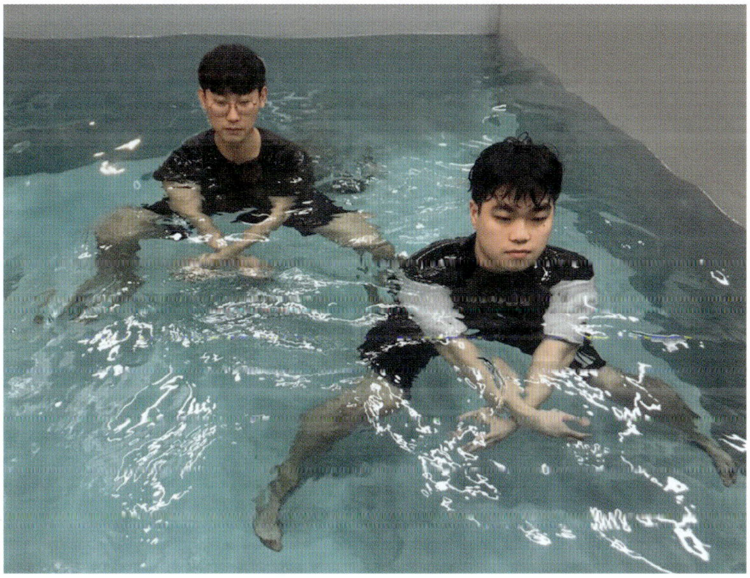

그림 9-18 호흡과 팔운동

5) 수중운동 기법의 특징

바드라가즈링, 할리윅, 와츠, 아이치 기법은 수중에서 다양한 이론적 배경을 바탕으로 수행되고 있으며, 치료사는 각 기법의 특징을 고려하여 대상자에게 적용해야 한다(박스 9-5).

박스 9-5 수중운동 기법의 종류와 특징

바드라가즈링 기법	할리윅 기법	와츠 기법	아이치 기법
• PNF에 기초 • 나선/대각선/복합운동 패턴 • 근육 재교육 • 등속성/등장성/등척성운동 • 환자가 부유링을 착용하고 치료함	• 정신적 적응 • 신체적 균형 • 조절된 움직임 • 수영을 가르침 • 10 Point 프로그램 • 치료사와 환자가 어느 정도 거리를 두고 치료함	• 수동이완 기법 • 뻗침과 운동 적용 • 동양의학 경락부위 기혈의 흐름 • 지압, 수동뻗침, 관절가동술, 호흡과 명상 • 근경직 감소와 이완 증대 • 아코디언 동작 • 치료사가 환자를 안고 치료함 • 온수 사용	• 능동이완 기법 • 최대한 이완을 극대화 • 동양적인 사상, 음악, 호흡조절 등을 연계 • 깊은호흡 조절을 통한 19가지 동작 • 환자 1인 또는 2인이 치료함 • 물속에서 요가함

임상의사결정 Clinical decision making_사례

뇌혈관 사고로 오른쪽 불완전반신마비(hemiparesis)가 된 I씨가 수중운동을 하고자 한다.

1. 임상적 사고

① 수중운동에서 물의 특성에 대해 토의하시오.

② 수중운동의 종류에 대해 토의하시오.

③ 수중운동의 종류별 장 · 단점에 대해 토의하시오.

2. 임상의견

① 수중운동의 종류별 수행방법에 대해 토의하시오.

3. 결론

① I씨의 문제에 적합한 수중운동 프로그램을 설계하고 이를 토의하시오.

② I씨에게 수행할 수중운동 프로그램을 설명하고 추가적으로 해야 하는 운동에 대해 설명하시오.

CHAPTER

10

치료적 마사지와 림프부종

Therapeutic Massage and Lymphedema

학습목표

1. 마사지의 기본 기법에 대하여 설명할 수 있다.
2. 림프부종의 검사 및 평가를 수행할 수 있다.
3. 림프배액운동을 수행할 수 있다.
4. 림프배액 마사지를 수행할 수 있다.
5. 압박치료를 수행할 수 있다

핵심용어

- 쓰다듬기 (effleurage, stroking, 경찰법)
- 주무르기 (petrissage, kneading, 유날법)
- 비벼 문지르기 (friction, rubbing, 마찰법)
- 두드리기(tapotment, 경타법)
- 흔들기(vibration, shaking, 진동법)
- 림프부종(lymphedema)
- 림프배액운동 (lymphatic drainage exercise)
- 림프배액 마사지 (lymphatic drainage massage)
- 압박치료(compression treatment)

Guiding question

1. 마사지의 기본 기법에 대하여 설명하시오.
2. 림프부종의 검사 및 평가를 수행하시오.
3. 림프배액운동을 수행하시오.
4. 림프배액 마사지를 수행하시오.
5. 압박치료를 수행하시오.

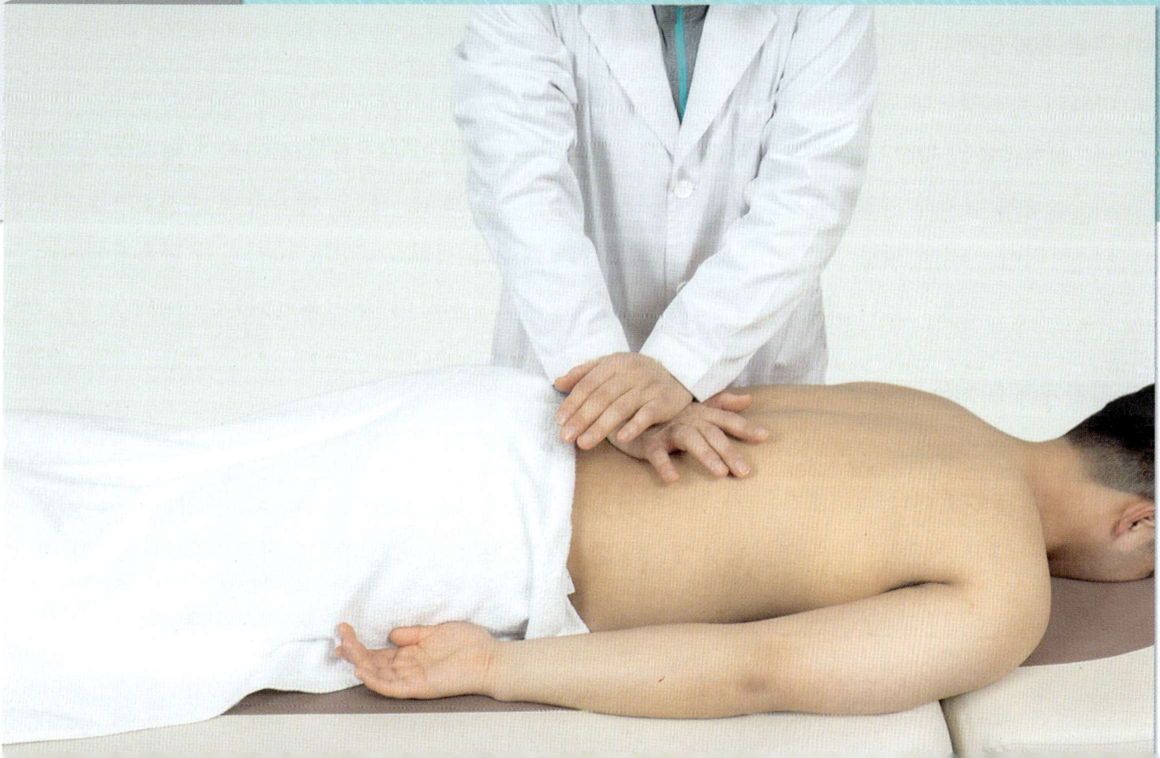

1 치료적 마사지

1) 개요

마사지는 가장 오래된 치료법의 하나로 통증부위를 손으로 문지르는 인간의 본능적인 행위로 시작하여 경험적이고 과학적 이론을 체계화하여 발전하였다. 마사지는 중국의 전통 의학에 그 뿌리를 두고 있으며 인도, 이집트, 페르시아, 로마 등에서 많은 공통적인 면을 찾아볼 수 있다. Hippocrates(BC 460~380)는 탈구된 부위의 치료법으로 마사지를 언급하였으며, Gertrude Beard(1952)는 마사지는 물렁조직의 도수법으로, 손에 의해 수행되며 신경계, 근육계, 호흡계에 영향을 주고, 혈액과 림프의 순환에 효과를 주는 목적으로 수행된다고 하였다.

오늘날의 마사지라는 용어는 2세기 전 중국의 한방의학서적을 프랑스어로 번역한 『The Cong-Fou of the Tao-Tse』 책에서 사용되었으며, 프랑스어로 masser(동사)와 massage(명사)로 '두드리다, 어루만지다'라는 의미로 사용되었다. 1780년 인디아에서 'massag'라는 단어로 사용되었으며, 1800년대 이후 유럽을 거치면서 마사지라는 단어로 통용되어 사용되었다.

2) 마사지 효과

마사지는 피부수용기, 근육, 관절 및 고유수용기를 접촉하여 생리적, 기계적, 반사적 및 심리적 효과를 도출해낼 수 있다. 기계적으로 정맥의 혈류를 개선하고 림프액의 흐름을 촉진시키며, 특수한 부종을 감소시킬 뿐만 아니라 조직을 유연하게 뻗침시킬 수 있다.

마사지는 기분전환과 반응시간의 증진 및 편안하게 하는 감각기능에도 영향을 미친다. 신체뿐만 아니라 정신적인 활력소가 될 수 있는 마사지는 심리적으로 긍정적인 효과를 줄 수 있다.

(1) 근육계에 미치는 효과

마사지는 신경이나 근육의 흥분성을 높여 근육의 탄력을 유지시키고, 근육에 적절히 영양을 공급하며, 신체발육을 왕성하게 하여 기능을 증진시킨다. 또한 근육의 긴장을 완화시키고 경련을 감소시키며, 근육에 혈액과 영양공급을 증가시켜 근육에 쌓인 젖산과 부산물을 제거하여 진정효과를 가져온다. 따라서 근육의 피로 회복과 근육의 운동능력의 확대를 꾀할 수 있다. 마사지가 근육계에 미치는 효과는 흥분작용, 진정작용, 반사작용, 유도작용 및 교정작용 등이 있다(표 10-1).

(2) 감각계에 미치는 효과

마사지는 피부를 자극하는 것이며, 쓰다듬기는 표피자극을 통해 상쾌한 감각을 주며, 주무르기나 비벼문지르기는 근육이나 피하조직을 자극하여 국소적 혈액순환을 개선하며 기능을 조절한다. 또한 자율신경이나 내분비선에도 좋은 영향을 미쳐 불균형을 조정하고 몸과 마음의 조화를 꾀하는 효과가 있다.

표 10-1 근육계에 미치는 효과

구분	효과
흥분작용	• 비정상적으로 기능이 감퇴되어 있는 신경이나 근육에 흥분성을 높이고 기능을 회복함 • 약한 쓰다듬기이나 주무르기 적용
진정작용	• 활동 후 급성 근육피로에 의한 경련과 통증, 근육의 비정상적인 긴장 및 신경통을 개선함 • 통증이 있는 부위의 자극에 대한 감수성을 적절히 조절함 • 강한 쓰다듬기, 주무르기, 지속적인 비벼문지르기 적용
반사작용	• 신경, 근육, 내장 등에 반사적인 간접자극을 일으켜 문제가 있는 부위에 좋은 자극이 전달되게 하여 그 기능을 조절함 • 문제가 있는 부위로부터 멀리 떨어진 부분을 마사지함
유도작용	• 염증반응이 나타난 부위에는 직접 마사지를 하지 않고 몸쪽 부위를 마사지하여 증상의 감소를 유발시킴 • 쓰다듬기 적용
교정작용	• 손상 직후 발열이나 급성 염증이 없어지면 손상받은 관절이나 주위조직에 마사지를 실시함 • 관절주머니, 인대, 힘줄이 두껍고 단단해지는 것을 해결하며, 병적 삼출물을 제거함

마사지는 피부호흡에 이상이 있을 때 산소와 이산화탄소 교환에 도움을 주며, 마찰열은 발한을 일으켜 피하지방질의 배출을 도와줄 수도 있다. 체온 상승은 직접적인 기계적 작용과 간접적인 혈관운동의 작용으로 외상성 상해를 예방한다.

경기 전의 마사지는 주요 근육이나 관절의 혈액순환을 개선하고 마음을 안정화시켜 심리적인 준비를 돕는다.

(3) 내장계에 미치는 효과

피부내장반사란 신체 표면의 자극이 내부 장기기능에 영향을 미치는 현상을 말하며, 복부의 마사지는 복부의 혈액순환을 개선하고, 배 안의 장기기능을 조절하며, 소화기능을 촉진하며 대소변을 순조롭게 할 수 있다.

배 부위 절개 시 응급상황에서 직접 심장을 마사지하기도 하며, 등과 허리 부위의 마사지는 통증 부위의 압통을 제거하는 한편, 반사적으로 호흡기나 순환기 및 위장기능을 개선하는 효과가 있다.

(4) 호흡계에 미치는 효과

가슴 갈비사이 부위에 두드리기, 비벼문지르기는 피부자극을 주게 됨으로써 반사적으로 깊은 호흡을 가져 온다. 배 부위를 오랫동안 마사지하면 호흡기능이 향상되고 배근육, 갈비사이근, 가로막의 갈비뼈 접착부를 쓰다듬기, 주무르기로 마사지하면 피부를 신속하게 회복시킨다. 체위배액법과 쓰다듬기, 흔들기가 결합하여 기침에 의해 점액과 점액농의 물질을 배출시킨다. 즉, 흔들기와 두드리기는 유리된 분비물을 진동시키며, 두드리기는 정상적인 기침으로 진한 분비물이 좀처럼 움직이지 않는 경우에 사용한다.

(5) 순환계에 미치는 효과

마사지는 정맥과 동맥 혈류를 촉진하고 림프액의 흐름도 빨라지게 한다. 즉, 피부나 근육의 혈액순환이 좋아지면 조직의 신진대사가 왕성해지고, 근육에 필요한 산소나 영양소를 공급하여 근육기능의 향상을 가져오며, 정맥환류의 향상을 통한 대사산물의 제거는 매우 효과적이다.

(6) 자율신경계에 미치는 효과

마사지를 통해 얻어지는 이완은 자율신경계의 간접적 효과인 부교감신경 자극의 증가라 할 수 있다. 즉, 마사지는 히스타민(histamine)과 같은 물질을 분비하여 혈관 확장을 일으키며, 혈압과 심박수가 감소되고 피부 온도가 증가한다.

3) 마사지의 적응증, 금기증 및 안내사항

마사지의 적응증과 금기증 및 안내사항은 다음과 같다(표 10-2, 박스 10-1).

표 10-2 마사지의 적응증과 금기증

적응증	금기증
• 피로회복	• 전염병
• 통증 제거	• 화농성 질환
• 신체 유연성 증가	• 급성관절염
• 골절이나 탈구 회복기	• 류마티스
• 관절손상 회복기	• 안정을 필요로 하는 내과질환
• 삠이나 긴장(sprain & strain) 회복기	• 출혈하기 쉬운 질병
• 힘줄이나 신경손상 회복기	• 외상
• 관절염	• 발열
• 신체 각 부위 근육통(근 경결 섬유증)과 신경통	• 피부질환
• 윤활주머니염	• 결핵 · 매독
• 마비성 질환	• 악성종양
• 다발성 경화	• 약물 사용 시
• 부종 감소	
• 신경염	
• 섬유소염	

박스 10-1 마사지 시 안내사항

- 식사 후 적어도 30분 이상 지나서 실시함
- 마사지 전에 대변 및 소변을 미리 실시함
- 마음이나 몸을 긴장시키지 않고 심신을 편안하게 함
- 마사지를 받는 부위만 노출하여 실시함
- 마사지 복장은 편안하고 느슨한 옷차림을 착용
- 마사지를 받은 후 건강한 사람은 10분 정도, 허약한 사람이나 환자는 20분 정도 휴식

4) 구성요소

마사지의 최대 효과를 얻기 위해서는 마사지의 방향 및 순서, 마사지의 압력, 마사지의 속도와 리듬, 치료사와 환자 자세, 마사지 시간, 마사지 시설 및 보조도구 등의 구성요소가 조화를 이루어야 한다.

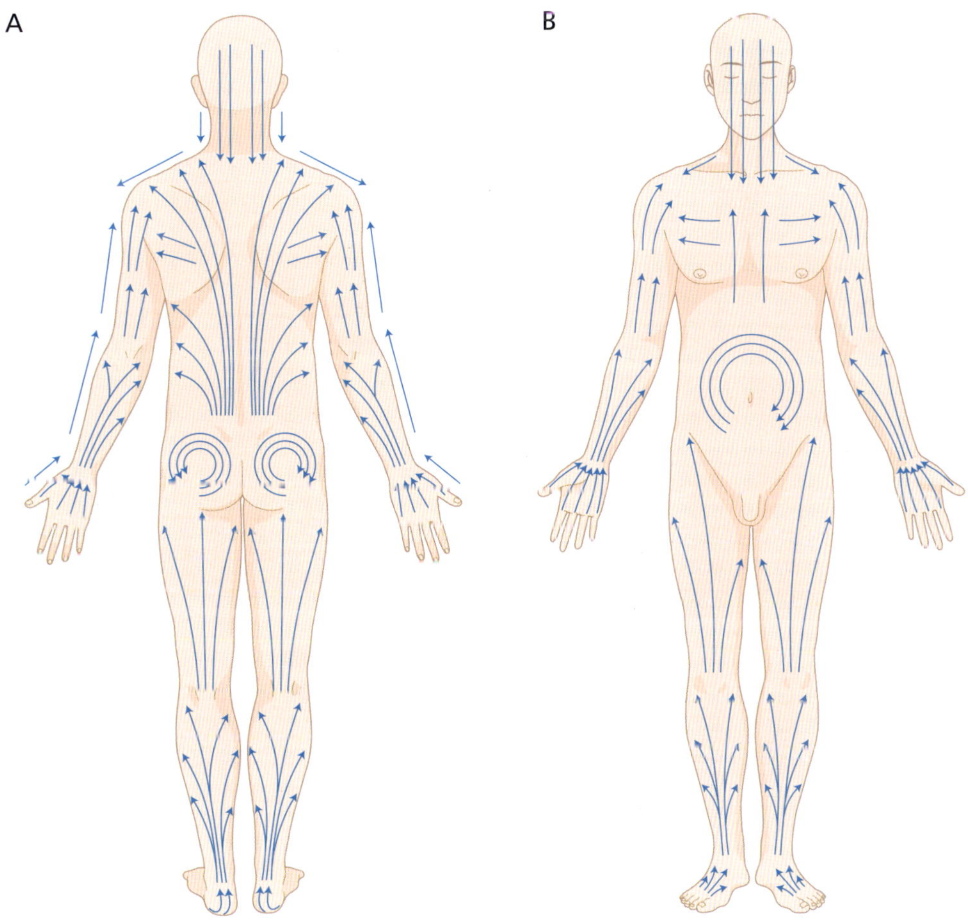

그림 10-1 마사지 방향

A. 엎드려 누운자세 B. 바로 누운자세

(1) 마사지 방향 및 순서

마사지의 방향은 혈액과 림프의 순환 방향과 일치하며, 효과를 극대화시키기 위해 심장에서 가까운 곳에서부터 시작하여 먼 곳으로 부위를 옮겨간다. 근육섬유 방향 또는 혈액과 림프액의 흐름을 돕는 동심성 방향으로 시행한다(그림 10-1).

마사지의 순서는 엎드려 누운자세에서 바로누운자세로 진행한다. 엎드려 누운자세에서는 몸통, 위팔, 아래팔, 손의 순서로 마사지한 후 반대편 부위를 시행한다. 일반적으로 이어서 머리와 목, 넙다리, 종아리, 발을 마사지하며, 바로 누워서 가슴, 팔, 얼굴, 복부, 다리 순서로 시행한다(그림 10-2). 특히 몸통, 가슴 및 엉덩이부위는 지렛대 원리에 의해 치료사의 반대편 부위를 실시하며, 복부는 치료사가 환자의 오른쪽 부위에서 실시한다.

마사지 기법 적용은 가벼운 쓰다듬기에서 시작하여 강한 쓰다듬기, 주무르기, 비벼 문지르기, 두드리기, 흔들기 등의 마사지 기법을 적용한 후, 약한 쓰다듬기로 끝나게 된다. 마사지 기법별 세부적 방법의 선택은 가급적 환자의 요구에 따라 시행하며, 근육, 힘줄 및 뼈의 돌출부위 등에서 통증이 있는 경우는 약하게 하거나 또는 하지 말아야 한다.

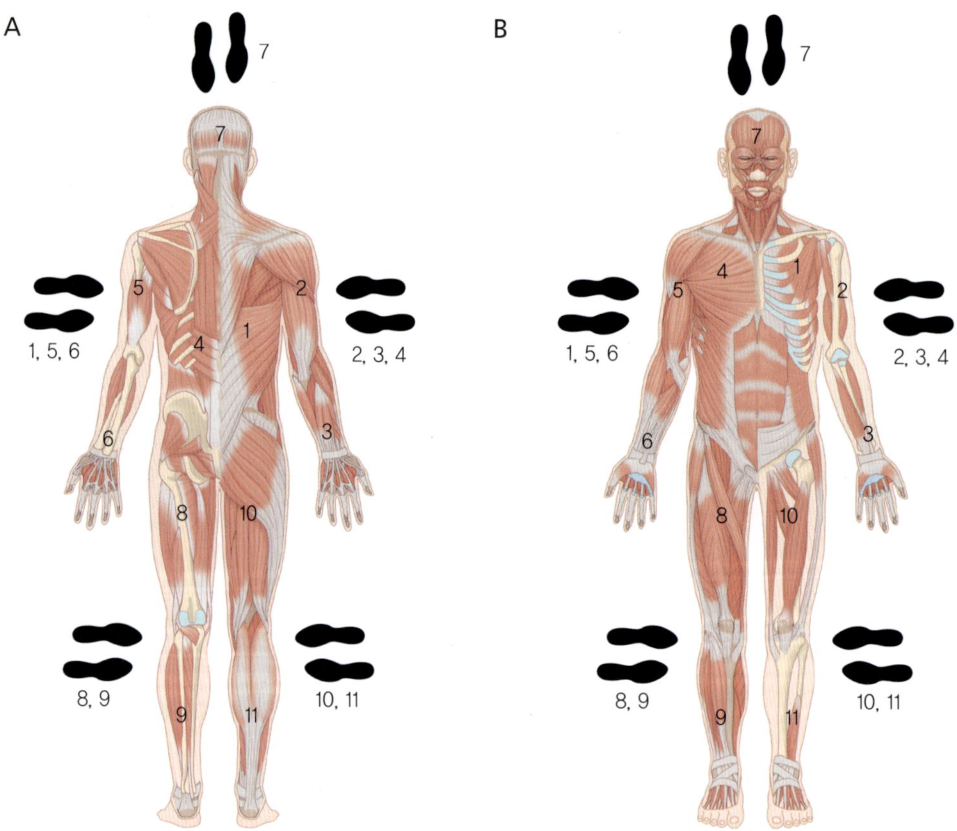

그림 10-2 마사지 순서

A. 엎드려 누운자세 B. 바로누운자세

(2) 마사지 압력

마사지의 압력은 부드럽게 시작하며, 서서히 압력을 증가시키고 다시 부드럽게 압력을 감소시키면서 마무리하며, 압력의 양은 근육조직 이완에 따라 자연스럽게 실시한다. 즉, 몸쪽 방향은 강하게, 먼쪽 방향은 약하게 적용한다.

매우 약한 압력으로도 정맥류의 순환을 촉진할 수 있다. 높은 압력은 정맥관을 비우는 데 효과적이지만 동맥 순환이 반대 방향으로 밀고 나갈 수도 있다.

마사지의 압력 조절은 조직 형태와 양, 환자의 상태에 따라 조절되어야 하며, 너무 약한 압력은 마사지의 효과를 약화시키며, 너무 강한 압력은 근육통을 유발시켜 심리적 불안감을 느끼게 한다.

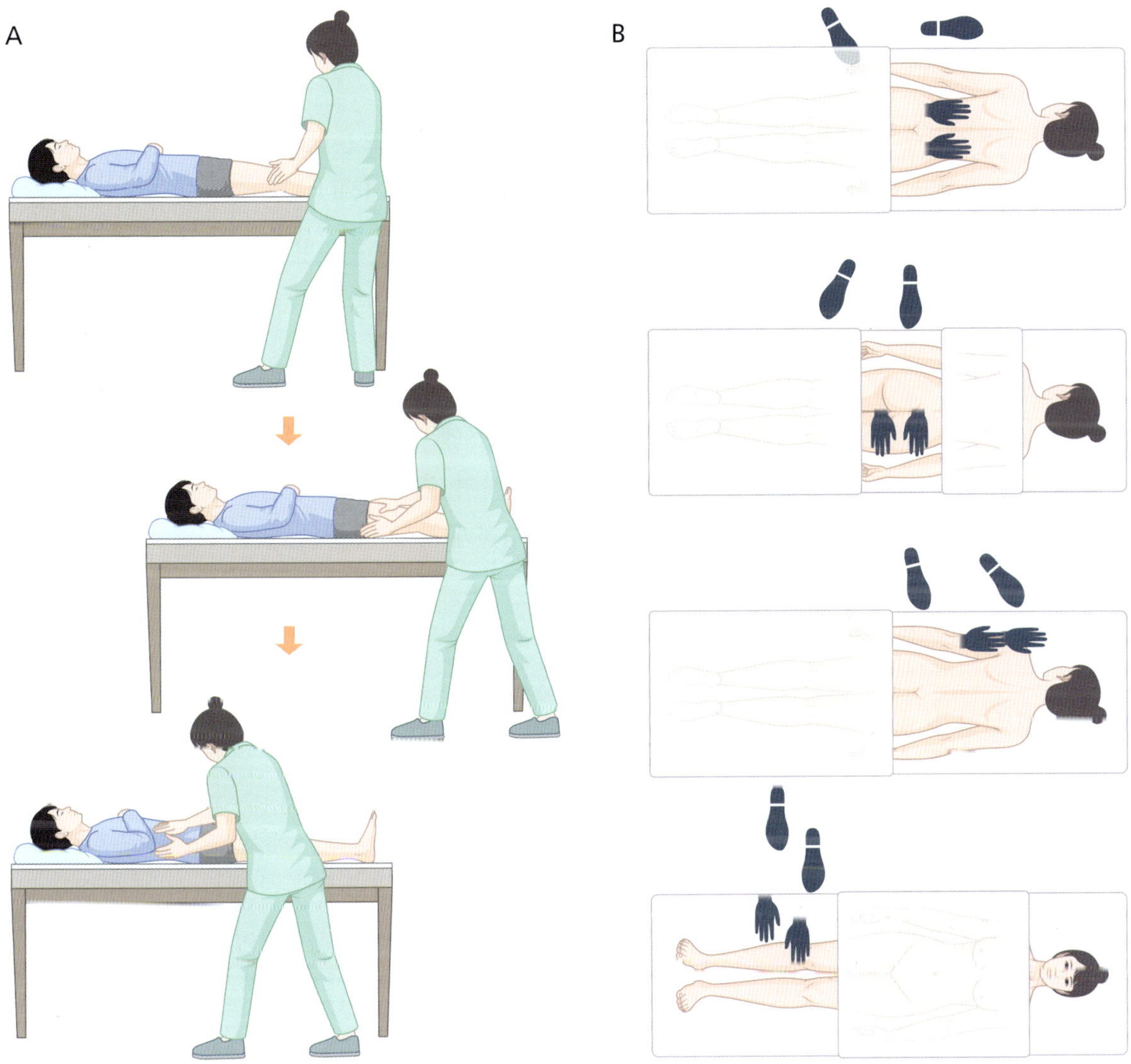

그림 10-3 치료사 자세

A. 뒷발에서 앞발로 체중이동 B. 마사지 부위에 따른 치료사의 발과 손의 위치

(3) 마사지 속도와 리듬

마사지 속도는 손부터 어깨까지 또는 발부터 넙다리까지 1분에 15회 정도 또는 초당 약 17cm 움직임 정도로 시행한다. 마사지의 리듬은 천천히 부드럽고 율동적이어야 하며 정확하고 일정하게 단절 없이 연속적으로 시행되어야 한다.

마사지 적용 시 압력, 속도 및 리듬의 갑작스러운 변화는 환자에게 긴장이나 불안감을 주게 된다.

(4) 치료사와 대상자 자세

치료사의 자세는 피로를 줄이기 위해 손과 팔의 힘이 아니라 지렛대의 원리와 체중의 이동 및 팔과 손이 적절하게 이완된 상태로 움직임을 자유롭게 하여야 하며, 치료사의 위치, 침대 높이 등을 고려하여야 한다. 치료사는 체중의 중심을 앞뒤로 이동하거나 좌우로 이동하면서 마사지 부위에 가깝게 접근하여 시행한다(그림 10-3). 또한 치료사의 손은 항상 따뜻하고 건조해야 하며, 손목과 손에 힘을 빼고 부드럽게 자연스러운 움직임으로 마사지 기법을 수행하여야 한다.

환자의 자세는 다양한 도구를 이용하여 가장 편안한 자세로 모든 근육과 관절이 이완되게 하며, 근육의 뻗침이나 관절의 느슨한 자세(close packed position)를 피해야 한다(그림 10-4). 또한 마사지를 받는 부위는 가급적 높게 하여 중력을 이용할 수 있도록 자세를 위치하여야 한다.

(5) 마사지 시간

마사지의 시간은 마사지 적용 부위, 속도, 연령, 체형 및 환자의 반응에 따라 조절되어야 한다. 어린 아이나 노인은 성인에 비해 효과가 빠르게 나타나기 때문에 마사지 시간을 짧게 적용한다. 마사지를 처음 실시하거나 환자의 상태가 좋아질 때는 매일 실시하며, 점진적으로 횟수를 감소시킨다.

일반적으로 60분을 넘지 않도록 하며, 한 부위를 강하게 장시간 행하는 것은 피해야 한다. 국소 부위 마사지는 보통 5~15분, 전신 마사지는 30~60분 정도 시행한다. 1일 마사지 횟수는 국소 부위는 3~4회 정도, 전신은 1~2회 정도 실시한다.

(6) 마사지 시설 및 보조도구

① 장소

마사지의 시행 장소는 청결, 안전, 간접 조명, 자연 채광, 환기 등이 조화를 이루어야 하며, 근육의 이완을 위해 24°C 정도의 온도와 대화의 비밀이 보장되는 조용한 곳이 좋다. 마사지 업무 장소와 마사지 치료실은 분리되어야 하며, 환자의 병력 청취나 탈의 시 사생활이 보호되어야 한다.

② 치료대

마사지의 치료대는 너무 딱딱하거나, 너무 부드럽거나, 너무 탄력적이지 않아야 되며, 재질은 차지 않고 피부를 이완시킬 수 있으면 좋다. 치료대는 높이를 조절할 수 있고, 엎드려 누운자세에서 얼굴과 코 부분이 치료대 속으로 보호할 수 있으며, 환자가 돌아누울 수 있는 적당한 넓이를 갖추

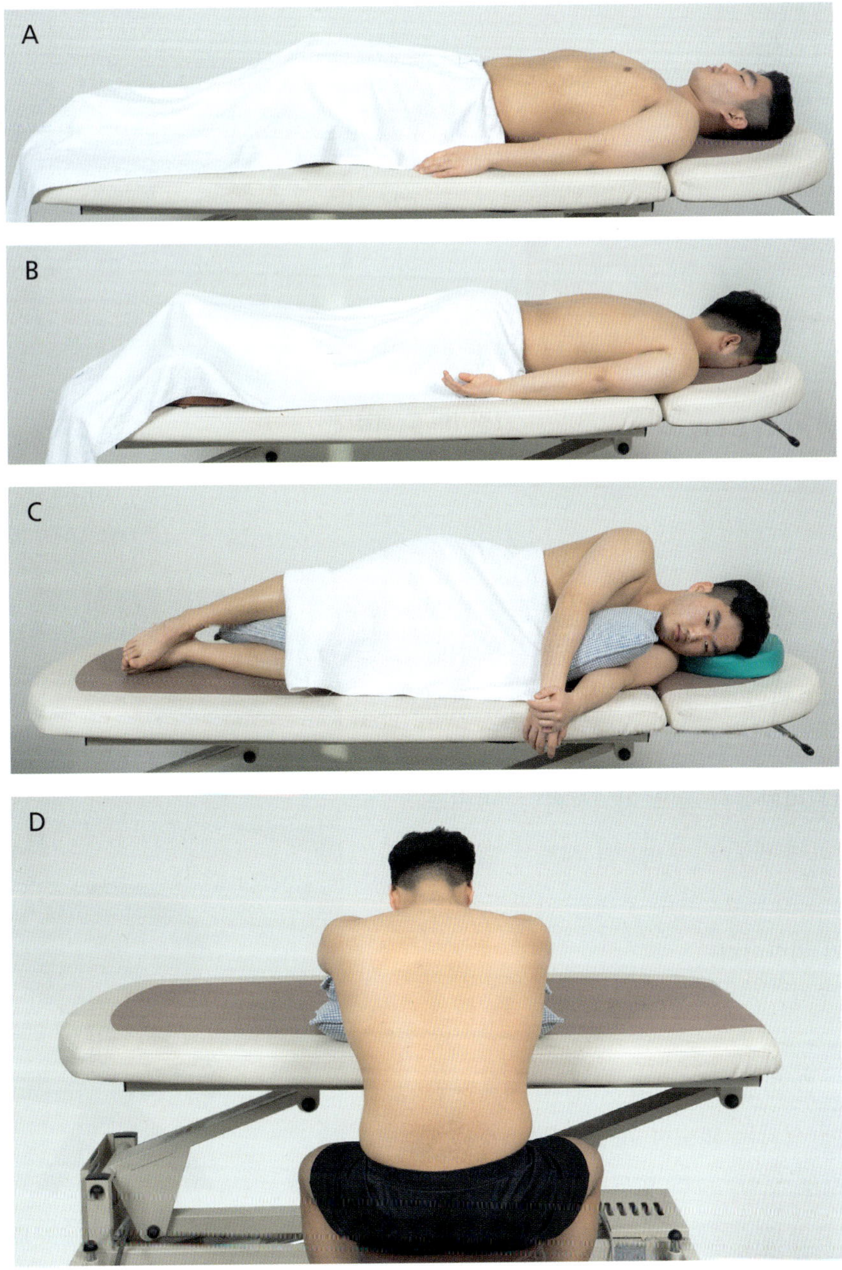

그림 10-4 대상자 자세

A. 바로누운자세 B. 엎드려 누운자세 C. 옆으로 누운자세 D. 앞으로 기대앉은자세

어야 한다.

치료대는 이동식, 고정식, 앉은자세 기구 등이 있으며, 최대한 환자를 편안하고 안전하게 이완시킬 수 있어야 한다(그림 10-5).

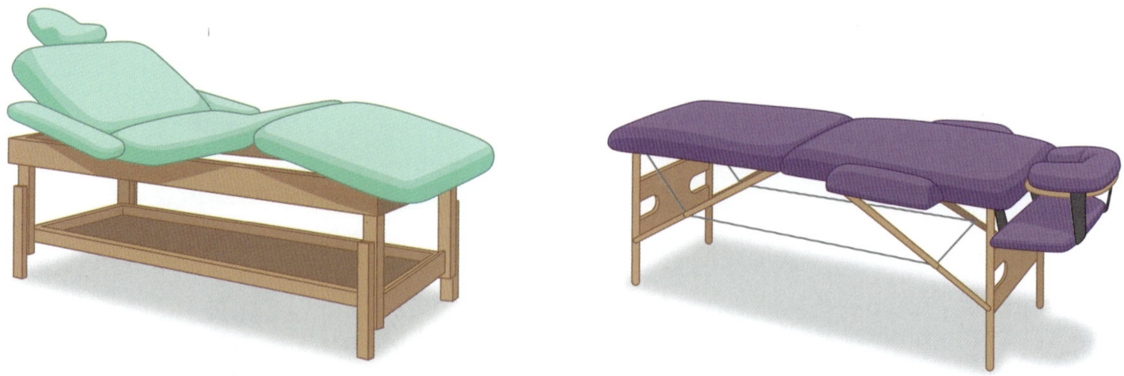

그림 10-5 치료대

③ 보조도구

마사지의 보조도구는 다양한 크기, 모양 및 재질의 베개, 지지물 및 면 시트 등을 사용하며, 이는 치료부위의 최대 이완을 돕기 위한 것이다(그림 10-6).

베개나 지지물은 몸을 지지하거나, 받쳐주고, 편평하게 만들어 주며, 면 시트는 환자의 사생활을 보호하고, 치료 부위를 따뜻하게 유지해 주기 위함이다.

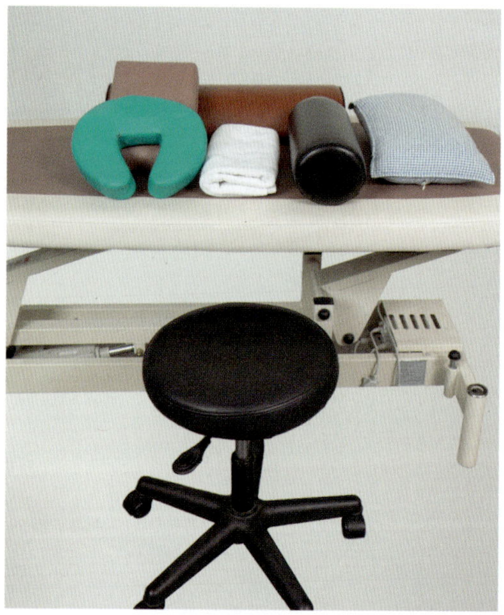

그림 10-6 보조도구

④ 윤활제

마사지의 윤활제는 환자의 피부와 치료사의 손 사이에 생기는 과도한 마찰력을 해소하기 위한 것으로 오일, 크림 또는 파우더 등을 사용한다. 윤활제는 운동 전, 운동 중, 운동 후, 피부자극 등을 고려하여 선택하며, 마사지를 할 때는 매우 적은 양의 윤활제를 사용한다. 크림은 적당한 양을 사용하며, 파우더는 여드름 또는 털이 많은 피부 등에 사용한다. 파우더 가루는 호흡기 문제를 가져올 수 있기 때문에 흡입해서는 안 된다.

사용 시 윤활제를 직접 환자 피부에 붓지 말고 치료사의 손에 오일을 발라 문질러서 따뜻하게 한 후 적용한다. 비벼 문지르기를 제외하고는 적절한 윤활제를 사용함으로써 불쾌감을 유발시키는 강한 자극을 해소시키도록 한다.

일반적으로 윤활제는 오일과 연고로 구분되며, 오일에는 미네랄(광물성), 올리브(식물성, 부패 주의), 베이비(건조한 피부), 코코넛(야자유-화상환자), 아몬드 등이 있고, 연고에는 바세린, lanolim(양모기름), gold cream, cocoa cream, butter(피부에 영양공급) 등이 사용된다. 윤활제를 제거하기 위해서는 보통 알코올이나 따뜻한 비눗물을 사용한다.

5) 마사지 기본 기법

1879년 VonMosegeil(독일 수술학회회보)에서 Mezger의 방법을 서술하는 용어로 경찰법, 유날법, 마찰법, 고타법 등이 사용되있으며, 현재는 '쓰다듬기, 주무르기, 비벼 문지르기, 두드리기, 흔들기'라는 기법으로 사용되고 있다.

(1) 쓰다듬기

쓰다듬기(effleurage, stroking, 경찰법)는 'effleurer'라는 프랑스어로 '가볍게 만지다'에서 유래된 단어이다. 스트로킹(stroking)은 모든 마사지 기법에서 가장 자연스럽고 본능적이며, 진정 또는 자극과 같은 감각반응을 얻고, 방향은 먼쪽에서 몸쪽으로 적용한다. 쓰다듬기(effleurage)는 정맥과 림프 배출을 도와주고, 방향은 먼쪽에서 몸쪽으로 적용한다.

쓰다듬기는 모든 마사지의 시작과 마무리할 때 사용되는 기술이며, 근육의 깊은 조직을 움식이시 않고 피부 위를 미끄러지는 듯 하는 마사지 기법이다. 즉, 치료사의 손을 부드럽게 환자의 몸에 밀착시키고 5~6kg의 고른 압력으로 피부표면이나 근육을 쓰다듬고 어루만져 혈관이나 림프관의 흐름을 따라 몸의 먼쪽 부위에서부터 심장의 가까운 쪽 부위 방향으로 적용한다.

치료사는 쓰다듬기를 통해 환자의 물렁조직을 촉진함으로써 표면조직의 열감, 압통, 탄력성, 수종, 근육 긴장도 등을 관찰할 수 있다. 또한 윤활제와 함께 사용하여, 피부 표면 위에 윤활제를 넓게 바르는 데 아주 좋은 기법이다.

쓰다듬기 기법은 손바닥, 엄지, 손가락 끝, 주먹 등을 이용하며, 분류는 표피를 접촉하여 표피에 대한 반사적인 효과를 얻는 '약한 쓰다듬기'와 깊은 부위를 압박하여 좀 더 기계적인 효과를 얻는 '강한 쓰다듬기'로 구분된다(그림 10-7).

쓰다듬기 기법은 수평으로 진행하는 특성 때문에 마사지 패턴의 흐름은 부드럽게 한 부위에서 다른 부위로 옮겨갈 때, 다른 마사지 기술을 사용하면서 중간 중간에 사용하게 되며, 마사지를 마무리할 때에 가장 많이 사용한다.

약한 쓰다듬기는 피부 혈류의 흐름에 영향을 주어 진정작용을 통해 통증을 감소하는 데 효과적이다. 또한 정맥 환류와 혈행을 개선하여 국소적 및 전신계의 순환이 개선되며, 동맥벽의 불수의근을 반사적으로 강화하는 효과를 갖는다. 이는 부교감신경계를 통해 이완반응을 형성하는 표면조직의 수용기에 의한 것이다.

강한 쓰다듬기는 깊은 맥관과 림프관에 영향을 주어 정맥 순환과 림프배액을 향상하는 데 효과적이며, 주로 결합조직과 근육 마사지에 사용된다. 즉, 정맥이 유출됨으로써 동맥 혈류를 위한 공간이

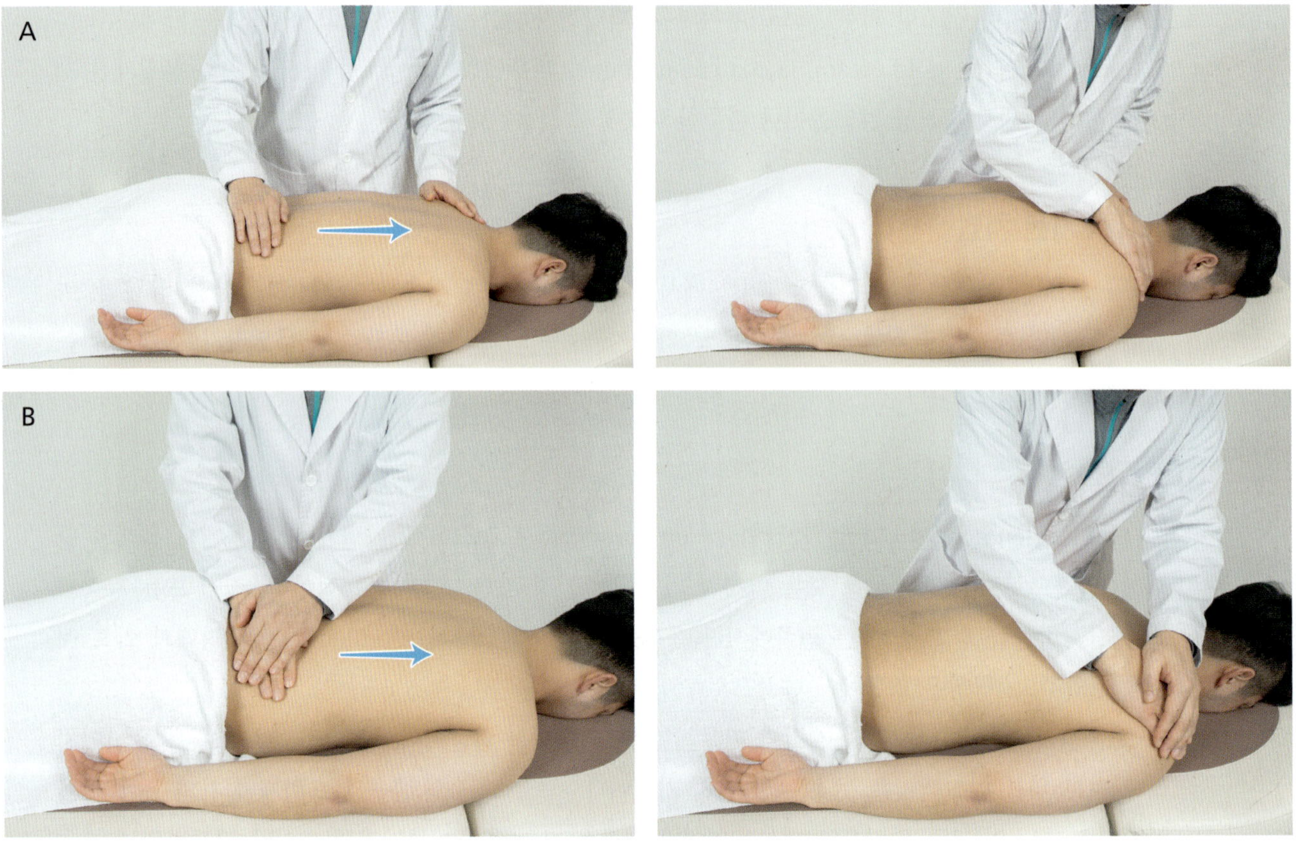

그림 10-7 쓰다듬기

A. 손바닥 약한 쓰다듬기 B. 양손 강한 쓰다듬기

늘어나고, 정맥 환류가 개선된다. 이는 근육의 활동으로 인한 젖산과 부산물의 제거를 촉진시켜 울혈 제거와 근육을 이완시키는 동시에 다음의 육체 활동을 준비하게 한다.

(2) 주무르기

주무르기(petrissage, kneading, 유날법)는 'petrir'라는 프랑스어로 '주무르다'에서 유래된 단어이다. 즉, 물렁조직을 들어올리며, 굴리고, 쥐어짠다는 의미이다.

또한 근육을 쥐면서 누르기(kneading)와 당기기(pulling)를 하는 기술이며, 피부와 피부 밑 조직 위에서 원형으로 움직여 수행하는 기술로, 손바닥 전체 면으로 압력을 발생시켜 하부구조에 전달시키며 마찰 없이 행해진다. 따라서 표면조직뿐만 아니라 깊은 부위에도 영향을 주며, 치료사의 손에서 압력이 가해지고, 들어줌과 동시에 비틀어 주며, 압력을 풀어 주어, 손의 위치를 처음 모양과 같이 놓이게 된다.

쓰다듬기가 근육 배열에 수평으로 행해지는 반면, 주무르기는 근육 배열에 수직으로 행해지며, 주로 근육을 대상으로 행한다.

주무르고 누르는 방법으로 근육의 덩어리를 옮기듯 주무르거나 부드럽게 비틀기도 하여 압착하는

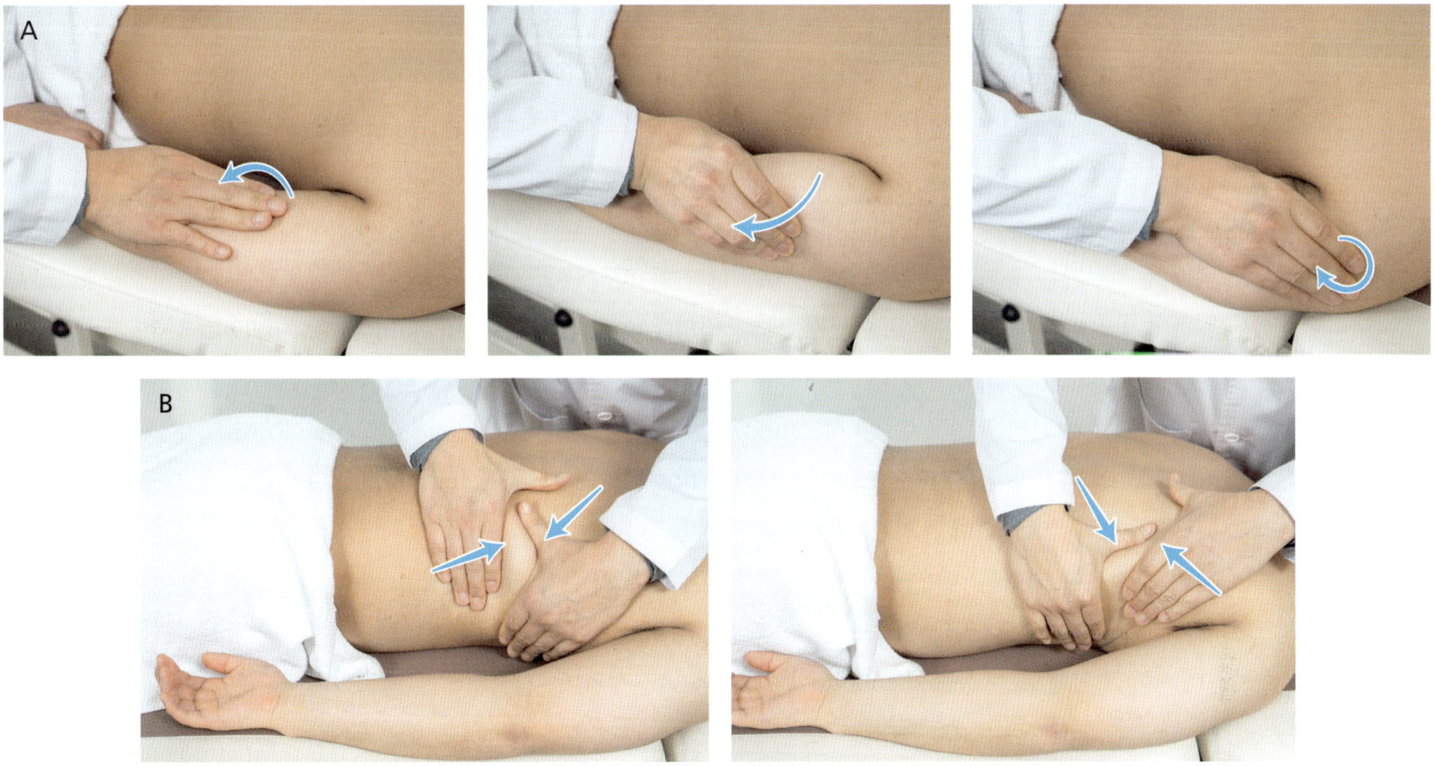

그림 10-8 주무르기

A. 한손 손바닥 전체 주무르기 B. 양손 교대로 주무르기

것으로 원이나 타원형을 그리듯 혹은 직각으로 근육의 끝에서 끝까지 움직여 나간다.

주무르기 기법은 손바닥 전체, 모든 손가락, 엄지손가락 또는 손가락 끝, 교대로 방법을 이용하며, 조직을 부드럽게 하고 이완되게 하는 데 매우 효과적이지만, 치료사에게는 에너지 소모가 많고 수행하기 어려운 방법이다(그림 10-8). 수행 시 정확하게 느낄 수 있도록 율동적이고, 팔만을 사용하기보다는 몸 전체를 사용하는 것이 가장 좋다.

주무르기 기법을 통한 펌프작용은 림프의 흐름을 높고, 부종을 감소시켜 조직간 체액을 유출시킴으로써 조직으로부터 부산물을 제거한다. 이는 세동맥의 혈관 확장을 일으켜 국소적 순환이 향상되며, 혈액순환 촉진으로 진피와 피부밑근막을 통한 조직으로의 영양 공급도 증가되며, 근육의 통증과 피로를 감소시킨다. 근육수축의 반복과 유지에 의해 이산화탄소나 젖산 같은 대사산물의 축적, 산성적 정체, 허혈, 통증, 피로에 노출된다. 주무르기 기법은 이러한 부산물을 제거함은 물론, 피로를 제거하고, 근육의 새로운 격렬한 활동준비가 가능하다.

들어 올리고 굴리며 쥐어짜는 동작은 조직 내의 단축된 근육조직과 그 주위 근막의 협착을 풀어 늘려 주며, 힘살에 있는 고유수용기인 근육방추의 자극으로부터 근육이 반사적으로 이완을 유지하도록 한다.

(3) 비벼 문지르기

비벼 문지르기(friction, rubbing, 마찰법)는 피부밑의 깊은 부위 조직을 마사지하기 위하여 엄지나 손가락끝, 손바닥 등을 사용하여 마사지 부위에 힘을 주면서 원을 그리듯 돌리는 동작이다. 힘은 처음에는 가볍게 주기 시작하여 차츰 강하게 주게 되며, 방향은 중심부에서 시작되어 휘돌림 운동 형태로 움직인다.

비벼 문지르기는 흉터, 유착, 강직인 근육, 근막 등 딱딱한 조직과 관절부위에 사용되는 기술로, 시행 전에 인접부위를 쓰다듬기로 이완시킨 후, 링잉(wringing), 척킹(chucking), 롤링(rolling) 등의 기술을 실시한다.

비벼 문지르기 기법은 전체 손(whole hand), 손바닥(palmar), 엄지손가락패드(thumb pad), 손가락(finger flat), 손가락패드(finger pad), 손가락끝(finger tip), 팔꿈치(elbow) 등을 한쪽 또는 동시에 교대로 사용하며, 가로 비벼 문지르기는 다음과 같다(그림 10-9, 표 10-3).

비벼 문지르기 기법은 류마티즘이나 통풍관절 주위에 아주 약한 압력으로 칼슘 침착을 분산시키며, 근막과 근육 사이, 근막과 뼈대 또는 근육다발 사이 물렁조직의 유착이 있는 부위의 협착을 이완시킨다. 즉, 조직에 고인 삼출물에 대한 혈액배출을 촉진시키며, 관절주위 물렁조직의 경결을 이완시

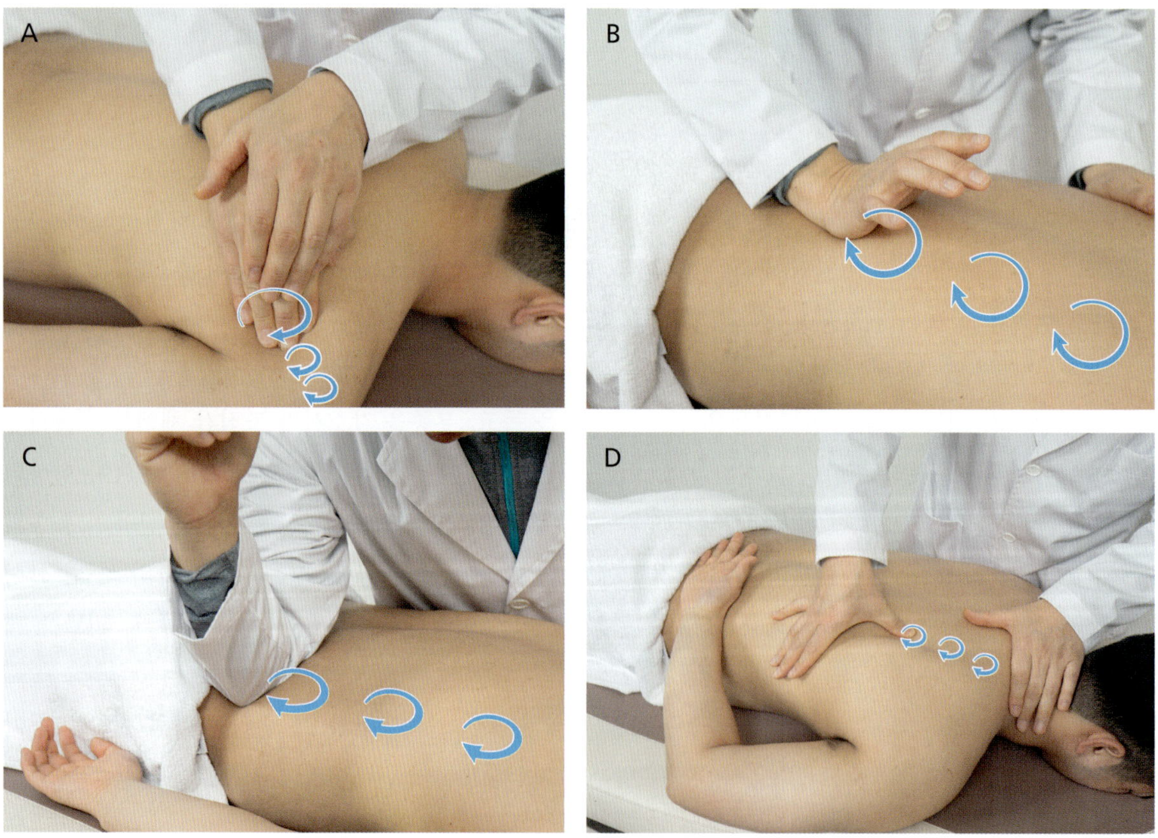

그림 10-9 비벼 문지르기

A. 손가락 겹쳐 비벼 문지르기 B. 손바닥 비벼 문지르기 C. 팔꿈치 비벼 문지르기 D. 엄지손가락패드로 비벼 문지르기

표 10-3 특수 가로 비벼 문지르기

구분	내용
가로 비벼 문지르기 (transverse friction movement)	• 결합조직에 있는 유착과 흉터를 예방하거나 제거시키는 데 유용함 • 윤활제를 바르지 않고 손가락을 근육섬유 방향에 직각이 되도록 하여 시행하며, 압력은 처음에는 부드럽게 하다가 점차 증가시키면서 유지함 • 30초~10분 정도 실시하면 마찰에 의하여 뜨거워짐(히스타민의 유리에 의한 열의 발생과 발적, 순환의 증진을 유발하며, 이는 작은 염증반응에 대한 조절로 염증의 진행과정에서 결합조직을 재조직하도록 화학물질을 유리시키며, 이는 결합조직 기질의 수분 함유 능력을 증가시킴으로써 유착과 흉터를 예방하거나 제거시킴)

켜 관절운동범위를 정상화시킨다. 또한 신경을 당기거나 누르는 협착 시 유착을 감소시켜 신경통을 제거한다.

(4) 두드리기

두드리기(tapotment, 경타법)는 'tapoter'라는 프랑스어로 '두들기다'에서 유래된 단어이다. 즉, 손이나 손의 일부분으로 신체를 빠르고, 리드미컬하고, 탄력 있게 두드리는 것을 의미한다.

두드리기 기법은 쓰다듬기, 주무르기, 비벼 문지르기 등이 끝난 후에 실시하며, 손목을 이완하고, 손목 스냅이 아닌 흔들면서 빠르고 리드미컬하게 1초에 약 10~14번까지 두드린다. 이는 근육의 재긴장, 근육의 수축 또는 소리로 인한 심리적 이완을 가져온다. 대부분의 마사지는 이완효과를 얻지만 두드리기는 자극을 목적으로 사용하며, 근육을 긴장시키고, 이는 약한 근육을 자극하는 데 효과적이다. 가벼운 자극은 장기의 배설을 돕고, 근육 또는 피부의 이완을 가져온다.

두드리기 기법에서 자극의 강도, 리듬, 시간 등에 따라 차이가 있지만 피부와 근육의 수용기를 자극하여 중추신경계의 흥분성을 자극함으로써 강한 충혈과 긴장을 촉진하여 반사적인 효과를 증진시킬 수 있다. 등 부위 적용 시에는 뼫침 부위는 피해서 적용하며, 장시간 적용은 수용기를 피로하게 만들어 비활동적이 되므로 짧게 적용한다.

두드리기 기법의 효과는 가슴을 두들겨서 점액의 유동 또는 느슨하게 하는 기계적인 효과와 힘줄을 빠르게 두들기면 힘줄이 늘어나면서 보호적인 근육수축을 유발하는 효과가 있다.

피부에 초점을 맞춘 두드리기는 피부 표층혈관에 영향을 미치고 피부의 수축을 유발하며, 강한 또는 약한 두드리기를 오래하면 히스타민의 유리로 혈관을 확장시키며, 혈류를 증가시킨다.

두드리기 기법은 컵 모양 두드리기(cupping, clapping), 손가락을 편 상태로 두드리기(hacking), 주먹 두드리기(beating, pounding), 손가락부위 전체 두드리기(slapping, splatting), 손가락끝으로 두드리기(tapping), 꼬집듯이 두드리기(pincement) 등을 교대로 시행한다(그림 10-10).

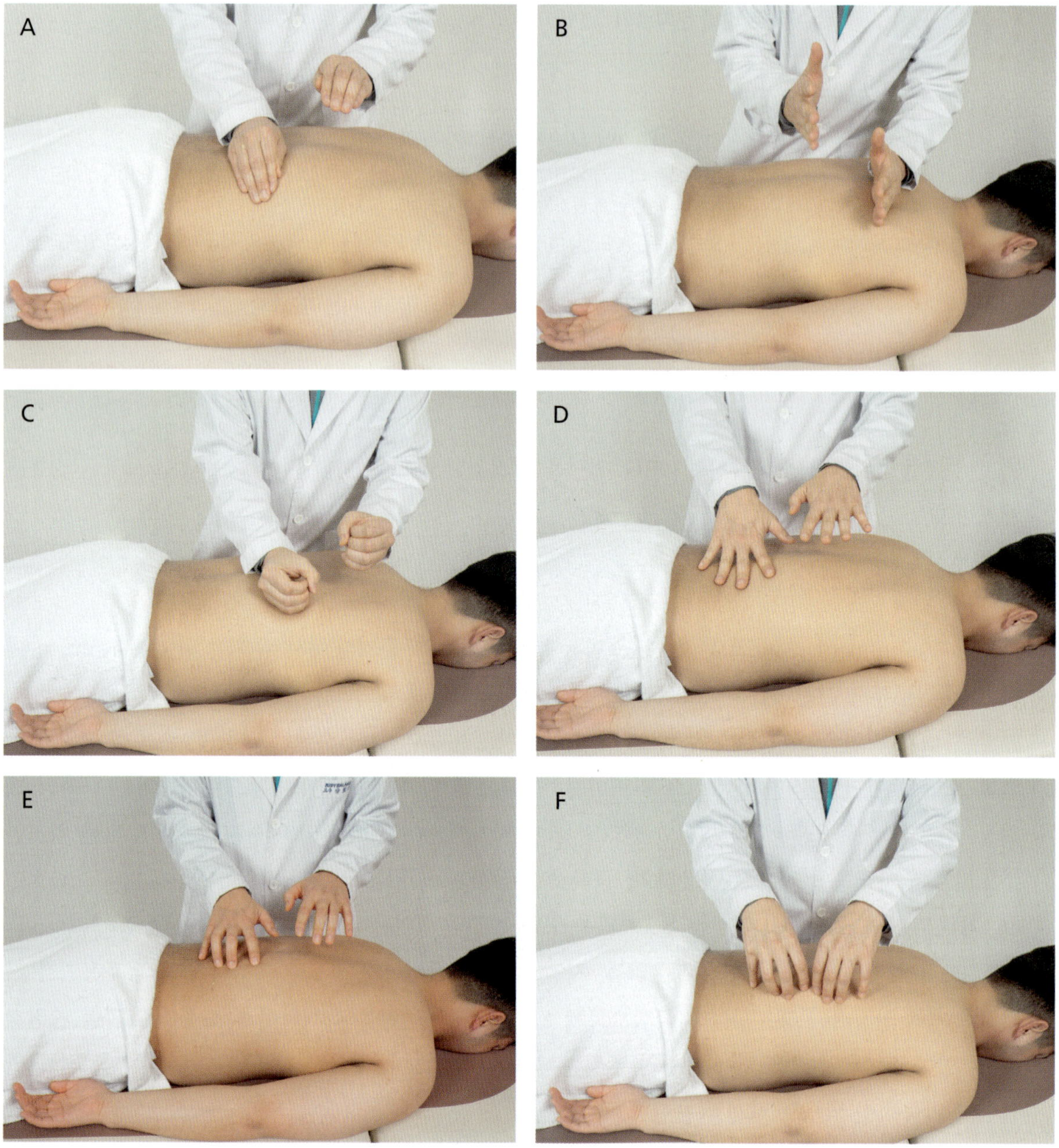

그림 10-10 두드리기

A. 컵 모양 두드리기 B. 손가락을 편 상태로 두드리기 C. 주먹 두드리기 D. 손가락부위 전체 두드리기
E. 손가락끝으로 두드리기 F. 꼬집듯이 두드리기

(5) 흔들기

흔들기(vibration, shaking, 진동법)는 유럽에서 개발되었으며, 치료부위를 흔들어 조직에 진동자극을 주는 방법이다. 주로 팔과 다리를 들어 올리거나 근육 부위를 가볍고 부드럽게 흔들어 상쾌하고 시원한 기분을 느끼게 한다.

주로 진정효과를 주기 위하여 사용되는데, 특히 말초신경염이나 근육 경련의 이완을 위하여 많이 사용된다. 이는 신경계와 내분비계에 영향을 준다.

흔들기 기법은 손바닥이나 손가락 끝으로 피부와 표면조직을 부드럽게 누르면서 흔들어주는 방법(pressure shaking)과 팔이나 다리를 잡아 당겨 올려 흔들어주는 방법(pulling shaking) 등을 시행한다(그림 10-11).

흔들기 기법의 효과는 림프를 액화 및 이완시켜 림프관을 통해 이동시키고, 물렁조직 손상으로 셀룰라이트(cellulite) 발생의 단계까지 진척된 부종이나 조직간 림프의 적체인 아교상태 이상일 때 다른 마사지 기법과 병행하여 적용할 수 있다. 또한 가슴우리 내의 장기는 가슴벽을 통해 자극될 수 있으며, 신경주위 협착을 감소시키고, 신경수초(nerve sheath) 내에서의 림프유출 향상의 효과가 있다. 조식의 협착 감소와 흉터조직(scar tissue)의 연장으로 관절가동성이 개선된다.

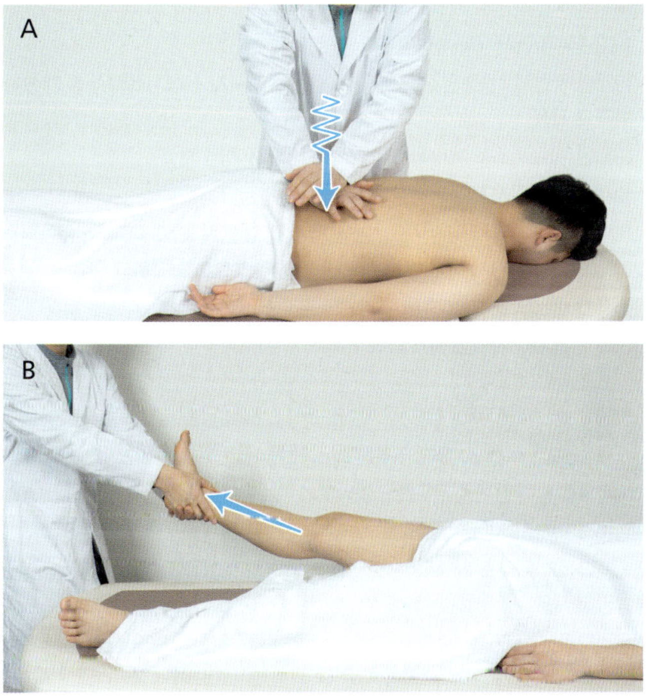

그림 10-11 흔들기

A. 누르면서 흔들기 B. 잡아 당겨 흔들기

6) 마사지 종류

마사지는 각 나라에 따라 다음과 같이 분류한다(표 10-4).

표 10-4 마사지의 종류

분류	내용
스웨덴식	• 스웨덴인 Pehr hendrick Ling(1776~1839)에 의해 마사지를 하나의 소극적인 체조형식으로 불림 • 이론의 기본체계를 생리학에 두고, 이를 과학적이고 체계적인 기본 마사지 형태로 발전 • 일반적으로 가장 많이 사용되고 있는 방법 • 두드리기 기법을 중심으로 시행, 피부 마사지, 관절과 힘줄 마사지 및 운동 마사지 등을 포함 • 마사지 방법은 심장 가까운 곳에서 먼 곳으로 쓸어내리는 듯한 기법으로 적용 • 마사지 순서는 몸의 먼쪽 부위에서 시작하며 심장 가까운 부위로 진행하여 적용
핀란드식	• 프랑스 올림픽(1924)에서 핀란드 육상선수들이 금메달을 많이 획득하게 된 원인이 마사지와 사우나 효과로 알려지면서 많은 관심이 집중됨 • 주무르기 기법을 위주로 시행 • 특징으로는 윤활제를 많이 사용함 • 피부 마사지, 물렁조직 마사지 및 근육 마사지로 다양화되어 있음
러시아식	• 1922년부터 마사지의 목적에 따라 구분 • 1923년 국립체육중앙연구소에 '의학 컨트롤 마사지 신체치료학과'를 개설하였고, 1924년 마사지가 필수학과로 지정 • 1930년 '사르끼조프 세라지니'가 스포츠마사지 과정 개설 • 19세기 말에 마사지와 운동을 전공하는 대학 설립 • 피부 마사지, 물렁조직 마사지, 근육 마사지, 흔들기, 관절 마사지, 운동 마사지 시행 • 현재 미국의 일반적 마사지 기법에서 가장 큰 주류를 형성하고 있음 • 마사지 방법은 심장 먼 곳에서 가까운 곳으로 올리는 듯한 기법을 적용 • 마사지 순서는 심장의 가까운 부위에서 시작하며 몸의 먼 부위로 진행하여 적용
동양식	• 중국에서 안마(Anma, 按摩)나 추나(tui-na, 推拿)라는 용어로 사용 - 이는 '按은 누르고, 摩는 어루만지고, 推는 당기고 拿는 미는 것'을 의미 - 손으로 신체 전체를 주무르고 문지르기, 모든 관절을 가볍게 압박하고 견인하기, 경락을 이용한 경혈지압 • 일본식 마사지(시아추: shiatsu)는 '손가락으로 압력을 가하다'라는 의미 - 쓰다듬기 위주로 시행되며, 오일을 사용하지 않고 여러 가지 특유의 관절운동을 겸한 능동적인 방법을 많이 사용 • 우리나라는 1442년 세종대왕의 '바라문 안마법', 이황의 '활인심방' 및 허준의 '동의보감'에서 안마는 몸을 단련하고 병을 예방하며, 질병 치료 등 과학적이고도 체계적이라고 기록됨

2 림프부종

1) 개요

(1) 정의

림프부종(lymphedema)이란 혈관을 통과한 사이질액(interstitial fluid)의 순환을 담당하는 림프계가 막히거나 기능이 저하되어 조직 사이 또는 피부 및 피부밑지방 안쪽에 과도하게 사이질액이 축적되어 붓는 증상을 말한다. 즉 사이질액의 양과 이를 이동시키는 림프관의 이동 능력 사이 불균형으로 인하여 조직에 액체와 단백질 등이 축적되는 경우를 말하며, 주로 팔다리에 발생하고, 얼굴, 등, 배, 가슴, 성기 등 신체 어느 부위에서 생길 수 있다.

림프부종은 크게 일차성과 이차성으로 분류한다. 일차성 림프부종은 선천적으로 림프관 발달 과정에서 문제가 있어 비정상적인 부종이 생기며, 청소년기 혹은 35세 이후에도 나타나고, 여성은 무릎 아래에서 잘 발생한다. 이차성 림프부종은 후천적으로 암 치료 시 림프절의 수술적 제거나 방사선 치료 등으로 인해 림프관이나 림프절이 손상되어 림프액 이동 경로에 문제가 있어 비정상적인 부종이 팔 또는 다리에 잘 발생한다.

(2) 원인

림프는 체액의 균형을 유지하고, 외부 미생물에 대한 면역체계의 역할을 하며, 림프액은 모세혈관에서 배어 나온 조직사이액을 회수한 것이다. 죽은 세포나 혈구 등의 노폐물이나 소화관에서 흡수된 지방을 운반하는 역할을 한다. 세포에서 배출된 노폐물이나 병원체를 함유한 림프액은 림프관을 따라 림프샘에 운반되고 이 필터 구조에서 여과된 다음 정맥으로 되돌아간다. 림프샘은 목, 겨드랑이 밑, 팔꿈치, 무릎, 넙다리 윗부분 등에 집중해 있으며, 우측 상반신의 림프관은 오른가슴림프관으로, 그 외의 림프관은 왼가슴림프관으로 이어지고 마지막에 속목정맥과 빗장밑정맥의 합류부에서 혈액과 합류한다(그림 10-12).

림프관은 림프액을 한쪽 방향으로 유도하는 밸브이며, 근육세포가 없기 때문에 팔다리근육의 수축 및 이완이나 피부의 압박 및 이완 등 림프관 주변 조직에 가해지는 힘에 의해 펌프처럼 작용하여 림프액을 이동시킨다. 이와 같은 림프펌프는 심장의 박동, 호흡, 장의 운동과 같이 미세한 움직임에 의해서도 나타난다.

림프부종은 심부정맥혈전증, 다리정맥류, 저알부민혈증, 심장기능상실 등으로 사이질액이 많아지는 경우와 선천적으로 림프관 발달 문제, 암에 대한 수술이나 방사선 치료, 감염 및 외상으로 인한 림프관 손상, 장기간 부동 상태로 인한 림프펌프의 작용저하 등에 의해 림프관의 수송능력이 떨어지는 경우에 발생한다.

림프부종이 장기화되면 조직에 섬유화가 진행되어 외모의 변형이 일어난다. 환자는 부종의 정도

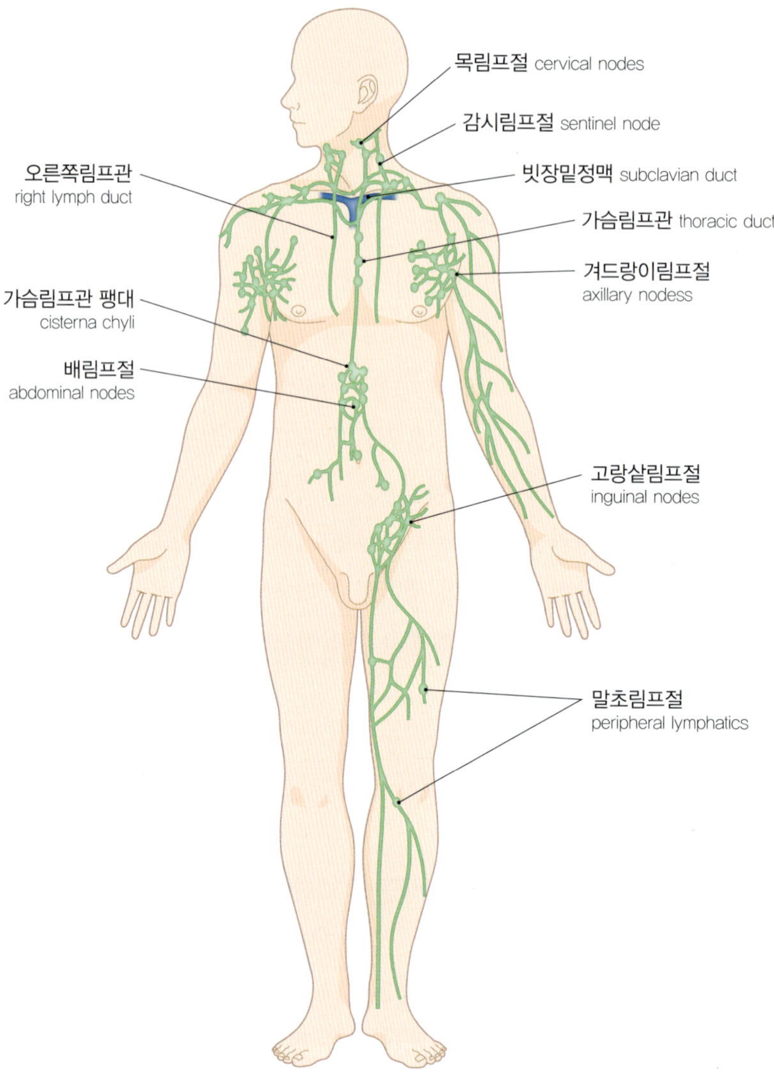

그림 10-12 주요 림프관 및 림프절

에 따라 무겁고 뻣뻣한 느낌, 통증을 느끼게 된다. 이 때문에 환자의 움직임이 더욱 줄어들면서 림프의 펌프 작용이 저하되어 림프 수송능력 저하로 인해 부종은 점점 악화된다.

(3) 임상 증상

림프부종의 초기 자각증상으로는 눈으로 보기에는 부종이 없어 보이지만 부어 있다는 느낌이 들고, 다른 부위에 비해 무겁게 느껴진다. 또한 말초신경의 이상으로 인한 바늘로 찌르는 느낌, 열이 나는 느낌, 피부를 누르면 들어간 상태로 지속됨, 쿡쿡 쑤시는 느낌, 작열감 등을 느낄 수 있다.

부종이 생기는 부위의 팔이나 다리의 둘레 및 부피가 증가하고, 근력이 약해지며 힘이 감소한다. 팔이나 다리의 움직이는 범위가 제한될 뿐만 아니라 이로 인해 기능의 감소를 초래한다. 림프의 흐름을 저하시키는 요인으로는 운동부족, 수면 중 림프샘 염증으로 인한 경직, 꽉 조이는 옷의 장시간 착

표 10-5 림프부종 단계

단계	내용
0단계	• 잠재적 단계(대기 단계) • 잠복기로 림프액 이동 능력은 떨어져 있지만 부종이 나타나지 않음 • 림프부종이 악화되는 것을 방지할 가능성이 가장 높음 • 암 수술이나 방사선 치료 후 이차적으로 나타남
1단계	• 가역적 단계 • 부종 있음(피부가 아직은 부드러움) • 부종 부위를 장시간 심장보다 높게 들면 대부분 또는 완전하게 부종이 없어짐 • 부종 부위를 손으로 누르거나 기타 압력이 가해지면 정상 부위보다 눌린 상태로 들어가 남아 있는 시간이 긴 오목부종이 나타남(그림 10-14) • 이차적 피부의 변화나 조직의 섬유화는 나타나지 않음
2단계	• 자발적 비가역적 단계 • 림프관에 섬유화가 일어나지 않는 시기로 보통 치료가 가능하지만 치료를 하지 않으면 상태가 악화되어 조직에 단백질이 축적되는 섬유 경화증이 나타남 • 조직이 단단하며 피부를 눌러도 들어가지 않고 부종 부위를 들어도 증상의 감소가 나타나지 않음 • 감염될 위험이 매우 높은 경우로 병이 있는 부위가 점점 커져서 무거워지고 딱딱해지기 시작하는 상태
3단계	• 불가역적 단계 • 림프정체 코끼리 피부종 • 스테머 징후(Stemmer's sign) 양성 반응이 나타남 • 팔다리피부가 과다하게 부어 있고, 피부 변화가 일어나서 기능이 상실되는 시기 • 합병증이 잘 동반됨 • 피부는 거칠고 표면이 울퉁불퉁하며 체액이 피부 표면으로 나온 상태(상피증) • 반복적인 감염과 섬유증 피부와 근막조직의 변화가 나타남(깊은 피부 주름, 유두종) • 섬유화가 완전히 된 상태이기 때문에 정상으로 돌아갈 가능성은 극히 희박함

용, 마비, 통증, 국소마취, 과도한 외부압력 등이 있다.

또한 림프부종 환자는 팔이나 다리의 부종 때문에 옷을 입거나 신발을 신는 데 불편함을 겪고, 변형된 외모로 인해 적극적인 사회생활을 하지 못하게 되는 문제를 가지고 있으므로 가족, 병인, 국가의 적극적 개입이 필요하다. 림프부종의 단계는 표 10-5와 같다.

(4) 검사 및 평가

림프부종이 오래되어 피부밑조직의 섬유화가 진행되면 치료가 어려우므로 예방과 조기진단이 중요하다(그림 10-13).

림프부종은 보통 병력, 문진, 임상 증상을 통해 간단하게 진단이 가능하다. 환자에게 수술 관련 사항, 손상 관련 사항, 감염 관련 사항, 방사선 관련 사항, 부종 부위의 무거운 느낌의 유무, 오목부종

림프부종 진단
(부위, 단계, 합병증)

국제림프부종학회 분류 1단계

- 형태적 변형(–)
- 탄력적 피부
- 스테머 징후(–)
- 팔다리 상승으로 가라앉는 부종

↓

- 피부관리
- 운동
- 팔다리 들어올리기
- 압박스타킹
- 단순 림프배액 운동

국제림프부종학회 분류 2~3단계

- 형태적 변형(–/+)
- 피부조직이 두꺼워짐
- 스테머 징후(–/+)
- 팔다리 상승으로 가라앉는 부종 또는 가라앉지 않는 부종
- 림프부종 또는 피부궤양이 관찰될 수 있거나 관찰되지 않을 수 있음

↓

- 피부관리
- 운동
- 팔다리 들어올리기
- 압박스타킹
- 수동 림프배액 운동
- 다층 압박붕대

그림 10-13 림프부종 진단 및 중재 알고리즘

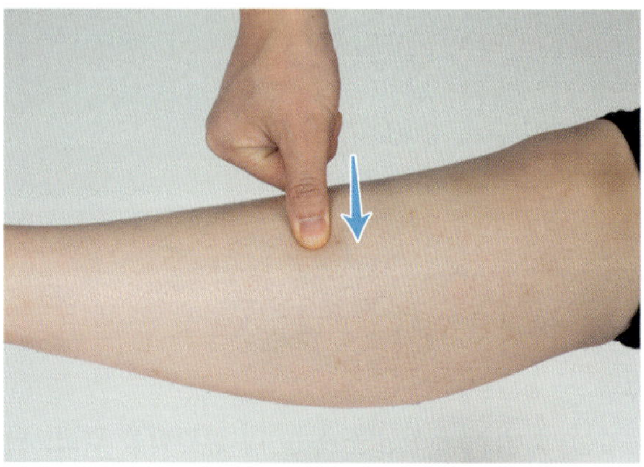

그림 10-14 오목부종

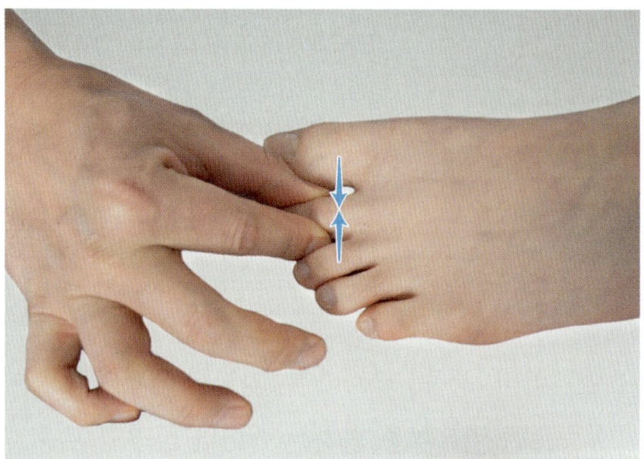

그림 10-15 스테머 징후

유무, 부종 시작 시기 및 스테머 징후(Stemmer's sign) 등이 있는지 꼭 확인하여야 한다. 오목부종은 부종 의심 피부를 눌렀을 때 움푹 들어가는 증상을 보이는 것을 의미하며, 들어간 부위가 처음 위치로 돌아오기 위해 몇 분이 걸리기도 한다(그림 10-14). 스테머 징후는 두 번째 발가락 또는 손가락 등쪽을 꼬집었을 때 피부가 잡히지 않을 때 양성으로 판단하는 방법이다(그림 10-15).

임상적으로 부종이 있는 부위와 없는 부위의 양측 둘레가 2cm 이상 차이가 나고, 피부 주름의 소

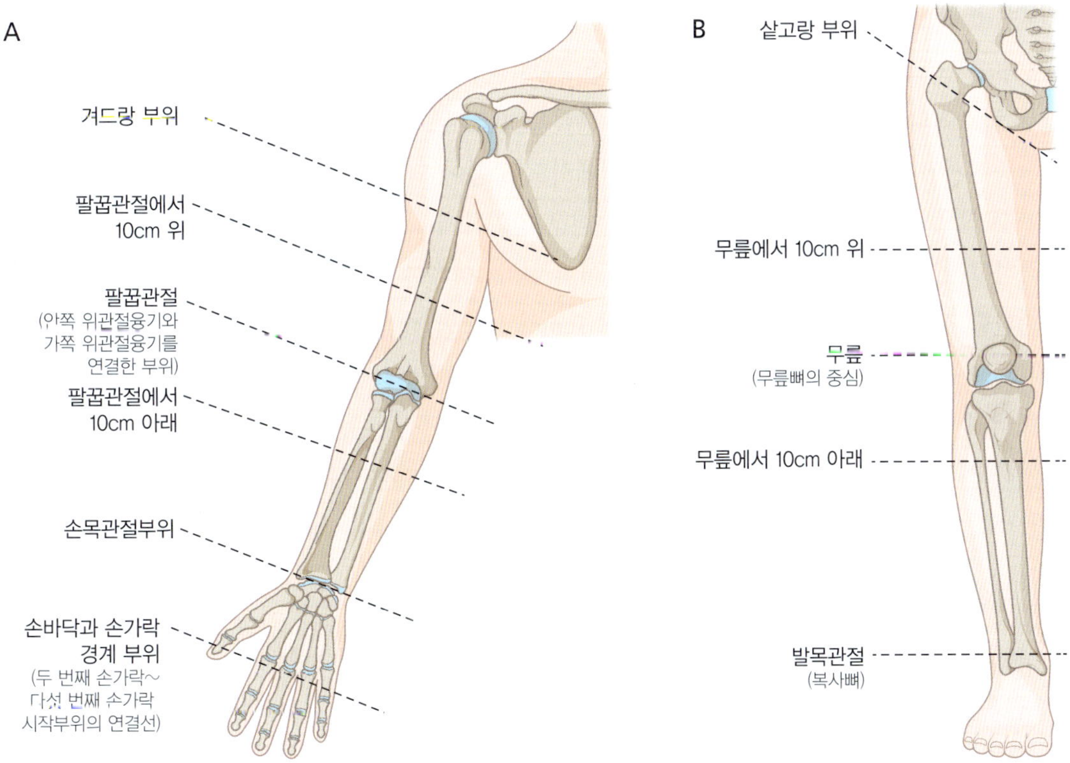

그림 10-16 팔다리 둘레 측정

A. 팔 B. 다리

실이 있는 경우 림프부종으로 진단한다. 팔다리 둘레 측정방법은 매일 또는 일주일에 한번 정도 동일한 시간에 줄자를 이용해 측정한다(그림 10-16).

필요에 따라 림프계섬광조영술(lymphoscintigraphy)이나 림프관조영술 등의 객관적 검사를 통해 정확한 평가를 할 수 있다.

2) 림프부종 운동

림프부종은 일단 발생하면 완전한 치유가 어려운 병으로, 무엇보다 교육을 통한 예방이 가장 중요한 치료이다. 예방이 가장 중요하기 때문에 가능하면 유방암이나 자궁암 수술, 방사선 치료 후 반드시 림프부종에 대한 예방교육을 받아야 하며, 일정 부위에 부종이 발생하면 즉시 치료를 시작하여야 한다.

예방을 제외한 현재까지 밝혀진 가장 좋은 치료 방법은 림프배액 운동, 림프배액 마사지, 압박치료 등 복합적인 림프부종 치료법(complex decongestive therapy)이다. 림프부종은 완치되는 병이 아니지만, 조절이 가능하므로 치료를 포기해서는 안 된다.

(1) 림프배액 운동

림프배액 운동(lymphatic drainage exercise)은 근육의 수축이나 관절의 움직임을 말한다. 깊은 부위 및 피부 림프액의 흐름을 향상시키고 약화된 근력을 기르며, 근육의 소실을 막을 수 있고, 관절의 유연성을 증진시킨다. 자세를 교정해 주는 측면에서도 도움이 되지만 과도한 운동은 오히려 부종을 증가시킬 수 있으므로 주의가 필요하다. 림프 순환을 원활하게 하는 운동은 근육을 수축하지 않고 지긋이 자극하고 이완시켜 주는 것에 초점을 맞추어야 한다. 이유는 혈액의 순환 속도는 1분 안에 온몸을 전부 순환할 정도로 빠르지만 림프액은 1초에 1cm씩 이동할 만큼 느리기 때문이다. 만약, 근육을 이완하지 않고 수축하게 되면 림프관이 압박되어 림프의 흐름이 방해받을 수 있다.

림프액의 배출을 위해 운동 전에는 전신을 이완시켜야 하며, 운동의 순서로는 몸쪽의 림프관에서 배액을 하고 먼쪽으로 진행시켜야 한다. 즉 몸통, 골반, 엉덩관절, 목의 운동을 먼저하고, 어깨에서 손가락으로, 엉덩관절에서 발가락으로 운동을 진행시킨다.

① 운동 지침

- 운동 중이나 운동 후, 스타킹이나 붕대를 착용은 운동효과를 증대시킴
- 근육이완운동, 근력운동, 스트레칭, 근육 마사지, 복식호흡은 운동효과를 증대시킴
- 유방암으로 인한 유방절제술 후에는 팔과 손의 운동을 시행하고, 자궁경부암이나 다리로 가는 림프관 제거술 후에는 다리와 발의 운동을 실시해야 함
- 팔과 어깨근육에 힘이 들어가는 동작이나 팔을 축 늘어뜨리는 동작은 림프 흐름을 방해하여 부종이 더 쉽게 생길 수 있음
- 누워서 허공에 자전거 페달 밟는 동작이나 물속에서 운동하는 것이 도움되며, 모관운동(모세혈

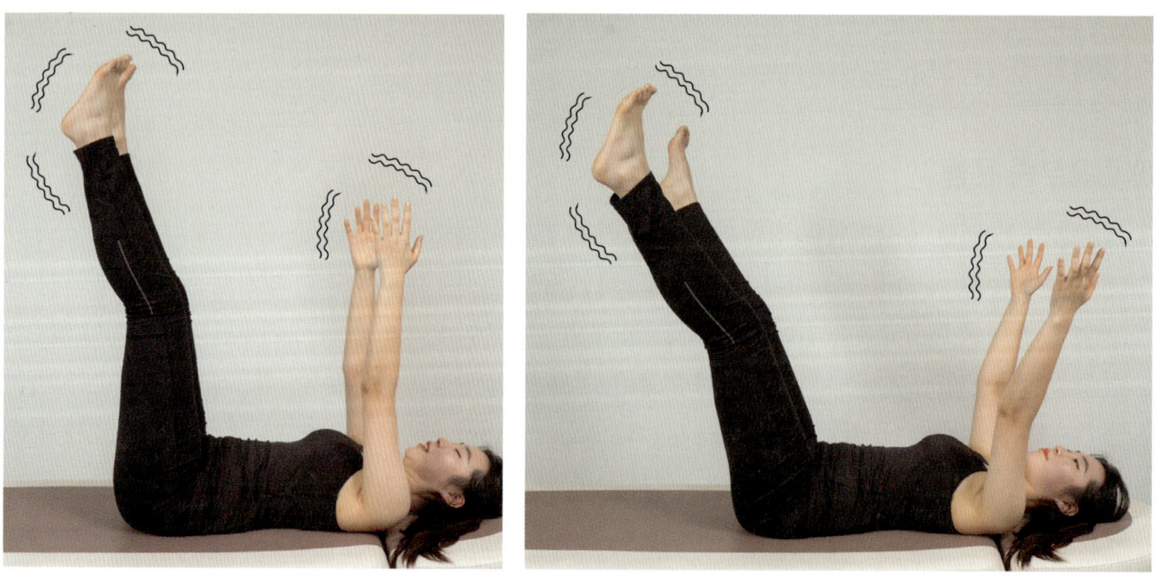

그림 10-17 모관운동

A. 기본동작 B. 응용동작

관운동)처럼 팔다리를 신장쪽으로 흔들어 주는 운동도 좋음(그림 10-17)

- 림프의 흐름을 원활히 하는 수영, 자전거 타기, 걷기 등의 운동이 추천되고, 테니스 혹은 에어로빅 등 격렬한 운동은 삼가함
- 너무 많은 운동보다 하루에 두세 번 30분 정도 실시하는 것을 권장함
- 림프부종 환자는 운동강도 설정에 각별히 주의가 필요하며, 약한 강도의 운동부터 점진적으로 운동강도를 증가시키고 림프 경로를 확장하는 운동 프로그램이 요구됨

② 팔다리를 위한 공통운동

팔다리를 위한 공통운동은 환자가 전신의 힘을 빼고 중추의 림프관이나 림프절의 배출을 할 수 있도록 만드는 과정의 운동이다. 모든 운동의 기본은 1일 2회 정도 실시하며, 각 동작은 10회 정도 정확한 동작으로 실시하고, 한 동작은 3~5초 정도 실시한다. 각 동작은 실행하면서 숨을 들이 마시고 원위치로 돌아오면서 숨을 내쉰다.

■ 전신이완 운동

- 편안하게 바로누운자세에서 가로막 호흡을 하며 전신 이완 실시
- 몸통 근육인 배근육과 척추세움근의 등척성 수축과 이완 실시
- 엉덩관절, 다리, 발, 발가락 근육의 등척성 수축과 이완 실시
- 윗등, 어깨, 위팔, 아래팔, 손목, 손가락 근육의 등척성 수축과 이완 실시
- 목과 얼굴 근육의 등척성 수축과 이완 실시

■ 볼기부위 수축, 골반 뒤쪽기울임과 부분적 윗몸 일으키기 운동

- 편안하게 바로누운자세에서 엉덩관절과 무릎관절을 굽힌 상태에서 배근육과 볼기부위 근육에 등척성 수축과 골반을 뒤쪽으로 기울임시키면서 손은 넙다리 위에서 미끄러지게 하며 부분적으로 윗몸을 일으킴

■ 한쪽 및 양쪽 다리의 무릎을 가슴에 붙이기 운동

- 편안하게 바로누운자세에서 아주 천천히 한쪽 엉덩관절과 무릎관절을 굽힌하여 가슴쪽으로 끌어당기고, 양손으로 다리를 가슴쪽으로 잡아당겨 넙다리가 배와 가슴부위에 붙이는 운동. 부종이 없는 다리를 먼저 15회 실시한 후에 부종이 있는 다리 실시
- 편안하게 바로누운자세에서 양쪽 엉덩관절과 무릎관절을 굽힌하여 양쪽 손으로 각각의 다리를 잡아 가슴쪽으로 끌어당겨 넙다리를 배와 가슴부위에 붙이는 운동. 15회 실시

■ 목 운동

- 눈과 턱을 수평으로 유지하고 머리를 천천히 오른쪽으로 돌림하며, 반대편도 같은 방법으로 반복(그림 10-18-A)
- 눈과 턱을 수평으로 유지하고 머리를 천천히 오른쪽으로 굽힘하며, 반대편도 같은 방법으로 반복(그림 10-18-B)

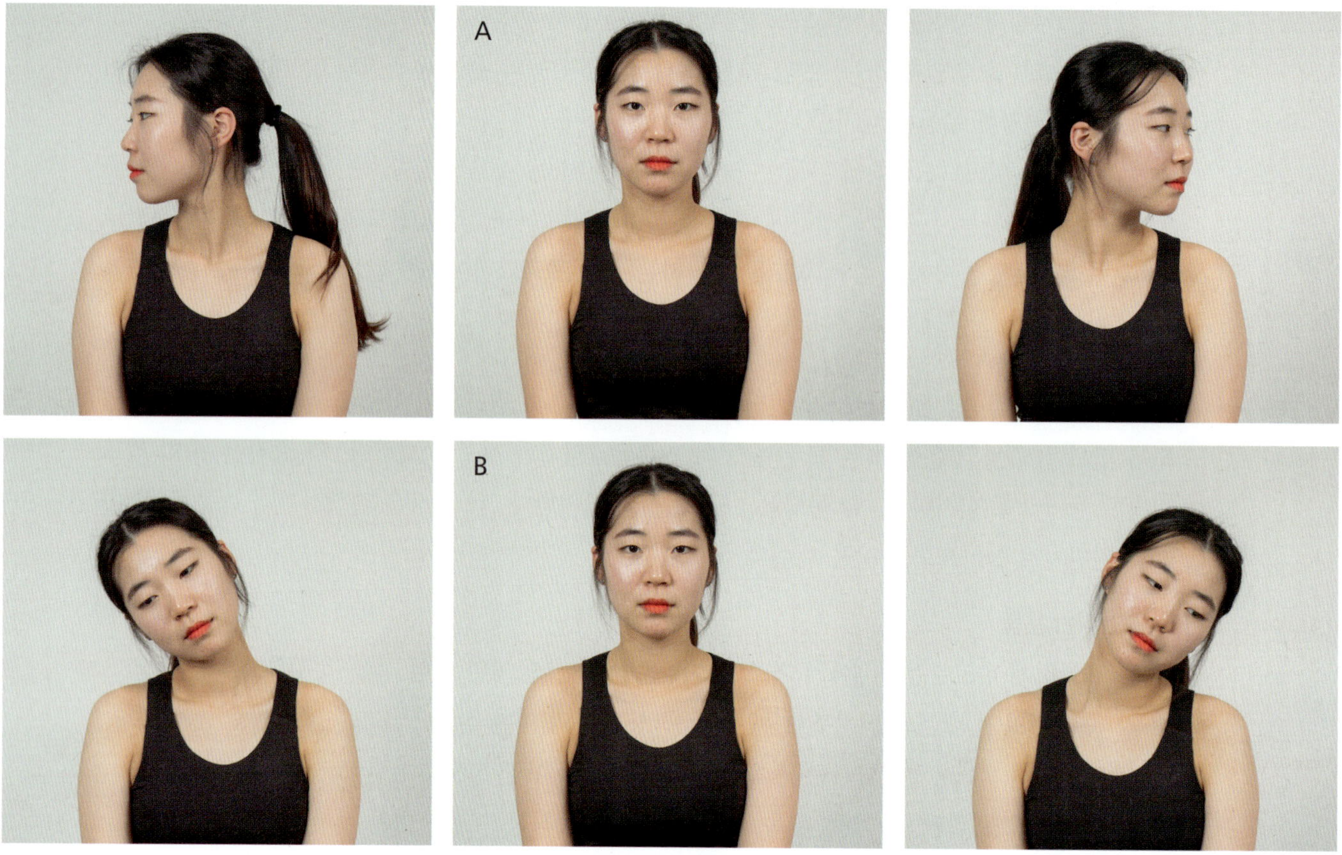

그림 10-18 목 운동
A. 돌림 B. 굽힘

- 어깨뼈 운동
  - 양쪽 어깨를 양 귀에 댈 정도로 능동적으로 위로 들어 올리고 내리는(shoulder shrug) 움직임 실시(그림 10-19)
  - 양쪽 어깨를 앞쪽과 뒤쪽으로 능동적으로 돌리는 움직임 실시(그림 10-20)
  - 팔을 약간 들고 팔꿈치를 가볍게 구부린 다음 가슴을 최대로 뒤로 밀듯이 하고 어깨뼈를 앞쪽으로 내밀게 하여 어깨뼈가 서로 벌어져 멀어질 수 있도록 하며, 반대로 가슴을 최대로 앞으로 내밀 듯이 하고 어깨뼈를 뒤로 당기게 하여 어깨뼈를 서로 모아 맞닿을 수 있도록 함(그림 10-21)
  - 어깨관절은 90° 굽힘, 팔꿈치를 펴고 손바닥을 붙인 다음 양손 마주대고 서로 압박(그림 10-22)
- 윗몸 일으키기 운동
  - 바로누운상태에서 가볍게 무릎을 굽힘하고 발을 바닥에 놓고, 손을 무릎이 있는 앞쪽으로 밀면서 손끝이 무릎을 살짝 닿을 수 있도록 상체를 부분적으로 들어 올림(그림 10-23)

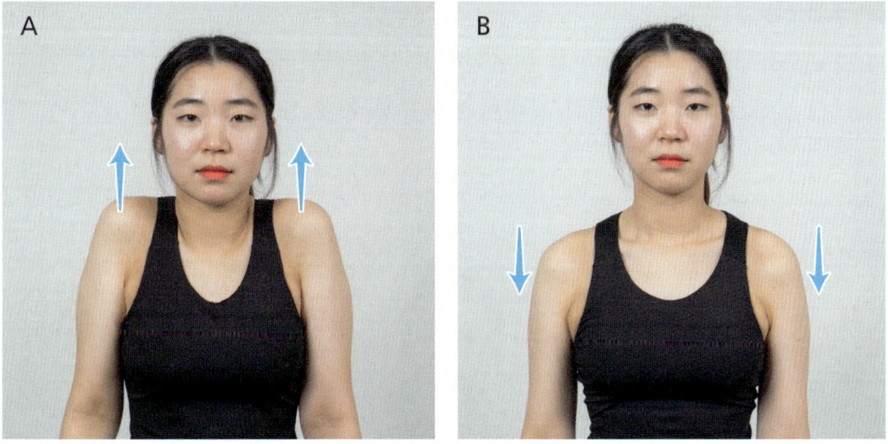

그림 10-19 어깨뼈 들기 및 내리기 운동

A. 들기 B. 내리기

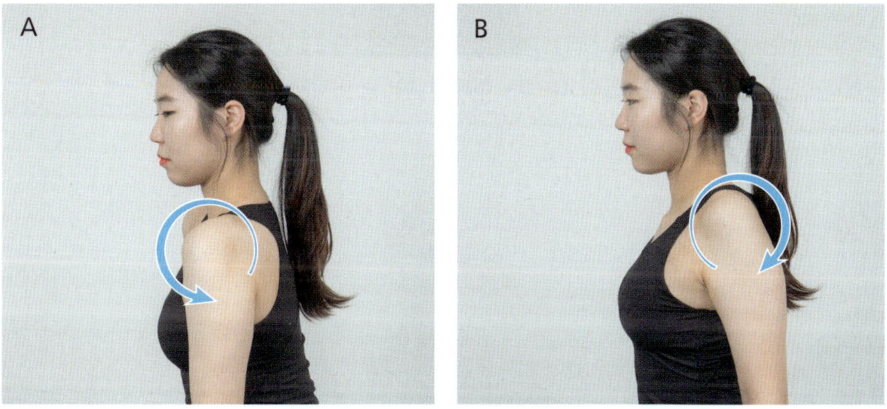

그림 10-20 어깨뼈 돌리기 운동

A. 앞쪽 돌리기 B. 뒤쪽 돌리기

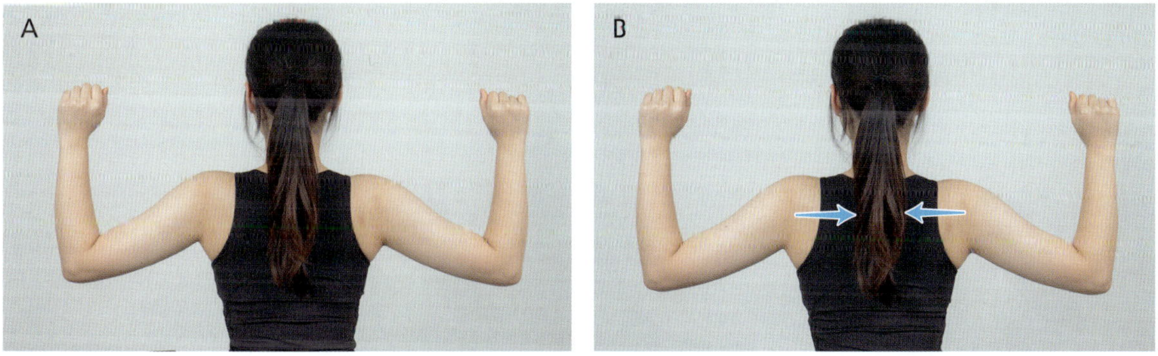

그림 10-21 어깨뼈 모으기 운동

A. 시작자세 B. 끝자세

■ 가로막호흡운동

- 바로누운자세에서 가볍게 무릎을 굽힘하고 발을 바닥에 놓고, 가로막호흡 실시(그림 10-24)
- 다리를 심장보다 높이 위치한 상태로 20~30분 정도 휴식 취함

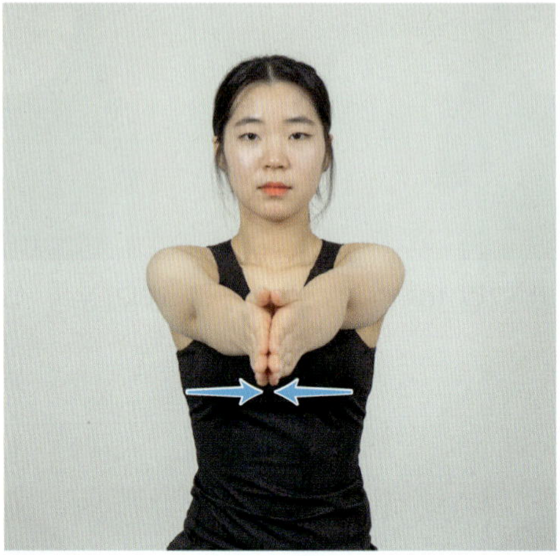

그림 10-22 어깨뼈 손바닥 압박운동

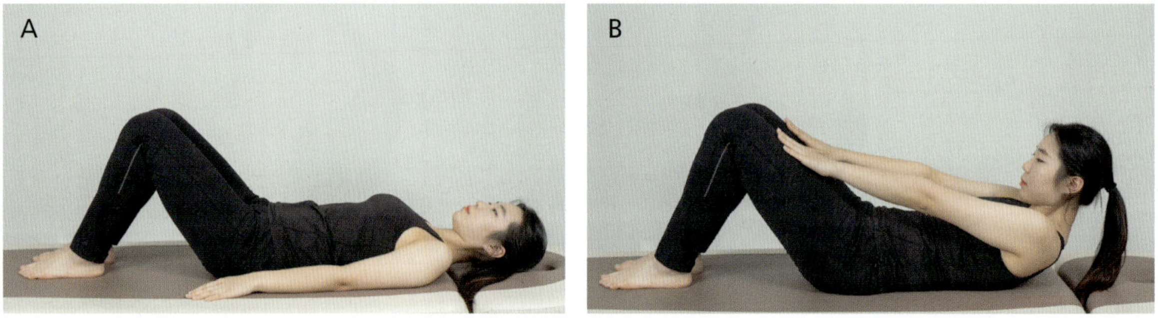

그림 10-23 윗몸 일으키기 운동

A. 시작자세 B. 끝자세

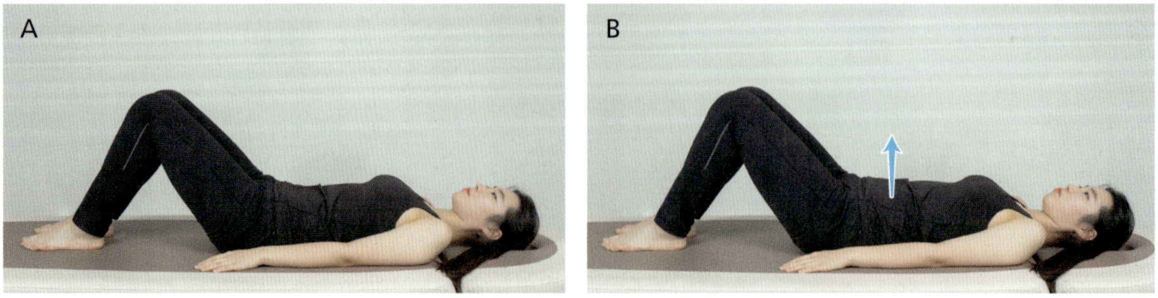

그림 10-24 가로막호흡운동

A. 시작자세 B. 끝자세

③ 팔 운동

팔 운동은 팔의 림프액 배액을 목적으로 하며, 팔다리를 위한 공통운동 후에 실시한다. 운동 시 몸쪽을 먼저 시행하고 먼쪽 순서로 시행한다.

■ 어깨 운동

- 선자세에서 양 팔을 90° 벌림 상태, 즉 어깨 높이 정도 올린 다음 천천히 팔을 바깥돌림 방향으로 돌려 손바닥이 위쪽 방향을 하도록 하고, 그런 다음 천천히 어깨를 뒤쪽으로 돌리고 앞쪽으로도 천천히 돌림
- 팔을 안쪽 돌림 방향으로 돌려 손바닥이 아래쪽 방향을 하도록 하고, 그런 다음 천천히 어깨를 뒤쪽으로 돌리고 앞쪽으로도 천천히 돌림(그림 10-25-A)
- 손바닥이 위쪽 방향 또는 아래쪽 방향을 하도록 하고 팔꿉관절의 굽힘과 폄, 손목관절의 휘돌림을 실시(그림 10-25-B)
- 바로누운자세에서 엉덩관절과 무릎은 굽힘하고, 팔은 90° 굽힘 상태에서 시계방향과 반대방향으로 지름 15~30cm 정도로 팔을 능동적으로 크게 돌림운동 실시(그림 10-26)
- 폼 롤러나 수건, 시트 등의 위에 바로누운자세에서 어깨의 가로 벌림과 모음 및 굽힘과 폄을 시행(그림 10-27)

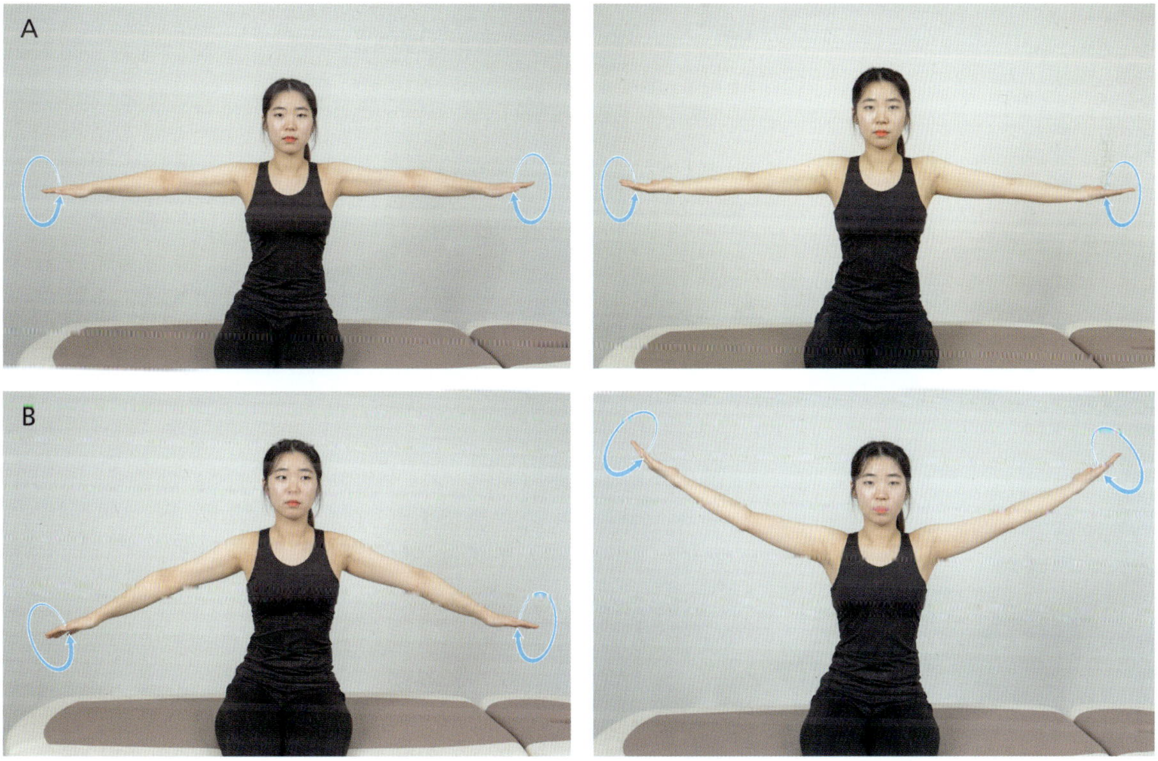

그림 10-25 어깨 돌림 및 크게 돌림운동

A. 손바닥을 아래위로 향하고 어깨 돌림운동 B. 손바닥을 아래위로 향하고 크게 어깨 돌림운동

- 어깨 위로 올리고 팔꿈치를 굽히고, 양쪽 손바닥을 가슴이나 머리 앞에서 서로 마주대고 가슴 근육을 등척성 수축하여 밀고, 서로 압박하여 붙임(그림 10-28)
- 머리 뒤에 양손을 대고 팔꿈치를 수평으로 끌어당기고, 옆으로 벌리면서 뒤쪽을 향해 수평으로 어깨가 모음과 벌림이 되도록 실시(그림 10-29)
- 다양한 도구나 방법을 통한 어깨의 가동성을 높이는 운동 실시(그림 10-30)

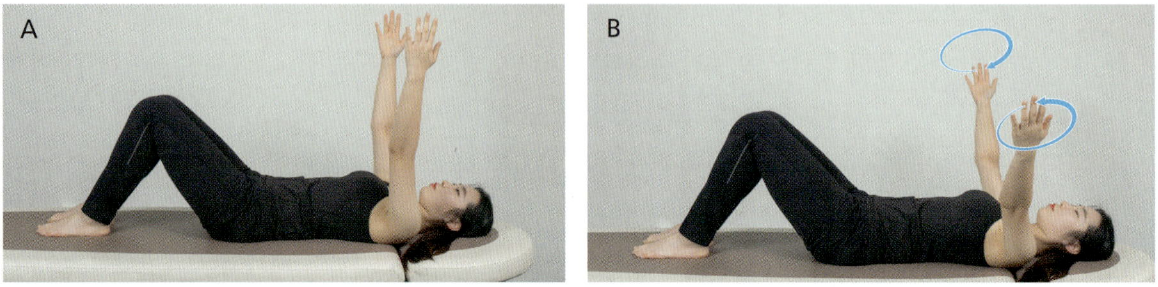

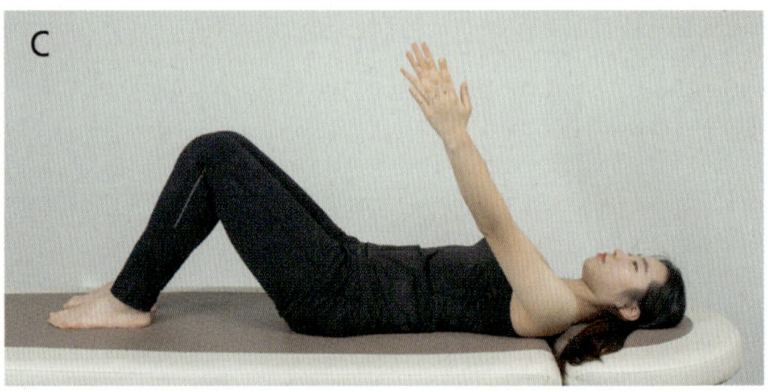

그림 10-26 어깨 크게 돌림운동

A. 시작자세 B. 중간자세 C. 끝자세

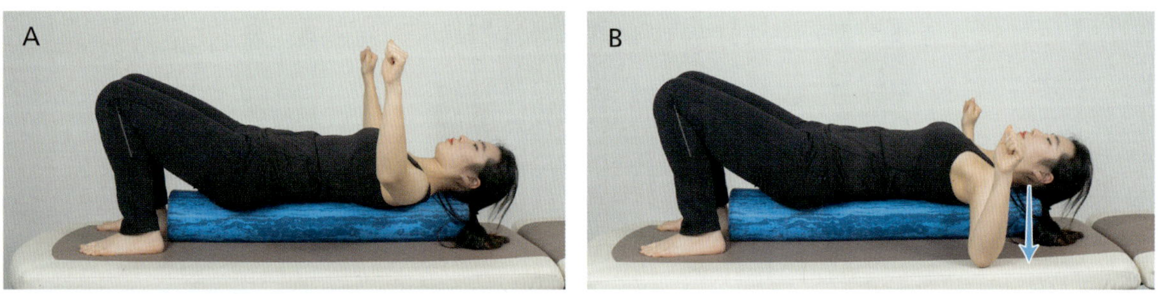

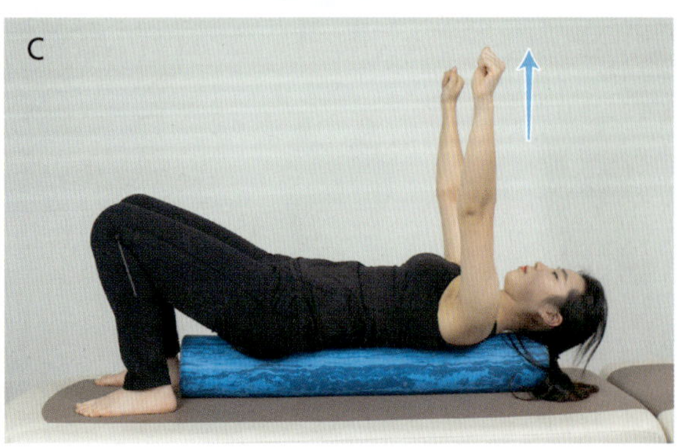

그림 10-27 어깨 가로 벌림과 모음 및 굽힘과 폄운동

A. 시작자세 B. 중간자세 C. 끝자세

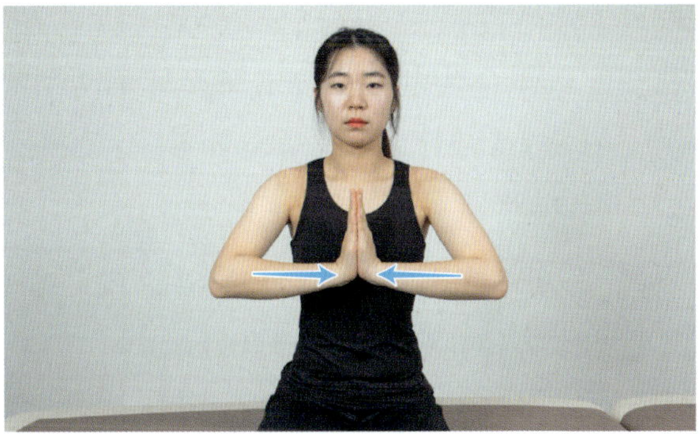

그림 10-28 어깨 등척성운동

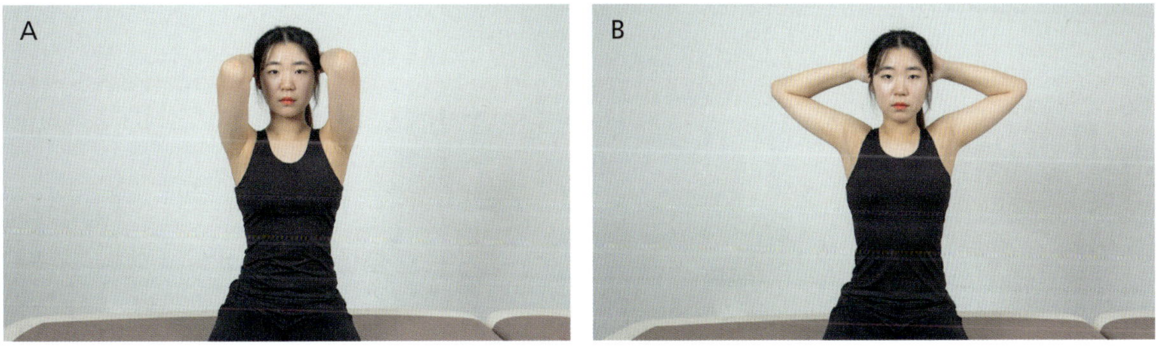

그림 10-29 어깨 모음 및 벌림운동

A. 모음운동 B. 벌림운동

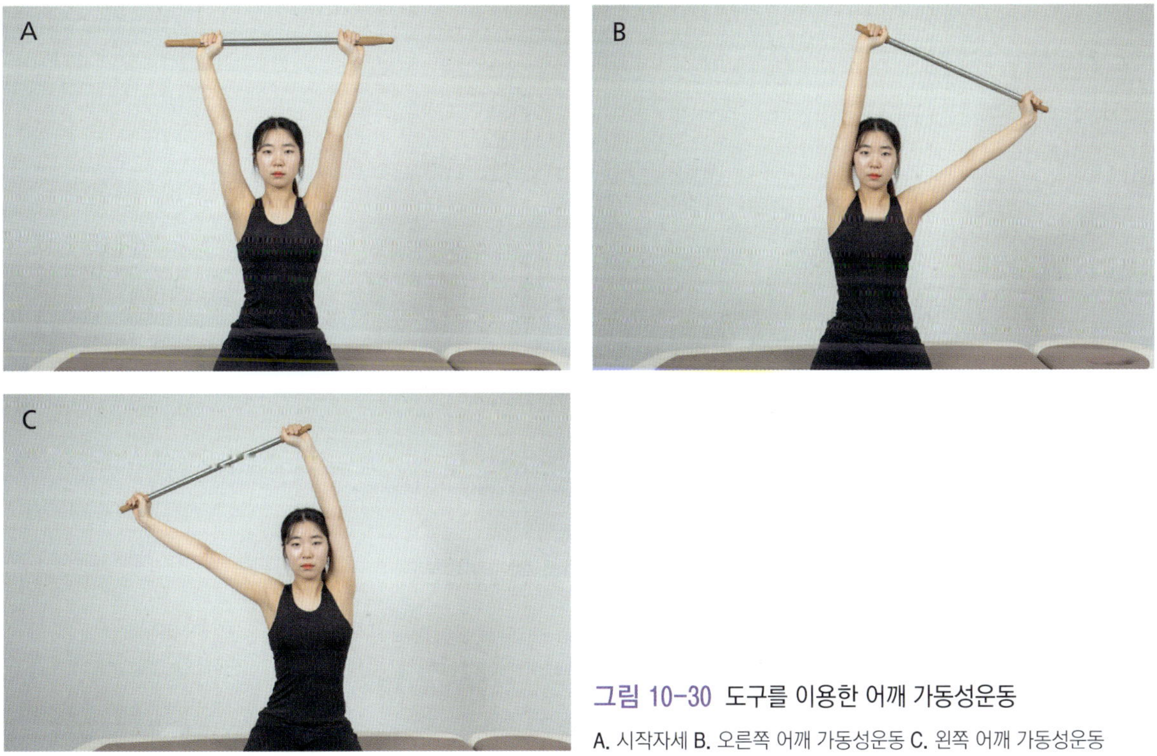

그림 10-30 도구를 이용한 어깨 가동성운동

A. 시작자세 B. 오른쪽 어깨 가동성운동 C. 왼쪽 어깨 가동성운동

■ 주먹 쥐기 · 펴기 운동

- 손가락을 최대한 벌린 다음 수건이나 고무공을 손으로 쥐고 위팔, 아래팔, 손목근육에 최대한 등장성 수축과 손가락에 최대한 굽힘 수축을 한 후, 팔 전체근육을 이완시킴(그림 10-31)

■ 등장성 팔 굽힘운동

- 팔꿉관절 굽힘 동작 시, 반대편 손으로 손목과 손 위를 잡아 펌 방향으로 강한 저항을 주며, 이것을 이겨내고 등장성 팔 굽힘 동작 실시(그림 10-32)

■ 머리 위에서 박수치기 운동

- 양쪽 팔꿉관절과 손목관절을 폄, 어깨관절을 90° 벌림, 손바닥을 위쪽으로 향하게 하여 좌우로 수평이 되게 한 다음 머리 위로 손뼉을 치고 다시 좌우의 수평상태로 돌아옴(그림 10-33)

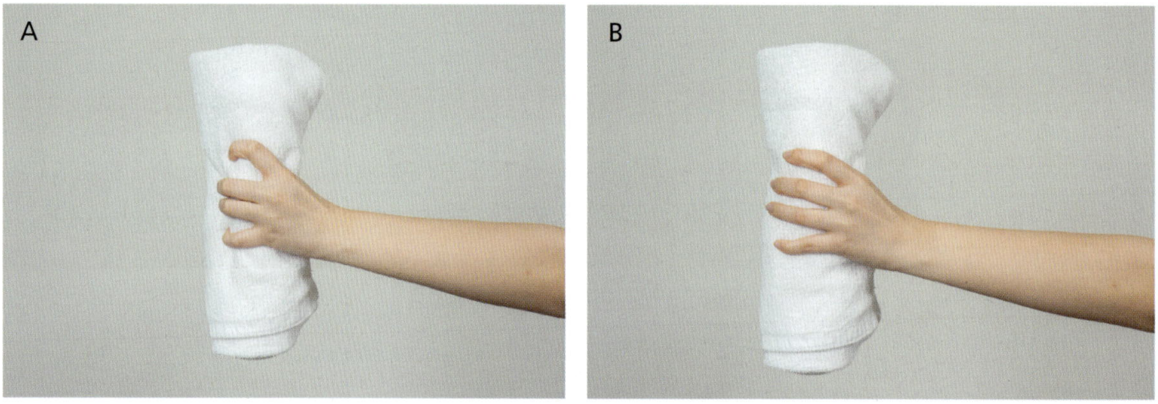

그림 10-31 주먹 쥐기 · 펴기 운동

A. 주먹 쥐기 B. 주먹 펴기

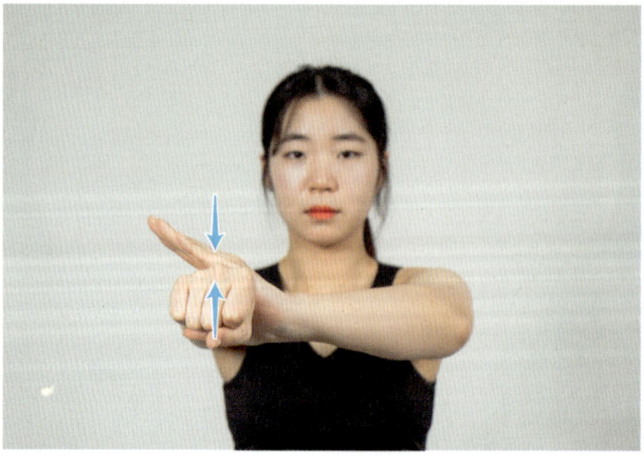

그림 10-32 등장성 팔 굽힘운동

■ 양손가락 벽 오르기 운동

- 벽을 마주보고 선 다음, 어깨 높이보다 위로 손바닥을 벽에 대고 손바닥으로 벽을 천천히 수초 간 밀어냄
- 벽을 마주보고 선 다음 손가락을 벽에 놓고 위쪽으로 천천히 벽을 더듬어 올라감(그림 10-34)

■ 벽 오르기 후 손가락 운동

- 양손가락 벽 오르기 자세를 유지한 상태로 팔을 내리지 않고 손의 밑부분을 벽에 놓인 상태로, 모든 손가락을 동시에 벽에 붙이고 떼는 동작, 각 손가락으로 피아노 치는 동작이나 주먹을 쥐었다 펴기를 반복하여 실시(그림 10-35)

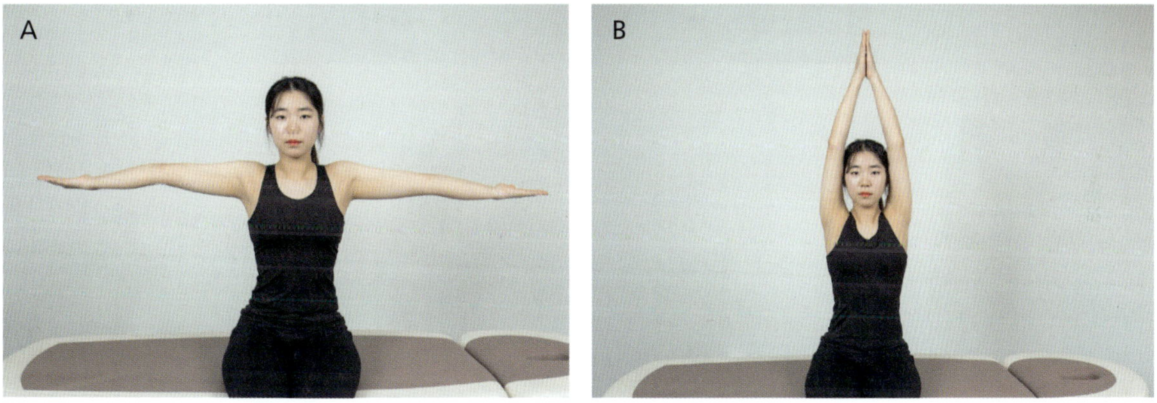

그림 10-33 머리 위에서 박수치기 운동

A. 시작자세 B. 끝자세

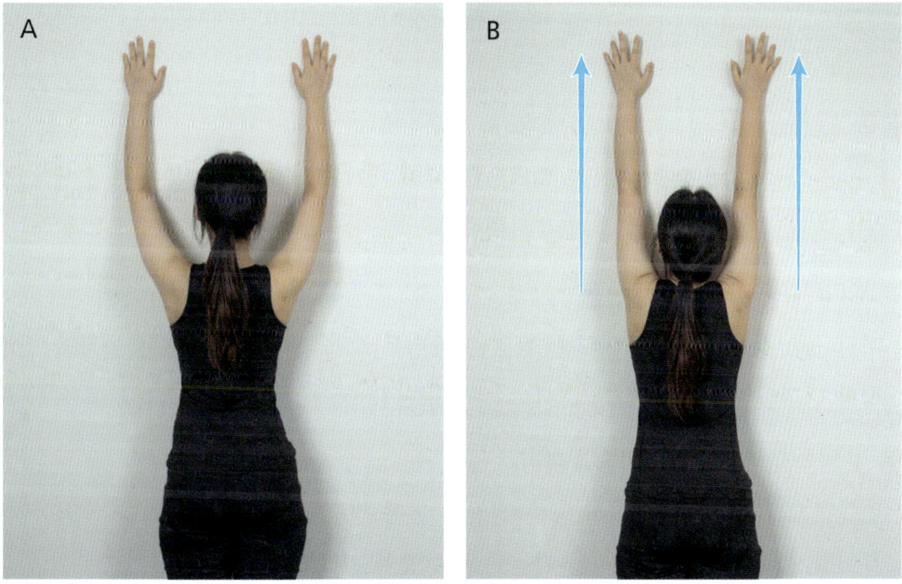

그림 10-34 양 손가락 벽 오르기 운동

A. 시작자세 B. 끝자세

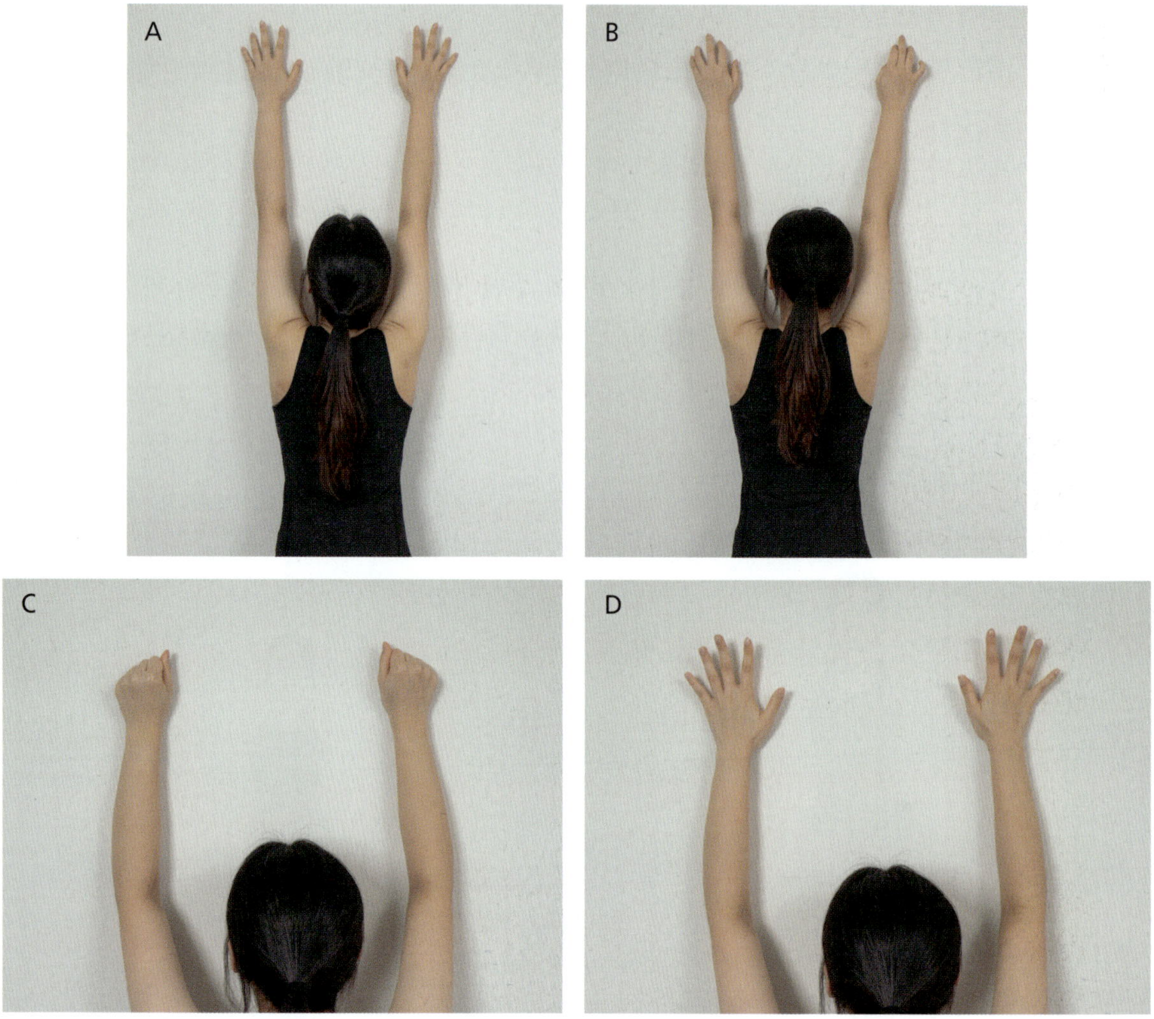

그림 10-35 벽 오르기 후 손가락 운동

A. 손가락 벽에 붙이고 떼기 B. 피아노 치기 C. 주먹 쥐기 D. 주먹 펴기

④ 다리 운동

다리 운동은 다리의 림프액 배액을 목적으로 하며, 팔다리를 위한 공통운동 후에 실시한다. 운동 시 몸쪽을 먼저 시행하고 먼쪽 순서로 시행한다.

■ 블록에 다리를 올리고 내리는 운동

- 계단 높이의 블록을 먼저 부종이 있는 다리부터 올렸다가 내려오는 동작을 반복하고, 이후 정상 다리를 올리고 내리는 순서로 실시(그림 10-36)

■ 한쪽 및 양쪽 다리의 무릎을 가슴에 붙이기 운동

- 편안하게 바로누운자세에서 아주 천천히 한쪽 엉덩관절과 무릎관절을 굽힘하여 가슴쪽으로 끌어당기고, 양손으로 다리를 가슴쪽으로 잡아당겨 넙다리가 배와 가슴부위에 붙이는 운동. 부종이 없는 다리를 먼저 15회 실시한 후에 부종이 있는 다리 실시(그림 10-37)

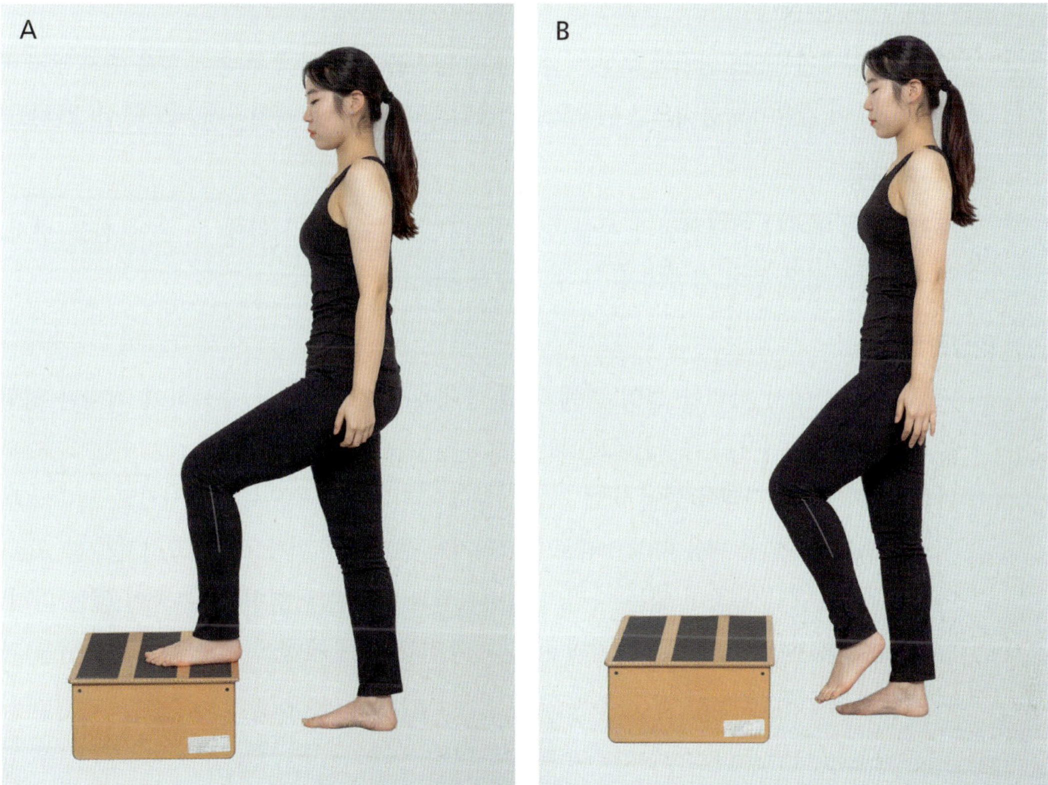

그림 10-36 블록에 다리를 올리고 내리는 운동

A. 다리 올리기 B. 다리 내리기

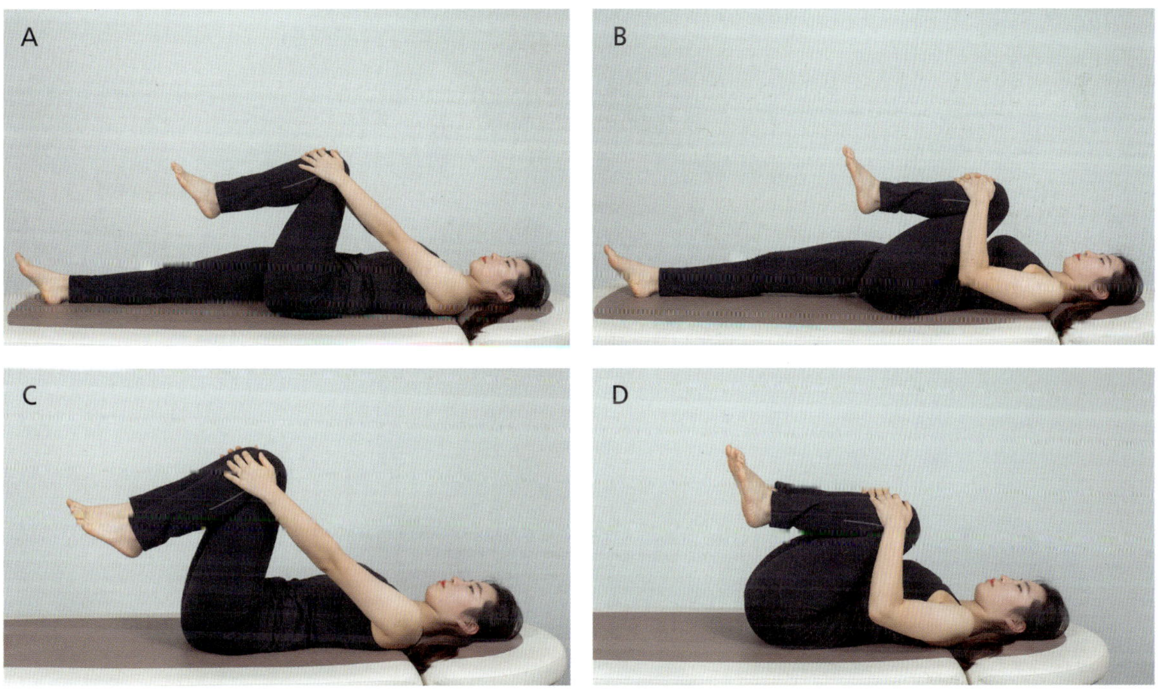

그림 10-37 한쪽 및 양쪽 다리의 무릎을 가슴에 붙이기 운동

A. 한쪽 시작자세 B. 한쪽 끝자세 C. 양쪽 시작자세 D. 양쪽 끝자세

■ 골반 뒤쪽 기울임운동

- 바로누운자세에서 엉덩관절과 무릎은 굽힘하고, 양손을 허리 옆에 둔 손에 힘을 주지 않고 배근육에 힘을 주어 골반이 능동적으로 뒤쪽으로 기울임되고 허리뼈가 평평하게 되도록 함(그림 10-38)

■ 골반 들기 운동

- 바로누운자세에서 엉덩관절과 무릎은 굽힘하고, 양손을 허리 옆에 둔 손에 힘을 주지 않고 엉덩근육에 힘을 주어 골반이 들릴 수 있도록 함(그림 10-39)

■ 엉덩관절운동

- 바로누운자세에서 다리를 들어 벽에 기댄 상태에서 볼기부위를 수축하여 최대한 엉덩관절을 가쪽의 돌림 위치로 유지함(그림 10-40)
- 바로누운자세에서 다리를 들어 벽에 기댄 상태에서 다리를 가쪽으로 돌림시키고, 발바닥과 발꿈치를 마주보고 양발을 벽을 따라 아래로 미끄러지게 하고 이후 위쪽으로 미끄러지게 함(그림 10-41)
- 바로누운자세에서 부종이 있는 다리의 엉덩관절과 무릎은 굽힘하고, 부종이 없는 다리는 편한다. 반대쪽 손으로 침범된 다리의 무릎 가쪽면을 잡아 무릎을 잠그면서 정중선을 가로질러 끌어당김(그림 10-42)

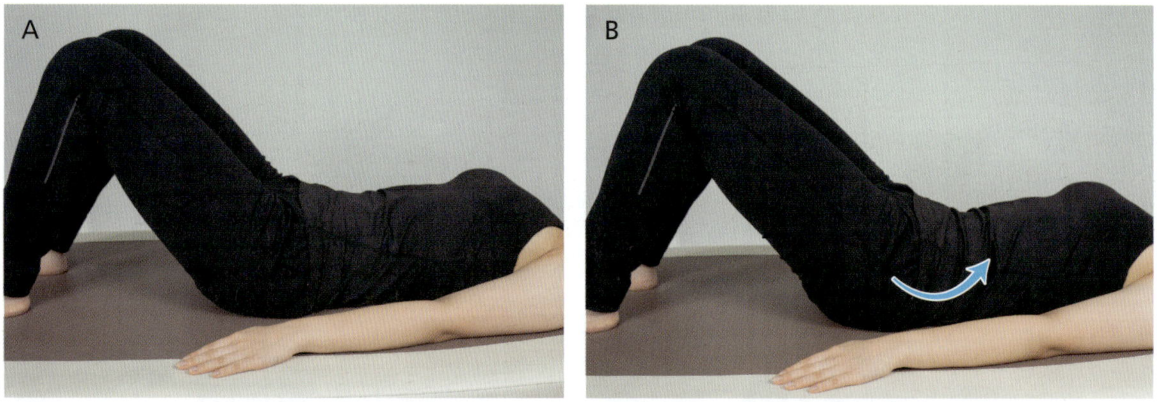

그림 10-38 골반 뒤쪽 기울임운동

A. 시작자세 B. 끝자세

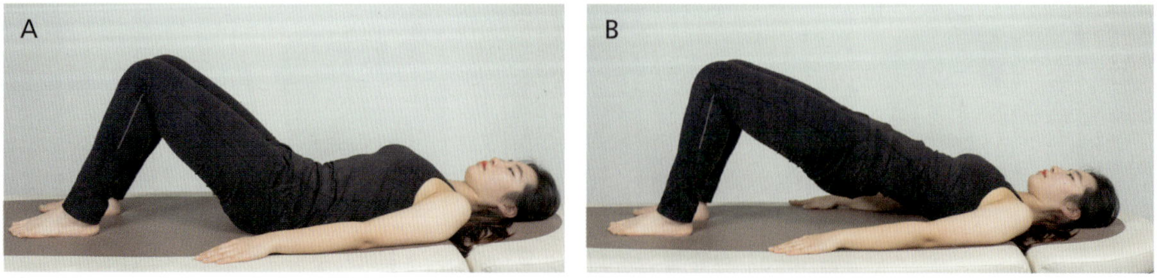

그림 10-39 골반 들기 운동

A. 시작자세 B. 끝자세

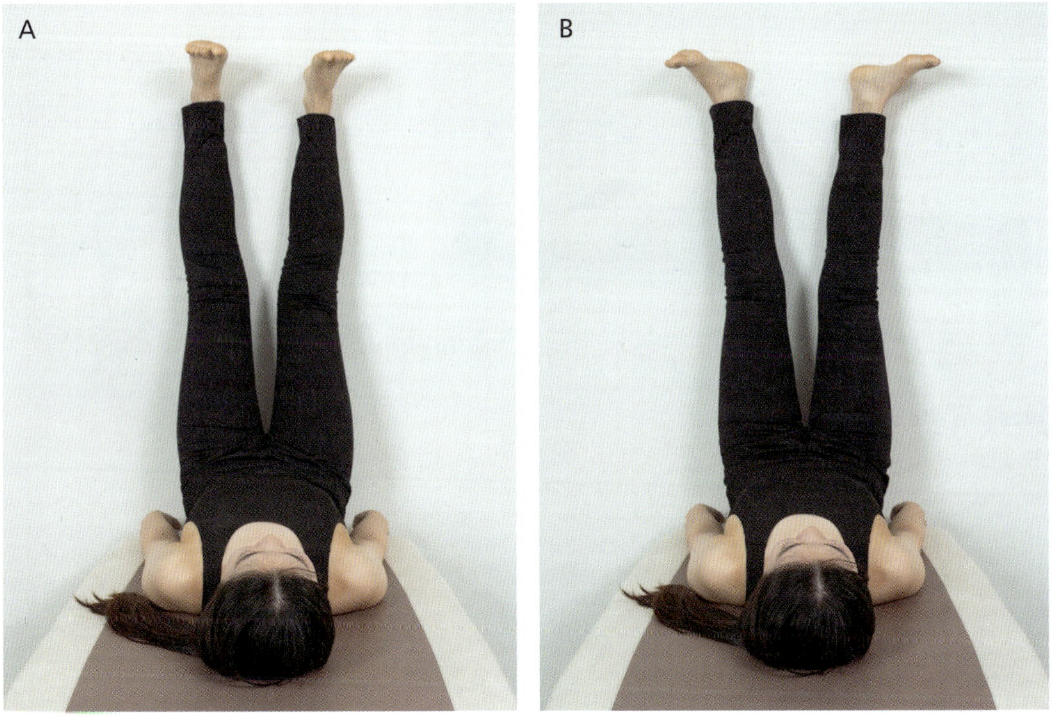

그림 10-40 엉덩관절 가쪽돌림운동

A. 시작자세 B. 끝자세

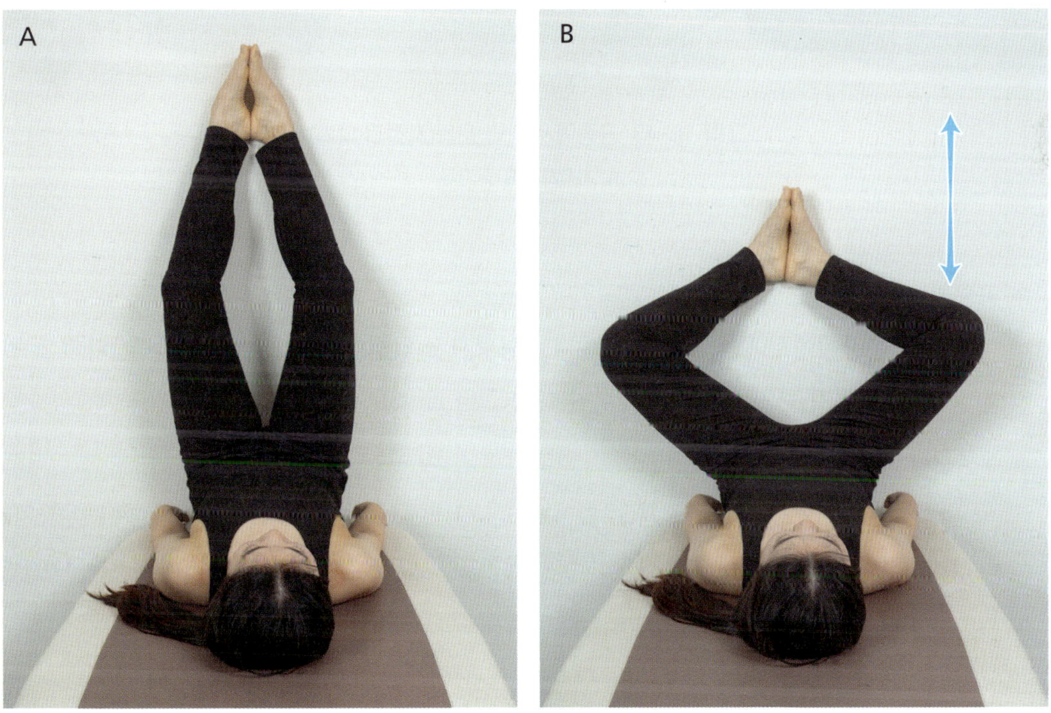

그림 10-41 엉덩관절 미끄러짐운동

A. 시작자세 B. 끝자세

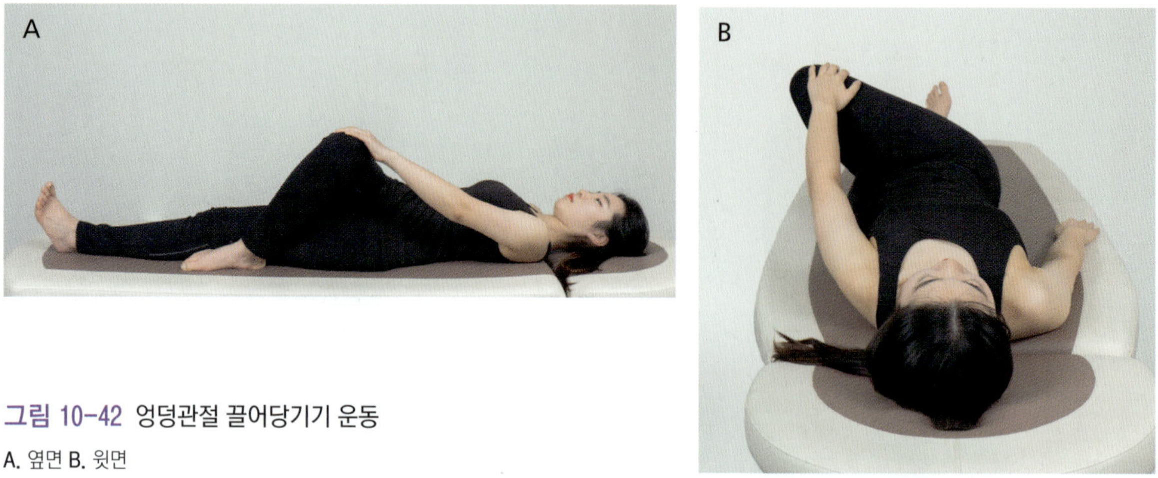

그림 10-42 엉덩관절 끌어당기기 운동

A. 옆면 B. 윗면

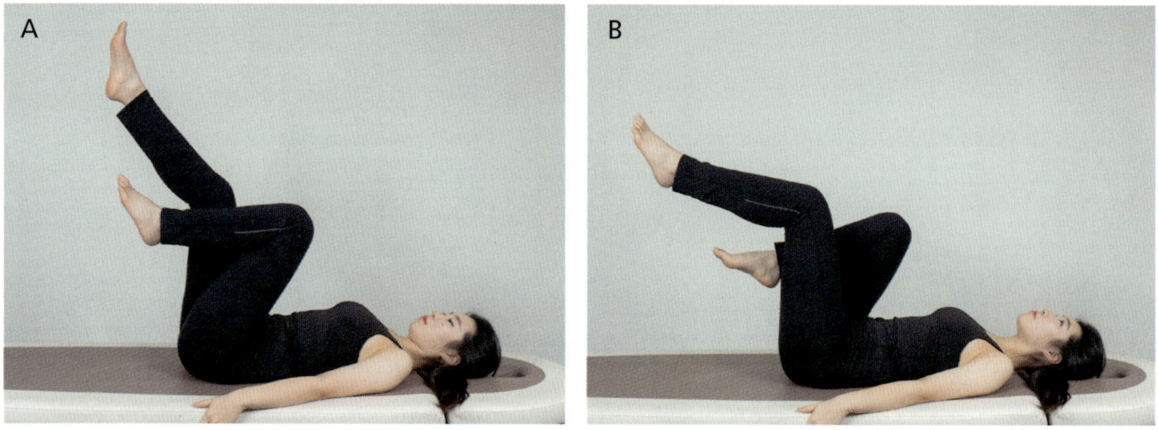

그림 10-43 공중에서 다리 운동(자전거 타기)

A. 시작자세 B. 끝자세

- 공중에서 다리 운동
  - 바로누운자세에서 등을 바닥에 붙이고, 엉덩관절 굽힘, 발은 천장을 향하며, 다리를 번갈아 가면서 자전거 타기, 걷기 등 움직임 실시(그림 10-43)
- 무릎관절 굽힘 및 폄운동
  - 바로누운자세에서 엉덩관절과 무릎은 폄한 상태에서 발을 바닥으로부터 떼어 발꿈치 부위를 볼기 부위에 빠르게 능동적으로 무릎관절을 굽힘하고 서서히 폄 시행(그림 10-44)
- 능동적 발목 운동
  - 발을 심장보다 약간 높이 한 채로 능동적으로 발목관절을 발바닥굽힘시켜 발가락을 둥글게 한 후, 발등굽힘하여 발가락을 폄. 또한 발목관절을 시계방향과 반시계방향으로 돌림시킴(그림 10-45)

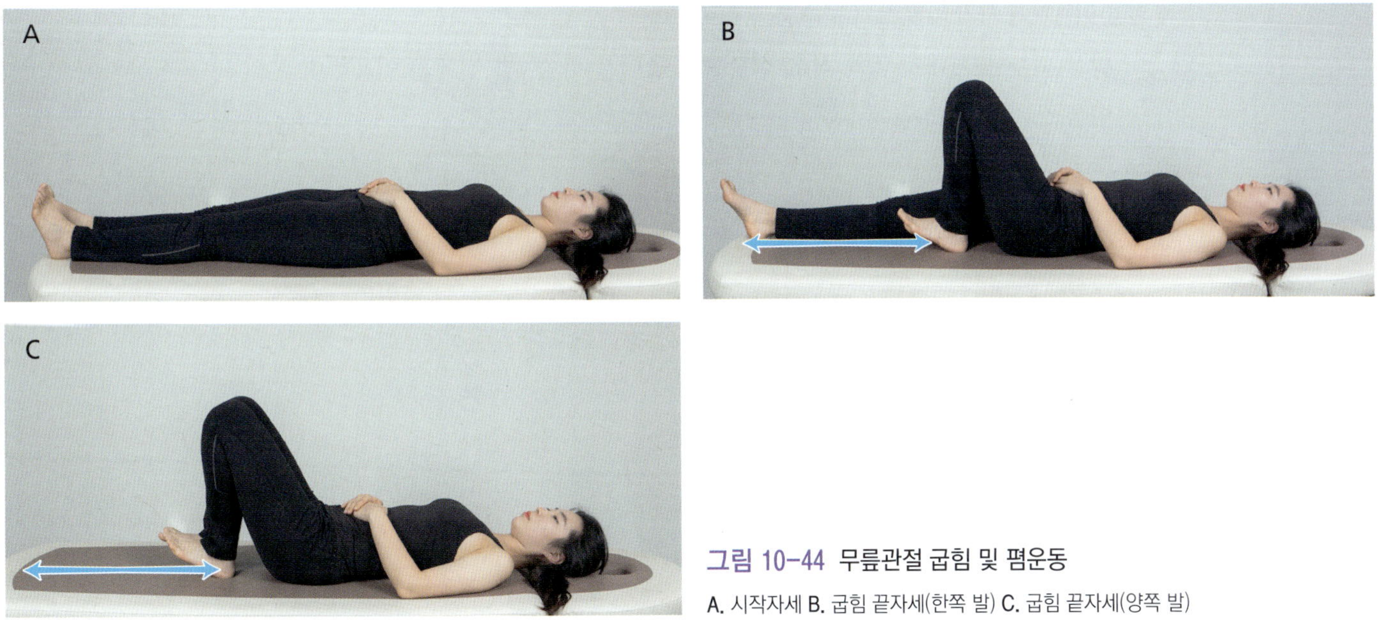

그림 10-44 무릎관절 굽힘 및 폄운동

A. 시작자세 B. 굽힘 끝자세(한쪽 발) C. 굽힘 끝자세(양쪽 발)

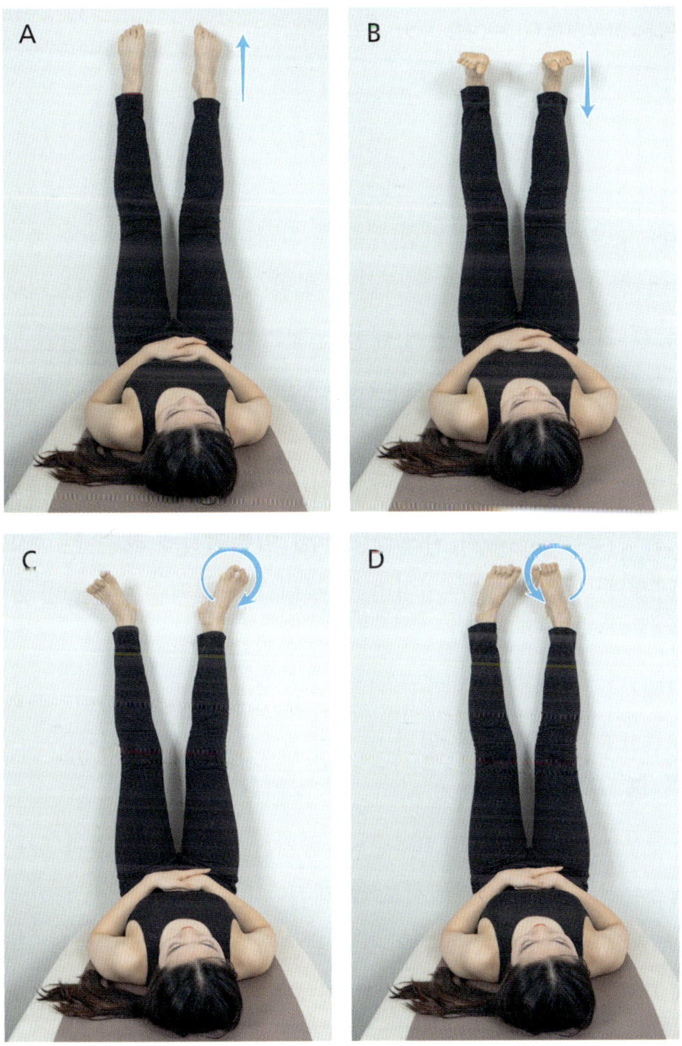

그림 10-45 발목 운동

A. 발바닥 굽힘과 발가락 굽힘운동

B. 발등굽힘과 발가락 폄운동

C. 발목관절 시계방향 돌림운동

D. 발목관절 반시계방향 돌림운동

■ 발을 이용하여 자기 이름 쓰기 운동

- 발을 외부에 기대지 않게 하고 심장보다 높이든 다음, 발 전체를 이용하여 본인 또는 사물의 이름 쓰기(그림 10-46)

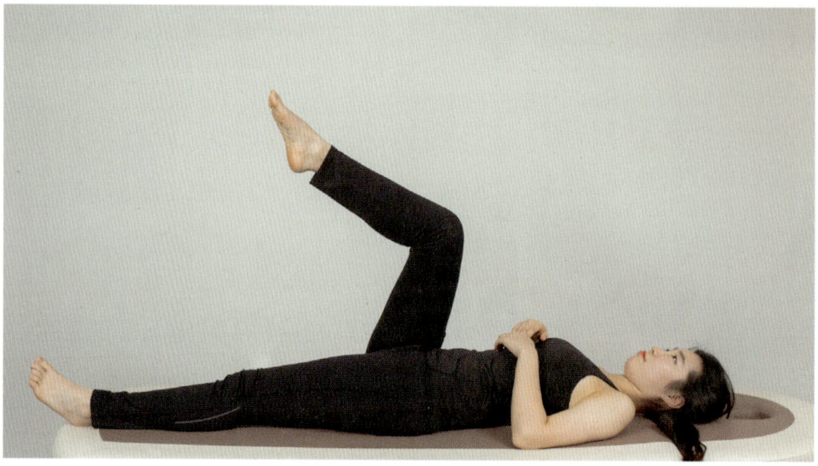

그림 10-46 발을 이용하여 자기 이름 쓰기 운동

(2) 림프배액 마사지

림프배액 마사지(lymphatic drainage massage)는 림프액이 막힌 부분을 자극하여 림프 순환을 촉진하기 위해 최대한 부드럽고 속도를 늦추어 천천히 정확한 림프 흐름의 방향으로 피부를 문지르거나 밀면서 축적된 체액을 깨끗하게 흐르도록 한다. 마사지는 질병에 대한 신체의 주요 방어 시스템인 면역 체계를 강화하고 염증성 사이토카인, 코르티솔(스트레스 호르몬) 및 호흡기와 관련된 호르몬에 대한 수치 완화 등이 보고되었다.

즉, 림프배액 마사지는 피부 표층부로 림프액이 흐르므로 림프 흐름의 방향으로 약한 압력의 마사지를 의미하며, 림프액을 심장으로 다시 돌아가도록 근육의 펌프작용이 잘 이루어지게 해 주는 것이다. 피부 림프순환과 촉진을 위한 압력은 500원 동전 정도 무게이며, 심부림프와 정맥순환 촉진을 위한 압력은 이보다 더 깊게 사용할 수 있다.

림프액과 정맥혈의 순환이 잘 되기 위해서는 근육이 유연하고 기능을 잘 수행하며, 호흡, 유연성, 근육수축과 이완, 수분의 섭취 등이 매우 중요한 역할을 하게 된다.

림프절은 주로 겨드랑이 아래, 가슴샘, 목, 무릎 뒤, 허벅지 사이, 배, 복사뼈, 아킬레스힘줄, 얼굴 등에 위치한다. 여성은 가슴샘 림프절이 매우 중요하며, 다리 마사지는 장기간 서 있거나, 앉아 있는 직업군, 다리정맥류와 정맥경화증의 정맥소통을 위한 마사지에서도 잘 해줘야 한다.

림프배액 마사지는 낮은 압력으로 피부가 늘어날 수 있도록 위쪽으로 쓸어준다. 마사지의 순서는 상부의 림프절에서 먼저 시행하여 림프액의 배출을 증진시킨 후, 피부 진피층의 림프액을 배출시킨다(표 10-6).

표 10-6 팔다리 림프배액 마사지 순서 및 방법

부위	순서 및 방법
팔	• 목 부위: 위에서 아래 방향으로 마사지 ① • 겨드랑 부위: 부종 부위의 겨드랑이에서 반대쪽 겨드랑이 방향으로 마사지 ② → 부종 부위의 겨드랑이에서 같은쪽 샅고랑부위 방향으로 마사지 ③ → 등 쪽에서도 부종 부위의 겨드랑이에서 반대쪽 겨드랑이 방향으로 마사지 ④ • 가슴뼈 부위: 수술 부위에서 가슴뼈 방향으로 마사지 ② • 팔 부위: 팔꿈치에서 겨드랑이 쪽으로 마사지 ⑤ → 손목에서 팔꿈치 쪽으로 마사지 ⑥ → 손등에서 손목 쪽으로 마사지 ⑦ → 손가락에서 손등 쪽으로 마사지 ⑦ 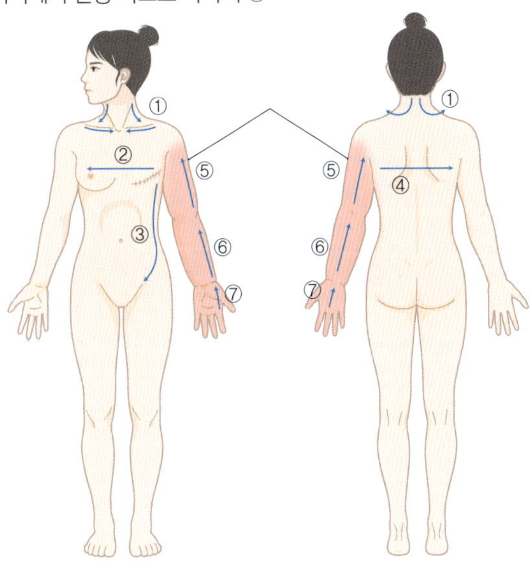
다리	• 목 부위: 위에서 아래 방향으로 마사지 ① • 샅고랑 부위: 부종 부위의 샅고랑 부위에서 반대쪽 샅고랑 부위로 마사지 ② → 부종 부위의 샅고랑 부위에서 같은쪽 겨드랑이 방향으로 마사지 ③ → 등 쪽에서도 부종 부위의 샅고랑 부위에서 반대쪽 샅고랑 부위 방향으로 마사지 ④ • 다리 부위: 무릎에서 샅고랑 부위 쪽으로 마사지 ⑤ → 발목에서 무릎 쪽으로 마사지 ⑥ → 발등에서 발목 쪽으로 마사지 ⑦ → 발가락에서 발등 쪽으로 마사지 ⑦ 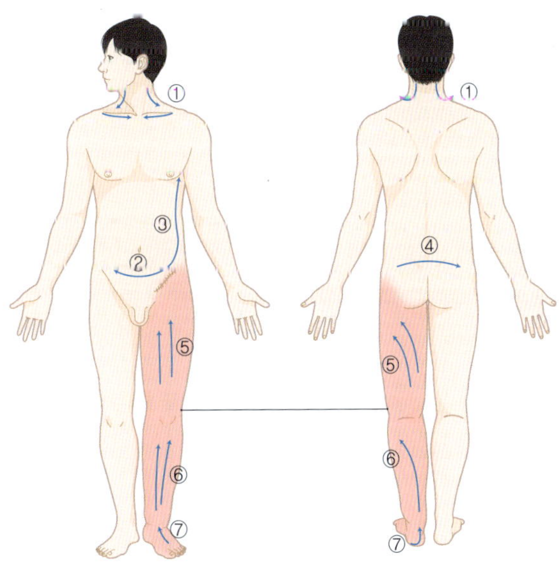

(3) 압박 치료

림프부종 환자를 위한 압박 치료(compression treatment)는 비탄력성 붕대나 의료용 압박스타킹을 이용해 시행할 수 있다.

림프부종 환자를 위해 고안된 붕대는 탄력성이 적은 붕대(short-stretched bandage)이며, 근육의 수축에도 모양이 변하지 않고, 근육의 움직임에 반대 압력을 생성하며, 국소에 정체되어 있는 림프액을 위쪽으로 이동시켜 주는 기능을 담당한다. 또한 조직 사이에 있는 림프액을 정맥으로 재흡수가 일어날 수 있도록 도와준다.

부종에 대한 붕대법은 손에서 팔꿈치 아래까지나 발에서 무릎 아래까지는 압력을 조금 더 가해야 하며, 몸쪽에 가까워질수록 압력이 약해져서 림프액은 압력이 약한 몸쪽으로 흐르도록 돕는다. 또한 붕대의 압력은 붕대의 감는 횟수로 조절이 가능하므로 당겨서 감지 않도록 한다. 적절한 압박과 탄력 아니라면 다른 부위의 부종이 더 심해지는 결과가 나타날 수 있다. 즉 조직압력을 증가시키기 위해 높은 압력이 피부로 가해져야 하고(high working pressure), 휴식 시 또는 근육의 이완 시는 너무 꽉 조이지 않게 낮은 압력(low resting pressure)이 적용되어야 한다.

붕대를 감을 때는 피부를 잘 펴서 주름이 생기지 않도록 감고, 감기 전 피부는 청결하고 상처가 나지 않도록 주의하며, 착용 후 피부가 건조해지거나 가려울 수 있으므로 감기 전에 보습 로션을 사용하여 피부 증상을 완화할 수 있다.

마사지 후에 붕대를 즉시 감고 다음 치료시간까지 그대로 착용하며, 항상 붕대를 감은 상태로 관절 및 근육운동을 실시하면 압력이 변화하면서 림프 흐름에 영향을 주어 림프액 흐름에 도움을 줄 수 있다. 압박붕대는 감은 후 약 하루 동안 유지해야 최적의 효과를 기대할 수 있다.

림프부종이 감소된 이후 상태에 맞는 적절한 압박스타킹 제품을 이용해 압력을 통해 상태 유지 및 부종 예방을 할 수 있다(표 10-7). 압박스타킹은 압력의 수준에 따라 다양하며, 개인의 신체적 특성과 부종의 부위 및 정도에 따라 가능하면 제작용 스타킹을 사용하여야 한다(그림 10-47, 10-48). 또한 공기압박기계(pneumatic compression device)를 이용해 치료를 시행하기도 한다.

(4) 기타 운동

깊은 가로막 호흡운동은 들숨 시 가로막이 수축하여 내려가고, 날숨 시 배근육의 수축으로 림프액의 이동을 돕는다. 또한 배 및 가슴 안쪽의 압력 변화는 림프액의 펌핑작용을 일으켜 중심림프관으로 이동시킨다.

전신 이완운동은 운동의 제한이나 근육의 긴장으로 인한 림프 울체를 해결하는 데 도움을 주며, 부드러운 자가뻗침운동도 관절가동성의 저하나 몸쪽 물렁조직의 기능저하로 나타나는 림프 울체를 해결하기 위해 필요하다.

근력강화 및 근육지구력을 위한 운동은 등척성운동과 가벼운 저항운동을 실시할 수 있으며, 이때 주의할 점은 림프부종이 나타나지 않도록 강도를 정확히 설정하여야 한다. 특히 근육피로를 최대한 억제하여야 한다.

유산소운동인 수영, 자전거, 걷기, 팔에르고미터 등은 림프배액운동을 도와줄 것이며, 림프부종이 있는 경우는 목표심박수의 40~50% 수준으로 시작하며, 문제가 없으면 80%까지 높인다.

표 10-7 압박 단계에 따른 분류

압박 단계	압박 압력	적용
가벼운	10~21mmHg	• 경증 림프부종 • 지방부종 • 완화 치료 중 • 예방 차원의 팔 압박 • 임신 여성의 다리 부종 관리
중간	15~31mmHg	• 중등도와 중증 팔 림프부종 • 경증 다리 림프부종
강한	30~40mmHg	• 중등도와 중증 다리 림프부종
매우 강한	> 40mmHg	• 다리의 단계 3 림프부종

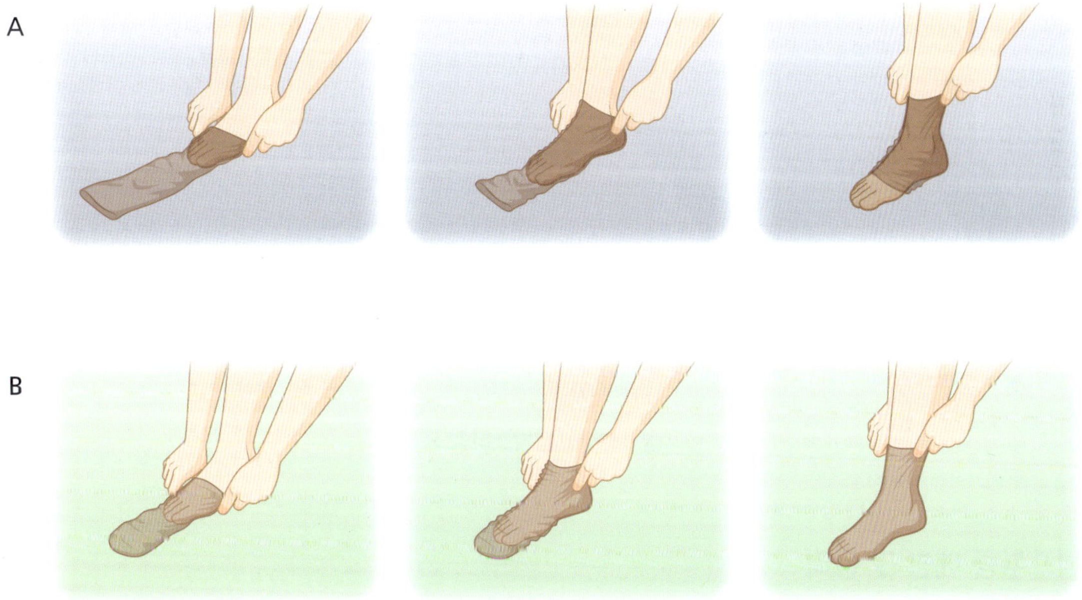

그림 10-47 압박스타킹 착용 방법

A. 스타킹을 완전히 뒤집은 후, 스타킹 끝을 발끝에 대고 아래부터 서서히 올리는 방법 B. 일반적인 방법

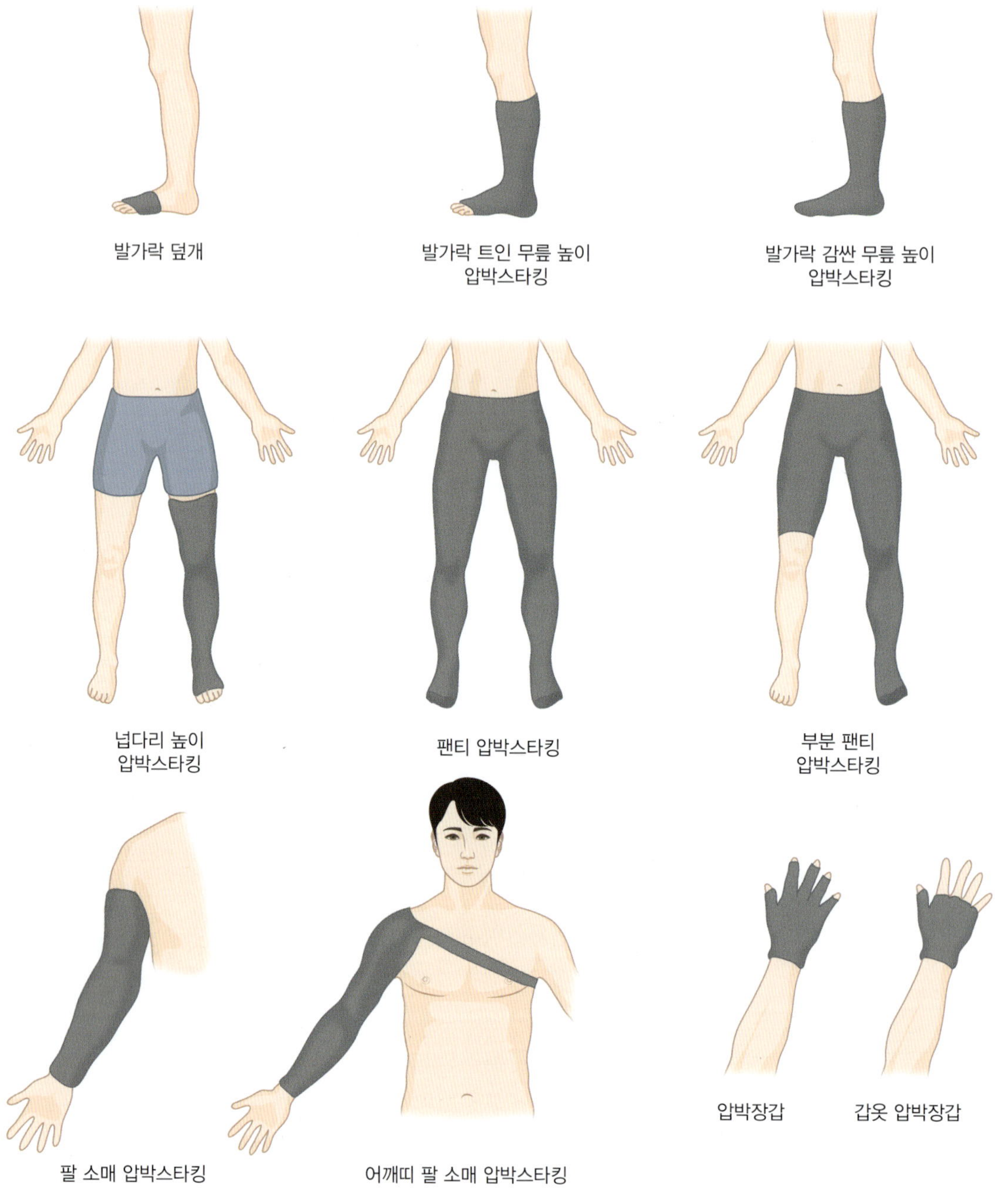

그림 10-48 압박스타킹 종류

3) 림프부종 예방 및 관리

림프부종에 있어 피부의 상처나 소홀한 관리는 감염으로 이어질 수 있기 때문에 적극적인 예방 및 관리가 매우 중요하다(박스 10-2).

박스 10-2 림프부종 예방 및 관리

- 매일 아침 피부의 전반적인 상태 관찰(피부에 상처가 생기거나, 진물이 나거나, 건조해지거나, 붉어지거나 색의 변화 등).
- 부종 위험이 있는 피부는 감염, 상처가 생기지 않도록 관리
- 부종 위험이 있는 팔로는 무거운 물건이나 핸드백을 들지 않도록 함
- 부종 위험이 있는 부위에 주사나 채혈, 혈압 측정 등을 피함
- 부종이 있는 피부는 자극이 적은 비누를 사용 후 건조시키고, 갈라지거나, 튼 부위는 씻은 후 보습제를 사용(베이비 크림). 피부가 습해질 때는 보습제를 사용하지 않음
- 부종이 있는 피부가 빨갛게 붓거나 통증이 생기는 등 감염의심 증상 발생 시 즉시 진료
- 유방암 및 부인과 암(자궁경부암, 자궁암 등) 수술 후 반드시 부종 예방 교육 실시
- 부종 발생 시 초기에 물리치료를 받도록 함
- 뜨거운 사우나, 찜질방, 차가운 것, 급격한 온도변화에 노출 피함
- 액세서리(시계나 팔찌), 옷, 속옷 등은 너무 조이지 않게 착용
- 무거운 것을 들거나 오래 서 있는 경우, 비행기를 탈 경우 등에는 부종 위험이 있는 쪽 팔다리에 림프부종용 스타킹 착용
- 과격한 운동이나 활동 금지, 먹는 습관을 바꾸고, 적정 체중 유지 및 규칙적 운동 실시
- 부종 위험이 있는 피부는 압력을 피하고, 전기면도기 사용, 이뇨제를 과도하게 사용하지 않고, 보조기는 가벼운 것을 사용하며, 여행을 할 때는 미리 계획을 수립함
- 피부에 손상을 줄 수 있는 경우에는 장갑을 착용하며, 외출 시 반드시 자외선차단 크림을 바르고, 양산, 모자, 긴 소매 옷 등의 이용 및 손톱은 너무 바짝 자르지 않고, 굳은살은 자르지 않고 크림을 발라 보호함

임상의사결정 Clinical decision making_사례

유방암 수술 후 오른쪽 팔에 부종이 심한 J씨가 림프부종 운동을 하고자 한다.

1. 임상적 사고

① 림프부종의 특성에 대해 토의하시오.

② 림프부종의 검사 및 평가에 대해 토의하시오.

③ 림프부종 운동의 종류에 대해 토의하시오.

2. 임상의견

① 림프부종 운동의 종류별 수행방법에 대해 토의하시오.

3. 결론

① J씨의 문제에 적합한 림프부종 운동을 설계하고 이를 토의하시오.

② J씨에게 수행할 림프부종 운동 프로그램을 설명하고 추가적으로 해야 하는 운동에 대해 설명하시오.

CHAPTER

11

물렁조직, 관절, 뼈 손상

Injury of Soft tissue, Joint, Bone

학습목표

1. 물렁조직, 관절, 뼈 손상의 정의를 설명할 수 있다.
2. 물렁조직, 관절, 뼈 손상을 설명할 수 있다.

핵심용어

- 물렁조직(soft tissue)
- 관절(joint)
- 뼈(bone)

Guiding question

1. 아킬레스힘줄 손상의 기능회복 단계의 운동 프로그램을 만드시오.
2. 무릎관절염 3단계 환자의 운동 프로그램을 만드시오.
3. 골디공증 환자의 운동 프로그램을 만드시오.

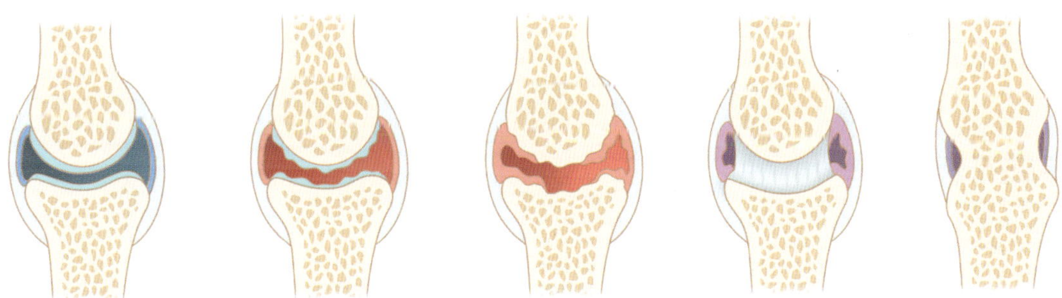

1 개요

물렁조직에는 관절주머니, 혈관, 물렁뼈, 인대, 힘줄, 근육 및 근막 등이 포함된다. 대부분의 물렁조직은 콜라겐(collagen)으로 만들어진 결합조직으로 구성되어 있다. 콜라겐은 백색섬유를 형성하는 분자를 포함하여 대부분이 서로 평행하게 배열되어 있으며, 장력강도를 증진시키기 위하여 서로 결합되어 있다.

2 물렁조직 손상

1) 물렁조직 병변-종류

- 염좌(strain): 물렁조직의 과뻗침, 과사용으로 발생하며, 가벼운 외상이나 익숙하지 않는 작은 외상의 반복으로 발생하며, 주로 근육 손상을 말한다.
- 삠(sprain): 관절주머니, 인대, 힘줄 혹은 근육과 같은 물렁조직의 심한 스트레스, 뻗침 혹은 열상을 말하며, 주로 인대 손상을 의미한다.
- 아탈구(subluxation): 불완전 혹은 부분 탈구이다.
- 탈구(dislocation): 관절을 이루는 뼈 구조물의 이탈을 의미하며, 물렁조직 손상, 염증 통증 및 근육경련을 유발한다.
- 근육/힘줄 파열(혹은 열상)(muscle/tendon rupture or tear): 부분적이면 근육이 뻗침될 때나 수축할 때 파열된 부분에서 통증이 발생하고, 완전 파열이나 열상이 일어나면 근육이 손상부위를 당기지 못하기 때문에 근육의 뻗침이나 수축으로는 통증이 발생하지 않는다.
- 힘줄윤활막염(tenosynovitis): 힘줄을 덮고 있는 윤활막의 염증이다.
- 힘줄염(tendinitis): 힘줄 흉터나 칼슘 침착을 유발한다.
- 힘줄윤활막염(tenovaginitis): 힘줄윤활막이 두꺼워지는 염증이다.
- 힘줄병리(tendinosis): 반복적인 미세손상으로 힘줄의 퇴행이다.

2) 물렁조직 손상 등급

(1) 등급 I(grade I)

등급 I은 손상 초기 24시간 내에 경한 통증, 경한 부종, 국소적 민감 통증이 조직긴장 시 발생한다(그림 11-1).

(2) 등급 II(grade II)

등급 II는 활동의 중단이 요구되는 중등도의 통증으로, 조직의 스트레스와 부위에 대한 촉진 및 압박은 통증을 증가시킨다(그림 11-1).

(3) 등급 III(grade III)

등급 III는 심한 통증을 가진 조직, 인대 혹은 힘줄의 완전한 파열로, 조직에 스트레스를 가하면 일반적으로 통증은 없으며, 촉진으로 손상을 알 수 있다. 찢어진 인대는 관절의 불안정성을 일으킨다(그림 11-1).

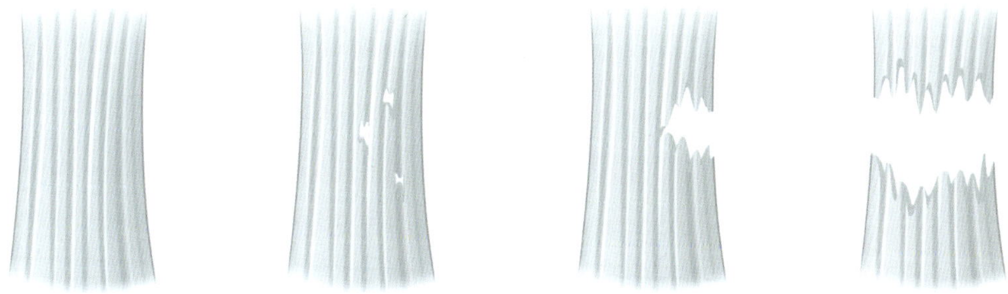

그림 11-1 물렁조직 손상 등급

3) 물렁조직 손상의 회복단계

수술이나 부상 이후에 일반적인 조직치유 과정은 부상부위, 종류, 수술방법 등에 따라 모두 차이가 나지만, 조직의 기본적인 치유양상은 비슷하며, 일반적인 조직의 치유 과정은 염증단계(inflammatory phase), 회복과 치유단계(proliferative phase), 재형성단계(remodeling phase)로 구분된다(그림 11-2).

(1) 염증단계

염증단계란 조직손상에서 급성기에 해당한다. 조직손상에 대한 신체의 초기반응으로, 회복을 효과적이고 빠르게 하기 위한 인체기전이다. 이 단계에서는 상처회복에 직접적으로 도움이 되는 손상부위 치유기전과 조직이 손상을 입으면 히스타민(histamine), 브라디키닌(bradkinin) 등의 화학매개물질이 방출되어 손상부위 주변의 혈류량을 증가시키고, 모세혈관 투과성을 증가시켜 부종(edema)을 일으켜 2차적 출혈을 줄인다. 이러한 매개물질이 감각신경을 자극하여 통증을 일으키고, 움직임을 제한하여 손상부위를 보호하게 된다.

염증은 일반적으로 2~3일 지속되지만 손상부위의 혈류공급 정도, 손상 정도, 수술에 따라 기간이 더 늘어날 수 있다.

(2) 회복과 치유단계

회복과 치유는 조직 손상단계에서 아급성기에 해당하며, 이 단계에서는 부상이나 수술로 인해 죽은 조직이 새 조직으로 대체된다. 이 단계에서는 손상받은 조직의 구조를 유지하기 위해서 먼저 상처 조직이 형성되는데, 새로운 모세혈관과 결합조직이 자라고, 조직의 핵심 구성요소인 콜라겐섬유가 불규칙한 형태로 배열되어 치유조직의 기본 구조를 형성한다.

회복과 치유단계는 일반적으로 손상의 정도에 따라 염증단계가 지속되는 상태로, 손상 후 3~5일 내에는 치유(repair) 과정이 시작되어 2개월 정도까지 지속된다.

(3) 재형성단계

재형성은 조직 손상단계에서 만성기에 해당하며, 회복과 치유단계에서 생성된 조직을 재형성하고 조직을 결합강도를 강하게 한다. 이 단계에서 콜라겐섬유 생성은 현저하게 감소하고 새로 형성된 조직의 구조, 강도, 기능이 향상되어 조직의 전반적인 강도가 증가하며, 운동기능도 점차 회복된다. 하지만 새로 형성된 콜라겐섬유의 강도가 증가하더라도 정상조직의 강도를 능가할 수 없다.

재형성은 부상을 당한 후부터 최소한 2~4개월 혹은 그 이상 걸린다.

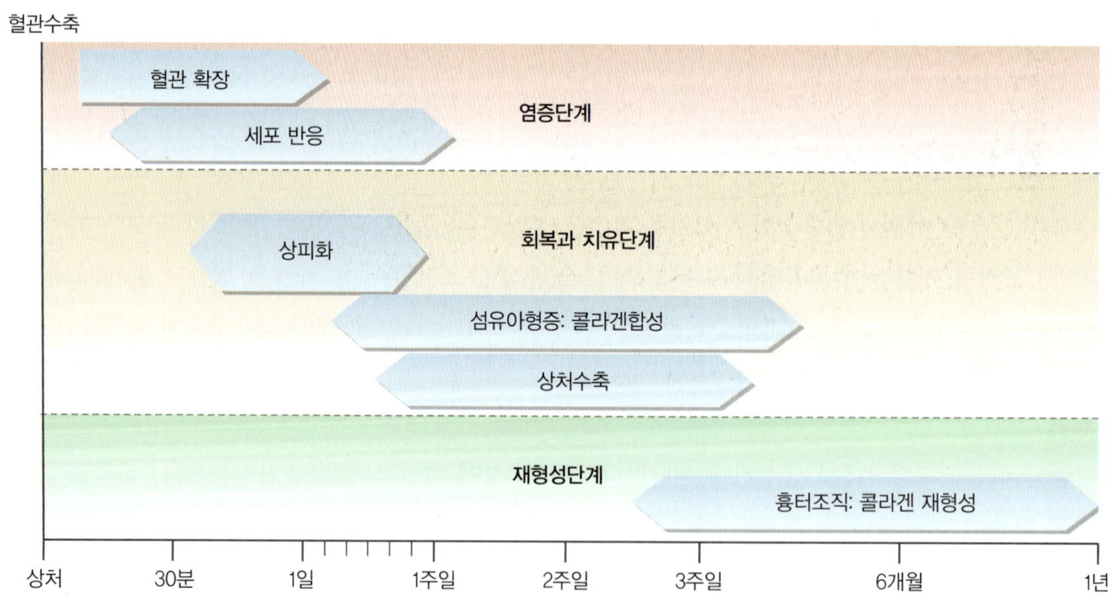

그림 11-2 물렁조직 손상의 회복단계

3 단계별 관리

1) 급성기 동안의 관리

급성기 동안의 관리는 염증단계로 새로운 조직형성, 조직의 재생을 위한 건강한 환경을 조성하여 새로운 혈관과 콜라겐 생성이 원활하게 이루어지도록 유도한다. 일반적으로 보호, 휴식, 냉적용(ice-ing), 압박, 올림 등의 수동적 방법을 우선적으로 적용하고 추가 손상이 일어나지 않도록 환부의 고정 및 보호가 중요하다(그림 11-3).

(1) 상처 및 염증 관리단계

급성기에서 상처 및 염증 관리는 조직 내의 세포반응, 혈관반응과 화학반응이 일어나는 시기로, 화학자극제나 유해자극, 식균작용, 섬유아세포의 조기활동과 새로운 모세혈관이 생성된다. 손상이 영구적이지 않다면 2~3일 동안 나타난다.

(2) 보호단계

급성기에서 보호단계는 2차 손상을 예방하며, 통증을 최소화하고 치유를 촉진하기 위해 24~48시간 동안 고정 및 안정, 냉적용, 압박 및 올림을 통해 염증 과정에 의해 자극받는 부위를 보호한다. 또한 고정에 의한 유착, 결합조직의 약화, 관절 연골의 변형 등의 부작용을 최소화하기 위해 장기간의 관절 고정을 피한다.

(3) 중재

급성기 동안 중재는 초기 고정기간의 중재와 중기 고정기간 중재로 구분한다.

초기 고정기간 동안 운동중재는 주변조직의 유지와 손상조직의 혈액 및 림프순환을 증진시키기

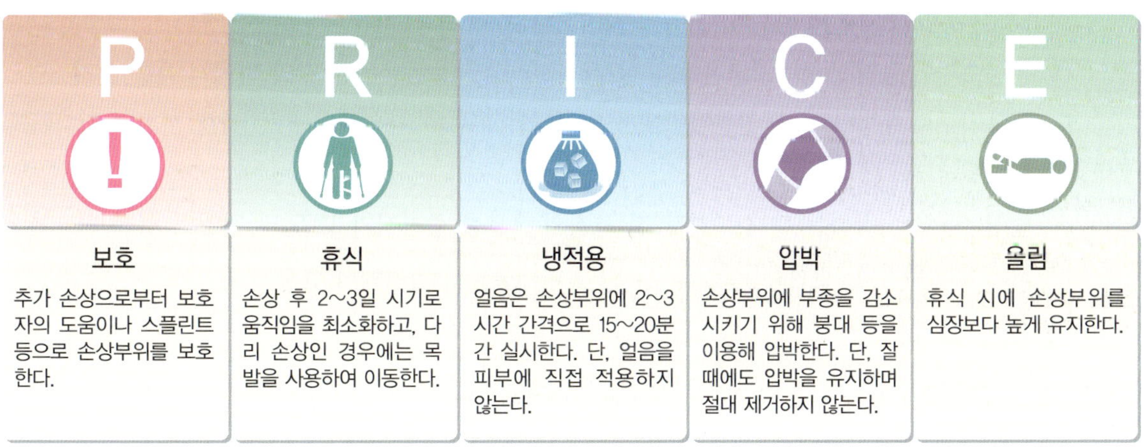

그림 11-3 급성기 동안의 PRICE 관리

위하여 능동운동을 시행한다.

중기 고정기간 동안에는 통증의 범위 내에서 마사지, 근육고정 운동, 낮은 강도의 수동관절가동운동, 등급 I, II 수준의 낮은 강도의 관절가동 또는 교정운동을 실시한다.

2) 아급성기 동안의 관리

아급성기 동안의 관리는 회복과 치유단계로, 근육위축 예방, 관절의 변형 및 퇴행방지, 콜라겐합성 증진, 새롭게 형성된 콜라겐을 보호한다. 콜라겐합성을 증진시키고 관절운동의 감소를 막기 위해 치유조직에 점진적 저강도 운동을 적용하여야 하며, 상대적으로 약한 새 콜라겐섬유를 보호하기 위해서는 손상받은 조직에 영향을 줄 수 있는 무리한 운동은 피한다.

(1) 회복과 치유 관리단계

아급성기에서 회복과 치유 관리는 조직 손상 후 3~5일 이후로 염증이 감소하며, 10~17일까지 진행되며, 손상의 정도에 따라 6주 이상 지속된다. 이 단계에서는 콜라겐의 합성과 유해자극이 줄어들고 모세혈관의 재형성이 나타난다.

(2) 운동통제단계

① 환자교육

아급성기 단계에서 운동통제는 환자가 수동운동을 시행할 수 있는 단계로, 치유에 소요되는 시간과 운동범위를 넘어섰을 때 증상을 환자에게 설명해 주고 가정운동 프로그램을 제공한다.

② 통증 관리

아급성기 단계에서 통증 관리는 통증이 서서히 줄어들며 능동운동과 뻗침운동이 가능하게 되고 이 운동의 증가는 부종과 통증에 의해 조절한다.

③ 중재

아급성기 동안 중재는 운동초기, 근육지구력, 뻗침운동 시작단계 중재로 구분한다.

- 운동초기에 등척성 능동보조운동을 실시하고 저강도 능동운동은 단일 면에서 운동 실시
- 근육지구력 운동 또한 단일관절면에서 일어나는 운동을 사용하며 운동 시행 시 보호적 체중부하운동 실시
- 뻗침운동을 시작하는 단계로 시작 전 조직의 온도를 증가시켜 통증 및 뻗침이 쉽게 되도록 하고 근육이완기법, 관절가동술, 도수교정을 최대통증하 범위에서 실시

3) 만성기 동안의 관리

만성기 동안의 관리는 치료의 최종 과정인 재형성단계로, 1차 목표는 조직기능의 최적화이다. 치유단계 동안 시행해 온 운동을 지속하며 더욱더 강도 높고 특화된 운동을 추가하여 치유조직에 점진적인 부하를 통해 콜라겐섬유의 비대 및 재정렬을 일으켜 치유조직의 기능을 향상시킨다.

(1) 성숙과 재형성단계

만성기에서 성숙과 재형성은 근육섬유아세포의 활동으로 흉터조직(scar tissue)이 완성되고 콜라겐섬유가 두꺼워지고 흉터조직이 성숙된다. 손상조직의 치유는 2~4개월 혹은 12~18개월까지 계속된다.

(2) 기능회복 단계

① 환자교육

이 기간 동안에는 환자의 기능활동과 직업에 관련된 활동으로 돌아갈 수 있도록 유연성과 강도 및 활동 요구에 반응할 수 있는 신경근육계를 훈련시키는 강한 운동이 필요하다.

② 통증 관리

만성기단계에서 통증 관리는 치유조직에 의한 통증이 아닌 손상부위의 기능 증가로 인한 통증으로 운동량을 점진적으로 조정하며 통증을 조절한다.

③ 중재

만성기 동안 중재는 기능회복, 일상생활활동, 직업재활 중재로 구분한다.

- 기능회복에서는 중강도 능동운동, 복합면에서 일어나는 운동 실시
- 일상생활활동훈련은 다관절에서 일어나는 운동을 복합적으로 실시한다. 또한 직업으로의 복귀를 위해 해당직업에서 사용되는 동작과 동작을 일으키는 근육을 집중적으로 강화

4 개별 손상에 대한 관리 지침

1) 인대 및 힘줄 손상

(1) 개요

인대 및 힘줄 손상(ligament & tendon sprain)은 대표적인 물렁조직 손상으로 손상 정도 및 형태에 따라 다음 세 종류로 구분한다. 등급 I은 인대의 섬유가 몇 개 정도 손상되지만 관절에서는 불안정성이 없는 단계, 등급 II는 인대의 섬유가 절반 정도 손상되고 관절에서도 불안정성이 약간 나타나는 단계, 등급 III는 인대의 섬유가 모두 손상되고 관절의 불안정성이 심한 상태의 단계이다.

① 급성 인대 및 힘줄 손상은 순간적인 내력과 외력에 의해 관절이 과뻗침되어 발생한다.

② 만성 인대 및 힘줄 손상은 잘못된 자세나 적절하지 못한 운동 등에 의해 관절이 지속적이고 반복적인 뻗침으로 발생한다.

③ 완전 파열은 인대 및 힘줄의 모든 섬유가 갑작스러운 외부의 힘, 예리한 물건에 의한 외상이나 순간적인 동작으로 일어날 수 있으며, 발꿈치힘줄이나 무릎뼈인대힘줄의 완전 파열은 운동선수에게 흔히 나타난다.

(2) 임상증상

① 급성 인대 및 힘줄 손상

급성 삠은 통증이 즉시 발생하고 시간이 경과하면서 통증은 감소하지만, 관절은 뻗침시키면 통증이 재발한다. 부종은 조직이 젖힘되면 혈관도 함께 젖힘을 일으켜 급속하게 나타나며, 이때 혈관 손상과 함께 혈액이 유출되어 피부에 멍이 나타난다.

② 만성 인대 및 힘줄 손상

만성 삠은 손상부위를 중심으로 둔한 통증이 지속적 또는 간헐적으로 나타나며, 때로는 날카로운 통증이 나타날 수 있다. 또한 둔한 통증은 환자 스스로 인지하지 못하는 경우도 있다. 능동 및 수동운동에서 통증이 유발되고, 만성적 인대의 과뻗침이 원인이 되어 관절의 불안정성과 관절의 비정렬로 인해 불량한 자세를 유발할 수 있으며, 기능장애가 나타날 수 있다.

③ 완전 파열

완전 파열은 손상 직후 인대 및 힘줄이 파열되는 소리를 들을 수 있으며, 아주 심하고 날카로운 통증을 나타낸다. 부종은 빠르게 형성되며 급성 삠과 같이 피부에 멍이 발생한다. 인대 및 힘줄 파열로 인한 관절 불안정과 기능 상실이 나타난다.

(3) 중재

① 보호단계

보호단계는 급성 인대 및 힘줄 손상 또는 완전 파열로 인한 손상 시 손상의 진행을 방지하기 위하여 안정, 냉치료, 압박, 올림 및 고정 등과 함께 통증 완화를 위한 물리적 인자치료를 적용한다.

② 운동통제단계

운동통제단계는 만성 인대 및 힘줄 손상 또는 완전 파열 후 인대 및 힘줄 손상으로 인한 통증이나 관절가동운동의 제한이 있는 경우, 손상 시 반복적인 외상과 불량한 자세 등의 원인을 규명하여 교정하고, 관절의 유연성 증가와 근력강화, 고유수용성감각훈련 등을 실시하여 재발을 방지하여야 한다. 또한 통증이 나타나면 물리적 인자치료를 적용하며, 근육 재교육, 보행훈련, 자세교정, 일상생활활동훈련 및 예방교육을 실시한다.

③ 기능회복 단계

기능회복 단계는 급성 인대 및 힘줄 손상, 만성 인대 및 힘줄 손상, 완전 파열 이후 부종, 통증의 감소와 관절운동범위가 정상으로 회복되었을 경우, 관절의 유연성 증가와 근력강화, 기능증진을 위한 다관절 운동을 실시한다(그림 11-4, 11-5).

(4) 수술 후 관리

① 보호단계

보호단계에서 인대 및 힘줄이 완전파열 되었을 경우에는 인대 및 힘줄봉합술을 시행하며, 수술 후에는 힘줄의 굵기에 따라 손상된 근육을 이완시킨 상태로 6~12주 정도 고정하고 보호한다.

② 운동통제단계

중등도 보호기는 수술 후, 고정 후 근육 재교육을 위해 등척성운동을 수행하며, 능동운동은 환자의 상태에 따라 적절히 조절한다. 근력강화를 위하여 점진적 저항운동을 적용하고 능동적 뻗침운동을 시행한다. 단, 과도한 뻗침운동은 오히려 인대 및 힘줄의 재파열이 일어날 수 있으므로 매우 주의해야 한다.

③ 기능회복 단계

기능회복 단계는 환자의 상태에 따라 체중부하운동과 함께 저항운동을 적용하고 강한 마사지와 점진적 근육 재교육을 실시한다. 완전 뻗침운동과 일상생활활동은 중재의 마지막 단계에서 적용한다.

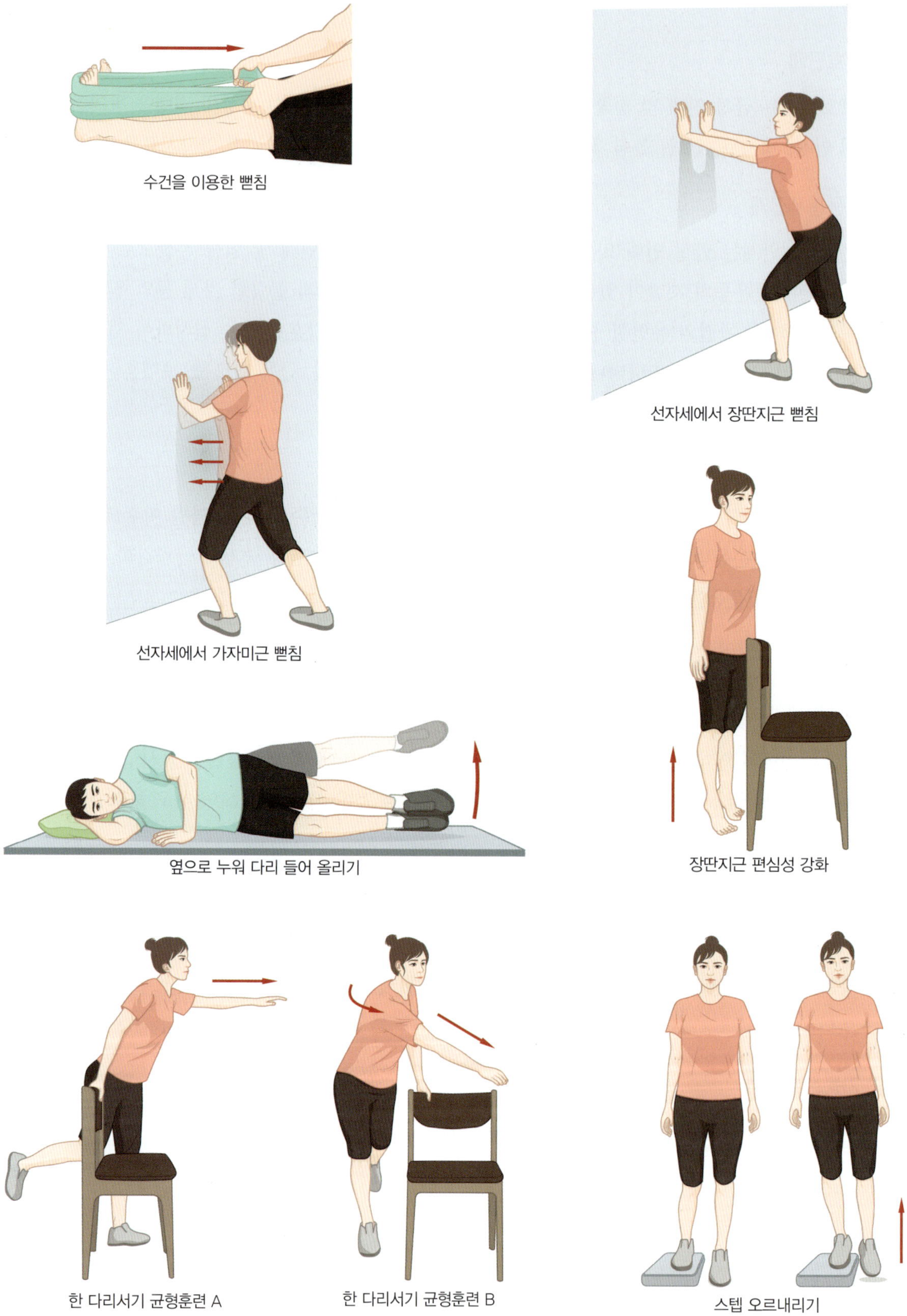

그림 11-4 아킬레스힘줄 손상기능회복 운동

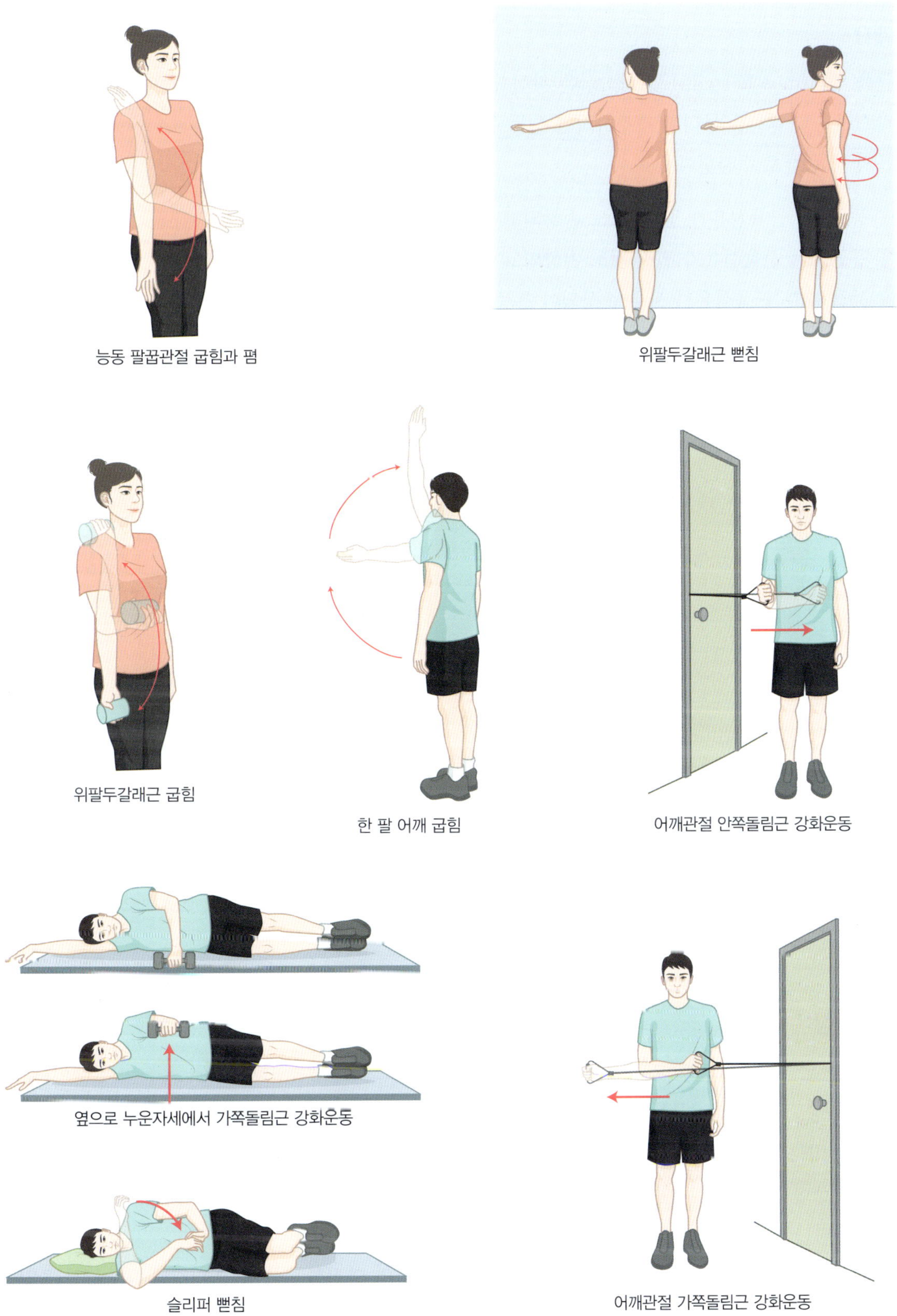

그림 11-5 위팔두갈래근힘줄 손상기능회복 운동

2) 근육 염좌 및 타박상

(1) 개요

근육 염좌(muscle strain) 및 타박상은 직접타박, 가벼운 외상, 작은 강도의 반복적인 외상, 근육에 갑작스러운 과뻗침과 무리한 과부하적인 운동 등으로 발생한다. 손상으로 손상 정도 및 형태에 따라 다음의 세 종류로 구분한다.

① 등급 I은 근육섬유가 몇 개 정도 손상되고 약간의 통증단계
② 등급 II는 근육섬유가 절반 정도 손상되고 통증으로 인한 활동제한단계
③ 등급 III는 근육섬유가 모두 손상되어 통증이 가장 심한 기능 상실단계이다. 근육섬유의 손상은 다음과 같이 분류한다(그림 11-6).

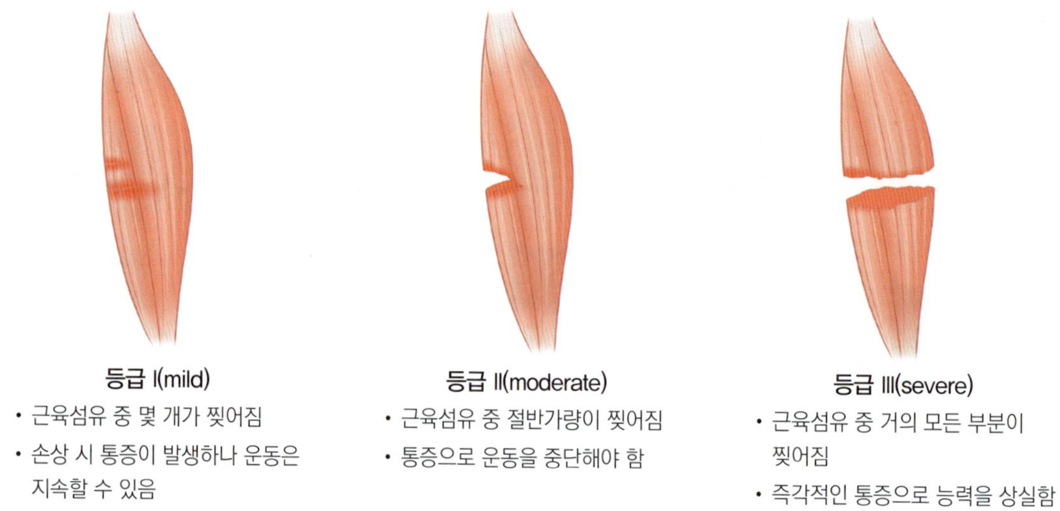

그림 11-6 근육섬유 손상의 분류

(2) 임상증상

등급 I은 근육섬유의 10% 이하 또는 일부가 손상된 상태로 미약한 통증과 당김, 부종이 발생한다. 손상 시 통증, 근육 약화, 근육연축이 부분적으로 나타나지만 활동제한은 나타나지 않는다.

등급 II는 근육섬유의 40~50% 정도 손상된 상태로 뚜렷한 통증과 관절가동범위운동과 근력에 제한이 발생하며, 통증은 관절을 뻗침하거나 등척성 수축할 때 더욱 악화된다. 하지만 수동관절운동에서는 나타나지 않는다. 손상 시 통증으로 인한 활동제한이 발생한다.

등급 III는 근육섬유의 완전 파열로, 근육섬유 연속성의 완전한 소실을 의미한다. 손상 시 즉각적인 통증이 발생하고, 근육의 기능이 상실된다.

(3) 중재

① 보호단계

보호단계는 근육긴장 및 타박으로 인한 손상 시 손상의 진행을 방지하기 위하여 안정, 냉적용, 압박, 올림 및 고정 등을 48시간 정도 적용하여 손상부위 모세혈관이 회복되는 단계로 물렁조직 손상의 중재와 같다.

- 냉치료는 2~3시간 간격으로 15~20분 정도 손상된 조직의 통증을 감소시키고, 혈관운동을 감소시켜 염증성 화학자극 및 국소적 연축 감소시킴
- 압박은 탄력붕대 등을 이용하며 부종을 예방한다. 탄력붕대를 감는 방향은 먼쪽에서 몸쪽으로 진행하며 반드시 붕대를 감은 후 혈류 검사를 실시
- 올림은 부종 감소를 위하여 심장 위치보다 높이 올려줌으로써 삼출액의 흡수 촉진
- 통증 감소를 위해 다양한 냉 및 전기치료를 사용하며, 근육의 유착을 감소하기 위해 가벼운 마사지를 시행

② 운동통제단계

운동통제단계는 근육 염좌 및 타박으로 인한 손상으로 발생하는 통증을 경감시키며, 등척성운동을 시행한다.

등척성운동은 손상된 근육에 유착과 흉터 조직이 형성되는 것을 예방해 주기 때문에 매우 중요하다. 운동의 강도를 설정하는 데 있어 통증과 붓기의 경감이 중요한 지표로 작용하며, 운동중재의 효과로 인해 통증과 부종이 감소하면 운동강도를 증가시킨다.

③ 기능회복 단계

기능회복 단계는 근육 염좌 및 타박으로 인한 환자의 상태에 따라 체중부하운동과 함께 저항운동을 시킬 수 있다. 강한 마사지와 점진적 근육재교육을 실시하고, 완전 뻗침운동과 일상생활활동은 중재의 마지막 단계에서 수행한다(그림 11-7, 11-8).

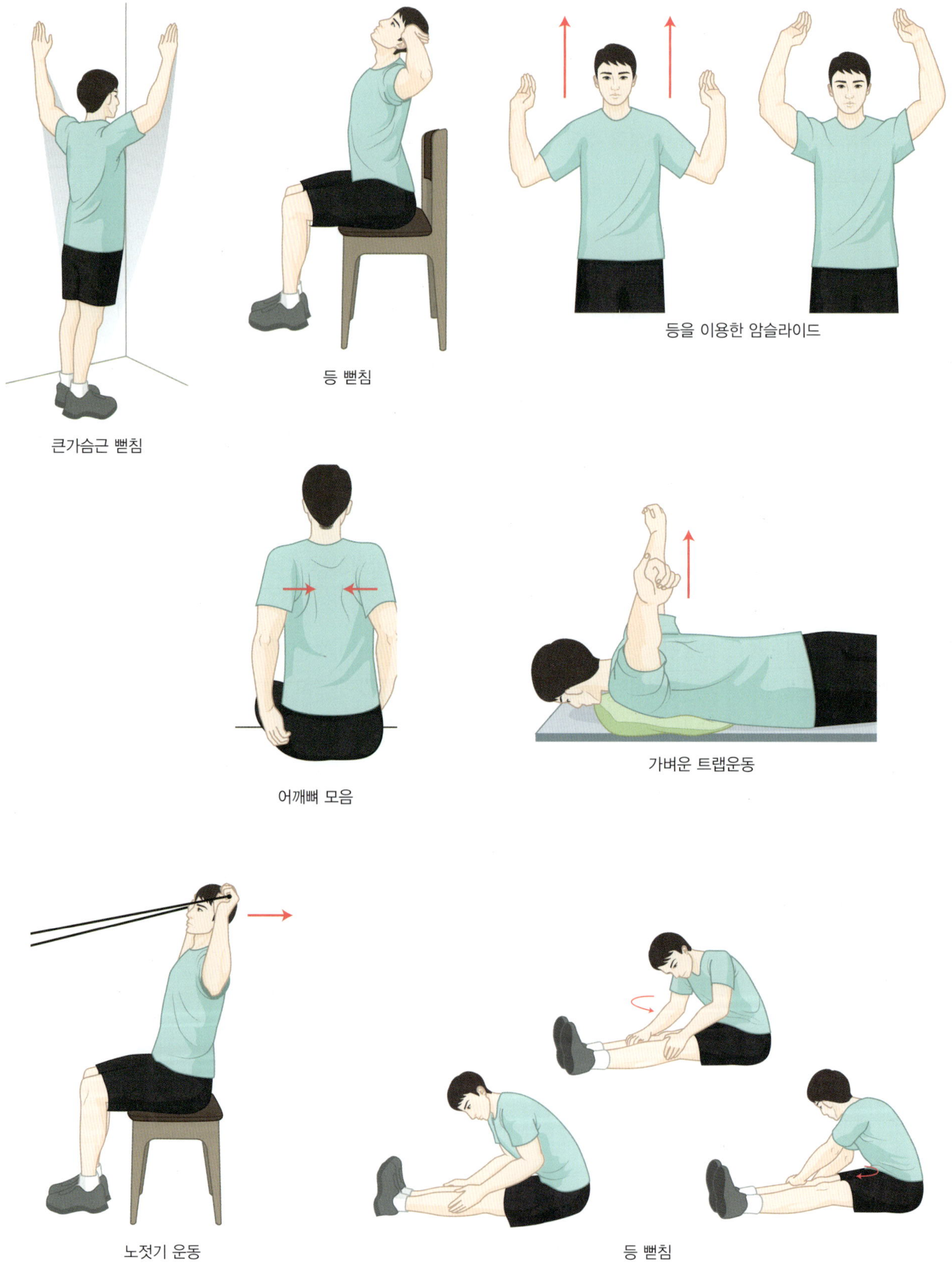

그림 11-7 마름근의 근육 염좌 및 타박상의 기능회복 운동

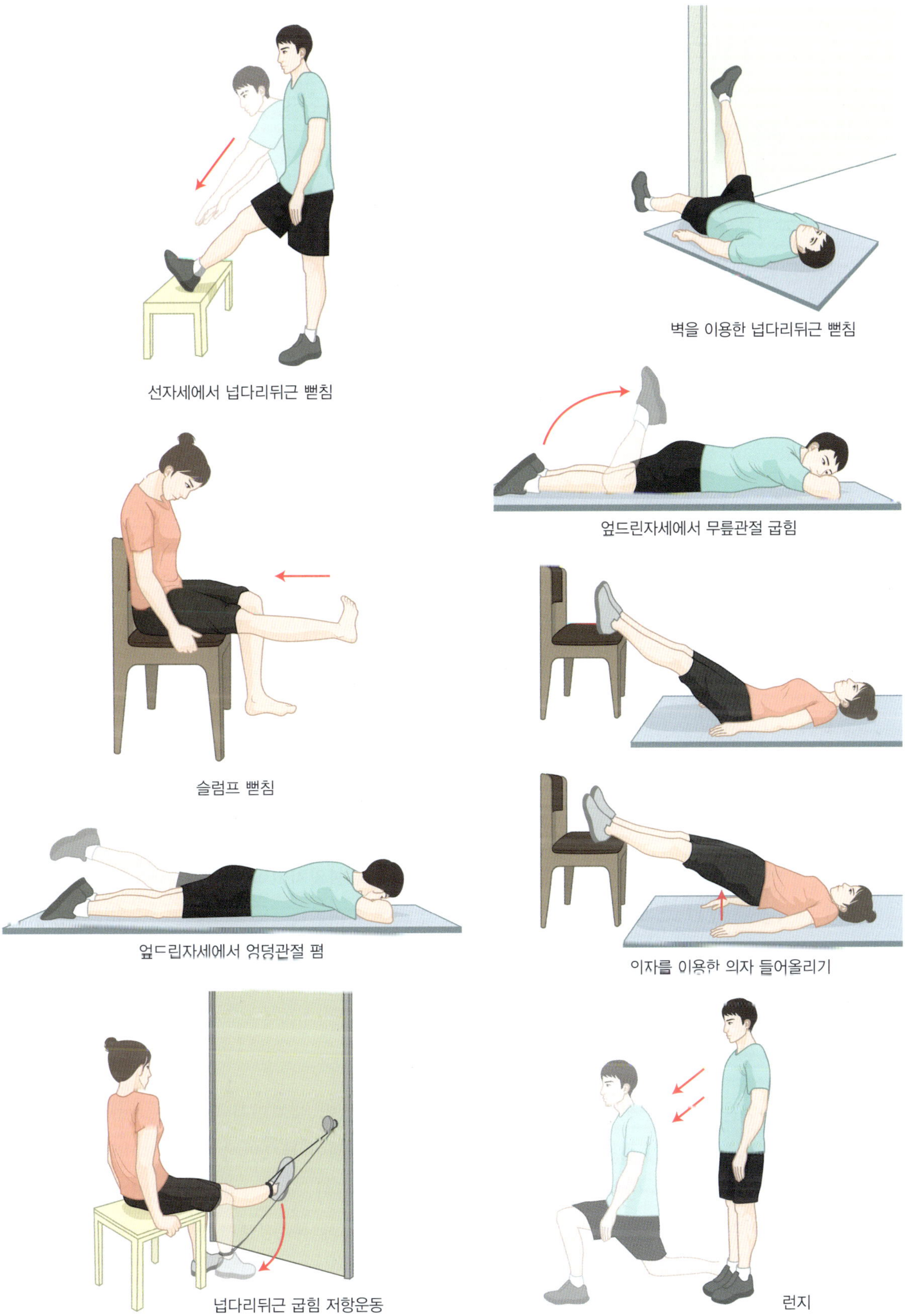

그림 11-8 넙다리뒤근의 근육 염좌 및 타박상의 기능회복 운동

5 관절, 결합조직, 뼈 질환 관리

1) 류마티스관절염

(1) 개요

류마티스관절염은 다발성 관절염을 특징으로 하는 원인불명의 만성 염증성 질환으로 윤활막염증단계, 판누스단계, 섬유성 강직단계, 뼈성 강직단계로 진행한다. 초기에는 관절을 싸고 있는 윤활막에 염증이 발생하지만 점차 주위의 물렁뼈와 뼈로 염증이 퍼져 관절의 파괴와 변형을 초래하게 된다. 관절뿐만 아니라 관절 외 증상으로 빈혈, 건조증후군, 피부밑 결절, 허파섬유화증, 혈관염, 피부 궤양 등 전신을 침범할 수 있는 질환이다(그림 11-9).

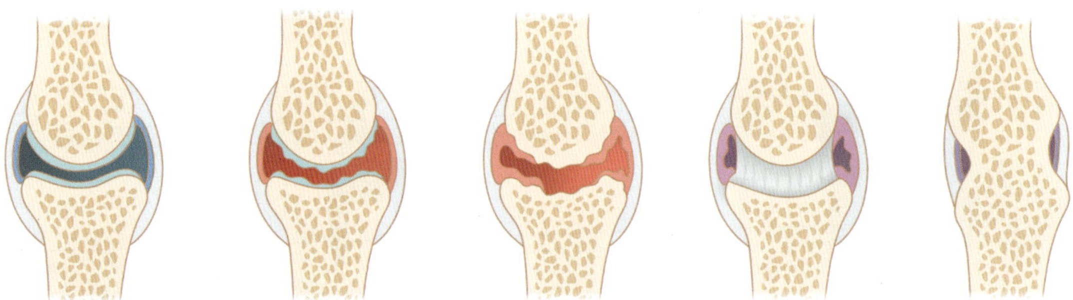

그림 11-9 류마티스관절염 단계

① 윤활막염증(synovitis) 단계: 윤활막에 염증이 발생하여 두꺼워지고 뼈연골침식이 나타난다.
② 판누스(pannus) 단계: 뼈연골 침식으로 뼈가 움푹 파여 들어간다.
③ 섬유성 강직(fibrous ankylosis) 단계: 관절이 섬유성 결합조직에 의해 침범된다.
④ 뼈성 강직(bony ankylosis) 단계: 뼈의 융합이 나타난다.

(2) 임상증상

류마티스관절염은 관절 안에 있는 윤활막(synovium)에 염증이 생기면서 혈액 내의 백혈구가 관절로 모여들게 되고, 그 결과 관절액(joint fluid)이 증가하여 관절이 부으면서 통증이 나타난다. 류마티스관절염은 전형적으로 초기부터 손가락, 손목, 발가락관절 등이 주로 침범되며, 병이 진행됨에 따라 팔꿉관절, 어깨관절, 발목관절, 무릎관절 등도 침범된다. 관절에 통증, 뻣뻣함, 종창 등이 수 주에 걸쳐 서서히 나타나며, 다음의 증상으로 진단할 수 있다.

- 아침강직: 관절이나 관절 주변의 뻣뻣함이 1시간 이상 지속됨

- 세 부위 이상에 나타나는 관절염: 의사의 진찰로 3개 이상의 관절에서 동시에 붓기와 삼출이 관찰됨
- 손목과 손가락 관절의 관절염: 손목, 손가락 중간마디관절, 손바닥관절 중 한 관절 이상에서 종창이 관찰됨
- 대칭성 관절염: 좌우측의 같은 관절에 증상이 나타남
- 류마티스 결절: 뼈가 튀어나오거나 관절의 한쪽에 만져지는 피부밑 결절이 관찰됨
- 혈액검사에서 류마티스 인자 양성 반응
- X-선 검사에서 발견되는 뼈의 침식 징후

① 전구증상은 2/3 정도의 환자에서 피로감, 식욕 부진, 전신 쇠약감, 애매모호한 근육 및 관절 증상이 먼저 나타나며, 이어서 윤활막이 발생한다. 이러한 전구증상은 수 주일에서 수 개월에 걸쳐 나타나며 이 단계에서 진단은 어렵다.

② 아침강직은 아침에 자고 일어나서 또는 오랜 시간 한 자세로 있는 경우, 관절이 뻣뻣해져 움직이기 힘들다가 시간이 조금 지나서야 움직이는 것이 좋아지는 현상으로, 아침강직이 1시간 이상 지속되는 것이 특징이다.

③ 관절증상으로 초기 류마티스관절염의 중요한 특징은 침범된 관절의 통증과 종창이다. 진단에 중요한 증상은 손에서 많이 발견되는데, 류마티스관절염은 손가락의 중간마디와 손바닥 부위를 잘 침범하고, 손가락 끝마디의 관절은 잘 침범하지 않는다. 또한 주먹을 꽉 쥘 수 없는 경우도 많으며, 이러한 증상은 진단뿐 아니라 질병의 활성도와 진행 정도를 파악하는 데 도움이 된다.

④ 관절 외 증상으로 류마티스관절염은 관절 이외에도 여러 장기를 침범할 수 있다. 피부밑 결절은 팔꿈치, 손가락, 두덩뼈, 아킬레스힘줄 등에 나타나는 딱딱한 결절이다. 또한 빈혈이 잘 동반되는데 이는 질병의 활동도, 특히 관절의 염증 정도와 상관관계가 있다.

(3) 류마티스관절염 관리 지침

① 휴식

류마티스 환자의 일상생활관리에 가장 중요한 것은 휴식과 운동을 적절히 조절하여 업무 시 너무 피로해지지 않으면서 원하는 일을 수행할 수 있도록 자신의 페이스를 조절하는 것이다.

- 하루의 일과를 미리 계획하고 순서를 잘 배열하여 피로하지 않게 힘의 소비를 최적화
- 매일 매일 피로하지 않게 휴식시간을 정하고 힘든 일과 쉬운 일을 교대로 시행
- 업무 중 피로가 발생하면 일을 중단하고 쉬었다가 나아지면 다시 시작하는 방식으로 일의 완급 조절
- 직장과 집에서 자주 쓰는 물건이 환자의 근처에 있도록 일상생활 물품의 재배치

② 관절보호

관절보호란 일상생활활동 시에 관절의 부담을 최소한으로 줄이는 법을 익히는 것으로, 관절보호를 위하여 새로운 방법을 익히거나 부목, 지팡이, 걸음보조기 등을 사용한다.

- 일을 할 때 가능한 한 큰 관절 사용
- 몸무게를 여러 관절에 분산
- 가장 자연스럽고 올바른 자세로 관절 사용
- 편하고 잘 맞는 신발 착용

③ 중재

류마티스관절염은 조기발견과 함께 비스테로이드성 항생제(NSAIDs) 계열의 약물을 처방받아 복용하며, 증상완화 및 질병의 진행을 줄이기 위하여 규칙적인 운동을 실시한다. 규칙적인 운동은 류마티스 환자에서 굉장히 중요하다. 운동으로 관절을 유연하게 유지하고, 근육을 강화시켜 관절이 안정되게 하며, 전반적인 신체능력을 향상시킨다. 일반적으로 운동 후 2~3시간 이후에 관절에 통증이 증가하면 운동량을 줄인다(그림 11-10).

- 운동은 하루 중 같은 시간에 할 수 있도록 일과의 한부분으로 만듦
- 운동 전 관절에 무리가 가지 않도록 준비운동 실시
- 운동 전에 근육을 이완시키기 위해 온열치료(찜질, 파라핀) 실시
- 약을 복용한 후 통증이 가장 적은 시간대에 운동 실시

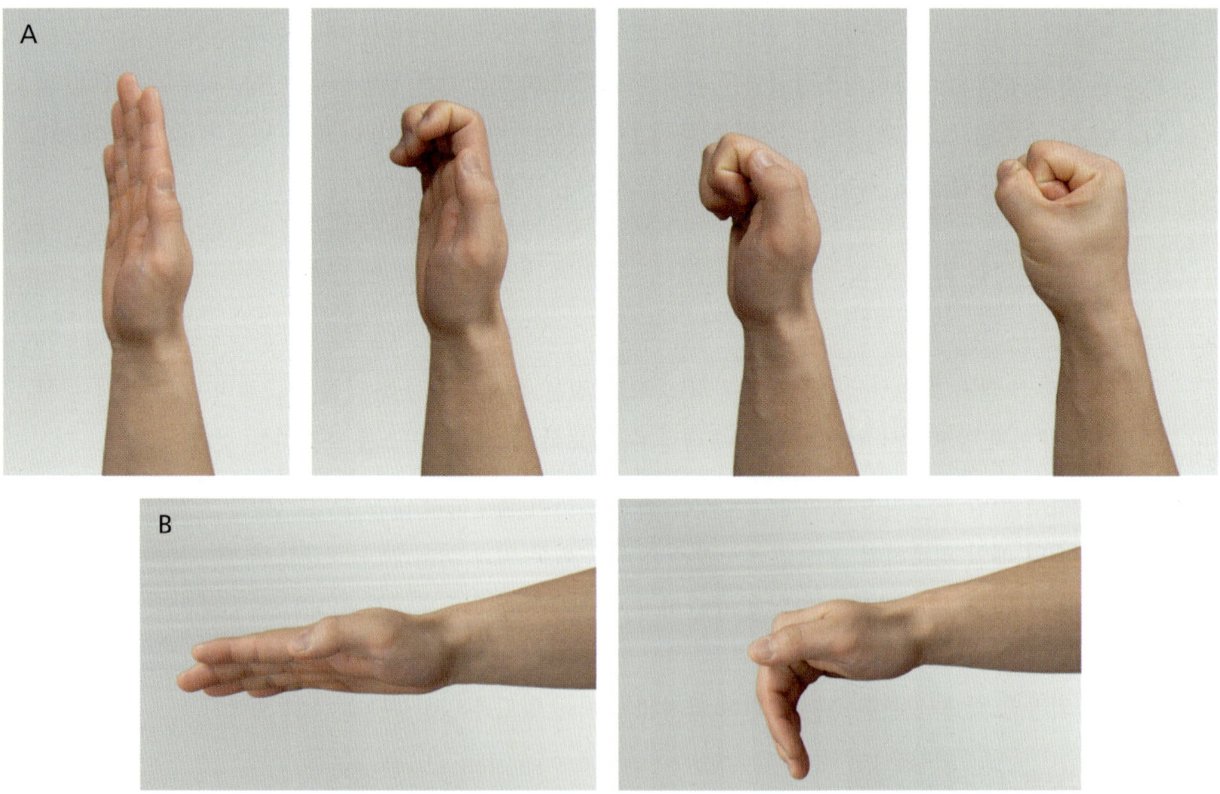

그림 11-10 관절염 환자의 손 운동

A. 힘줄 미끄러짐 B. 내재근 굽힘

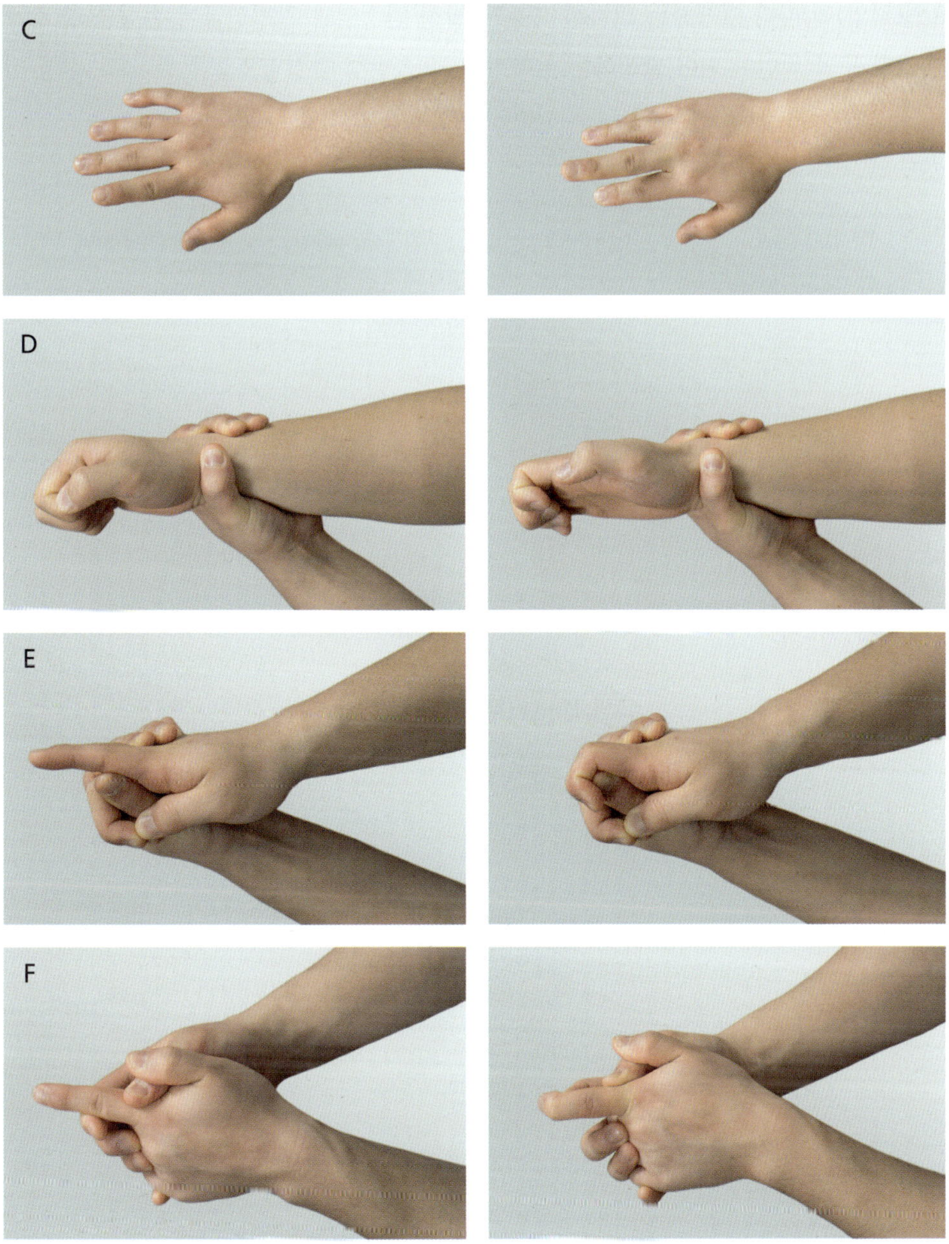

그림 11-10 관절염 환자의 손 운동 (계속)

C. 손가락 폄 D. MP 폄 E. PIP 폄 F. DIP 굽힘

2) 뼈관절염

(1) 개요

뼈관절염(퇴행성관절염)은 관절을 보호하고 있는 물렁뼈의 점진적인 손상이나 퇴행성 변화로 인해 관절을 이루는 뼈와 인대 등에 손상이 일어나서 염증과 통증이 생기는 질환으로, 관절의 염증성 질환 중 가장 높은 빈도를 나타낸다. 특별한 병리적 원인 없이 나이, 성별, 유전적 요소, 비만, 특정관절 부위

등의 요인(직업)에 따라 발생하는 일차성 또는 특발성 관절염과 관절연골에 손상을 줄 수 있는 외상, 질병 및 기형 등이 원인이 되어 발생하는 이차성 또는 속발성 관절염으로 분류하고, 진행 정도에 따라 4단계로 구분한다(그림 11-11).

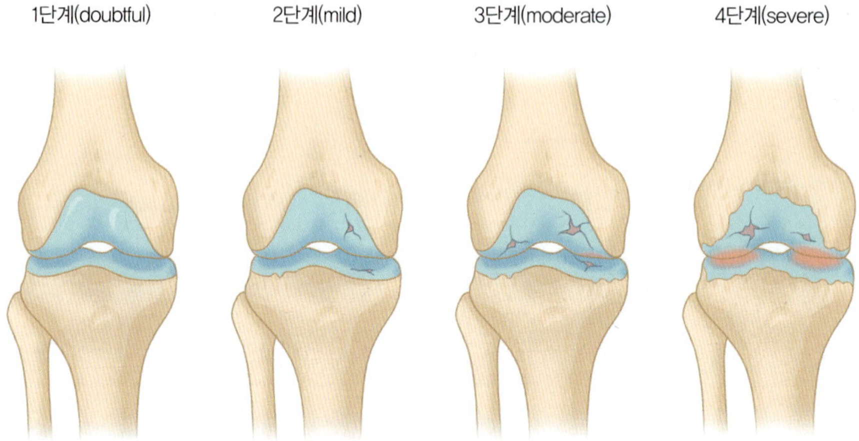

그림 11-11 무릎뼈 관절염 4단계

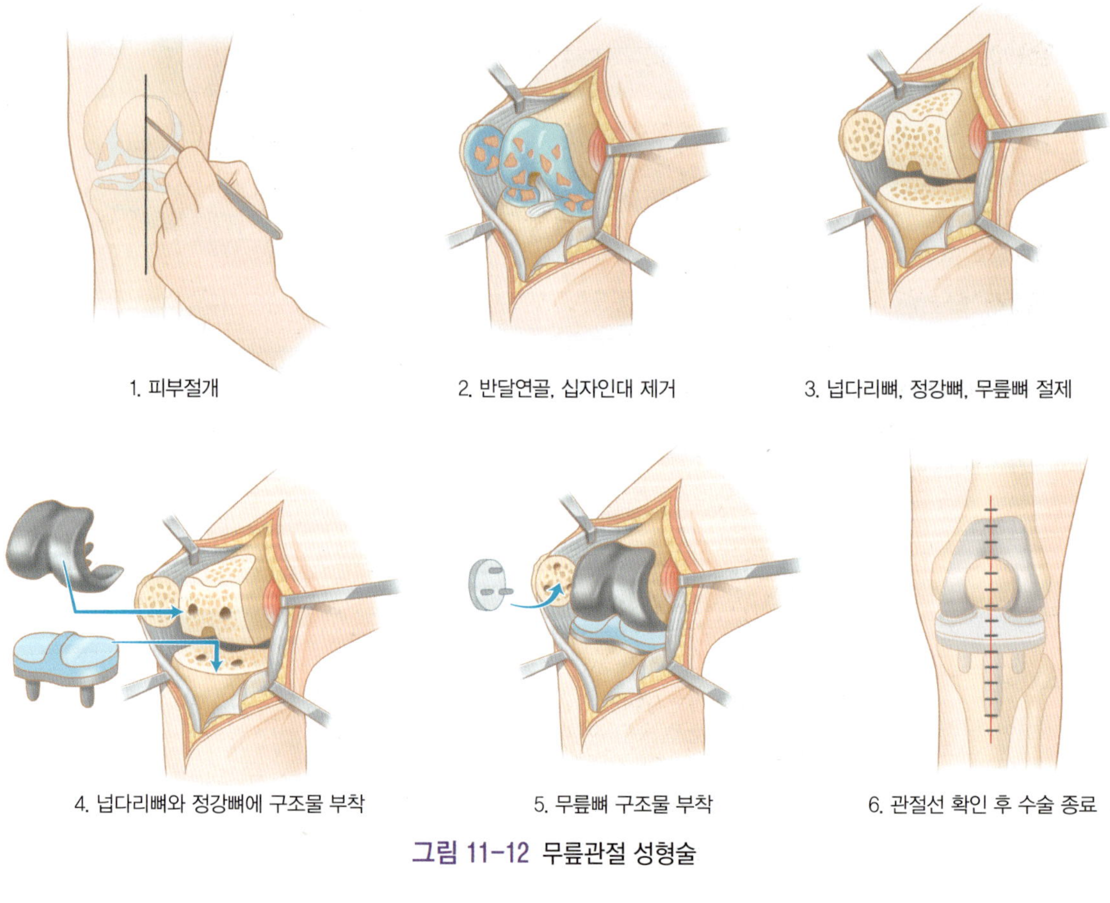

그림 11-12 무릎관절 성형술

① 1단계: 관절의 불안(doubtful)이 증가하는 단계로, 증상으로 통증은 없으며, 관절면의 변화가 없다. 일반적으로 주의 및 환자교육, 운동, 일상생활의 변화, 심한 경우 보조기를 착용한다.
② 2단계: 관절의 통증 및 기능제한이 가볍게(mild) 나타나는 단계로, 증상은 걷거나 뛸 때 통증 발생, 관절뻣뻣함, 압통이 나타나며, 치료는 운동, 일상생활변화, 처방 없는 약물치료, 심한 경우 보조기를 착용한다.
③ 3단계: 통증 및 기능제한이 중증도(moderate)로 나타나는 단계로, 증상은 걷거나 뛸 때 통증 발생, 관절뻣뻣함, 압통이 나타나며, 치료는 운동, 일상생활변화, 처방 약물치료, 심한 경우 보조기를 착용한다.
④ 4단계: 통증 및 기능제한이 심하게(severe) 나타나는 단계로 증상은 관절뻣뻣함, 걷거나 뛴 후 극심한 통증, 압통이 나타나며, 치료는 일상생활의 변화, 처방 약물치료, 관절주사, 수술, 심한 경우 보조기를 착용한다(그림 11-12).

(2) 임상증상

뼈관절염의 초기에 호소하는 증상은 관절염이 발생한 관절 부위의 국소적인 통증이며, 대개 전신적인 증상은 없는 것이 류마티스관절염과의 차이점 중 하나이다.

통증은 초기에 해당 관절을 움직일 때 심해지는 양상을 보이다가 병이 진행되면 움직임 여부에 관계없이 지속적으로 나타난다. 관절운동범위의 감소, 종창(부종), 관절 주위의 압통이 나타나며, 관절연골의 소실과 변성에 의해 관절면이 불규칙해지면 관절운동 시 마찰음이 느껴질 수도 있다. 이와 같은 증상은 일반적으로 서서히 진행되며, 간혹 증상이 좋아졌다가 나빠지는 간헐적인 경과를 보이기도 한다.

관절염 후기에는 관절염이 생긴 부위에 따라 특징적인 증상을 보이기도 하여 무릎관절에 발생할 경우, 관절 모양의 변형과 함께 걸음걸이에 이상을 보일 수 있고, 손가락관절염의 경우에는 손가락 끝마디에 헤버딘 결절(Heberden's nodes)이라 불리는 덧자라난 뼈가 형성되기도 한다.

(3) 뼈관절염 관리 지침

① 일상생활에서 관절을 보호하는 방법

- 변형이나 통증을 발생시킬 수 있는 자세를 피함
- 가능한 기능적 움직임에서 가장 큰 관절 또는 잔존기능이 큰 관절 사용
- 관절에 체중부하 및 중량물을 들고 한 자세로 오래 유지하는 자세를 피함
- 발병 이전의 운동패턴을 수정하고 올바른 운동패턴 적용
- 움직임 시 통증이 있을 때는 즉각 멈춤
- 일은 한번에 하지 말고 조금씩 나누어 실시

② 일상생활에서 통증을 관리하는 방법

- 일상생활 중 분무기를 사용할 때 손가락 대신 손바닥 사용하기
- 팔꿈치로 플라스틱 용기의 뚜껑 닫기
- 문 등을 닫을 때 손 대신에 엉덩이 사용하기
- 젖은 행주는 손바닥으로 짜기
- 냉장고 문, 전자레인지 문에 끈으로 손잡이를 만들어 사용하기
- 장갑 모양의 스펀지 수건 사용하기
- 접시는 양손으로 받치기
- 커피 잔은 양손을 사용하여 잡기
- 장시간 서 있을 때 양쪽 발에 고르게 체중이 분배되도록 서기
- 앉아 있을 때는 등이 다리와 직각, 무릎은 엉덩이 보다 약간 높은 자세 유지하기
- 적절한 체중을 유지하기

③ 중재

■ 기본 지침

- 질병 경과에 따라 운동량 조절
- 좋은 자세와 관절운동을 유지하면 통증을 줄이고 긴장을 피할 수 있음
- 매일 매일 규칙적인 관절운동을 함으로써 피로와 관절의 뻣뻣함을 예방하고, 관절의 유연성을 증가시킴
- 관절주위 근육의 위축을 방지할 수 있으며 체중 감소 효과도 있음

■ 운동 종류

- 충격이 적고, 부하를 적게 받는 운동이 바람직
- 걷기운동, 수영, 수중운동, 고정식 자전거운동 등의 관절 부위에 충격이 적고 안전한 운동이 좋음
- 달리기, 점프 등과 같은 충격이 큰 운동 금지
- 테니스, 축구 등과 같은 갑작스런 변화를 요하는 운동 금지
- 운동 전후 스트레칭(근육 늘려 주기 운동)을 통하여 관절의 유연성 증진

■ 운동 강도

질병의 진행단계와 운동 후 나타나는 증상의 증가 여부에 따라 유연하게 높인다.

■ 운동 시간

질병의 진행단계와 운동 후 나타나는 증상의 증가상태에 따라 운동 시간과 빈도를 늘린다.

■ 운동 빈도

일반적으로 1주에 3~4일 정도로서, 1일 여러 회를 반복하는 것이 좋다. 통증이 없는 경우는 같은 운동을 1일 10회 이상 반복한다. 통증이 있는 경우는 3회 이하로 제한한다.

④ 무릎관절 강화운동

무릎운동은 쪼그리고 앉기, 계단을 오르내리기, 한 발 균형잡기가 어려운 경우, 1단계 운동을 하루 1~2회 실시하여 근력을 회복하고 통증이 점차 줄어드는 시점에서 2단계 운동을 실시하여 무릎 근력을 회복한다(16장 참고).

(4) 수술 후 관리

① 보호단계

보호단계는 수술 후 해당 관절의 수동운동, 등척성운동을 실시하며, 무릎보조기로 고정하고 보호한다.

② 운동통제단계

중등도 보호기는 수술 후, 고정 후 근육 재교육을 위해 등척성운동을 수행하며, 능동운동은 환자의 상태에 따라 적절히 조절하고, 근력강화를 위하여 점진적 저항운동을 적용한다. 단, 금속삽입물이 완전히 결합되지 않았기 때문에 체중지지 시 주의한다.

③ 기능회복 단계

기능회복 단계는 환자의 상태에 따라 체중부하운동과 함께 저항운동, 점진적 근육 재교육, 다관절 운동을 실시한다.

3) 골다공증

(1) 개요

골다공증은 대사성 뼈 질환 중 가장 흔하며, 뼈 형성의 감소 및 뼈 흡수의 증가로 인한 뼈량의 전반적 감소를 일으키는 질환으로, 뼈 흡수와 뼈 형성의 불균형과 관련이 있다. 뼈의 화학적 조성에는 변화가 없고, 단위 용적당 뼈량의 감소를 초래하여 약한 충격에도 쉽게 골절을 일으키는 질환이며, 나이에 따라 4단계로 분류한다.

① 1단계: 30~35세 발생하며 뼈를 만드는 속도와 흡수의 속도가 같아지지만 특별한 임상 증상은 없다.

② 2단계: 35세 이후에 발생하며 뼈의 흡수 속도가 높아지며, 임상증상은 없지만 뼈밀도검사에서 수치의 감소가 나타난다.

③ 3단계: 45~55세에 발생하며 뼈가 얇아지고 정상적인 체중지지가 어려워지며 뼈의 변형이 나타난다.

④ 4단계: 뼈의 골절, 통증, 변형이 심해지며 움직임이 어려워진다.

(2) 임상증상

골다공증은 나이가 증가함에 따라 뼈의 생성과 파괴에서 에스트로겐은 뼈파괴세로(파골세포)를 만들어 뼈 흡수를 높이는 작용을 억제하고, 뼈 형성을 높이는 성장인자의 분비를 촉진시키고 에스트로겐이 결핍되면 뼈 형성량보다 뼈 흡수량이 증가하여 골량 감소를 초래한다.

제1형 골다공증은 일차적으로 기둥뼈가 더 감소한다. 폐경 후 골다공증의 위험요인으로는 백인 여성, 가족력, 날씬하고 체구가 작은 사람, 난소 절제술이나 조기 폐경을 경험한 사람, 35세 이상, 흡연자, 알코올 중독, 고단백 섭취, 스테로이드 과다 섭취, 앉아서 생활하는 사람 등이 있다. 뼈량 감소는 나이가 증가함에 따라 결국 뼈밀도가 골절 한계치 이하로 감소하는데, 이를 노인성 골다공증이라 한다.

제2형 골다공증은 겉질뼈와 기둥뼈가 비슷하게 감소한다. 척추, 엉덩관절 및 긴 뼈에 주로 발생하며, 주로 70세 이후에 발생한다. 노령화로 뼈 형성에 중요한 성장인자의 합성이나 분비능력이 저하되고, 부갑상샘호르몬에 대한 뺃침 반응성이 감소한다. 성장인자의 합성이나 분비능력의 저하가 원인이 되어 뼈 형성이 감소하고, 뺃침의 부갑상샘호르몬의 반응성이 감소하여 활성형 비타민 D 생산을 떨어뜨려 결국 뼈 흡수를 증진하게 된다.

(3) 관리 지침

신체활동을 통해 뼈에 스트레스를 제공하여 뼈밀도와 뼈질량을 증가시킨다. 저항운동은 뼈모세포의 활동을 자극하고 뼈파괴세포의 활동을 억제시킨다. 골다공증 환자를 위해 적합한 저항운동 프로그램은 고저항, 저반복 및 훈련 시간을 포함하는 과부하 운동이 효과적이며, 저항은 점진적으로 증가시키고, 낮은 뼈밀도를 갖고 있는 사람에게 뼈 강도 이상의 큰 신체활동을 시키면 골절이 발생할 수 있으므로 주의한다.

골다공증 환자에게 저항의 크기는 반복 횟수보다 더욱더 중요하다. 폐경 후 골다공증 환자를 위한 체중지지 및 부하운동은 주당 3~4회로, 1회에 45분 이상 적용하는 운동 프로그램이 뼈밀도 증가를 위해 효과적이다. 보행 프로그램과 같은 체중지지운동은 다리와 척추의 뼈량 감소율을 지연시키는 것에는 효과적이나 팔에서는 효과적이지 않다.

골다공증 환자의 구부정한 자세는 척추에 압박을 증가시킴으로써 압박골절을 일으킨다. 자세를 교정하기 위해 척추뼈에는 스트레스를 제공하는 동시에 척추세움근을 강화한다. 몸을 많이 구부려 척추뼈에 압박을 과도하게 제공하는 자세교정은 피로골절 및 압박골절이 발생할 수 있으므로 피한다. 대부분의 골다공증 환자는 요통이 동반증상으로 나타나므로 동시에 관리하여야 한다.

■ 운동 지침

물리적 스트레스는 뼈세포 재형성과 강화, 체중부하운동은 뼈밀도를 효과적으로 증가시킨다. 하지만 과다한 운동은 오히려 뼈밀도를 낮출 수 있어 유의해야 한다(그림 11-13).

- 운동은 특이성을 가지며 부하를 받는 뼈에만 뼈밀도 상승효과를 미치고, 그렇지 않은 뼈에는 영

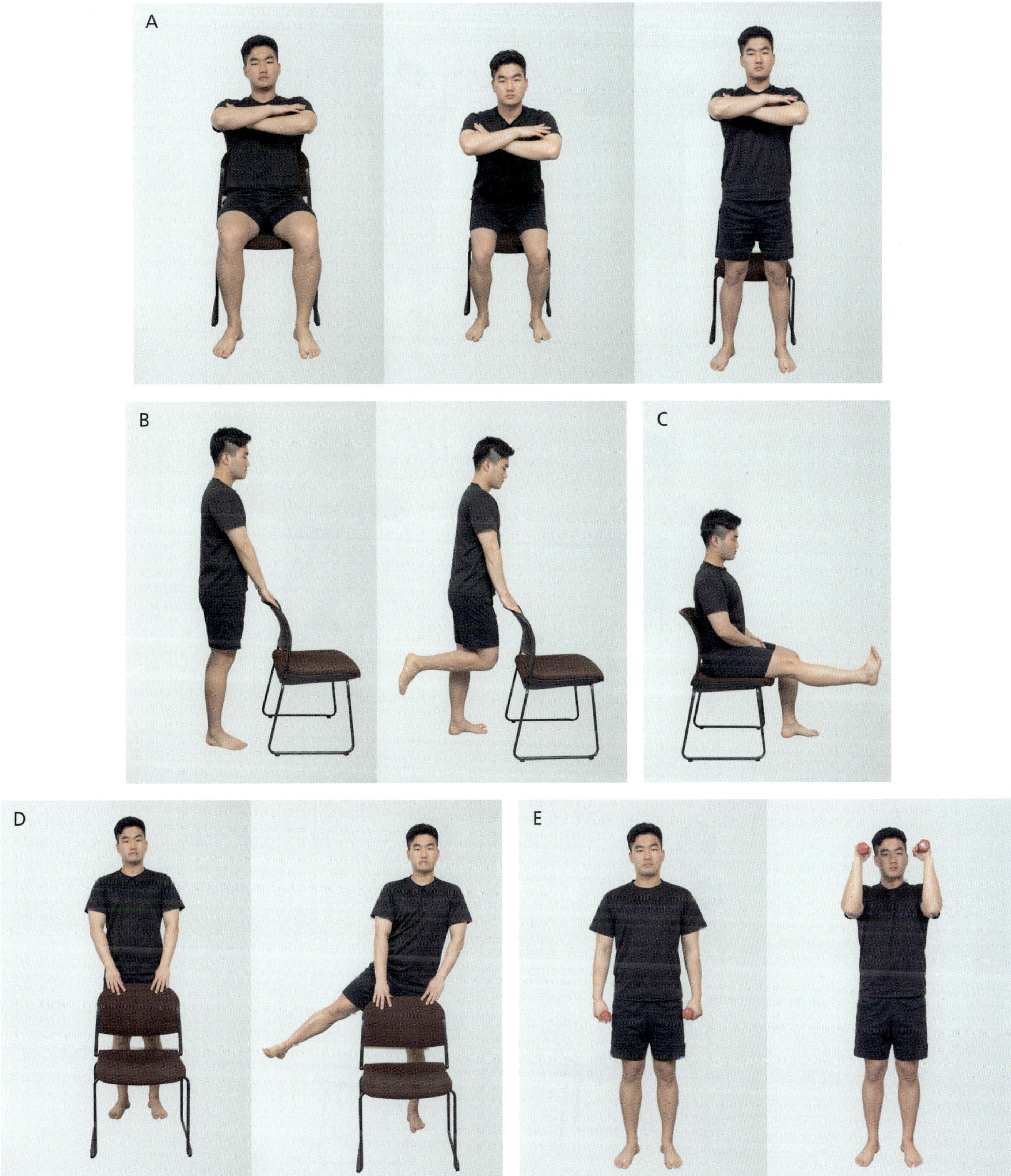

그림 11-13 골다공증 환자의 체중부하운동

A. 와이드 레그 스쿼트(wide leg squat) B. 레그 컬(standing leg curl) C. 무릎 폄(knee extension) D. 사이드 힙 레이즈(side hip raise) E. 위팔두갈래근 굽힘(biceps curl)

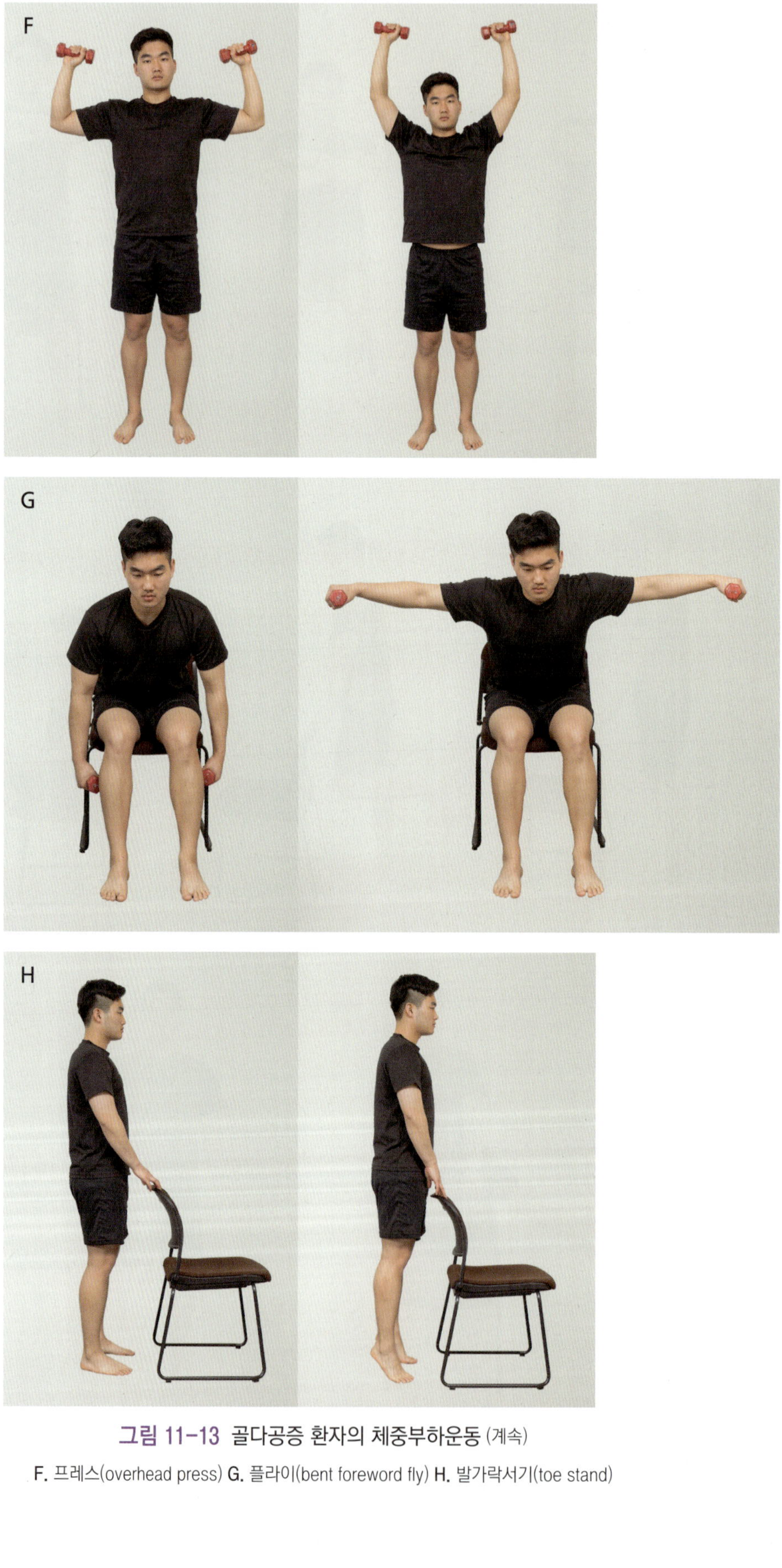

그림 11-13 골다공증 환자의 체중부하운동 (계속)

F. 프레스(overhead press) **G.** 플라이(bent foreword fly) **H.** 발가락서기(toe stand)

향을 미치지 않음

- 운동은 과부하되어야 효과가 발생한다. 자극이 정상부하보다 강해야 유효함
- 최초 뼈밀도가 낮을수록 향상되는 정도가 강함
- 뼈밀도 향상은 어느 정도까지 효과가 있지만, 개인적인 한계에 도달하면 효율이 감소함
- 운동 중단 후에는 뼈밀도 강화 효과가 소실되는 가역성이 있어 운동을 꾸준히 실시하여야 함

4) 골절과 고정

(1) 개요

골절은 뼈끝판 또는 관절면의 연속성이 완전 혹은 불완전하게 소실된 상태를 말하며, 대개의 경우 외부의 힘에 의하여 발생한다. 또한 뼈의 주변에 있는 물렁조직이나 장기의 손상도 흔히 동반된다. 손상 후 뼈의 회복은 염증기(inflammatory), 회복기(reparative), 재형성기(remodeling)를 거치며 골절면은 다시 4단계로 유합된다(그림 11-14).

① 1단계: 혈종형성단계는 혈관의 손상으로 골절부위에 혈종이 형성된다. 일반적으로 손상부위가 부풀어 오르고 통증이 발생하며 염증이 발생한다.

② 2단계: 섬유연골단계는 수일 안에 육아조직 형성, 모세혈관 형성, 포식세포가 손상면을 정리한다.

③ 3단계: 뼈형성단계는 뼈의 섬유 기둥이 형성되고 손상된 부분이 섬유연골성 조직으로 굳어진다. 일반적으로 3~4주, 최대 2~3개월 정도 소요된다.

④ 4단계: 뼈 재형성단계는 뼈파괴세포가 재형성되며 골절이 치유되어 X-선상 골절면을 확인하기 어렵다.

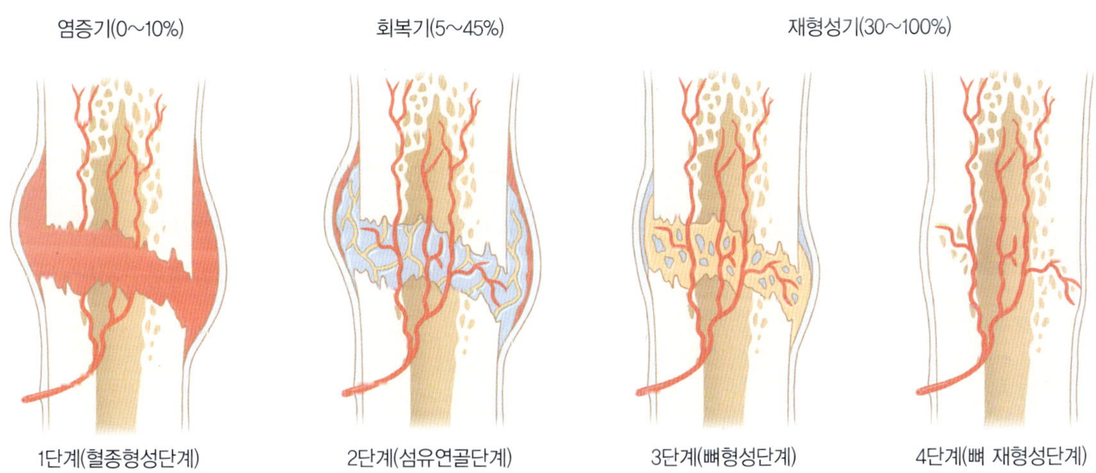

그림 11-14 골절의 회복 4단계

(2) 임상증상

골절이 발생한 부위 주변으로 통증과 압통이 발생한다. 통증은 근육의 경직, 뼈조각의 중복, 주위 물렁 조직의 손상이 원인이 되어 발생하며, 골절 부위를 움직이거나 압력을 가하면 더욱 심해진다. 골절 부위에 체액이 증가하고 출혈로 인하여 부종과 종창이 나타나고, 피부 바깥에 보이는 점상 출혈이 발생한다.

부러진 뼈가 변형되거나 위치가 변하게 되어 각을 형성하거나 회전되기도 하고, 팔, 다리의 뼈와 같은 긴뼈에서는 근육 경직과 골절된 부위가 겹쳐지는 현상이 발생하여 손상부위의 길이가 단축되어 보일 수 있다.

신경의 손상이 동반될 경우, 감각이상과 저린 느낌이 발생한다. 심한 외상으로 인한 골절의 경우에는 장기 손상 등이 동반될 수 있고, 쇼크에 빠지는 경우도 있다.

(3) 관리 지침

골절의 치유 과정은 조직학적으로는 편의상 3단계로 나누어 설명되고 있다. 제1단계는 염증기, 제2단계는 회복기, 제3단계는 재형성기이다. 이들 단계가 엄격히 구분되는 것은 아니고 서로 어느 정도는 중복되어서 진행된다.

염증기는 골절 직후부터 시작해서 비교적 짧은 기간(수일에서 수주) 동안 지속되는 과정으로, 골절 당시 생긴 출혈이 모여 혈종을 형성하고 여러 세포가 모여 염증반응을 보이는 상태이다. 임상적으로 염증기가 끝날 무렵 통증과 부종이 감소한다.

회복기는 염증기에 생겼던 혈종이 흡수되며 그 자리에 '애벌뼈'라 불리는 미성숙뼈가 자리잡게 되는 과정으로, 복원기가 끝날 무렵에는 임상적으로나 방사선검사상 골절 부위의 유합이 이루어진다.

재형성기는 골절의 유합 이후 시작하여 모든 뼈의 상태가 정상으로 되돌아갈 때까지의 기간으로, 대략 수개월에서 수년에 걸치는 상당히 길고 느린 과정이다. 특별한 합병증 없이 순조롭게 치유되는 경우에도 골절의 치유 기간은 환자의 연령, 골절 부위, 뼈의 종류, 골절의 형태, 골절 전위 정도 등에 따라 어느 정도 차이가 난다.

골절의 합병증은 다친 부위의 해부학적 특징, 환자의 전신상태, 연령, 외상의 종류 및 정도, 다친 후 환자 관리, 치료 방법의 선정, 치료자의 능력 등에 따라 다양하게 나타날 수 있다. 합병증은 전신적 합병증과 국소적 합병증으로 크게 구별된다. 전신적 합병증으로 쇼크, 출혈합병증, 지방 색전증, 급성 호흡장애증후군, 혈전 색전증, 가스 괴저, 파상풍 등이 발생할 수 있다.

- 운동 지침

골절 후 운동 지침은 골전 전의 관절운동범위와 근력을 회복하는 데 있다. 각 관절의 특성과 환자의 성별, 연령 등에 따라 알맞은 강도와 방법으로 실시한다(그림 11-15).

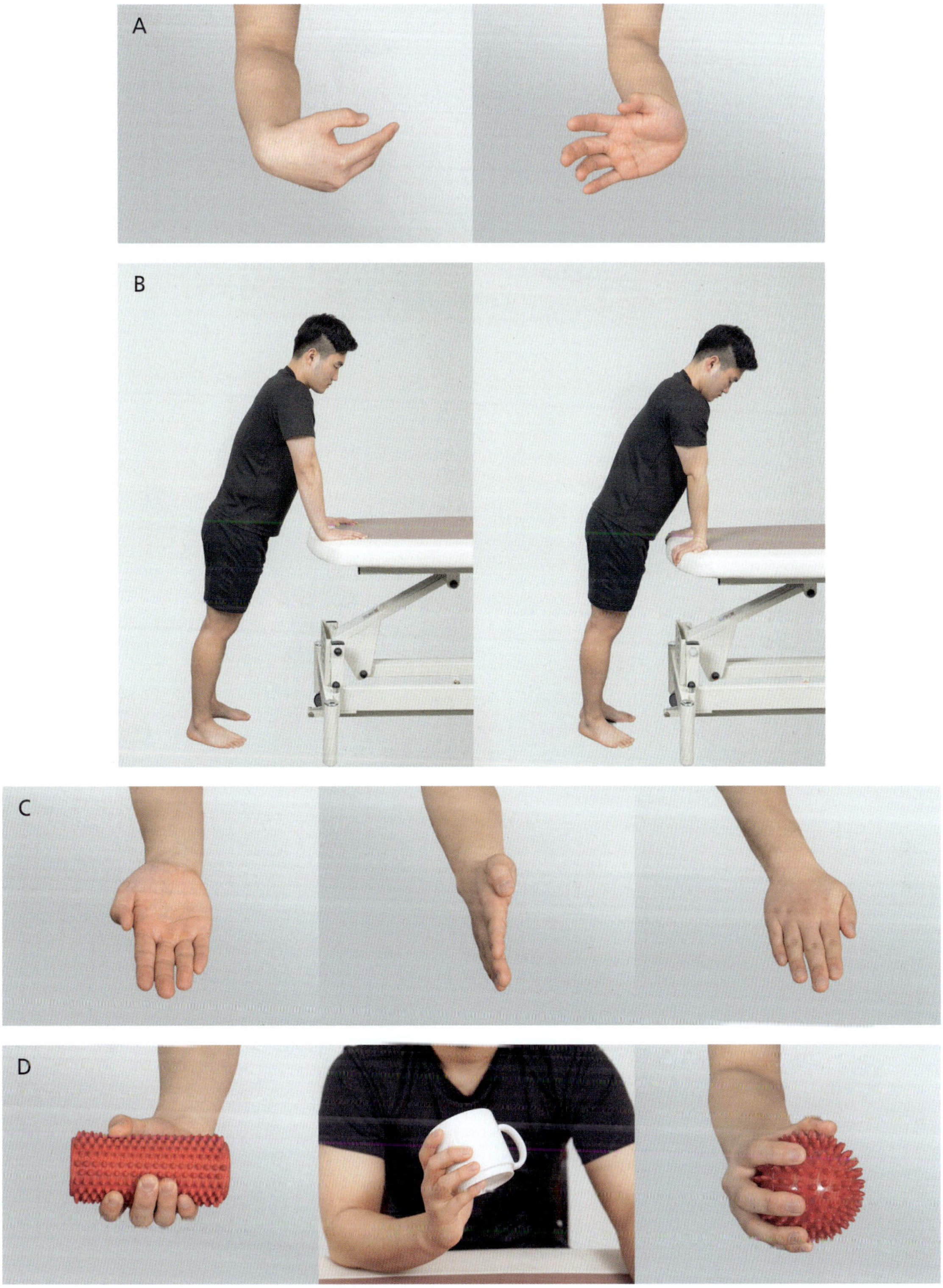

그림 11-15 손목 및 발목의 골절 후 운동

A. 손목가동운동(굽힘, 폄) B. 손목 뻗침운동(폄, 굽힘) C. 아래팔 가동운동(엎침, 뒤침) D. 도구를 사용한 가동운동(굽힘, 폄, 치우침, 잡기)

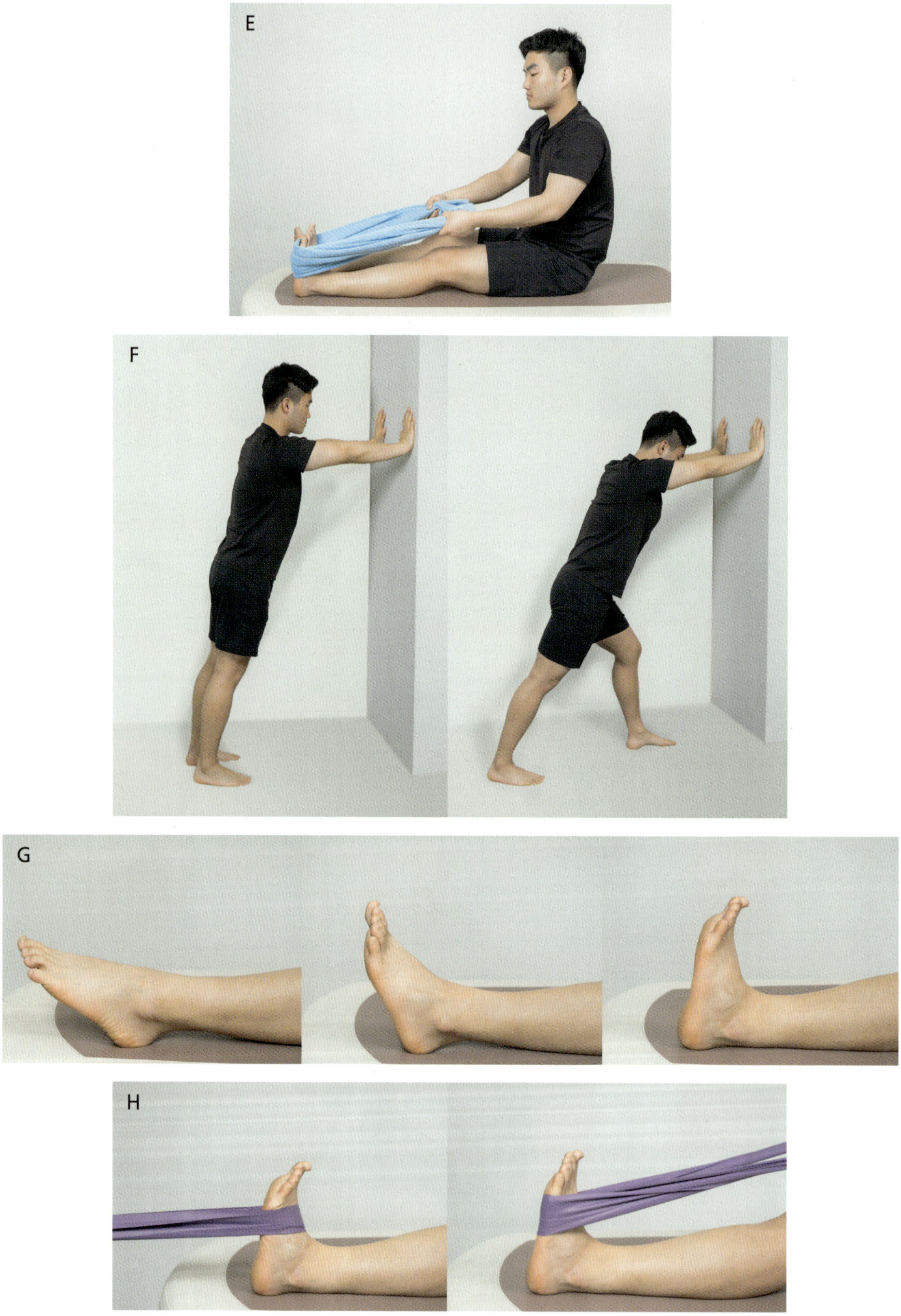

그림 11-15 손목 및 발목의 골절 후 운동 (계속)

E. 수건 뻗침운동 F. 종아리 뻗침운동(standing) G. 발목관절 능동가동운동 H. 발목 레이즈(dorsi flexion, plantar flexion)

(4) 수술 후 관리

① 보호단계

보호단계는 수술 후 해당 관절의 수동운동, 등척성운동을 실시하며, 보조기로 고정하고 보호한다.

② 운동통제단계

운동통제단계는 수술 후, 고정 후 근육재교육을 위해 등척성운동을 수행하며, 능동운동은 환자의 상태에 따라 적절히 조절하며, 근력강화를 위하여 점진적 저항운동을 적용한다. 단, 금속삽입물이 완전히 결합되지 않았기 때문에 체중지지 시 주의한다.

③ 기능회복단계

기능회복단계는 환자의 상태에 따라 체중부하운동과 함께 저항운동, 점진적 근육 재교육, 다관절 운동을 실시한다.

임상의사결정 Clinical decision making_사례

테니스 선수의 트레이너 K씨는 국제 테니스 대회 우승기념 촬영 이후, 시상대에서 뛰어 내리다가 아킬레스힘줄 손상이 발생하였다. 물리치료사인 당신은 검사와 평가를 통해 물렁조직의 상태를 확인하고 효과적인 회복을 위한 방법을 찾으려 한다.

1. 임상적 사고

① 아킬레스힘줄 손상이 특성에 대해 토의하시오.

② 물렁조직 손상의 회복단계에 대해 토의하시오.

③ 물렁조직 손상의 급성기 단계 관리에 대해 토의하시오.

2. 임상의견

① K씨의 물렁조직 손상의 단계에 따른 단계별 관리에 대해 토의하시오.

3. 결론

① K씨의 회복단계에 맞는 프로그램을 설계하고 이를 토의하시오.

② K씨의 현 단계에서 수행할 운동 프로그램을 설명하고 회복과정에서 추가적으로 해야 하는 운동에 대해 설명하시오.

CHAPTER

12

어깨관절과 팔이음뼈

Shoulder and shoulder girdle

학습목표

1. 어깨관절의 개요를 설명할 수 있다.
2. 어깨관절의 해부학적 구조와 기능을 설명할 수 있다.
3. 어깨관절의 수술과 수술 후 관리를 이해하고 어깨관절의 병리 및 기능 장애를 설명할 수 있다.
4. 어깨관절의 물렁조직병변에 대한 운동치료를 설명할 수 있다.

핵심용어

- 어깨관절복합체(shoulder complex)
- 오목위팔관절(glenohumeral joint)
- 봉우리빗장관절(acromionclavicle joint)
- 복장빗장관절(sternoclavicular joint)
- 어깨가슴관절(scapulothorax joint)
- 돌림근띠질환과 충돌증후군(rotator cuff disease and impingement)
- 가슴문증후군(Thoracic Outlet Syndrome, TOS)
- 특발성 동결견(idiopathic frozen shoulder)
- 오목위팔관절의관절성형(arthroplaty)

Guiding question

1. 돌림근띠질환과 충돌증후군에 대한 단계별 중재방법을 설명하시오.
2. 오목위팔관절의 저가동성에 대한 단계별 중재방법을 설명하시오.
3. 어깨관절의 기능회복을 위한 다양한 운동치료방법을 설명하시오.

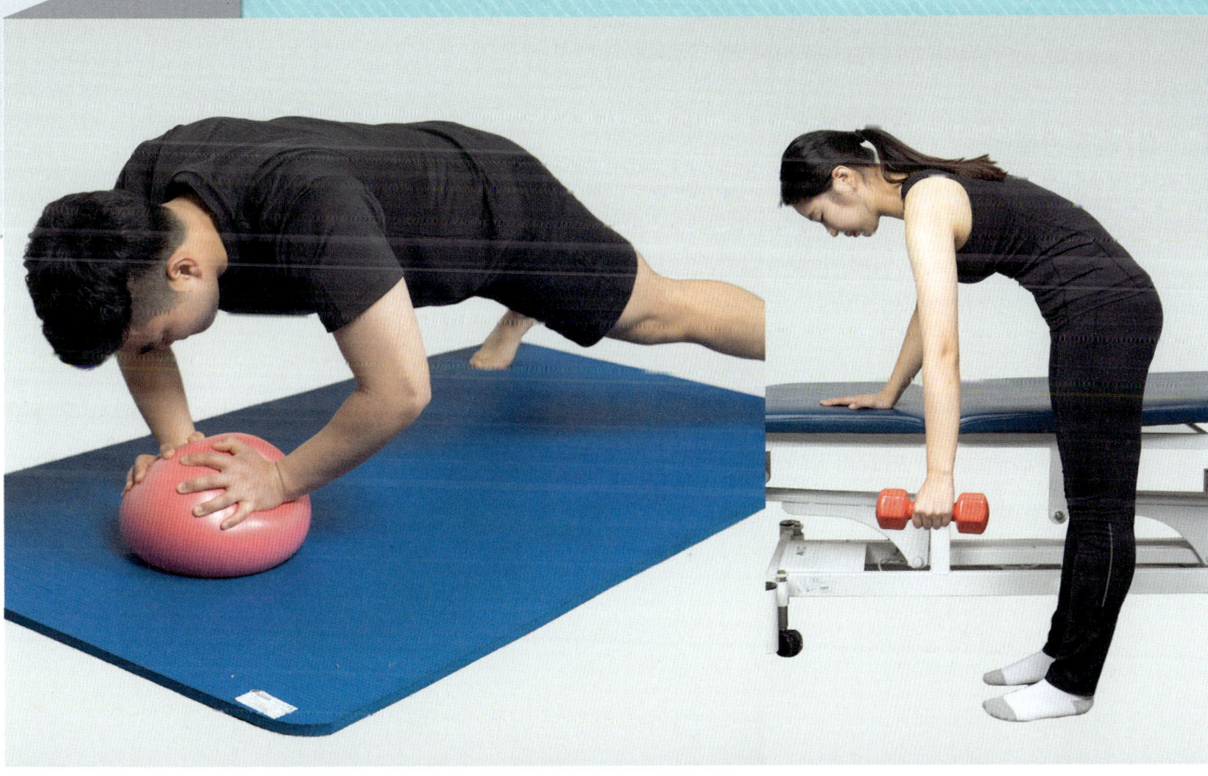

1 개요

어깨관절과 팔이음뼈는 복장뼈(sternum), 빗장뼈(clavicle), 갈비뼈(rib), 어깨뼈(scapular), 위팔뼈(humerus)에 의해 4개의 관절로 구성된다. 팔의 가동성에 적합한 구조를 가지고 있으며 손을 뻗어 물체를 조작할 수 있는 능력을 증가시킨다. 어깨관절은 어깨복합체(shoulder complex)의 형태로 관절과 근육의 복합적인 작용에 의해 가동성과 안정성이 제공되며 조절된다. 어깨관절의 손상된 기능을 위한 치료적 운동 프로그램을 계획하고 적용할 때는 병리상태와 신체장애로 인한 기능제한을 고려해야 하며, 반드시 해부학적인 특징과 운동패턴을 연관지어 적용할 수 있어야 한다. 본 장은 어깨관절복합체의 해부학적 구조와 기능, 어깨관절복합체의 운동학적 이론, 어깨에서 흔히 발생되는 문제와 보존적 처치 및 수술 후 처치를 위한 치료적 접근방법을 제공하고자 한다. 그리고 조직 손상의 치유단계에 따른 운동치료기법을 치료 목적에 맞게 설명하였다.

2 팔이음뼈의 구조와 기능

1) 어깨복합체의 구조

윤활관절인 오목위팔관절(glenohumeral joint), 봉우리빗장관절(acromionclavicle joint), 복장빗장관절(sternoclavicular joint)과 기능적 관절인 어깨가슴관절(scapulothorax joint), 위팔위관절(suprahumeral joint)로 구성된다. 그리고 팔이음부의 운동과 관련하여 손상 주요호발부인 위팔뼈 위공간이 있다.

(1) 윤활관절

① 오목위팔관절

- 구성: 위팔뼈 머리의 볼록면과 어깨뼈관절오목(glenoid fossa)의 얕은 오목면으로 구성된 절구관절(그림 12-1)
- 자유도 3°
- 관절운동형상학: 볼록-오목이론에 따라 볼록한 위팔뼈 머리가 오목한 관절오목 내에서 운동할 때 구르기와 미끄러짐이 반대방향으로 유발됨
- 안정성: 뼈와 인대에 의한 정적 및 수동적인 안정성과 돌림근띠의 협응된 작용에 의한 동적 및 능동적인 안정성이 제공됨

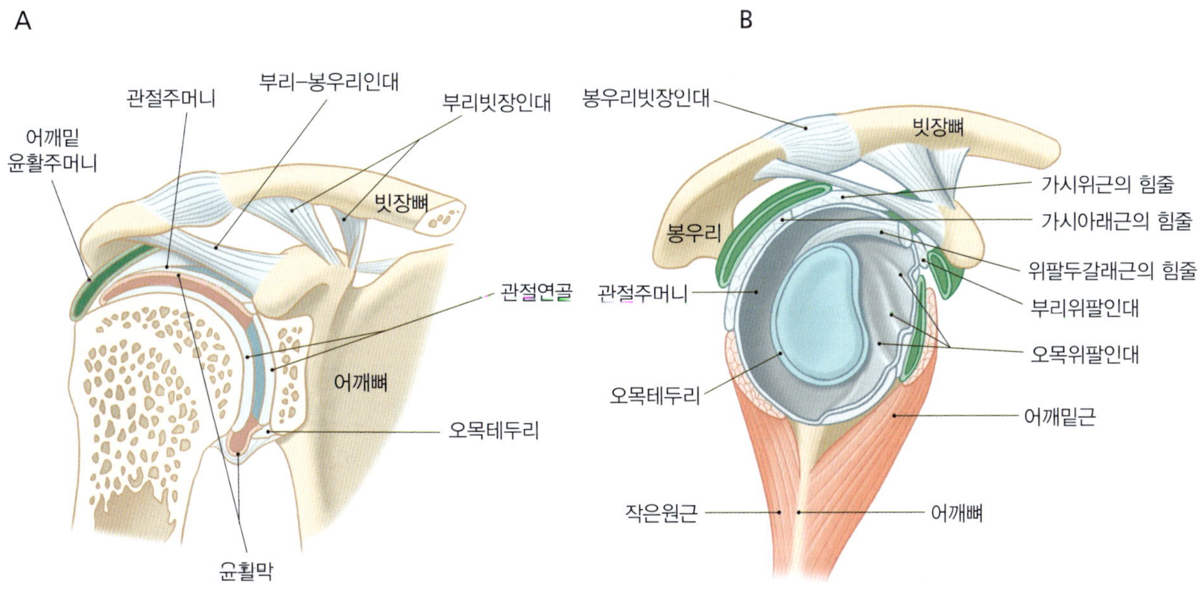

그림 12-1 오목위팔관절

A. 어깨관절의 앞쪽면 B. 어깨관절의 가쪽면

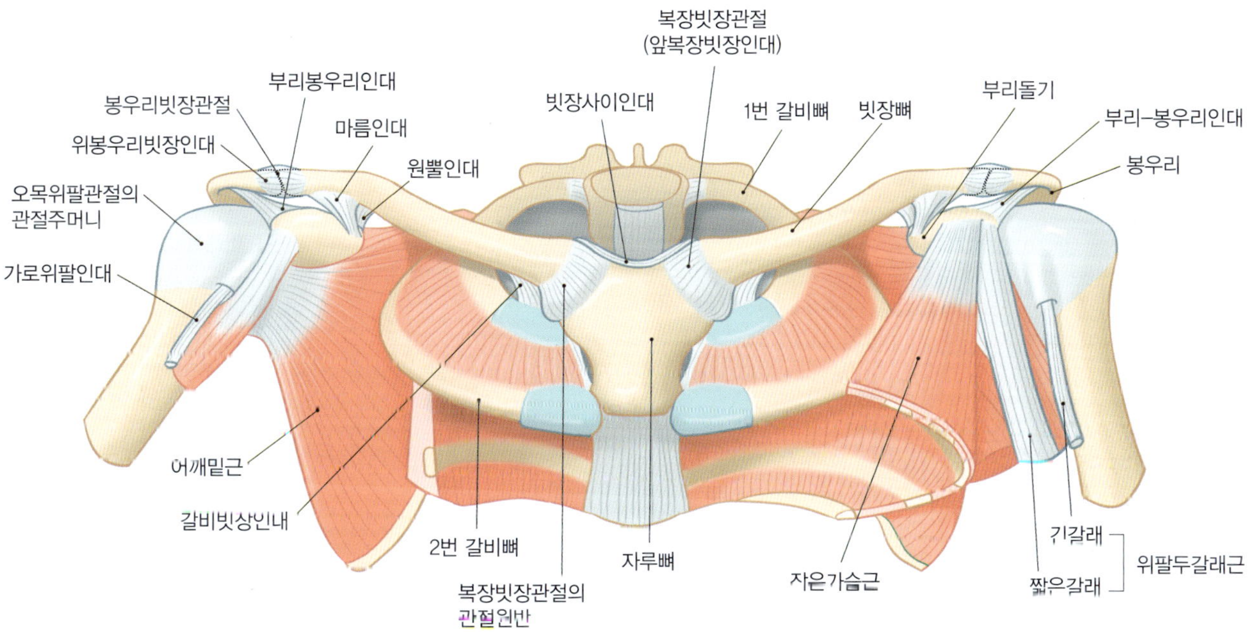

그림 12-2 봉우리빗장관절과 복장빗장관절(앞쪽면)

② 봉우리빗장관절

- 구성: 어깨뼈의 봉우리(acromion)와 빗장뼈로 구성된 편평관절(그림 12-2)
- 관절운동형상학: 주로 어깨뼈 운동에 관여하며 오목한 봉우리관절면이 어깨뼈 움직임에 따라 작용하므로 같은 방향의 미끄러짐이 유발됨
- 안정성: 봉우리빗장인대(acromioclavicle ligament), 동적 안정성을 위해 부착되는 근육은 없음

③ 복장빗장관절

- 구성: 복장뼈(sternum)와 빗장뼈에 의한 안장관절(saddle joint)(그림 12-2)
- 자유도 3°
- 관절운동형상학: 빗장뼈의 내밈과 뒤당김, 올림과 내림운동에 관여하며 어깨뼈의 올림과 내림, 내밈과 뒤당김이 동반됨. 빗장뼈의 돌림운동은 위팔뼈가 90° 이상 올림될 때 부가적 움직임으로 유발됨. 안장관절의 관절운동형상학은 표 12-1과 같음
- 안정성: 복장빗장관절을 가로지는 빗장사이인대, 복장사이인대에 의해 정적인 안정성이 제공됨. 동적인 안정성을 위해 부착되는 근육은 없음

표 12-1 복장빗장관절의 관절운동형상학

빗장뼈의 생리학적 운동	구르기	미끄러짐
내밈	앞쪽	앞쪽
뒤당김	뒤쪽	뒤쪽
올림	위쪽	아래쪽
내림	아래쪽	위쪽

(2) 기능적 관절

① 어깨가슴관절

- 특징: 해부학적 관절이 아닌 기능적 관절로 어깨뼈가 가슴우리 위에 얹혀 있는 형태. 복장빗장관절은 빗장뼈와 복장뼈를 연결하여 어깨뼈의 버팀목이 되며 봉우리빗장관절은 어깨뼈를 빗장뼈에 견고히 부착시킴. 어깨가슴관절의 움직임은 복장빗장관절과 빗장봉우리관절의 움직임과 역학적으로 관계가 있음
- 구성: 어깨뼈와 가슴우리(thorax)
- 어깨뼈의 운동: 올림과 내림, 내밈과 뒤당김, 위쪽돌림과 아래쪽돌림, 안쪽돌림과 가쪽돌림,

경사운동(tipping)이 있으며 복장빗장관절과 빗장봉우리관절의 역학적 관계는 표 12-2와 같음. 안쪽돌림과 가쪽돌림은 봉우리빗장관절 움직임에서 위팔뼈 움직임과 동시에 일어나며 이마면에서 어깨뼈의 안쪽 가장자리가 들리는 것을 안쪽돌림이라고 함. 경사운동은 앞쪽과 뒤쪽으로 어깨뼈의 기울임을 말하며 앞쪽 경사운동은 손을 등 뒤로 올릴 때 위팔뼈의 안쪽돌림과 가쪽돌림과 같이 유발되며 위팔뼈의 올림동안 뒤쪽 기울임이 유발됨

- 어깨뼈 안정성: 위팔뼈를 올림할 때 위등세모근, 아래등세모근, 앞톱니근은 어깨뼈를 앞위쪽으로 돌림시키고, 굽힘 또는 뻗기(reaching) 동안 앞톱니근은 가슴우리에 대해 어깨뼈를 내밈하며 동시에 정렬시킴. 폄이나 당기는 동작 동안 마름근은 넓은등근과 큰원근, 돌림근띠근육과 같이 작용하여 어깨뼈를 아래쪽 돌림시키며 뒤당김시킴. 어깨뼈 주위에 위치하는 앞톱니근, 아래등세모근, 마름근은 가장 많이 알려진 어깨뼈 안정화근육임

표 12-2 어깨뼈의 운동

운동	복장빗장관절	봉우리빗장관절
올림/내림	빗장뼈의 올림/내림	어깨뼈의 아래쪽돌림/위쪽돌림
내밈/뒤당김	빗장뼈의 내밈/뒤당김	어깨뼈의 안쪽돌림/가쪽돌림
위쪽돌림/아래쪽돌림	빗장뼈의 올림/내림	어깨뼈의 위쪽돌림/아래쪽돌림

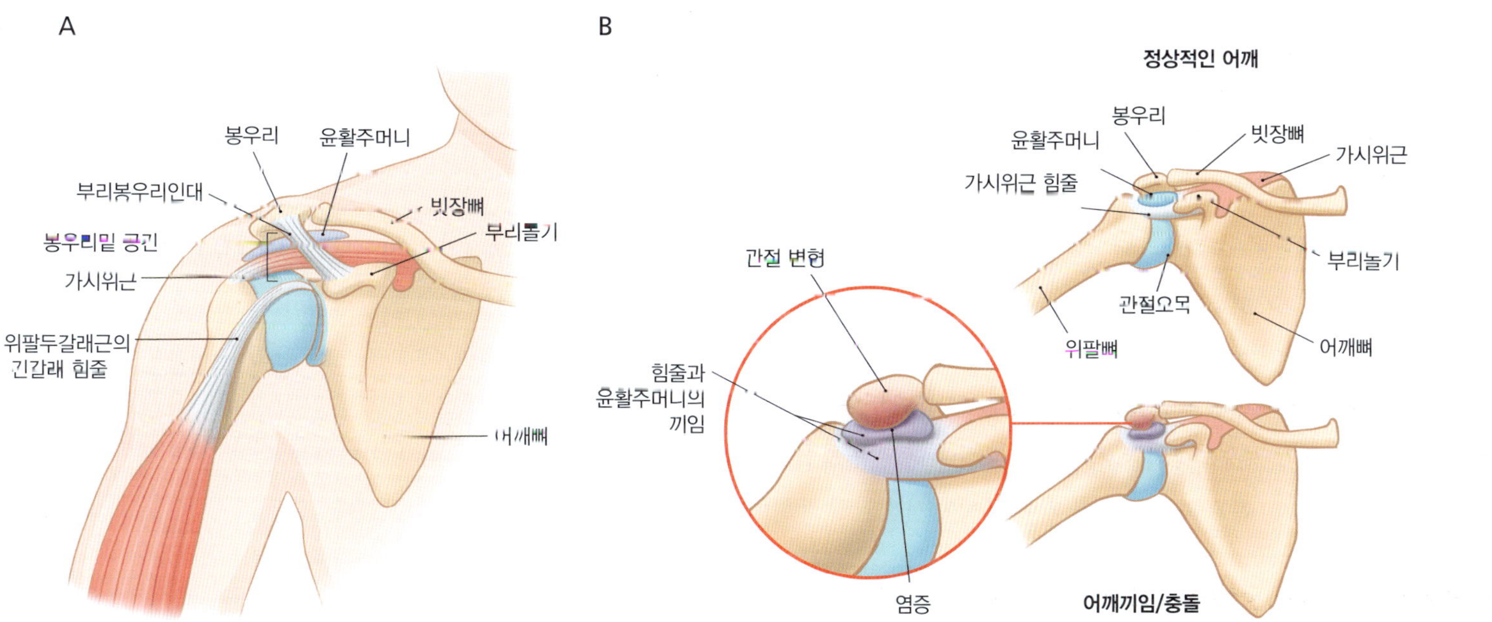

그림 12-3 봉우리밑공간과 충돌증후군(어깨끼임/충돌)

② 위팔뼈 위공간(봉우리밑공간)

- 해부학적 구조: 어깨뼈 봉우리와 부리봉우리인대로 구성된 부리봉우리활과 그 아래를 지나는 봉우리밑/어깨세모근 윤활주머니, 가시위근힘줄, 가시위근의 일부가 놓여 있음(그림 12-3)
- 손상 요인: 근육불균형, 잘못된 자세, 잘못된 관절역학, 물렁조직의 손상, 봉우리의 구조적 비정상
- 손상 형태: 충돌증후군(impingement syndrome)으로 봉우리밑공간의 물렁조직에 염증과 석회화로 인한 어깨관절의 운동성 상실 유발(그림 12-3)

2) 팔이음뼈의 기능

팔이음뼈(shoulder girdle)는 뒤쪽의 어깨뼈와 앞쪽의 빗장뼈 및 복장뼈자루(manubrium of the sternum)로 구성된 불안정한 뼈 고리(bone ring) 형태를 가진다. 팔이음뼈는 몸통과 팔을 연결시켜 주며 주로 어깨뼈의 운동성에 관여한다. 위팔뼈의 완전한 올림운동(elevation)과 동시에 일어나서 어깨관절의 넓은 관절운동범위를 제공하는 위팔뼈와 어깨뼈의 운동형상학적 타이밍을 어깨위팔리듬(scapulohumeral rhythm)이라고 한다.

(1) 어깨위팔리듬

위팔뼈의 굽힘이나 벌림과 같은 올림운동과 동시에 일어나서 150°에서 180°의 어깨관절 관절운동범위를 제공한다. 건강한 어깨의 경우 오목위팔관절의 벌림과 어깨가슴관절의 위쪽돌림 사이에 자연적인 운동형상학적 리듬 또는 타이밍이 존재하는데 이것을 어깨위팔리듬이라고 한다. 개인마다 차이가 있지만 대체로 2:1의 오목위팔관절:어깨가슴관절의 운동이 된다고 알려져 있다. 어깨위팔리듬의 비정상적인 양상은 그림 12-4와 같다.

- 위팔뼈 올림 동안 어깨뼈의 동시적인 움직임
- 어깨뼈 위쪽돌림근(위등세모근과 앞톱니근)의 완전한 마비로 인한 어깨뼈 움직임 제한
- 위팔뼈 올림 동안 작은가슴근의 단축에 의한 어깨뼈 움직임 제한

어깨뼈의 전반적인 운동 경로는 봉우리빗장관절과 복장빗장관절에서의 결합된 운동형상학에 근거하며 초기 어깨뼈의 30° 위쪽돌림 동안 복장빗장관절에서 빗장뼈의 올림과 함께 발생한다. 봉우리빗장관절에서의 빗장뼈의 돌림운동이 제한되면 어깨뼈 돌림양은 감소되며, 결과적으로 팔의 관절운동범위가 감소된다. 어깨뼈의 위쪽돌림을 유발하는 근육인 위등세모근이 아래등세모근 그리고 앞톱니근의 동원순서, 근육불균형 등이 발생하면 팔의 기능적 올림은 제한된다. 또한 위팔뼈의 올림 동안 작은가슴근 단축에 의한 어깨뼈 움직임의 제한이 유발되면 충돌증상이 유발될 수 있다.

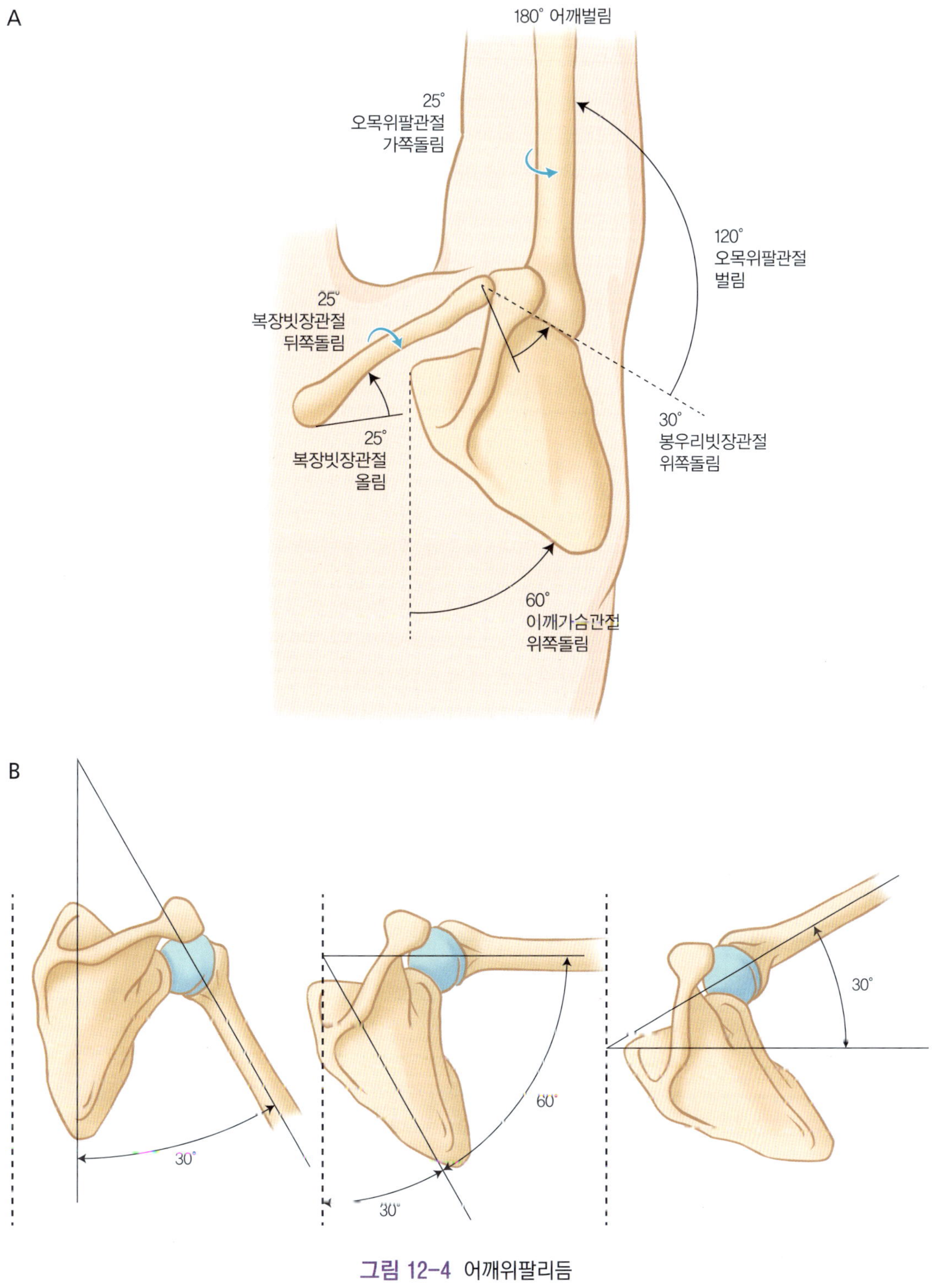

그림 12-4 어깨위팔리듬

A. 어깨뼈 위쪽돌림 B. 위팔뼈의 돌림 비율

3 팔이음뼈의 병리 및 기능장애

어깨질환에 대한 치료적 중재는 다양한 병리, 외과적 수술절차, 동반되는 주의사항에 대해 이해하고 손상, 기능제한과 유발 가능한 장애를 예측할 수 있어야 한다. 본 단락에서는 팔이음부의 각 관절과 물렁조직에서 나타나는 질병 중 오목위팔관절, 봉우리빗장관절과 복장빗장관절에 관련되는 대표되는 질병의 증상과 원인 그리고 병리적 단계에 따른 치료적 접근을 제시하고자 한다. 오목위팔관절, 봉우리빗장관절과 복장빗장관절에 관련되는 질병은 주로 통증과 가동성 저하를 동반하므로 저가동성에 대한 치료적 접근이 중요하다.

1) 돌림근띠 질환과 충돌증후군

(1) 병리적 원인

봉우리밑공간의 물렁조직에 역학적 압박이나 염증에 의한 통증과 움직임 제한을 충돌증후군이라고 하며 어깨관절 통증의 가장 흔한 원인이다. 충돌증후군은 봉우리밑공간의 돌림근띠와 오목위팔관절 주머니인대, 위팔두갈래근 힘줄, 봉우리밑주머니(subacromial bursa), 어깨세모근밑주머니(subdeltoid bursa) 등의 물렁조직의 손상과 퇴행으로 유발되는 내적인 요인과 위팔뼈 올림 동작 중 위팔뼈머리 위공간의 감소로 충돌이 유발되는 외적인 요인으로 구분할 수 있다. 돌림근띠 질환과 관련되는 충돌증후군의 일반적인 손상은 박스 12-1과 같다.

(2) 구조적 손상과 기능적 손상

① 손상된 자세와 근육불균형

- 잘못된 어깨 정렬 유발자세: 등뼈 뒤굽음증의 증가, 앞쪽머리내밈자세, 어깨뼈의 벌림과 앞쪽 경사 위치 등의 자세

박스 12-1 돌림근띠 질환과 충돌증후군의 일반적인 손상

- 오목위팔관절의 90° 굽힘자세에서 안쪽돌림시키면 통증이 증가되고 통증호(painful arch)가 있음
- 관련된 잘못된 자세: 등뼈 뒤굽음, 앞쪽머리내밈자세, 어깨뼈의 벌림과 앞쪽 기울임 위치
- 근육불균형: 가슴근, 어깨올림근, 오목위팔근의 안쪽돌림근 단축과 앞톱니근, 오목위팔근의 가쪽돌림근 약증
- 위팔뼈 올림동안 잘못된 운동역학: 앞톱니근 약화와 위등세모근 과사용에 의한 어깨뼈 올림과 어깨위팔리듬의 변화
- 돌림근띠의 완전 손상에 의한 위팔뼈 벌림제한

- 어깨뼈와 오목위팔관절 근육의 길이와 근력 불균형
- 오목위팔관절의 동적 안정성과 수동적 안정성을 제공하는 근육효율성 감소
- 등뼈 뒤굽음증 증가자세로 인한 근육손상: 어깨뼈 내밈과 앞쪽 경사, 오목위팔관절 안쪽돌림자세로 변형되면 작은가슴근, 어깨올림근, 오목위팔관절의 안쪽돌림근은 단축, 오목위팔관절의 가쪽돌림근과 어깨 가쪽돌림근은 약증을 유발

② 돌림근띠의 과사용과 피로

- 어깨관절 올림 동안 정상적인 관절역학 소실
- 어깨관절의 동적인 안정성, 압박력과 병진력 상실

③ 감소된 등뼈 관절운동범위

- 등뼈 폄 가동범위제한으로 완전한 머리위 손뻗기 동작 등 위팔뼈 올림의 기능적 범위 감소

④ 위팔어깨관절의 뒤쪽관절주머니와 저가동성

- 어깨관절의 정상운동형상학을 손상시키고 위팔뼈 머리의 앞쪽 미끄러짐운동이 증가: 앞쪽 관절주머니 압박 증가

(3) 활동제한과 참여제한

- 급성기 수면 방해: 손상 어깨쪽으로 돌아누우면 심해짐
- 머리 위로 손 뻗기, 밀기, 당기기 시 통증 유발
- 옷입기 동안 제한(머리 위에서 셔츠에 손 넣기 등)
- 오목위팔관절의 기능적 움직임(들기, 던지기, 밀기, 스윙하기 등)을 지속하기 힘듦

(4) 단계별 중재

대부분의 치료적 중재는 돌림근띠 강화에 추가적으로 어깨관절의 정상 관절운동범위의 회복, 지구력, 통증조절을 목적으로 한다. 초음파치료, 온열 및 한냉치료와 같은 물리적인자치료는 염증과 통증조절을 위해 적용한다. 어깨위팔리듬의 회복을 위해 돌림근띠와 어깨뼈 돌림근의 운동 프로그램은 운동학적 회복(kinesiologic repair)에 중요하다. 돌림근띠 질환과 충돌증후군의 시기별 치료적 중재는 다음과 같다.

① 보호단계

- 환자교육: 증상을 유발할 수 있는 환경과 습관 수정 및 주의, 잘못된 자세나 움직임 정보 제공
- 돌림근띠의 손상이 심하거나 찢어져 돌림근띠 재건술을 시행한 경우, 보호단계에서는 복원된 조직을 보호하고 수동운동을 통해 고정의 역효과를 최소화하는 것이 중요하다. 또한 저강도의 근고정운동을 적용하여 오목위팔관절 주위의 근육위축을 예방함

- 염증조절과 치유를 위해 병변부위에 물리적인자치료, 저강도의 교차섬유마사지(cross-fiber massage)를 적용하고 팔걸이(sling)를 사용하여 지지
- 가동성을 유지하기 위해 통증이 없는 범위에서 수동, 능동보조, 자가보조관절가동범위운동, 다각도 등척성운동, 돌림근띠와 위팔두갈래근 및 어깨뼈 근육의 보호된 안정화운동 실시
- 등급 II의 관절신연기법, 무게가 없는 진자운동을 실시하여 통증 조절

② 운동통제단계

- 급성기 증상이 조절되면 점진적이고 손상을 주지 않는 정도의 적절한 움직임을 실시하고 어깨뼈와 오목위팔관절의 안정근육에 신경근조절과 근력을 향상시킴
- 환자교육: 병변부에 손상을 주는 자극이나 움직임 및 자세에 대한 정보를 제공하고 가정운동 프로그램 교육, 바른자세 교정교육 등을 실시
- 힘줄조직의 염증일 경우 뻗침 위치에서, 근육의 염증일 경우 짧은 위치에서 환자가 견딜 수 있는 교차마사지를 적용함
- 관절운동형상학 수정을 적용하기 위해 오목위팔관절의 올림 시 통증호와 충돌이 유발되지 않도록 수정하고, 오목위팔관절의 경우 위팔뼈머리의 뒤가쪽 미끄러짐을 유발할 수 있는 수동관절가동술 또는 자가치료를 적용
- 팔이음뼈 근육의 근력을 균형 있게 발달시킴
- 큰가슴근, 작은가슴근, 넓은등근, 큰원근, 어깨밑근, 어깨올림근 등 짧아진 근육은 뻗침시키고 어깨뼈를 안정화시키는 앞톱니근, 아래등세모근, 중간등세모근, 마름근은 강화시킨다. 오목위팔관절 가쪽돌림근인 돌림근띠를 강화시켜 벌림 시 위팔뼈머리의 아래쪽 미끄러짐과 관절안정성을 향상시켜야 함

③ 기능회복 단계

- 근육지구력 증가를 위해 정해진 운동패턴의 반복부하를 적용
- 주어진 스트레스에 빠른 운동반응을 발달시키기 위해서 속도가 빠른 안정화운동, 플라이오메트릭운동 실시
- 최대한 편심성 훈련을 실시하고 운동의 타이밍과 연속성으로 적용하며 가속과 감속의 점진적인 변화 상황에서 기능 활동을 수행하도록 훈련함
- 환자 스스로 안정성, 증상 유발, 자세조절 등을 파악하여 교정할 수 있도록 교육함

2) 가슴문증후군

앞/중간/뒤목갈비근과 1번 갈비뼈 그리고 작은가슴근 사이로 팔신경얼기(brachial plexus), 빗장밑동맥, 빗장밑정맥이 지나며 이 부위의 신경이나 혈관압박과 연관된 신경혈관증후군을 가슴문증후군(Thoracic Outlet Syndrome, TOS)이라고 한다. 주요 신경압박부는 앞목갈비근과 중간목갈비근 그리

고 1번 갈비뼈 사이에 형성되는 목갈비삼각(scalene triangle), 1번 갈비뼈와 빗장뼈(clavicle) 사이에 형성되는 갈비빗장공간(costoclavicular space), 작은가슴근과 가슴벽 사이에 형성되는 작은가슴근공간(pectoralsi minor space)이다. 팔과 가슴 앞쪽으로 전달되는 통증, 어깨와 목의 통증, 약화, 감각의 변화, 부종 그리고 팔에 대한 혈액공급제한 등의 문제가 발생한다. 의학적 진단은 신경이나 혈관의 압박 위치에 따라 구분되며 가슴문증후군의 원인과 분류는 다음과 같다.

(1) 원인과 분류

해부학적 위치에 따라 목갈비뼈증후군(cervical rib syndrome), 앞목갈비근증후군(scalneus syndrome), 갈비빗장증후군(costoclavicular syndrome), 과벌림증후군(hyperabduction syndrome)으로 분류된다(그림 12-5).

① 목갈비뼈 증후군

- 원인: 7번 목뼈 가로돌기가 비정상적인 형태일 경우 유발되며 주로 팔의 신경과 혈관이 압박됨
- 증상: 4,5번째 손가락에 통증, 감각둔화, 저림감각, 손의 부종, 청색증(cyanosis) 등

② 앞목갈비증후군

- 원인: 앞목갈비근과 중간목갈비근의 구축이나 비대로 인해 위팔신경얼기, 빗장밑동맥이 압박됨
- 증상: 팔과 가슴 앞쪽으로 통증과 감각의 변화, 저림감각, 손의 부종 등

③ 갈비빗장증후군

- 원인: 1번 갈비뼈의 앞 1/3, 빗장뼈 앞 1/3, 앞목갈비근, 중간목갈비근의 부착부에서 형성되는 삼각공동이 협소하게 되어 신경과 혈관이 압박됨
- 증상: 어깨와 목의 통증, 약화, 감각의 변화, 부종, 저린감각 등

④ 과벌림증후군

- 원인: 작은가슴근의 힘줄(pectoralis minor tendon) 사이 위팔신경얼기나 겨드랑동맥 또는 빗장밑동맥의 압박으로 유발됨
- 증상: 어깨와 팔의 통증, 관련 근육의 위축 또는 마비, 저린감각 등

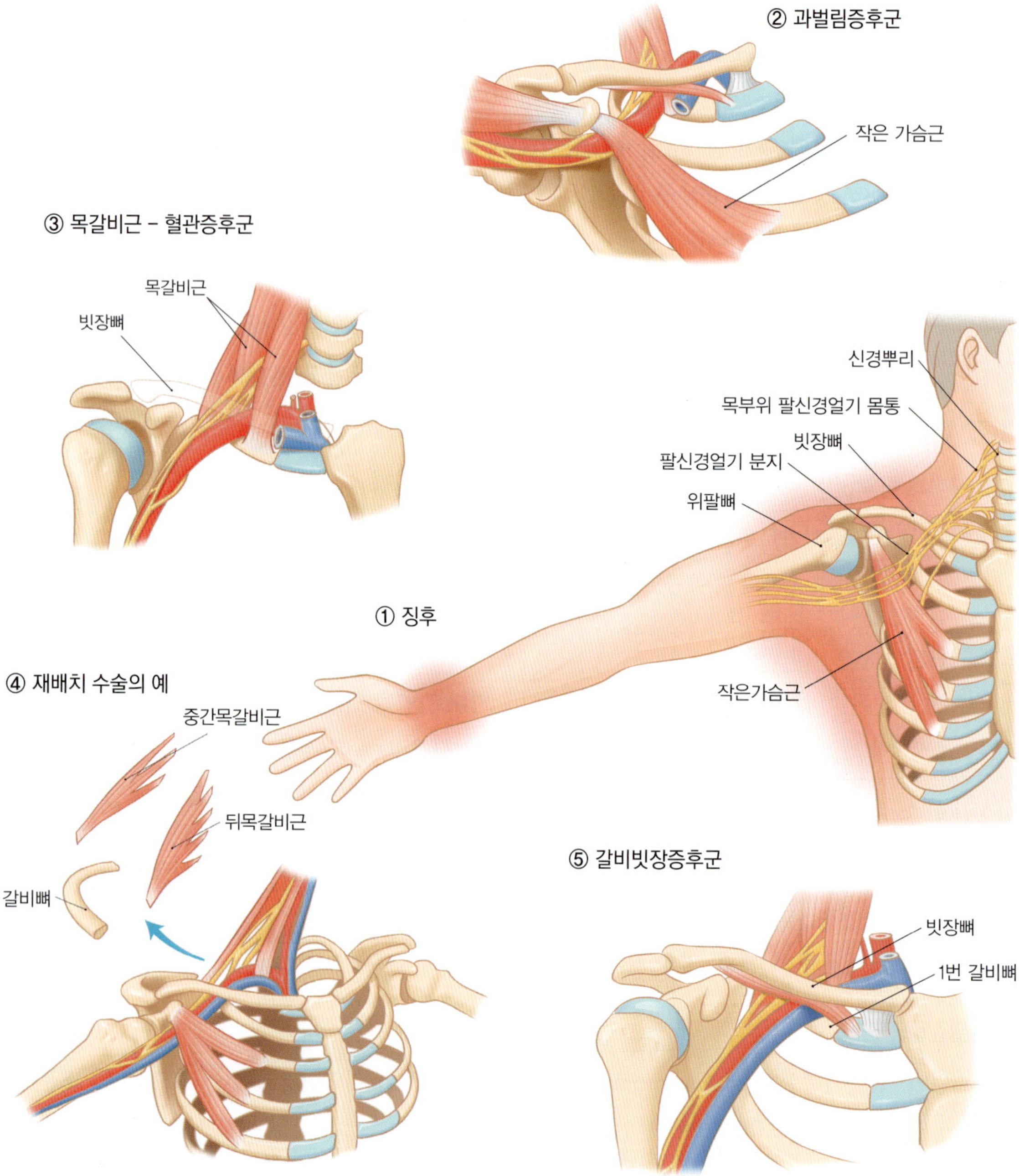

그림 12-5 가슴문증후군의 원인

① **징후:** 빗장뼈에 의한 목에서 나오는 신경과 혈관 압박 ② **과벌림증후군:** 작은 가슴근에 의한 목에서 나오는 신경과 혈관 압박 ③ **목갈비근-혈관증후군:** 목갈비근에 의한 목에서 나오는 신경과 혈관 압박 ④ **재배치 수술의 예:** 목갈비근과 1번 갈비뼈를 재배치하여 위팔신경과 혈관의 압박 줄이기 ⑤ **갈비빗장증후군:** 빗장뼈에 의한 목에서 나오는 신경과 혈관 압박

(2) 구조적 손상과 기능적 손상

- 어깨이음부와 위쪽 몸통의 잘못된 자세: 둥근어깨, 앞쪽머리내밈자세
- 앞쪽과 안쪽근육 단축과 뒤쪽과 가쪽근육의 약화를 보이며 팔이음뼈 근육 길이-힘의 불균형 유발
- 자세유지근의 지구력 약화
- 얕은 호흡양상: 위가슴부 호흡
- 앞쪽 빗장뼈와 갈비뼈의 저가동성
- 팔신경얼기 압박 시 신경긴장 증가

(3) 활동제한과 참여제한

- 과도하게 높은 베개 또는 팔의 위치에 따른 수면장애
- 손상 쪽으로 가방을 메거나 무거운 물건 옮기기 제한
- 머리 위로 팔 뻗기 동작 유지의 어려움
- 머리와 손상 쪽 어깨 사이에 전화기를 끼워 통화하기가 어렵고, 장시간 운전이 힘듦

(4) 가슴문증후군 중재

가슴문증후군을 치료하기 위한 중재로 목 보조기(neck collar) 적용하기, 근육 뻗침 및 강화운동, 관절가동범위증진운동, 항염증제나 근육이완주사 적용 등의 비수술적 관리방법이 있다. 혈관이나 신경 압박에 의한 증상인 경우 견인치료를 적용하여 압박완화를 해줘야 한다. 자세교정과 어깨이음부 강화운동은 통증완화에 도움이 되며, 비특이성 가슴문증후군 환자에게 온열치료와 견인치료를 적용할 경우 통증완화와 감각개선에 효과적이었다는 보고가 있다.

① 환자교육

자세를 조절하거나 증상이 유발되는 자세에 대한 정보제공과 고정에 의한 증상 유발을 막기 위해 뻗침운동, 신경과 혈관구조의 압박을 감소시킬 수 있는 가정운동 프로그램을 교육한다.

② 신경조직 가동성

팔신경긴장검사에서 양성반응을 보일 경우 신경가동술을 적용한다. 특히 가슴문증후군은 자신경 지배영역의 저린감각과 통증을 호소하므로 자신경에 대한 신경가동술을 적용한다(그림 12-6).

③ 관절, 근육 및 결합조직 가동성

어깨팔, 가슴빗장관절 또는 1번 갈비뼈가로돌기관절에 대한 자가뻗침운동을 실시한다. 잘못된 자세에 의한 목갈비근, 어깨올림근, 작은가슴근, 큰가슴근, 뒤통수밑근의 단축에 대한 뻗침운동을 통해 가동성을 증가시킨다.

대상자 자세	▪ 바로누운자세에서 목의 반대쪽 옆굽힘, 어깨내림, 어깨관절 가쪽돌림과 벌림, 팔꿈치 굽힘, 아래팔 뒤침과 손목을 폄시킨다.
적용	▪ 환자의 손바닥 부분을 귀쪽으로 가져가면서 최대 뻗침자세를 유지한다.

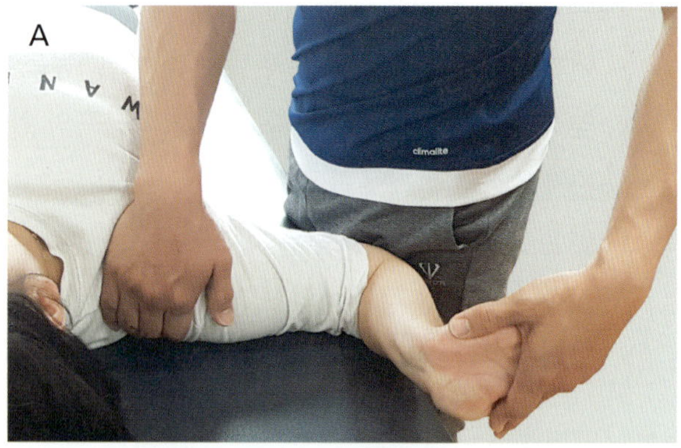

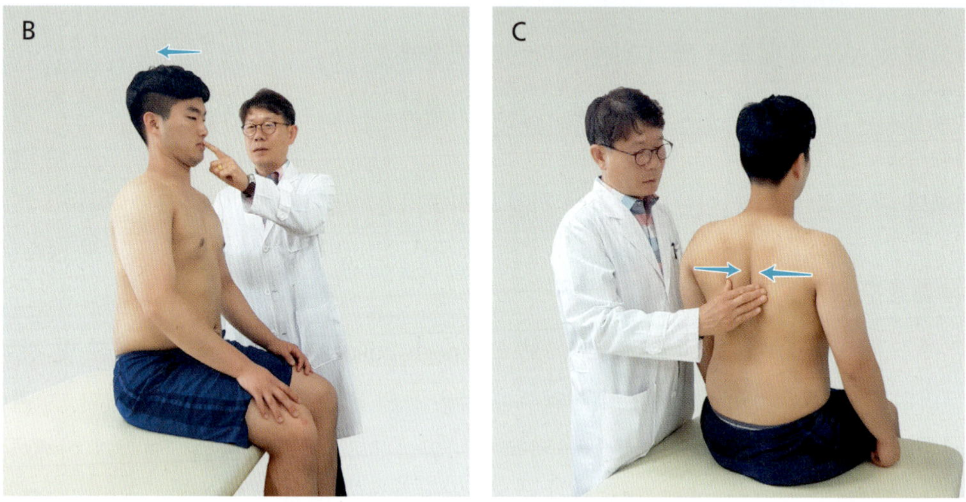

그림 12-6 팔신경가동술과 자세근 조절훈련

A. 자신경가동술 B. 앞쪽머리내밈자세에 대한 자세교정훈련 C. 어깨뼈 내밈자세에 대한 자세교정훈련

④ 근육수행력

잘못된 자세를 수정하고 신경혈관의 압박 감소를 위해 자세유지근육에 대한 조절 및 지구력 향상을 위한 운동치료를 실시한다. 환자의 턱을 당기도록 지시하여 목뼈 뒤당김운동을 통한 자세교정훈련을 적용하고 어깨뼈 아래각에 부드러운 저항을 제공한 후 양쪽 어깨뼈를 모음시켜 자세근의 조절과 유지능력을 향상시킨다(그림 12-6).

⑤ 호흡패턴

위쪽 갈비뼈의 올림이 동반된 호흡은 빗장뼈밑 공간의 감소와 신경혈관 압박을 유발할 수 있으므로 가로막을 이용한 배호흡이나 깊은 호흡패턴을 교육하고 호흡 동안 어깨올림에 대한 이완교육을 실시한다.

3) 오목위팔관절의 저가동성

어깨관절복합체를 구성하는 4개 관절의 작용은 팔에 대한 큰 운동범위를 제공하고 손을 뻗어 물체를 가져오거나 위치시키는 등 기능적 동작을 가능하게 한다. 오목위팔관절은 어깨의 큰 가동범위를 만들어내며 팔에 대한 움직임에 직접적으로 관여한다. 오목위팔관절의 저가동성은 관절염, 장기간 고정 그리고 특발성 동결견(idiopathic frozen shoulder) 등의 질병에 의해 발생되며 가동성과 근육수행력 및 팔이음뼈 · 목의 주변 결합조직 손상을 동반할 수 있다.

(1) 특발성 동결견

① 특징 및 병리적 원인

오목위팔관절의 통증과 저가동성을 일으키는 대표적인 질병으로 유착성 관절주머니염(adhesive capsulitis)과 물렁조직의 구축에 의해 통증과 더불어 어깨관절운동범위가 현저하게 감소된다. 물렁뼈와 뼈의 병리적 변화보다는 관절주머니의 강한 유착과 두꺼워짐 그리고 운동성 제한이 나타나며 특별한 원인 없이 40~60세 사이 호발하여 '오십견'이라고 불리기도 한다. 일차적 동결견의 병리적 원인은 근육힘줄조직이나 윤활막조직의 만성염증으로 알려져 있으며, 이차적 동결견은 류마티스관절염, 뼈관절염, 외상 또는 고정과 같은 문제로 인해 제한된 운동이나 통증기간이 있을 때 유발된다. 잘못된 자세와 근력 불균형으로 과사용증후군(overuse syndrome)과 충돌증상이 발생하기도 한다.

② 임상징후와 증상

특발성 동결견의 시기별 임상징후와 증상은 다음과 같다.

- 1단계
  - 점진적으로 통증이 발생하며 움직임 시 통증 증가
  - 야간통이 유발되며 돌림근띠의 근력은 있으나 가쪽돌림이 제한됨
- 2단계
  - 결빙기(freezing)라고 불리는 시기
  - 지속적이며 좀 더 강한 통증이 휴식 시에도 있고, 모든 방향의 어깨운동이 제한됨
- 3단계
  - 동결기(frozen)라고 불리는 시기
  - 운동 시에만 나타나는 통증, 유착, 어깨뼈의 대상운동이 동반됨
  - 어깨세모근, 돌림근띠, 위팔두갈래근, 위팔세갈래근의 위축이 유발됨
- 4단계
  - 해빙기(thawing)라고 불리는 시기

- 통증은 최소가 되지만 유착에 의한 관절주머니 제한이 유발됨
- 어깨관절의 운동은 점차 개선되지만 일부 환자에게서 회복되지 못한 관절운동범위를 확인할 수 있음

(2) 오목위팔관절염

① 특징 및 병리적 원인

부드럽고 조화로운 가동범위를 통해 정상기능을 수행하는 오목위팔관절에 염증이 발생하는 대표적인 질환이다. 위팔뼈머리의 관절면이나 관절오목의 손상에 의해 염증이 유발되는 것으로 알려져 있으며 주로 저가동성과 통증을 동반한다.

② 임상징후와 증상

오목위팔관절염의 시기별 임상징후와 증상은 다음과 같다.

■ 급성기

- 통증과 근방호로 운동 제한
- 가쪽돌림과 벌림이 제한(관절주머니패턴)되며 팔꿉관절로 통증이 방사됨
- 어깨세모근과 중간어깨세모근 부착부위 사이 봉우리돌기 끝부분 아래에 압통 유발

■ 아급성기

- 관절주머니의 뻣뻣함 유발
- 가쪽돌림과 벌림이 가장 제한되고 안쪽돌림과 굽힘도 제한
- 통증은 제한범위 끝범위에서 생기며 제한된 관절놀이(joint play)를 보임
- 급성기 증상이 감소되고 어깨관절의 운동과 활동이 증가되면 치료를 적용하여 관절의 합병증과 물렁조직의 구축을 최소화시킴

■ 만성기

- 관절주머니패턴의 제한된 운동성과 관절놀이가 확연하게 감소함
- 머리 위로 손 뻗기, 옆과 뒤로 손 뻗기를 할 수 없도록 기능이 상실됨
- 어깨세모근 영역에 통증이 국한됨

(3) 구조적 손상과 기능적 손상

- 급성기: 야간통증, 수면장애, 운동 시 통증 및 휴식 시 통증
- 관절놀이와 관절운동범위 제한: 주로 가쪽돌림과 벌림에 심각한 제한, 안쪽돌림과 굽힘의 약간 제한
- 자세변형: 내밈되고 앞쪽으로 기울임된 어깨뼈, 둥근어깨
- 보행 동안 팔 흔들림 감소
- 근육수행력 손상: 오목위팔관절과 관련된 근육의 약화와 지구력 감소, 이를 보상하기 위한 어깨뼈 근육의 과사용으로 등세모근, 어깨올림근 및 뒤쪽 목뼈 근육에 통증 유발

- 어깨뼈 올림의 대상운동으로 어깨관절 운동을 보상

(4) 활동제한과 참여제한

- 머리 위와 뒤, 몸통 옆과 뒤쪽으로 손 뻗기 제한: 옷입기, 뒷주머니에 손 넣기, 머리빗기, 양치질, 식사하기에 어려움
- 물건을 들어 올린 상태로 옮기기 동작의 어려움
- 반복적인 운동을 지속하는 능력제한

(5) 오목위팔관절의 저가동성에 대한 중재

특발성 동결견과 오목위팔관절염은 오목위팔관절에 유발되는 대표적인 질병으로 주로 제한된 가동성과 통증을 유발하며 질병이 진행되면서 자세와 근육수행력에 비정상적인 변화 및 기능제한이 나타난다. 급성기에는 야간 통증, 운동 시 통증과 휴식 시 통증이 동반되며 주로 가쪽돌림과 벌림의 관절운동범위가 제한된다. 내밈되고 앞쪽으로 기울임된 어깨뼈와 둥근어깨 자세 변형이 나타나며 오목위팔관절에 관계된 근육은 약화와 지구력 저하를 보인다. 오목위팔관절의 저가동성에 대한 시기별 치료적 관리지침은 다음과 같다.

① 보호단계

보호단계는 통증조절을 통한 관절의 완전성과 가동성 유지를 목표로 치료적 중재가 적용된다. 통증조절을 위한 고정이 필요하며 부드러운 관절가동술로 통증완화와 가동성을 유지할 수 있다.

■ 통증, 부종, 근방호 조절

- 통증조절과 보호를 위해 팔걸이(sling) 등을 사용하여 고정
- 부드러운 관절의 진동기법 적용
- 통증범위 내에서 수동 또는 보조적 운동 적용

■ 물렁조직과 관절의 완전성과 가동성 유지

- 수동관절가동범위운동을 적용하여 관절운동범위 유지
- 등급 I과 II의 수동관절신연과 미끄러짐의 관절가동술 적용
- 중력을 이용한 위팔뼈 견인과 진동운동이 유발되는 신사(코드만)운동을 무게 사용없이 적용

※주의사항: 각 운동치료적 중재 동안 통증이나 자극이 증가되지 않도록 운동량을 조절하고 가동성 증가를 위한 뻗침운동은 염증이 가라앉은 후 시작해야 한다.

② 운동통제단계

운동통제단계에는 통증이 유발되지 않는 범위에서 관절가동범위운동을 실시하고 가동성을 증가시키는 것을 목표로 한다. 어깨관절 벌림운동 동안 잘못된 운동학을 교정하고 근력운동을 도입하여 근력 불균형을 수정하도록 한다.

- **통증, 부종, 관절삼출 조절**
  - 부목으로 고정되어 있는 경우 어깨관절의 움직이는 시간과 양을 점진적으로 증가시킴
  - 통증이 유발되지 않는 범위까지 어깨관절가동범위운동을 실시하며 머리 위 도르래, 봉운동 같은 능동보조관절가동기법을 적용함
- **물렁조직과 관절가동성 증가**
  - 가능한 관절운동범위의 끝범위에서 뻗침등급의 지속적 관절가동술 또는 등급 III과 IV의 진동기법, 등급 III의 견인이나 미끄러짐을 적용함
  - 꼬리쪽 미끄러짐(caudal glide), 앞쪽 미끄러짐(ant. glide), 뒤쪽 미끄러짐(post. glide)의 자가 가동기법을 실시하여 관절놀이 증가(그림 12-7)
  - 결합조직의 가동성을 증가시키기 위해 도수뻗침 적용
  - 환자가 뻗침을 견딜 수 있을 때 자가뻗침운동 교육 실시
- **근육경련 억제 및 잘못된 역학 교정**
  - 벌림운동 동안 근육경련이 유발되면 어깨세모근-돌림근띠의 운동기전을 확인함
  - 벌림운동 동안 위팔뼈머리가 머리쪽 방향으로 이동될 경우 부리봉우리활에 큰결절이 충돌하는 잘못된 관절운동기전을 의심해 보고, 위팔뼈머리가 꼬리쪽 방향으로 미끄러짐될 수 있도록 정렬을 바로 잡아줌
  - 등급 I과 II의 부드러운 관절진동기법으로 근육경련을 감소시킴

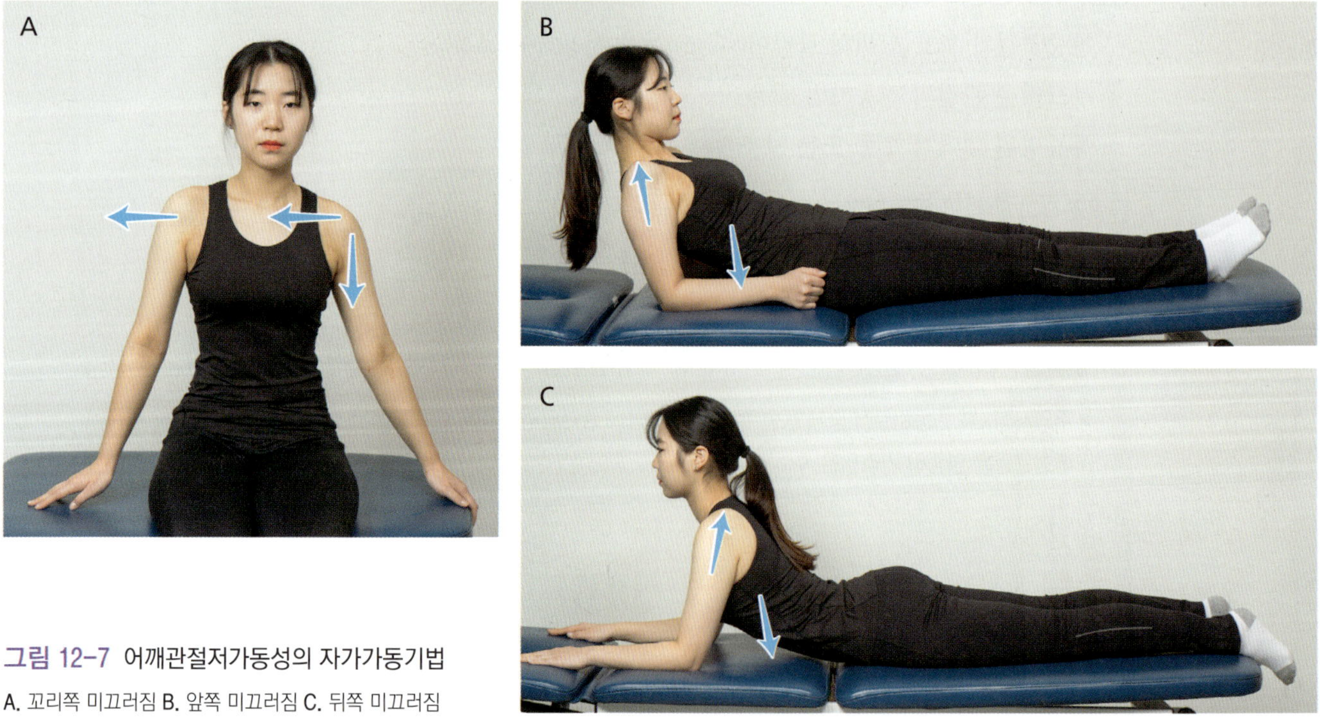

그림 12-7 어깨관절저가동성의 자가가동기법

A. 꼬리쪽 미끄러짐 B. 앞쪽 미끄러짐 C. 뒤쪽 미끄러짐

- 지속적인 꼬리쪽 미끄러짐 관절가동기법을 적용하여 위팔뼈머리가 재위치에 있도록 함
- 어깨뼈 올림의 대상작용을 확인하고 수정함

■ 근육수행력 개선하기

- 뻗침과 근력강화운동으로 근육의 길이, 근력 불균형 수정
- 몸통 안정성에 초점을 두고 어깨기능 개선

③ 기능회복 단계

환자의 직업, 생활환경에서 주로 수행하는 작업이 가능하도록 유연성과 근력을 증가시키고 유지할 수 있도록 기능적 동작으로 운동을 시켜야 한다.

■ 유연성과 근력 증가

- 뻗침운동과 근력강화운동을 적용하고 자가뻗침운동 교육

■ 기능적 요구

- 환자의 직업과 주로 수행하는 작업에 따라 재현시킬 수 있는 운동을 적용하여 증가된 유연성과 근력을 유지할 수 있도록 함

4) 봉우리빗장관절과 복장빗장관절의 관련 질병

봉우리빗장관절과 복장빗장관절의 손상은 스포츠 활동 중 직접 혹은 간접적인 부상이 주요 원인으로 알려져 있다. 과사용과 외상에 의한 염증, 낙상이나 팔의 과뻗침에 의한 정렬이상, 빗장뼈의 저가동성 등의 증상을 야기하고 이와 관련되는 어깨관절복합체의 기능제한을 유발할 수 있다. 봉우리빗장관절의 질병은 오목위팔관절의 손상으로 유발되기도 하고 SLAP병변(Superior Labrum Anterior Posterior tears) 위험을 증가시키기도 한다. 심각한 손상일 경우 봉우리빗장관절의 정복수술, 부리빗장인대의 복원수술, 어깨세모근 근막의 재건술을 적용한다. 복장빗장관절의 손상은 흔하지 않지만 빗장뼈에 직접 가해지는 외력에 의한 탈구, 어깨복합체에 주어지는 압박으로 아탈구 등의 간접적인 손상이 나타난다.

(1) 부분탈구/탈구

① 봉우리빗장관절의 부분탈구/탈구

주로 외상에 의해 발생되며 봉우리빗장관절염과 같은 퇴행성 변화에 의해 유발될 수 있다. 빗장뼈는 위쪽 방향으로 탈구되기 쉽고 벌림 시 어깨위팔리듬이 손상되어 가동성이 감소되고 어깨관절의 관절운동범위의 제한이 생긴다. 직접적인 외상은 빗장뼈의 앞안쪽에 외력이 가해질 때 발생하며 빗장뼈의 뒤쪽 탈구가 일어난다. 간접적인 외상은 어깨를 굽힘하고 모음했을 때 넘어지면 앞가쪽에서 압력이 작용하여 뒤쪽 탈구가 유발되고, 어깨를 폄하고 모음했을 때 넘어지면 뒤가쪽에 압력이 작용하여 앞쪽 탈구가 일어난다.

② 복장빗장관절의 부분탈구/탈구

팔을 모음하거나 폄한 상태로 주로 어깨부분으로 떨어질 때 유발되며, 어깨봉우리를 아래쪽, 뒤쪽 안쪽 그리고 빗장뼈를 가슴우리에 대해 아래쪽으로 밀어내리는 직접적인 외력에 의해 손상된다. 이때 빗장뼈의 골절, 봉우리빗장관절의 염좌 그리고 빗장뼈골절을 동반한 등세모근과 어깨세모근의 복합손상이 일어날 수 있다.

③ 저가동성

빗장뼈와 어깨뼈의 내림 또는 뒤당김 자세를 유지할 때 빗장뼈의 운동성 감소가 유발되며 퇴행성 관절염, 가슴문증후군 등의 합병증으로 이어질 수 있다.

(2) 구조적 손상과 기능적 손상

- 봉우리빗장관절과 복장빗장관절과 관련된 관절이나 인대에 통증
- 어깨관절 올림 시 통증호 유발
- 어깨관절 가로모음 및 가로벌림 시 통증
- 외상이나 과사용이 원인일 경우 관절에 과가동성 유발
- 잘못된 자세를 지속하거나 고정에 의한 손상일 경우 저가동성 유발

(3) 활동제한과 참여제한

- 팔을 강하게 반복적으로 지속하는 동작제한: 부품조립, 건설업의 팔 움직임 등
- 머리 위로 손 뻗기나 반복적인 운동 동안 통증 유발

(4) 봉우리빗장관절과 복장빗장관절 중재

봉우리빗장관절과 복장빗장관절의 손상에 대한 비수술적 관리는 과가동성과 저가동성에 대한 치료적 중재로 구분하여 적용한다. 과가동성일 경우 고정, 근력강화를 통한 치료를 실시하며 저가동성일 경우 가동성 증가를 위한 관절가동성운동을 적용한다.

① 염좌나 과가동성에 대한 중재

- 팔의 무게 지지를 위한 팔걸이(sling)를 사용하여 고정
- 오목위팔관절의 관절운동범위 유지
- 어깨관절복합체, 몸통의 근력강화를 위한 운동 적용
- 점진적인 기능활동 실시

② 저가동성에 대한 중재

- 관절가동성 증가를 위한 관절가동성운동, 관절가동술을 적용한다(3장. 그림 3-17~19 참고).

5) 오목위팔관절의 관절성형술

오목위팔관절의 퇴행성 손상, 뼈관절염이나 류마티스관절염에 의한 전이된 관절파괴, 돌림근띠 손상에 의한 관절병, 위팔뼈의 해부학적 목 골절에 의한 무혈관성 괴사는 중증 관절염을 유발할 수 있다. 가장 흔한 형태의 수술적 중재는 어깨관절성형술(shoulder arthroplasty)이라고 불리는 오목위팔관절의 관절성형술(arthroplaty)을 적용한다. 관절소켓과 볼을 모두 교체하는 어깨관절성형술은 일상생활활동의 수행과 어깨관절의 빠른 회복을 희망하는 환자에게 고려될 수 있다. 관절성형술의 적용과 그 목적은 통증 경감, 어깨관절의 가동성이나 운동성 증진 그리고 팔기능의 회복 및 개선이다(그림 12-8).

오목위팔관절성형술의 적응증은 오목위팔관절의 심각한 파괴와 휴식 시 또는 운동 시 심한 통증

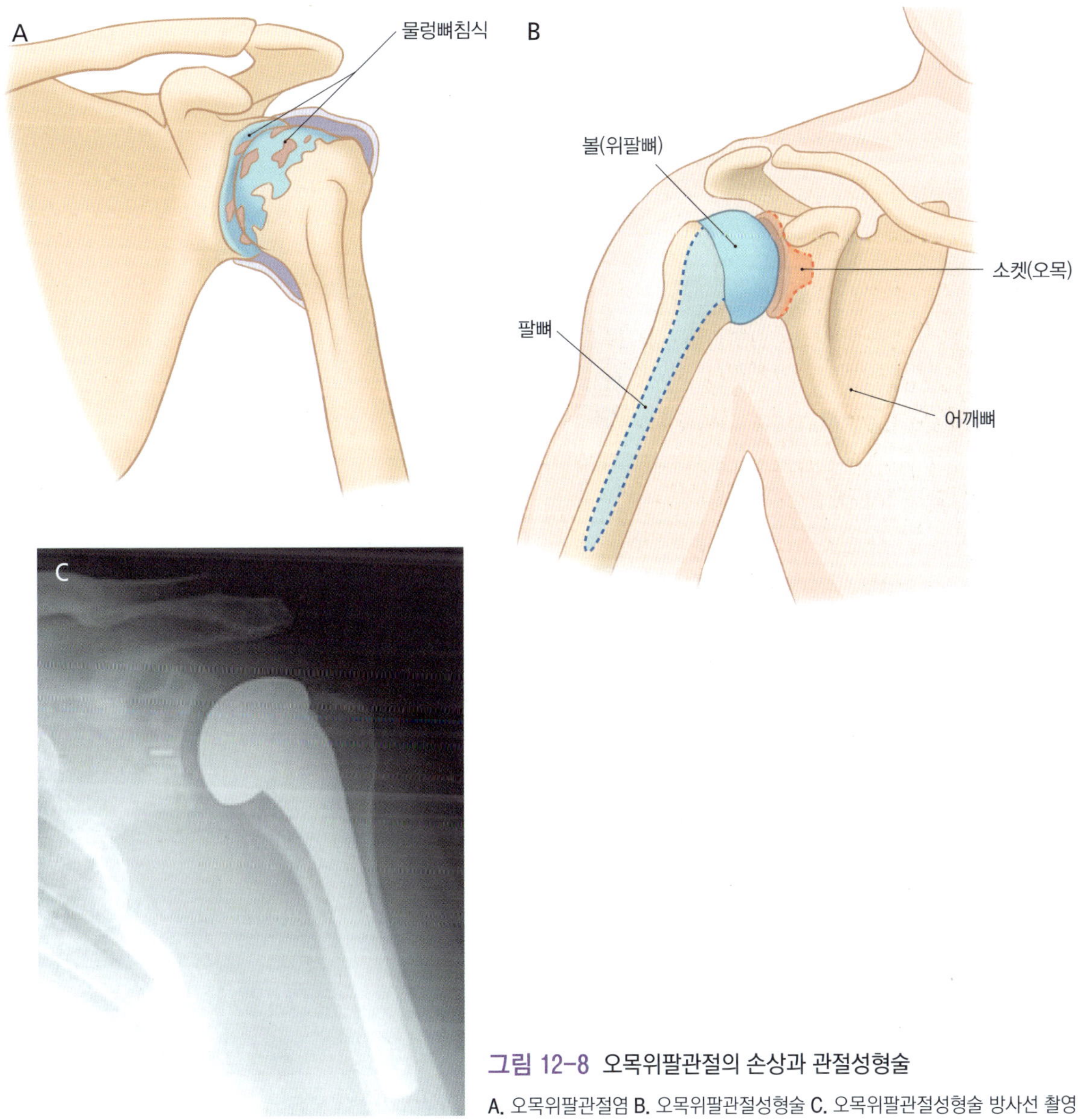

그림 12-8 오목위팔관절의 손상과 관절성형술

A. 오목위팔관절염 B. 오목위팔관절성형술 C. 오목위팔관절성형술 방사선 촬영

이 있을 경우, 손상된 오목위팔관절에 의해 팔의 기능적 수행능력이 감소되고 근력과 가동성 및 안정성이 상실될 경우 등이다. 비만, 당뇨, 파킨슨병, 어깨관절에 수차례 수술을 받은 경우, 어깨관절의 염증 그리고 돌림근띠의 결손일 경우는 수술 예후가 좋지 않으므로 권하지 않는다.

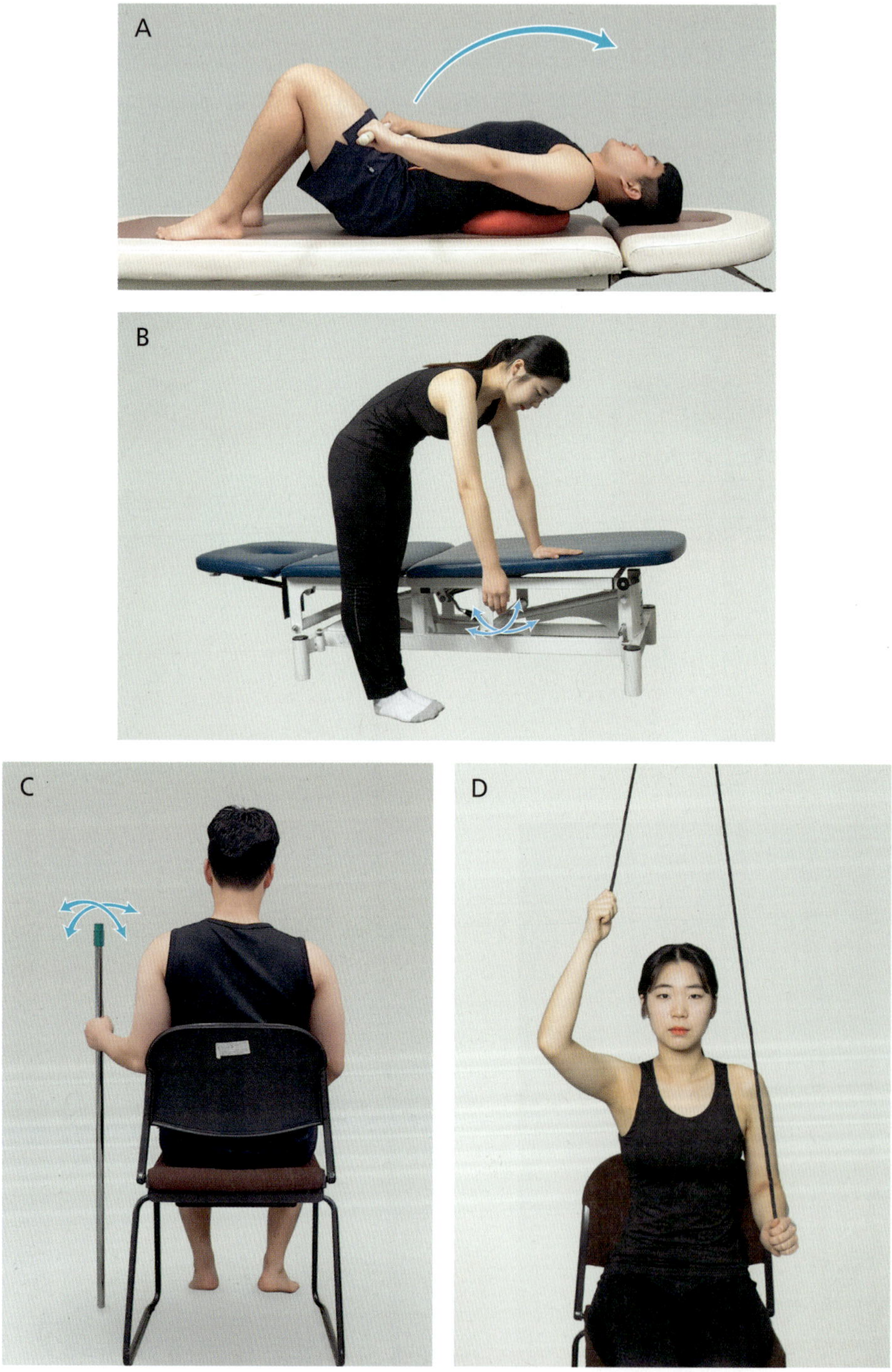

그림 12-9 어깨관절가동성 회복을 위한 자가 보조운동

A. 지팡이를 이용한 운동 B. 진자(코드만)운동 C. 기어이동운동 D. 머리 위 도르래운동

수술 전과 후의 돌림근띠 관리는 수술 예후와 재활 진전에 중요한 요인이 되며, 수술된 돌림근띠의 완전성을 확인하여 운동성과 안정성을 회복할 수 있도록 해야 한다. 수술 후 최대보호단계에는 통증조절과 인접관절의 가동성 유지 및 어깨관절 가동성 회복을 위한 치료가 필요하며 중등도 보호단계에는 어깨관절운동범위 회복을 위한 운동과 돌림근띠에 최대하 근력운동, 어깨뼈의 안정성 증진을 위한 운동이 적용된다. 최소보호단계에는 동적 안정성을 위한 근력강화와 기능 활동 복귀를 할 수 있도록 적용한다. 수술 후 시기별 치료적 중재는 다음과 같다.

(1) 보호단계

보호단계의 운동은 수술 후 첫날부터 시작하며 통증조절과 유착방지를 위해 가능한 빠른 관절가동범위운동을 실시한다.

- 통증조절을 위해 팔걸이나 부목을 사용하며, 운동 후 냉치료를 적용하여 감염 예방함
- 인접관절의 가동성을 유지하기 위해 목과 어깨뼈, 팔꿉관절의 정상적 움직임과 어깨뼈의 운동성을 유지함
- 수동 또는 능동보조관절가동범위운동, 진자운동, 지팡이를 이용한 운동, 기어운동, 머리위 도르래 운동 등의 자가 보조운동을 실시하여 어깨관절 가동성을 회복함(그림 12-9)
- 근육억제와 위축을 최소화하기 위해 부드러운 근고정기법 적용함
- 앞톱니근과 등세모근에 비체중지지의 안정화운동은 어깨뼈 안정화운동으로 적용됨
- 다음 단계 운동의 진행기준은 박스 12-2와 같음

박스 12-2 오목위팔관절성형술 후 최대보호단계에서 다음 단계 운동 진행기준

- 어깨뼈면의 최소한의 통증
- 수동 올림 90°, 가쪽돌림 45°, 안쪽돌림 70°가 가능할 때
- 어깨밑근의 등척성 저항과 안쪽돌림 시 통증이 없을 때
- 통증 없이 허리높이 수준에서 일상생활을 수행할 수 있을 때

(2) 운동통제단계

점진적으로 능동적 움직임과 동적 안정성 그리고 관절운동범위를 증가시키면서 어깨관절 근력의 증가를 목표로 적용한다.

- 어깨관절의 수동관절운동범위를 증진시키고 부드러운 관절가동술, 부드러운 자가뻗침운동 교육 실시

- 어깨관절의 관절운동범위와 동적 안정성을 증진시키고 근력과 지구력에 대한 운동 실시(박스 12-3)
- 다음 단계 운동의 진행기준은 박스 12-4에 요약함

박스 12-3 오목위팔관절성형술 후 중등도 보호단계 동안 어깨관절 동적 안정성과 근육수행력 개선운동

- 어깨관절의 점진적 관절가동범위운동
- 어깨뼈 올림이 유발되지 않는 항중력성 벌림운동
- 어깨뼈와 오목위팔관절의 안정화를 위한 비체중부하자세에서 낮은 체중부하자세로 진행
- 어깨밑근을 포함한 돌림근띠의 최대하 등척성운동
- 가벼운 무게나 낮은 등급의 탄력저항을 이용하여 어깨관절근육에 동적 저항운동을 실시하여 어깨뼈 지지와 안정성 증진
- 고정형 에르고미터를 적용하여 팔의 근육지구력 훈련 및 심장허파지구력 향상

박스 12-4 오목위팔관절성형술 후 중등도 보호단계에서 다음 단계 운동 진행기준

- 어깨관절의 완전범위의 수동 관절운동범위가 가능할 때
- 통증없이 수동 또는 보조된 130~140°의 굽힘과 120°의 벌림이 가능할 때
- 어깨뼈면에서 통증없이 최소한 60°의 안쪽/가쪽돌림 또는 수동적 안쪽/가쪽돌림 70°가 가능할 때
- 어깨관절의 안정성을 유지하고 팔을 올림할 때, 어깨의 으쓱하는 움직임이 없는 정상적인 어깨관절운동기전이 가능할 때
- 돌림근띠와 어깨세모근의 근력이 4/5일 때

(3) 기능회복 단계

동적 안정성을 위해 팔이음뼈에서 통증 없는 범위의 근력강화가 이루어져야 하고 특정과제가 가능한 팔의 기능적 사용을 고려해서 적용한다.

- 어깨관절의 가동성 증진 및 유지를 위해 관절운동범위 끝범위까지 보조뻗침, 자가뻗침운동을 실시하고, 등급 III의 관절가동술 적용
- 어깨관절의 신경근육학적 조절과 근육수행력 증진을 위해 점진적 저항운동, 닫힌사슬운동 실시
- 기능활동으로 복귀하기 위해 수술한 팔을 사용한 기능활동훈련 실시

4 운동치료

1) 가동성운동

(1) 수동관절가동범위운동

염증이 있거나 염증 감소와 조직 치유가 이루어지므로 과도한 스트레스를 주의해야 하며, 통증을 완화하고 고정의 부작용을 예방하기 위해 초기운동을 적용한다. 초기운동은 통증 없는 범위 내의 수동관절가동범위운동(PROM)으로 시작하며, 증상과 가동성이 증가됨에 따라 능동보조관절가동운동(AAROM), 능동관절가동범위운동(AROM)으로 진행한다.

어깨관절복합체의 조직치유와 급성단계, 초기 급성단계를 위한 운동기법은 박스 12-5와 같다.

박스 12-5 어깨관절복합체를 조직치유와 급성단계와 초기 급성단계 동안을 위한 운동기법

- 통증 없는 범위 내의 수동관절가동범위운동
  - 오목위팔관절의 수동관절가동범위운동
  - 어깨뼈의 수동관절가동범위운동
- 증상과 가동성 증가에 따라 능동보조관절가동범위운동(AAROM), 능동관절가동범위운동(AROM)
  - 봉운동
  - 도르래운동
  - 진자운동
  - 기어이동운동
- 어깨뼈의 주요 근육을 활성시키기 위한 신경근조절운동
  - 다각도 근고정운동
  - 보호된 체중지지운동

(2) 능동보조관절가동범위운동(자가보조운동) 및 능동관절가동범위운동

통증이 감소되고 가동성이 증가되기 시작하면 오목위팔관절의 운동성 회복을 위한 능동보조운동 및 자가보조운동을 진행한다. 봉, 공, 도르래를 이용한 운동과 중력을 이용한 진자(코드만)운동을 적용한다. 보조운동 동안 근력 증가에 따라 능동운동으로 진행한다.

어깨복합체의 가동성에 운동학적으로 중요한 어깨뼈 운동은 초기부터 적용하는 것을 권장한다. 신경근 조절(neuromuscular control)을 통한 근육 조절 및 활성을 유발시키기 위해 다각도 근고정운동이나 보호된 체중지지운동을 통해 어깨뼈 주위의 근육활성을 유도하여 훈련한다(p491. 3) 근육수행력과 기능적 조절 향상을 위한 운동 참고).

① 봉 운동

- 목적: 어깨뼈의 안정성 제공과 오목위팔관절의 운동성 향상을 위해 적용함
- 바로누운자세에서 지팡이, 봉, T자형 막대 등을 이용하여 굽힘, 벌림, 어깨뼈면 벌림, 돌림을 능동보조관절가동범위운동으로 실시(그림 12-10-A)

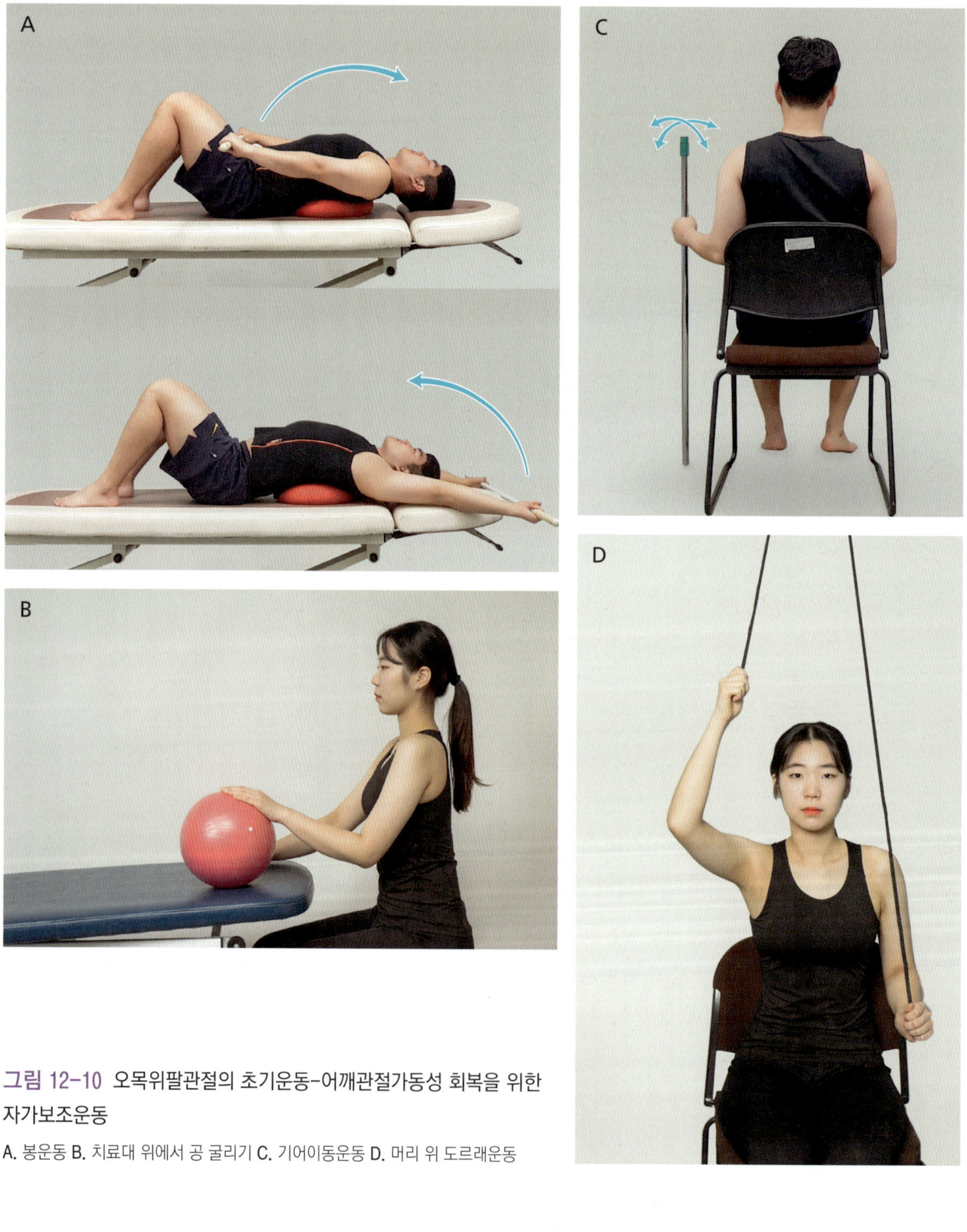

그림 12-10 오목위팔관절의 초기운동-어깨관절가동성 회복을 위한 자가보조운동

A. 봉운동 B. 치료대 위에서 공 굴리기 C. 기어이동운동 D. 머리 위 도르래운동

- 위팔뼈의 충돌증후군에 대한 운동은 가쪽돌림자세를 유지하기 위해 굽힘과 벌림 시 아래팔을 뒤침하여 봉을 잡고 실시함

② 치료대 위에서 공 굴리기

- 목적: 어깨뼈의 안정성과 오목위팔관절의 가동범위 증가
- 의자에 앉은자세에서 치료대 위에 15~20cm 지름의 공이나 수건을 놓는다. 팔은 치료대 위에 두어 지지된 상태에서 손은 공이나 수건 위에 두고 몸통을 앞, 뒤 그리고 가쪽으로 움직이면서 손에 있는 공을 굴리거나 수건으로 치료대를 닦는 동작을 한다. 어깨관절의 부드러운 원운동으로 진행하다가 통증 감소에 따라 어깨관절근육을 사용하여 더 큰 운동범위로 공과 수건을 움직이도록 함(그림 12-10-B)

③ 기어이동운동

- 목적: 어깨뼈의 안정성과 오목위팔관절의 운동범위 증가
- 앉은자세에서 병변쪽 팔에 바닥에 지지넌을 둔 지팡이나 봉을 잡는다. 자동차 운동 중 기어를 움직이는 것과 유사한 운동을 앞과 뒤, 안/가쪽 그리고 대각선으로 움직이도록 함(그림 12-10-C)

④ 머리위 도르래운동

- 목적: 어깨뼈의 안정성과 오목위팔관절의 운동범위 증가를 위해 적용함
- 앉은자세에서 각각의 손으로 손잡이를 잡게 하고 정상적인 손으로 끈을 잡아 당겨 손상된 팔이 올림되도록 한다. 이때 굽힘, 벌림 또는 어깨면으로 올림하여 운동 목적에 따라 움직여지도록 하고 어깨뼈가 올림되거나 몸통이 기울어지지 않도록 함(그림 12-10-D)

⑤ 진자(코드만)운동

- 목적: 중력을 이용하여 오목위팔관절의 견인이 유발되어 가동성이 향상되고 어깨관절의 움직임 동안 어깨뼈의 안정화 조절(그림 12-11)
- 진자운동은 오목위팔관절 주변의 근육활성화 없이 수동으로 시행되며, 몸통과 엉덩관절의 근육 작용으로 시상면, 이마면, 수평면으로 움직여 팔의 흔들림이 유발되도록 한다. 운동은 몸통과 엉덩관절의 운동면과 움직이는 호(arc)가 같은 면에서 팔의 진동운동이 유발되어야 함
- 운동 중 통증이 유발되고 관절운동범위가 감소되면 적절한 운동이 아니므로 멈춤
- 자세를 유지하기 힘들 경우 치료대나 책상에 엎드려 수행함
- 손에 부하/무게를 더하면 오목위팔관절에 더 큰 견인력을 제공할 수 있다. 부하/무게의 적용은 아급성단계와 만성단계에 관절뻗침 기법이 허용될 경우 적용할 수 있으며, 등급 III의 관절뻗침 기법에 해당함(그림 12-12)

대상자 자세	■ 몸통과 엉덩관절의 90° 굽힘으로 선자세에서 어깨면의 벌림 위치에 팔을 60°와 90° 사이로 굽힌다. 팔을 느슨하게 하여 아래쪽으로 늘어뜨리고 진자 또는 흔들기 운동을 실시한다. 이때 무릎을 약간 굽힌다면 몸통의 굽힘자세를 더 쉽게 하고 허리에 주어지는 스트레스를 최소화할 수 있다.
운동방법	■ 몸통을 약간씩 앞과 뒤로 움직이면서 시작하여 굽힘과 폄, 수평벌림과 수평모음 그리고 돌림운동을 한다. 통증을 견딜 수 있다면 운동호를 증가시킨다. ■ 운동하지 않는 손은 지지대의 바닥에 올려 자세를 편하게 한다. ■ 팔을 늘어뜨려 양쪽 그리고 앞뒤로 자유롭게 흔들면서 팔의 무게를 이용한다.

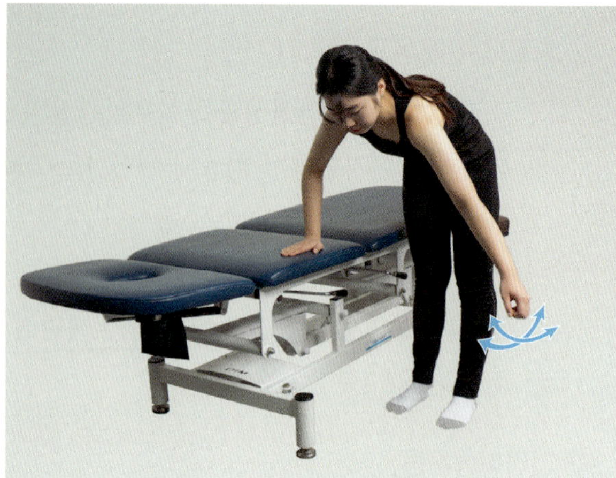

그림 12-11 진자운동

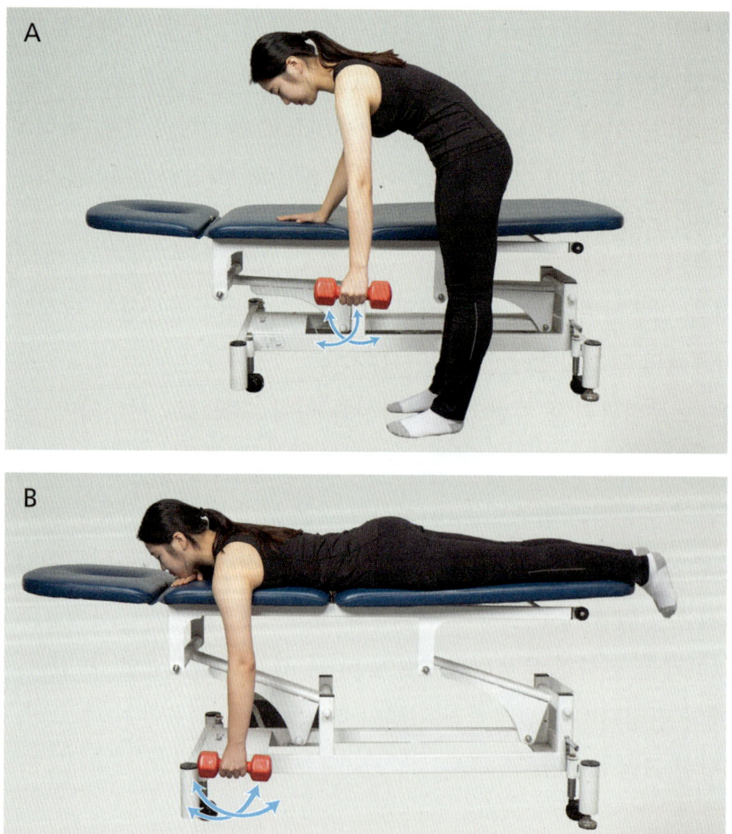

그림 12-12 진자운동(부하 적용)

가정운동(home exercise)으로 손에 물건(예: 다리미)을 사용할 할 경우, 오목위팔관절에 견인력으로 작용할 수 있다. 손에 주어진 무게는 견인력을 증가시키고 진자운동범위를 크게 한다. 운동 동안 과도한 어깨뼈 벌림을 예방하기 위해 등뼈(thoracic)의 중립자세를 유지하도록 한다.

(3) 관절가동술

① 도수관절가동술

통증 조절과 관절의 바른정렬 및 가동범위 증가를 목적으로 하며 관절 구조의 변화에 의한 관절운동범위가 제한된 관절 손상을 치료하기 위해 관절가동술을 시행한다. 오목위팔관절, 봉우리빗장관절, 복장빗장관절, 어깨가슴관절에 대한 관절가동술의 자세한 내용은 3장을 참고한다(그림 12-13).

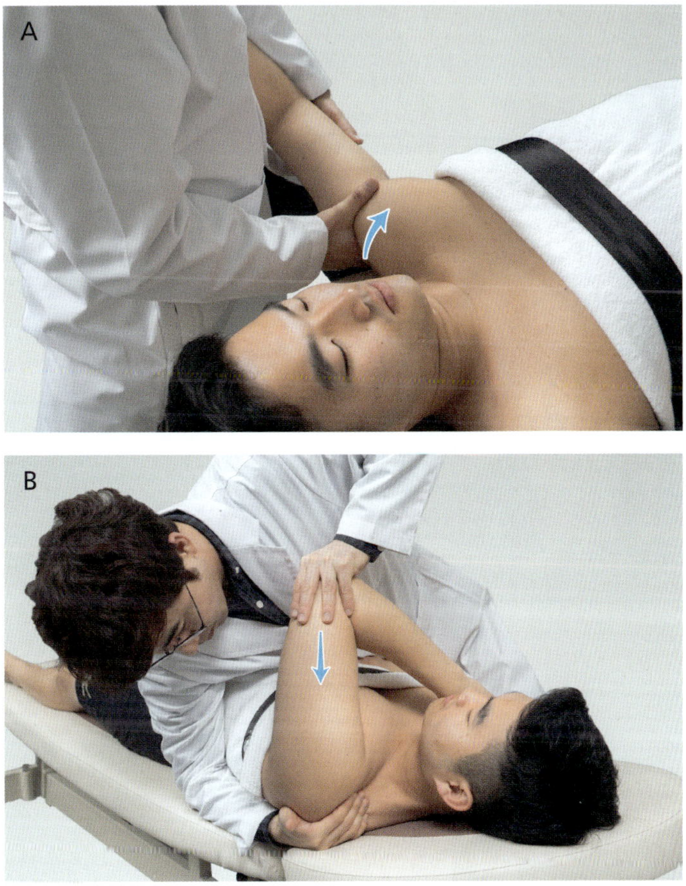

그림 12-13 오목위팔관절의 관절가동술

A. 오목위팔관절의 아래쪽 미끄러짐(벌림 증가) B. 오목위팔관절의 뒤쪽 미끄러짐(굽힘, 안쪽돌림 증가)

② 자가관절가동술

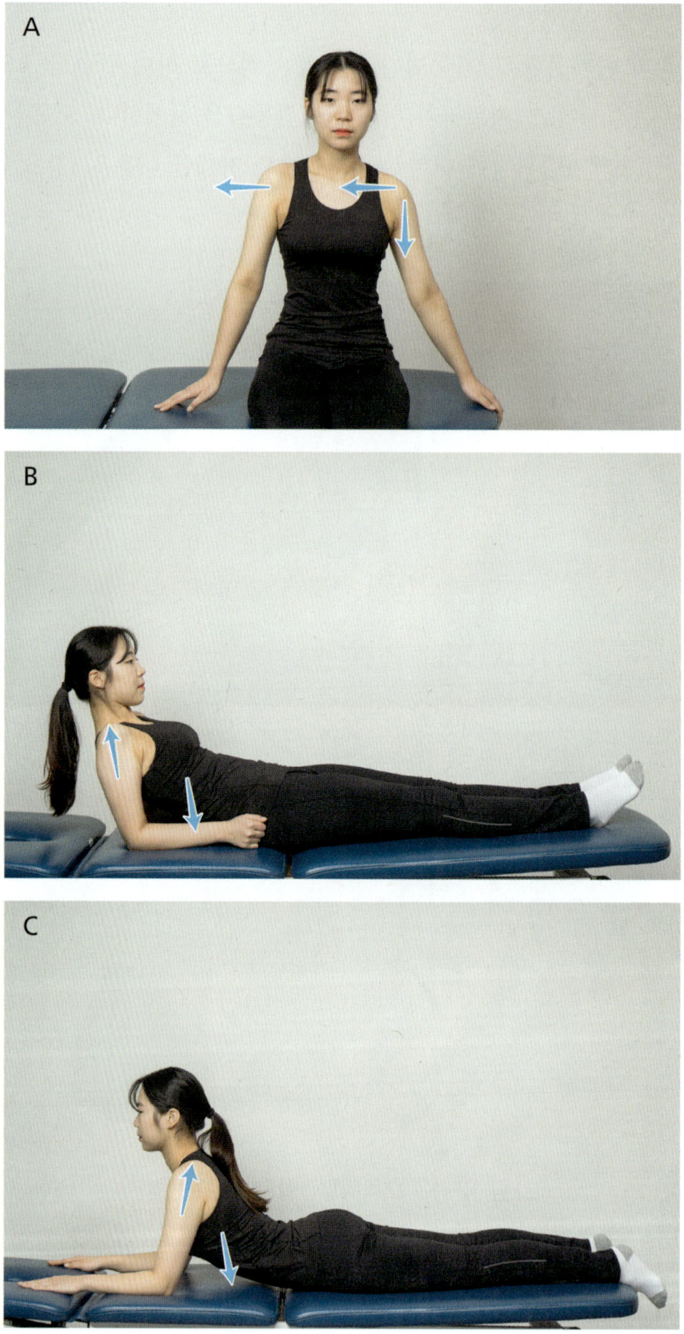

그림 12-14 어깨관절 저가동성의 자가가동술

A. 꼬리쪽 미끄러짐 B. 앞쪽 미끄러짐 C. 뒤쪽 미끄러짐

2) 뻗침운동: 유연성 증가운동

(1) 어깨관절 관절운동범위 증가를 위한 자가뻗침 기법

① 굽힘/수평모음 증가

오목위팔관절의 뒤쪽 구조물에 대한 가동성을 증진키는 자가뻗침 기법이다(그림 12-15).

대상자 자세	▪ 환자는 앉거나 선자세를 취한다.
운동방법	▪ 팔을 수평모음시켜 지속적으로 뻗침시킨다.

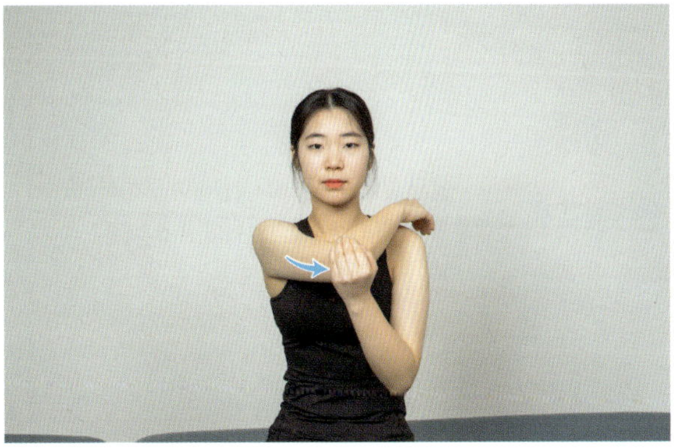

그림 12-15 어깨관절 굽힘/수평모음 증가

② 굽힘과 올림 증가

몸통의 이동으로 어깨관절의 올림과 굽힘을 증가시키는 자가뻗침 기법이다(그림 12-16).

대상자 자세	▪ 환자는 병변측 팔을 치료대 모서리 위에 두고 앉는다.
운동방법	▪ 앉은자세에서 몸통을 굽힘시키면서 아래팔(forearm)을 치료대 위면에 따라 이동시킨다.

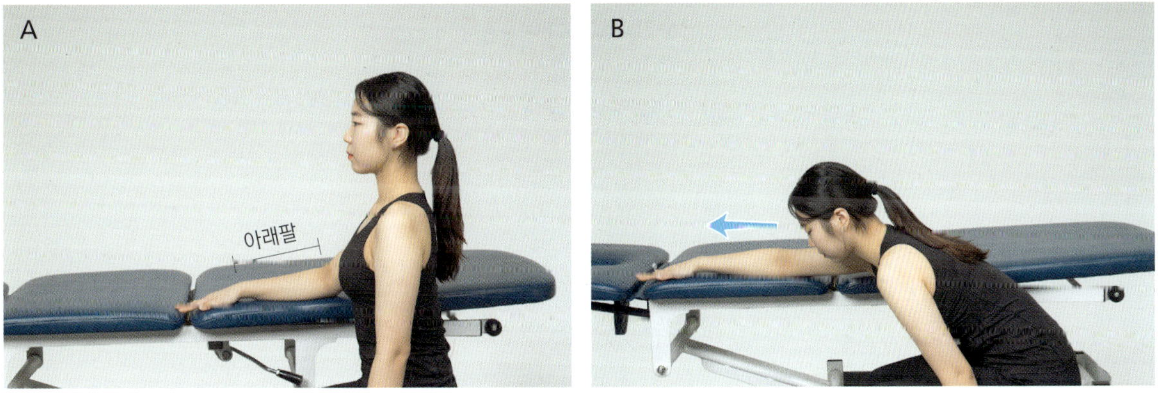

그림 12-16 어깨관절 굽힘과 올림 증가
A. 시작자세 B. 끝자세

③ 가쪽돌림과 안쪽돌림 증가

대상자 자세	▪ 벽이나 문의 모서리에 선자세를 취한다.	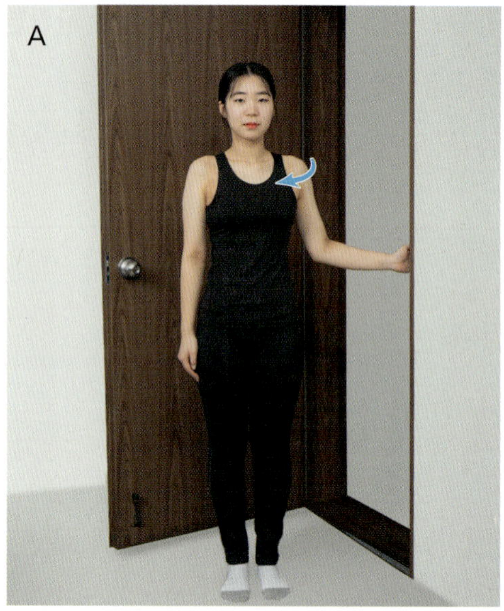
운동방법	▪ 아래팔과 팔꿉관절을 90° 굽힘하여 고정시키고 몸통을 움직여 가쪽돌림범위를 증가시킨다.	

대상자 자세	▪ 환자는 옆으로 누운자세를 취한다.	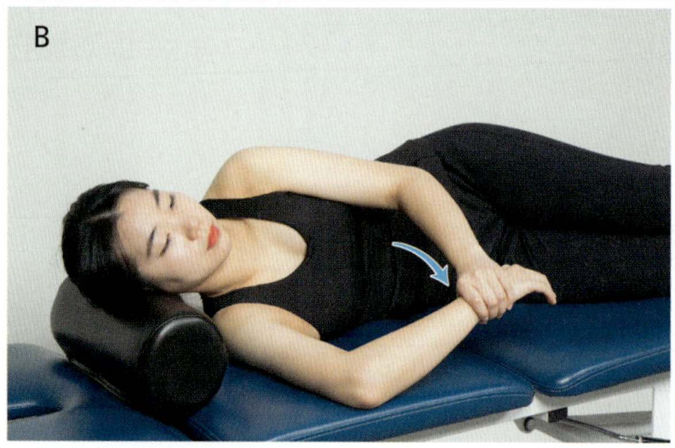
운동방법	▪ 어깨관절과 팔꿉관절을 90° 굽힘하고 위팔을 안쪽돌림시킨다.	

그림 12-17 어깨관절 가쪽돌림과 안쪽돌림 증가

A. 가쪽돌림 B. 안쪽돌림

④ 폄 증가

대상자 자세	▪ 치료대를 뒤쪽에 두고 선자세에서 손가락을 앞으로 향하게 하고 양손은 치료대 테두리를 잡는다.
운동방법	▪ 팔꿉관절을 굽힘시키면서 앉는 동작을 취한다.

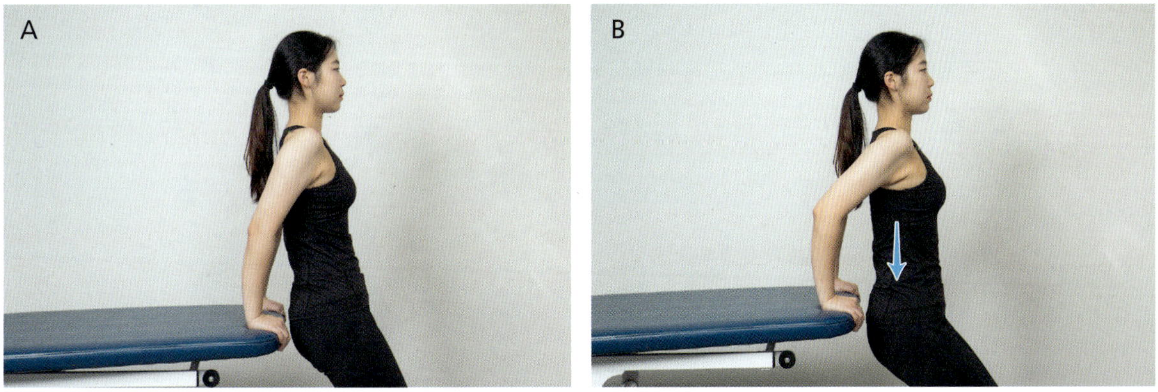

그림 12-18 어깨관절 폄 증가

A. 시작자세 B. 끝자세

(2) 특정 근육의 도수뻗침과 자가뻗침운동

① 넓은등근의 도수뻗침과 자가뻗침운동

대상자 자세	■ 환자는 바로누운자세를 취하고 치료사는 한손으로 골반을 고정시키고 다른 한손으로는 먼쪽 위팔뼈를 잡는다.	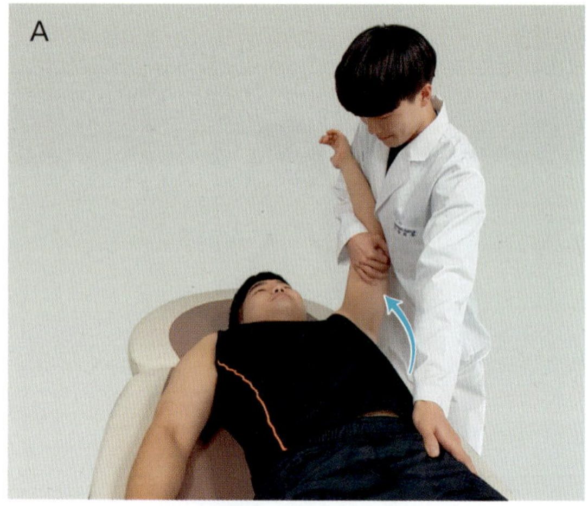
운동방법	■ 가능한 범위의 끝지점까지 위팔뼈를 굽힘, 가쪽돌림 그리고 벌림시킨다.	

대상자 자세	■ 환자는 벽을 등지고 선자세에서 허리뼈가 편평하게 벽에 닿도록 한다.	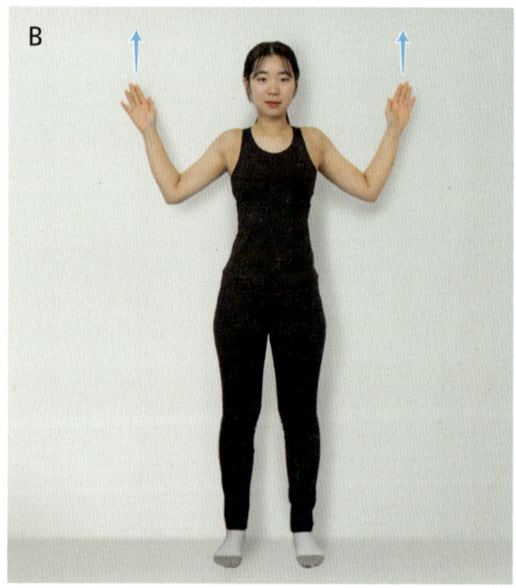
운동방법	■ 양팔을 사진과 같이 어깨관절 벌림과 가쪽돌림 자세로 유지하고 손등을 위쪽으로 미끄러지듯이 올린다. 이때 등허리가 휘어지지 않도록 한다(hold-up 자세).	

그림 12-19 넓은등근의 뻗침운동

A. 도수뻗침운동 B. 자가뻗침운동(Hold-up 자세운동)

② 큰가슴근의 도수뻗침과 자가뻗침운동

대상자 자세	▪ 앉은자세에서 환자는 양팔을 머리 뒤에 두고, 뒤쪽의 치료사는 환자의 양쪽 팔꿈치를 잡는다.	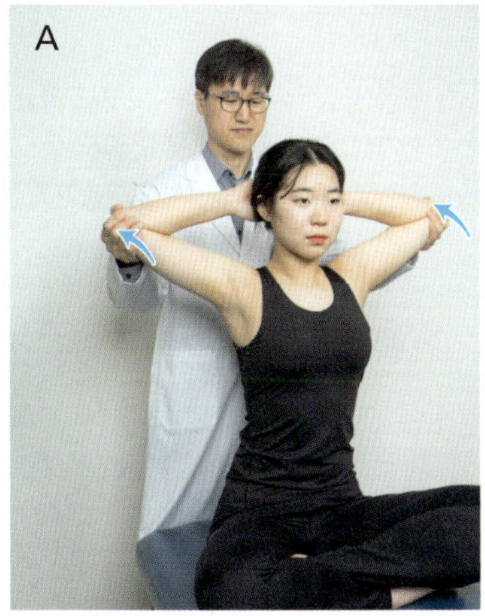
운동방법	▪ 환자에게 숨을 내쉬도록 하면서 양쪽 팔꿈치를 바깥으로 벌림시킨다.	

대상자 자세	▪ 벽의 모서리 앞이나 열린 문 사이에 선사세에서 양팔을 역 T자나 V자로 유지한다.	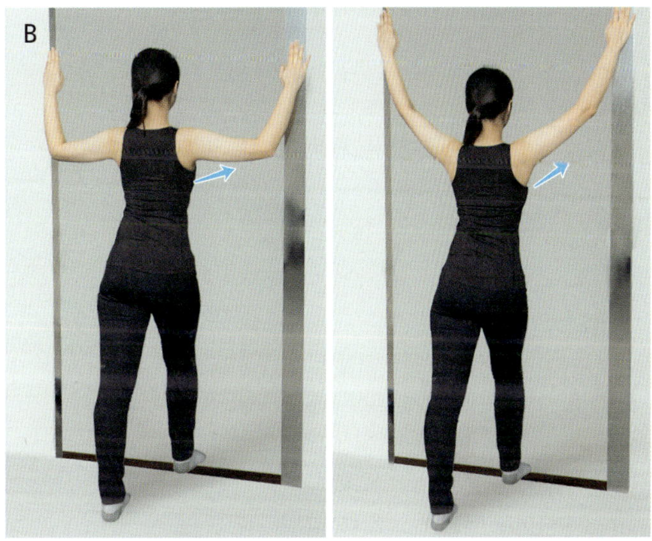 빗장뼈부분 복장뼈부분
운동방법	▪ 발을 고정하고 신체를 앞으로 이동시키면서 뻗침한다.	

그림 12-20 큰가슴근의 뻗침운동

A. 도수뻗침운동 B. 자가뻗침운동

③ 작은가슴근의 도수뻗침과 자가뻗침운동

대상자 자세	▪ 환자는 앉은자세를 취하고 치료사는 한손을 환자의 어깨 뒷면에 두고, 아래쪽으로 다른 한손은 어깨관절 앞면의 부리돌기에 둔다.	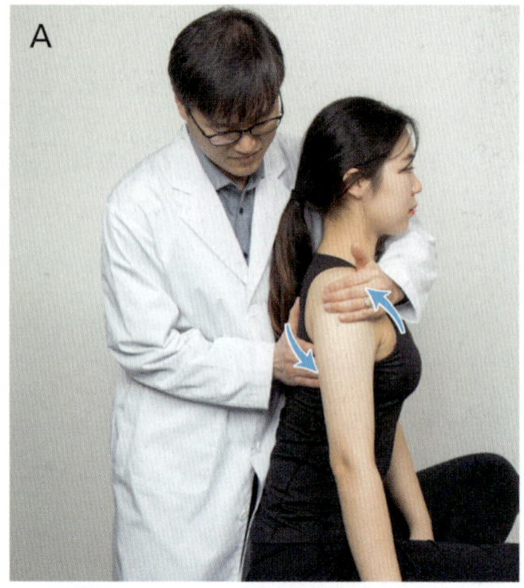
운동방법	▪ 환자에게 날숨을 쉬도록 하면서 어깨 뒷면은 아래 쪽으로, 부리돌기는 위뒤쪽으로 누르면서 뻗침시킨다.	

대상자 자세	▪ 벽의 모서리 앞이나 열린 문 사이에 아래팔을 문의 가장자리에 두고 위팔을 90° 벌림, 팔꿈치도 90° 굽힘으로 하여 선자세를 취한다.	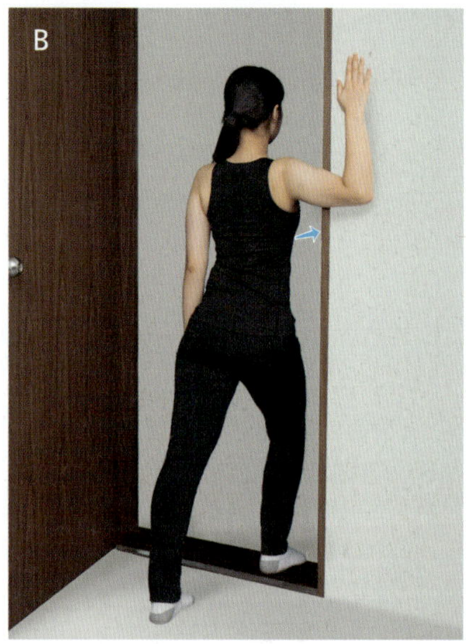
운동방법	▪ 아래팔을 문의 가장자리에 두고 몸통을 병변부 어깨에서 멀어지도록 돌림하면서 뻗침 느낌이 날 때까지 실시한다.	

그림 12-21 작은가슴근의 뻗침운동

A. 도수뻗침운동 B. 자가뻗침운동

④ 어깨올림근의 도수뻗침과 자가뻗침운동

대상자 자세	▪ 앉은자세에서 단축된 근육의 반대방향으로 머리를 돌림시키고 목의 뒤가쪽에 약간 당김이 있는 범위까지 앞쪽 굽힘시킨다.	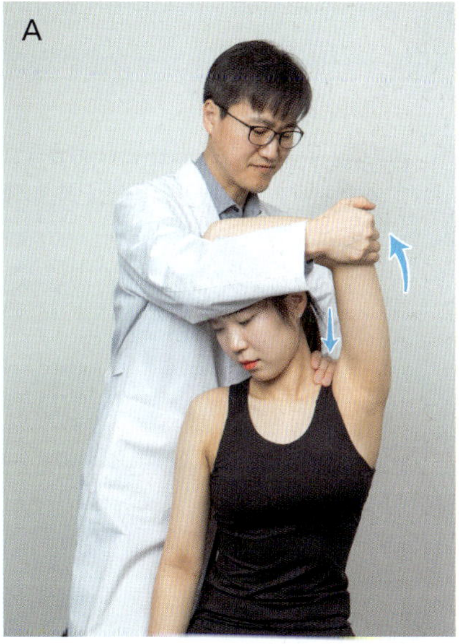
운동방법	▪ 단축된 쪽의 팔은 벌림시키고 어깨뼈를 고정하기 위해 손은 위각에 두고 아래쪽으로 누르면서 어깨뼈 내림 위치를 유지한다.	

대상자 자세	▪ 환자는 앉은자세에서 단축된 반대쪽으로 머리를 가쪽굽힘과 돌림한다. ▪ 어깨뼈 고정을 위해 단축된 쪽의 팔을 엉덩이 아래에 두거나 치료대 가장자리를 잡게 한다.	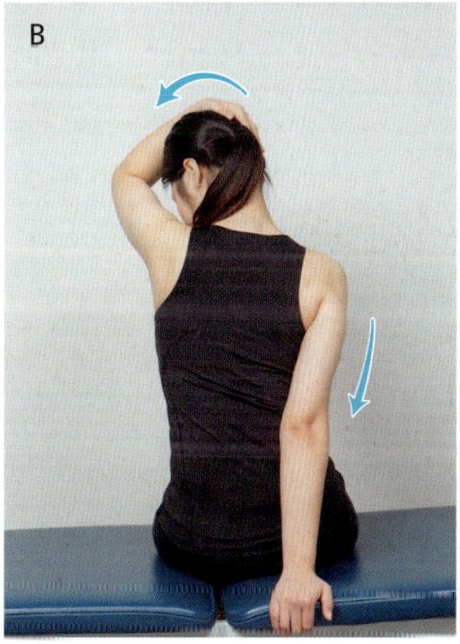
운동방법	▪ 단축된 반대 대각선 방향으로 머리를 부드럽게 당긴다.	

그림 12-22 어깨올림근의 뻗침운동

A. 도수뻗침운동 B. 자가뻗침운동

⑤ 위등세모근의 도수뻗침과 자가뻗침운동

대상자 자세	▪ 앉은자세에서 단축된 쪽의 손을 등 뒤에 두고 어깨뼈를 고정시킨다. ▪ 치료사의 다른 손으로는 환자의 먼쪽빗장뼈와 어깨뼈를 고정하여 머리를 단축된 쪽으로 돌린다.	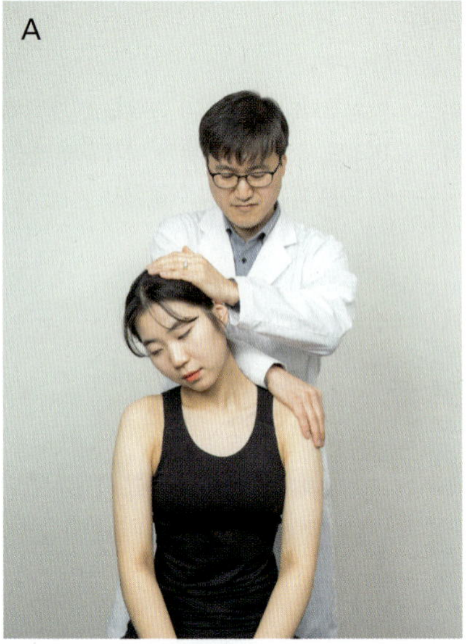
운동방법	▪ 목뼈를 천천히 굽힘시키면서 뻗침범위를 증가시킨다.	

대상자 자세	▪ 앉은자세 또는 선자세에서 단축된 쪽의 손을 등뒤에 위치시켜 어깨뼈를 고정한다.	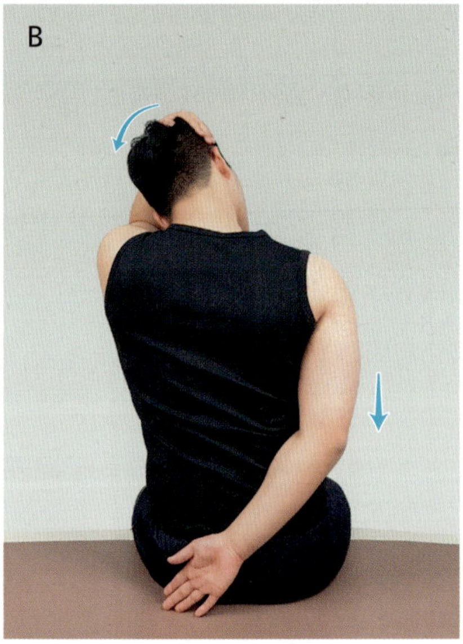
운동방법	▪ 단축된 쪽으로 머리목을 돌림시키고 목뼈 굽힘으로 진행하다가 자신의 머리를 누르면서 끝범위를 더 증가시킨다.	

그림 12-23 위등세모근의 뻗침운동

A. 도수뻗침운동 B. 자가뻗침운동

⑥ 목갈비근의 뻗침운동

앉은자세에서 환자는 턱을 당기고 목을 뒤당김한 자세를 취한다. 목뼈의 반대쪽 가쪽굽힘과 뻗침하고자 하는 근육 쪽으로 돌림하여 치료사는 환자 뒤에 서서 한 손으로 환자의 머리와 얼굴을 감싸고, 치료사의 몸통과 어깨관절을 이용하여 환자의 머리를 고정한다. 다른 손으로는 뻗침하고자 하는 근육의 가슴우리 위에 두고 환자가 들숨할 때 가슴우리의 올림에 아래쪽으로 저항을 주면서 뻗침시킨다.

⑦ 뒤통수밑근의 뻗침운동

앉은자세에서 C2의 가시돌기에 치료사의 엄지손가락이나 손허리손가락으로 고정하고 환자에게 천천히 고개를 끄덕이는 동작으로 위척추뼈에 대해 머리를 움직이도록 한다. 다른 손은 환자의 이마에 두고 움직임을 안내한다.

자가뻗침운동은 바로누운자세에서 머리목을 뒤당김하는 자세를 유지하여 뒤통수밑부위의 뻗침되는 느낌이 날 때까지 뒤통수 쪽으로 턱을 가져가서 머리를 끄덕인다.

3) 근육수행력과 기능적 조절 향상을 위한 운동

어깨관절의 근력, 지구력, 파워 그리고 기능활동의 수행력을 개선시키기 위해 근육수행력 발달은 중요하다. 적절한 운동을 통해 잘못된 역학을 교정하여 어깨위팔리듬의 자연스러운 협응이 유발될 수 있도록 한다. 돌림근띠근육에 대한 훈련을 통해 팔의 올림 동안 오목위팔관절에서 유발되는 돌림과 병진운동의 안정화와 조절을 할 수 있어야 한다.

(1) 등척성운동

① 어깨뼈의 초기운동

■ 다각도 근고정운동

- 통증이 없는 어깨관절 굽힘이나 어깨뼈면 벌림위치에서 안쪽/가쪽의 돌림근에 다각도 등척성운동 적용
- 근고정운동을 통하여 어깨뼈 주위 근육과 오목위팔관절 근육이 활성화됨

■ 보호된 체중지지

- 부분적인 체중지지운동은 위팔뼈머리가 관절오목에 위치할 수 있도록 도와주며 근육활성을 유도할 수 있음(그림 12-24)

② 어깨뼈 근육

■ 어깨뼈 근육의 근고정운동

- 어깨뼈의 올림과 내림 근육 및 뒤당김과 내밈 근육에 근고정운동 적용
- 근고정운동을 통하여 어깨뼈 운동의 주요 근육이 활성화됨(그림 12-25)

대상자 자세	■ 앉은자세나 선자세에서 손이나 팔꿉관절에 체중을 지지하도록 한다.	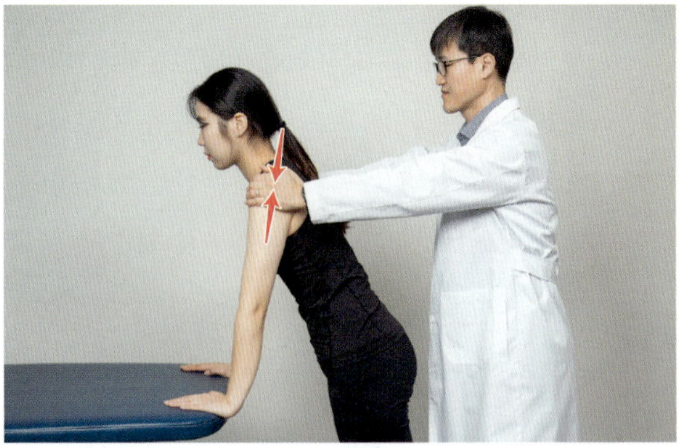
운동방법	■ 체중을 지지한 손이나 팔꿉관절을 고정하고 부드럽게 양 옆으로 움직인다.	

그림 12-24 어깨뼈의 보호된 체중지지

대상자 자세	■ 옆으로 누운자세를 취한다.	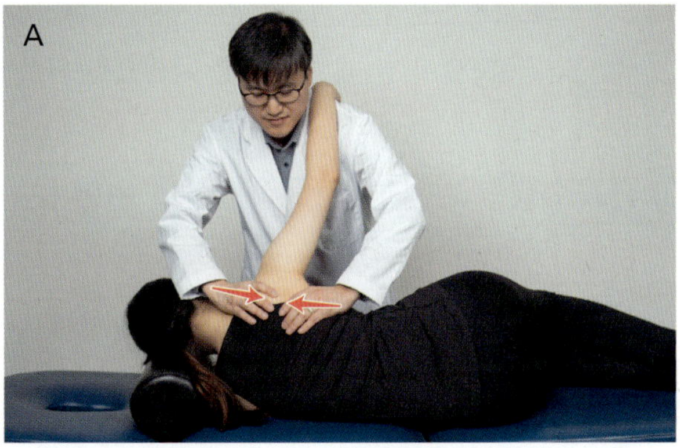
운동방법	■ 내림(아래등세모근): 어깨뼈 아래각에 손을 두고 저항을 적용한다. ■ 올림(위등세모근, 어깨올림근): 어깨뼈 윗면에 손을 두고 저항을 적용한다).	

대상자 자세	■ 앉은자세를 취한다.	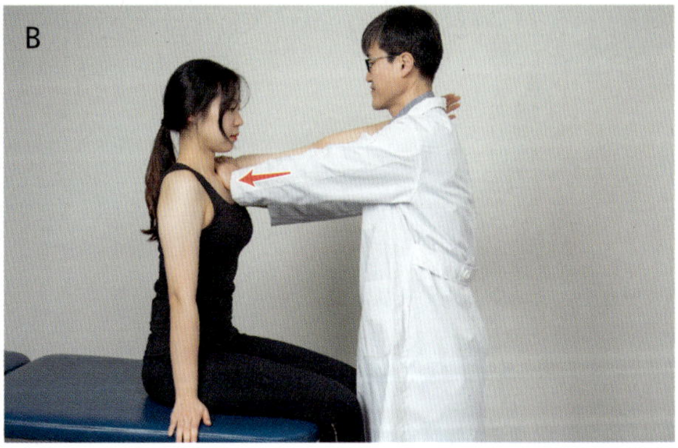
운동방법	■ 뒤당김(마름근과 등세모근): 어깨뼈 안쪽모서리에 저항을 적용한다. ■ 내밈(앞톱니근): 어깨뼈의 부리돌기나 겨드랑이 끝부분에 저항을 적용한다.	

그림 12-25 어깨뼈 근육의 근고정운동

A. 내림과 올림 B. 뒤당김과 내밈

③ 오목위팔관절 근육

대상자 자세	▪ 바로누운자세에서 위팔뼈를 벌림시키고 아래팔의 굽힘자세를 취한다.
운동방법	▪ 어깨봉우리를 고정하고 가쪽돌림 및 안쪽돌림에 대해 손목에 저항을 적용한다.

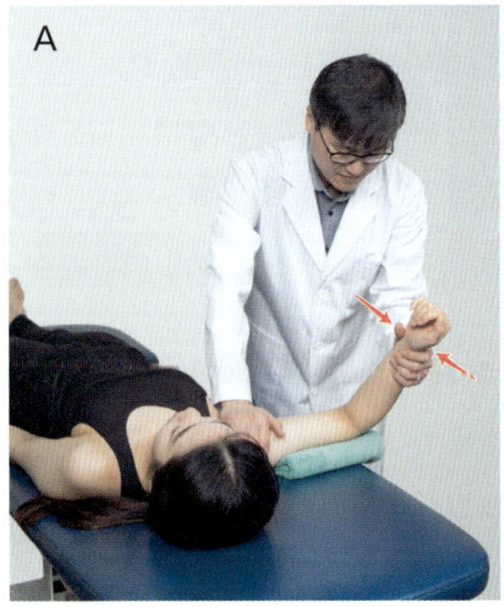

대상자 자세	▪ 바로누운자세에서 위팔뼈를 약간 벌림시키고 아래팔은 굽힘자세를 취한다.
운동방법	▪ 위팔뼈 중립돌림위치에서 0°, 30°, 35°, 60°의 벌림과 모음에 대해 저항을 적용한다.

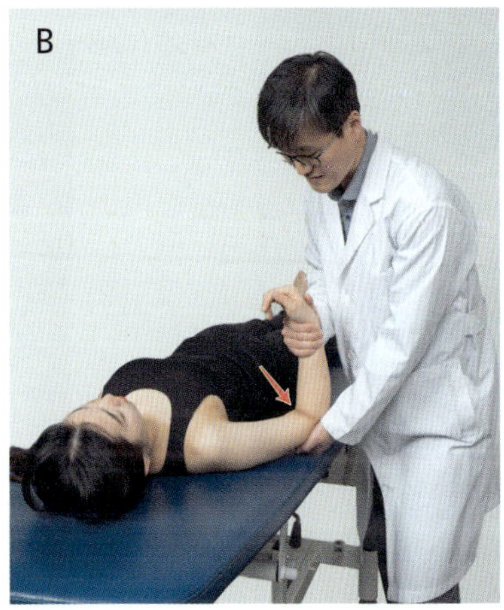

대상자 자세	▪ 바로누운자세에서 위팔뼈를 벌림과 굽힘 중간에 위치시키고 아래팔을 약간 구부려 지지한다.
운동방법	▪ 위팔뼈를 30°, 60° 등 다양한 범위에서 저항을 적용한다.

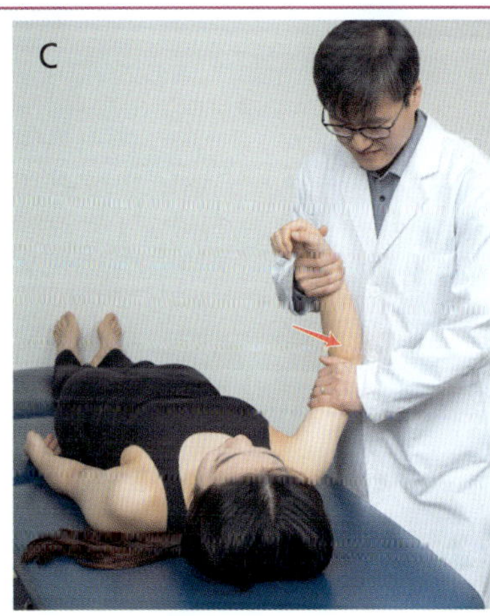

그림 12-26 오목위팔관절 근육의 등척성운동

A. 가쪽돌림과 안쪽돌림 B. 벌림과 모음 C. 어깨면 올림

- 가쪽돌림과 안쪽돌림(그림 12-26-A)
- 벌림과 모음(그림 12-26-B)
- 어깨면 올림(그림 12-26-C)
- 폄: 위팔뼈를 몸통 옆에 두고 다양한 위팔뼈 폄의 각도에 저항을 적용. 아래팔 뒤침위치의 팔꿉관절 굽힘은 위팔뼈는 중립돌림위치로 두고 몸통 옆에 둠. 아래팔을 뒤침하고 팔꿉관절을 굽힘하는 위팔두갈래근의 긴갈래의 작용에 저항을 적용함

④ 오목위팔관절의 자가 등척성운동

치료의 목적에 맞는 관절운동범위에서 자가 등척성운동을 교육하고 환자 스스로 시행할 수 있도록 한다(그림 12-27).

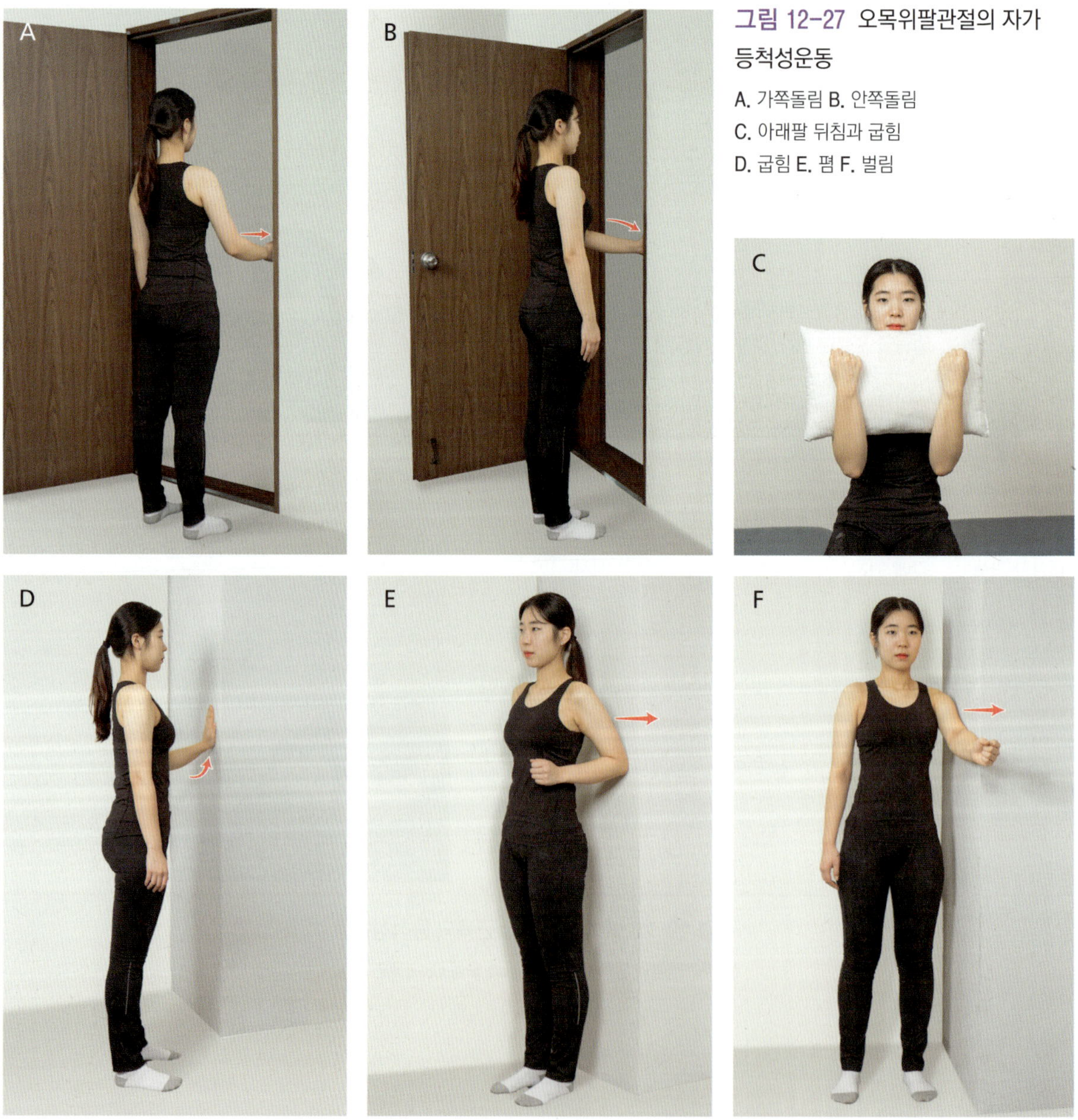

그림 12-27 오목위팔관절의 자가 등척성운동

A. 가쪽돌림 B. 안쪽돌림
C. 아래팔 뒤침과 굽힘
D. 굽힘 E. 폄 F. 벌림

(2) 안정화운동

① 어깨뼈 근육에 대한 열린사슬 안정화운동

- 어깨뼈근육과 어깨뼈에 안정성을 주는 블랙번운동(blackburn exercise)과 같은 운동 시행(그림 12-28).
- 위등세모근의 작용이 최소한으로 유발되도록 주의해야 하며 어깨뼈 안정화근육과 주위 근육을 활성시킬 수 있음
- 중간과 아래등세모근에 대한 강화운동 동안 팔꿈치를 들도록 하며 위등세모근은 이완자세에서 어깨뼈를 모음하는 동안 마름근을 사용하지 않도록 주의함(그림 12-28-A, B)

대상근육	▪ 중간등세모근
대상자 자세	▪ 엎드린자세에서 양쪽 팔꿉관절 폄, 어깨관절 90° 벌림한다.
운동방법	▪ 팔꿉관절 폄 상태를 유지하면서 팔꿈치를 들도록 하며 어깨뼈 뒤당김으로 운동한다.

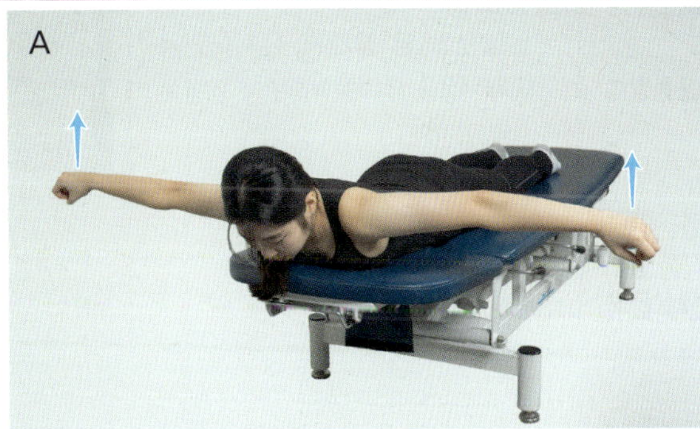

대상근육	▪ 아래등세모근
대상자 자세	▪ 엎드린자세에서 양쪽 팔꿉관절 폄, 어깨관절을 90° 굽힘과 벌림 사이에 위치시킨다.
운동방법	▪ 팔꿉관절 폄 상태를 유지하면서 팔꿈치를 들도록 하며 어깨뼈 모음과 아래쪽 내림으로 운동한다.

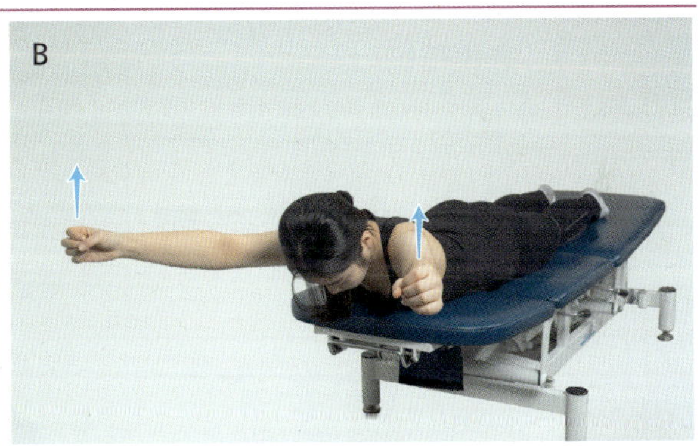

대상근육	▪ 마름근
대상자 자세	▪ 엎드린자세에서 양쪽 팔꿉관절 90° 굽힘, 어깨관절 90° 벌림한다.
운동방법	▪ 팔꿈치를 들도록 하며 어깨뼈 모음으로 운동한다.

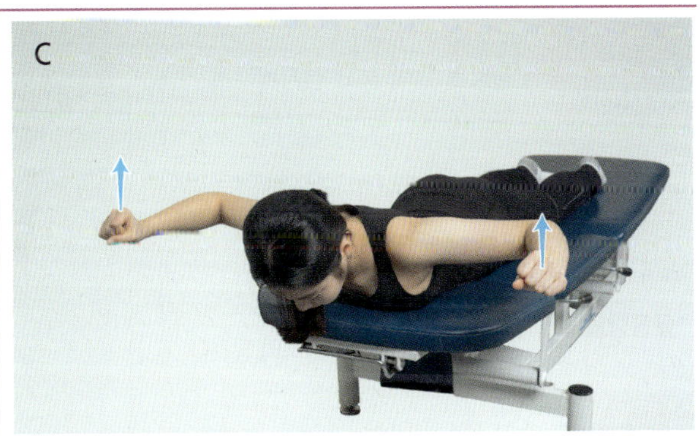

그림 12-28 어깨뼈 근육에 대한 열린사슬 안정화운동(블랙번 운동)

A. T자 운동 B. A자 운동 C. Y자 운동

- 통증 없이 안정적으로 시행할 수 있다면 손에 부하를 주어 실시하는 동적 근력강화운동으로 진전
- 풀리(pulley)를 이용하여 넓은등근과 앞톱니근 그리고 등세모근의 근력강화운동으로 진전(그림 12-29)

대상근육	▪ 넓은등근
대상자 자세	▪ 풀리 앞에 서거나 볼 위에 앉은자세에서 어깨관절의 가쪽돌림 상태로 시작한다.
운동방법	▪ 팔꿉관절 폄 상태를 유지하면서 어깨관절을 안쪽돌림하면서 몸통쪽으로 당긴다.

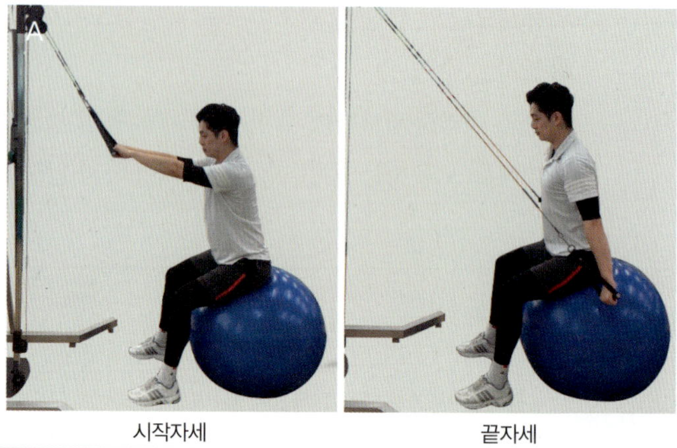

대상근육	▪ 앞톱니근
대상자 자세	▪ 풀리를 뒤에 두고 선자세에서 복장뼈 높이로 어깨관절을 굽힘하여 팔을 들어올린다.
운동방법	▪ 팔을 곧게 뻗으면서 앞쪽으로 향해 당긴다.

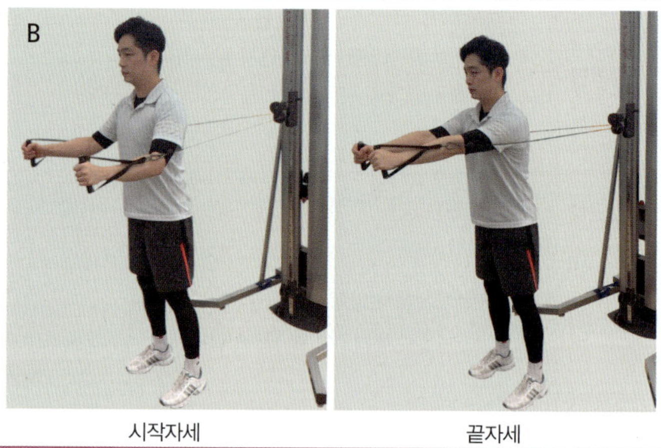

대상근육	▪ 중간등세모근
대상자 자세	▪ 풀리를 앞에 놓고 선자세에서 가슴 높이에 팔을 쭉 뻗고 시작한다.
운동방법	▪ 양 어깨뼈를 척추뼈 쪽으로 모음시키면서 팔꿉관절을 굽힘하여 당긴다.

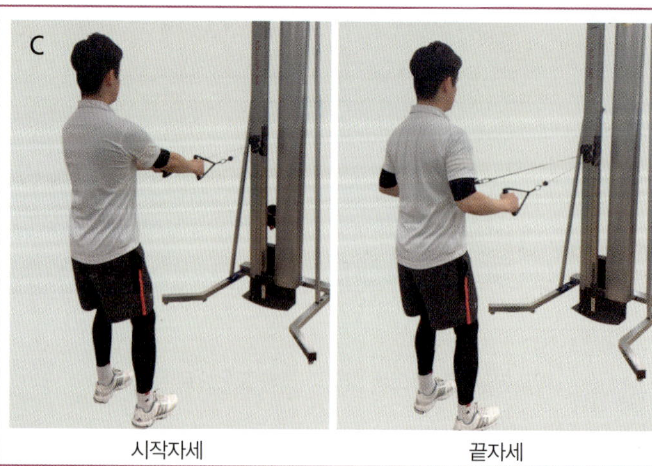

그림 12-29 풀리를 이용한 어깨뼈 근육의 열린사슬 안정화운동

A. 넓은등근 강화 B. 앞톱니근 강화 C. 중간등세모근 강화

대상근육	▪ 아래등세모근
대상자 자세	▪ 풀리를 앞에 놓고 선자세에서 가슴의 조금 위쪽 높이에서 팔을 쭉 뻗고 시작한다.
운동방법	▪ 어깨뼈를 뒤아래 방향으로 내림하면서 어깨관절은 팔을 가쪽돌림하면서 팔을 몸통 쪽으로 당긴다.

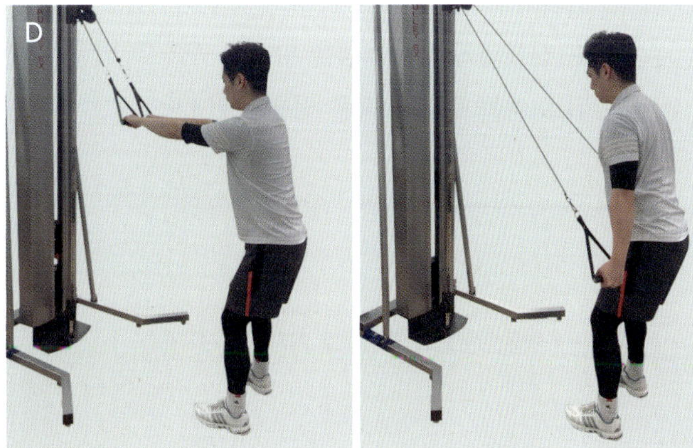

시작자세 끝자세

그림 12-29 풀리를 이용한 어깨뼈 근육의 열린사슬 안정화운동 (계속)

D. 아래등세모근 강화

② 팔이음뼈를 위한 열린사슬 안정화운동

대상자 자세	▪ 바로누운자세에서 팔꿉관절 폄, 어깨관절 90° 굽힘상태에서 봉이나 공을 잡는다.
운동방법	▪ 굽힘과 폄, 벌림과 모음, 안쪽과 가쪽돌림으로 치료사가 제공하는 저항에 대해 유지하도록 지시한다.

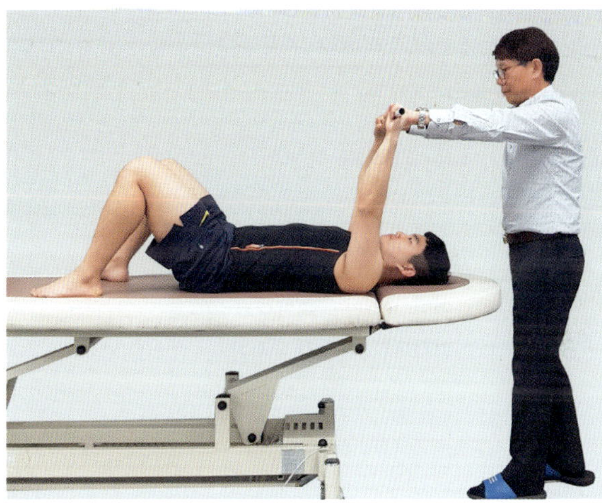

그림 12-30 봉을 이용한 팔이음뼈를 위한 열린사슬 안정화운동

③ 어깨뼈와 오목위팔관절에 대한 닫힌사슬 안정화운동

▪ 정적 닫힌사슬 안정화운동

- 고정된/안정한 지지면에 손을 고정하고 어깨뼈를 올림/내림, 뒤당김시켜 운동(그림 12-31)
- 벽 또는 치료대에 대항하는 축 압박운동(그림 12-31-A)
- 근고정 푸시업운동(isometric push-up)(그림 12-31-B)

- 심화단계-볼을 이용한 축 압박운동: 팔을 사용하여 오목위팔관절의 축에 많은 부하를 제공하고 신체의 균형시스템을 활성화시킬 수 있음. 환자가 잘 수행한다면 손을 이용한 옆으로 이동, 뒤로 이동 등의 동작을 적용(그림 12-31-C)

대상자 자세	▪ 벽을 마주보고 양 손으로 지지하여 선자세를 취한다.	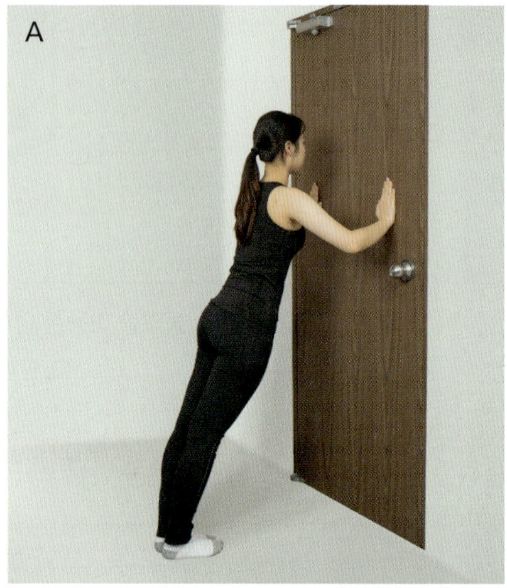
운동방법	▪ 엉덩이가 뒤로 올라오지 않도록 엉덩관절의 폄자세로 3~5초간 유지한다.	

대상자 자세	▪ 푸시업자세를 취한다.	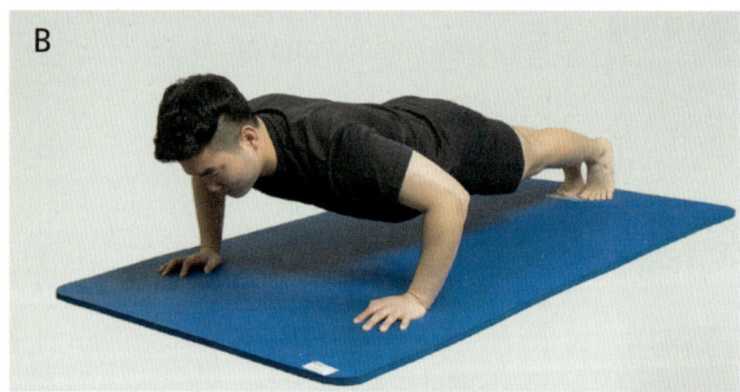
운동방법	▪ 엉덩이가 뒤로 올라오지 않도록 엉덩관절의 폄자세로 3~5초간 유지한다.	

대상자 자세	▪ 푸시업자세를 취한다.	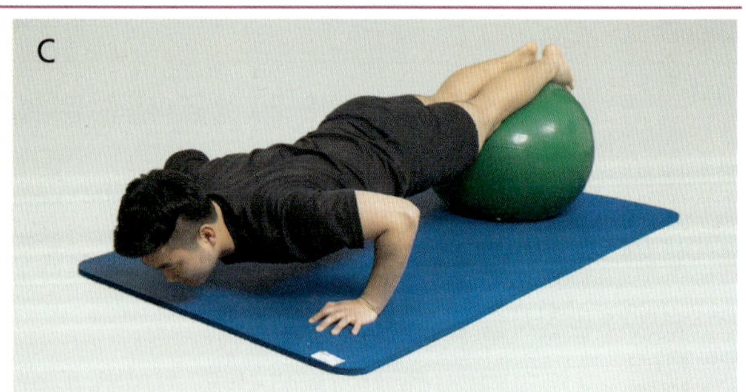
운동방법	▪ 환자의 가슴이 바닥과 거리를 유지한 상태에서 엉덩이가 뒤로 올라오지 않도록 엉덩관절의 폄자세로 3~5초간 유지한다.	

그림 12-31 정적 닫힌사슬 안정화운동

A. 벽 또는 치료대에 대항하는 축 압박운동 B. 근고정 푸시업운동 C. 짐볼을 이용한 축 압박운동

■ 동적 닫힌사슬 안정화운동

- 불안정한 지지면에 손을 두고 어깨뼈를 올림/내림, 뒤당김시켜 운동(그림 12-32)
- 심화단계: 볼에 손을 둔 푸시업 운동(push-up with hands placed on ball)

대상자 자세	■ 불안정한 지지면에 손을 두고 지지하여 선자세를 취한다.	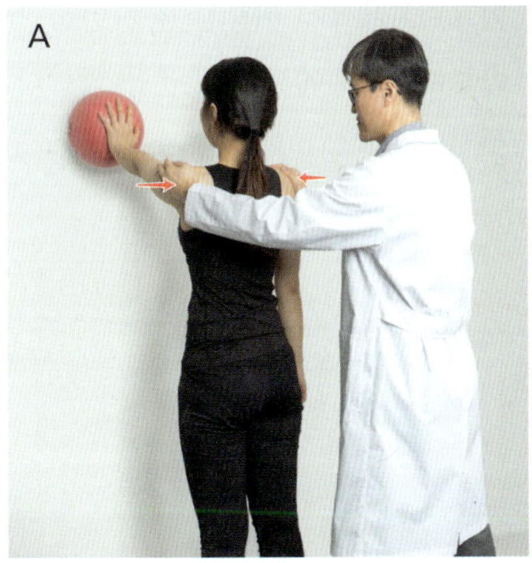
운동방법	■ 어깨뼈를 올림/내림, 뒤당김의 방향의 저항에 대해 유지하도록 지시한다.	

대상자 자세	■ 불안정한 지지면에 손을 두고 푸시업자세를 취한다.	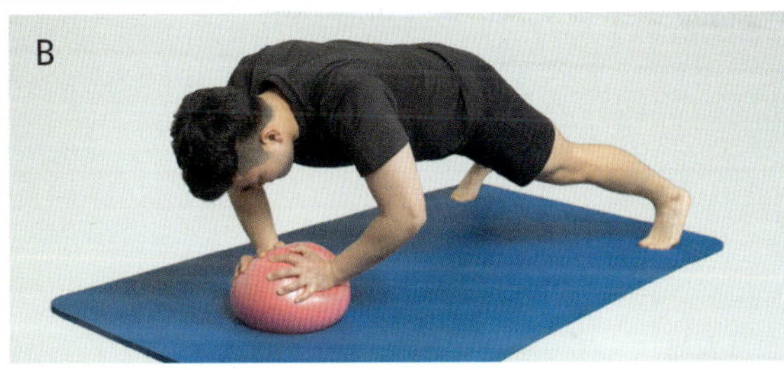
운동방법	■ 어깨가슴관절(ST joint), 어깨뼈 근육의 강화를 위한 닫힌사슬운동을 실시한다. 볼과 가슴 사이의 거리를 유지하면서 엉덩관절 폄자세로 3~5초간 유지한다.	

그림 12-32 동적 닫힌사슬 안정화운동

A. 동적 닫힌사슬운동 B. 볼에 손을 둔 푸시업 운동

④ 큰가슴근과 넓은등근 강화를 위한 닫힌사슬운동

바닥에 손을 짚고 어깨뼈를 내림하면서 엉덩이를 들어올려 운동한다(그림 12-33).

대상자 자세	■ 환자는 의자나 치료대 모서리에 앉아 지지면에 양손을 둔다.	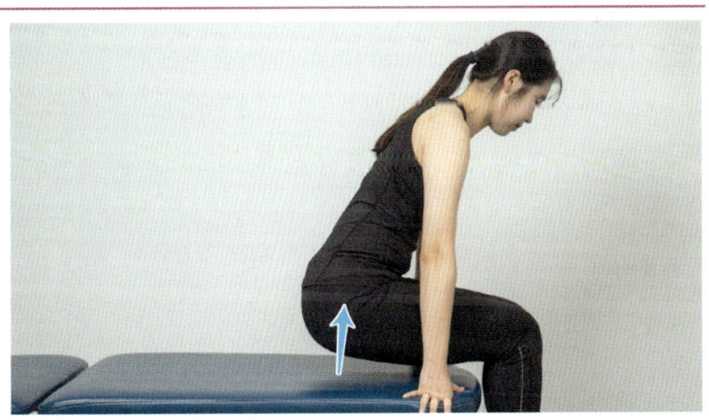
운동방법	■ 양손에 체중을 지지하면서 어깨관절 내림과 동시에 엉덩이를 들어올려 3~5초 동안 유지한다.	

그림 12-33 큰가슴근과 넓은등근 강화를 위한 닫힌사슬운동

(3) 동적 근력강화운동: 어깨뼈 안정화근육

① 어깨뼈 뒤당김/내밈 근육강화운동

- 엎드린자세, 바로누운자세, 앉은자세, 선자세 등 환자의 상태와 치료의 목적에 따라 적용(그림 12-34)
- 엎드린자세에서 뒤당김 운동(마름근, 중간등세모근, 아래등세모근)(그림 12-34-A)
- 바로누운자세에서 내밈 운동(앞톱니근)(그림 12-34-B)
- 푸시업플러스(push up plus)운동(그림 12-34-C)

대상자 자세	▪ 엎드린자세에서 치료대 밖으로 손에 부하를 적용하고 팔을 늘어트린다.	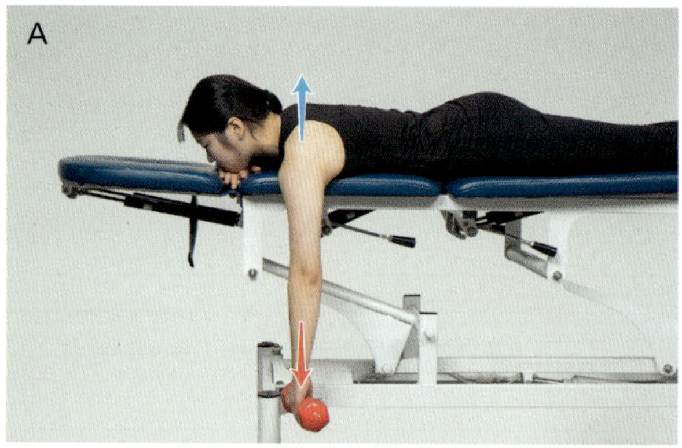
운동방법	▪ 어깨뼈를 척추뼈 쪽으로 당겨 다른 어깨뼈와 만나도록 지시한다.	

대상자 자세	▪ 바로누운자세에서 팔꿉관절 폄, 어깨관절 90° 굽힘자세를 취한다.	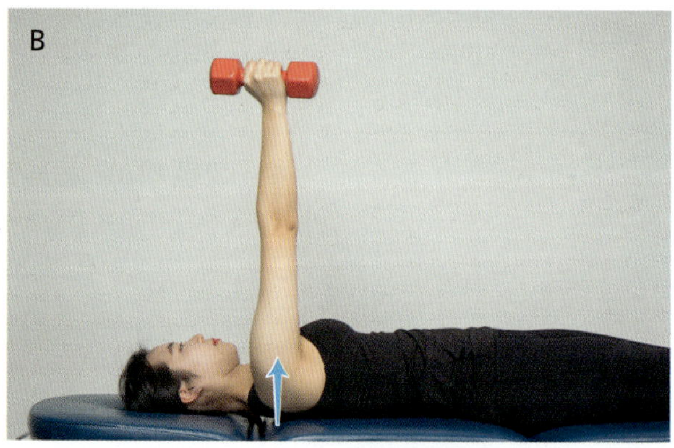
운동방법	▪ 몸통의 운동 없이 팔을 위로 뻗으라고 지시한다.	

대상자 자세	▪ 네발기기의 팔굽혀펴기 자세를 취한다.	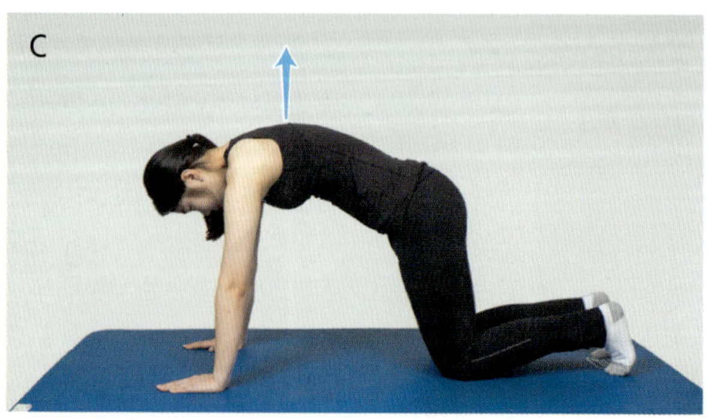
운동방법	▪ 어깨뼈를 더 내밈시키기 위해 추가로 더 밀기를 지시한다.	

그림 12-34 어깨뼈 안정화근육의 동적 근력강화운동

A. 어깨뼈 뒤당김 근육강화운동 B. 어깨뼈 내밈 근육강화운동 C. 푸시업플러스 운동 내밈 근육강화운동

② 어깨관절 굽힘/가쪽돌림이 결합된 어깨뼈 뒤당김 강화운동

- 엎드린자세에서 어깨관절 굽힘과 가쪽돌림상태에서 어깨뼈를 뒤당김하면서 어깨관절 굽힘 지시(그림 12-35-A)
- 앞어깨세모근, 아래등세모근, 마름근 강화

대상자 자세	▪ 엎드린자세에서 어깨관절을 90° 벌림하고 팔꿈치를 폄 또는 굽힘 자세를 취한다.
운동방법	▪ 어깨뼈 뒤당김과 어깨관절 수평벌림을 하거나 어깨뼈 뒤당김과 어깨관절 폄으로 운동한다.

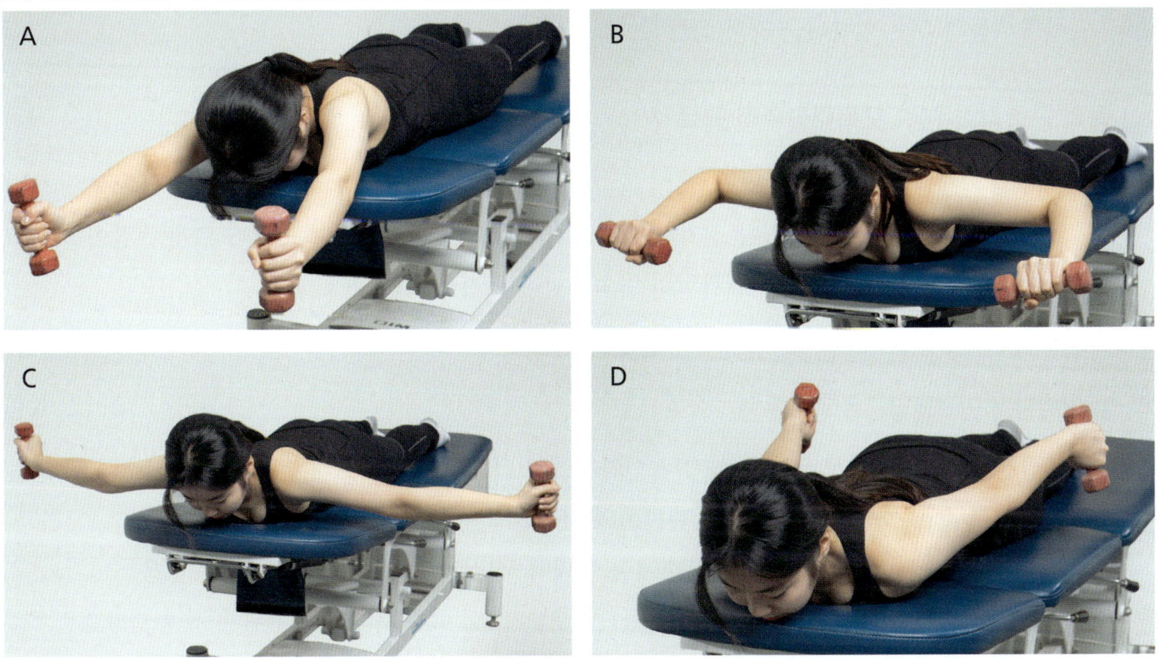

대상자 자세	▪ 벽에 기대어 선자세에서 양팔을 약간 벌림시키고, 가쪽돌림과 양 팔꿉관절을 90° 굽힘시킨 상태에서 양손등은 벽에 대고 있는다.
운동방법	▪ 허리와 편평함을 유지하면서 가능한 천천히 벽을 따라 아래쪽(E)과 위쪽(D)으로 미끄러지면서 움직이라고 지시한다(벽 미끄러짐운동).

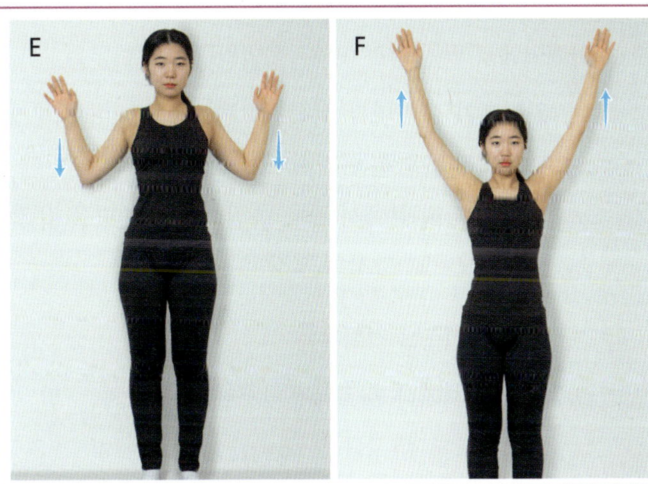

그림 12-35 어깨뼈 안정화근육의 동적 근력강화운동

A. 굽힘과 가쪽돌림이 결합된 어깨뼈 뒤당김 강화운동 B. 수평벌림이 결합된 어깨뼈 뒤당김 강화운동(팔꿉관절 굽힘) C. 수평벌림이 결합된 어깨뼈 뒤당김 강화운동(팔꿉관절 폄) D. 폄을 동반한 어깨뼈 뒤당김 강화운동 E. 어깨뼈 내림 강화운동 F. 어깨뼈 위쪽돌림근육 강화운동

③ 어깨관절 수평벌림이 결합된 어깨뼈 뒤당김 강화운동

- 엎드린자세에서 어깨관절 벌림상태로 어깨뼈 뒤당김 지시(그림 12-35-B, C)
- 마름근, 중간등세모근, 뒤어깨세모근 강화

④ 어깨폄을 동반한 어깨뼈 뒤당김 강화운동

- 엎드린자세에서 어깨관절 폄상태로 어깨뼈 뒤당김과 어깨관절 폄 지시(그림 12-35-D)
- 마름근, 중간등세모근, 뒤어깨세모근, 넓은등근 강화

⑤ 어깨뼈 내림과 위쪽돌림근육 강화운동

- 아래등세모근, 앞톱니근 강화(그림 12-35-E, F)

(4) 동적 근력강화운동: 오목위팔관절 근육

① 어깨관절 가쪽돌림근육 강화운동

- 팔을 몸통 옆에 두고 앉거나 선자세에서 팔꿉관절 높이에서 탄력밴드나 도르래 손잡이를 잡고 손을 가쪽으로 벌리면서 어깨관절의 가쪽돌림운동 지시(그림 12-36-A)
- 가시아래근과 작은원근 강화

② 어깨관절 안쪽돌림근육 강화운동

- 팔을 몸통 옆에 두고 옆으로 눕거나 선자세에서 탄력밴드나 도르래 손잡이를 잡고 팔꿉관절 높이에서 팔을 몸통쪽으로 당겨 어깨관절의 안쪽돌림운동 지시(그림 12-36-B, C)
- 엎드린자세에서 어깨관절 벌림상태에서 어깨뼈 뒤당김 운동으로도 실시할 수 있음

  ※ 탄력밴드를 사용할 경우 완전범위로 운동하며 탄력저항을 이기면서 천천히 원위치하도록 한다.
- 어깨밑근 강화

③ 어깨면에서 팔 올림과 어깨관절벌림근육 강화운동

- 위팔뼈가 이마면과 시상면 사이 위치(이마면의 30~45° 앞쪽)에 두고 팔을 90° 벌림, 가쪽돌림 자세에서 올림운동 지시(그림 12-36-C)
- 벽의 모서리 앞에서 팔을 올림하면 어깨면을 유지하면서 동작을 수행하는 데 도움이 됨
- 어깨세모근과 가시위근 강화

④ 어깨관절 굽힘근육 강화운동

- 앉거나 서거나 바로누운자세에서 팔꿈치는 폄, 엄지손가락은 앞쪽에 위치시키고 어깨관절을 굽힘하도록 함(그림 12-36-D)
- 시상면에서 어깨관절을 올림하도록 하여 굽힘근을 강화시킴(그림 12-36-E)
- 군인 프레스-업(military press-up): 팔꿈관절 굽힘자세에서 팔을 머리 위로 똑바로 들어 올림(그림 12-36-F)
- 앞어깨세모근, 돌림근띠, 앞톱니근 강화

⑤ 어깨관절 수평모음근육 강화운동

- 선자세 또는 바로누운자세에서 팔을 수평벌림하고 어깨높이에 위치된 도르래나 탄력밴드를 밑으로 당기면서 모음함(그림 12-36-G)
- 앞어깨세모근, 부리위팔근, 큰가슴근 강화

⑥ 어깨관절 폄근육 강화운동

- 엎드려 누운자세, 선자세 또는 앉은자세에서 팔을 90° 정도 굽힘하고 어깨관절의 폄 운동실시. 팔꿉관절을 폄할 경우 지레팔이 길어지므로 더 힘든 폄운동이 됨(그림 12-36-H, I, J)
- 뒤어깨세모근, 넓은등근, 마름근, 위팔세갈래근 강화

⑦ 어깨관절 모음근육 강화운동

- 앉거나 선자세에서 팔을 벌림하고 환자 머리 위에 위치된 도르래나 탄력밴드를 밑으로 당기면서 모음함(그림 12-36-K)
- 큰가슴근, 큰원근, 넓은등근 강화

⑧ 팔꿉관절 굽힘근 강화운동

- 두관절근육(two joint muscles)인 위팔두갈래근은 위팔뼈 머리에 부착되어 돌림근띠를 보호하고 아래쪽 미끄러짐의 관절운동형상학에 관여(그림 12-36-L)
- 아래팔 뒤침상태에서 팔꿉관절 굽힘운동 실시
- 위팔두갈래근 강화

A

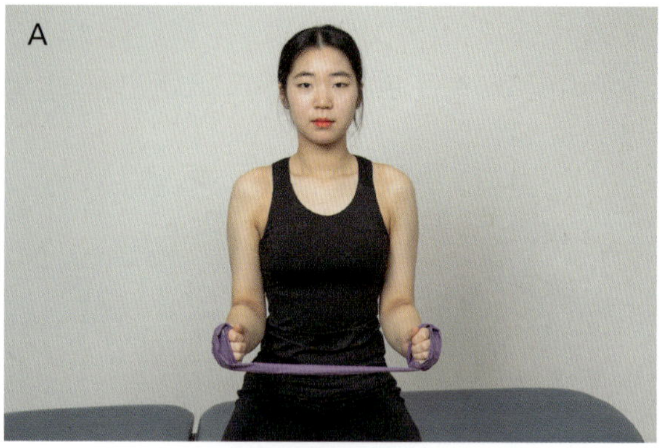

시작자세

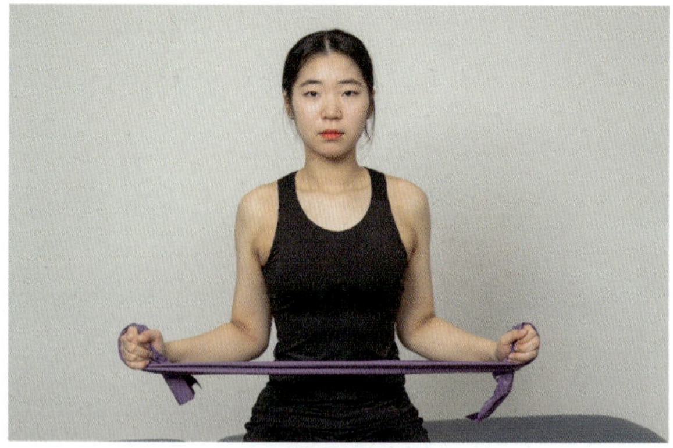

끝자세

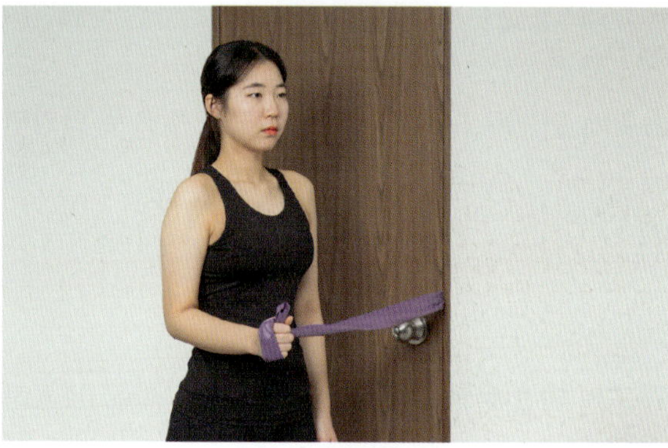

시작자세

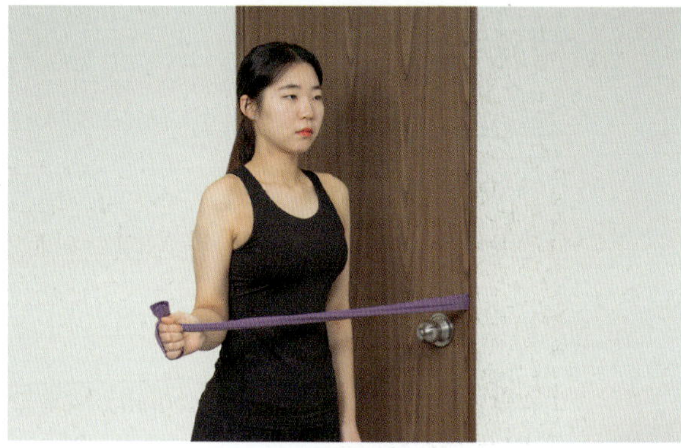

끝자세

B

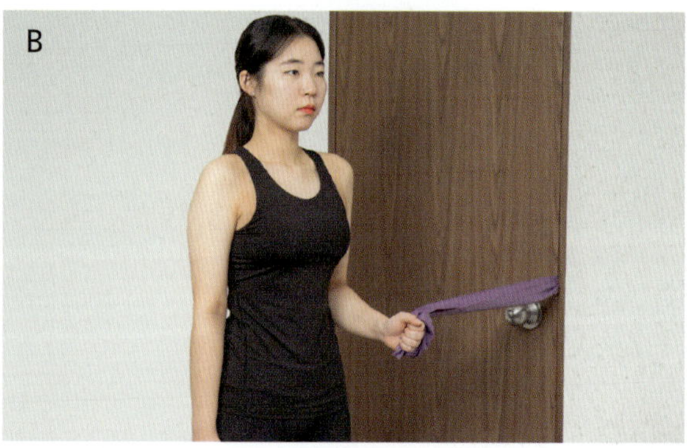

시작자세

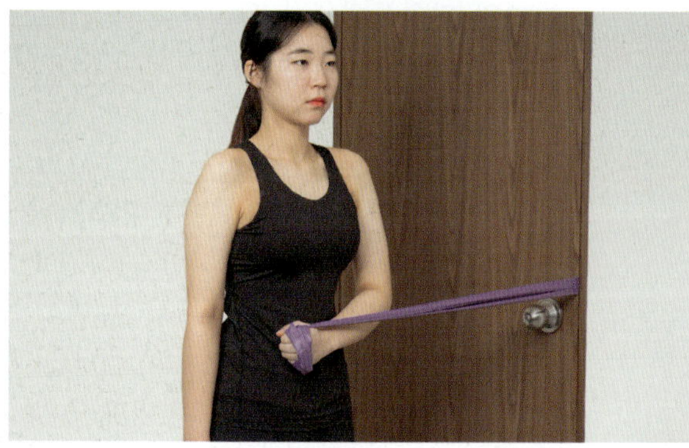

끝자세

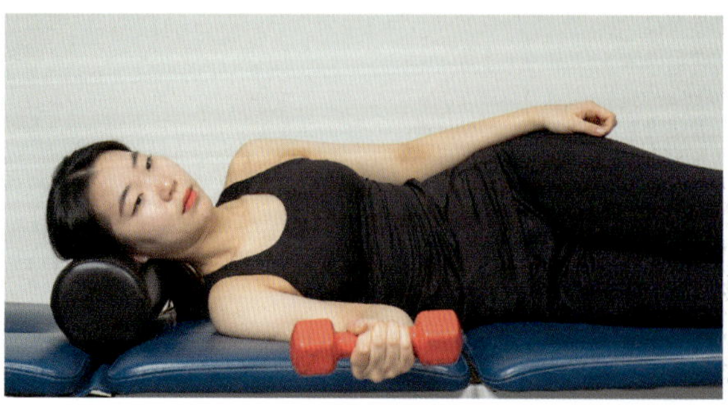

시작자세

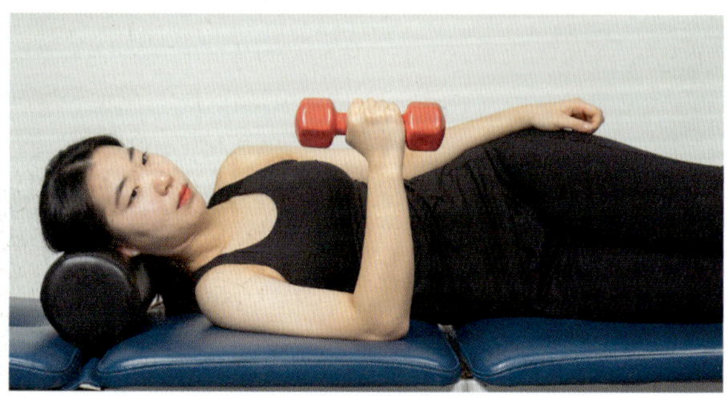

끝자세

그림 12-36 오목위팔관절 근육에 대한 동적 근력강화운동

A. 어깨관절 가쪽돌림근육 강화운동 B. 어깨관절 안쪽돌림근육 강화운동

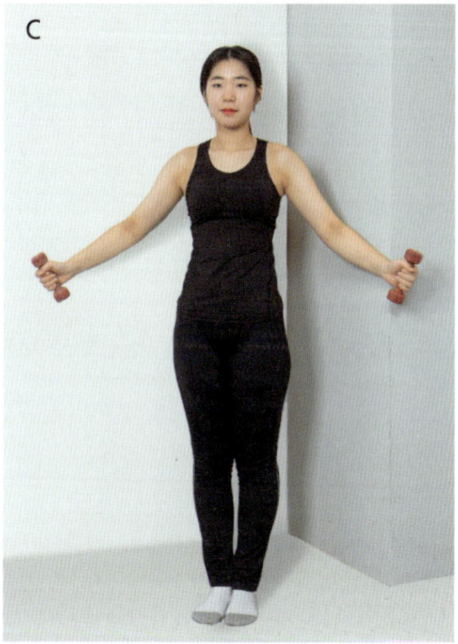

시작자세

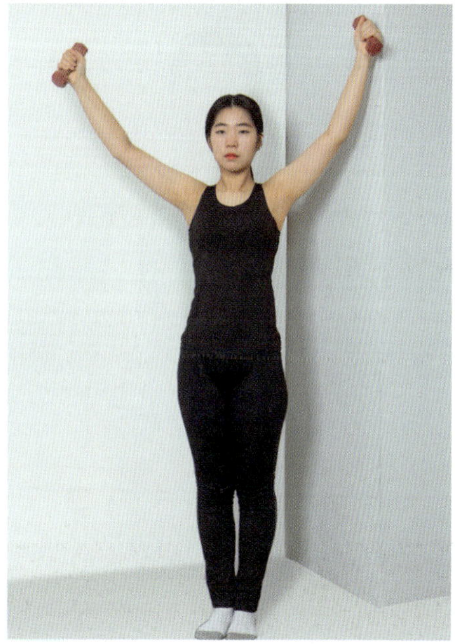

끝자세

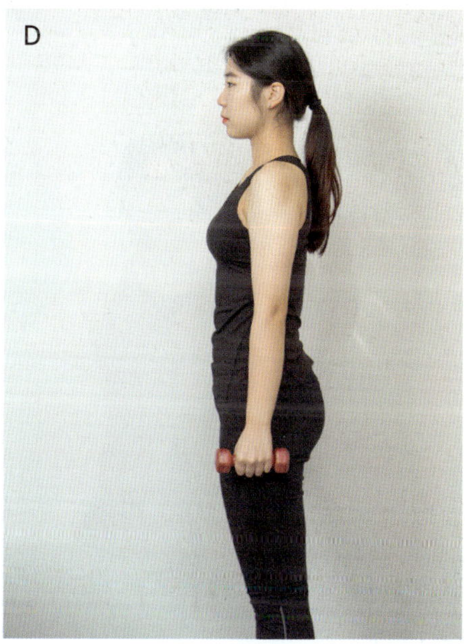

시작자세

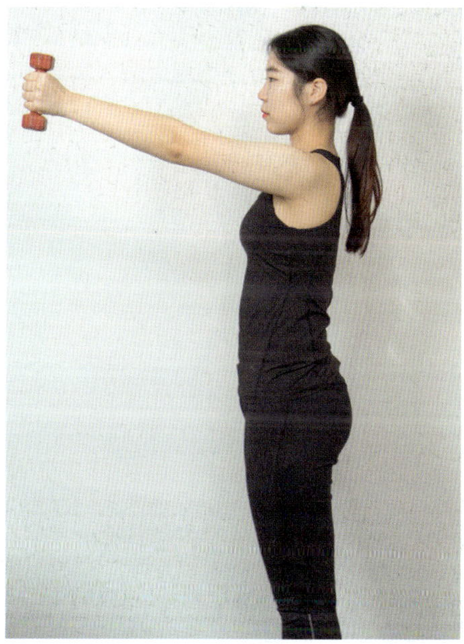

끝지세

그림 12-36 오목위팔관절 근육에 대한 동적 근력강화운동 (계속)

C. 어깨면에서 팔 올림과 어깨관절벌림근육 강화운동 D. 어깨관절굽힘 강화운동

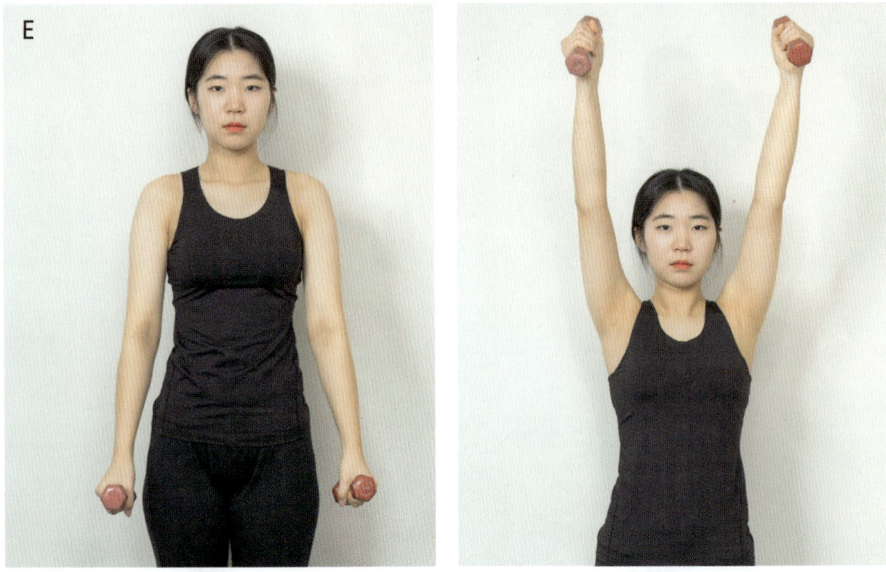

시작자세 끝자세

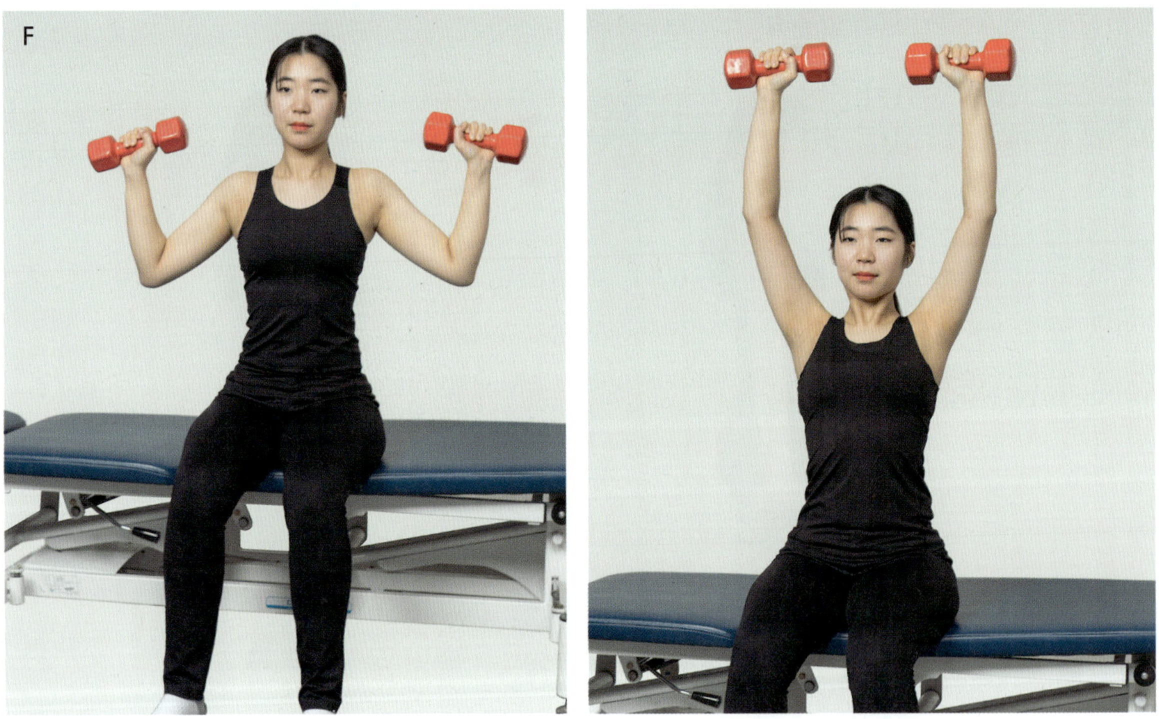

시작자세 끝자세

그림 12-36 오목위팔관절 근육에 대한 동적 근력강화운동 (계속)

E. 벽 앞에서 시상면 올림운동(굽힘: 앞어깨세모근 강화) F. 군인 프레스-업

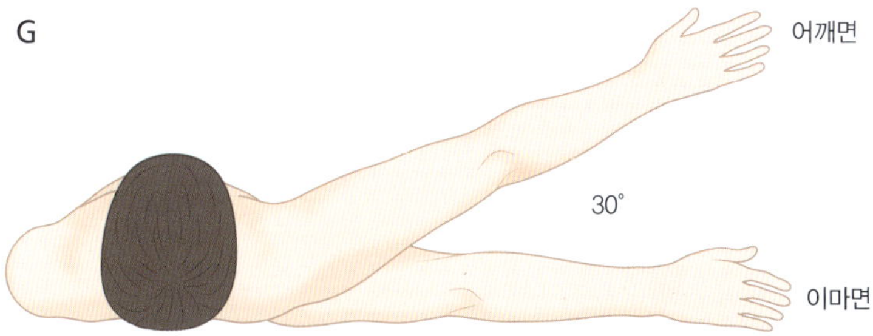

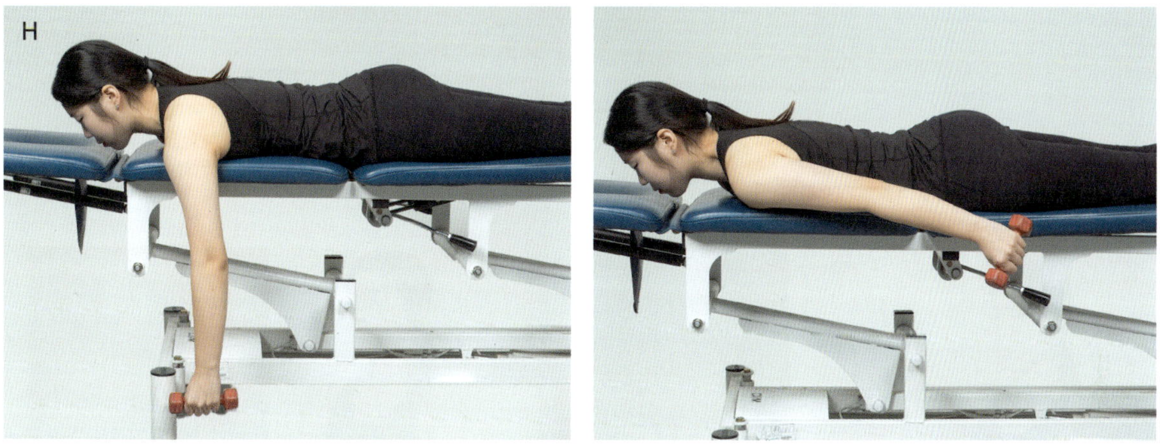

시작자세 끝자세

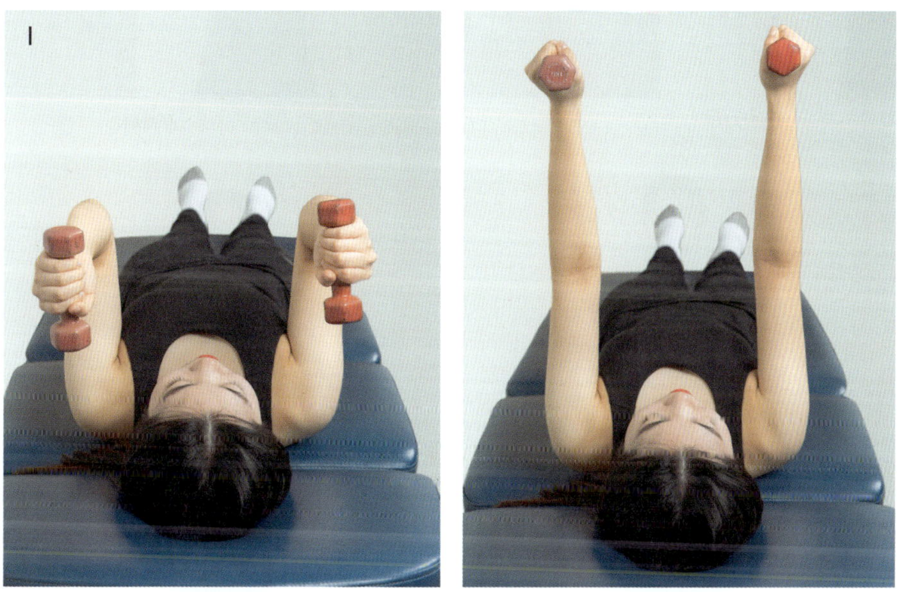

시작지세 끝자세

그림 12-36 오목위팔관절 근육에 대한 동적 근력강화운동 (계속)

G. 어깨면에서 팔 올림과 어깨관절벌림근육 강화운동/어깨면과 이마면 위치 H. 어깨관절 폄 강화운동 I. 위팔세갈래근 폄 강화운동

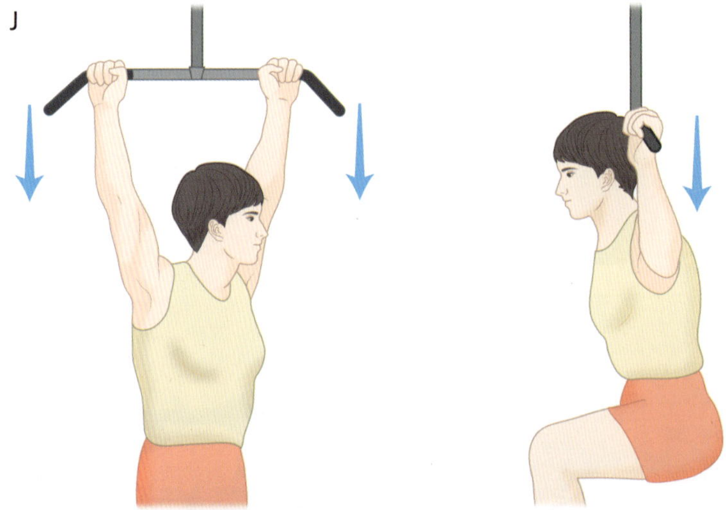

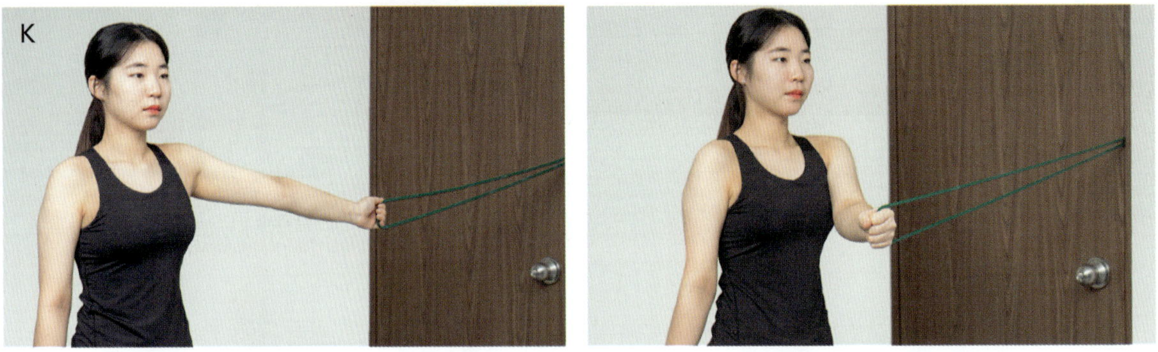

시작자세 끝자세

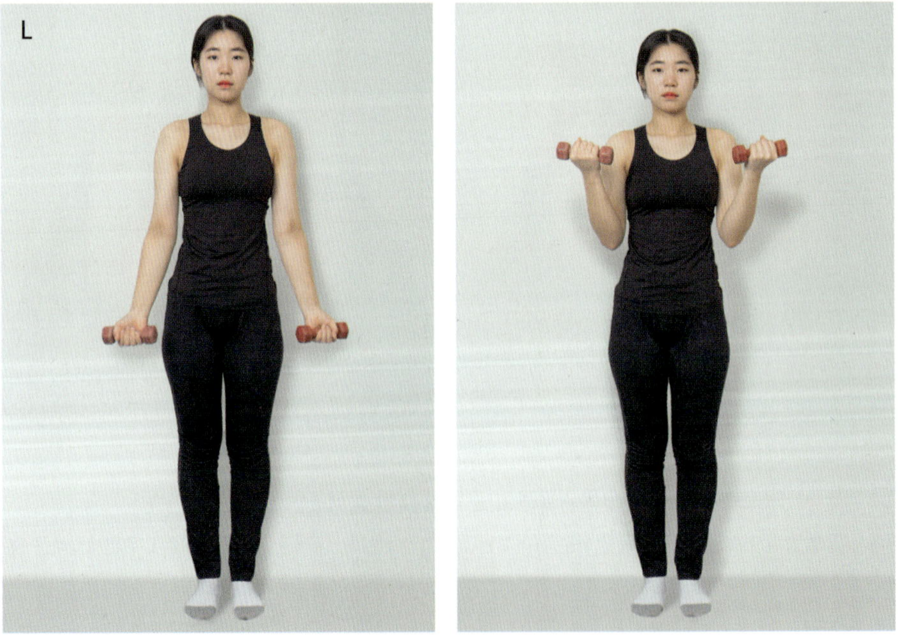

시작자세 끝자세

그림 12-36 오목위팔관절 근육에 대한 동적 근력강화운동 (계속)

J. 넓은등근 내림운동(폄근 강화) K. 어깨관절 모음근육 강화운동 L. 팔꿉관절 굽힘 강화운동(위팔두갈래근 강화운동)

(5) 팔이음뼈의 기능활동과 움직임 패턴을 조합한 운동

기능적 진전을 위해 다양한 열린사슬, 닫힌사슬운동을 다양한 움직임 패턴과 조합하여 기능적 활동과 근력, 힘 그리고 근육지구력 개선이 포함된 운동을 적용해야 한다. 또한 균형, 협응과 숙련성 그리고 유산소컨디셔닝을 위한 활동은 기능적 진전과 통합해야 한다. 다음의 몇 가지 활동은 기능적 활동의 예로 설명할 수 있다.

① 노 젓기(rowing)

- 환자자세: 서 있거나 다리를 뻗어 앉은자세에서 활용도가 좋은 탄력밴드나 튜빙을 문 틈이나 벽 또는 양발에 걸어 고정하고 그 끝부분이나 중간 쯤 쥠
- 양팔을 뒤로 당겨 벌림의 여러 각도에서 노 젓는 동작 실시(그림 12-37-A)
- 불안정한 지지면(스위스볼이나 보수볼 등)에서 시도(그림 12-37-B)

② 부하가 주어지는 카트밀기

- 환자자세: 안정된 지지면에서 가벼운 무게가 실린 카트나 토크 탱크(torque tank)를 밀기 위한 자세를 취함
- 부하량과 손이나 팔의 위치를 변경하여 훈련함
- 적절한 신체역학을 사용하여 기능적 활동 훈련함

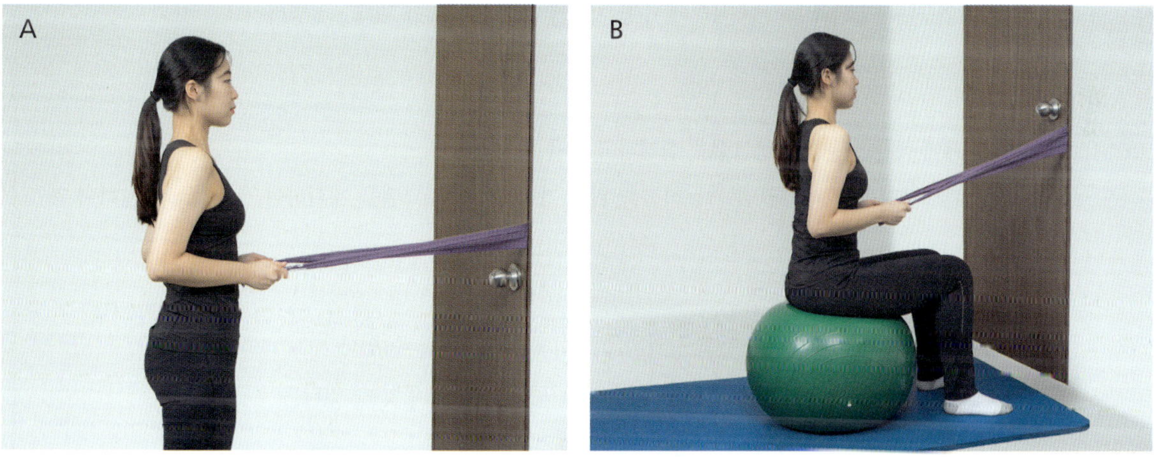

그림 12-37 팔이음뼈의 기능활동과 움직임 패턴을 조합한 운동

A. 탄력밴드를 이용한 노 젓기 운동 B. 불안정한 지지면에서 노 젓기 운동

임상의사결정 Clinical decision making_사례

포도밭농사를 하는 L씨는 68세 남성환자로 오목위팔관절의 퇴행성 뼈관절염과 돌림근띠의 손상으로 3일 전에 관절성형술을 받았으며, 어깨관절의 통증과 움직임 제한을 보이고 있다. 수술 전에도 어깨관절의 움직임 제한으로 일부 기능적 활동을 수행하는 데 어려움이 있었으며, 관절성형술 후 일상생활 복귀를 목적으로 물리치료를 받고 있다.

1. 임상적 사고

① 돌림근띠 손상에 의한 오목위팔관절의 움직임 제한 양상을 설명하시오.

② 오목위팔관절의 관절성형술 적응증에 대해 알아보고 오목위팔관절성형술의 수술 과정을 조사하여 설명하시오.

③ 오목위팔관절의 퇴행성 뼈관절염의 병리적 기전과 진행 과정, 물리치료적 중재방법에 대한 근거를 제시하시오.

④ L씨의 직업적 환경과 돌림근띠 손상의 관련성에 대해 설명하시오.

⑤ 오목위팔관절성형술 수술 후 적용하는 다양한 운동치료적 중재방법을 조사하여 설명하시오.

2. 임상의견

① L씨의 평가와 운동치료 진단을 결정하시오.

② 다른 임상연구에서 L씨와 유사한 사례에 대한 치료방법을 찾고 이를 비교 · 설명하시오.

3. 결론

① L씨의 문제에 적합한 운동 프로그램을 설계하고 이를 토의하시오.

② 오목위팔관절성형술 후 어깨관절 기능회복을 위한 가정운동 프로그램을 계획하여 유인물로 작성하여 제출하시오.

■ Lesson outcome

① scapular의 안정성과 어깨관절 통증의 상관관계를 이해하고 설명할 수 있다.

② shoulder arthroplasty 후 회복단계에 따른 운동치료 프로그램을 계획할 수 있다.

■ Active Learning teaching methods

① Team-based learning

② Think pair share

■ Guiding question

① scapular instabiliy에 따른 자세변형과 통증 양상을 설명하시오.

② rotator cuff 손상의 발생 원인과 진단방법 기능적 제한을 설명하고 시행하시오.

③ 혈관, 말초신경 손상으로 발생되는 어깨관절복합체의 증상과 감별방법, 치료적 운동을 설명하고 시행하시오.

CHAPTER

13

팔꿉관절과 아래팔 복합체

Elbow joint and Forearm complex

학습목표

1. 팔꿉관절과 아래팔의 구조와 기능을 설명할 수 있다.
2. 팔꿉관절과 아래팔의 병리와 기능장애를 설명할 수 있다.
3. 팔꿉관절과 아래팔에 대한 운동치료를 수행할 수 있다.

핵심용어

- 위팔자관절(humeroulnar joint)
- 위팔노관절(humeroradial joint)
- 안쪽(자쪽)곁인대[medial(ulnar) collateral ligament]
- 가쪽(노쪽)곁인대[lateral(radial) collateral ligament]
- 버리띠인대(annular ligament)
- 팔꿉관절 탈구 (elbow joint dislocation)
- 테니스 엘보우(tennis elbow)
- 골퍼 엘보우(golfer elbow)

Guiding question

1. 팔꿉관절 손상이 팔의 움직임에 미치는 영향을 설명하시오.
2. 과사용증후군의 발생 원인과 진단 방법을 설명하시오.
3. 기간에 따른 물렁조직 손상의 비수술적 관리에 대한 운동치료 방법을 설명하시오

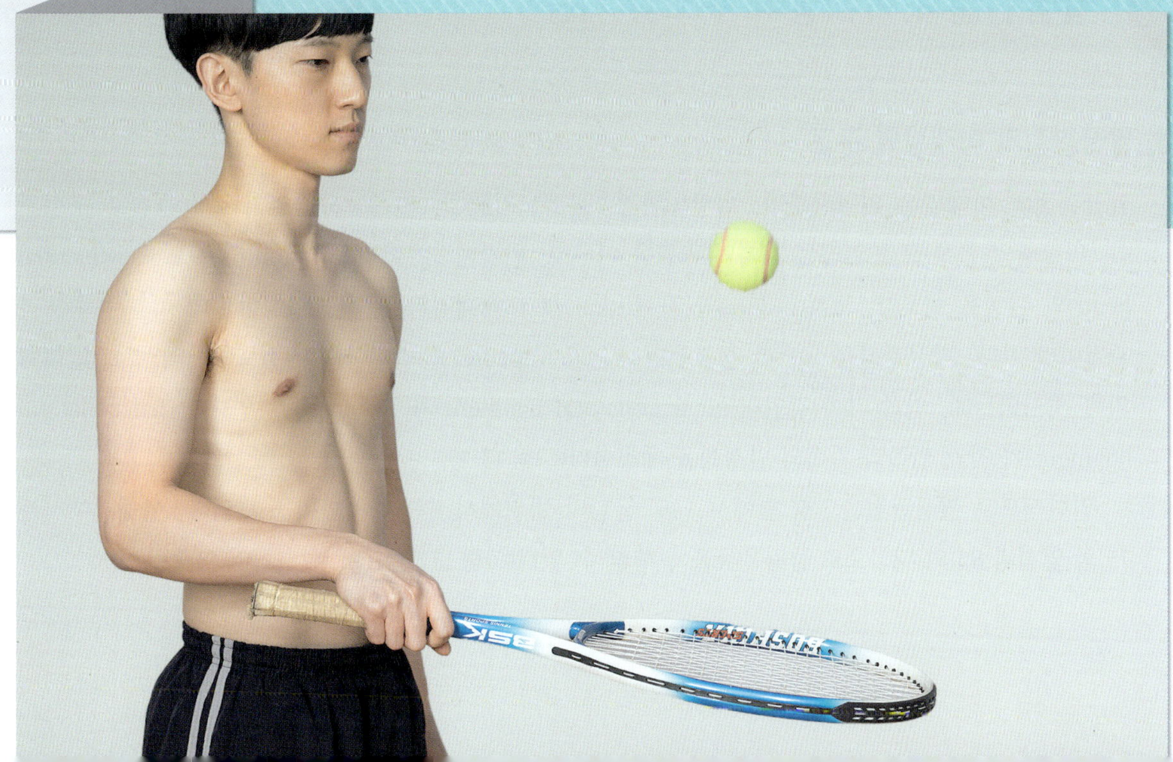

1 개요

모든 정상적인 팔의 움직임에는 팔꿉관절(elbow joint)과 노자관절(radioulnar joint)이 함께 움직이며 가동성과 안정성을 제공한다. 손과 손목을 조정하는 대부분의 근육은 팔꿉관절에 부착되어 있으며 안정성을 제공하여 손의 움직임을 이끌어낸다.

위팔자관절(humeroulnar joint), 위팔노관절(humeroradial joint) 및 위노자관절(superior radioulnar joint)로 구성된 팔꿉관절은 2°의 자유도를 갖는다. 도르래(trachlear) 모양의 관절로 1°의 자유도(굽힘-폄)를 가지며, 위팔노관절과 위팔자관절 사이에 또한 1°의 자유도(돌림)를 갖는다.

팔꿉관절의 굽힘과 폄은 안/가쪽 돌림축에 의해 발생하는데, 도르래의 안쪽융기(medial epicondyle)가 먼쪽으로 더 뻗어 있어서 위팔뼈(humerus)에 대해 자뼈가 가쪽으로 치우치게 되어 이마면(frontal plane)에서 이러한 자연스러운 밖굽이팔꿈치(normal cubitus valgus)를 형성한다.

팔꿉관절과 아래팔의 뼈, 물렁조직의 손상은 팔의 근력, 안정성, 가동성 등에 영향을 주며 통증과 기능제한의 원인이 된다. 팔꿉관절 굽힘의 수동이나 능동운동의 제한은 식사하기와 화장하기를 어렵게 만들고, 팔꿉관절 폄 소실은 의자에서 팔로 몸 들어올리기, 물체를 잡기 위한 팔 뻗기 동작을 제한한다.

본 장은 팔꿉관절과 아래팔복합체 손상의 치유단계에 따른 비수술적 운동방법을 제공하며, 운동치료 목적에 맞게 적합한 치료기법을 설명하고자 한다.

2 팔꿉관절과 아래팔의 구조와 기능

1) 팔꿉관절과 아래팔의 구조

팔꿉관절과 아래팔은 위팔자관절, 위팔노관절, 몸쪽노자관절, 먼쪽노자관절의 4개 관절로 구성된다. 위팔뼈의 먼쪽 끝 도르래는 자뼈와 관절을 이루고, 위팔뼈작은머리(capitulum)는 노뼈머리(radial head)와 관절을 이룬다. 노뼈(radius)와 자뼈(ulna)의 노뼈패임과 관절을 형성하는데 이를 몸쪽노자관절이라 한다. 팔꿉관절은 느슨한 관절주머니(joint capsule)를 가진 복합관절로 2개의 주요 인대에 의해 지지되는데, 안쪽(자쪽)곁인대(ulnar collateral ligament)와 가쪽(노쪽)곁인대(radial collateral ligament)가 각각 안쪽과 가쪽의 안정성을 제공한다(그림 13-1).

일반적으로 팔꿉관절은 −5° 폄에서 145° 굽힘의 범위에서 수동가동범위를 보인다. 아래팔에서는 75°의 엎침과 85°의 뒤침으로 돌림운동을 수행할 수 있다(그림 13-2).

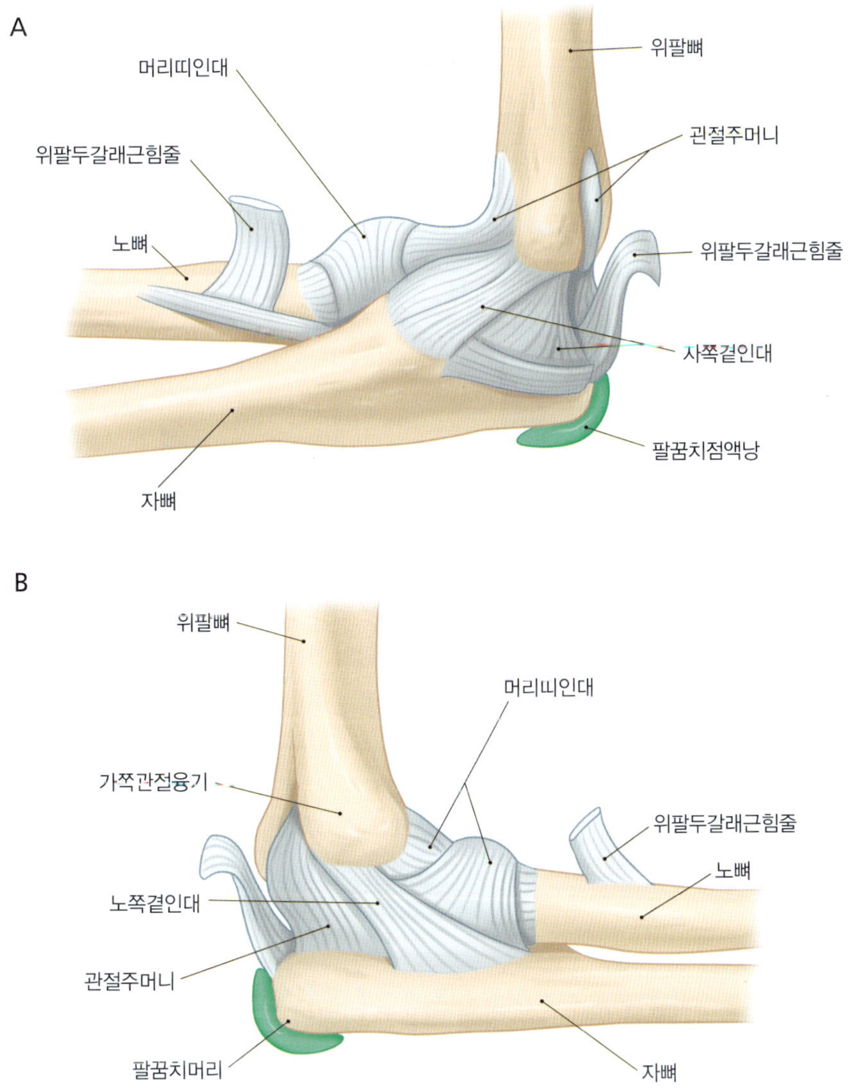

그림 13-1 팔꿉관절과 아래팔의 구조

A. 안쪽면 B. 가쪽면

(1) 위팔자관절

- 구성: 오목한 자뼈의 도르레패임과 볼록한 위팔뼈의 활차 사이에서 형성된 관절
- 사유도 1°
- 부수적 운동: 굽힘과 폄
- 관절운동형상학: 굽힘이 발생하는 동안 도르래패임의 오목한 관절면은 볼록한 도르래에 대해 구르기와 미끄러짐이 발생하고, 폄 때의 관절오목은 뒤쪽과 몸쪽 방향으로 미끄러짐이 발생한다. 자뼈에서 작은 범위의 안쪽과 가쪽 미끄러짐 운동이 있어야 완전한 팔꿉관절 가동범위가 가능하게 된다(표 13-1).

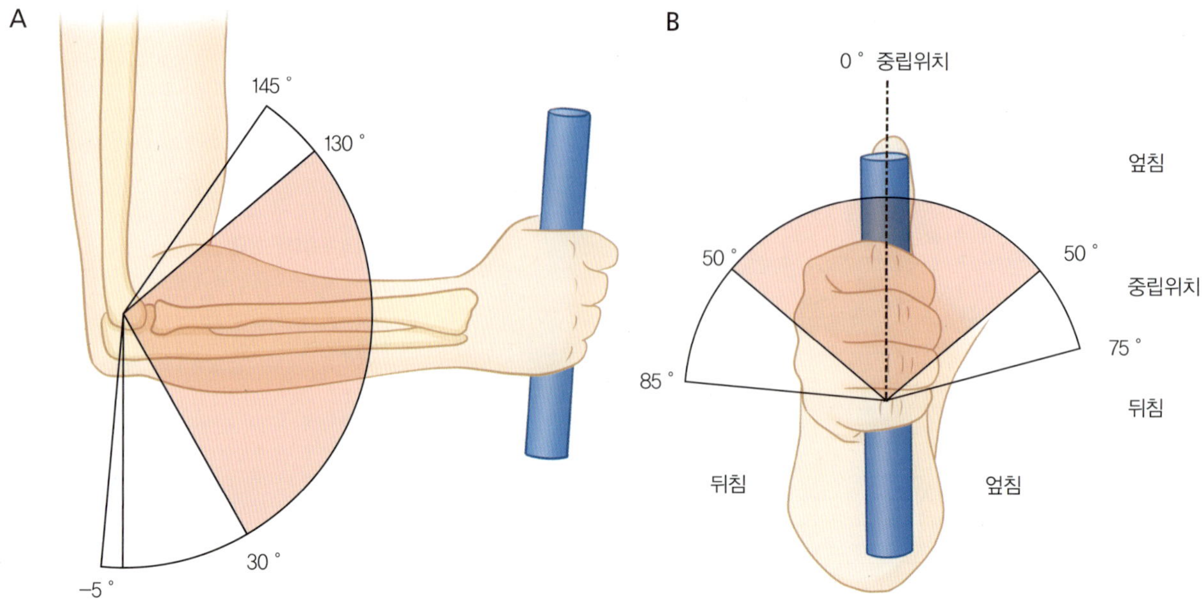

그림 13-2 팔꿉관절과 아래팔의 가동범위

A. 팔굽관절 B. 아래팔

- 안정성: 팔꿉관절의 완전 폄 상태는 관절의 안전성을 제공하며 밖굽이 스트레스는 자쪽곁인대(ulnar collateral ligament)에 의해 지지되고 팔꿉관절의 과도한 폄 동작을 제한한다.

(2) 위팔노관절

- 구성: 컵 모양의 노뼈머리오목(fovea)과 이에 대응한 형태인 둥근 작은머리 사이에서 형성된 관절
- 자유도 1°
- 부수적 운동: 굽힘과 폄
- 관절운동형상학: 팔꿉관절의 굽힘과 폄 시 노뼈머리오목은 볼록한 작은머리에 대해 구르기와 미끄러짐 발생
- 안정성: 위팔자관절과 비교했을 때 팔꿈치에 대한 시상면의 구조적 안정성에 대한 기여도는 적으나 안굽이 힘에 대항하여 노쪽곁인대에 의해 안정성 제공

(3) 몸쪽노자관절

- 구성: 노뼈머리의 볼록한 테두리(rim), 자뼈의 오목한 노뼈패임 및 위팔뼈 작은머리가 관절을 이루고 있고 머리띠인대(annular ligament)에 의해 지지됨(그림 13-3)
- 자유도 1°
- 부수적 운동: 아래팔 엎침과 뒤침

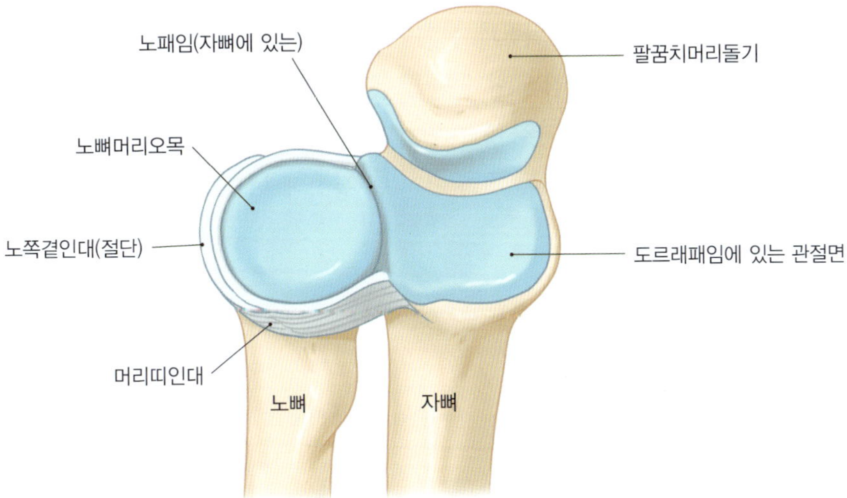

그림 13-3 몸쪽노자관절

- 관절운동형상학: 엎침운동 시 노뼈머리가 노뼈패임 위에서 뒤쪽(등쪽 방향)으로 미끄러지고 뒤침 운동 시 앞쪽(배쪽 방향)으로 미끄러짐. 머리띠인대 안에서 미끄러짐 운동이, 작은머리 위에서 몸쪽면의 돌림운동이 발생
- 안정성: 머리띠인대는 노뼈머리의 테두리를 둘러싸고 있으며 몸쪽노뼈를 자뼈에 고정시키는 역할

(4) 먼쪽노자관절

- 구성: 노뼈 먼쪽의 자패임 및 관절원반의 몸쪽면에 의해 얕게 형성된 오목면과 이곳에 놓이는 볼록한 자뼈머리로 구성된 관절(그림 13-4)
- 자유도 1°
- 부수적 운동: 아래팔 엎침과 뒤침
- 관절운동형상학: 오목한 관절면의 노뼈는 볼록한 관절면의 자뼈와 관절하여 노뼈의 움직임과 같은 방향으로 미끄러진 운동을 일으킬 때 자뼈 위로 노뼈가 움직임
- 안정성: 뼈사이막의 고정을 통해 두 개의 뼈를 관절로 붙여주며 근육의 활성을 통해 관절에 안정성 제공

2) 팔꿈관절과 아래팔의 기능

손목과 손을 움직이는 많은 근육들이 위팔뼈의 위관절융기(epicondyle)에 부착된다. 이것이 아래팔 엎침과 뒤침을 만들며 손목과 손가락 운동을 가능하게 한다. 어깨띠와 어깨관절이 팔의 움직임에 협력하는 것처럼 어깨관절과 팔꿉관절, 노자관절도 서로 협력작용을 한다.

노자관절이 움직인다면, 어깨관절과 팔꿉관절의 근육이 수축하여 움직임을 안정화시키고 도와주어

노자관절이 좀 더 효과적으로 움직일 수 있게 한다. 예를 들어, 오른손에 드라이버를 들고 나사를 꽉 조이려 한다면 이 운동은 노자관절의 뒤침과 함께 어깨관절과 팔꿉관절의 가쪽돌림과 굽힘을 동반한다. 반대로, 나사를 풀려고 한다면 엎침과 함께 팔꿉관절과 어깨관절에서 폄과 안쪽돌림이 일어난다.

결론적으로, 팔꿉관절과 아래팔은 옷 벗고 입기, 먹기, 음식 준비하기와 같은 일상생활활동부터 의자에서 일어나기 위해 몸을 들어올리는 것과 같은 큰 동작에 이르기까지 주변 환경과 상호작용하여 팔의 능력을 강화시킨다.

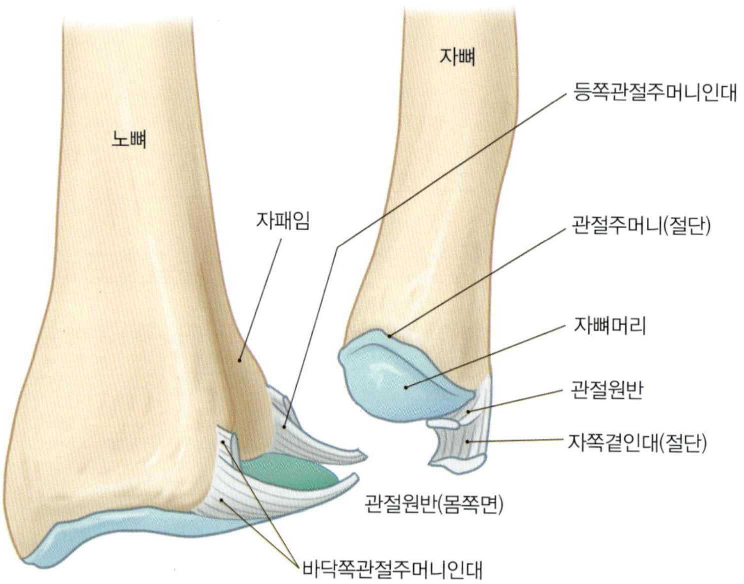

그림 13-4 먼쪽노자관절

표 13-1 팔꿉관절과 아래팔의 관절운동형상학

관절	생리학적 운동	구르기	미끄러짐
위팔자관절	굽힘	앞쪽	먼쪽/앞쪽
	폄	뒤쪽	몸쪽/뒤쪽
위팔노관절	굽힘	앞쪽	앞쪽
	폄	뒤쪽	뒤쪽
몸쪽노자관절	엎침	앞쪽	뒤쪽
	뒤침	뒤쪽	앞쪽
먼쪽노자관절	엎침	앞쪽	앞쪽
	뒤침	뒤쪽	뒤쪽

3 팔꿉관절과 아래팔의 병리 및 기능장애

1) 팔꿉관절 탈구

팔꿉관절 탈구(dislocation)는 성인에서는 어깨관절에 이어 두 번째로 많이 탈구되며, 10세 이하 어린 아이에게서 가장 많이 탈구되는 관절이다.

(1) 병리적 원인

① 팔꿉관절 뒤쪽 탈구

팔꿉관절 뒤쪽 탈구(posterior dislocation)는 노뼈와 자뼈가 뒤쪽 또는 뒤가쪽으로 위치 변화가 되는 경우가 가장 많으며 팔꿉관절 탈구의 80~90%를 차지한다. 팔꿉관절 폄 상태에서 손이 가쪽으로 뻗침되며 넘어질 때 뒤쪽 탈구가 발생하는데, 노뼈머리가 머리띠인대를 몸쪽으로 밀며 작은머리에 끼이게 된다. 때로 번쪽 노뼈의 골절과 손배뼈(scaphoid) 골절을 동반하기도 하는데, 석고붕대를 제거한 후 골질을 완전히 치료할 때까지 이러한 손상이 있는지 조차 명확히 알지 못하는 경우가 있다. 이러한 것은 물렁조직에만 관심을 집중할 때 생길 수 있으며, 고정에 의한 관절제한의 원인이 된다.

② 노뼈머리 부분탈구

노뼈머리 부분탈구(pulled elbow)는 5세 이하의 어린이의 경우, 가장 빈번하게 발생한다. 아래팔이 엎침되고 팔꿉관절 폄된 상태에서 어린이가 갑작스럽게 넘어지려 할 때 부모나 보호자가 아이를 잡기 위해 손을 세게 당길 때 발생하고, 손잡이가 있는 무거운 물건을 빠른 동작으로 들어 올릴 때도 발생한다. 가해진 힘이 노뼈를 먼쪽 방향으로 이동시켜 노뼈머리가 머리띠인대에서 몸쪽으로 미끄러질 수 없게 된다. 부분탈구가 발생하면 아래팔을 엎침에서 고정시키고 움직이지 않으려고 하는 것을 볼 수 있다.

(2) 임상적 징후와 증상

팔꿉관절 뒤쪽 탈구로 인해 노신경(radial nerve), 자신경(ulnar nerve), 정중신경(median nerve) 등의 손상과 동맥 손상, 뼈되기근육염(myositis ossificans), 재발성 탈구, 뼈연골 골절, 볼크만 허혈성 구축(Volkmann's ischemic contracture) 등이 나타날 수 있다.

노뼈머리 부분탈구의 경우, 머리띠인대의 일부가 찢겨지고 노뼈머리와 위팔뼈 작은머리 사이에 끼어 통증이 나타나며, 급성기에는 근방호(muscle guarding)와 함께 휴식 시에도 통증이 나타난다.

(3) 구조적 손상과 기능적 손상

① 팔꿉관절 뒤쪽 탈구

- 자쪽곁인대의 손상 동반
- 팔꿉관절 굽힘과 폄의 제한
- 손목관절 굽힘과 엎침의 제한

② 노뼈머리 부분탈구

- 머리띠인대 손상
- 엎침과 뒤침 동작의 제한

(4) 활동제한과 참여제한

- 탈구로 인한 팔꿉관절 고정
- 정복 후 스프린트 또는 수술 후 고정기간에 따른 운동범위의 상실
- 유착 형성 및 굽힘 구축 발생
- 팔꿉관절을 이용한 일상생활활동의 제한

(5) 단계별 중재

① 보호단계

보호단계는 약 1주일 동안 지속된다. 이 단계의 목표는 팔꿉관절의 염증과 부종을 조절하고 물렁조직의 가동성을 유지하는 데 있다(표 13-2).

■ **환자교육**

- 팔꿉관절 보호방법 교육
- 일상생활활동 수정에 대한 교육

■ **통증, 부종 및 경련 조절**

- 손상 조직 보호: 안정 및 고정(부목, 테이핑 또는 스프린트), 냉(얼음) 적용 및 마사지를 통한 부종 감소, 통증 조절을 위해 팔꿉관절과 아래팔에 부드러운 등급 I의 신연 및 관절진동기법 적용

■ **물렁조직 및 관절의 가동성 유지**

- 가동범위 유지: 팔꿉관절 주위 조직의 비정상적 유착 예방을 위해 통증 없는 범위 내에서 수동관절가동범위운동 시행
- 근고정운동: 저강도 간헐적 등척성운동은 팔꿉관절, 아래팔 및 손목 근육의 펌핑작용을 일으켜 혈액순환과 유체역학을 향상시킴
- 하루에 여러 번 스트레스 없는 편안하고 통증 없는 범위에서 부드럽게 운동을 실시하며 팔꿉관절 굽힘과 폄, 아래팔 엎침과 뒤침, 손목관절 굽힘과 폄에 대해 다각도 근고정운동 실시

표 13-2 탈구(부분탈구)의 비수술적 관리: 보호단계

관리 계획	중재(손상 후 1주까지)
환자교육	• 손상된 부분에 대한 보호방법 교육
통증, 부종 및 경련 조절	• 손상 조직 보호: 안정 및 고정(부목, 테이프 또는 스프린트), • 냉(얼음), 마사지를 통한 부종 감소(48시간) • 통증 없는 자세에서 부드러운 등급 I의 신연 및 관절진동기법 적용
물렁조직 및 관절의 가동성 유지	• 손상된 구조에 대한 통증 없는 범위 내 수동운동 실시 • 근고정운동: 저강도 간헐적 등척성운동
관련 부위 정상기능 유지	• 관련 부위 위치에 따라 능동-보조, 자유, 유산소 및 저항운동 적용 • 기능 활동 동안 손상 부위 보호 필요 시 보조장비 사용

■ 관련 부위의 정상기능 유지

- 어깨관절, 손목과 손의 관절에 대해 능동-보조, 자유, 유산소 및 저항운동을 개인의 역량에 따라 적용
- 기능 활동 동안 손상 부위의 보호 필요 시 적응장비나 보조장비 사용

Tips

보호단계 동안 조직의 염증 지점 또는 부종 조직에 뻗침운동과 저항운동은 수행하지 않아야 한다. 운동이 너무 심하면 통증이나 염증을 증가시킬 수 있다.

② 운동통제단계

운동통제단계는 약 1~3주까지 지속된다. 이 단계의 목표는 팔꿉관절과 아래팔의 손상조직 치유를 촉진하고 물렁조직 및 관절의 가동성을 점차적으로 회복시킨다. 또한 신경근 조절, 지구력 및 근력을 향상시키며 손상 부위 이외의 정상적인 기능을 유지하는 데 있다(표 13-3).

■ 손상조직의 치유 촉진

- 팔꿉관절과 아래팔의 운동 증가에 다른 조직반응을 주시하고, 염증이 증가하면 강도를 감소시킴
- 부목, 테이프 등으로 팔꿉관절과 아래팔의 치유조직 보호

■ 물렁조직, 근육 및 관절의 가동성 증진

- 통증 없는 범위 내에서 수동운동부터 능동-보조운동, 능동운동으로 점차 진행

- 침범된 구조물에 국한하여 흉터조직의 가동성 점차 증진
- 관련 조직이 뻣뻣하면 관절 구조물의 가동성 점차 증진
- 팔꿉관절 주위 조직의 제한적인 저강도 장시간 도수뻗침 및 자가뻗침 실시
- 관절가동술: 팔꿉관절의 관절놀이(joint play)가 감소되어 있다면, 제한된 관절주머니 조직을 뻗침시키기 위해 관절가동술을 적용하며 관절 미끄러짐을 회복하기 위해 지속적 등급 III이나 진동기법의 등급 III과 IV를 적용(그림 13-5)
- 움직임을 동반한 관절가동술(MWM): 아래팔근육의 근력운동을 통증 없이 수행할 수 있을 때, 노뼈의 정상적인 관절면 움직임을 회복하기 위해 실시하며, 주먹을 쥘 때와 손목 폄 시 저항을 주었을 때 통증이 발생한 환자에게 적용(그림 13-6)

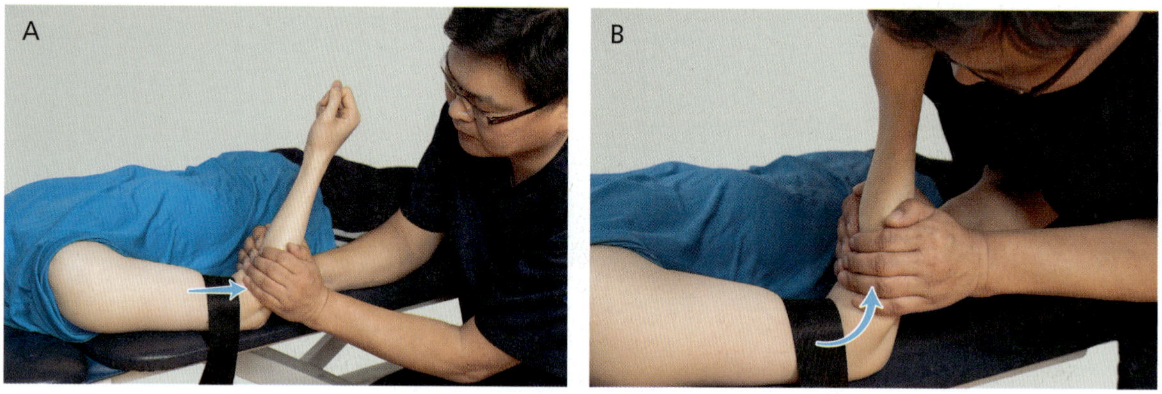

그림 13-5 팔꿉관절의 관절가동술

A. 신연과 진전-굽힘 또는 폄 증가 B. 위팔자관절의 먼쪽 미끄러짐-굽힘 증가

대상자 자세	▪ 환자는 팔꿉관절을 가능한 범위 끝까지 굽힘이나 폄시킨 바로누운자세를 취한다.
손 잡기	▪ 치료사는 가동용 벨트를 환자의 아래팔 몸쪽에 놓고 치료사의 엉덩이에 걸치고 한 손은 팔꿈치머리돌기에서 먼쪽 위팔뼈를 고정하고, 다른 손은 아래팔을 잡는다.
운동방법	▪ 치료사는 엉덩이를 뒤로 천천히 움직여 벨트를 이용하여 아래팔의 가쪽 미끄러짐을 만들면서 환자에게 능동적 팔꿉관절 폄과 굽힘을 하도록 한다. ▪ 끝범위에서 수동 과압력 뻗침을 실시하며 10회 반복으로 3세트를 수행한다.

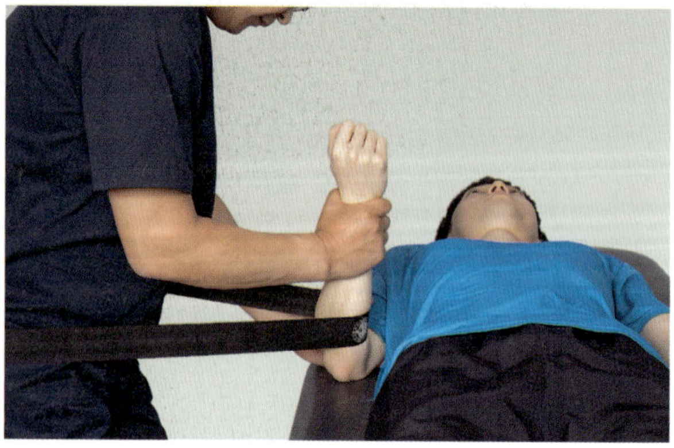

그림 13-6 팔꿉관절 굽힘 증가를 위한 움직임을 동반한 관절가동술(MWM)

■ **팔꿉관절 뒤쪽 탈구 정복을 위한 도수교정(그림 13-7)**

- 급성기: 노뼈머리를 원위치시키기 위한 노뼈의 먼쪽 뻗침 실시
- 만성기: 노뼈를 잡고 먼쪽으로 등급 Ⅲ의 지속적 뻗침 적용

■ **노뼈머리 부분탈구 정복을 위한 도수교정(그림 13-8)**

- 노뼈머리를 원위치시키기 위해 노뼈를 뒤침한 상태에서 빠른 압박도수교정 실시
- 물렁조직 동반 손상 시 냉과 압박치료 병행

■ **팔꿉관절, 아래팔 및 손목관절의 근육수행력과 기능 증진**

- 다각도 최대하 등척성운동: 초기에는 통증이 없는 다양한 각도에서 가벼운 저항으로 등척성 운동 점진 수행
- 능동관절가동범위운동: 통증이 발생하지 않는 범위 내에서 실시
- 지구력운동: 초기에는 능동관절가동범위운동만 수행, 후기에는 가벼운 저항의 낮은 강도와 많은 반복으로 진행

목적	■ 위팔노관절의 가동성을 증가시키고 밀려진 팔꿈치(자뼈의 몸쪽 전위)를 교정
대상자 자세	■ 바로누운자세를 취한다.
손 잡기 및 적용	■ 치료사는 한 손으로 위팔뼈를 지지하고 다른 손으로 먼쪽 노뼈를 잡는다. ■ 치료사는 노뼈를 먼쪽으로 잡아당긴다.

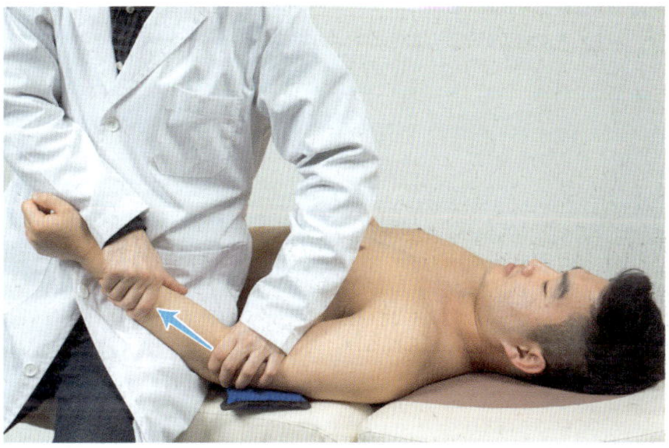

그림 13-7 위팔노자관절의 신연

목적	■ 노뼈머리 부분탈구 교정
대상자 자세	■ 바로누운자세를 취한다.
손 잡기 및 적용	■ 팔꿈치 뒤쪽을 안정화시키고 치료사의 엄지두덩을 환자의 엄지두덩에 위치한다. ■ 환자의 아래팔을 지지하면서 손목 폄과 동시에 엄지두덩을 밀어 노뼈의 긴축을 따라 압박한다.
노트	■ 급성 부분탈구를 교정하기 위해서 빠른 속도로 트러스트(thrust)를 적용한다.

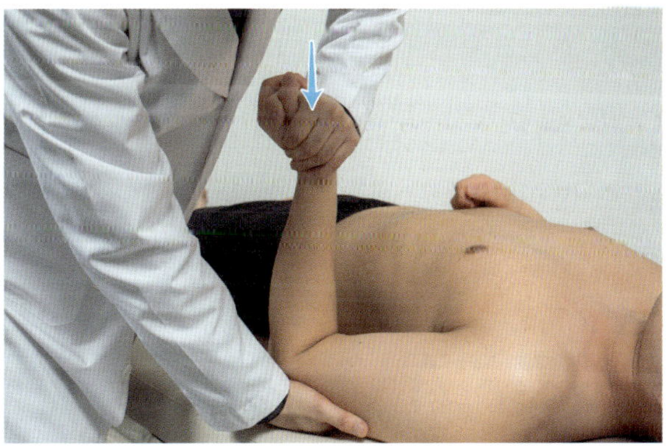

그림 13-8 위팔노관절의 압박

표 13-3 탈구(부분탈구)의 비수술적 관리: 운동통제단계

관리 계획	중재(손상 후 1~3주까지)
손상조직의 치유 촉진	• 운동 증가에 다른 조직반응을 주시, 염증 증가 시 강도 감소 • 부목, 테이프 등으로 치유조직 보호
물렁조직, 근육 및 관절의 가동성 증진	• 통증 없는 범위 내에서 수동운동부터 능동-보조운동, 능동운동으로 점차 진행 • 침범된 구조물에 국한하여 흉터조직의 가동성 점차 증진 • 관련 조직이 뻣뻣하면, 관절 구조물의 가동성 점차 증진 • 관절가동술: 지속적 등급 III이나 진동기법의 등급 III과 IV를 적용 • 움직임 동반한 관절가동술(MWM)
탈구 정복을 위한 도수교정	• 뒤쪽 탈구 - 급성기: 노뼈머리를 원위치시키기 위한 노뼈의 먼쪽 뻗침 실시 - 만성기: 노뼈를 잡고 먼쪽으로 등급 III의 지속적 뻗침 • 노뼈머리 부분탈구 - 노뼈를 뒤침한 상태에서 빠른 압박도수교정 실시 - 물렁조직 동반 손상 시 냉과 압박치료 병행
근육수행력과 기능 증진	• 다각도 최대하 등척성운동 • 능동관절가동범위운동 • 지구력운동 • 안정화 및 저항운동
관련 부위의 정상기능 유지	• 안정화운동 • 저항운동: 점진적인 근력강화운동 • 증상을 악화시키지 않는 낮은 강도로 치유조직 기능활동 재개

- 안정화운동: 보호적인 닫힌사슬 안정화운동을 통해 근육의 동시수축 자극
- 이 단계의 후반기에 저항운동으로 진행

■ **관련 부위의 정상기능 유지**

- 팔의 기능활동을 향상시키기 위해 점진적 근력강화와 안정화운동 적용: 팔꿉관절과 아래팔 근육의 운동조절, 근육지구력 및 근력 강화
- 증상을 악화시키지 않는 낮은 강도로 치유조직 기능활동 재개

Tips

운동 후 24시간이 지나서도 지속되는 안정 시 통증, 피로, 약증의 증가 및 경련은 과운동 및 활동을 의미한다.

③ 기능회복 단계

기능회복 단계는 손상 후 3주 이상에 해당한다. 이 단계의 목표는 물렁조직, 근육 및 관절의 가동성을 더욱 증가시키고 신경근 조절, 지구력 및 근력을 점차 진전시켜 나가며, 심장혈관계 지구력 향상과 기능 활동을 진행시켜 높은 수준 활동으로의 복귀에 있다(표 13-4).

■ 환자교육

- 손상과 재손상 예방을 위한 안전한 운동수행 교육 실시
- 신체역학 및 인간공학적 교육

■ 물렁조직, 근육 및 관절의 가동성 진전

- 근육(자가뻗침, 수동뻗침, 근막 마사지, 신경근육 억제기법), 관절(관절가동술), 인대, 힘줄 및 유착된 물렁조직(가로마찰 마사지) 등에 뻗침 기법 적용

■ 근육수행력 운동 진전

- 점진적 자가뻗침운동 및 근력운동 실시: 처음에는 저강도, 저속도로 등속성 장비를 이용하여 편심성 모드만 사용한다. 진전된 훈련을 위해 운동속도 증가 훈련을 실시한 후, 저항량이

표 13-4 탈구(부분탈구)의 비수술적 관리: 기능회복 단계

관리 계획	중재(손상 후 3주 이상)
환자교육	• 손상과 재손상 예방을 위한 안전한 운동수행 교육 실시 • 신체역학 및 인간공학적 교육
물렁조직, 근육 및 관절의 가동성 진전	• 근육(자가뻗침, 수동뻗침, 근막 마사지, 신경근육 억제기법) • 관절(관절가동술) • 인대, 힘줄 및 유착된 물렁조직(횡마찰 마사지) 등에 뻗침 기법 적용
근육수행력 운동 진전	• 점진적 자가뻗침운동 및 근력운동 실시 고유수용성감각훈련을 위해 플라이오메트릭운동 적용
심장혈관계 지구력 향상	• 안전한 유산소운동
기능 활동	• 팔꿉관절과 아래팔의 밀기, 당기기, 잡기, 들기, 운반하기 활동 • 실제 환경에서 발생되는 근육수축의 종류와 행동 패턴을 사용 • 점진적인 근력강화운동과 진전된 훈련활동 지속

Tips

활동 속도가 너무 빠르게 진행되거나 너무 큰 강도로 일어날 때는 관절 부종과 통증의 징후가 나타날 수 있고, 이것이 4시간 이상 지속될 때는 통증 완화를 위해 약물을 복용해야 한다.

증가하면 점진적으로 통증이 없는 범위에서 편심성 수축력을 최대한 증가시킴

- 플라이오메트릭운동: 무게가 있는 공을 양 손으로 체스트 프레스 및 던지기, 무게가 있는 공을 가볍게 던지고 받기, 작은 손잡이 라켓으로 테니스공을 튀기는 운동에서 긴 손잡이 라켓으로 진전, 탄성저항을 이용한 아래팔과 팔꿉관절의 빠른 동심성/편심성운동 등을 적용

■ 심장혈관계 지구력 향상

- 안전한 유산소운동

■ 기능 활동

- 팔꿉관절과 아래팔의 밀기, 당기기, 잡기, 들기, 운반하기 활동
- 실제 환경에서 발생되는 근육수축의 종류와 행동 패턴을 사용
- 점진적인 근력강화운동과 진전된 훈련활동 지속

2) 위관절융기염

위관절융기염(epicondylitis)은 가쪽위관절융기염(테니스 엘보우)과 안쪽위관절융기염(골퍼 엘보우)으로 분류할 수 있다. 가쪽위관절융기염(lateral epicondylitis)은 팔꿉근육과 관련해서 생기는 흔한 질환으로 손과 손목의 반복적 작업이나 들기 혹은 쥐기 활동 시 위팔노관절과 가쪽위관절융기를 지나는 온손목폄근힘줄에서 통증이 발생한다. 또한 많은 수의 섬유모세포, 파괴된 콜라겐과 혈관의 과형성(hyperplasia)을 특징으로 하는 퇴행성 과정을 보인다. 테니스에서 백핸드 스트로크처럼 손목을 단단하게 고정시켜야 할 때와 정원에서 잡초를 뽑는 작업같이 반복적인 손목의 폄 동작으로, 근힘줄 단위에 염증이 생겨 통증이 발생하며, 짧은노쪽손목폄근(extensor carpi radialis brevis)의 근힘줄 접합부가 가쪽위관절융기염에 90%나 관련되었다는 보고도 있다. 머리띠인대가 스트레스를 받을 때도 이 증상이 발생한다.

안쪽위관절융기염(medial epicondylitis)은 안쪽위관절융기 근처 힘줄뼈막 접합부의 굽힘근힘줄 뭉치/엎침근힘줄이 골프스윙이나 공 던지기, 손으로 쥐기와 관련된 일, 카드섞기, 무거운 물건 들기 등과 같은 반복적인 동작에 의한 손상으로 나타나는 현상이다. 안쪽위관절융기나 그 주위를 촉진할 때 통증이 있거나, 팔꿉관절을 굽힌 상태에서 손목 폄 시 저항성 통증이 발생하거나, 팔꿉관절 폄과 함께 손목관절을 수동 폄 할 때 통증이 발생하면 양성반응이다.

Tips

테니스 선수와 던지기 선수들에서 오버헤드 움직임 형태 중 가속 시기에서 고유한 밖굽이 폄 과부하가 일어나는 동안 팔꿉관절 굽힘근육과 아래팔엎침 근육 힘줄단위의 강한 부하가 발생하여 위팔뼈 안쪽위관절융기염이 더욱 일반적으로 나타난다.

(1) 병리적 원인

위관절융기 부위의 통증은 일반적으로 아래팔이나 손목의 근육을 반복적으로 과도하게 사용하거나 편심성 뻗침에 의한 것이 원인이다. 이것은 조직의 강도를 능가하는 긴장이 있을 때와 치유 과정 중에 과도한 뻗침이 있을 때에 근힘줄 접합부 근처에 미세손상과 부분적 열상 등을 일으킨다. 지속적인 자극은 만성염증을 유발한다.

뼈막의 염증은 육아조직과 유착을 동반하여 나타난다. 뻗침력이 없거나 미성숙한 흉터조직이 충분히 치유되거나 가동성을 갖기 전에 활동에 복귀했을 때에 재손상이 발생한다. 스포츠 활동 중에 과도한 굽힘, 폄 또는 삠(sprain)에 의해서 팔꿈관절의 앞쪽 또는 뒤쪽의 손상이 발생한다.

(2) 임상적 징후와 증상

40대 초반 남녀에서 비슷한 증상을 보인다. 팔꿈관절 가쪽에 통증을 유발하는데 주먹을 쥐거나, 무거운 물건을 들어 올리거나, 아래팔을 엎침, 뒤침하면 통증이 증가하며 손목관절까지 통증이 나타나기도 한다. 팔꿈관절 가쪽위관절융기는 아래팔 엎침과 손목관절 폄 시 가장 많은 스트레스를 받는다. 침범된 부위에 통증과 더불어 화끈감(burning sensation)이 동반되기도 한다.

(3) 구조적 손상과 기능적 손상

- 손목과 손이 과도하게 사용되는 활동 시 팔꿈관절 영역에서 통증 증가
- 팔꿈관절이 폄된 상태에서 손상된 근육을 뻗침할 때나 그 근육이 저항에 대항하여 수축할 때 통증 경험
- 요구되는 근력과 지구력 감소
- 손으로 쥐는 능력이 통증 때문에 감소됨
- 안쪽, 가쪽위관절융기 부위와 노뼈머리, 근힘살 등과 같은 염증 부위 촉진 시 민감통 존재

(4) 활동제한과 참여제한

- 라켓을 사용한 운동이나 던지기, 골프 등의 치는 활동에 참여제한
- 작은 조각을 분류하거나 조립하는 일, 쥐거나 삽기, 드라이버 돌리기, 망치질, 카드 섞기나 타악기 두드리기 작업과 같이 아래팔과 손목을 반복적으로 움직이는 활동수행이 어려움

(5) 단계별 중재

① 보호단계

■ 환자교육

- 환자가 강한 쥐기 활동이나 반복적인 쥐기를 하지 못하도록 교육

- **통증, 부종 및 연축 감소**
  - 손상 조직 보호: 압박 및 올림을 통해 손상 조직 보호
  - 근육 고정: 부목 또는 스프린트
  - 부종 감소: 냉(얼음) 치료
- **물렁조직 및 관절의 가동성 유지**
  - 다각도 근고정운동: 저강도 간헐적 등척성운동은 팔꿉관절 주변 근육에 펌핑작용을 일으켜 혈액순환과 유체역학을 향상시킨다. 하루에 여러 번 스트레스 없는 편안하고 통증없는 범위에서 손목관절 굽힘근과 폄근에 부드럽게 운동 실시(그림 13-9, 13-10)
  - 교차섬유 마사지: 위관절융기 부위에 주의 깊고 부드럽게 적용하면 유착 방지에 도움이 된다. 견딜 수 있는 범위 내에서 손목관절 굽힘근과 폄근에 부드럽게 힘줄섬유의 방향과 수직으로 적용

대상 근육	■ 손목 폄근
대상자 자세	■ 환자는 앉은 상태에서 치료대에 팔꿉관절 굽힘, 아래팔 엎침, 손목 폄한 자세를 취한다.
운동방법	■ 손목 폄근의 단축자세에서 손목 폄근에 가벼운 저항을 주고, 6까지 셀 때까지 수축하고, 그 다음 이완한다. ■ 6회 반복한다.

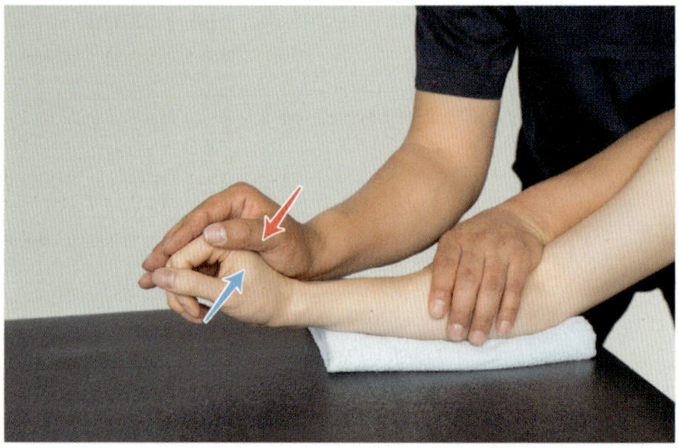

그림 13-9 손목 폄근 근고정운동

대상 근육	■ 손목 굽힘근
대상자 자세	■ 환자는 앉은 상태에서 치료대에 팔꿉관절 굽힘, 아래팔 뒤침, 손목 굽힘한 자세를 취한다.
운동방법	■ 손목 굽힘근의 단축자세에서 손목 굽힘근에 가벼운 저항을 주고, 6까지 셀 때까지 수축하고, 그 다음 이완한다. ■ 6회 반복한다.

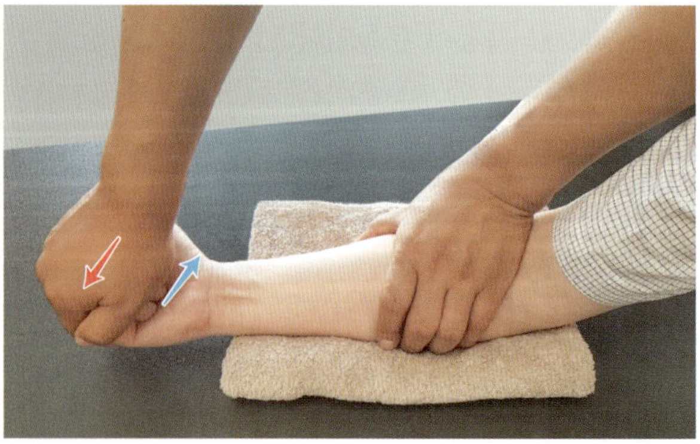

그림 13-10 손목 굽힘근 근고정운동

표 13-5 물렁조직 손상의 비수술적 관리: 보호단계

관리 계획	중재(손상 후 1주까지)
환자교육	• 환자가 강한 파악활동이나 반복적인 쥐기를 하지 못하도록 교육
통증, 부종 및 연축 감소	• 손상 조직 보호: 압박 및 올림을 통해 손상 조직 보호 • 근육 고정: 부목 또는 스프린트 • 부종 감소: 냉(얼음) 치료
물렁조직 및 관절의 가동성 유지	• 다각도 근고정운동: 저강도 간헐적 등척성운동 • 교차섬유 마사지: 유착을 방지하는데 도움
관련 부위 정상기능 유지	• 능동관절가동범위운동 • 저항운동

■ 관련 부위 정상기능 유지

- 능동관절가동범위운동: 팔의 정상기능 유지를 위해 팔꿉관절, 아래팔, 손목관절의 능동관절가동범위운동 수행
- 저항운동: 팔꿉관절 몸쪽 저항운동, 어깨관절과 어깨뼈관절운동 시 저항운동수행

② 운동통제단계

■ 근육 유연성과 흉터 가동성 증진

- 도수 뻗침 기법: PNF기법의 유지-이완, 수축-이완, 작용근육수축 기법 적용. 도수 뻗침을 통해 팔꿉관절 굽힘근 및 안/가쪽 위관절융기 부위에서 시작하는 손목 굽힘과 폄 근육의 단축과 흉터조직 가동성을 점차로 증진시킴
- 자가뻗침 기법: 환자는 반대쪽 손을 이용하여 손목 굽힘과 폄에 뻗침력 적용. 벽을 이용하여 뻗침되는 힘을 느낄 수 있을 때까지 손목의 굽힘과 폄에 뻗침 적용
- 교차-섬유(마찰) 마사지: 흉터조직의 가동성 증진을 위해 안/가쪽 위관절융기 주변 근육이나 힘줄 유착지점에 압박과 교차-섬유 마사지 실시. 염증반응이 감소되면 마사지의 강도와 적용시간을 증가시킴

■ 관절운동범위 증진

- 관절가동술: 팔꿉관절과 아래팔의 관절놀이가 감소되어 있다면, 제한된 관절주머니 조직을 뻗침시키기 위해 관절가동술 적용. 관절 미끄러짐을 회복시키기 위해 지속적 등급 Ⅲ이나 진동기법의 등급 Ⅲ과 Ⅳ 적용
- 움직임을 동반한 관절가동술(MWM): 아래팔근육의 근력운동을 통증 없이 수행할 수 있을 때, 노뼈의 정상적인 관절면 움직임을 회복하기 위해 실시. 주먹을 쥘 때와 손목 폄 시 저항을 주었을 때 통증이 발생한 환자에게 적용(그림 13-11)

대상자 자세	▪ 환자는 아래팔을 엎침하여 바로누운자세를 취한다.	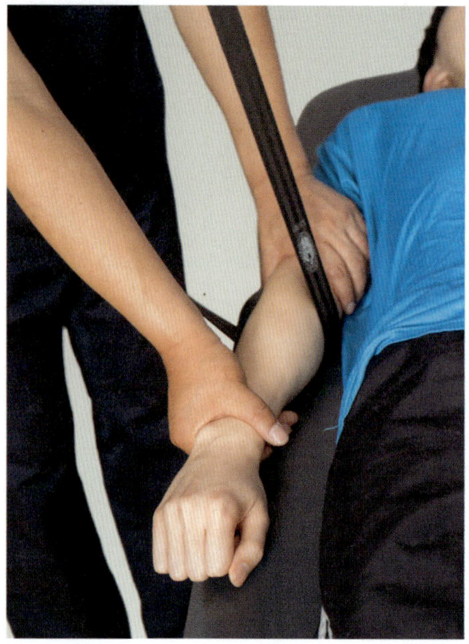
손 잡기	▪ 치료사는 가동용 벨트를 환자의 아래팔 몸쪽에 놓고 치료사의 어깨에 가로질러 걸치고 한 손으로 위팔뼈 먼쪽을 고정한다.	
운동방법	▪ 치료사는 엉덩이를 뒤로 천천히 움직여 벨트를 이용하여 아래팔의 가쪽 미끄러짐을 만들면서 환자에게 주먹을 쥐게 한다. ▪ 10회 반복으로 3세트를 수행한다.	

그림 13-11 테니스 엘보에 적용된 움직임을 동반한 관절가동술(MWM)

표 13-6 물렁조직 손상의 비수술적 관리: 운동통제단계

관리 계획	중재(손상 후 1~3주까지)
근육 유연성과 흉터 가동성 증진	• 도수 뻗침 기법: PNF기법의 유지-이완, 수축-이완, 작용근육수축 기법과 도수뻗침 기법으로 짧아진 근육과 흉터조직의 가동성을 점차로 증진 • 자가뻗침 기법 • 교차-섬유(마찰)마사지
관절운동범위 증진	• 관절가동술: 지속적 등급 III이나 진동기법의 등급 III과 IV를 적용 • 움직임을 동반한 가동술(MWM)
근육수행력과 기능 증진	• 다각도 최대하 등척성운동 • 지구력운동 • 저항운동
팔의 정상기능 유지	• 안정화운동 • 저항운동: 점진적인 근력강화운동 • 새로운 범위를 이용하여 가정운동 프로그램을 수행하도록 교육

Tips

운동 후 24시간이 지나서도 지속되는 안정 시 통증, 피로, 약증의 증가 및 경련은 과운동 및 활동을 의미한다.

■ 근육수행력과 기능 증진

- 다각도 최대하 등척성운동: 통증이 없는 팔꿉관절과 아래팔의 다양한 각도에서 등척성운동 점진 수행
- 지구력운동: 초기에는 아래팔과 손목관절의 능동관절가동범위운동만 수행, 후기에는 가벼운 저항의 낮은 강도와 많은 반복으로 진행
- 저항운동: 운동통제단계 후기에는 탄력저항기구와 다양한 무게를 이용하여 아래팔과 손목 근육에 근력운동 실시. 기능적 요구에 필요한 근력을 만들기 위해 근력운동을 위한 저항을 점진적으로 늘림. 단, 보상작용이 나타난다면 운동을 중단시킴

■ 팔의 정상기능 유지

- 안정화운동: 보호적인 닫힌사슬 안정화운동을 통해 팔꿉관절과 아래팔근육의 동시수축 자극
- 저항운동: 팔의 기능활동을 향상시키기 위해 점진적 근력강화운동 적용
- 증가된 범위의 운동조절 향상교육: 팔꿉관절과 아래팔의 증가된 범위를 이용하여 환자에게 가벼운 저항으로 가정운동 프로그램 수행 교육

③ 기능회복 단계

■ 환자교육

- 위관절융기염 증상 유발인자, 경고 증상의 식별, 손상 예방을 위한 기법을 포함한 교육 실시
- 위관절융기염의 원인이 되는 과부하력의 감소방법 교육 및 적절한 기술 재훈련
- 운동 전 위관절융기염과 관련된 근육 뻗침 및 마찰마사지 적용법을 포함한 가정교육 실시

■ 가동성 진전

- 팔꿉관절과 아래팔의 근육(자가뻗침, 수동뻗침, 근막 마사지, 신경근육 억제기법), 관절(관절가동술), 인대, 힘줄 및 유착된 물렁조직(가로마찰 마사지) 등에 뻗침 기법 적용

■ 근육수행력 운동 진전

- 동적 저항운동: 저강도 저항운동 시작, 심신저항운동, 탄력저항기구나 다양한 무게를 이용한 아래팔과 손목근육의 근력운동 실시
- 편심성 훈련: 손상된 근육힘줄 단위의 편심성 수축을 점진적으로 증진. 처음에는 저강도, 저속도로 등속성 장비를 이용하여 편심성 모드로 반복수축 훈련 실시. 진전된 훈련을 위해 운동속도 증가 훈련을 실시한 후, 저항량을 증가시킴. 점진적으로 통증이 없는 범위에서 편심성 수축력을 최대한 증가시킴
- 전신 근력과 컨디셔닝 운동: 몸통과 팔다리의 근력과 컨디션 회복을 위해 실시
- 플라이오메트릭운동: 무게가 있는 공을 양손으로 체스트 프레스 및 던지기, 무게가 있는 공을 가볍게 던지고 받기, 작은 손잡이 라켓으로 테니스공을 튀기는 운동에서 긴 손잡이 라켓으로 진전 및 탄성저항을 이용한 아래팔과 팔꿉관절의 빠른 동심성/편심성운동 실시

■ 활동복귀를 위한 훈련

- 기능적 활동: 팔꿉관절과 아래팔 운동 시 기능적 훈련을 통해 통증 조절 및 필요한 근력과 유연성을 증진시킴. 실제 환경에서 발생되는 근육수축의 종류와 행동 패턴을 사용하고 대상운동으로 운동패턴이 변하거나 통증이 발생한다면, 추가 반복활동 전에 휴식을 취함. 가정, 직장 또는 스포츠 활동으로 복귀 전 시뮬레이션 운동을 실시
- 활동 수정: 스트레스가 있는 활동에 복귀하기 전 교정방법 교육 및 환자의 수행기술 평가. 이를 위해 가정환경이나 작업환경에서 자세 적응과 인간공학적 분석 필요

표 13-7 물렁조직 손상의 비수술적 관리: 기능회복 단계

관리 계획	중재(손상 후 3주 이상)
환자교육	• 위관절융기염 증상 유발인자와 경고 증상의 식별, 손상 예방을 위한 기법에 대한 교육 • 위관절융기염의 원인이 되는 과부하력의 감소방법을 교육하고 적절한 기술의 재훈련
가동성 진전	• 근육(자가뻗침, 수동뻗침, 근막 마사지, 신경근육 억제기법) • 관절(관절가동술) • 인대, 힘줄 및 유착된 물렁조직(가로마찰 마사지) 등에 뻗침 기법을 적용
근육수행력 운동 진전	• 동적 저항운동 • 편심성 훈련: 손상된 근육힘줄 단위의 편심성 수축을 점진적으로 증진시킴 • 전신 근력과 컨디셔닝 운동 • 플라이오메트릭운동: 고유수용성감각훈련을 위해 플라이오메트릭운동 적용
활동복귀를 위한 훈련	• 기능적 활동: 실제 환경에서 발생되는 근육수축의 종류와 행동 패턴을 사용하게 하는 것이 중요 • 활동 수정: 스트레스가 있는 활동에 복귀하기 전에 이러한 것을 어떻게 교정하는 지를 알려줌

Tips

활동 속도가 너무 빠르게 진행되거나 너무 큰 강도로 일어날 때는 관절 부종과 통증의 징후가 나타날 수 있고, 이것이 4시간 이상 지속될 때는 통증 완화를 위해 약물을 복용해야 한다.

4 운동치료

1) 가동성운동

(1) 수동관절가동범위운동

- 수동관절가동범위운동은 움직임이 가능한 범위 내에서 환자의 능동적인 근육수축 없이 외부 힘만으로 운동을 수행함
- 이때 사용되는 힘으로는 기계장치나 기구, 중력, 치료사, 환자 자신의 능동적 보조 등이 있음

(2) 능동보조 및 자가보조관절가동범위운동

- 능동보조 및 자가보조관절가동범위운동은 환자가 능동적으로 운동을 하지만 완전한 가동범위운동을 하기에는 근력이나 운동조절이 부족하여 치료사나 기계와 같은 외부 힘의 도움을 받아 운동을 수행함
- 움직임이 일어나는 방향으로 보조하며 보조 양을 적절히 조설하여 환자의 최대 근육수축을 유도함

(3) 능동운동

- 능동운동은 특별한 장비나 기구가 필요 없어 환자가 운동방법을 학습한 후 자유롭게 훈련함
- 근육의 상태에 맞는 운동속도를 적용하고 힘이 증가하면 점차 속도를 감소시킴

(4) 관절가동술

- 통증 조절 및 팔굽관절 굽힘과 폄의 증가를 목적으로 관절가동술 시행
- 자세한 내용은 3장 참고

2) 유연성운동

(1) 자가뻗침

① 팔꿉관절 굽힘 증가

내상 근육	▪ 팔꿉관절 폄근	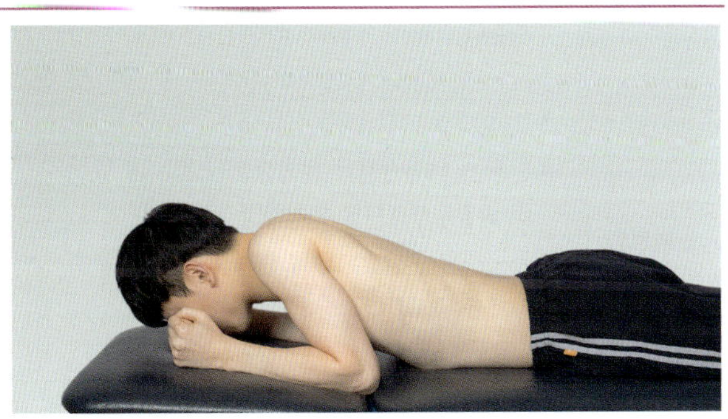
손 잡기	▪ 환자는 매트 위에 아래팔과 팔꿈치지지의 엎드린자세를 취한다.	
운동방법	▪ 환자는 가슴을 가능한 아래로 천천히 내리면서 조직 저항이 일어나는 점을 약간 지나는 지점까지 팔꿉관절을 굽힌다.	

그림 13-12 팔꿉관절 굽힘 증가

대상 근육	▪ 위팔세갈래근 긴갈래
손 잡기	▪ 환자는 앉거나 선자세를 취한다.
운동방법	▪ 환자는 가능한 최대로 어깨관절과 팔꿉관절을 굽힘한다. ▪ 다른 손으로는 팔꿉관절을 잡아 수동적으로 팔을 위로 당겨 위팔세갈래근 긴갈래를 자가뻗침한다. 가능하면 견딜 수 있을 만큼 오랫동안 뻗침자세를 유지한다.

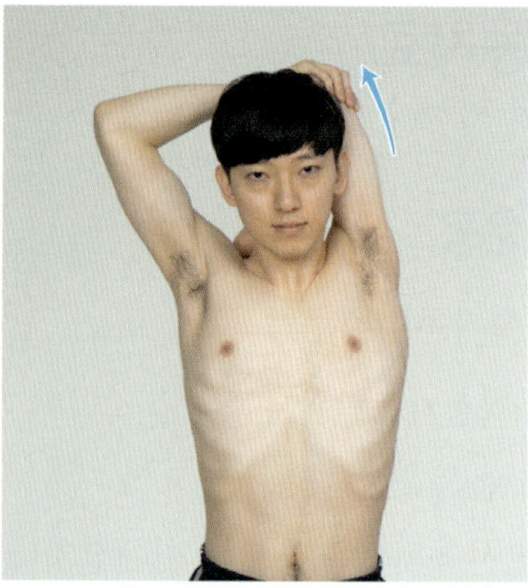

그림 13-13 팔꿉관절 굽힘 증가를 위한 위팔세갈래근 긴갈래 자가뻗침

② 팔꿉관절 폄 증가

대상 근육	▪ 팔꿉관절 굽힘근
손 잡기	▪ 환자는 치료대 위에 팔을 올리고 누운자세를 취한다.
운동방법	▪ 축이 되는 먼쪽 위팔뼈 아래에 수건을 놓는다. ▪ 아래팔의 위치를 엎침, 중립자세, 뒤침자세에서 반대쪽 손을 이용하여 문제 있는 굽힘근을 뻗침한다. ▪ 가능하면 견딜 수 있을 만큼 오랫동안 뻗침자세를 유지한다.

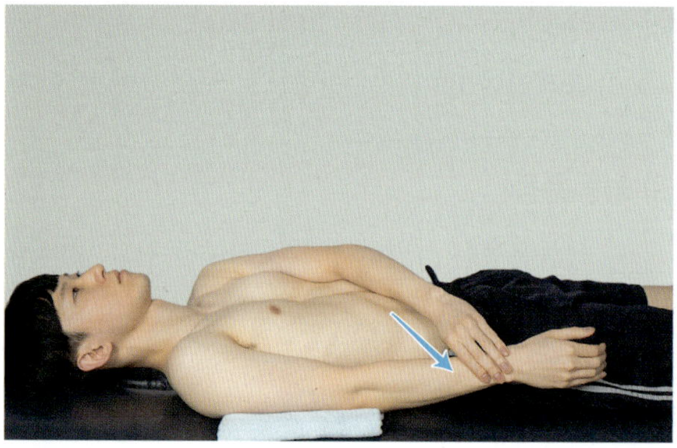

그림 13-14 팔꿉관절 폄 증가

대상 근육	▪ 위팔두갈래근
손 잡기	▪ 환자는 치료대 옆에 선 상태에서 치료대 끝에 아래팔을 엎침하여 놓고 앞으로 걷는 동작을 취한다.
운동방법	▪ 환자는 어깨관절과 팔꿉관절을 동시에 폄하여 위팔두갈래근을 뻗침한다. ▪ 가능하면 견딜 수 있을 만큼 오랫동안 뻗침자세를 유지한다.

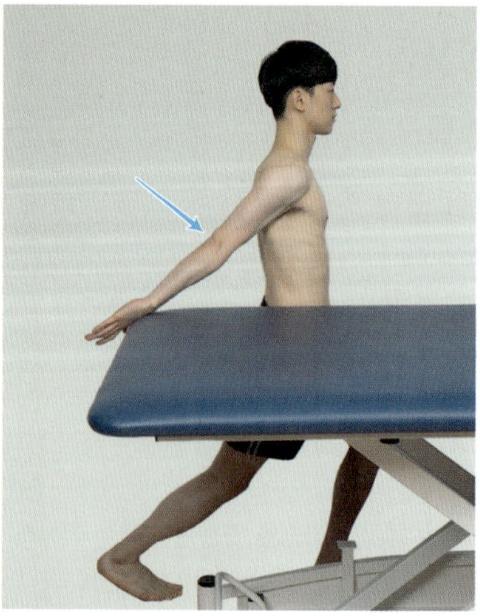

그림 13-15 팔꿉관절 폄 증가를 위한 위팔두갈래근 자가뻗침

③ 아래팔 엎침과 뒤침 증가

대상 근육	▪ 뒤침근
손 잡기	▪ 환자는 치료대에 몸통 옆을 고정시키고 치료대 위에 팔꿉관절을 올려놓고 90° 굽힘하여 앉은 자세를 취한다.
운동방법	▪ 다른 손으로 몸쪽 손목의 노뼈 등쪽을 잡고 손가락으로 노뼈를 감싼다. ▪ 아래팔을 엎침하고, 가능한 견딜 수 있을 만큼 지속적 뻗침을 가한다. 뻗침하는 힘은 손목 손상이 없다면 노뼈쪽에 가한다.

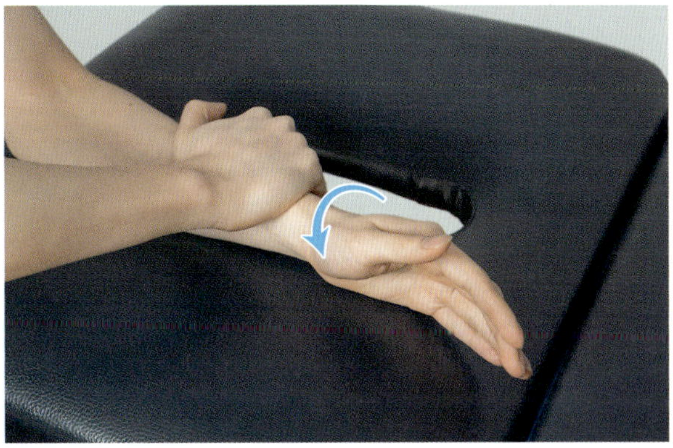

그림 13-16 아래팔 엎침 증가

대상 근육	▪ 엎침근
손 잡기	▪ 환자는 치료대에 몸통 옆을 고정시키고 치료대 위에 팔꿉관절을 올려놓고 90° 굽힘하여 앉은 자세를 취한다.
운동방법	▪ 다른 손으로 몸쪽 손목의 노뼈 바닥쪽을 잡고 손가락으로 노뼈를 감싼다. ▪ 아래팔을 뒤침하고, 가능한 견딜 수 있을 만큼 지속적 뻗침을 가한다. 뻗침하는 힘은 손목 손상이 없다면 노뼈쪽에 가한다.

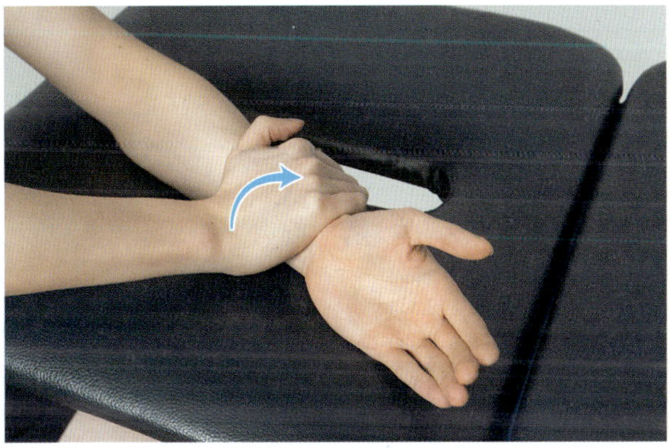

그림 13-17 아래팔 뒤침 증가

④ 손목관절 굽힘과 폄 증가

대상 근육	▪ 손목 폄근(가쪽위관절융기 기시)
손 잡기	▪ 환자는 팔꿉관절 폄, 아래팔 엎침 상태로 벽에 손등을 대고 선다.
운동방법	▪ 벽을 따라 손을 위로 올리며 손등이 미끄러지게 한다. 뻗침을 더하기 위해 손가락을 능동 굽힘한다.

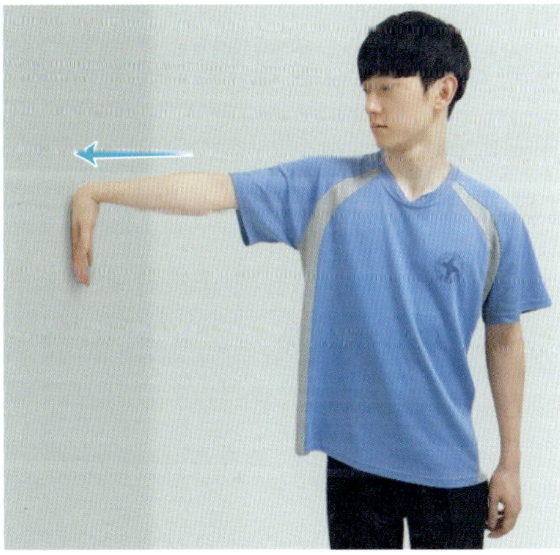

그림 13-18 손목관절 굽힘 증가

대상 근육	▪ 손목 굽힘근(안쪽위관절융기 기시)
손 잡기	▪ 환자는 팔꿉관절 폄, 아래팔 뒤침상태로 앉거나 선다.
운동방법	▪ 손목 노쪽치우침과 폄을 유지하고 다른 손으로 손바닥을 잡는다. ▪ 손바닥을 당기면서 부드러운 뻗침을 가한다. 환자는 아래팔의 몸쪽이나 안쪽위관절융기를 따라 뻗침감각을 느낄 수 있다.

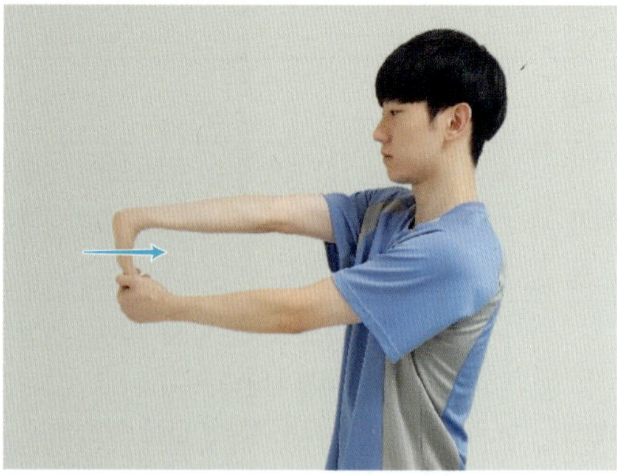

그림 13-19 손목관절 폄 증가

(2) 모래주머니를 이용한 팔꿉관절 굽힘근 뻗침

대상 근육	▪ 팔꿉관절 굽힘근
손 잡기	▪ 환자는 치료대 위에 팔을 올리고 누운자세를 취한다.
운동방법	▪ 축이 되는 먼쪽 위팔뼈 아래에 수건을 놓고 먼쪽 아래팔에 모래주머니를 매달아 놓는다. ▪ 다른 손으로 몸쪽 위팔뼈를 고정하고 아래팔의 위치를 엎침, 중립자세, 뒤침자세에서 각각 굽힘근을 뻗침한다. ▪ 가능하면 견딜 수 있을 만큼 오랫동안 뻗침자세를 유지한다.

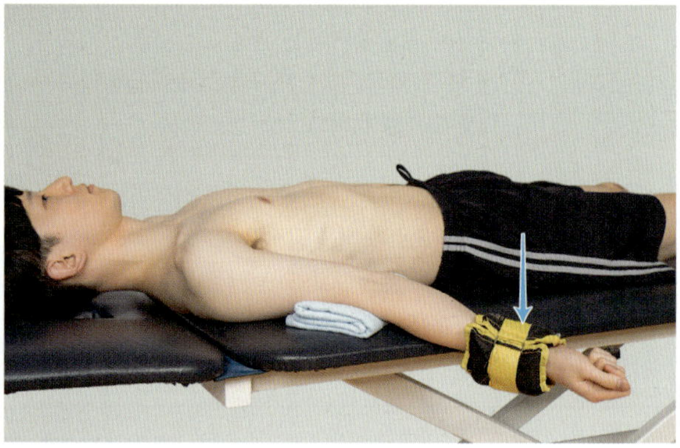

그림 13-20 팔꿉관절 폄 증가

3) 근육수행력과 기능조절 향상을 위한 운동

(1) 등척성운동

① 다각도 등척성운동

- 등척성운동은 재활의 초기단계에서 수행하는 안전한 수축 기법으로서 등장성운동 이전에 다양한 각도에서 수행
- 팔꿉관절 굽힘과 폄 그리고 아래팔 엎침과 뒤침의 가능한 범위 내에서 도수나 기계적 저항을 이용(그림 13-21). 주요 근육에 대해 각각 독립된 운동수행

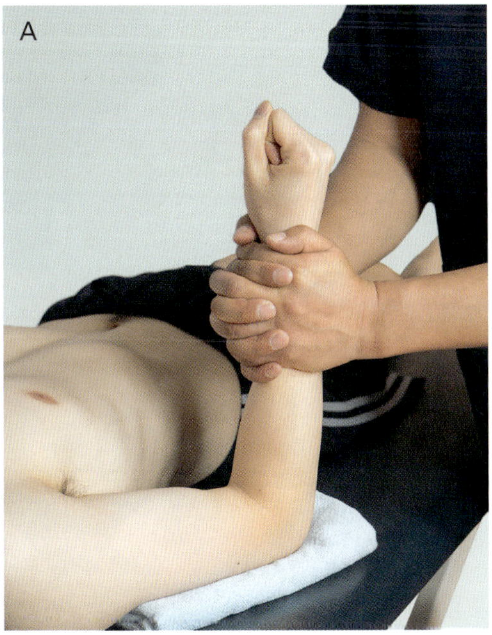

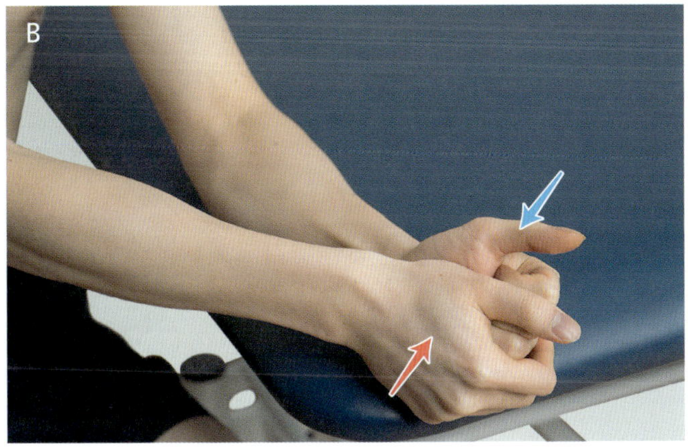

그림 13-21 다각도 등척성운동

A. 팔꿉관절 굽힘과 폄에 대한 등척성운동
B. 아래팔 엎침과 뒤침에 대한 등척성운동

② 특정 각도에서의 훈련

- 등척성운동은 팔꿉관절에서 많이 사용되는 기능 활동을 수행하기 위한 관절위치에서 수행. 예를 들어, 상자를 가슴 가까이 하여 운반하는 활동을 예상하여 훈련한다면, 70~90° 굽힘한 상태에서 팔꿉관절 강화훈련을 실시해야 함

(2) 안정화 운동

① 열린사슬운동

- 열린사슬운동(open kinetic chain)은 팔꿈치의 역동적인 움직임 회복을 위해 필수적이며 아래팔 엎침, 뒤침과 팔꿉관절 굽힘, 폄 다각도 운동범위에서 다각도로 대항근까지 도수저항을 주는 수단으로 교대 등척성 수축 사용(그림 13-22)
- 전체 팔을 이용하여 교대 등척성 점진적 증진방법을 실시하고, 팔꿉관절과 아래팔의 교대적이며 다양한 속도와 위치에서 운동 실시

② 닫힌사슬운동

- 닫힌사슬운동(closed kinetic chain)은 팔꿈치보다 몸쪽 근육의 동적 안정성 증진을 위해 사용됨
- 환자가 취할 수 있는 자세로, 벽이나 치료대에 손 올려놓고 서기, 네 발 자세 유지, 무릎이나 발가락이 축이 된 팔굽혀펴기 등이 있음(그림 13-23)
- 환자에게 원하는 팔꿉관절 위치에 정지하게 하고, 어깨관절이나 몸통에 도수저항을 주어 고유수용성 신경근촉진법(PNF 기법) 중 율동적 안정화 기법 적용. 율동적 안정화(rhythmic stabili-

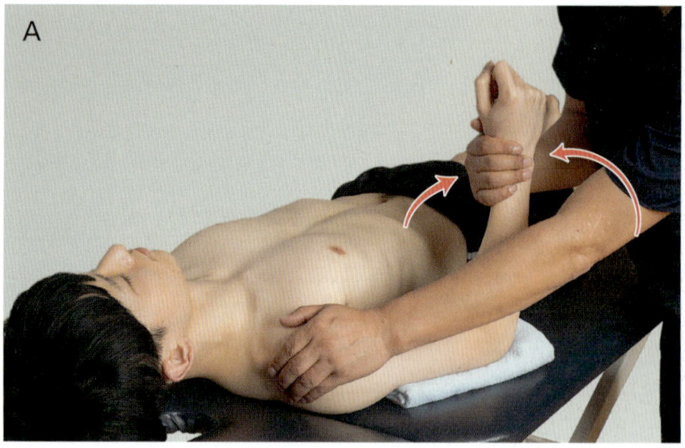

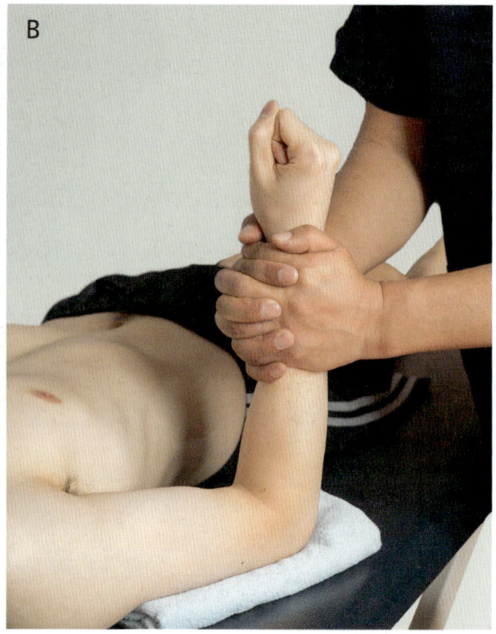

그림 13-22 아래팔의 열린사슬 안정화운동

A. 팔꿉관절 굽힘과 폄에 대한 교대 등척성운동
B. 아래팔 엎침과 뒤침에 대한 교대 등척성운동

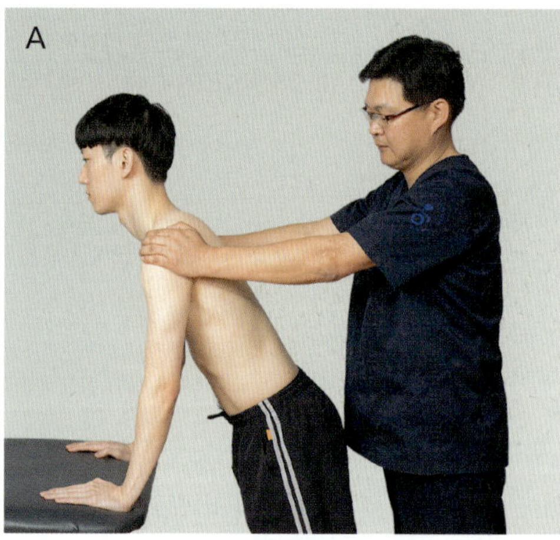

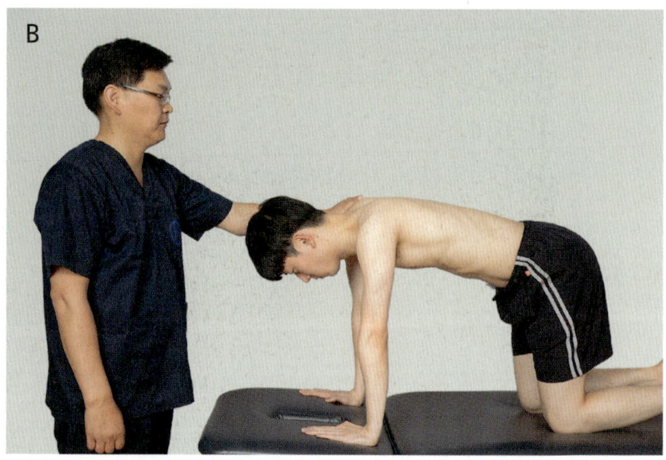

그림 13-23 닫힌사슬운동

A. 치료대에 손 올려놓고 서기 B. 네 발 자세 유지

zation) 기법은 손으로 닫힌사슬과 무작위 압력을 어깨뼈면에 적용하여 어깨뼈 근육의 신경근 조절을 회복시키는 데 이용됨(그림 13-24)

(3) 동적 근력강화운동

고정이나 무사용, 손상과 외과적 수술, 신경 손상과 같은 다양한 원인에 의해 아래팔과 팔꿉관절을 지나는 근육의 근력과 길이에 불균형이 나타난다. 기능 활동으로 복귀하기 위해 필요한 지구력 증진, 근력 증가, 그리고 작용근과 대항근의 신경근육 조절능력을 증진시키는 운동이 필요하다. 근력강화를

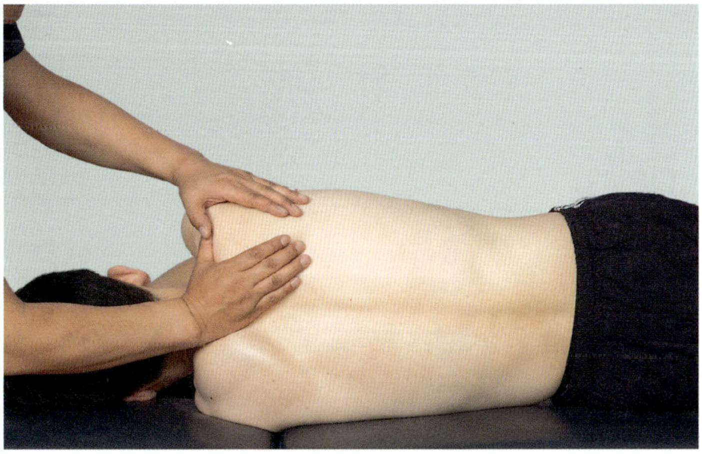

그림 13-24 어깨뼈 근육에 대한 율동적 안정화 기법

위한 운동 시 동심성 수축은 근육을 빠른 속도로 수축할 수 있고, 편심성 수축은 동심성 수축의 속도를 조절할 수 있다. 둘의 조화로운 수축을 통해 근육수행력을 조절할 수 있다.

① 관절별 근력강화운동

▪ 팔꿉관절 굽힘

- 팔꿉관절 굽힘근육으로는 위팔두갈래근(biceps brachii), 위팔근(brachialis), 위팔노근(brachioradialis)이 있음
- 환자는 가슴 옆에 위팔뼈를 위치하고 서거나 앉아서(팔은 바닥과 수직) 환자에게 아령이나 도수저항 또는 탄력밴드를 쥐고 팔꿉관절 굽힘운동을 수행하게 함(그림 13-25)
- 다른 자세로 환자는 치료대 위에 위팔뼈를 붙이고 바로 눕거나 엎드림
- 바로누운자세의 경우, 가장 효과가 크고, 팔꿉관절 굽힘 90°에 도달하면 효과가 적음
- 환자가 엎드린 경우, 치료대 옆에 아래팔을 늘어뜨리고 도르래나 탄력저항도구를 이용하여 팔꿉관절 굽힘운동 시 저항 적용

▪ 팔꿉관절 폄

- 팔꿉관절 폄근육으로는 위팔세갈래근(triceps brachii)과 팔꿈치근(anconeus)이 있음
- 환자는 손에 아령을 쥐고 어깨관절을 90° 굽힘하고 바로누운자세를 취함
- 환자는 팔꿉관절 굽힘자세에서 팔꿉관절의 굽힘과 폄으로 동심성과 편심성운동을 수행
- 위팔의 90° 굽힘 위치에서 반대쪽 손으로 위팔을 잡아 어깨관절의 안정성 유지(그림 13-26)

▪ 팔꿉관절 폄의 위팔세갈래근 긴갈래 강화운동

- 환자는 손으로 아령을 쥐고 팔을 머리 위에 정지(어깨관절 굽힘)하고, 팔꿉관절 굽힘 상태로 서거나 앉은자세를 취함

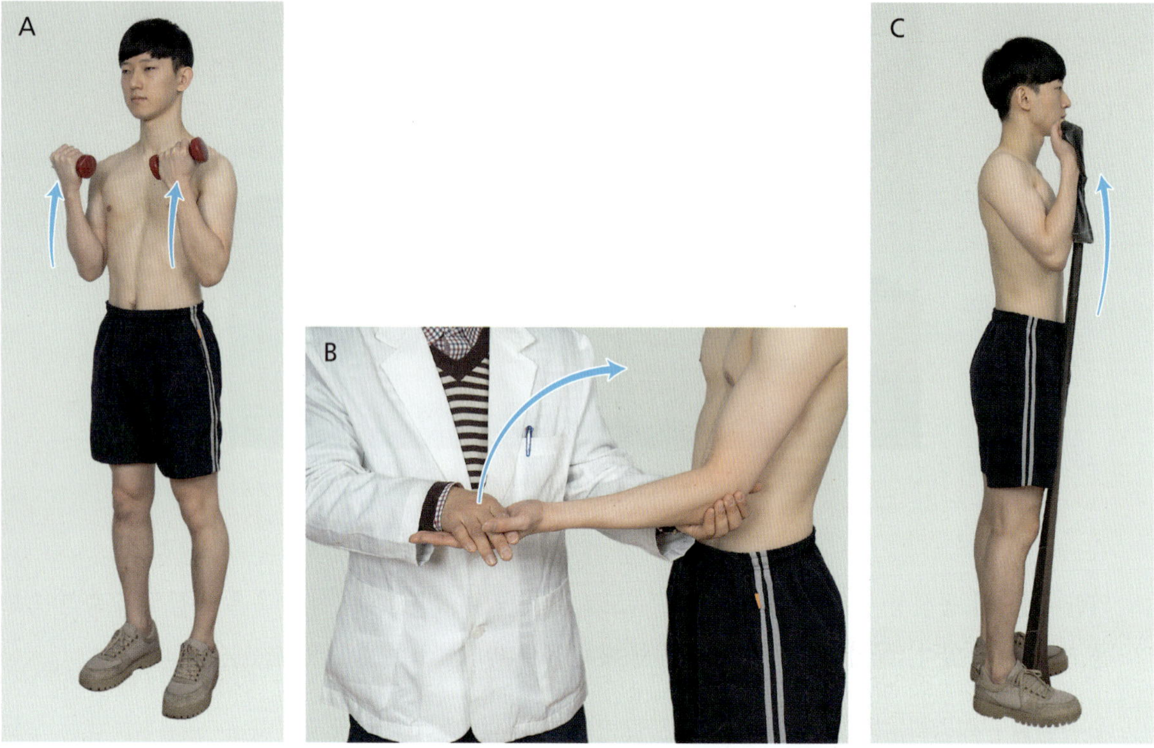

그림 13-25 팔꿉관절 굽힘근의 동적 근력강화운동

A. 덤벨저항 B. 도수저항 C. 탄력밴드 또는 케이블을 이용한 저항운동

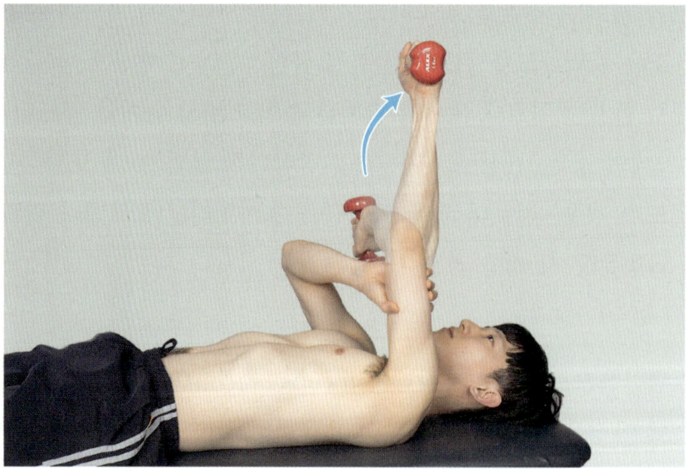

그림 13-26 팔꿉관절 폄근의 동적 근력강화운동

- 환자는 반대쪽 손으로 위팔을 잡고, 환자의 머리 위까지 아령을 들고, 내리는 동작으로 동심성, 편심성운동 실시(그림 13-27)
- 환자가 어깨관절을 적절히 통제할 수 있을 때만 수행할 수 있음

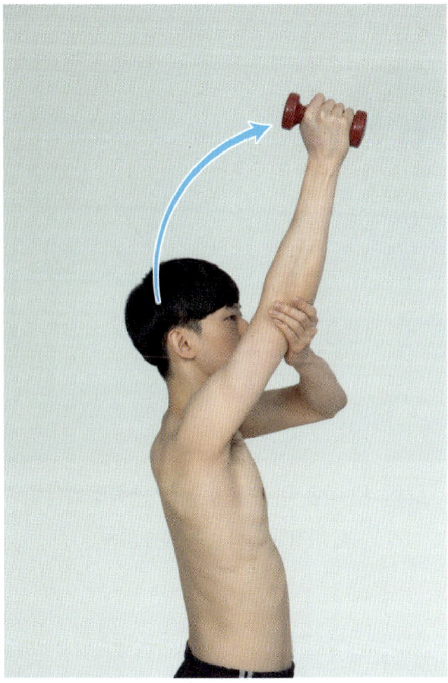

그림 13-27 아령을 이용한 위팔세갈래근 긴갈래 강화운동

■ 아래팔 엎침과 뒤침

- 아래팔 엎침근육은 원엎침근(pronator teres)과 네모엎침근(pronator quadratus), 뒤침 근육은 손뒤침근(supinator)과 위팔두갈래근이 있음
- 환자는 팔꿉관절을 90° 굽힌상태에서 서거나 앉은자세를 취함
- 앉은자세의 경우, 아래팔을 치료대 위에 놓고, 아령이나 도수저항 또는 탄력밴드를 이용하여 엎침과 뒤침 운동 실시
- 무게를 이용하여 엎침과 뒤침 근력운동을 수행할 때, 무게는 손의 엎침면과 뒤침면 모두에 가해지도록 함(그림 13-28)
- 무게가 손의 양면에 모두 동일하게 적용되는 아령으로 운동을 하면, 한 번의 무게가 적용되어 반대 면에 저항이 주어졌을 때 보조운동이 일어나 저항력이 상쇄될 수 있음

■ 손목 돌림

- 환자는 앉거나 선자세에서 팔꿉관절을 굽힘이나 폄, 아래팔은 엎침이나 뒤침 위치에 놓고 짧은 막대기 중앙에 2~4피트(60~120cm) 정도의 줄을 감아 줄의 다른 끝부분에 안전한 정도의 무게를 매닮
- 환자는 막대기의 양 끝을 잡고 손목의 교대적인 동작으로 막대기를 돌려 줄을 감아 무게를 올리는 동작을 수행(그림 13-29)
- 팔꿉관절을 굽힘하거나 아래팔을 뒤침한 상태에서 팔꿉관절 굽힘근과 안쪽위관절융기에서 시작하는 근육을 강화하기 위해 무게를 반대로 내리는 동작을 할 수도 있음

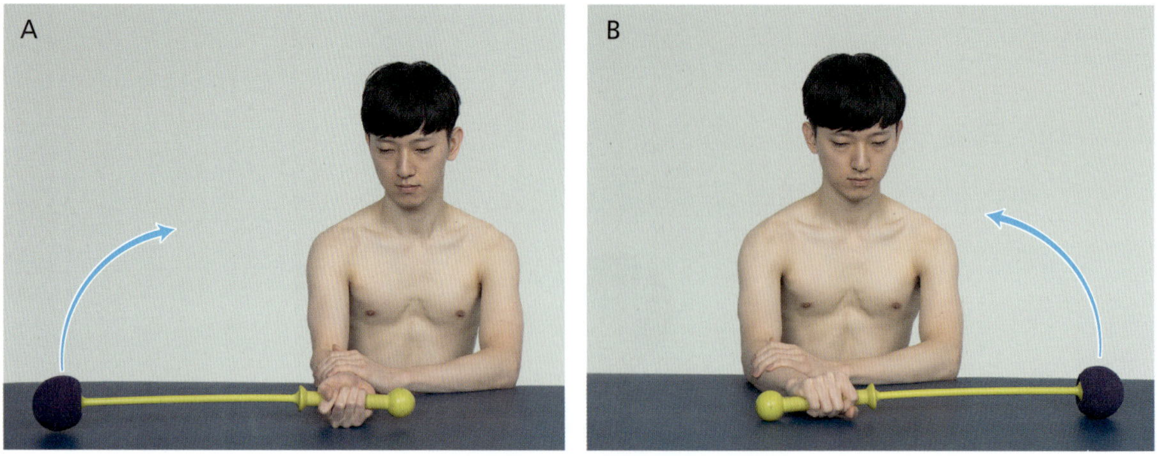

그림 13-28 아래팔 동심성 근력강화운동

A. 아래팔 엎침 B. 아래팔 뒤침

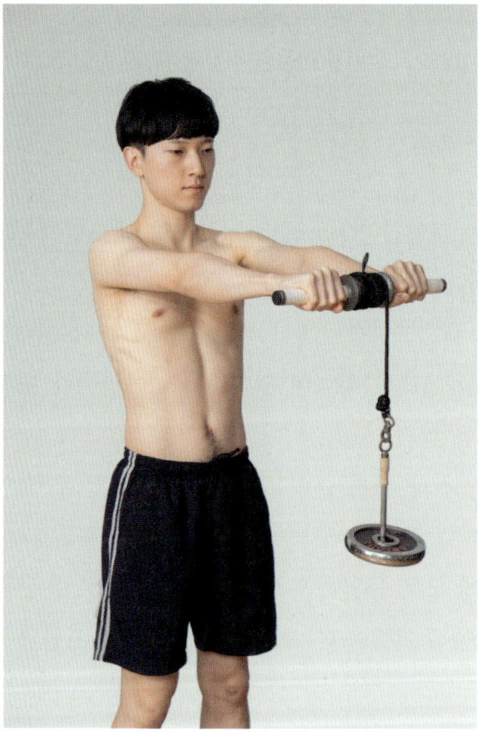

그림 13-29 손목 돌리기를 이용한 폄근 근력강화운동

② 팔꿉관절과 아래팔을 위한 복합 근력운동

개인의 기능적 목표를 달성하기 위하여 팔꿉관절과 아래팔에 대해 적당한 가동성, 근력, 안정성, 근육지구력, 파워, 신경근 조절 순으로 운동을 진전시킬 수 있도록 포괄적 재활 프로그램을 수행할 수 있다.

- 복합 당김 운동
  - 팔꿉관절 굽힘근을 사용하여 열린사슬, 닫힌사슬에서 당기기, 들기, 물건 운반하기와 같은 작업 실시
  - 팔의 활동을 위해서는 어깨뼈 뒤당김근과 어깨관절 폄근, 손목과 손근육의 협력 수축이 필요
  - 약화된 팔꿉관절 굽힘근을 강화시키는 당김운동은 근력을 증진시키는 데 이용할 수 있음 또한 당김운동을 위해 추가로 다음과 같은 운동을 제안함
    - 탄력밴드를 이용한 양쪽 당겨 올림운동(그림 13-30)
    - 닫힌사슬 턱 들어 올리기 운동(그림 13-31)

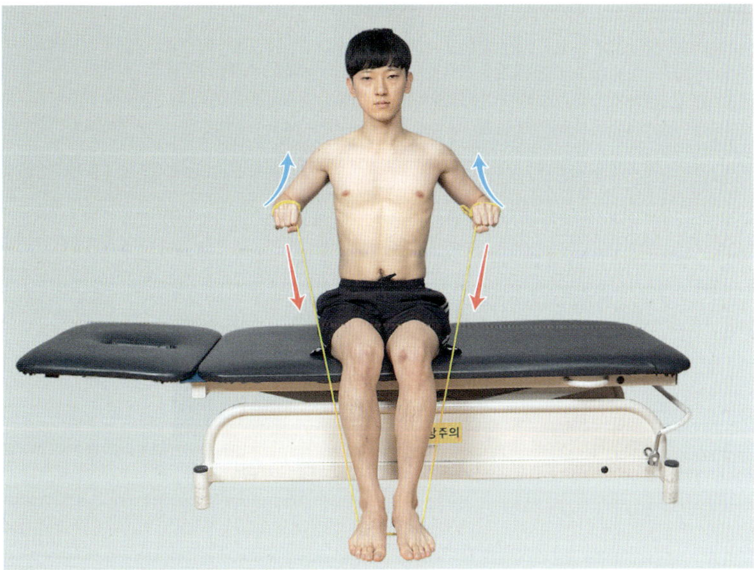

그림 13-30 탄력밴드를 이용한 양쪽 당겨 올림운동

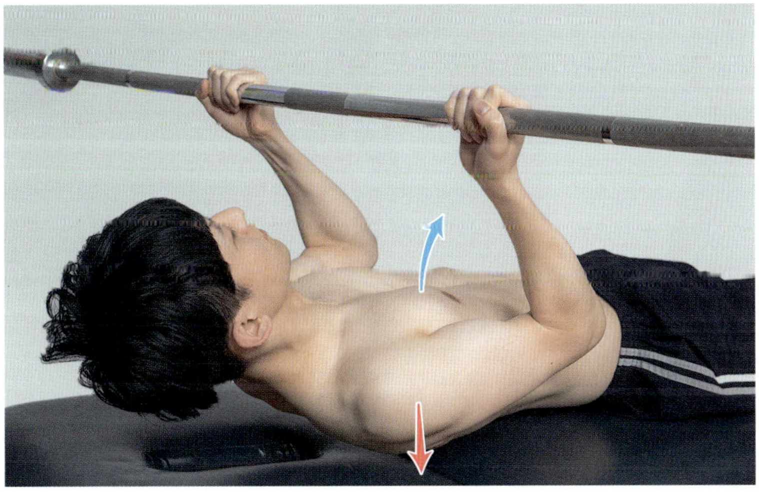

그림 13-31 닫힌사슬 턱 들어 올리기 운동

■ 복합 밀기 운동

- 복합 밀기 운동은 어깨관절 굽힘과 어깨뼈 내밈 또는 내림 등의 다양한 자세가 연관되어 있고 해당 근육은 이러한 운동을 조절하고 위팔세갈래근과 함께 기능적으로 작용함
- 복합 밀기 운동을 위해 다음과 같은 운동을 제안함

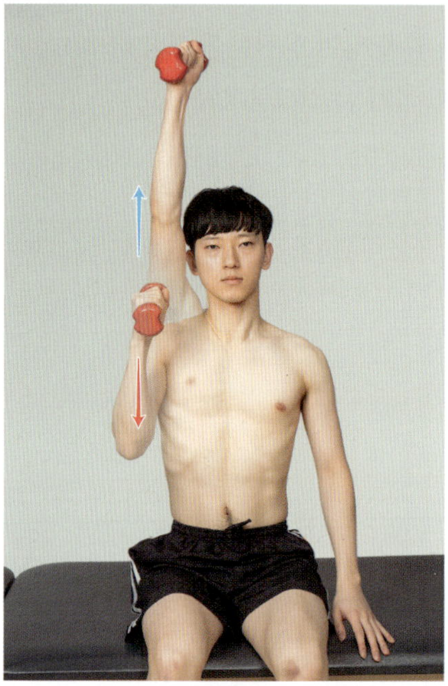

그림 13-32 군인 프레스-업

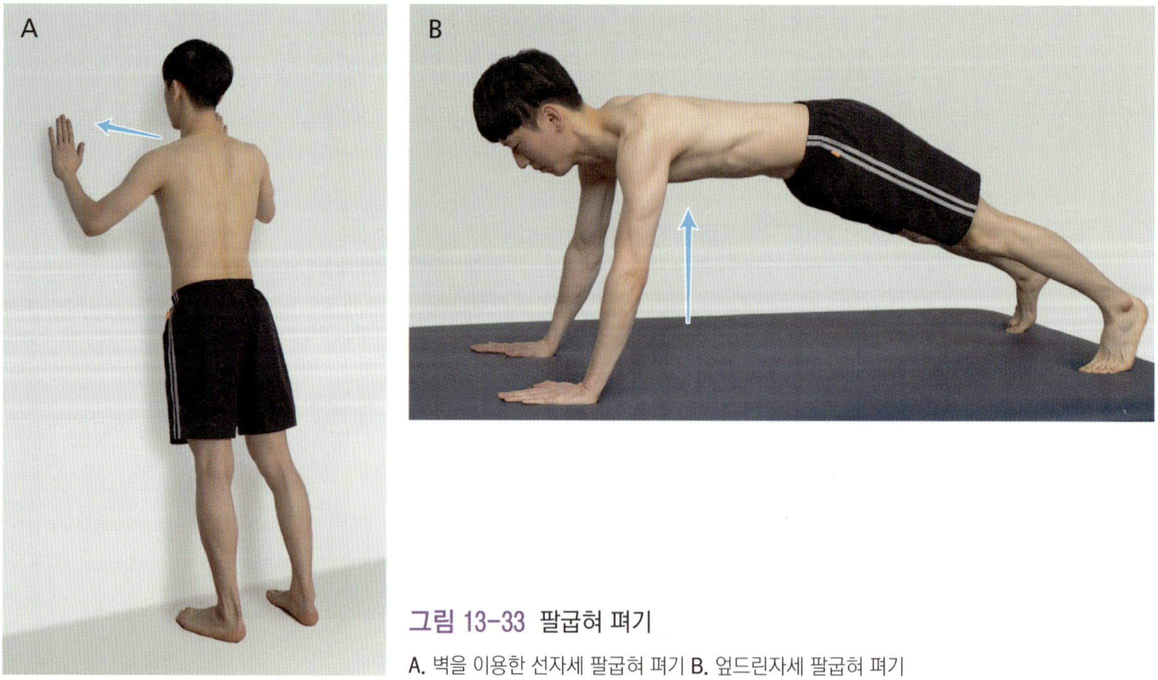

그림 13-33 팔굽혀 펴기

A. 벽을 이용한 선자세 팔굽혀 펴기 B. 엎드린자세 팔굽혀 펴기

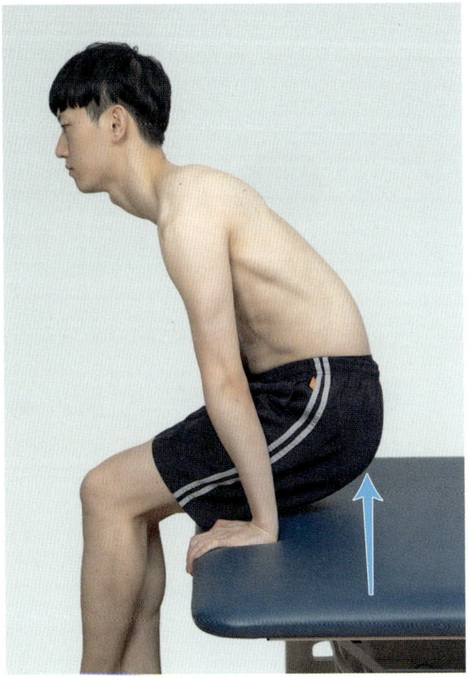

그림 13-34 앉은자세에서 몸 들어올리기

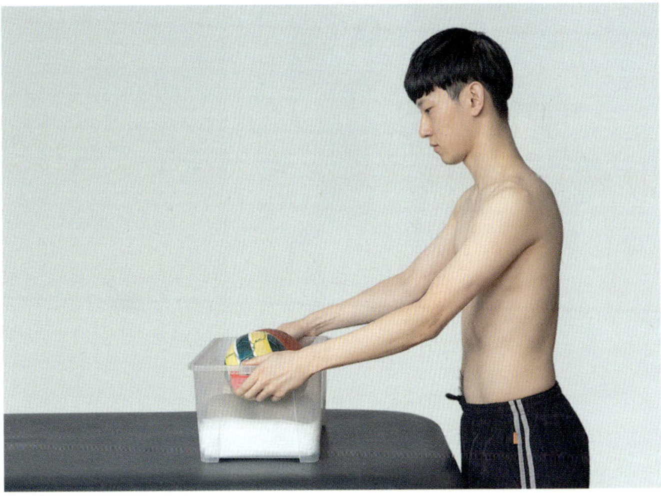

그림 13-35 물건 미는 동작을 통한 복합 밀기 운동

- 군인 프레스-업(그림 13-32)
- 벤치 프레스
- 벽을 이용한 팔굽혀 펴기, 엎드린자세에서 팔굽혀 펴기(그림 13-33)
- 의자나 평행봉에서 몸 들어 올리기(그림 13-34)
- 다양한 무게의 물체를 미는 운동(그림 13-35)

③ 등속성운동

재활단계에서 환자가 먼쪽 등장성운동 진행을 견딜 수 있거나 진동 형태의 운동에 대한 내성이 나타날 때 등속성운동의 형태로 진전된다. 등속성운동의 장점은 내재된 조절적인 저항과 더 빠르고 더욱 기능적인 수축 속도를 사용할 수 있고 더불어 높은 수준의 근육활성노를 이끌어낼 수 있다. 운동 초기에는 손목 굽힘과 폄을 수행하고 치료 시행에 내성이 생기게 되면 아래팔 엎침과 뒤침, 팔꿉관절 굽힘과 폄(그림 13-36)으로 진행한다. 국소적인 근육지구력 증진을 위해 수축 속도는 초당 180~300°/sec 각속도의 범위로 15~20회, 6~8세트로 수행한다.

(4) 기능운동

① 신경근조절 및 고유수용성운동

불안정한 지지면에서 닫힌사슬운동을 이용하거나 체중이동을 통해 어깨관절과 팔꿉관절의 동시수축과 안정성, 고유수용성감각 및 균형능력을 개선시킬 수 있다.

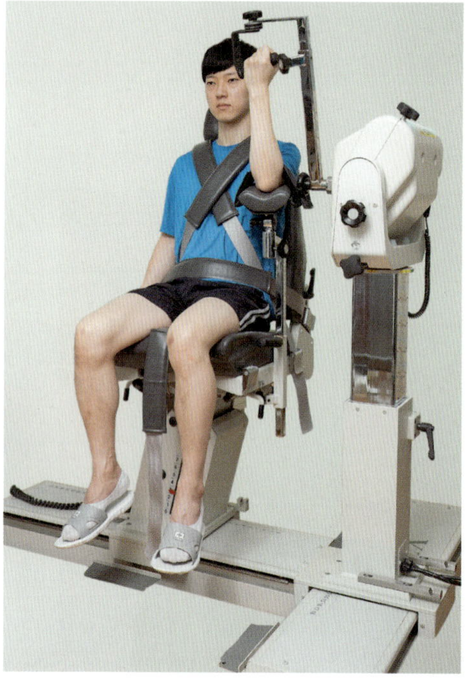

그림 13-36 팔꿉관절의 등속성 굽힘과 폄 운동

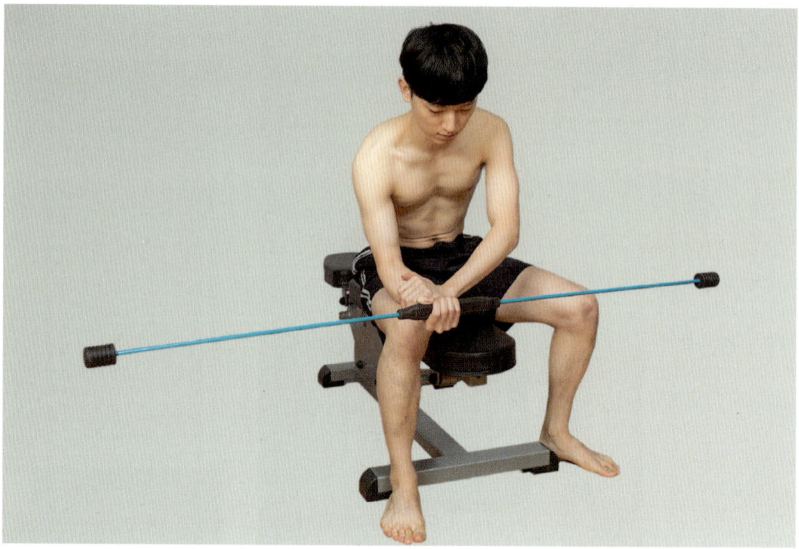

그림 13-37 바디 블레이드 진동운동을 통한 안정화 운동

Tips

어깨-팔 복합체를 동요하게 만드는 운동을 통해 어깨뼈 안정화 요인이 활성화된다. BAPS판, 보수 볼, 안정성 공, 플라이오볼 위에서 수행하는 활동은 어깨-팔 복합체의 신경근 조절과 안정성을 증진시킨다.

- 보수(BOSU) 볼, 플라이오 볼(plyoball), 메디신 볼(medicine ball)과 같은 불안정한 표면 활용(12장 참고)
- 바디 블레이드(body blade), BOING(biomechanical oscillation integrates neuromuscular gain)를 이용한 진동운동을 통해 안정성 개선(그림 13-37)

② 활동 복귀를 위한 플라이오메트릭운동

팔의 플리이오메트릭운동은 다양한 자세에서 체중을 지지하지 않고 시행할 수 있다. 플라이오메트릭운동의 통합된 패턴을 활용하여 몸통 안정성과 균형을 개선시키며 환자가 복귀하고자 하는 작업, 여가활동 또는 스포츠 복귀를 위한 기능적 동작기술을 촉진시킨다. 재활의 마지막 단계에서 활용할 수 있는 팔의 플라이오메트릭운동은 다음과 같다.

- 누운자세에서 볼을 빠르게 천장으로 던져 받기
- 양손을 이용하여 머리 위로 팔 뻗어 가볍게 던지기

- 두 손을 이용해 옆으로 던지기
- 한 손을 이용해 머리 위로 팔 뻗어 던지기
- 선자세에서 양손으로 체스트 프레스 및 던지기
- 라켓으로 테니스공을 튀기며 아래팔 엎침, 뒤침운동(그림 13-38)
- 닫힌사슬운동의 Fitter를 활용한 팔 체중부하운동(그림 13-39)

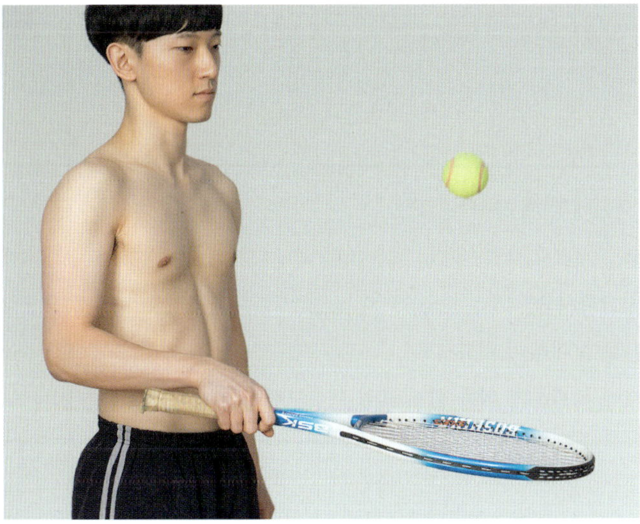

그림 13-38 테니스 라켓을 이용한 아래팔 엎침 및 뒤침 운동

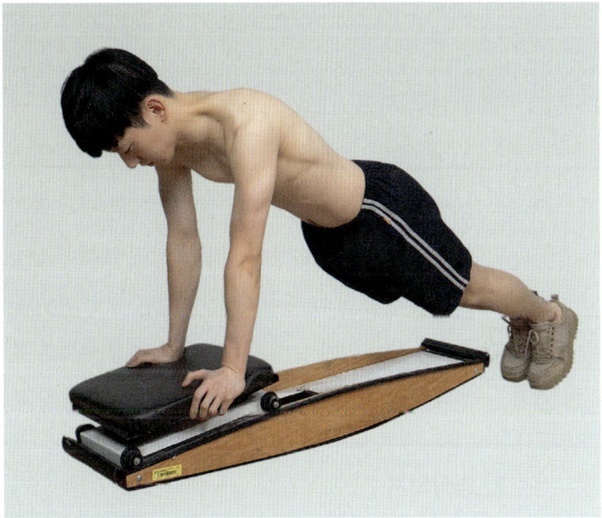

그림 13-39 Fitter를 이용하여 닫힌사슬 체중부하 플라이오메트릭운동

표 13-8 팔꿉관절 복합체 재활을 위한 운동 기구와 이용 가능성

운동 기구	이용 가능성
비디 블레이드	블레이드를 몸쪽에서 멀어지거나 가까워지게 움직이는 동안 해부학적, 대각선 면, 또는 원방향(시계 방향 또는 반시계 방향) 패턴으로 팔을 움직인다.
fitter	기계 앞에 바닥에 무릎 선자세를 하고, 손을 플랫폼에 위치하고 플랫폼을 빠른 방향 변화를 이용하여 옆에서 옆으로 또는 앞에서 뒤쪽으로 미끄러짐한다.
보수 또는 작은 공, 흔들림 판	한손 또는 양손을 네발자세 또는 엎드린자세에서 동요 훈련 또는 안정화훈련을 한다. 팔의 체중이동 또는 팔과 다리의 교대적 움직임을 강조한다.
노 젓기 기계	몸통과 팔의 근력강화와 지구력을 위해 고안된 것으로 뒤쪽으로 당길 때 어깨뼈 뒤당김과 몸통 안정화를 강조한다.
팔 에르고미터	오랜 시간 동안 근육과 심호흡 지구력을 위하여 점진적 저항에 대한 앞쪽 또는 뒤쪽으로 사이클링을 한다.

임상의사결정 Clinical decision making_사례

야구선수인 M씨는 공을 던지던 중 팔꿈치 안쪽에 통증을 느꼈다. 그 후 팔을 움직여 기능적 동작을 수행할 때마다 팔꿉관절 안쪽 부분에 통증이 나타났다. 내원하여 검사한 결과, M씨는 안쪽팔꿈치인대 손상으로 진단을 받았다. 물리치료사로서 환자에 대한 재활관리를 어떻게 할 것인가?

1. 임상적 사고

① 팔꿉관절을 지지하는 구조물에 대해 토의하시오.

② 팔꿉관절 인대손상으로 인한 문제와 팔의 움직임 제한에 대해 조사하시오.

③ 팔꿉관절 인대손상에 대한 증상에 대해 기술하시오.

④ 팔꿉관절 고정 시 발생할 수 있는 합병증에 대해 기술하시오.

⑤ 팔꿉관절 비수술적 관리와 저가동성에 대한 운동치료에 대해 토의하시오.

⑥ 뻗침운동과 근력강화운동에 대한 방법을 찾고 경기에 복귀하기 위한 실제 훈련 프로그램을 설계하시오.

2. 임상의견

① M씨의 평가와 운동치료 진단을 결정하시오.

② 다른 임상연구에서 M씨와 유사한 사례를 찾고 이를 비교 · 조사 하시오.

3. 결론

① M씨의 문제에 적합한 운동 프로그램을 설계하고 이를 토의하시오.

② 팔꿉관절 손상 후 필요한 운동방법은 무엇이 있는지 설명하고 운동 프로그램을 설계하되 추가적으로 운동방법을 그림으로 표현하여 나타내시오.

CHAPTER

14

손목관절과 손

Wrist joint and Hand

학습목표

1. 손목관절과 손의 구조와 기능을 설명할 수 있다.
2. 손목관절과 손의 기능장애와 병리를 이해하고 설명할 수 있다.
3. 손목관절과 손에 대한 운동치료를 수행할 수 있다.

핵심용어

- 자손목공간(ulnocarpal space)
- 이중관절시스템(double-joint system)
- 손목굴(carpal tunnel)
- 가로손목인대(transverse carpal ligament
- 손의 활(arch)
- 백조목기형(swan-neck deformity)
- 단추구멍기형(boutonniere deformity)
- 엄지 지그재그기형(zigzag deformity)
- 손목굴증후군 (Carpal Tunnel Syndrome, CTS)
- 먼쪽노뼈 골절(distal radius fracture)
- 손배뼈 골절(scaphoid fracture)

Guiding question

1. 손목관절과 손의 운동형상학을 설명하시오.
2. 손목관절과 손의 기능장애 및 병리를 설명하시오.
3. 손목관절과 손의 운동치료방법을 설명하시오.

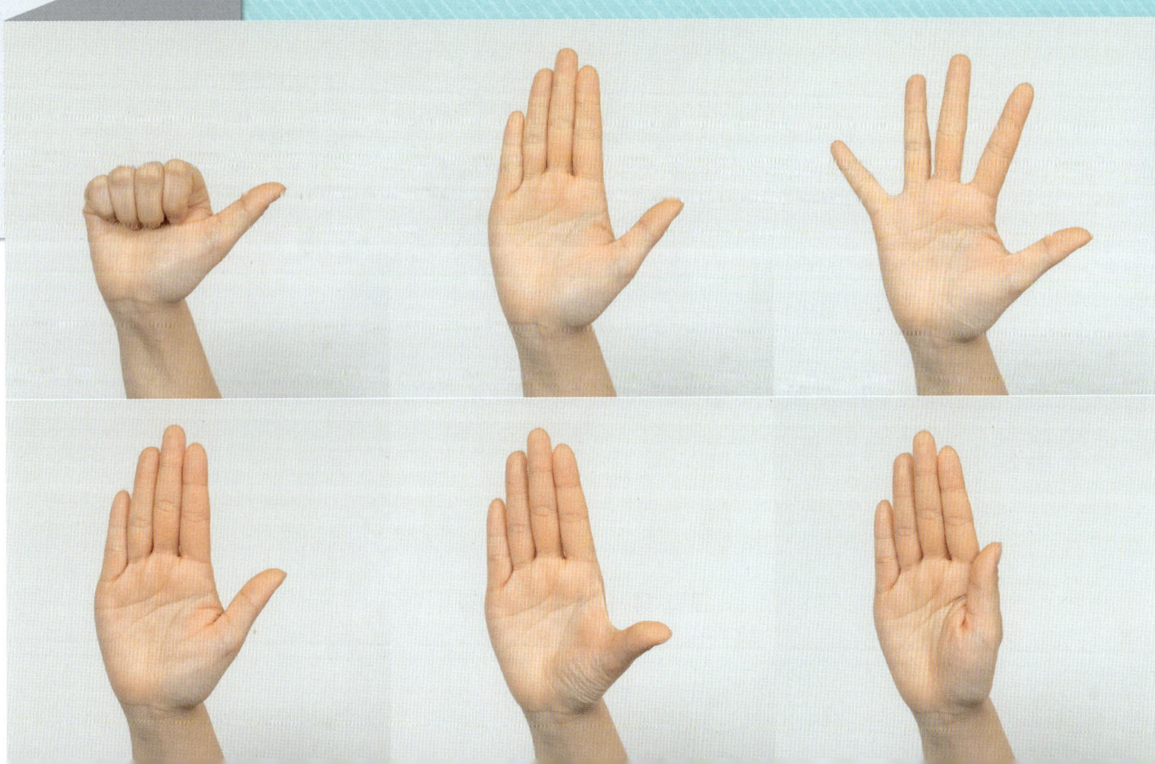

1 개요

손목관절은 몸쪽열과 먼쪽열로 정렬된 여덟 개의 손목뼈로 구성되어 있고, 손과 아래팔 사이의 연결고리 역할을 한다. 손목을 가로지르는 힘의 약 80%는 손배뼈와 반달뼈를 지나 노뼈 쪽으로 지나간다.

손목관절에서 자쪽에 위치한 손목뼈와 먼쪽자뼈는 체중지지의 직접적 경로가 아니기 때문에 넘어짐에 의해 쉽게 골절되지 않는다. 먼쪽자뼈와 자쪽손목뼈 사이의 비교적 넓은 공간인 자손목공간(ulnocarpal space)은 손목을 가로지르는 힘을 완충시키는 데 도움이 된다.

몸쪽손목뼈는 노쪽에서 자쪽 방향으로 손배뼈(scaphoid), 반달뼈(lunate), 세모뼈(triquetrum), 콩알뼈(pisiform)의 순으로 배열된다. 먼쪽손목뼈는 큰마름뼈(trapezium), 작은마름뼈(trapezoid), 알머리뼈(capitate), 갈고리뼈(hamate)로 나열된다(그림 14-1). 몸쪽손목뼈는 느슨하게 연결되어 있고, 먼쪽손목뼈는 강력한 인대로 단단하게 연결되어 있다. 먼쪽손목뼈의 안정성은 손허리뼈(metacarpal)의 관절을 위한 단단한 바닥 역할을 제공한다. 손목뼈 내에서 작은 수동 움직임은 네발기기, 보행기나 목발 사용 시 손을 통한 체중지지와 같이 손과 아래팔 사이를 지나가는 힘을 흡수하는 데 도움이 된다.

손목관절은 섬유성 관절주머니, 외재성 인대와 내재성 인대에 의해 강화된다. 외재성 인대는 몸쪽 부착부위가 손목뼈가 아닌 외부에 위치하고 먼쪽 부착부위는 손목뼈 안에 위치한다. 내재성 인대는 몸쪽과 먼쪽 부착부위 모두 손목뼈 안에 위치한다. 내재성 인대는 다양한 손목뼈를 서로 연결하고, 아래팔과 손의 힘 전달에 도움을 주며 손목관절의 형태를 유지하고, 움직임 동안 관절 스트레스를 최소화하는 데 도움을 준다.

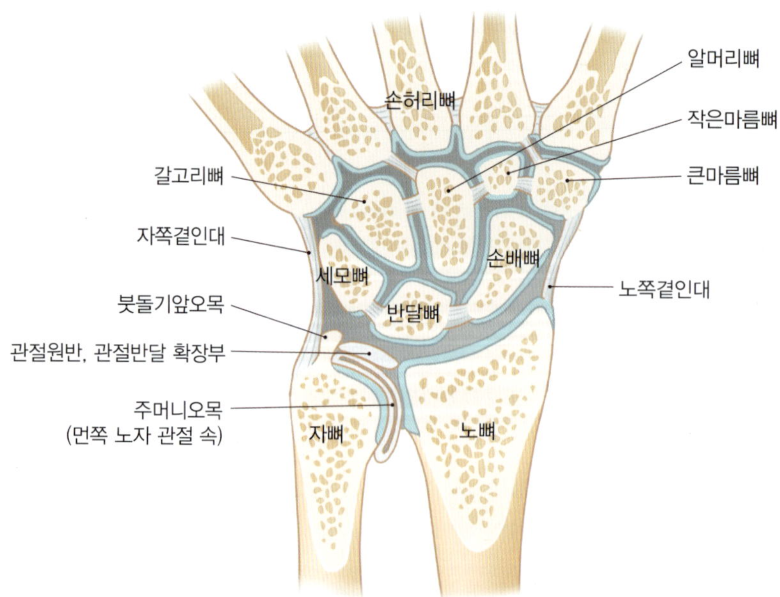

그림 14-1 손목뼈와 관절

2 손목관절과 손의 구조와 기능

1) 손목관절의 구조와 기능

(1) 손목관절의 구조

손목관절은 노손목관절과 손목뼈중간관절이 동시에 운동하는 이중관절시스템(double-joint system)이다.

손목관절의 움직임을 위한 돌림축은 노뼈, 반달뼈, 알머리뼈, 3번째 손허리뼈에 의한 손목의 중심기둥을 통해 운동형상학을 설명한다. 이런 중심기둥은 복잡한 손목뼈의 움직임을 간단하게 이해하고 설명하는데 도움이 된다(그림 14-2).

① 노손목관절

노손목관절(radiocarpal joint)에서 세모뼈는 완전한 자쪽치우침 시 세모뼈의 안쪽면이 관절원반과 접촉하기 때문에 노손목관절에 포함되지만 콩알뼈는 몸쪽손목뼈에 포함되고 노손목관절에는 포함되지 않는다.

■ 구성

- 노뼈와 인접 관절원반에 의해 형성된 오목면과 손배뼈와 반달뼈에 의한 볼록면으로 구성된 타원관절

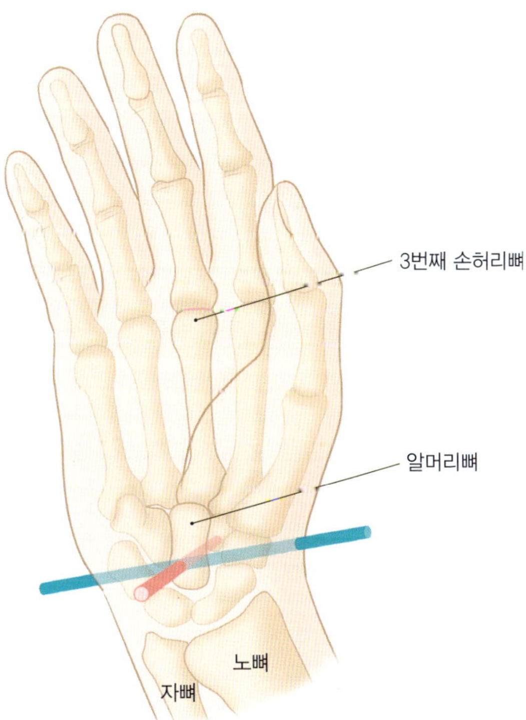

그림 14-2 손목의 돌림축

■ 뼈운동형상학

- 자유도: 2°
- 굽힘은 중립위치 0°에서 70~80°, 폄은 중립위치 0°에서 60~65°
- 노쪽치우침은 중립위치 0°에서 약 15~20°, 자쪽치우침은 중립위치 0°에서 약 30~35°

■ 관절운동형상학

- 볼록–오목법칙에 근거하여 중심기둥의 개념으로 이해(표 14-1)
- 굽힘과 폄은 반달뼈의 볼록면이 오목한 노뼈에 대해 시상면에서 반대 방향으로 구르면서 미끄러짐
- 자쪽치우침과 노쪽치우침은 손배뼈, 반달뼈, 세모뼈의 볼록면이 오목한 노뼈에 대해 이마면에서 반대 방향으로 구르면서 미끄러짐

표 14-1 손목관절의 관절운동형상학

<table>
<tr><th colspan="3">생리학적 운동</th><th>구르기</th><th>미끄러짐</th></tr>
<tr><td rowspan="14">이중관절
시스템</td><td rowspan="5">노손목관절</td><td colspan="3">반달뼈의 볼록면 움직임</td></tr>
<tr><td>굽힘</td><td>바닥쪽</td><td>등쪽</td></tr>
<tr><td>폄</td><td>등쪽</td><td>바닥쪽</td></tr>
<tr><td>노쪽치우침</td><td>노쪽</td><td>자쪽</td></tr>
<tr><td>자쪽치우침</td><td>자쪽</td><td>노쪽</td></tr>
<tr><td rowspan="9">손목뼈중간관절</td><td colspan="3">알머리뼈와 갈고리뼈는 볼록면 움직임
큰마름뼈와 작은마름뼈는 오목면 움직임</td></tr>
<tr><td rowspan="2">굽힘</td><td rowspan="2">바닥쪽</td><td>알머리뼈, 갈고리뼈 등쪽</td></tr>
<tr><td>큰마름뼈, 작은마름뼈 바닥쪽</td></tr>
<tr><td rowspan="2">폄</td><td rowspan="2">등쪽</td><td>알머리뼈, 갈고리뼈 바닥쪽</td></tr>
<tr><td>큰마름뼈, 작은마름뼈 등쪽</td></tr>
<tr><td rowspan="2">노쪽치우침</td><td rowspan="2">노쪽</td><td>알머리뼈, 갈고리뼈 자쪽</td></tr>
<tr><td>큰마름뼈, 작은마름뼈 등쪽</td></tr>
<tr><td rowspan="2">자쪽치우침</td><td rowspan="2">자쪽</td><td>알머리뼈, 갈고리뼈 노쪽</td></tr>
<tr><td>큰마름뼈, 작은마름뼈 바닥쪽</td></tr>
</table>

■ 안정성

- 폄은 바닥쪽노손목인대, 바닥쪽관절주머니, 손목과 손가락 굽힘근육의 뻗침에 의해 제한되며, 굽힘은 등쪽노손목인대, 손목과 손가락 폄근육의 뻗침에 의해 제한됨
- 자쪽치우침은 노쪽곁인대의 뻗침에 의해 제한된다. 노쪽치우침은 자쪽곁인대의 뻗침에 의해 제한되고, 노쪽손목뼈가 노뼈 붓돌기의 충돌에 의해 자쪽치우침보다 더욱 제한됨

② 손목뼈중간관절

손목뼈중간관절(midcarpal joint)은 손목뼈를 몸쪽과 먼쪽열로 나누는 관절이다. 손배뼈와 반달뼈는 손목의 이중관절시스템을 형성하는 중요한 역할을 한다.

■ 구성

- 손배뼈, 반달뼈에 의해 형성된 오목면과 알머리뼈머리에 의한 볼록면으로 구성된 평면관절

■ 관절운동형상학

- 볼록–오목법칙에 근거하여 설명(표 14-1)
- 굽힘과 폄은 볼록한 알머리뼈와 갈고리뼈가 시상면에서 반대 방향으로 구르면서 미끄러지고, 오목한 큰마름뼈와 작은마름뼈는 시상면에서 같은 방향으로 구르면서 미끄러짐
- 자쪽치우침과 노쪽치우침은 볼록한 알머리뼈와 갈고리뼈가 이마면에서 반대 방향으로 구르면서 미끄러지고, 오목한 큰마름뼈와 작은마름뼈는 이마면에서 같은 방향으로 구르면서 미끄러짐

(2) 손목관절의 기능

손목관절은 굽힘과 폄, 노쪽치우침과 자쪽치우침의 운동형상을 포함한다(표 14-1). 시상면에서 먼쪽노뼈의 관절면이 바닥쪽 방향으로 약 10° 정도 기울어져 있고, 더 두꺼운 바닥쪽노손목인대의 장력에 의해서 굽힘은 폄보다 약 15° 정도 더 움직인다. 이마면에서 먼쪽노뼈의 관절면이 자쪽(안쪽) 방향으로 약 25° 정도 기울어져 있고, 자손목 공간으로 인해 자쪽치우침은 노쪽치우침보다 2배 더 움직인다. 노쪽치우침은 노뼈의 붓돌기와 손목뼈의 노쪽(가쪽)면의 충돌에 의해 제한된다.

노손목관절의 접촉면은 손목관절이 폄 되고 자쪽치우침 되어 있을 때 가장 크며 최대의 파악력을 발휘할 수 있는 손목관절의 위치이다.

손목관절의 완전한 폄 위치에서 바닥쪽노손목인대, 바닥쪽관절주머니, 손목과 손가락의 굽힘근의 뻗침은 손목을 안정화시키고, 양 손과 무릎으로 기어가기, 휠체어에서 침대로 이동 시 필요한 몸통 들어올리기 동작에서 팔에 의한 체중지지를 위해 효과적이다.

(3) 손목굴

손목굴(carpal tunnel)은 손목뼈의 손바닥쪽 가로손목인대(transverse carpal ligament)가 손목뼈 사이에서 공간을 형성한다(그림 14-3). 통로 역할을 하는 손목굴은 얕은손가락굽힘근, 깊은손가락굽힘근, 긴엄지손가락굽힘근, 정중신경을 보호한다.

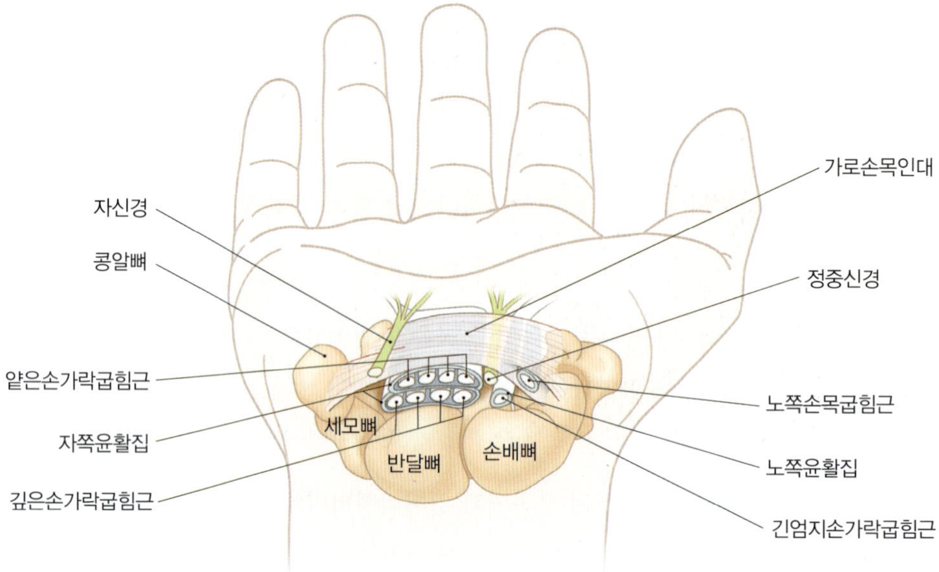

그림 14-3 손목굴의 가로손목인대

2) 손의 구조와 기능

(1) 손의 구조

손의 해부학적 위치에서 2~5번째 손허리뼈는 일반적으로 나란히 정렬되어 있으며, 손허리뼈의 바닥쪽면은 앞쪽을 향하고 있다.

엄지손가락 손허리뼈의 위치는 다른 손가락의 손허리뼈에 비해 약 90° 정도 안쪽으로 돌림되어 다른 손허리뼈에 비해 앞쪽(또는 바닥쪽)에 위치한다(그림 14-4). 해부학적 위치에서 안쪽으로 돌림된 엄지손가락의 움직임 설명을 위해서 2~5번째 손가락과는 다른 위치의 용어를 사용해야 한다(표 14-2). 엄지손가락 손허리뼈의 위치는 엄지손가락이 손바닥을 가로 질러 다른 손가락 쪽으로 자유롭게 움직일 수 있는 맞섬을 가능하도록 해준다.

① 손목손허리관절

손목손허리관절(carpometacarpal joint, CMC joint)은 먼쪽손목뼈와 손허리뼈 바닥부로 구성된다. 2~3번째 손허리뼈는 먼쪽손목뼈와 단단하게 결합되어 손의 중심 기둥 역할을 한다. 주변 손목손허리관절은 노쪽과 자쪽모서리를 형성하여 가동성이 있으며, 손바닥의 모양을 변화시키게 된다.

■ 구성

- 2~5번째 손목손허리관절은 먼쪽손목뼈와 손허리뼈로 구성된 평면관절
- 엄지손가락 손목손허리관절은 큰마름뼈와 손허리뼈로 구성된 안장관절

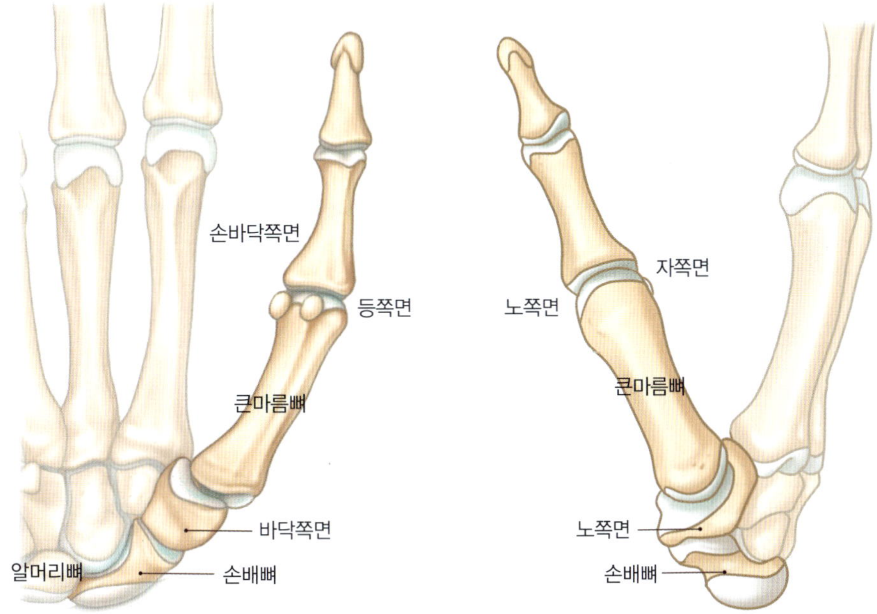

그림 14-4 오른쪽 엄지손가락

표 14-2 손허리뼈의 해부학적 방향

해부학적 위치	향하는 방향	
	엄지손가락 손허리뼈	2~5번째 손허리뼈
등쪽면(손톱이 있는 면)	가쪽	뒤쪽
바닥면	안쪽	앞쪽
노쪽면(가쪽면)	앞쪽	가쪽
자쪽면(안쪽면)	뒤쪽	안쪽

■ 뼈운동형상학

- 자유도: 2°
- 엄지손가락의 손허리뼈는 벌림시키고 손바닥을 가로질러 2~5번째 손가락쪽으로 굽힘, 안쪽 돌림하면 맞섬기능을 수행할 수 있음

■ 관절운동형상학

- 볼록-오목법칙에 근거하여 엄지손가락의 안장관절을 설명함(표 14-3)
- 가로지름: 굽힘과 폄은 손허리뼈 바닥의 오목면이 볼록한 큰마름뼈에 대해 이마면에서 같은

방향으로 구르면서 미끄러짐

- 세로지름: 벌림과 모음은 손허리뼈 바닥의 볼록면이 오목한 큰마름뼈에 대해 시상면에서 반대 방향으로 구르면서 등쪽으로 미끄러짐

■ 안정성

- 2~5번째 손목손허리관절은 굽힘 동안 등쪽관절주머니와 곁인대의 장력 증가로 인해 잡기 동작을 안정화시킴

② 손허리손가락관절

손허리손가락관절(metacarpophalangeal joint, MCP joint)은 손허리뼈와 손가락뼈로 구성된다.

■ 구성

- 손허리뼈 머리의 볼록면과 손가락뼈 바닥면의 오목면으로 구성된 타원관절

■ 뼈운동형상학

- 자유도: 2~5번째 손허리손가락관절은 2°, 엄지손가락 손허리손가락관절은 1°

■ 관절운동형상학

- 볼록-오목법칙에 근거하여 2~5번째와 엄지손가락의 손허리손가락관절을 설명함(표 14-3)
- 2~5번째 손허리손가락관절: 굽힘과 폄은 손가락뼈 바닥의 오목면이 볼록한 손허리뼈 머리에 대해 시상면에서 같은 방향으로 구르면서 미끄러짐. 벌림은 손가락뼈 바닥의 오목면이 볼록한 손허리뼈 머리에 대해 이마면에서 노쪽(2번째 손가락), 자쪽(4~5번째 손가락)으로 같은 방향으로 구르면서 미끄러짐. 모음은 반대로 일어남
- 엄지손가락 손허리손가락관절: 굽힘과 폄은 손가락뼈 바닥의 오목면이 볼록한 손허리뼈 머리에 대해 이마면에서 같은 방향으로 구르면서 미끄러짐

③ 손가락뼈사이관절

손허리뼈와 먼쪽손목뼈의 관절을 손목손허리관절, 손허리뼈와 몸쪽손가락뼈의 관절을 손허리손가락(MCP)관절, 각각의 손가락은 2개의 손가락뼈사이 관절인 몸쪽손가락뼈사이(PIP)관절과 먼쪽손가락뼈사이(DIP)관절을 구성하고 있다. 엄지손가락은 단지 두 개의 손가락뼈를 가지고 있어 하나의 손가락뼈사이관절만을 구성한다.

■ 구성

- 손가락뼈 머리의 볼록면과 손가락뼈 바닥면의 오목면으로 구성된 경첩관절

■ 뼈운동형상학

- 자유도: 1°

표 14-3 손의 관절운동형상학

생리학적 운동			구르기	미끄러짐
엄지 손가락	손목손허리관절	손허리뼈 바닥의 오목면 움직임(가로지름)		
		굽힘	자쪽(안쪽)	자쪽(안쪽)
		폄	노쪽(가쪽)	노쪽(가쪽)
			손허리뼈 바닥의 볼록면 움직임(세로지름)	
		벌림	바닥쪽	등쪽
		모음	등쪽	바닥쪽
	손허리손가락관절	손가락뼈 바닥의 오목면 움직임		
		굽힘	바닥쪽	바닥쪽
		폄	등쪽	등쪽
2~5번째 손가락	손목손허리관절	손허리뼈 바닥의 오목면 움직임		
		굽힘(아치의 증가)	바닥쪽	바닥쪽
		폄(아치의 감소)	등쪽	등쪽
	손허리손가락관절	손가락뼈 바닥의 오목면 움직임		
		굽힘	바닥쪽	바닥쪽
		폄	등쪽	등쪽
		벌림	손 중심에서 멀어짐	
		모음	손 중심쪽으로 가까워짐	
	손가락뼈사이관절	손가락뼈 바닥의 오목면 움직임		
		굽힘	바닥쪽	바닥쪽
		폄	등쪽	등쪽

■ 관절운동형상학

- 볼록-오목법칙에 근거하여 설명함(표 14-3)
- 2~5번째 손가락뼈사이관절: 굽힘과 폄은 손가락뼈 바닥의 오목면이 볼록한 손가락뼈 머리에 대해 시상면에서 같은 방향으로 구르면서 미끄러짐. 모음은 반대로 일어남
- 엄지손가락 손허리손가락관절: 굽힘과 폄은 손가락뼈 바닥의 오목면이 볼록한 손가락뼈 머리에 대해 이마면에서 같은 방향으로 구르면서 미끄러짐

(2) 손의 기능

잡기 동작은 손목관절이 폄에 의한 손목의 중립위치에서 손가락굽힘근의 적절한 길이 유지와 효율성을 증가시켜 근력을 증가시킨다.

손 안의 물체를 잡기 동작에서 대항근으로 작용하는 근육이 노쪽치우침과 자쪽치우침을 위해 두 근육이 협동근으로 작용한다. 망치를 잡고 내리치는 동작에서 망치를 내려치기 위한 준비자세에서 긴 노쪽손목폄근과 노쪽손목굽힘근은 손목관절이 효율적으로 망치를 쥐는데 필요한 폄, 노쪽치우침 위치로 협력근으로 작용하여 관절을 안정시킨다. 망치를 내려치는 자세에서 자쪽손목굽힘근과 자쪽손목폄근은 자쪽치우침을 위해 협동근으로 작용하여 손목을 약간 폄 위치로 안정화시킨다.

손목손허리관절(CMC joint)은 손바닥을 오목하게 만들어 여러 종류의 물체를 쥘 수 있다. 2~3번째 손목손허리관절은 손의 중심기둥 역할을 하고, 4~5번째(자쪽) 손목손허리관절은 손의 중심을 향하여 접힐 수 있어 손바닥의 오목함을 깊게 만들며, 손을 오므리는 동작(cupping motion)을 가능하

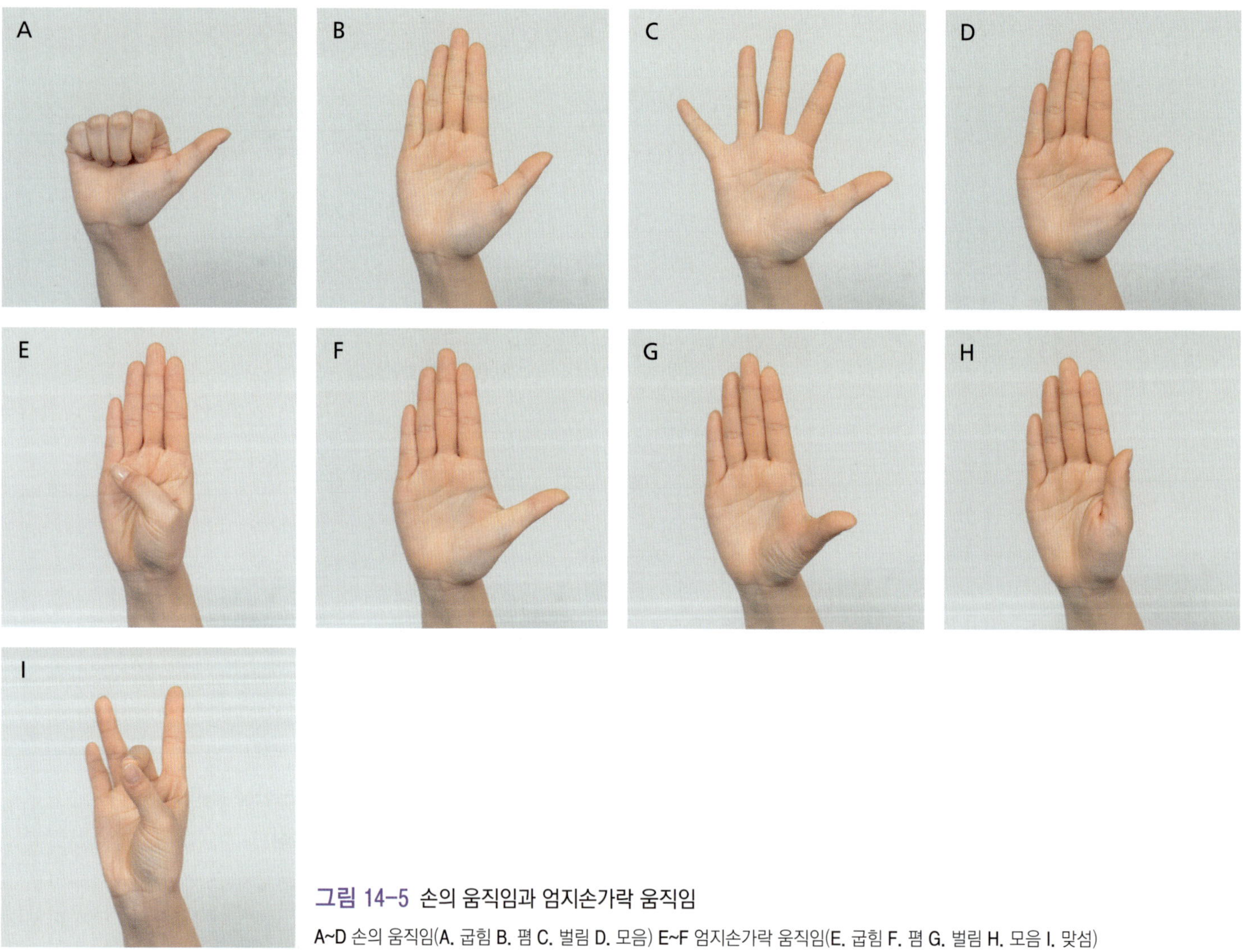

그림 14-5 손의 움직임과 엄지손가락 움직임

A~D 손의 움직임(A. 굽힘 B. 폄 C. 벌림 D. 모음) E~F 엄지손가락 움직임(E. 굽힘 F. 폄 G. 벌림 H. 모음 I. 맞섬)

게 한다. 손을 오므리는 동작은 엄지손가락의 맞섬기능을 더욱 강화시킨다.

손가락의 움직임은 인체의 시상면에서의 굽힘과 폄, 이마면에서의 벌림과 모음을 설명한다(그림 14-5-A~D). 일반적인 벌림과 모음은 인체의 중간선 쪽으로 향하거나 멀어지는 분절의 움직임이지만, 손가락의 벌림과 모음에서 가운데손가락 방향으로 향하는 움직임을 모음, 멀어지는 움직임을 벌림이라고 한다.

엄지손가락은 다른 손가락에 비해 약 90° 정도 돌림되어 있기 때문에, 엄지손가락 움직임은 다른 손가락에서 사용되는 용어와 다르다. 엄지손가락의 굽힘과 폄의 움직임은 이마면에서 일어나며 벌림과 모음은 시상면에서 일어나는 움직임이다(그림 14-5-E~H). 맞섬(그림 14-5-I)은 다른 손가락의 끝과 직접적으로 접촉하기 위해 손바닥을 가로지르는 엄지손가락의 움직임을 설명하는 특수한 용어이다(표 14-4).

표 14-4 손의 다양한 관절

관절	허용되는 운동	운동면	가동범위 (해부학적 위치에서 출발)	참조
둘째-다섯째 손가락의 CMC관절	다양한 형태의 물체를 단단히 쥘 수 있도록 손바닥의 형태를 변화시킴	가변적	• 가변적	둘째와 셋째CMC가 가장 안정적
엄지손가락의 CMC관절	굽힘/폄 벌림/모음 맞섬	이마면 시상면	• 10~15°의 폄에서 45°까지의 굽힘 • 0~45°의 벌림 • 완전한 범위는 엄지손가락이 새끼손가락의 끝과 접촉하게 허용	손에서 관절염이 가장 흔한 관절
둘째-다섯째 손가락의 MCP관절	굽힘/폄 벌림/모음	시상면 이마면	• 0~100°의 굽힘 • 0~35°의 젖힘 • 0~20°의 벌림	먼쪽가로활의 쐐기돌 형성, 붕괴는 편평한 손을 유발
엄지손가락의 MCP관절	굽힘/폄	이마면	• 0~60°의 굽힘	
둘째-다섯째 손가락의 PIP관절	굽힘/폄	시상면	• 0~110° 굽힘	하나의 운동면에서만 허용
둘째-다섯째 손가락의 DIP관절	굽힘과 폄	시상면	• 0~90°의 굽힘	하나의 운동면에서만 허용
엄지손가락의 IP관절	굽힘/폄	이마면	• 0~70°의 굽힘 • 0~20°의 젖힘	고려할만한 젖힘을 허용

※ CMC: 손목손허리, DIP: 먼쪽손가락뼈사이, IP: 손가락뼈사이, MCP: 손허리손가락, PIP: 몸쪽손가락뼈사이

(3) 손의 활

손의 활(arch)은 손바닥의 오목함으로 2개의 가로활과 1개의 세로활에 의해 지지된다. 손목굴은 정중신경과 손가락으로 가는 많은 굽힘근육힘줄의 통로 역할을 한다.

손의 몸쪽가로활은 손목뼈 먼쪽열에 의해 형성되고 단단하다. 먼쪽가로활은 손허리손가락관절에 의해 손의 활을 형성하며, 완전히 손을 편평하게 편 상태에서 야구공을 잡기 위해 둥글게 감싸 쥐는 컵 모양의 손을 만들어 보면 이해할 수 있다. 손의 세로활(longitudinal arch)은 둘째와 셋째 손가락열에 의해 형성되었고, 비교적 단단하고 손의 세로 안정성에 중요한 역할을 한다. 손바닥의 오목함 조절로 인해 손의 다양한 형태를 만들어 물체를 안전하게 잡을 수 있고 조작할 수 있다.

과제지향적 일상생활활동을 위한 쥐기의 형태는 모든 손가락을 사용하는 잡기(grip), 엄지손가락과 집게손가락을 사용하는 집기(pinch)로 분류된다. 형태는 과제의 정밀함보다 높은 힘을 요구하는 형태는 강력한 상태이고, 낮은 힘으로 높은 정확성이 요구되는 형태는 정밀한 상태이다(그림 14-6).

① 강력한 잡기

강력한 잡기(power grip)는 안정성과 큰 힘이 필요할 때 사용되고 정밀한 힘은 요구되지 않는다.

강력한 잡기는 부분적으로 손가락을 손바닥으로 굽힘한 채로 모음된다. 엄지손가락의 반대 압력과 함께 물건을 압박하는 것과 관련이 있다. 강력한 잡기는 주로 등척성 기능으로 손가락굽힘근육(4, 5번째 손가락), 손가락 내재성 근육(뼈사이근)이 자쪽치우침되고, 엄지손가락의 모음근, 굽힘근은 강력한 힘이 필요하다. 굽힘의 정도는 쥐고 있는 물건에 따라 변한다. 엄지손가락은 손가락을 보강하고, 작은 움직임에 대한 힘의 방향을 조절하도록 도와준다.

물체의 형태가 공모양, 원통모양일 때 사용된다. 망치를 들고 있는 동작은 강력한 잡기의 예이다(그림 14-6-A).

구형잡기, 원통잡기, 갈고리잡기, 측면잡기(가쪽파악) 등이 있다. 손목 폄근은 손목을 기능적 위치로 고정하기 위해 사용되며, 근육의 조절은 등척성 수축으로 근육기능 역할을 한다(그림 14-6-A).

② 정밀한 잡기

정밀한 잡기(modified spherical grip)는 쥐는 동작 조절과 섬세한 동작이 요구될 때 사용된다.

엄지손가락은 벌림, 2~5번째 손가락은 부분적인 굽힘 동작이 요구된다. 파악 형태는 엄지손가락과 손가락 사이에서 손바닥의 접촉 없이 맞섬 동작으로 물체를 조작한다(그림 14-6-B, C). 정밀한 잡기는 먼쪽가로활의 오목함의 변화를 통해서 물체의 크기에 맞게 조절될 수 있다(그림 14-6-D~F). 근육은 주로 등장성 수축으로 작용하며, 작은 물건에 대한 정밀한 조작은 주로 엄지손가락과 집게손가락 사이에서 작용한다.

③ 강력한 집기

강력한 집기(power pinch)는 엄지손가락과 집게손가락의 가쪽모서리 사이에 물체를 고정하기 위해 강력한 힘이 요구되는 가쪽 집기(pad-to-side grip, key grip)를 말한다(그림 14-6-G). 이러한

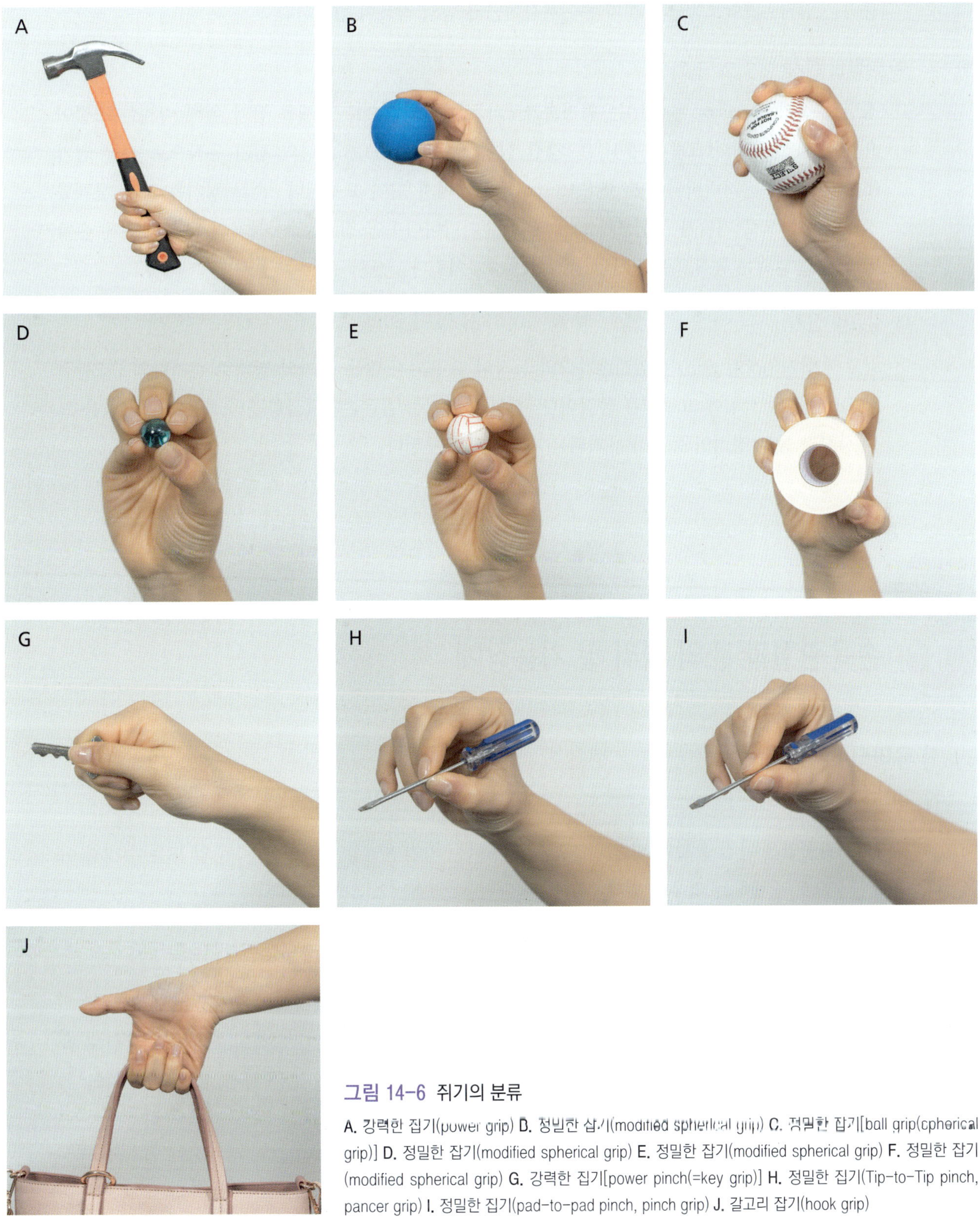

그림 14-6 취기의 분류

A. 강력한 집기(power grip) B. 정밀한 잡기(modified spherical grip) C. 정밀한 잡기[ball grip(cpherical grip)] D. 정밀한 잡기(modified spherical grip) E. 정밀한 잡기(modified spherical grip) F. 정밀한 잡기(modified spherical grip) G. 강력한 집기[power pinch(=key grip)] H. 정밀한 집기(Tip-to-Tip pinch, pancer grip) I. 정밀한 집기(pad-to-pad pinch, pinch grip) J. 갈고리 잡기(hook grip)

동작은 엄지손가락모음근과 첫째등쪽 뼈사이근의 힘의 작용이 필요하다.

④ 정밀한 집기

정밀한 집기(precision pinch)는 엄지손가락과 집게손가락으로 물체를 잡기 위해 미세한 조절이 요구될 때 사용된다(그림 14-6-H, I). 강한 힘이 요구되지 않은 유형의 집기 동작으로 손끝 집기(tip-to-tip), 손가락바닥쪽면(pad-to-pad) 집기에서 힘이 요구된다. 손끝 집기는 작은 물체를 정밀한 동작으로 기술과 정밀도가 요구되고, 손가락바닥쪽면 집기는 큰 물체의 접촉을 위해 손바닥 면접을 넓히는 동작으로 집기의 안정성을 증가시킨다.

⑤ 갈고리 잡기

갈고리 잡기(hook grip)는 엄지손가락의 동작이 요구되지 않는 잡기의 형태로 손가락의 PIP관절과 DIP관절의 굽힘에 요구되는 동작이다. 갈고리 잡기는 깊은손가락굽힘근의 작용으로 가방을 드는 장시간 동안 정적인 동작이 유지되는 자세에서 요구된다.

3 손목관절과 손의 병리 및 기능장애

1) 류마티스관절염

(1) 병리적 원인

류마티스관절염은 관절 윤활막 및 결합조직을 침범하는 자가면역성 질환이다. 수주일 또는 수개월 이내에 급성으로 진행하는 경우가 있다.

(2) 임상적 징후와 증상

류마티스 관절염은 보통 15~50세 사이 발병하며 만성, 염증성, 양쪽 대칭성의 증상을 보인다.

관절주머니 안에는 판누스(육아조직)가 형성된다. 물렁뼈, 뼈, 인대가 침식되고 유착으로 인해 관절운동범위는 제한되며, 섬유화, 뼈성 강직, 변형 및 장애를 초래한다. 또한 관절 및 관절 주위의 조조강직(아침의 뻣뻣함)이 적어도 1시간 이상 지속된다.

관절 외 증상으로 류마티스결절, 근육위축, 전신피로, 체중 감소, 발열 등을 일으키는 경우가 있으며, 눈, 호흡기, 순환기 손상이 동반될 수도 있다.

(3) 구조적 손상과 기능적 손상

윤활막염과 조직 증식으로 인한 통증, 종창, 열감이 있다. MCP관절, PIP관절, 손목관절에 가장 흔하게 제한된 동작을 나타낸다. 힘줄윤활막염(가쪽 힘줄, 힘줄집)과 윤활막 증식도 나타난다.

관절주머니 약화, 물렁뼈와 뼈의 침식이 나타나며, 힘줄의 파열과 근력의 불균형은 관절의 불안정성과 기형을 동반시킨다. 손의 전형적인 기형은 다음과 같다(그림 14-7).

- 관절원반과 자뼈에 대해 세모뼈의 바닥쪽 부분탈구, 자쪽손목폄근 힘줄은 바닥쪽이 이탈되고 손목관절 굽힘력을 초래
- 손목뼈의 자쪽 부분탈구으로 인한 손목의 노쪽치우침이 나타남
- 손가락의 자뼈쪽 이동과 몸쪽손가락뼈의 바닥쪽 부분탈구, MCP관절의 곁인대 뻗침(또는 파열)이 있고, 가쪽 힘줄에 활시위 효과가 나타남
- 백조목변형이 발생. 백조목기변형은 PIP 과다젖힘, DIP 굽힘을 초래. 폄 힘줄의 잡아당김 작용은 뼈사이근이 단단해지거나 과운동하게 되어 PIP관절의 과다젖힘이 증가되고, 깊은손가락굽힘근 힘줄의 증가된 수동 뻗침은 DIP관절의 변형을 초래함
- 단추구멍기형이 발생. 단추구멍기형은 폄근 후드의 중심띠가 파열되어 폄근 후드의 가쪽띠의 증가된 장력에 의해 PIP관절에 바닥쪽 미끄러짐이 발생되어 PIP관절 굽힘, DIP관절의 폄이 초래됨
- 엄지손가락의 지그재그 변형은 근육의 불균형과 인대의 느슨함으로 인해 엄지손가락의 손허리뼈 탈구를 초래함. 엄지손가락모음근의 뻗침은 엄지손가락의 변형을 초래함

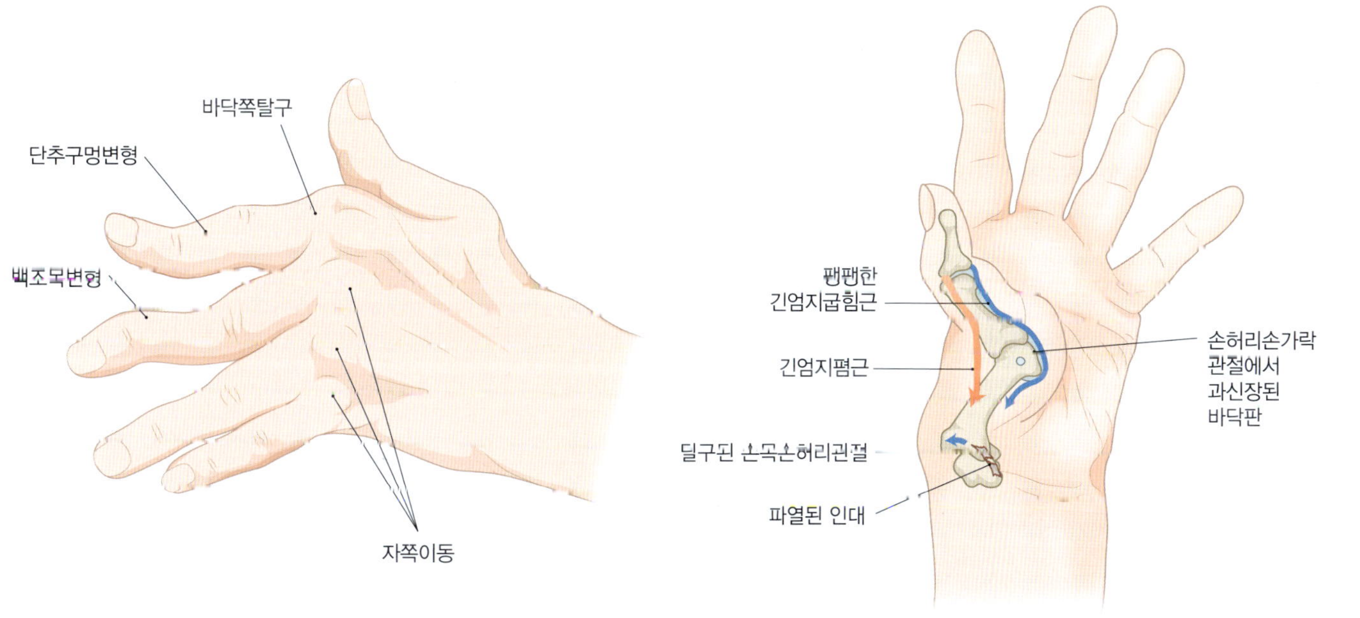

그림 14-7 류마티스관절염으로 인한 손의 변형

(4) 활동제한과 참여제한

- 손의 작용근과 대항근의 근력 약화와 불균형을 초래함
- 근육피로 및 전신피로가 발생됨

(5) 단계별 중재-비수술적 관리

본 교재에서는 급성기를 윤활막염 단계, 아급성기를 판누스 단계, 만성기를 섬유성 강직단계와 뼈성 강직 단계로 분류한다(3장 참고).

류마티스관절염의 질환으로 인해 통증과 뻣뻣한 관절의 변형을 초래한다.

① 급성기

- **안정**: 매우 중요한 요소
- **고정**
  - 기능적 자세로 고정(손목관절 손등 굽힘 20°)
  - 무용성 위축, 뼈질량 감소, 순환장애 등의 주의를 요함
- **냉치료**
  - 통증, 염증, 근경련 감소를 위해 적용
  - 국소적 혈관 수축
    - 삼출물 조절, 손상된 조직의 산소요구량과 대사량 감소
    - 저산소증 예방
- **등척성운동**: 근력약화 예방을 위한 효율적인 적용

② 아급성기

- **물리적인자치료 실시**
  - 온습포, 초욕, 초음파, 단파, 근초단파, 단파치료
  - 통증 감소, 근연축 감소, 말초순환 증진을 위해 적용
- **운동치료 실시**
  - 능동보조운동: 관절의 스트레스와 통증이 유발되지 않는 범위 내에서 실시

③ 만성기

- **운동치료 실시**
  - 뻗침운동(벌레근의 뻗침운동), 근력 및 지구력운동, 낮은 강도의 등장성운동 실시

Tips 예방 및 관리

- 손상된 관절의 과사용을 하지 않도록 교육을 실시함
- 일상생활활동에서 관절의 긴장을 최소화하여 관절을 보호함
- 관절의 자세 유지를 통하여 추가적인 손상과 기형을 예방함
- 유연성운동: 관절의 변형을 예방함
- 근력강화운동: 관절주위 근력강화로 인해 관절의 압력이 감소하여 움직임이 증가함

(6) 수술적 관리

류마티스관절염의 수술적 관리는 물렁조직에 영향을 주어 통증, 관절의 불안정성과 변형, 제한된 관절운동범위, 근력의 상실, 팔의 손상과 장애를 유발시킬 수 있다. 비수술적 관리(보존적 치료)로 충분하지 않을 때 수술을 고려하는데, 수술 후 재활은 기능의 향상과 회복에 초점을 둔다.

손목과 손의 관절염과 변형에 따른 수술의 목표와 수술 후 관리는 다음과 같다.

- 통증의 감소
- 손목과 손의 기능적인 회복(기능적 잡기와 집기)
- 관절의 변형 및 불안성성 교정
- 제한된 관절운동범위 회복
- 손목과 손가락의 근력 향상

① 손목관절성형술

관절성형술은 관절염과 관절운동범위 감소를 가진 환자에게 적합하다.

- 만성관절염(류마티스관절염, 퇴행성 관절염)으로 먼쪽 노뼈, 자뼈, 손목뼈의 관절면 손상 결과로 손목 통증의 증가
- 손목의 움직임 제한과 손가락관절의 변형, 손가락관절의 근힘줄 변형
- 노손목관절의 부분탈구 또는 탈구

■ 보호단계

- 통증 조절
- 말초 부종 조절
- 손목 보호 및 안정으로 인한 강직 방지

■ 운동통제단계

4~8주 사이에 시작하며, 손목 안정성을 유지하면서 손가락, 손목, 아래팔운동의 능동조절과 가동성을 점차적으로 회복하는 데 초점을 둔다.

- 비수술관절의 관절운동범위 유지
  - 손가락, 팔꿉관절, 어깨관절의 능동적인 관절가동범위운동 시작(손목은 고정, 손은 사용 제한)
  - 손가락의 가동성제한 회복을 위해 손목 중립자세를 유지하면서 낮은 부하의 부드러운 수동뻗침 적용. 낮 동안 동적인 손가락 부목을 선택적으로 적용할 수도 있음
  - 손가락관절에 염증이 동반되지 않으면 손목의 중립자세를 유지하면서 등급 II~III관절가동범위운동 적용
- 손목의 가동성 회복
  - 힘줄-미끄러짐운동 적용
  - 손목관절 굽힘보다 손목관절 폄을 강조한 능동적인 관절가동범위운동을 손목의 중립자세를 유지하면서 실시
  - 손목관절 굽힘과 자쪽치우침은 피함(손목 변형의 자세)
- 손목, 손가락, 엄지손가락의 근조직 회복
  - 근고정운동으로 시작해서 저강도 등척성 저항운동으로 점진 적용
  - 완전 손목관절성형술 6~8주 후 정도 최소 부하를 적용하여 손의 기능적 활동 시작

■ 기능회복 단계

수술 후 8~12주 후 손의 기능적 활동을 위한 팔의 근력 및 지구력을 회복하는 데 초점을 둔다.

- 손목관절과 손의 기능적 근력 회복
  - 손목굽힘근보다 손목폄근 강조
  - 저강도 동적 저항운동 적용
- 손목관절의 도수뻗침 기법을 적용하여 관절운동범위 증가
  - 손목관절의 안정성을 유지하면서 부드러운 뻗침운동 적용
  - 손목관절의 안정성을 유지 못할 정도로 도수뻗침을 적용해서는 안됨
  - 수술 후 손목관절의 뻣뻣한 증상이 동반된 환자는 수술 후 6주(보호단계)에서 뻗침운동을 시작할 수도 있음
- 손목관절 굽힘 구축에 보조기 적용
  - 콕업 안정 부목(cook up resting splint)을 밤에 적용함

2) 퇴행성관절염

(1) 병리적 원인

퇴행성관절염(뼈관절염)은 윤활관절의 관절연골을 침범하는 만성퇴행성 질환이다. 윤활막과 관절주머니의 비후 및 관절의 삼출이 진행된다.

(2) 임상적 징후와 증상

퇴행성관절염은 장기간에 걸쳐 서서히 진행하고 보통 40세 이후 발병한다. 다른 위험요인으로 어느 정도의 유전성, 넙다리네갈래근의 근력 약화, 운동선수(축구, 야구의 투수, 미식축구)의 관절의 반복적인 충격 및 염좌, 직업적인 자세(무거운 물건을 들 때 지속적으로 무릎을 짚는 자세, 웅크리고 앉는 자세) 등에 의해서도 퇴행성관절염이 유발될 수 있다.

보통 체중부하 관절에 비대칭적으로 나타나며 물렁뼈변성, 관절구조의 변화 및 뼈곁돌기 형성이 발생한다. 뼈관절염이 발생하면 초기 증상으로 쑤시는 통증과 뻣뻣한 느낌으로 인해 움직임이 제한된다. 심한 활동이나 외상 후에는 관절부기, 열감 및 동승이 동반된 세한된 움직임을 보인다. 관절의 퇴행으로 인해 관절주머니의 불안정성이 나타나고 진행됨에 따라 침범된 관절은 팽대해지고 부분탈구가 초래된다. 관절주머니의 구축은 굽힘과 폄 모두의 제한을 가져온다.

(3) 구조적 손상과 기능적 손상

반복적인 관절 외상으로 인해 연골 및 뼈에서 퇴행성 변화가 나타난다.

- 헤버딘결절(Heberden's node)은 DIP관절의 비대, 보차드결절(Bouchard's node)은 PIP관절의 비대를 동반
- 뼈관절염은 외상으로 인해 모든 관절에서 동반될 수 있고, 특히 체중부하가 많은 엉덩관절, 무릎관절, 목뼈 및 허리뼈에 침범. 일반적으로 손은 마름손배뼈관절, 엄지손가락의 CMC관절, 손가락의 DIP관절에 영향을 초래함
- 외상 후 관절염은 심한 관절 내 골절 또는 골절-탈구의 결과로써 손목 또는 손의 관절에서 발생될 수 있음. 심한 손목 좌상으로 손배반달뼈사이인대의 결손으로 인해 관절의 정렬을 변형시키고, 전반적인 관절퇴행을 유발할 수 있음

(4) 활동제한과 참여제한

- 잡기의 약화 및 통증으로 인해 일상생활활동의 수행에 어려움 있음
- 구축으로 인해 일상생활활동 시 제한된 움직임 나타남
- 근력, 시구력, 근육수행력 및 유신소운동능력의 감소로 인해 일상생활활동의 장애를 보임

(5) 단계별 중재-비수술적 관리

급성기를 1단계와 2단계, 아급성기를 3단계, 만성기를 4단계로 분류한다(11상 참고).

① 급성기(1~2단계)

■ 통증, 관절의 부종 감소

- 냉치료를 실시함
- 저빈도, 고강도 경피신경자극치료를 실시함

- 부목이나 보조장비를 통해 관절 스트레스 감소

② 아급성기 및 만성기(3~4단계)

- 전기치료 실시
    - 통증 감소를 위해 저빈도 고강도 경피신경자극치료, 간섭파 치료를 실시함
- 온열치료 실시
    - 표면열: 온습포, 초욕, 적외선
    - 심부열: 초음파, 극초단파
- 뻗침과 관절가동기법 적용
    - 물렁조직, 관절, 근육의 관절운동범위가 제한된 부위에 적용함
    - 유연성운동이나 운동제한을 감소시키는 운동을 통해 가동성을 증가시킬 수 있음
    - 관절의 뻣뻣함 감소를 위해 능동관절가동범위운동 적용
- 저항운동 실시
    - 통증이 동반되지 않는 자세에서 통증이 없는 범위 내에서 실시
    - 가벼운 저항운동과 반복적인 저항운동 실시함
    - 근력강화운동을 통해 관절을 보호함
    - 저항운동 중 또는 후의 통증 증가는 과도한 부하나 부적절한 관절운동범위 위치를 의미하므로, 통증이 있는 관절운동범위(ROM)에서는 최대저항운동을 실시하지 않음

3) 손목굴증후군

(1) 병리적 원인

손목굴증후군(Carpal Tunnel Syndrome, CTS)은 손목 압박이 증가하면서 손목굴 공간의 감소로 인해 정중신경 포착에 의해 발생한다. 정확한 원인이나 유발인자는 알려져 있지 않지만 반복적인 가사노동, 컴퓨터 및 스마트폰 사용으로 인해 손목에 지나친 부담을 준 경우 또는 손목 부위의 골절이나 탈구로 인해 손목굴이 좁아진 경우가 원인이다.

(2) 암상적 징후와 증상

손목굴증후군의 증상은 정중신경 분포를 따라 저림과 쑤심, 야간통증, 손근육 약화로 인해 손사용이 어려워진다. 정적위치(운전, 신문 읽기), 진동, 벌레근의 활성화, 관절위치 변화는 증상을 증가시킬 수 있다.

손상으로 인해 표 14-5와 같은 일반적 증상과 기능적 제한이 나타난다.

표 14-5 손목굴 증후군의 증상 및 기능적 제한

일반적 증상	기능적 제한
• 반복적인 손 사용으로 인한 통증의 증가 • 1, 2번째 손가락의 벌레근과 엄지손가락두덩근의 약화 및 위축 • 엄지손가락벌림근과 1, 2, 3번째 바깥 근육의 긴장 • 정중신경장애로 인해 감각의 손실 • 1, 2, 3번째 손허리손가락관절 및 손목관절의 움직임 감소	• 엄지손가락의 소동작 신경근육 조절의 감소 • 맞섬기능의 감소 • 감각 감소로 인한 손 사용 위치 조절의 어려움

(3) 구조적 손상과 기능적 손상

손목굴의 손상으로 정중신경이 압박되고 관련한 움직임이 제한되므로 먼쪽 손가락 손상과 신경학적 증상을 동반한다.

- 근육의 수축이나 손 움직임 시 손목굴의 통증
- 염증 부위 촉진 시 압통
- 엄지손가락의 소동작운동(손끝과 손끝, 손끝과 패드, 패드와 패드) 감소

(4) 활동제한과 참여제한

활동으로 인해 손목굴의 통증이 나타나면 손의 기능적 사용에 어려움이 발생한다.

- 반복적인 동작 사용의 제한
- 여가활동 또는 레저활동 수행 어려움
- 지속적인 손 사용의 업무수행 어려움

(5) 단계별 중재-비수술적 관리

손목굴증후군 초기의 손목 보조기 사용은 손목굴의 압박을 최소화하는 데 효과적이다. 경한 또는 중등도의 증상이 동반된 환자는 비수술적인 관리인 보존적인 방법을 사용한다.

- 중립위치에서 보조기 적용
  - 질환의 초기에 적용하여 신경 보호
  - 보조기 적용을 통해 손상 부위 안정화
- 환자 교육
  - 손목의 중립위치에서 활동하며, 강력한 잡기와 잘못된 자세 및 활동에 대한 교육 실시
  - 통증 유발 자세 설명 및 가정운동프로그램 교육
  - 조직 손상의 민감성 감소를 위한 주의사항 교육

(A) 펴진 손(straight hand)

- MCP관절 폄, PIP관절 폄, DIP관절 폄
- 손허리손가락관절 폄을 유지하는 동안 먼쪽손가락관절과 몸쪽손가락관절을 굽힘함으로써 펴진 손에서 갈고리 쥐기 자세를 시행하게 한다.
- 최대 미끄러짐은 깊은손가락굽힘근 힘줄과 얕은 손가락굽힘근 힘줄 사이, 깊은손가락굽힘근과 뼈 사이에서 이루어진다.

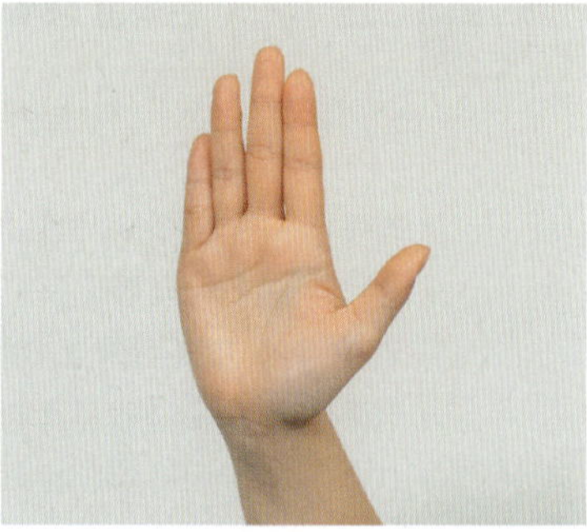

(B) 갈고리 쥐기(claw fist)

- MCP관절 폄, PIP관절 굽힘, DIP관절 굽힘
- 손허리손가락관절 폄, 손가락뼈사이관절 굽힘

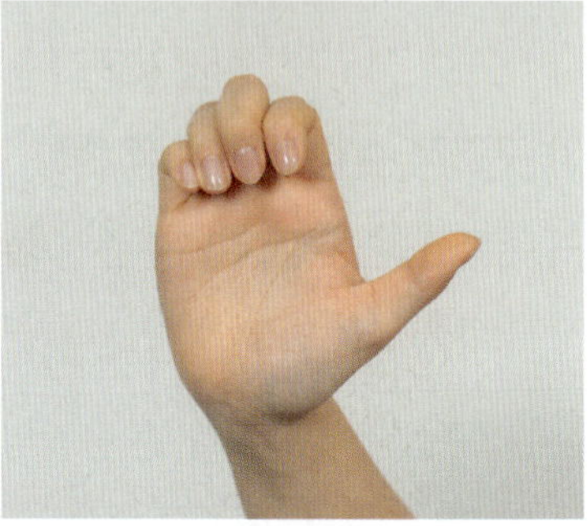

(C) 완전 쥐기(full fist)

- MCP관절 굽힘, PIP관절 굽힘, DIP관절 굽힘
- 손허리손가락관절과 손가락뼈사이관절을 동시에 굽힘한다.
- 얕은손가락굽힘근, 깊은손가락굽힘근의 최대 미끄러짐이 이루어진다.

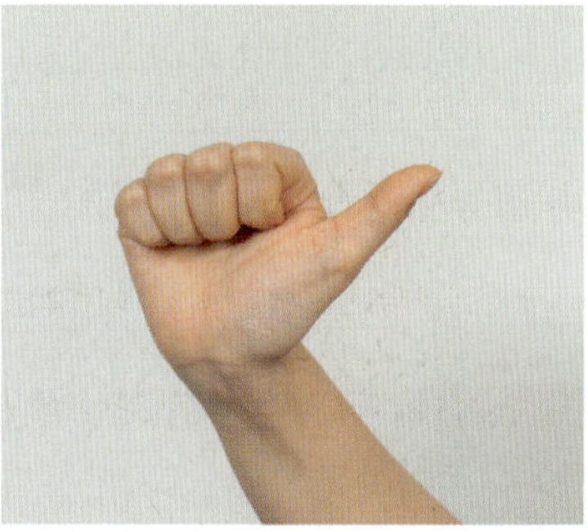

(D) 탁자모양 손(내재근 작용, table top)

- MCP관절 굽힘, PIP관절 폄, DIP관절 폄
- 손허리손가락관절 굽힘, 손가락뼈사이관절 폄

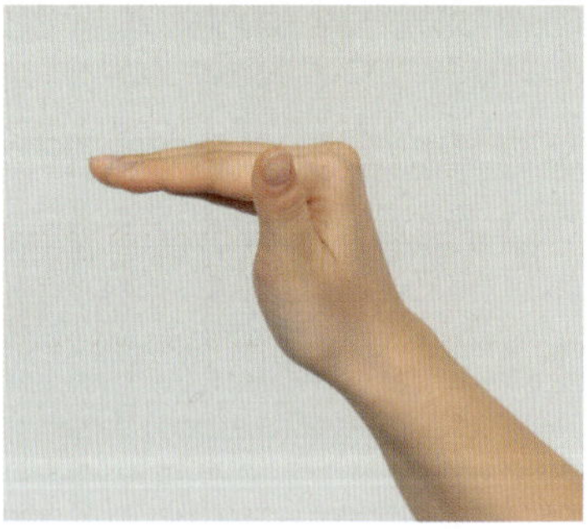

(E) 펴서 쥐기(straight fist)

- MCP관절 굽힘, PIP관절 굽힘, DIP관절 폄
- 손허리손가락관절 굽힘, 몸쪽손가락관절 굽힘, 손가락뼈사이관절 폄
- 먼쪽손가락뼈사이관절이 폄을 유지하고 몸쪽손가락뼈사이관절은 굽힘한다.

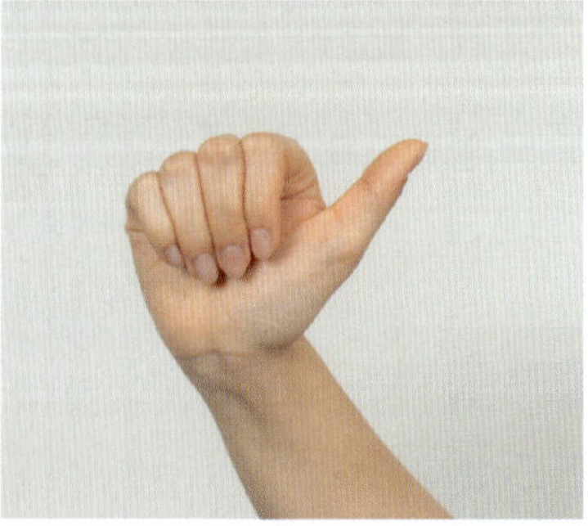

그림 14-8 힘줄 미끄러짐운동

■ **관절, 힘줄, 근육과 힘줄의 움직임 증가**

- 손목관절 움직임으로 인해 손목굴 공간을 증가시킴
- 힘줄 미끄러짐운동을 실시하여 가쪽 힘줄의 움직임을 유지(그림 14-8)
- 정중신경가동술 실시(그림 14-8). 통증이 유발되지 않은 범위 내에서 운동을 진행하며, 통증이 유발되지 않으면 5~30초 동안 유지

■ **근육 수행력 증진**

- 통증이 유발되지 않는 범위 내에서 부드럽고 다양한 각도의 등척성운동(근고정운동) 실시
- 저항운동과 유연성운동을 점진적으로 증진시킴. 등척성 저항운동을 실시하였을 때 통증이 유발되지 않으면 추가적인 근력운동과 유연성운동 추가. 부종과 통증이 없을 때 힘줄 미끄러짐 또는 신경 미끄러짐도 실시

■ **손동작 움직임 동작의 증진으로 엄지손가락두덩의 감각 증진**

- 손끝과 손끝, 손끝과 패드, 패드와 패드의 활동에 통증이 발생되지 않을 때 실시

■ **독립적인 기능 교육**

- 손목관절 굽힘과 자쪽치우침 자세를 유지하여 신경 손상을 감소시킴
- 손목관절 굽힘과 폄을 동시에 사용하여 잡기와 집는 동작을 수행하도록 함

Tips 힘줄 미끄러짐운동

손목굴증후군은 손가락 굽힘과 손목굴로 움직이는 벌레근의 움직임 때문에 손가락 움직임을 2~5번으로 제한하는 것이 필요하다. 힘줄 미끄러짐은 모든 손가락의 폄을 시작하고 얕은손가락굽힘근, 깊은손가락굽힘근의 회복을 최대화하기 위해서 주먹을 쥐는 운동을 한다. 얕은손가락굽힘근 회복을 위해 모든 손가락의 굽힘을 위해 완전한 주먹쥐기뿐만 아니라 손가락 곧게 뻗은 주먹(straight fist)을 쥐는 운동을 한다. 완전한 폄은 통증이 없는 자세에서 시행되어야 한다. 또한 엄지손가락을 제외한 모든 손가락의 MCP관절 폄과 PIP관절의 굽힘을 유지하는 것으로 분리된다.

(6) 수술적 관리

비수술적인 방법(보존적인 방법)으로 저림, 약화, 통증, 손의 기능적인 사용 감소 등의 신경학적 증상이 감소되지 않으면 가로손목인대의 외과적 감압을 실시한다. 수술 후 굽힘 지대가 늘어나 손목굴 용적을 늘려주어 정중신경 압력이 감소된다. 봉합은 수술 후 10~12일 정도 지나면 제거한다.

① 보호단계

손목관절 굽힘근의 역할이 줄어들게 되므로 수술 후 손목은 7~10일 정도 고정한다. 수술 후 10일 동안 능동적인 손목관절 굽힘, 손목관절 굽힘을 동반하는 능동적인 손가락관절 굽힘은 제한한다. 수술 후 3주까지는 가느다란 굽힘 힘줄을 보호한다. 수술 후 손가락관절 폄근의 움직임은 조금씩 허락해도 된다.

■ 환자 교육

- 회복의 예상 기간, 집기와 잡기 능력의 손상, 3~6개월 내 어깨관절 통증 발생에 대해 교육

■ 상처와 부종 관리

■ 통증 조절

■ 움직임 보호를 위한 실시

- 힘줄-미끄러짐운동을 실시하여 가쪽 힘줄의 움직임 유지(그림 14-8)
- 정중신경가동술 실시(그림 14-8). 통증이 유발되지 않은 범위 내에서 운동을 진행하며, 통증이 유발되지 않으면 5~30초 동안 유지
- 아래팔 뒤침, 팔꿈관절 폄 운동 실시

■ 운동 실시

- 손가락관절의 굽힘, 폄, 벌림, 모음의 관절가동범위운동 실시
- 엄지손가락의 맞섬, 굽힘, 폄, 벌림, 모음의 관절가동범위운동 실시

② 운동통제단계/기능회복 단계

감각의 결손, 부종, 움직임의 제한, 통증은 6~12주 사이에 완전히 관리하도록 해야 한다.

■ 손바닥근막과 흉터조직의 가동술 실시

■ 근육과 물렁조직 뻗침

- 짧은새끼벌림근, 새끼맞섬근, 제한된 조직의 뻗침운동 실시

■ 근육수행력 증진

- 수술 후 등척성운동, 4주 후 근력강화운동 시작
- 6주 후 집기와 잡기운동으로 진행하는데 근력, 균형, 유연성운동의 기능적 활동 강조

■ 민첩성운동 시작

- 작은 물체를 이용하여 손가락과 손가락, 손가락과 패드 잡기의 활동 강조
- 글씨 쓰기 활동, 둘레를 재는 활동의 순환운동이 효과적

■ 감각의 자극과 이점식별감각의 재교육 실시

- 감각 소실에 따른 통증과 감수성의 증가에 초점을 둠
- 과민감각에서 탈감각으로 바뀔 수 있으므로 신경 회복의 감수성 감소에 따른 재가 프로그램 교육

4) 골절

골절은 먼쪽노뼈 골절과 손배뼈 골절을 설명한다.

(1) 병리적 원인

① 먼쪽노뼈 골절

먼쪽노뼈 골절은 대부분의 손목 손상에서 손을 편 상태에서 넘어질 때 발생한다. 노인의 경우, 골다공증(뼈엉성증)으로 인해 낮은 충격에서도 발생될 수 있다.

② 손배뼈 골절

손배뼈 골절은 손목뼈 부상의 60% 정도를 차지하며 손목 젖힘과 노쪽 치우침 상태로 손을 편 상태로 넘어질 때 발생한다. 특히 해부학적 코담뱃갑(anatomic snuff box)으로 촉진할 때 환자는 손목 통증을 느낀다.

(2) 임상적 징후와 증상

① 먼쪽노뼈 골절

골절로 인해 손허리뼈가 불안정, 힘의 감소, 자뼈 부하 증가, 먼쪽노자관절의 기능 이상을 일으킬 수 있다. 또 다른 복잡한 요인은 노뼈의 길이이다. 정상적인 노뼈는 자뼈보다 길기 때문에 노뼈가 분쇄골절로 짧아졌다면 장애 가능성이 높다. 노뼈가 짧아지는 것은 엎침과 뒤침 동안 먼쪽노자관절의 통증을 일으킬 수 있으며, 통증과 기능적인 손 사용의 제한으로 인해 쥐는 힘이 감소될 수 있다.

② 손배뼈 골절

몸쪽 손배뼈 1/3까지 발생한 골절은 유합이 늦어지거나 제한적 혈액 공급 때문에 무혈성괴사를 유발할 수 있으며, 몸 쪽 골절은 치료하는데 20주 이상 지속되기도 한다. 골절이 전위되거나 불유합이라면 외과 수술이 필요하다. 골절을 치료하지 않으면 손목관절의 불안정과 손배뼈 주변 관절염을 유발할 수 있다

(3) 구조적 손상과 기능적 손상

① 먼쪽노뼈 골절

- 급성통증, 압통, 부기 발생
- 손목관절 기형 유발
- 먼쪽노자관절 기능 이상 유발

② 손배뼈 골절

- 손목관절 노쪽 통증 및 코담배갑 부위 압통

- 손목관절 가쪽과 뒤쪽의 종창
- 인대 손상과 손목뼈의 불안정 동반

(4) 활동제한과 참여제한

① 먼쪽노뼈 골절

- 손목관절 및 손가락의 운동장애 발생
- 악력 감소 및 손상 후 관절염 또는 구획증후군 발생으로 활동제한

② 손배뼈 골절

- 악력 감소, 관절운동범위 제한으로 일상생활활동 수행 어려움
- 노손목관절의 관절염 발생 가능성으로 활동제한

(5) 단계별 중재

① 먼쪽노뼈 골절

중재는 손목관절 고정부터 시작된다. 먼쪽노뼈골절의 중재는 고정방법에 상관없이 고정기간 동안 관절의 관절운동범위 유지와 부종 조절이 필수적이다. 고정이 끝났을 때 손목관절과 아래팔에 중점을 두고 어깨관절의 관절가동범위운동, 팔꿈치와 손가락의 굽힘과 폄을 시행해야 한다.

손가락운동은 분리된 MCP관절, PIP관절, DIP관절의 분리운동을 수행한다(그림 14-8-A).

고정 제거 후 가동성 운동으로 손목관절의 관절가동범위운동을 시행할 수 있다. 능동적 굽힘, 폄, 노뼈와 자뼈의 치우침, 아래팔의 엎침과 뒤침이다. 환자는 손목관절 폄과 손가락관절 굽힘을 시행한다.

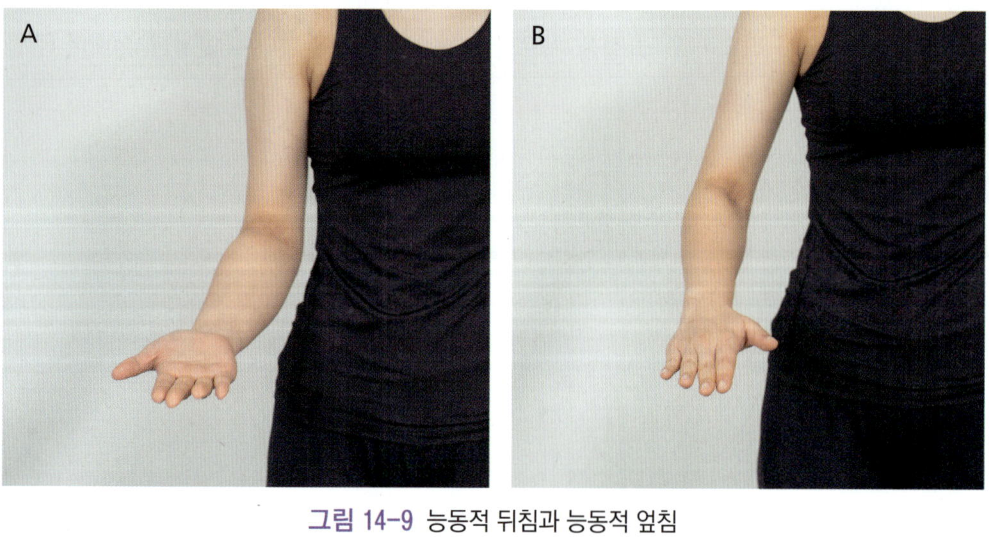

그림 14-9 능동적 뒤침과 능동적 엎침

A. 능동적 뒤침 B. 능동적 엎침

굽힘 힘줄 긴장을 줄이기 위한 능동적 관절운동범위는 손목과 손가락관절의 동시적 폄이 필요하다. 운동은 아래팔 돌림(뒤침과 엎침)을 포함해야 한다. 이때 팔꿈치를 90° 움직이는 운동을 가능하도록 하고 어깨의 힘을 대신 사용하는 대상작용을 막기 위해 몸 옆 가까이에 있어야 한다(그림 14-9).

수동관절가동범위운동(PROM)의 시작은 골절의 안정성과 연관된다. 엎침과 뒤침을 위해 가벼운 쇠망치(또는 나무망치)는 스트레칭 효과에 도움이 된다(그림 14-10).

수동관절가동범위운동과 능동관절가동범위운동, 근력강화운동을 시행한다. 손상(수술, 골절) 후 안정이 되는 8주 후부터 시작한다. 근력강화운동은 서두르지 않고, 통증이 동반되지 않아야 한다. 가벼운 웨이트운동, 세라밴드를 이용하여 근력을 강화할 수 있다. 푸시업(push up) 운동의 진행은 진행 벽대고 밀기, 치료대, 계단, 바닥매트 순서로 진행하여 점진적인 체중부하운동을 증가시킨다(그림 14-11). 또한 공 위에서 체중부하를 주면서 가볍게 공을 굴리는 근력운동도 가능하다(그림 14-12).

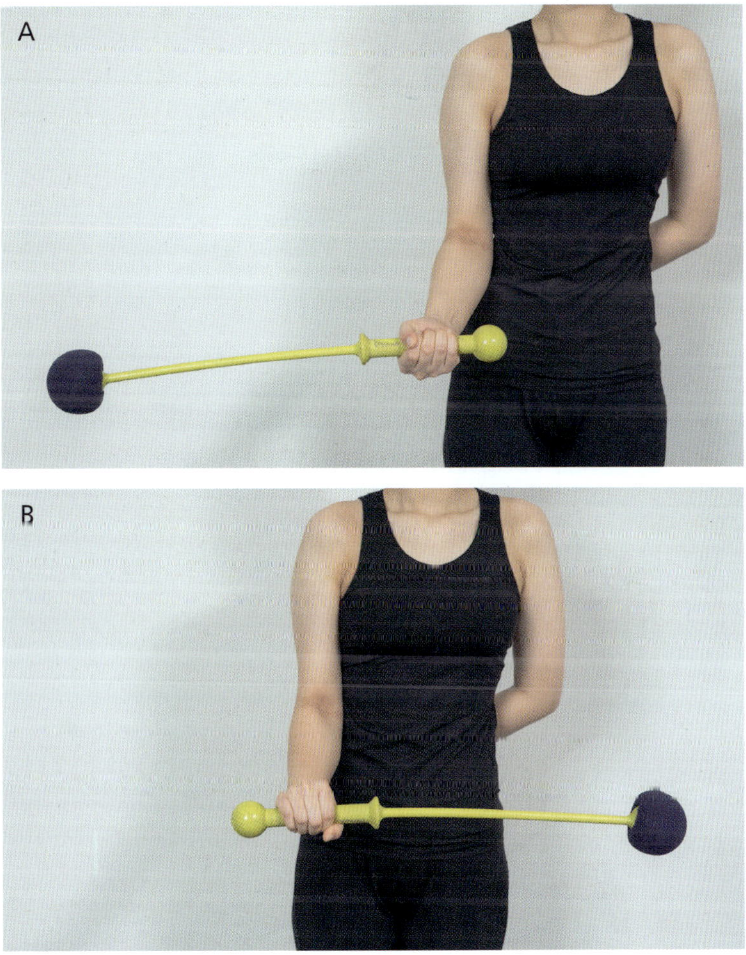

그림 14-10 수동적 뒤침과 수동적 엎침

A. 수동적 뒤침 B. 수동적 엎침

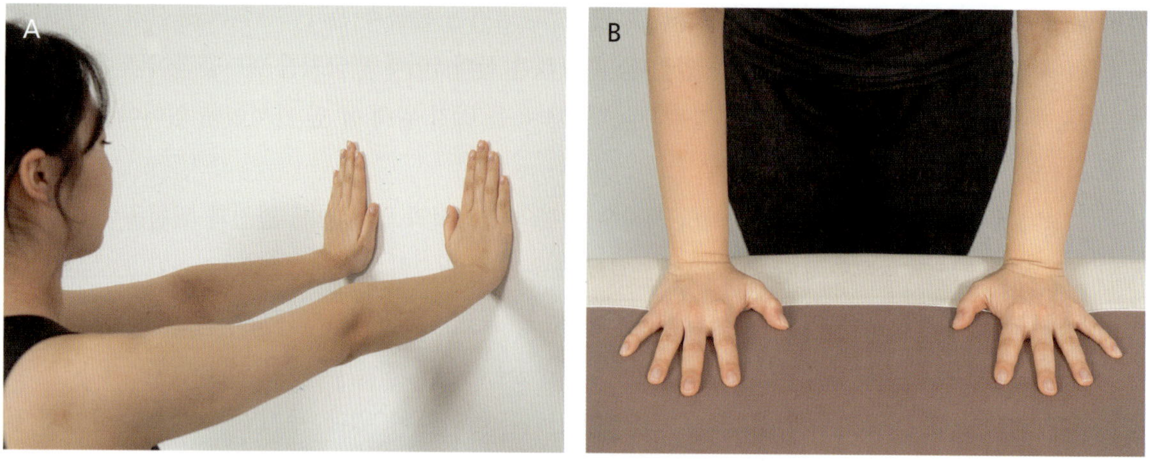

그림 14-11 벽 밀기와 팔굽혀펴기(푸시업운동)

A. 벽 밀기 B. 치료대 위 팔굽혀펴기

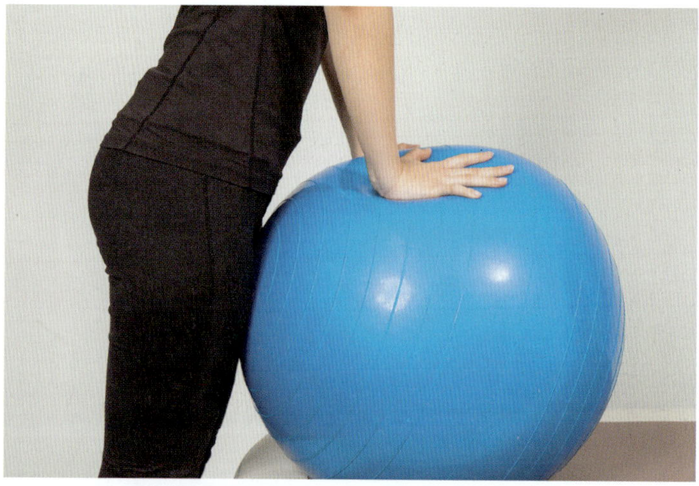

그림 14-12 공 위에서 팔굽혀펴기(푸시업운동)

② 손배뼈 골절

위치 이동이 없는 손배뼈 골절은 석고붕대로 치료한다. 제한적 혈액 공급 때문에 치료가 지연된다. 먼쪽 손배뼈 골절에서 석고붕대는 보통 최소 8~10주 동안 치료한다. 지속적인 보호를 위해 맞춤 엄지 스피카 보조기(spica orthosis)를 착용해야 한다. 손배뼈 중간 부분 골절은 6주 동안 긴 팔 석고붕대를 하고 뒤이어 짧은 팔 석고붕대를 한다. 손배뼈 몸쪽 끝 골절은 추가적으로 3~6개월의 석고붕대나 보조기가 필요하다. 손목의 능동관절운동범위는 골절치료 정도에 따라 결정된다. 'Dart throwers arc'는 손목인대 주위의 과도한 폄을 방지하는데 알맞은 능동관절가동범위운동(AROM)이다. 노뼈와 자뼈 치우침 등의 능동관절가동범위운동은 통증 없는 범위에서 치료를 마무리한다. 엄지손가락 굽힘과 폄, 벌림과 모음, 각 손가락의 맞섬도 시작한다(그림 14-13-A~C). 근력운동 및 저항운동은 적절한 능동관절가동범위운동과 통증을 조절할 수 있을 때까지 실시하지 않는다.

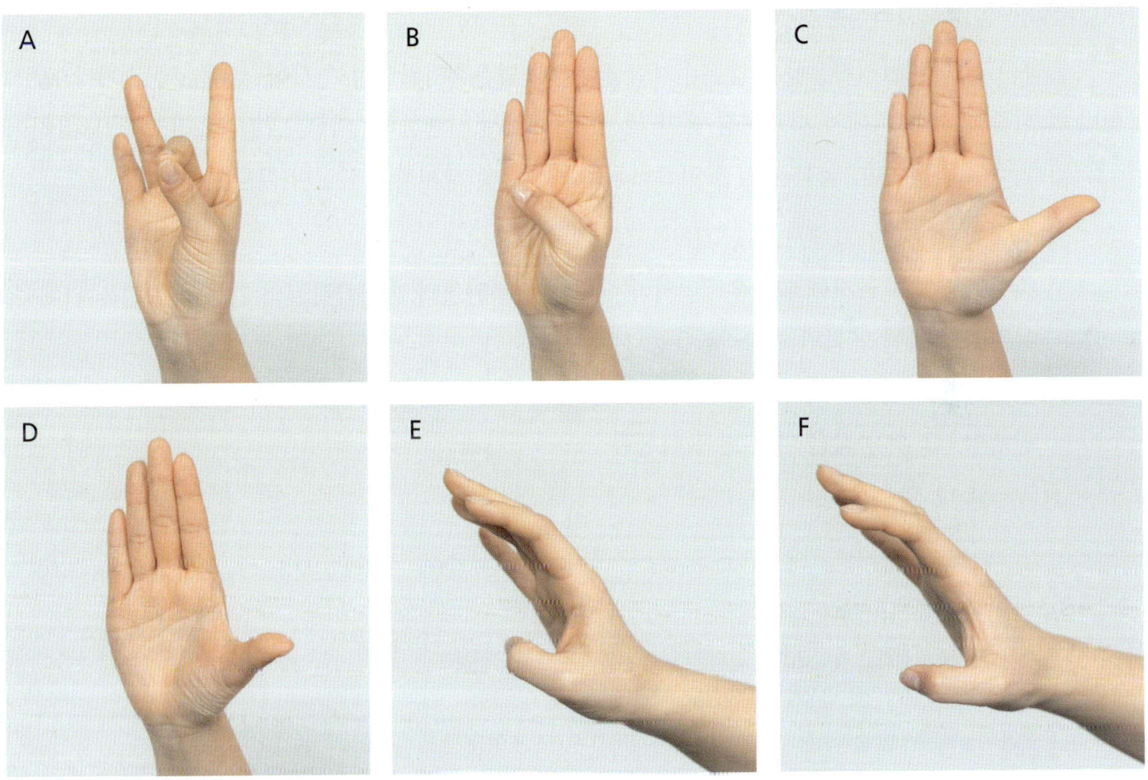

그림 14-13 엄지손가락 능동관절가동범위운동(AROM)

A. 맞섬 B. 굽힘 C. 폄 D. 손바닥 벌림 E. MCP관절과 IP관절 굽힘 F. MCP관절과 IP관절 굽힘과 함께 CMC관절 벌림

4 운동치료

1) 가동성운동

(1) 수동관절가동범위운동

위치-유지운동은 자연스러운 근육조절운동으로 힘줄재건술 후 얼마 지나지 않은 상태로 능동관절가동범위운동 시작 전에 시행한다. 재건된 힘줄에 최소 등급의 부하와 수동적 관절 움직임은 관절과 힘줄 움직임에 효과적이다.

(2) 힘줄 미끄러짐운동과 힘줄 차단운동

손목 및 손가락의 능동적인 동작을 위해 관절, 힘줄, 기타 결합구조물 사이에서 가동성 증진이 필요하다. 이러한 가동성을 유지하거나 증진시키기 위해 힘줄 미끄러짐운동, 힘줄 차단운동을 시행한다.

① 굽힘근 힘줄 미끄러짐운동

굽힘근 힘줄 미끄러짐운동은 깊은손가락굽힘근과 얕은손가락굽힘근 사이, 손목(손, 손가락 포함)의 힘줄과 뼈 사이에서 미끄러짐 유지 및 증진을 위해 시행한다. 외상, 골절, 흉터조직 및 유착이 있을 때 효과적이며, 굽힘근 힘줄 미끄러짐운동은 다섯 자세를 포함한다(그림 14-8).

- 손목관절 중립자세에서 운동 시작
- 손가락관절이 완전한 관절운동범위가 된다면 손목관절과 손가락관절의 가동성 증진을 위해 손목관절의 굽힘과 폄의 미끄러짐운동 시행
- 완전한 가동운동과 힘줄 미끄러짐운동은 손목관절과 손의 완전한 폄에서 시작해서 굽힘으로 진행함. 그 후 동작을 다시 반복 시행함

손가락폄근 힘줄의 독립된 미끄러짐

- 다른 손가락은 폄 고정하고 각 손가락을 굽힘한다. 한 손가락은 수동 굽힘하고 네 손가락 중 세 손가락은 폄자세를 유지한다.
- 이 동작이 가능해지면 한 손가락은 수동 굽힘하면서 나머지 손가락은 능동 폄을 유지하도록 시행한다.
- 어려워하면 손바닥을 위로 하여 치료대 위에 먼저 올려놓고 시행한다.
  - 한 손가락이 수동 굽힘 동안 치료대를 향하여 나머지 손가락을 능동 유지하도록 지도한다.

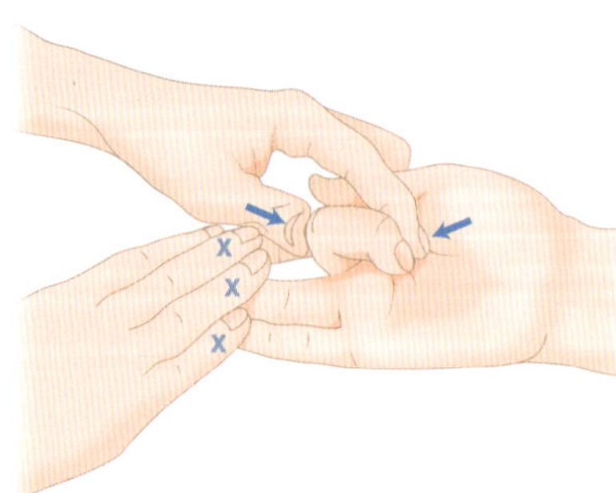

그림 14-14 폄근 힘줄 미끄러짐운동

② 폄근 힘줄 미끄러짐운동

폄근 힘줄 미끄러짐운동은 다른 손가락은 능동적 폄을 유지하면서 반대쪽 손으로 한 손가락의 손가락뼈사이관절과 손허리손가락관절을 수동적으로 굽힘하도록 시행한다. 이러한 운동은 온손가락 폄근 힘줄의 가동성을 증진시킨다(그림 14-14).

③ 굽힘근 힘줄 차단운동

굽힘근 힘줄 차단운동은 굽힘근 힘줄의 미끄러짐을 증진시키고, 각 관절에 독립적으로 신경근육 조절을 증진하기 위해 시행한다. 굽힘근 힘줄 차단운동은 굽힘근 힘줄 미끄러짐운동을 통해 얻어진 가동성을 증진시키기 위해 시행한다. 이 운동은 힘줄 치유 후 초기단계에서는 힘줄의 스트레스 때문에 사용하지 않는다. 조직이 치유된 후 근력 증진을 위한 저항기법에서 적용된다. 굽힘근 힘줄 차단운동은 앉은자세에서 아래팔 뒤침하여 치료대 위에 손등을 올려놓는다. 반대쪽 손은 불필요한 움직임을 차단하기 위해 사용하고 각각의 손은 독립적으로 각각 시행한다(그림 14-15).

(A) 손허리손가락관절 굽힘(벌레근, 손바닥 뼈사이근) ■ 한 손가락의 독립된 손허리손가락관절 굽힘 ■ 어려워하면 다른 손에 의해 나머지 손가락은 폄 상태를 유지한다.	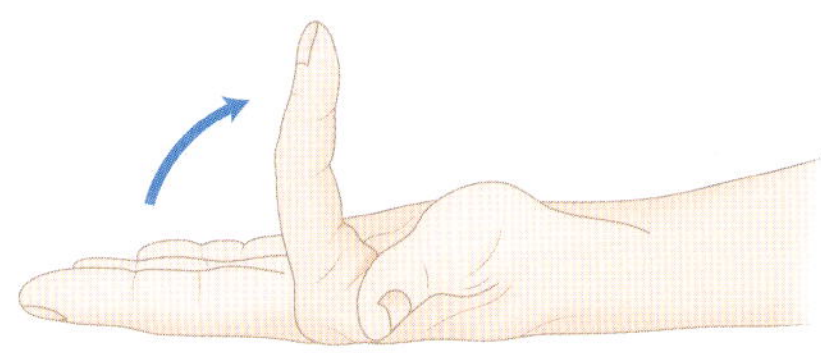
(B) 몸쪽손가락뼈사이관절 굽힘(얕은손가락굽힘근) ■ 먼쪽손가락뼈사이관절과 나머지 손가락 폄을 유지하면서 몸쪽손가락뼈사이관절을 굽힘한다. ■ 어려워하면 다른 손에 의해 나머지 손가락은 폄 상태를 유지한다.	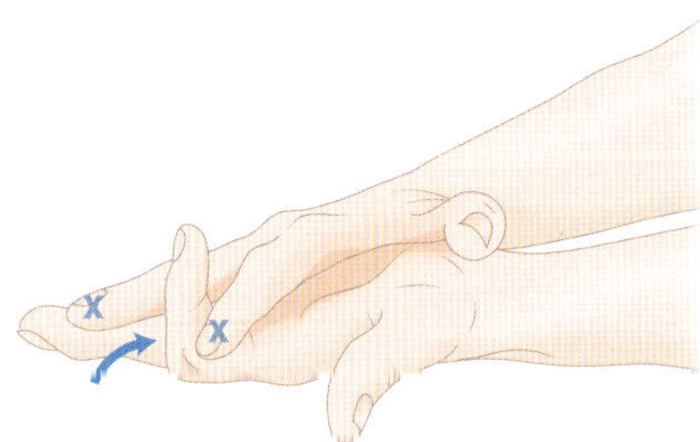
(C) 먼쪽손가락뼈사이관절 굽힘(깊은손가락굽힘근) ■ 나머지 손가락 폄을 유지하면서 먼쪽손가락뼈사이관절을 굽힘한다. ■ 어려워하면 다른 손에 의해 나머지 손가락은 폄 상태를 유지한다. ■ 손허리손가락관절과 몸쪽손가락뼈사이관절의 굽힘 범위를 증가하는 동작을 통해 다양한 운동을 할 수 있다.	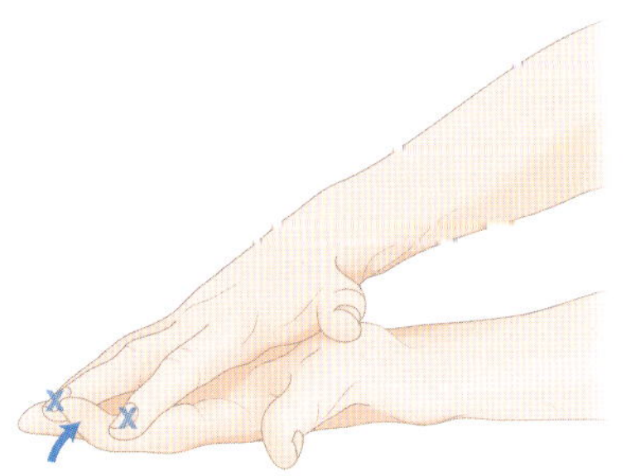

그림 14-15 굽힘근 힘줄 차단운동

(3) 관절가동술

손목관절은 노뼈 먼쪽의 오목부분과 손목뼈 몸쪽열(손배뼈, 반달뼈, 세모뼈)의 볼록한 부분으로 관절을 구성한다. 손목관절의 안정위치는 노뼈, 손목뼈의 알머리뼈, 제3손허리뼈를 지나는 직선으로 자쪽치우침되어 있다.

손목관절의 관절가동술 시행은 몸쪽손목뼈와 먼쪽손목뼈를 포함한다. 즉, 손목관절 및 손의 관절운동범위 증진을 위해서는 각각의 손목에 대한 관절가동술이 필요하다. 이러한 관절가동술은 노뼈의 관절면은 치료대에 있고, 노뼈의 긴축에 대해서 수직이 되어야 한다. 또한 노뼈와 자뼈의 먼쪽으로 안정화된다(3장 참고).

① 손목관절 당김

손목관절 당김(distraction)은 손목관절의 검사, 초기치료, 통증관리, 전반적인 가동성을 증진시킨다.

- 치료사는 환자의 아래팔을 중립위치하고 엎침자세에서 아래는 수건 등으로 안정화시키고, 환자의 아래팔을 치료대로 효과적으로 고정시킴
- 치료사는 환자의 손을 치료대 끝에 놓음
- 치료사의 한 손은 환자의 붓돌기 주위를 감싸 움켜잡고, 다른 한 손은 환자의 먼쪽손목뼈 주위를 감싸 움켜잡음
- 치료사는 환자의 먼쪽손목뼈 잡은 손을 먼쪽열 방향으로 잡아당김
- 손목관절의 검사, 초기치료, 통증관리, 전반적인 가동성 증진을 위해 치료함

② 손목관절 미끄러짐

손목관절 손등쪽과 손바닥쪽 미끄러짐(griding)은 손목관절 굽힘과 폄을 증대시킨다. 노쪽치우침과 자쪽치우침 미끄러짐은 자쪽치우침과 노쪽치우침 관절운동범위를 증진시킨다.

■ 손목관절 손등쪽과 손바닥쪽 미끄러짐

- 치료사는 환자의 아래팔을 중립으로 유지하고 엎침자세에서 아래는 수건 등으로 안정화시키고, 환자의 아래팔을 치료대에 효과적으로 고정함
- 치료사는 환자의 손을 치료대 끝에 놓음
- 치료사의 한 손은 환자의 붓돌기 주위를 감싸 움켜잡고, 다른 한 손은 환자의 먼쪽손목뼈 주위를 감싸 움켜잡음
- 치료사는 환자의 손등쪽, 손바닥쪽 방향으로 미끄러짐 유도
- 손목관절의 손등쪽 미끄러짐은 손목관절 굽힘을 증진, 손목관절의 손바닥쪽 미끄러짐은 손목관절 폄을 증진

③ 특수한 손목관절 및 손 미끄러짐

특수한 손목관절의 미끄러짐으로 인해 손목관절 굽힘과 폄을 증진시킬 수 있다(표 14-6). 손목관절의 완전한 관절운동범위를 위해서는 손목뼈 각각의 관절가동술을 알아야 한다. 특수한 손목관절 관절가동술에서 먼쪽뼈의 안정화와 몸쪽뼈의 바닥쪽 미끄러짐은 집게손가락을 사용하여 손배뼈와 반달뼈를 안정화하고, 엄지손가락으로 노뼈를 바닥쪽으로 미끄러지게 하여 손목관절의 굽힘을 증진시킨다(그림 14-16-A). 몸쪽뼈의 안정화와 몸쪽뼈의 바닥쪽 미끄러짐은 집게손가락을 사용해서 반달뼈를 안정화하고, 엄지손가락으로 알머리뼈를 바닥쪽으로 미끄러지게 하여 폄을 증진시키는 목적으로 시행할 수 있다(그림 14-16-B).

④ 엄지손가락 손목손허리관절의 당김 및 미끄러짐

엄지손가락 손목손허리관절의 당김은 손의 검사, 초기치료, 통증관리, 가동성을 증진시킨다(그림 14-17). 엄지손가락의 손목손허리관절은 안장관절로서 굽힘과 폄 시 큰마름뼈는 볼록하고 몸쪽 손허리뼈는 오목한 구조이다. 벌림과 모음 시 큰마름뼈는 오목하고 몸쪽 손허리뼈는 볼록한 구조를 가진다.

엄지손가락 손목손허리관절의 손등쪽과 손바닥쪽 미끄러짐은 엄지손가락 벌림과 모음 관절운동범위를 증진시킨다. 손목손허리관절의 노쪽치우침과 자쪽치우침 미끄러짐은 엄지손가락의 폄과 굽힘관절운동범위를 증진시킨다(그림 14-18).

⑤ 2~5번째 손가락관절의 당김 및 미끄러짐

2~5번째 손가락 손목손허리관절과 손허리뼈관절의 당김은 손의 가동성을 증진시킨다(그림 14-19).

2~5번째 손가락 손목손허리관절과 손허리뼈관절 손바닥쪽 미끄러짐은 손의 가동성을 증진시킨다(그림 14-20).

표 14-6 특수한 손목관절 미끄러짐

손목관절 굽힘의 증진	손목관절 폄의 증진
• 손배뼈를 안정화, 오목한 노뼈를 바닥쪽으로 미끄러짐 • 반달뼈를 안정화, 오목한 노뼈를 바닥쪽으로 미끄러짐 • 손배뼈를 안정화, 오목한 큰마름뼈와 작은마름뼈를 바닥쪽으로 미끄러짐 • 알머리뼈를 안정화, 오목한 반달뼈를 바닥쪽으로 미끄러짐 • 갈고리뼈를 안정화, 오목한 세모뼈를 바닥쪽으로 미끄러짐	• 노뼈를 안정화, 볼록한 손배뼈를 바닥쪽으로 미끄러짐 • 노뼈를 안정화, 볼록한 반달뼈를 바닥쪽으로 미끄러짐 • 큰마름뼈와 작은마름뼈를 안정화, 볼록한 손배뼈를 바닥쪽으로 미끄러짐 • 반달뼈를 안정화, 볼록한 알머리뼈를 바닥쪽으로 미끄러짐 • 세모뼈를 안정화, 볼록한 갈고리뼈를 바닥쪽으로 미끄러짐

대상자 자세	▪ 치료사는 환자를 앉은자세에서 팔꿈치를 지지하지 않고 늘어뜨려 편안한 자세에서 시작한다. ▪ 위와 같은 자세는 환자의 외적 모멘트(팔 무게)로 인해 약간 신연(등급 I)된 자세를 통해 미끄러짐 기법의 자세를 만든다.
손 잡기	▪ 치료사는 먼저 가동화관절을 확인한다. ▪ 치료사의 두 집게손가락은 환자의 바닥쪽에 두고 안정화를 시행하고, 치료사의 엄지손가락을 환자의 손등쪽에 포개어 놓아 가동화를 시행한다. ▪ 치료사의 나머지 손가락은 환자의 손을 잡고 이완시킨다.
운동방법	▪ 특수한 손목관절 몸쪽뼈 바닥쪽 미끄러짐 - 반달뼈를 고정하여 안정화하고, 오목한 노뼈를 바닥쪽으로 미끄러짐(A) ▪ 특수한 손목관절 먼쪽뼈 바닥쪽 미끄러짐 - 반달뼈를 고정하여 안정화하고, 볼록한 알머리뼈를 바닥쪽으로 미끄러짐(B)

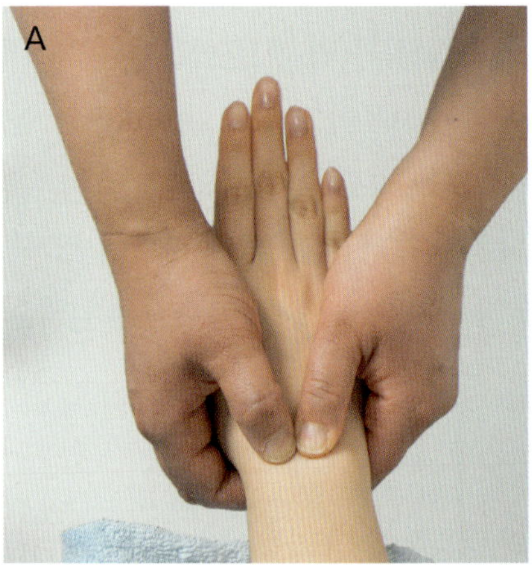

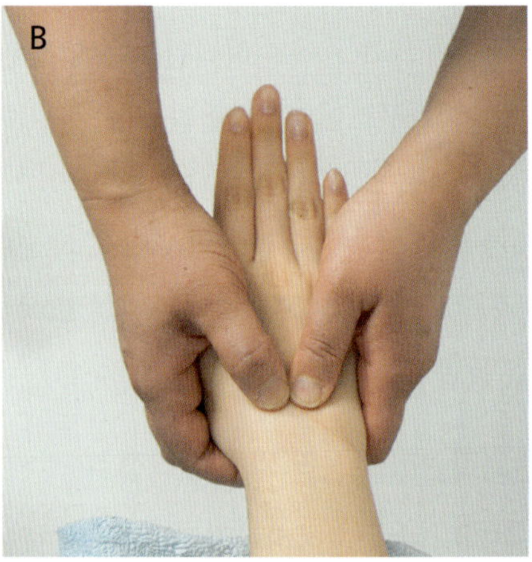

그림 14-16 특수한 손목관절 손목뼈 바닥쪽 미끄러짐

A. 몸쪽뼈 B. 먼쪽뼈

대상자 자세	▪ 치료사는 환자의 굽힘과 폄, 벌림과 모음의 중간 자세에서 안정화시킨다.	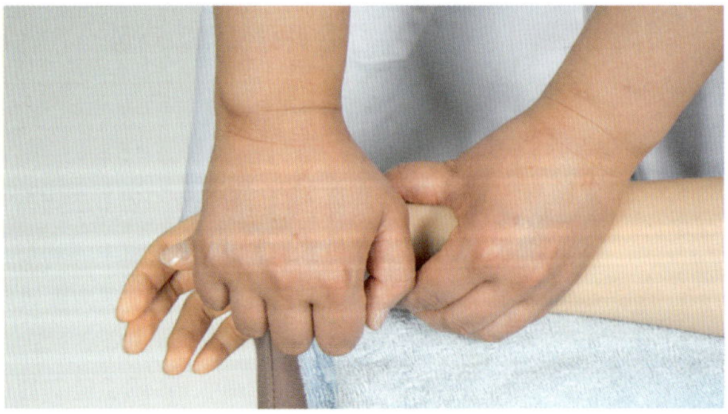
손 잡기	▪ 치료사는 환자의 아래팔을 치료대로 효과적으로 고정한다. ▪ 치료사는 치료대 위에서 환자의 엄지손가락을 아래 수건 등으로 고정하여 준비한다. ▪ 치료사의 한 손은 환자의 큰마름뼈를 안정화한다.	
운동방법	▪ 치료사의 다른 한 손은 손가락으로 환자의 손허리뼈를 감싸 잡는다. ▪ 치료사는 긴축의 관절면을 견인하여 신연시킨다. - 굽힘과 폄 시 몸쪽 손허리뼈 끝을 치료면으로 준비한다. - 벌림과 모음 시 큰마름뼈를 치료면으로 준비한다. ▪ 손의 검사, 초기치료, 통증관리, 전반적인 가동성을 증진시킨다.	

그림 14-17 엄지손가락 손목손허리관절 당김

대상자 자세	▪ 치료사는 환자의 아래팔을 중립위치 자세에서 수건 등으로 안정화시킨다. ▪ 치료사는 환자의 아래팔을 치료대에 효과적으로 고정한다. ▪ 치료사는 환자의 손을 치료대 끝에 놓고 준비한다.
손 잡기	▪ 치료사의 한 손은 환자의 큰마름뼈를 움켜 잡거나 먼쪽손목뼈를 손가락으로 감싸 잡아서 안정화한다. ▪ 치료사의 다른 한 손은 엄지손가락두덩으로 환자의 엄지손가락 손허리뼈의 아래부분을 대는 자세로 준비한다.
운동방법	▪ 엄지손가락 손허리뼈 노쪽 미끄러짐을 위해 엄지손가락 자쪽 부분을 댄다(A). - 엄지손가락 손허리관절의 노쪽 미끄러짐은 엄지손가락 손허리관절 폄을 증진시킨다. ▪ 엄지손가락 손허리뼈 자쪽 미끄러짐을 위해 엄지손가락 노쪽 부분을 댄다(B). - 엄지손가락 손허리관절의 자쪽 미끄러짐은 엄지손가락 손허리관절 굽힘을 증진시킨다.

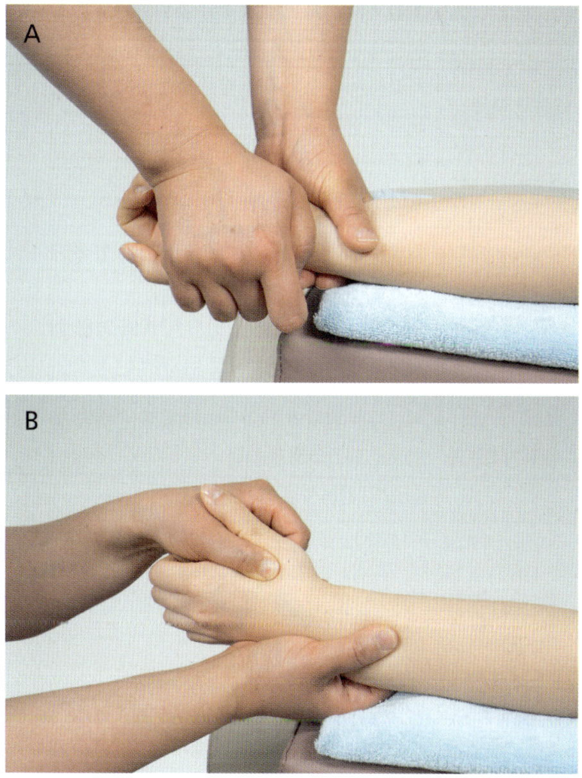

그림 14-18 엄지손가락의 손목손허리관절 미끄러짐

A. 노쪽 미끄러짐 B. 자쪽 미끄러짐

대상자 자세	▪ 치료사는 환자의 아래팔을 중립위치하고 엎침자세에서 안정화시킨다. ▪ 치료사는 환자의 아래팔을 치료대에 효과적으로 고정한다. ▪ 치료사는 환자의 손을 치료대 끝에서 밖으로 놓고 준비한다.
손 잡기	▪ 치료사의 한 손은 환자의 엄지손가락 및 집게손가락으로 손목뼈를 안정화한다. ▪ 치료사의 다른 한 손은 환자의 몸쪽 손허리목뼈 주위를 감싸 움켜잡는다.
운동방법	▪ 치료사는 환자의 몸쪽 손허리목뼈 잡은 손을 먼쪽열 방향으로 잡아당긴다. ▪ 손의 가동성 증진을 위해 치료한다.

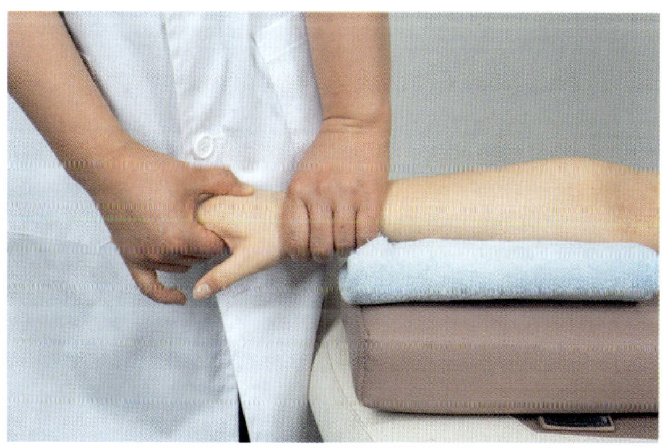

그림 14-19 2~5번째 손가락 손목손허리관절 당김

대상자 자세	▪ 치료사는 환자의 아래팔을 중립위치하고 엎침자세에서 안정화시킨다. ▪ 치료사는 환자의 아래팔을 치료대에 효과적으로 고정한다. ▪ 치료사는 환자의 손을 치료대 끝에서 밖으로 놓고 준비한다.	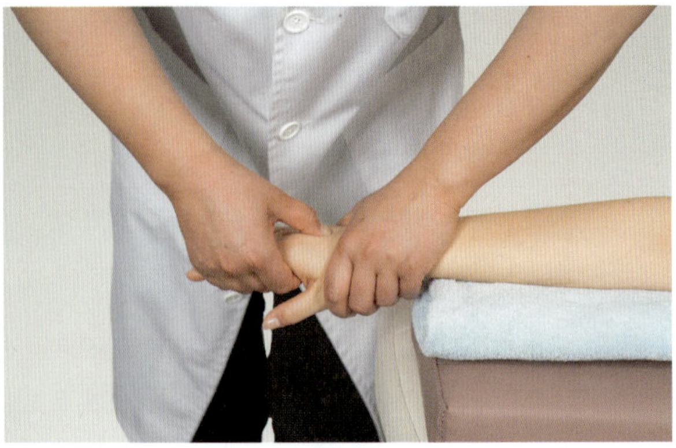
손 잡기	▪ 치료사의 한 손은 환자의 엄지손가락 및 집게손가락으로 손목뼈를 안정화한다. ▪ 치료사의 다른 한 손은 엄지손가락두덩을 환자의 손허리뼈 손등쪽으로 위치한다.	
운동방법	▪ 치료사는 환자의 몸쪽 손허리목뼈 손바닥 방향으로 미끄러지게 한다. ▪ 손 활의 가동성을 증진시킨다.	

그림 14-20 2~5번째 손가락 손목손허리관절 손바닥쪽 미끄러짐

2) 유연성

손목관절 및 손의 근육, 결합조직의 뻗침은 흉터조직의 유착으로 인해 힘줄의 미끄러짐운동을 제한할 수 있다. 유연성운동은 관절주머니를 뻗침하고 미끄러짐을 회복하기 위해서 시행한다.

(1) 자가뻗침운동

손목관절 굽힘과 폄의 관절운동범위 증가를 위해 뻗침시킬 때 손목에서 가쪽굽힘근과 폄근 힘줄단위는 동작을 제한하지 않도록 손가락의 움직임을 증진시키는 것이 필요하다(그림 14-21).

① 손목 굽힘 증가

손목관절 굽힘 증진을 위해 아래팔을 뒤침하고 치료대 위에 손목을 이완하여 올려놓는다. 손목관절 굽힘 관절가동범위운동을 위해 양 손 손등을 함께 치료대에 올려놓는다. 손목관절 굽힘을 위해 아래팔을 움직이도록 시행한다.

② 손목관절 폄 증진

손목관절 폄 증진을 위해 서로의 손바닥이 맞닿도록 함께 놓고 손가락이 서로 굽힘되도록 한다. 다른 한 손은 손바닥으로 등쪽 방향에서 손을 누르면서 뻗침을 유지하도록 한다. 한 관절에서 폄 증진을 위해서 아래팔은 뒤침, 굽힘 증진을 위해서는 아래팔이 엎침되어야 한다.

③ 손가락관절의 굽힘 또는 폄 증진

엄지손가락과 각 손가락관절에서의 움직임 증진을 위해 치료대 가장자리에서 손가락은 뻗침되어야 한다. 몸쪽뼈가 치료대에서 안정되어야 먼쪽뼈가 뻗침될 수 있다.

(A) 손목관절 굽힘 증가

- 치료대 끝에 손가락이 이완되어 굽힘시키고 손등을 치료대 위에 놓는다.
- 다른 손으로 손바닥을 마주 대하여 안정시킨 후 아래팔을 위로 움직이도록 시행한다.
- 손이 맞섬자세가 되도록 굽힘 방향으로 압박한다.

(B) 손목관절 폄 증가

- 치료대 끝에 손가락이 이완되어 굽힘시키고 손바닥을 치료대 위에 놓는다.
- 다른 손으로 손등을 고정시키고 손을 안정시킨 후 아래팔을 위로 움직이도록 시행한다.
- 이때 뻗침은 손목관절에서 일어나도록 제한한다.

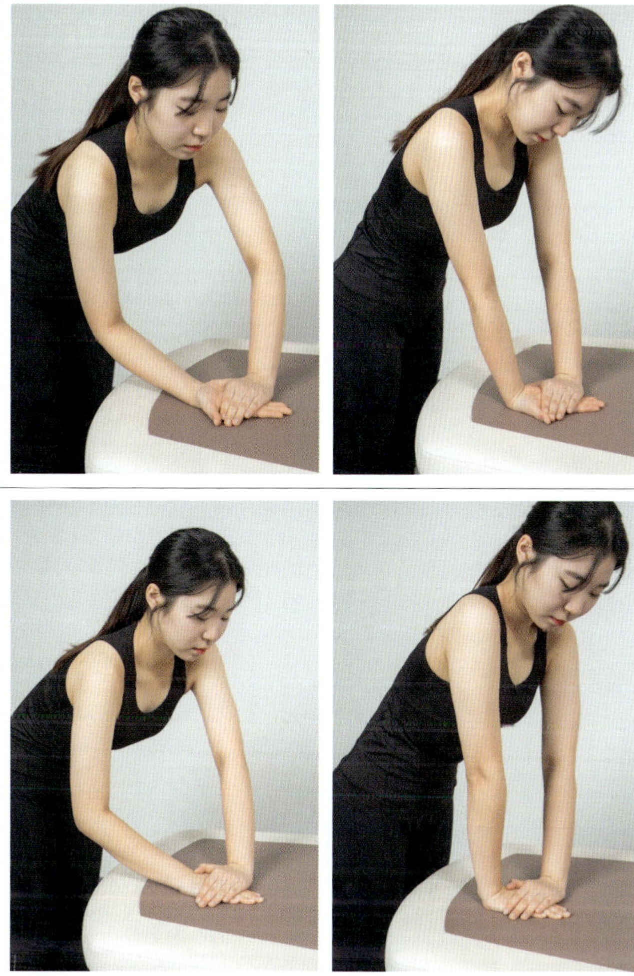

그림 14-21 자가뻗침운동

A. 손목관절 굽힘 증가 B. 손목관절 폄 증가

(2) 손목관절 뻗침운동

손목관절의 굽힘근 뻗침을 위해 손목관절 폄을 증가시키고, 손목관절의 폄근 뻗침을 위해 손목관절 굽힘을 증가시킨다. 손목관절 노쪽치우침의 뻗침을 위해 손목관절의 자쪽치우침을 증가시키고, 손목관절 자쪽치우침의 뻗침을 위해 손목관절의 노쪽치우침을 증가시킨다(4장 참고).

3) 근육수행력과 기능적 조질 향상을 위한 운동

근력증진, 조절성 및 협응성 증진은 기능 회복을 위해 필요하다. 손가락의 섬세한 동작과 민첩성 증진, 근력과 지구력 증진을 위해 적절한 운동을 선택하고 반복 수행한다. 어깨관절, 팔꿉관절, 아래팔의 적절한 근력운동은 손목관절 기능 회복의 효과를 높일 수 있다.

(1) 등척성운동

등척성운동은 재활의 초기 단계에서 등장성운동 전에 수행한다. 근력강화운동은 등척성운동으로 시작할 수 있다.

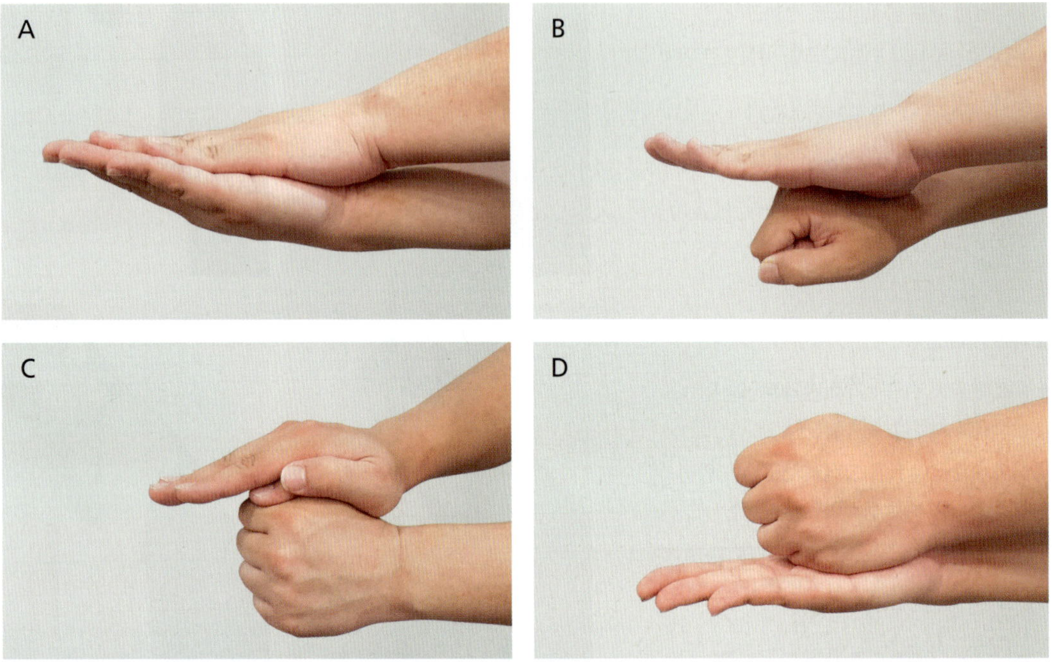

그림 14-22 손목관절의 등척성운동

A. 굽힘 B. 폄 C. 노쪽치우침 D. 자쪽치우침

(2) 동적 근력강화운동

① 손목관절 굽힘근육 강화운동

- 환자는 아래팔을 치료대에 효과적으로 고정하여 앉음. 환자의 손을 치료대 끝에서 밖으로 놓고 안정된 자세에서 아령 등 저항 적용. 이 자세는 저항을 추가하여 단계적으로 수행할 수 있음. 손목관절 굽힘에 대한 저항을 위해 뒤침자세에서 시작(그림 14-23)
- 긴노쪽손목폄근, 짧은노쪽손목폄근, 자쪽손목폄근

② 손목관절 폄근육 강화운동

- 환자는 아래팔을 치료대에 효과적으로 고정하여 앉음. 환자의 손을 치료대 끝에서 밖으로 놓고 안정된 자세에서 아령 등 저항 적용. 이 자세는 저항을 추가하여 단계적으로 수행할 수 있음. 손목관절 폄에 대한 저항을 위해 엎침자세에서 시작(그림 14-24)
- 노쪽손목굽힘근, 자쪽손목굽힘근

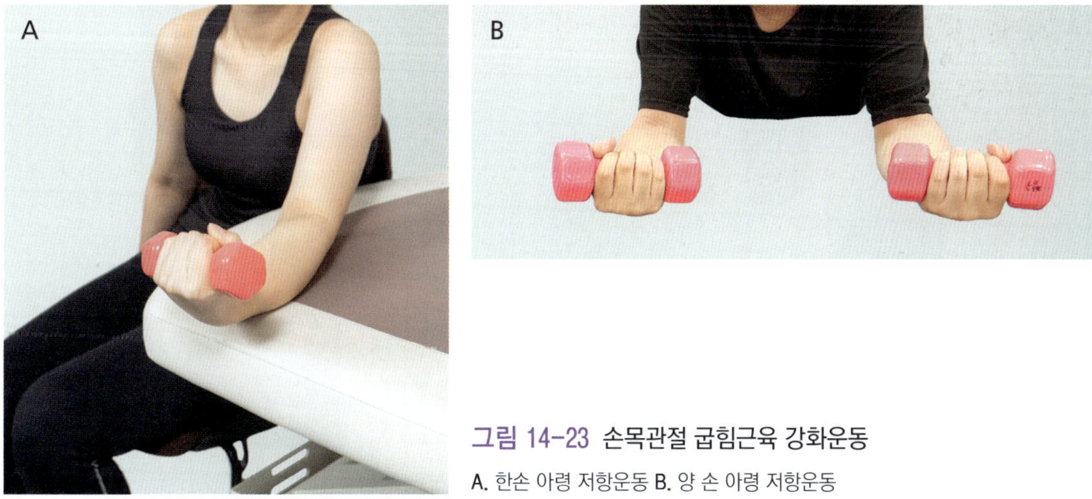

그림 14-23 손목관절 굽힘근육 강화운동

A. 한손 아령 저항운동 B. 양 손 아령 저항운동

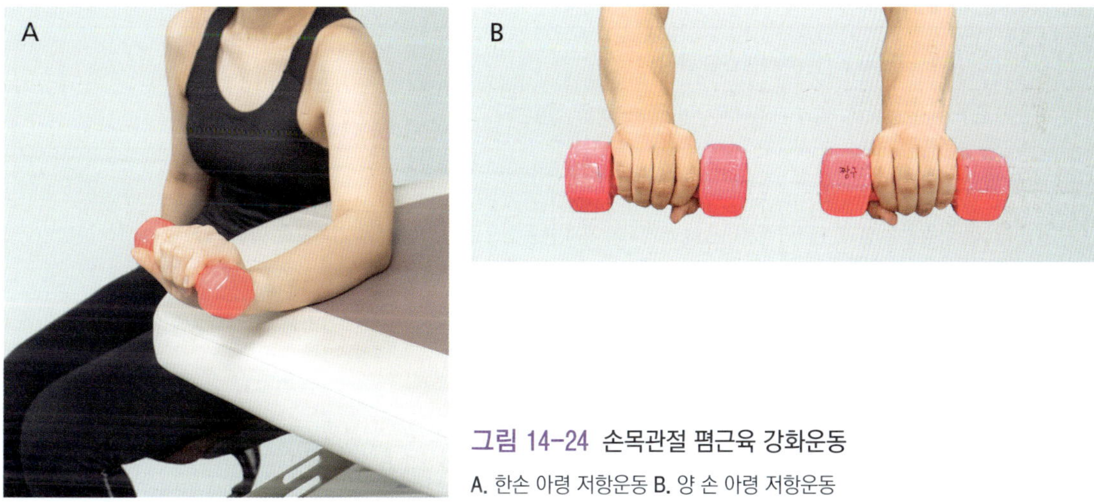

그림 14-24 손목관절 폄근육 강화운동

A. 한손 아령 저항운동 B. 양 손 아령 저항운동

③ 손목관절 노쪽치우침과 자쪽치우침 근육 강화운동

- 노쪽치우침 저항을 위해 노쪽에 저항을 주어 노쪽손목굽힘근과 폄근, 긴엄지벌림근을 강화함
- 자쪽치우침 저항을 위해 자쪽에 저항을 주어 자쪽손목굽힘근과 폄근을 강화(그림 14-25)

④ 손허리손가락관절굽힘 근육 강화운동

손허리손가락을 고정시킨 후 손가락사이관절 폄을 유지하면서 손허리손가락관절을 굽힘하여 벌레근을 강화한다. 환자가 능동적으로 몸쪽손가락 폄을 하도록 지시한다. 저항은 점토를 이용한 동작수행을 통해 강화할 수 있다. 모든 손가락은 폄자세에서 시작하여 치료대 표면 위치에서 손목관절을 굽힘하도록 한다. 몸쪽손가락에 저항을 적용하여 근력을 강화한다(그림 14-26).

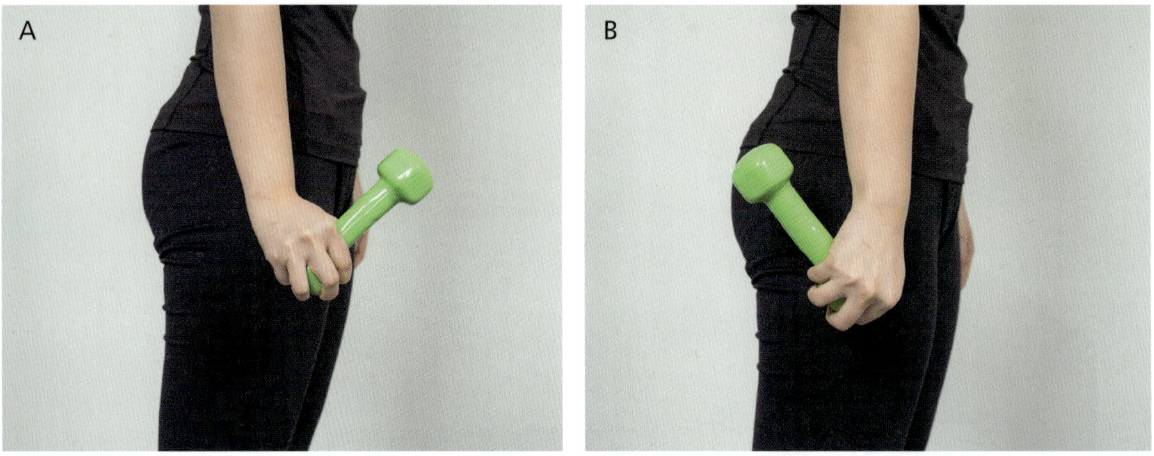

그림 14-25 손목관절 기계적 저항

A. 노쪽치우침 B. 자쪽치우침

(A) 손허리손가락관절 폄과 손가락뼈사이관절 굽힘

- 먼저 손허리손가락관절 폄과 손가락뼈사이관절 굽힘을 시행한다.

(B) 손끝 밖으로 밀기

- 손허리손가락관절 폄과 손가락뼈사이관절 굽힘자세에서 능동적으로 손가락 끝을 가쪽으로 밀어낸다.

(C) 다른 손으로 저항

- 저항을 주기 위해 환자의 다른 손 손바닥 위를 손가락으로 밀어낸다.

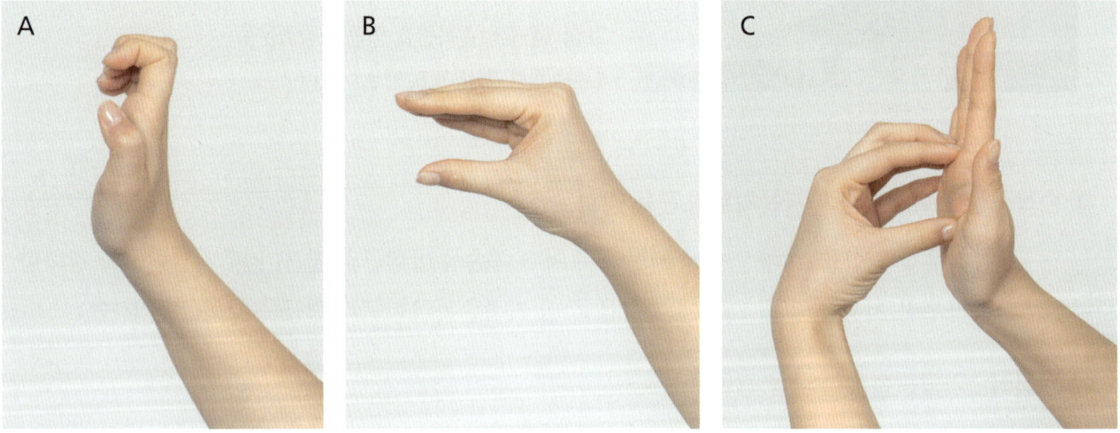

그림 14-26 손허리손가락관절 굽힘근육 강화운동

(3) 기능운동

① 손의 잡기 활동을 위한 저항운동

손의 잡기 활동의 기능 회복을 위해 스펀지, 고무공, 고무밴드 등 다양한 도구를 이용하여 잡기 활동을 수행할 수 있다(그림 14-27).

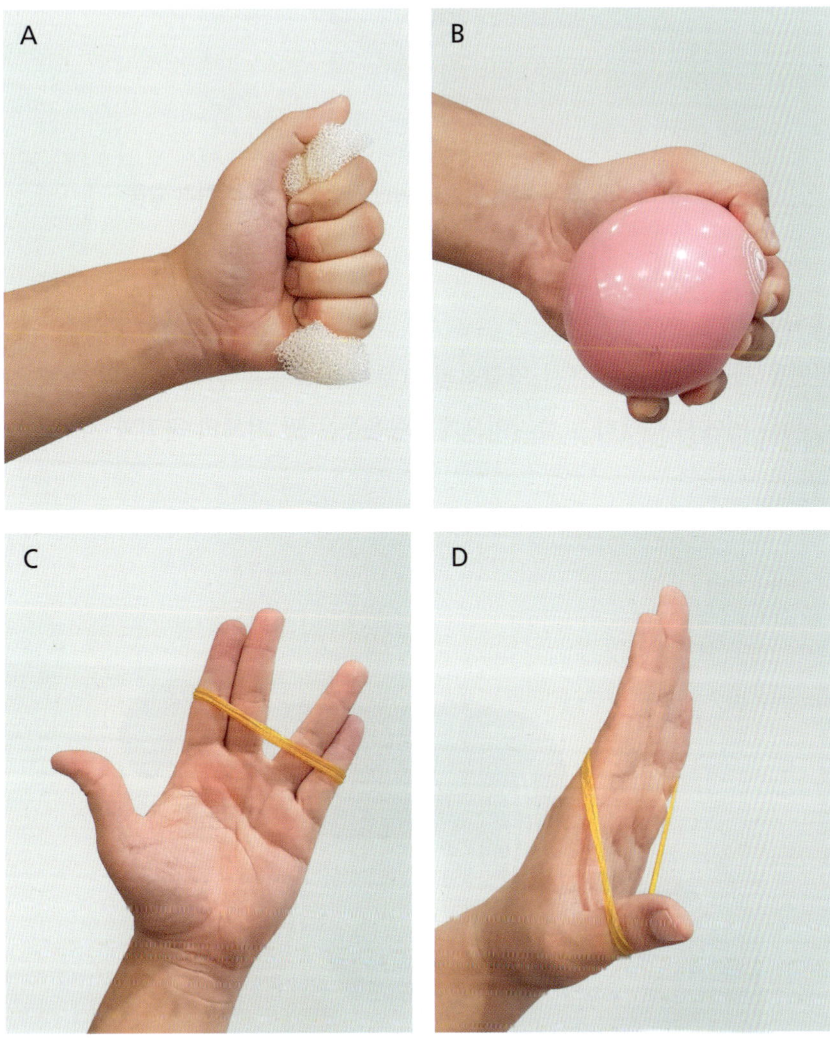

그림 14-27 손의 잡기 활동을 위한 저항운동

A. 스펀지 잡기 활동 B. 고무공 잡기 활동 C. 고무밴드를 이용한 손가락 벌림운동 D. 고무밴드를 이용한 엄지손가락 벌림운동

② 손의 쥐기 활동을 위한 저항운동

손의 쥐기 활동의 기능 회복을 위해 동전 등 다양한 도구를 이용하여 쥐기 활동을 수행할 수 있다(그림 14-28).

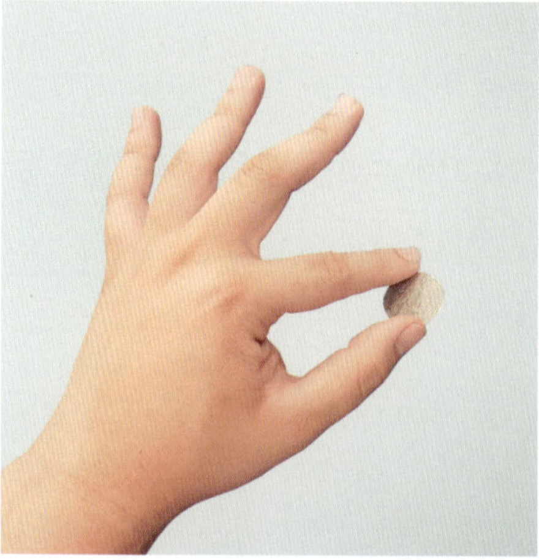

그림 14-28 손의 쥐기 활동을 위한 저항운동: 동전 쥐기 활동

③ 신경근육조절운동

불안전한 면을 제공하는 볼 위에서 팔굽혀펴기(푸시업)운동은 손목관절 및 팔의 신경근육 조절을 강화한다. 머리 위에서 수행하는 플라이오메트릭운동은 팔 전체의 근력과 지구력을 강화한다(그림 14-29).

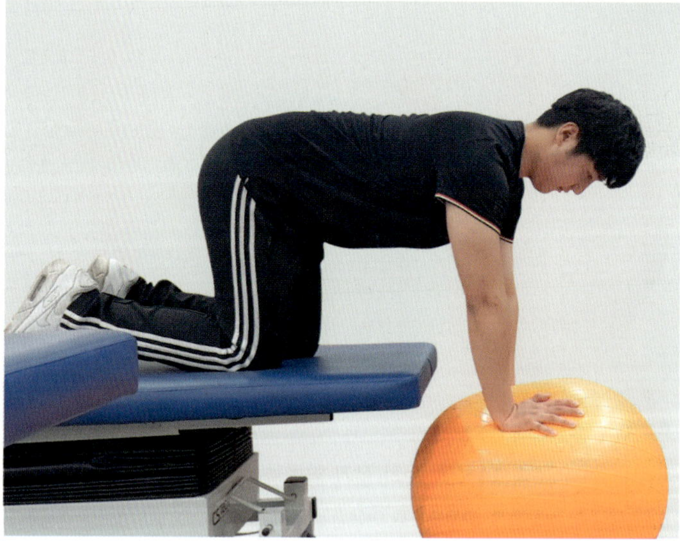

그림 14-29 신경근육 조절운동: 짐볼 위 팔굽혀펴기(푸시업)운동

임상의사결정 Clinical decision making_사례

45세의 가정주부 L씨는 손목관절의 통증을 호소한다. 이와 관련한 질환으로 인한 증상은 정중신경 분포에 저림과 쑤심, 야간통증, 손 사용의 어색함(약함)이 동반된다. 손목 사용에 많은 제한을 동반하여 병원을 내원하였다.

1. 임상적 사고

① 사례와 관련한 질환을 이해하고 해결을 위해 토의하시오.

② 사례와 관련한 신경을 이해하고 통증의 양상에 대해 토의하시오.

2. 임상의견

① L씨의 평가를 위한 진단방법을 설명하시오.

② L씨의 평가와 운동치료 진단 결정을 위해 토의하시오.

③ 손목에 위치한 다른 신경을 조사하고 사례와 비교하여 토의하시오.

3. 결론

① L씨의 문제에 적합한 운동 프로그램을 설계하고 이를 토의하시오.

② 통증 해결을 위한 운동 방법을 설명하고 가정에서 할 수 있는 운동 프로그램을 설계하시오.

C H A P T E R

15

엉덩관절

Hip joint

학습목표

1. 엉덩관절의 해부학적 구조와 기능을 설명할 수 있다.
2. 엉덩관절의 병리 및 기능장애를 설명할 수 있다.
3. 엉덩관절의 수술과 수술 후 관리를 이해하고 설명할 수 있다.
4. 엉덩관절 병리 및 질환에 따른 운동중재방법을 설명하고 수행할 수 있다.

핵심용어

- 두덩결합(pubic symphysis)
- 엉치엉덩관절(sacroiliac joint)
- 골반 앞쪽기울임(anterior pelvic tilt)
- 골반 뒤쪽기울임(posterior pelvic tilt)
- 골반 가쪽기울임(lateral pelvic tilt)
- 엉덩관절의 완전관절성형술(total hip arthroplasty)

Guiding question

1. 엉덩관절에서 넙다리뼈머리의 관절운동형상학을 설명하시오.
2. 골반운동(골반 앞쪽기울임, 뒤쪽기울임, 가쪽기울임, 돌림, 허리골반리듬)에 대하여 설명하시오.
3. 엉덩관절 폄 증가를 위한 뻗침 운동치료의 종류를 설명하시오.

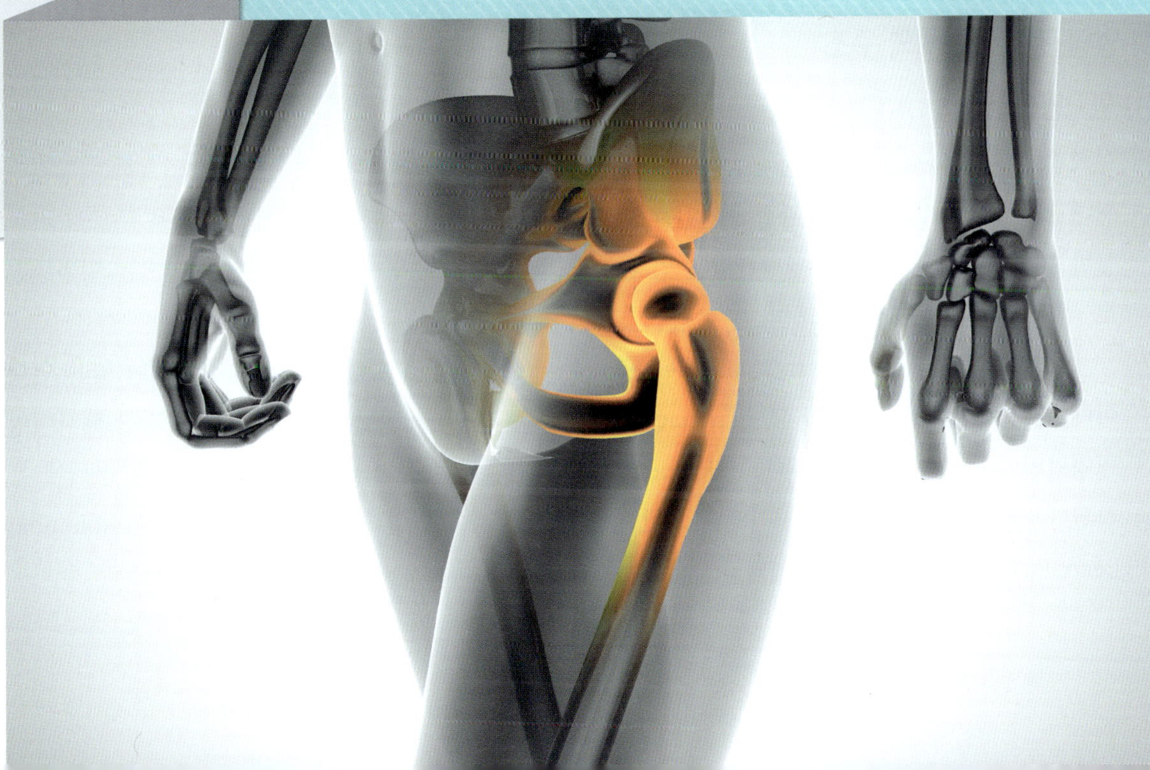

1 개요

엉덩관절(hip joint)은 어깨관절 다음으로 인체에서 운동범위가 넓은 절구관절로서, 볼기뼈의 절구와 넙다리뼈머리가 만나는 단순관절로 어깨관절에 비하여 안정적이다. 또한 다리와 몸통을 연결해 주는 엉덩관절은 3축 관절로, 3개의 운동면에서 운동할 수 있다. 어깨관절과 비교하여 엉덩관절은 동작의 자유도는 적은 대신 안정성이 더 큰 체중지지 구조물이다. 절구관절이 깊게 형성되어 자유로운 동작은 불가능하지만 다리(lower limb)의 움직임에 안정성을 제공해 준다. 보행이나 다리의 움직임이 일어날 때, 다리의 힘이 엉덩관절을 통해 골반과 몸통으로 전달된다. 또한 엉덩관절은 머리, 몸통, 팔의 무게를 지지하기 때문에 허리골반 근육과 엉덩관절 근육이 전체 다리의 역학과 기능에 영향을 미친다. 일상생활활동을 제대로 수행하려면 120° 엉덩관절 굽힘, 20°의 벌림 및 가쪽돌림이 필요하다.

절구의 관절면은 뒤집힌 U자형으로, U자의 열린 부분은 절구패임(acetabular notch)과 이어진다. 절구는 섬유연골로 이루어진 절구테두리(acetabular labrum)가 가장자리에 붙어 있어 더욱 깊어진다. 절구테두리는 절구가로인대(transverse acetabular ligament)로 절구패임을 연결해 주고, 넙다리뼈머리의 1/2 이상을 덮고 있기 때문에 절구 내에서 넙다리뼈머리가 견고하게 위치할 수 있도록 해 준다.

2 엉덩관절의 구조와 기능

1) 엉덩관절 복합체의 구조

(1) 엉치엉덩관절

엉치엉덩관절(sacroiliac joint)은 엉치뼈와 엉덩뼈 사이의 관절 공간과 이들 두 뼈를 연결하는 강력한 인대로 구성된다(그림 15-1). 관절 공간은 나이가 들면서 사라지는데 특히 남성에서 더욱 두드러진다. 골반 뒤쪽 벽을 이루는 엉치엉덩관절은 엉치뼈의 귀바퀴면과 엉덩뼈의 귀바퀴면이 만드는 평면관절로, 운동성이 매우 제한되어 있다.

앞엉치엉덩인대(anterior sacroiliac ligament)는 엉치엉덩관절의 앞쪽에 걸쳐서 위치한 얇은 인대이다. 뒤엉치엉덩인대(posterior sacroiliac ligament)는 견고하게 형성되어 있으며 더 강한 뼈사이엉치엉덩인대(interosseous sacroiliac ligaments)와 합쳐져 관절 공간의 뒤 및 위쪽의 거친 부위에 부착된다. 엉치결절인대와 엉치가시인대 또한 골반과 엉치뼈를 연결해 주며, 엉덩허리인대(iliolumbar ligament)는 골반과 마지막 허리뼈를 연결해 준다.

엉치뼈는 두 엉덩뼈 사이에서 뒤쪽이나 아래쪽으로 탈출하려는 경향이 있다. 이러한 움직임은 뼈사이엉치엉덩인대와 뒤엉치엉덩인대에 많은 부하를 가하게 되는데, 이 두 인대에 의해 엉치엉덩관절이 견고하게 유지된다. 엉치가시인대와 엉치결절인대는 엉치뼈 돌림에 대항하여 일을 한다.

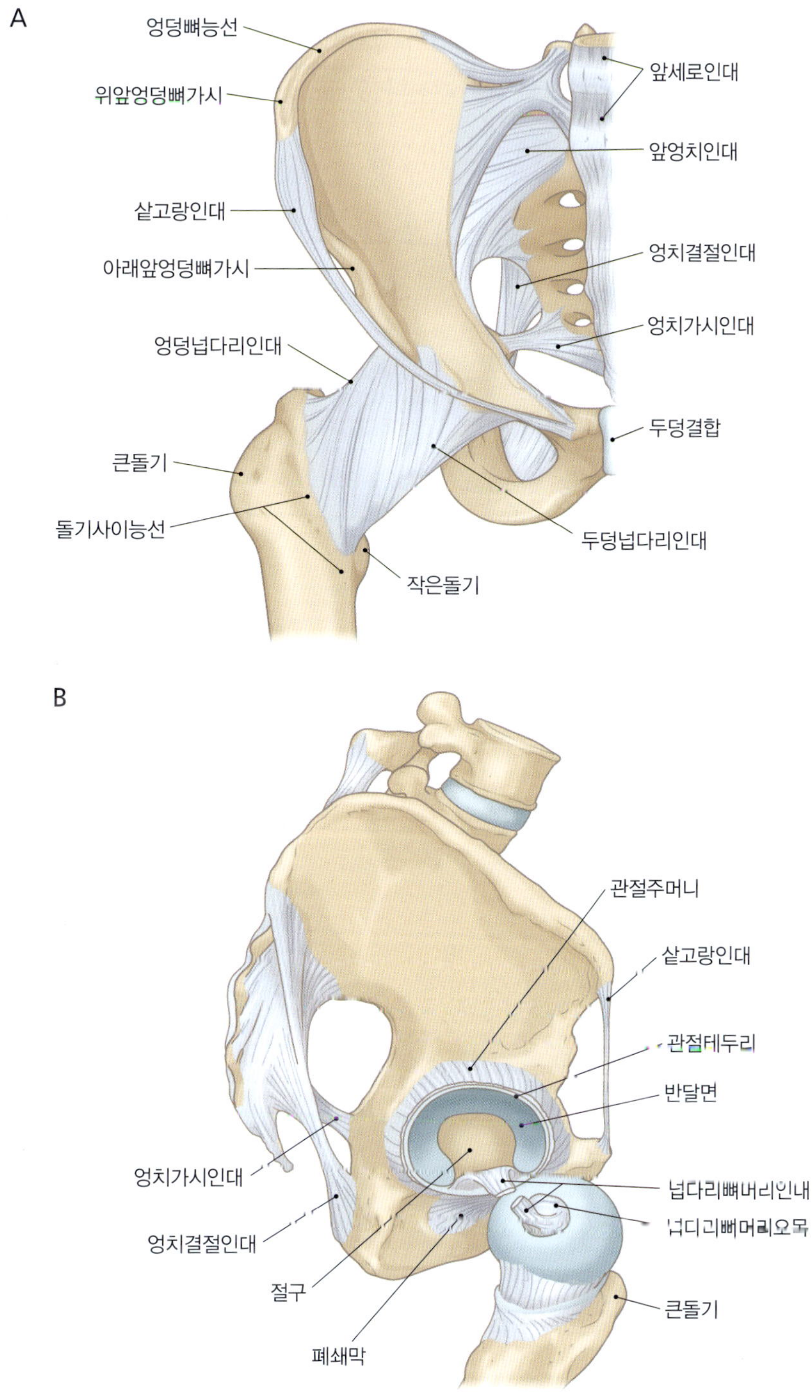

그림 15-1 엉치엉덩관절

A. 앞면 B. 뒷면

(2) 엉덩관절

엉덩관절(hip joint)은 넙다리뼈머리와 볼기뼈 절구가 만나서 이루는 관절을 말한다(그림 15-2). 보강 인대에는 엉덩뼈와 넙다리뼈를 연결하는 Y자형 엉덩넙다리인대, 두덩뼈와 넙다리뼈를 연결하는 두덩넙다리인대, 뒷면의 궁둥넙다리인대, 절구패임을 가로로 잇는 절구가로인대, 넙다리뼈머리인대 등이 있다. 넙다리뼈머리는 볼록한 모양으로 넙다리뼈의 생리적 운동 방향과 반대 방향으로 미끄러진다. 관절면은 엉덩관절 굽힘과 안쪽돌림 시 뒤쪽으로 미끄러지고, 폄과 가쪽돌림 시 앞쪽으로 미끄러진다. 또한 벌림 시 아래쪽, 모음 시 위쪽으로 미끄러진다(표 15-1).

(3) 두덩결합

두덩결합은 왼 · 오른쪽 두덩뼈가 결합된 관절로 각 두덩결합면은 얇은 유리연골로 덮여 있고, 그 사이

표 15-1 엉덩관절의 관절운동형상학

생리학적 운동	구르기	미끄러짐
굽힘	앞쪽	뒤쪽
폄	뒤쪽	앞쪽
벌림	가쪽	아래쪽
모음	안쪽	위쪽
안쪽돌림	안쪽	뒤쪽
가쪽돌림	가쪽	앞쪽

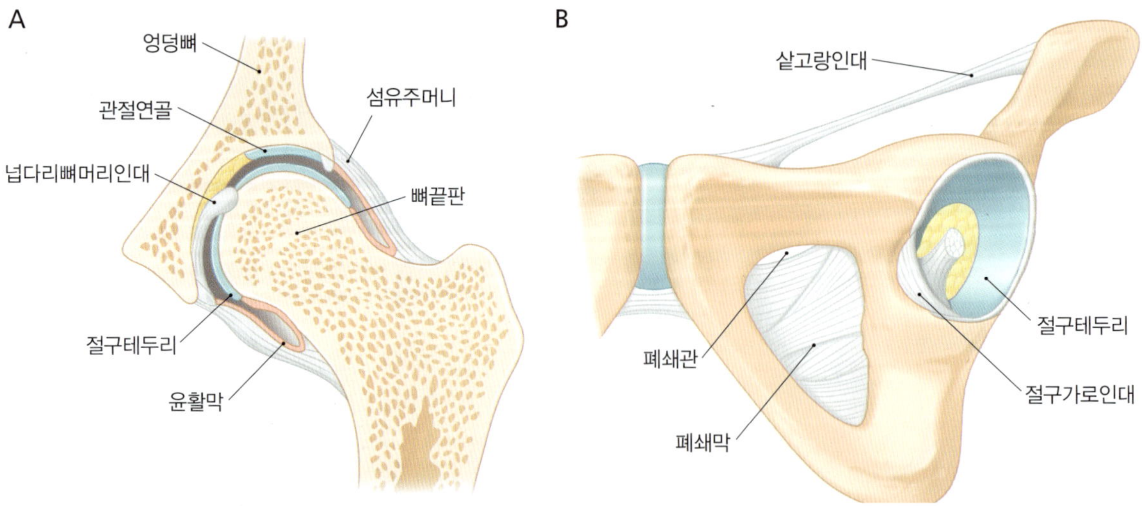

그림 15-2 엉덩관절

A. 이마절단면 B. 절구

에 섬유연골성의 두덩사이원반이 끼워져 있다. 두덩사이원반(interpubic disc)은 두꺼운 섬유연골성 패드로 두덩결합에서 두덩뼈 끝까지 견고하게 붙어 있다. 이것은 이를 둘러싸고 있는 인대에 의해 강화된다. 두덩결합은 일반적으로 거의 움직임이 없지만, 여성의 경우 임신 중에 운동성이 매우 높아진다. 임신기간 중 릴렉신(relaxin)이라는 호르몬에 의해 골반인대가 느슨해지기 때문이다(그림 15-1).

2) 엉덩관절의 기능

엉덩관절은 견고하고 운동범위가 넓으며, 굽힘 125°, 폄 10°, 벌림 45°, 모음 10°, 가쪽돌림 45°, 안쪽돌림 45°의 관절운동범위를 가지고 있다. 넙다리뼈의 운동은 시상면(굽힘 및 폄), 이마면(벌림 및 모음), 가로면(안쪽돌림 및 가쪽돌림) 등의 다양한 운동면에서 일어난다.

(1) 골반 앞쪽기울임

골반 앞쪽기울임(anterior pelvic tilt)은 엉덩허리근(iliopsoas)과 넙다리곧은근(rectus femoris), 아래쪽 척추세움근(erector spinae)이 짧아 골반을 앞으로 잡아당기고 넙다리뒤근(hamstring)과 큰볼기근(gluteus maximus), 아래쪽 배곧은근(rectus abdominis)의 근력이 약해 당겨지는 골반을 바로 잡아주지 못하여 발생할 수 있다. 앞쪽기울임은 위앞엉덩뼈가시가 엉덩관절의 가로축을 중심으로 앞·아래쪽으로 돌림하여 넙다리뼈 앞면으로 이동하는 것이다(그림 15-3). 즉, 골반과 넙다리뼈 사이의 각도가 작아져 엉덩관절 굽힘이 일어나고 허리뼈가 폄된다. 이때 엉덩관절 굽힘근과 허리뼈의 폄근이 작용하며, 골반 앞쪽기울임을 제한하기 위해 배근육에 의하여 골반이 고정된다. 선자세에서 골반 앞쪽기울임을 하게 되면 엉덩관절 축 앞쪽으로 몸통 중력선이 떨어져 앞쪽기울임 모멘트가 발생한다. 이때 안정성은 배근육과 엉덩관절 폄근에 의하여 제공된다.

(2) 골반 뒤쪽기울임

골반 뒤쪽기울임(posterior pelvic tilt)은 큰볼기근과 넙다리뒤근, 배곧은근이 짧아져 있어 골반을 뒤로 잡아당기고 아래쪽 척추세움근, 넙다리곧은근의 근력이 약해 뒤로 잡아당겨지는 골반을 바로잡아주지 못하게 되어 발생할 수 있다. 또한 뒤쪽기울임은 위뒤엉덩뼈가시가 엉덩관절의 가로축을 중심으로 뒤·아래쪽으로 돌림하여 넙다리뼈가 뒷면으로 이동하는 것이다(그림 15-3). 골반 뒤쪽기울임이 일어나면 골반과 넙다리뼈 사이의 각도가 커져서 엉덩관절 폄이 된다. 이때 엉덩관절 폄과 몸통 굽힘근이 작용하여, 골반 뒤쪽기울임을 제한하기 위해 허리뼈 폄근에 의하여 골반이 고정된다. 선자세에서 골반 뒤쪽기울임을 하게 되면 엉덩관절 축 뒤쪽으로 떨어져 골반의 뒤쪽 모멘트가 발생한다. 이때 엉덩관절의 굽힘근과 허리뼈의 폄근에 의해 안정성이 제공된다.

(3) 골반 가쪽기울임

골반 가쪽기울임(lateral pelvic tilt)은 체중부하 시 반대쪽 골반의 엉덩뼈능선에서 일어나는 움직임을 말한다. 엉덩뼈능선의 상승(엉덩관절 올림, hip hiking) 및 하강(엉덩관절 내림, hip drop)이 나타나

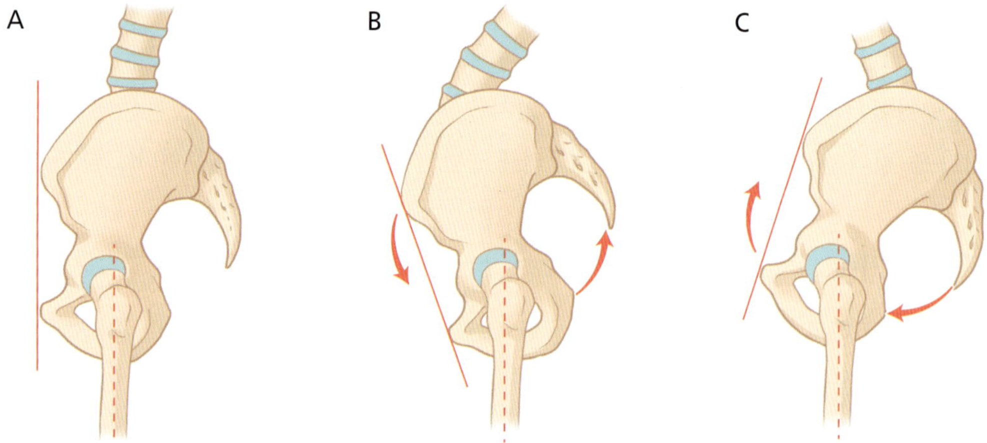

그림 15-3 골반 앞 · 뒤기울임

A. 정상위치 B. 골반 앞쪽기울임 C. 골반 뒤쪽기울임

며, 골반이 상승한 쪽은 엉덩관절 모음, 하강한 쪽은 벌림이 발생한다(그림 15-3). 선자세에서 허리뼈는 상승한 골반 쪽으로 옆굽힘이 발생한다. 이때 엉덩뼈능선이 상승된 쪽은 허리네모근, 하강된 쪽은 중간볼기근이 작용한다. 골반이 아래쪽으로 떨어지는 것을 방지하기 위해서는 배속빗근과 배바깥빗근에 의해 골반이 고정되어야 한다. 한다리 서기를 할 때 엉덩관절에 모음(체중부하 다리)이 발생하고, 반대쪽 다리(비체중부하 다리)의 골반이 내려가려 한다. 골반하강은 체중부하 다리의 중간볼기근에 의해 제한된다.

(4) 골반 돌림

골반 돌림(pelvic rotation)은 체중지지하는 다리를 축으로 돌림이 일어나고, 비체중지지 쪽의 다리는 골반과 같이 앞뒤로 스윙(swing)이 발생한다(그림 15-4). 앞쪽돌림은 비체중부하 쪽의 골반이 앞쪽으로 향하는 것이며, 몸통은 반대방향으로 돌림하고, 체중지지쪽 넙다리뼈는 안쪽돌림된다. 뒤쪽돌림은 비체중부하 쪽의 골반이 뒤쪽으로 향하는 것이며, 몸통은 반대방향 돌림되고, 체중지지쪽 넙다리뼈는 가쪽돌림된다. 즉, 골반 앞쪽돌림에 의해 허리뼈는 가쪽돌림되고, 뒤쪽돌림에 의해 넙다리뼈는 안쪽돌림된다. 골반 돌림 시 배바깥빗근, 배속빗근, 배가로근, 뭇갈래근, 엉덩관절 돌림근이 작용하며, 이를 방지하기 위해서 골반이 몸통근육에 의하여 고정되야 한다.

(5) 허리골반리듬

허리골반리듬(lumbopelvic rhythm)은 몸통 굽힘 또는 폄, 허리뼈 굽힘 또는 폄, 엉덩관절 굽힘 또는 폄이 동시에 발생되는 현상을 말한다. 즉 몸통을 앞쪽으로 굽혀 손을 바닥으로 가져갈 때 나타나는 허리뼈와 골반의 결합된 움직임이다(그림 15-5). 그림 15-5-A는 허리골반리듬의 정상적인 몸통 굽힘이며, 이때 40° 허리뼈 굽힘과 70° 엉덩관절 굽힘이 동시에 발생한다. 그림 15-5-B는 과도한 허리굽힘으로 엉덩관절 굽힘이 제한된 상태이며, 이는 넙다리뒤근의 뻗침이 감소되서 나타난다. 넙다리뒤근의 단축은 허리뼈와 아래쪽 등뼈의 큰 굽힘을 발생시키고 척추원반의 불균형적 압박을 가하여 허리뼈의 퇴행성 질환을 증가시킬 수 있다. 그림 15-5-C는 과도한 엉덩관절 굽힘으로 허리뼈의 굽힘이 제한된 상태로, 엉덩관절은 매우 큰 부하를 받게 된다. 엉덩관절 관련 질환이 있는 대상자는 통증을 유발하여 엉덩관절 퇴행성 질환을 가속화시킬 수 있다.

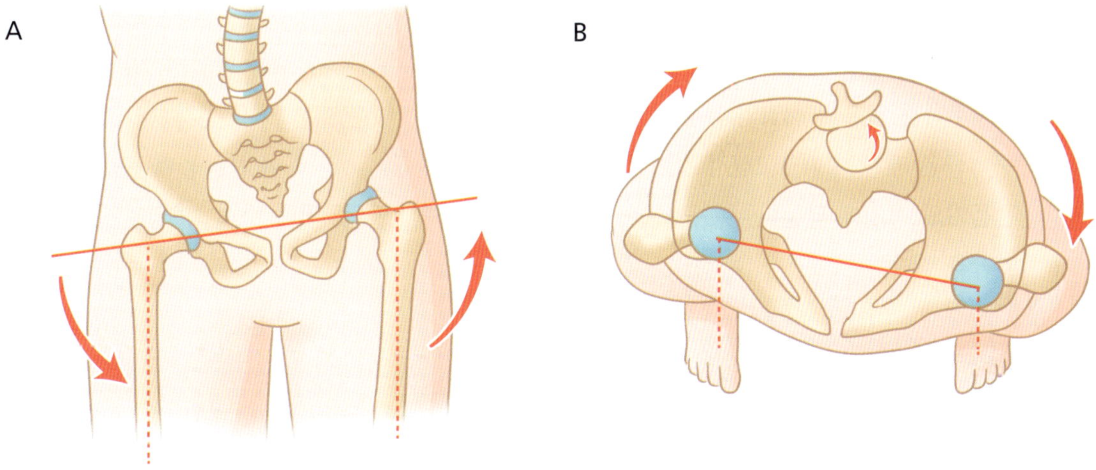

그림 15-4 골반 가쪽기울임 및 돌림

A. 골반 가쪽기울임 B. 골반 돌림

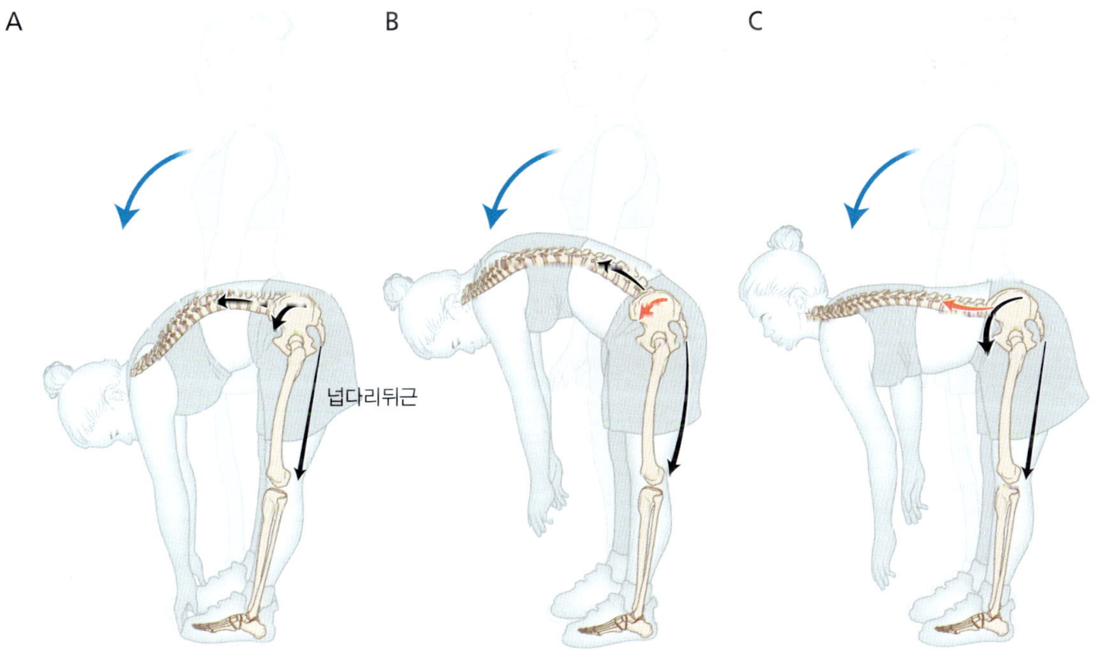

그림 15-5 몸통 굽힘 시 허리골반리듬

A. 정상적인 허리 및 엉덩관절 굽힘 B. 과도한 허리 굽힘 및 엉덩관절 굽힘제한 C. 과도한 엉덩관절 굽힘 및 허리 굽힘제한

3 엉덩관절의 병리 및 기능장애

1) 궁둥구멍근 증후군

(1) 병리적 원인

반복적인 외상 또는 과사용으로 인하여 근육과 힘줄, 윤활주머니, 절구 테두리 등의 잘못된 역학적 및 구조적 요인으로 통증이 발생할 수 있다. 반복외상 및 근육좌상은 근육피로를 만들며, 골반과 무릎에 과도한 체중부하를 일으켜 허리와 무릎에도 통증을 발생시킬 수 있다.

궁둥구멍근은 제2엉치뼈 1,2신경 지배를 받고, 엉치뼈 앞면에서 시작하여 큰궁둥뼈구멍을 지나 넙다리뼈 큰돌기의 꼭지에 닿는다. 이 근육은 엉덩관절 가쪽돌림, 벌림, 폄을 하며, 엉덩관절을 안정화시키는 역할을 한다.

(2) 임상적 징후와 증상

궁둥구멍근 증후군(piriformis syndrome)은 궁둥신경이 압박되면 통증은 넙다리뒤쪽을 따라서 다리 감각저하와 방사통이 나타난다. 또한 다리를 꼬고 앉거나 엉덩관절 굽힘, 모음, 안쪽돌림된 자세를 취하면 통증이 심해진다. 궁둥신경의 압박과 궁둥구멍근 과사용으로 인해 엉덩관절 폄근과 벌림근의 약화가 나타날 경우, 엉덩관절 모음과 안쪽돌림이 발생한다(그림 15-6).

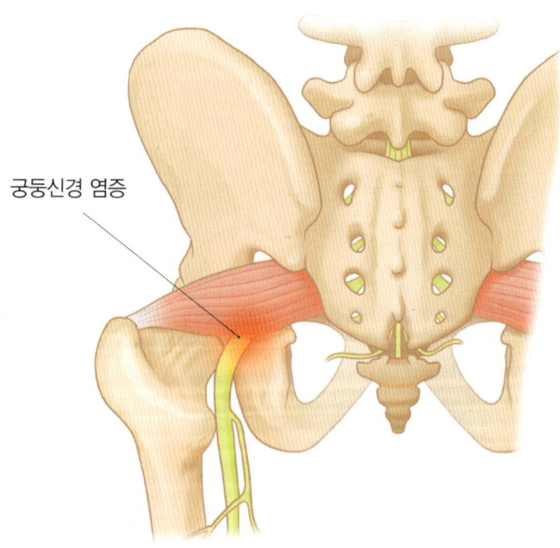

그림 15-6 궁둥신경 손상

(3) 구조적 손상과 기능적 손상

- 근육힘줄 좌상: 관련 근육이 수축하거나 뻗침될 때 통증 발생
- 충돌증후군: 조직이 찝힘 될 때 통증 발생
- 통증이 있는 쪽 다리 입각기가 약간 감소, 근육을 보호하기 위해 이상 보행 발생
- 유연성과 신경근 조절의 불균형
- 비정상적 자세, 스트레스, 근육불균형으로 인한 근육지구력 감소

(4) 활동제한과 참여제한

- 엉덩관절 주변 구조물의 유연성이 감소되고, 체중을 지지하는 힘이나 움직임이 감소
- 근육약증으로 인하여 무릎넙다리관절 손상, 앞십자인대 염좌, 궁둥구멍근 증후군이 발생되며 일상생활활동제한

(5) 단계별 중재

① 보호단계

- 염증이 있는 조직에 하중이나 압력을 가하지 않고 안정상태로 유지하여 염증 조절과 치유 촉진
- 냉/열을 가하여 통증 감소
- 관련부위의 지지 향상을 위하여 신경근육 조절을 향상시키는 운동 시작
- 반복 외상 감소를 위한 환자교육 필요

② 운동통제단계

흉터조직을 가동시켜 유연성을 회복하기 위하여 병변부위에 가로마찰 마사지를 시행한 후, 통증 없는 자세에서 다각도 최대하 등척성운동을 시행한다. 또한 부드러운 점진적인 기법으로 운동제한을 일으키는 근육을 뻗침하여 엉덩관절 근육의 길이와 근력의 균형을 발달시킨다. 안전하고 효율적인 뻗침을 할 수 있도록 환자에게 적절한 고정을 하면서 자가뻗침하는 방법을 가르친다.

넙다리를 정렬하기 위해 근육을 훈련하는 신경근육 조절을 시작한다. 흔한 잘못된 패턴은 중간볼기근, 작은볼기근 및 가쪽놀림근의 약증으로 발생하는 엉덩관절의 모음과 안쪽돌림이다. 큰볼기근보다 뒤넙다리근의 과사용이 잘못된 패턴의 원인이다.

초기에는 근력강화가 목적이 아니라, 신경근 조절이 목적이다. 근육지구력과 심장허파지구력을 증가시키는 것도 매우 중요하다. 근육지구력을 높이기 위해 각 운동을 1~3분간 안전하게 실행한 후, 난이도를 높여 환자에게 시도한다. 환자의 증상을 악화시키지 않는 유산소 활동을 결정하고, 환자가 적절한 신경근육 조절기법과 뻗침, 근력강화운동, 유산소운동을 습득하면 바로 재가운동 프로그램을 시작한다. 추후지도를 제공하고 진전을 위해 프로그램을 수정한다.

관리 계획	중재방법
유연성 회복	▪ 초음파를 이용한 뻗침 증가 ▪ 마사지 시행 후, 통증 없는 자세에서 최대하 등척성운동 시행 ▪ 신경가동술, 수축-이완 PNF 기법, 근막이완술
엉덩관절 근육의 길이 및 근력 회복	▪ 초기 근력강화보다는 신경근 조절에 초점 ▪ 부드럽고 점진적으로 근육을 뻗침. 환자에게 안전하고 효율적인 자가뻗침법 교육 ▪ 엉덩관절 가쪽돌림과 폄에 대한 신경근 조절 시행 ▪ 근육강화운동 시행 ▪ 조절된 체중부하 운동 시작
근육지구력과 심장허파지구력 증가, 근력강화, 유산소운동 교육 시행	▪ 서서히 난이도를 높이며 유산소운동 시행
환자교육	▪ 궁둥구멍근 증후군 자가뻗침 기법(그림 15-7, 15-8, 15-9) 및 근력강화운동

대상자 자세	▪ 옆으로 누운자세	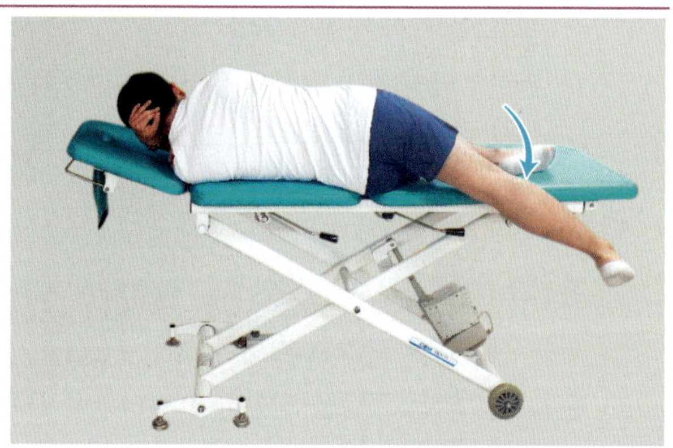
운동방법	▪ 위쪽 다리의 무릎을 곧게 편 상태에서 치료대 아래로 최대한 내린다. ▪ 하루에 2번씩 4번 반복, 1세트 ▪ 20초 동안 유지 운동	

그림 15-7 엉덩정강띠 뻗침(stretch IT band)

대상자 자세	▪ 누운자세에서 수건을 발바닥에 대고 양손으로 잡아당긴다.	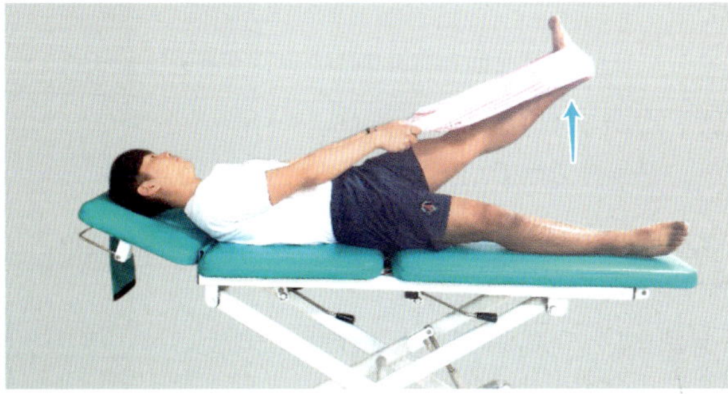
운동방법	▪ 무릎을 폄상태에서 천천히 다리를 들어 올렸다가 반대쪽 다리로 교차해서 엉덩관절 안쪽 및 모음 돌림한다. ▪ 하루에 2번씩 4번 반복, 1세트 ▪ 20초 동안 유지 운동	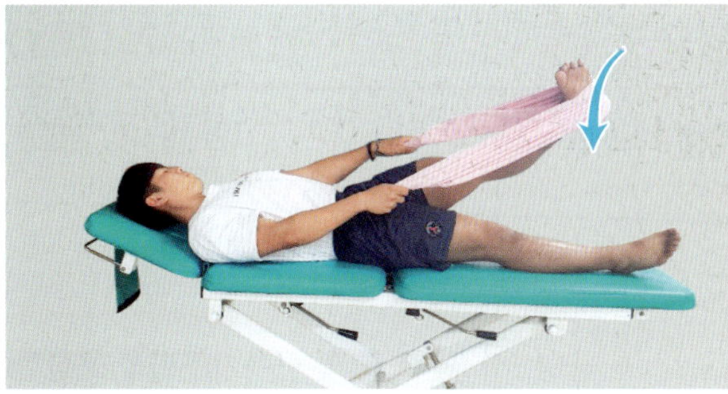

그림 15-8 엉덩정강띠 뻗침(stretch IT band)

대상자 자세	▪ 누운자세에서 한쪽 다리는 펴고 반대쪽 다리는 무릎을 구부려서 교차한다.	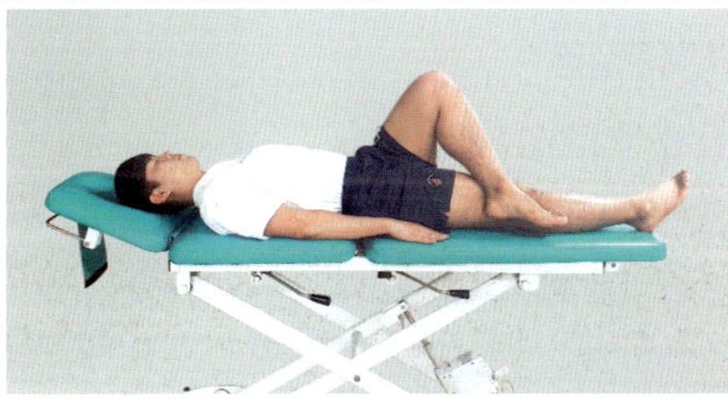
운동방법	▪ 아래에 있는 편한 다리를 몸통까지 최대한 굽힌다(엉덩관절 굽힘). ▪ 하루에 2번씩 4번 반복, 1세트 ▪ 20초 동안 유지 운동	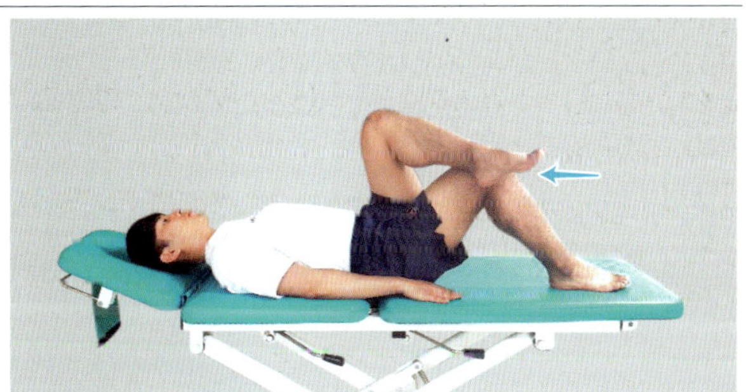

그림 15-9 궁둥구멍근 뻗침(piriformis stretching)

대상자 자세	■ 옆으로 누운자세에서 양쪽 무릎관절을 굽힘 한다.	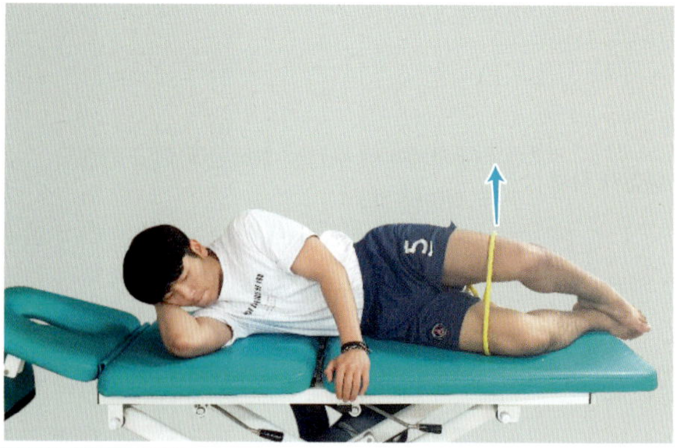
운동방법	■ 위쪽다리를 가쪽돌림하면서 밴드가 늘어나도록 한다. ■ 하루에 2번씩, 10번 반복, 3세트 ■ 세트 간 1분 휴식 ■ 1회 시 4초 동안 유지 운동	

그림 15-10 엉덩관절 가쪽돌림 저항운동

③ 기능회복 단계

- 균형, 신경근조절 및 근육지구력을 포함한 닫힌사슬운동과 기능 훈련 시행
- 가속운동/감속 운동, 플라이오메트릭 훈련을 시행하고, 운동 타이밍과 순서 연습
- 환경에 변화를 주며 근육지구력 활동 시행

2) 뼈관절염

(1) 병리적 원인

뼈관절염(osteoarthritis)은 점진적으로 관절연골의 소실 및 뼈와 관절막, 주변 인대 등에 손상이 일어나 통증과 변형 및 기능장애를 일으키는 질환으로, 관절질환 중 가장 높은 빈도를 보이고 있다(그림 15-11). 발병 원인은 노화, 외상, 비만, 반복적인 스트레스 등이 있다. 이로 인한 퇴행성 변화로 관

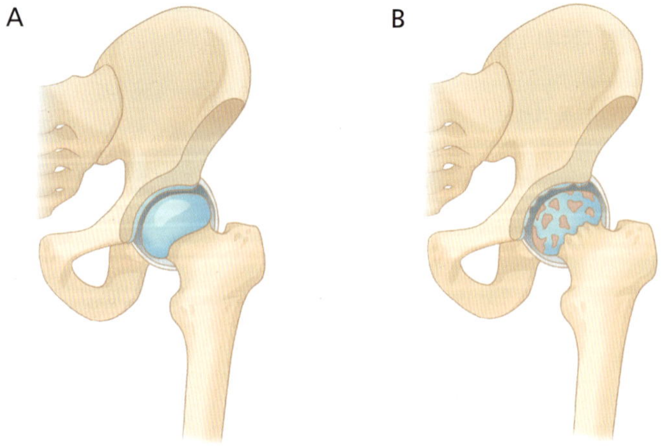

그림 15-11 정상엉덩관절과 뼈관절염의 비교

A. 정상 엉덩관절 B. 뼈관절염

절연골의 상실, 관절주머니의 섬유증, 관절테두리의 뼈곁돌기 형성 등이 일어나는데, 특히 큰 하중을 받는 절구테두리의 위쪽 체중부하 관절면에서 일어난다.

(2) 임상적 징후와 증상

뼈관절염으로 인해 초기에는 주로 국소적인 통증을 호소하며 점차 관절운동범위의 감소, 부종, 관절 주위의 압통이 나타나며 관절운동 시 마찰음이 발생할 수 있다.

(3) 구조적 손상과 기능적 손상

- 쪼그려 앉기 시 증상 악화 및 엉덩관절 굽힘 및 폄 시 가쪽 통증 발생
- 수동관절운동범위 25° 미만 제한, 샅고랑 부위에서 통증, L3 피부절인 허벅지와 무릎 앞쪽을 따라 통증 전이
- 뻣뻣한 관절주머니성 끝느낌과 움직임 제한(초기: 엉덩관절 안쪽돌림 제한, 후기: 모음되며, 안쪽돌림, 폄, 굽힘 90° 제한됨)
- 체중부하 시 다리 비대칭 발생, 중간볼기근 약화로 통증성 보행 발생
- 엉덩관절의 폄 제한(허리통증 발생, 무릎관절 스트레스 증가) 및 균형과 자세조절의 문제

(4) 활동제한과 참여제한

- 초기: 활동 후 무릎에 점진적 통증이 발생하며, 지속적인 체중부하활동 및 보행 시 통증이 심해짐
- 진행: 의자에서 일어서기, 계단 오르내리기 등의 체중부하 활동이 어려워지고, 목욕 등의 자가관리 및 일상생활활동이 제한됨

(5) 단계별 중재

① 보호단계

안전한 보행패턴과 비충격 활동과 관절운동범위를 강조하는 가정운동 프로그램을 시행한다. 또한 안정 시 통증 감소를 위하여 안정자세의 관절에 진동기법 I이나 II를 적용한다. 체중부하 시 통증 감소를 위하여 보행 보조기인 지팡이 또는 목발을 사용할 수 있다. 뻣뻣함 감소 및 관절운동범위를 유지하기 위하여 능동관절운동범위 시행, 수영, 고정자전거 등 비체중 부하활동을 시행한다.

관리 계획	중재방법
환자교육 제공	▪ 체중부하에 따른 관절에 미치는 영향과 통증을 최소화할 수 있는 보호 방법에 대한 설명 시행 ▪ 올바르고 안전한 보행 패턴과 관절운동범위 유지를 위한 운동 프로그램 설명
안정 시 통증 감소	▪ 관절 진동기법 I이나 II를 적용(안정 시 자세)
체중부하 시 통증 감소	▪ 엉덩관절에 대한 부하를 감소시키기 위하여, 보행 보조기구를 사용 ▪ 높이 조정이 가능한 의자나 변기를 사용하여 쉽게 앉고 일어서기 활동을 할 수 있도록 함
뻣뻣함 감소 및 관절운동범위 유지	▪ 능동관절가동범위운동 시행 ▪ 수영, 수중 에어로빅스, 고정자전거와 같은 비체중 부하활동 시작

② 운동통제단계

만성기까지는 강한 뻗침을 적용해서는 안 되며, 관절놀이와 물렁조직의 가동성 증가를 위하여 관절운동범위 끝범위에서 등급 III의 지속 뻗침이나 등급 III과 IV의 진동기법을 적용한다. 또한 뻗침 기법을 통하여 제한된 가동범위를 신장한다. 통증 없는 아래 가쪽 미끄러짐을 일으키기 위해서 가동 벨트의 사용을 통해 움직임을 동반한 관절가동술(MWM)을 적용한다(엉덩관절 굽힘, 폄 증가).

관리 계획	중재방법
관절 및 물렁조직 가동성 증가	▪ 관절가동술(joint mobilization techniques): 단축된 관절주머니 조직을 관절운동범위 끝범위에서 등급 III의 지속 뻗침 또는 등급 III과 IV의 진동기법 적용 ▪ 뻗침 기법(stretching techniques): 가동범위가 제한된 조직에 뻗침 적용
관절 트래킹 및 통증 없이 관절 운동 향상	▪ 엉덩관절 안쪽돌림, 굽힘, 폄을 증가시키는 운동 시행 (그림 15-12, 15-13, 15-14, 15-15)

대상자 자세	▪ 바로누운자세에서 엉덩관절을 굽힌다.	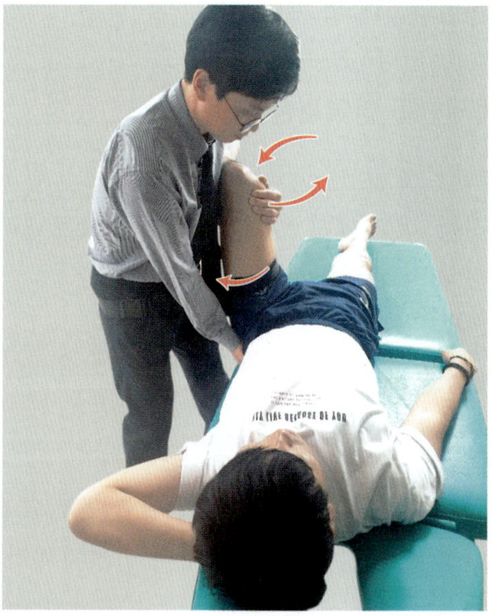
운동방법	▪ 환자의 골반을 고정하고 환자 다리 쪽의 치료사 손으로 넙다리뼈와 정강뼈를 잡고 가쪽 미끄러짐을 시행 후, 마지막 가동범위까지 안쪽돌림한다.	

그림 15-12 엉덩관절 안쪽돌림 증가

대상자 자세	■ 바로누운자세에서 엉덩관절을 굽힌다.	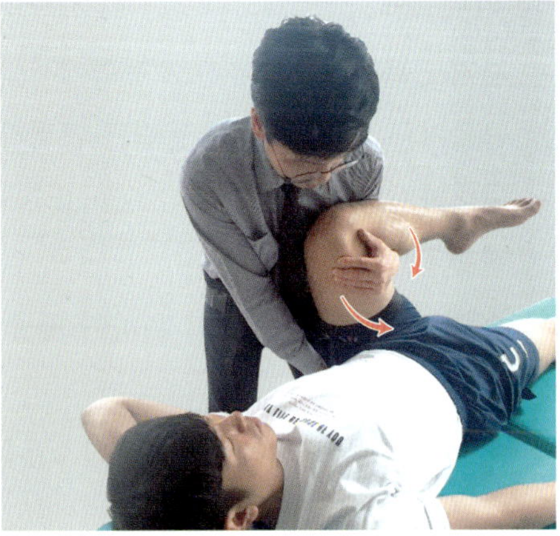
운동방법	■ 환자의 골반을 고정하고 환자 다리 쪽의 치료사 손으로 넙다리뼈와 정강뼈를 잡고, 가쪽미끄러짐을 시행하고 마지막 가동범위까지 굽힌다.	

그림 15-13 엉덩관절 굽힘 증가

대상자 자세	■ 바로누운자세에서 Thomas test 자세를 취한다.	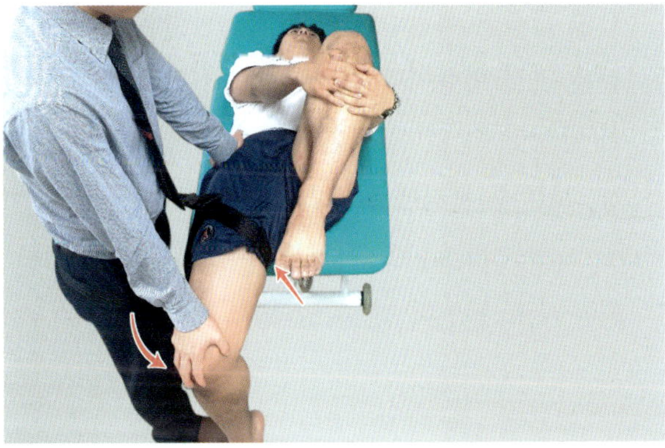
운동방법	■ 환자의 무릎과 골반을 고정하고, 가쪽미끄러짐을 시행하면서 마지막 가동범위까지 폄시킨다.	

그림 15-14 엉덩관절 폄 증가

대상자 자세	■ 한쪽 다리는 의자 위에 올려 놓고 선자세를 취한다.	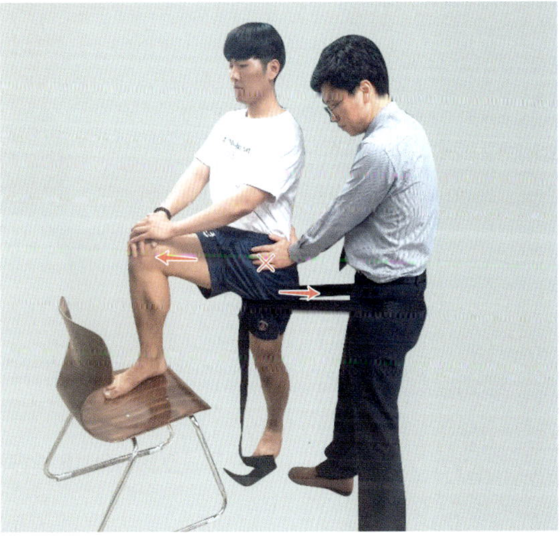
운동방법	■ 양손으로 환자의 골반을 고정하고 엉덩관절을 폄하기 위하여 런지자세를 시행하는 동안 가쪽 미끄러짐을 시행한다.	

그림 15-15 체중부하 자세에서 폄 증가

③ 기능회복 단계

- 지지 근육, 균형과 유산소 능력에서의 근육수행력 향상
- 큰볼기근, 중간볼기근, 돌림근 근력강화 및 안정성과 균형 향상 운동 시행
- 최대하 등척성 저항(submaximal isometric resistance)운동에서 시작하여 동적 저항운동으로 진행
- 중력 부하를 감소시키기 위하여 체중부하 시 보조기구를 사용하거나 수영장 등에서 부분 체중부하운동 시행
- 수영, 사이클링, 걷기 등의 유산소운동 시행

3) 엉덩관절 완전관절성형술

(1) 병리적 원인

각종 관절염(뼈관절염, 류마티스관절염, 외상성관절염) 또는 강직성 척추염이나 넙다리뼈머리 괴사와 같은 관절 변형이나 관절연골 소실의 결과로 뚜렷한 운동제한이 있거나, 체중부하 또는 운동 시 통증이 발생할 수 있다. 또한 불유합성 골절이 있거나 엉덩관절의 불안정 또는 변형이 있는 경우, 뼈의 종양, 보존적 관리에 실패했거나 과거에 관절 재건술에 실패한 경우에 엉덩관절 완전관절성형술 (total hip arthroplasty)을 시행할 수 있다(그림 15-16). 또한 뼈관절염이 엉덩관절 완전관절성형술을 받게 되는 주요 원인이 될 수 있다.

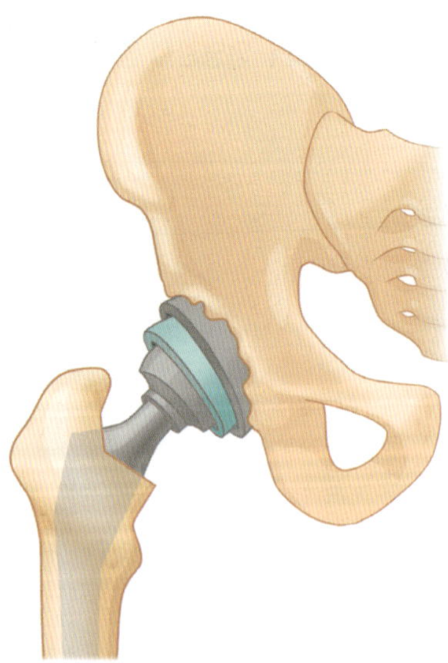

그림 15-16 엉덩관절 완전관절성형술

(2) 구조적 손상과 기능적 손상

심장혈관이나 허파의 합병증을 유발할 수 있으며, 수술 후 엉덩관절 탈구가 발생할 수 있다. 엉덩관절 굽힘 구축 또는 벌림근, 폄근 등의 근력과 지구력이 약화되며, 관절운동범위가 감소되어 독립적인 보행 및 균형능력이 상실된다. 넙다리뼈 골절로 인한 부정렬, 다리길이 차이 및 신경 손상 등으로 인하여 기능적 가동성 회복에 부정적 영향을 미칠 수 있다.

(3) 활동제한과 참여제한

80~85세 고령환자의 경우, 만성염증성 질환에 의하여 물렁조직이 약화될 수 있으며, 근육약화와 구축으로 인하여 인지기능 손상 및 치매가 발생하여 일상생활제한에 영향을 미친다. 운동성 제한 및 엉덩관절의 심한 통증 등으로 인하여 건강과 관련된 삶의 질과 독립된 기능을 감소시킨다.

(4) 단계별 중재

① 수술 전 관리

- 통증, 관절운동범위, 근력, 균형, 보행상태, 다리길이, 보행 등의 검사와 평가
- 자세나 체중부하 등 수술 이후의 주의사항에 대한 충분한 설명

② 최대보호단계

최대보호단계에서는 수술 후 조기의 합병증, 특히 수술한 엉덩관절의 탈구 위험성을 감소시킬 수 있는 환자교육에 중점을 둔다. 선택된 운동이나 기능훈련을 수술 당일이나 다음날에 시작한다. 치료사에 의한 치료의 빈도는 환자가 퇴원할 때까지는 대개 1일 2회이고, 보통 수술 후 2~4일 만에 퇴원한다. 환자가 입원하고 있거나 수술 후 몇 주 동안 가정이나 요양원 등에 있을 때 다음 목표와 중재를 조기에 적용한다.

첫 번째, 심장혈관이나 허파의 합병증을 예방한다. 정맥의 정체(괴), 색전의 형성 및 폐색전을 예방하기 위해 발목관절의 발바닥굽힘/발등굽힘 운동(pumping exercise)을 실행한다. 두 번째, 수술 후의 공기증이나 폐렴을 예방하기 위해, 깊은 호흡운동과 기관지의 청결을 실행하고 환자가 침상에서 일어나서 일상생활로 돌아갈 때까지 계속한다. 세 번째, 수술 후 엉덩관절의 탈구나 부분탈구를 예방한다. 운동제한, 안정한 침상활동, 이동, 기타 일상생활활동에 대해 환자와 도우미에게 교육시킨다. 수술 전에 관찰되지 않았던 수술 받은 다리의 단축과 같은, 탈구의 징후나 증상이 없는지를 관찰한다. 네 번째, 퇴원 전에 독립적인 기능적 가동성을 달성한다. 침상활동, 의자에서 일어서기와 다시 앉기, 이동훈련, 몸통과 다리의 적절한 정렬, 체중부하 등을 가르친다.

관리 계획	중재방법
환자교육	▪ 수술 후 합병증, 특히 수술한 엉덩관절의 탈구 위험성을 감소시키기 위한 환자교육에 중점
CPM 시행	▪ 선택된 운동이나 기능훈련을 수술 당일 또는 다음날 시작
고정	▪ 초기 관절운동범위가 중요하며, 침상 안정 시 바로누운자세에서 수술한 다리를 약간 벌림하고, 벌림베개나 V자형 쐐기 사용
수면 시 올바른 자세	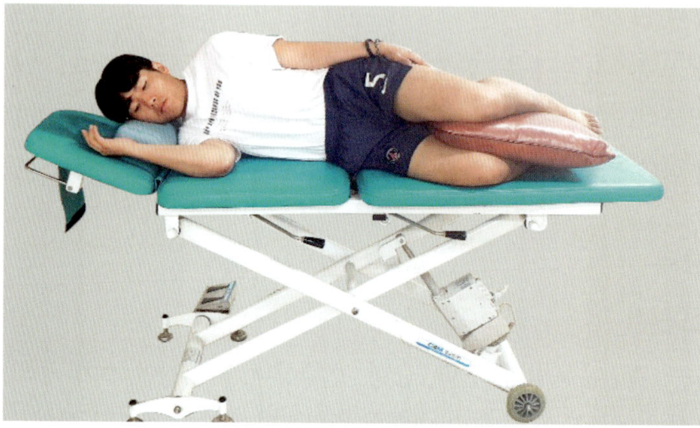 A. 옆으로 누운자세 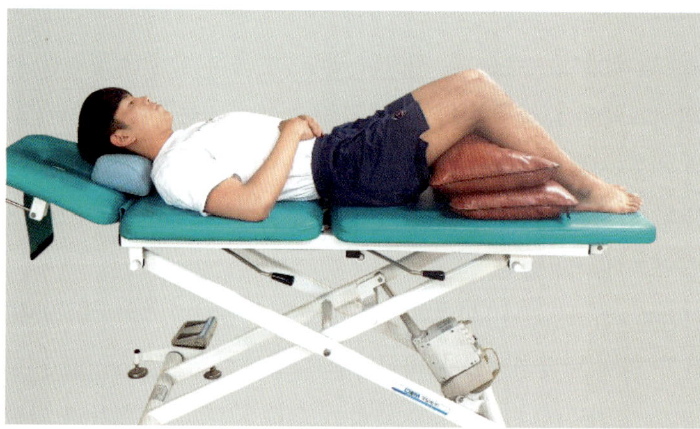 B. 바로누운자세
심장혈관이나 허파 합병증 예방	▪ 정맥의 울체, 색전 형성 등을 예방하기 위해 발목관절의 발바닥굽힘/발등굽힘 운동 실행 ▪ 공기증이나 폐렴을 예방하기 위해 깊은 호흡운동과 기관지의 청결 실행

관리 계획	중재방법
수술 후 엉덩관절의 탈구나 부분탈구 예방	▪ 운동성 제한, 안전한 침상활동, 기타 ADL에 대해 교육
엉덩관절 성형술 후 주의사항	▪ 뒤쪽/뒤가쪽 접근법: 90° 이상 엉덩관절 굽힘 및 모음 안쪽돌림을 하지 말 것 ▪ 앞쪽/앞가쪽 및 직접적 가쪽 접근법: 엉덩관절을 90° 이상 굽힘 하지말 것, 폄, 모음 가쪽돌림 및 굽힘, 벌림, 가쪽돌림의 혼합된 움직임을 하지 말 것 ▪ 볼기근 횡단 접근법(뼈돌기 뼈자름술): 중립 초과해서 모음하지 말 것, 6~8주 엉덩관절 벌림 하지 말 것, 수술받은 다리 체중부하 피함
퇴원 전에 독립적인 기능적 가동성 회복	▪ 침상활동, 일어서기, 이동 훈련 등
수술 받은 다리의 근육위축 방지	▪ 넙다리네갈래근, 엉덩관절 폄근 및 벌림근의 최대하 근고정 운동 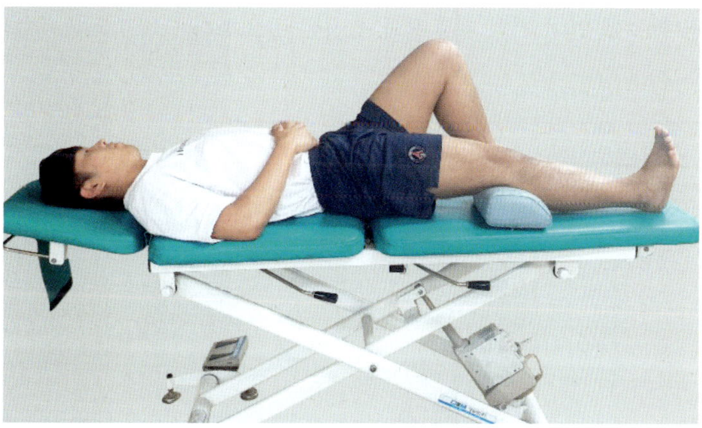 C. 넙다리네갈래근 등척성운동
수술 받은 다리의 엉덩관절 능동보조 운동 시행	▪ 앉은자세에서 무릎관절 굽힘-폄운동 ▪ 누운자세에서 엉덩관절 벌림운동 ▪ 선자세에서 무릎관절 굽힘-폄운동 및 앞뒤 진자운동(엉덩관절 굽힘 및 폄) ▪ 수술 받은 다리 체중부하 시행 ▪ 수술 받은 다리 엉덩관절 굽힘 구축 방지

Tips

- 키가 낮은 의자에서 일어나면 높은 부하가 엉덩관절에 가해지고, 엉덩관절의 뒤쪽 탈구 위험성이 증가한다. 그러므로 환자에게 부드럽고 낮은 의자에 앉는 것을 피하도록 교육한다.
- 수술 후 보조기구를 사용한 보행과 체중부하제한 같은 보행관련 ADL 주의사항을 준수하고, 안전하고 대칭적인 보행패턴을 갖출 수 있도록 한다.
- 수술 받지 않은 팔다리의 근력과 지구력을 기능적 수준으로 유지한다.

③ 운동통제단계

이 단계의 운동은 치료사의 감독하에서 이루어져야 하고, 재가치료, 외래치료, 요양원에서 학습한 재가 프로그램의 운동을 시행한다. 운동이나 기능훈련은 근력회복(특히, 엉덩관절 벌림근과 폄근), 자세의 안정성과 균형, 대칭성 보행패턴, 근육지구력과 심장허파지구력, 기능적 관절운동범위 수준에 초점을 맞춘다. ADL 동안 수술 후 주의사항은 적어도 12주간 계속되며 종종 더 길어지는 경우가 많다. 가정, 직장, 여가시설에서 예상되는 활동으로의 복귀를 위해 재활의 중·후기에도 환자에 대한 지도를 계속한다.

첫 번째, 엉덩관절의 벌림근과 폄근의 근력을 강조하는 근력과 근육지구력을 회복시킨다. 두 번째, 심장허파지구력을 향상시키기 위하여 단계적인 사이클링 머신, 수영, 수중 에어로빅스 등 체중에 충격이 일어나지 않는 유산소 컨디셔닝 프로그램을 시행한다. 세 번째, 관절운동범위 향상 및 자세의 안정성, 균형, 보행을 향상시킨다. 네 번째, 환자교육을 통해 인공 엉덩관절에 가해진 힘과 요구를 감소하거나 최소화하는 활동을 선택하거나 수정한다. 만약 환자가 무거운 노동을 하는 사람이라면 직업과 관련된 활동에 있어 직업 재훈련과 조정이 필요하다.

<table>
<tr><th>관리 계획</th><td>■ 뻗침운동 시행</td></tr>
<tr><th>중재방법</th><td>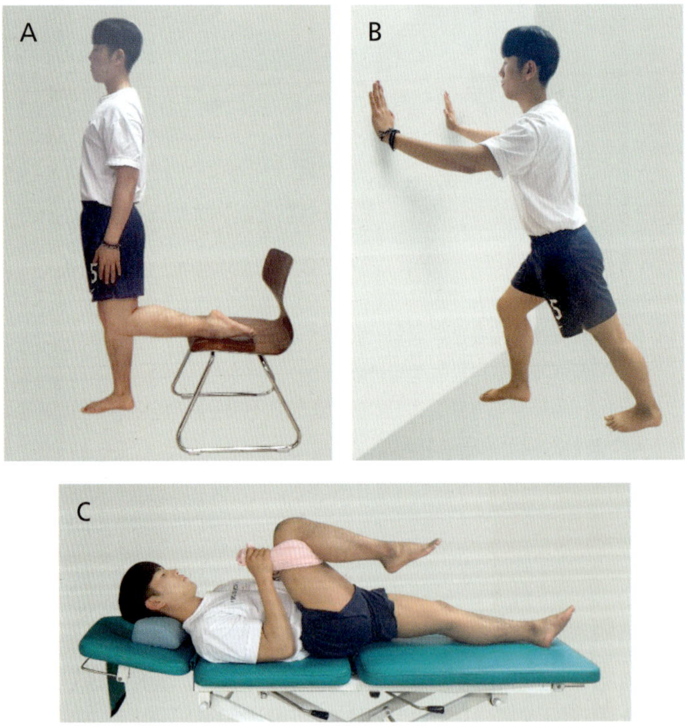
A. 넙다리네갈래근 뻗침 B. 장딴지근 뻗침 C. 큰볼기근 뻗침</td></tr>
</table>

관리 계획	▪ 관절가동범위운동 시행
중재방법	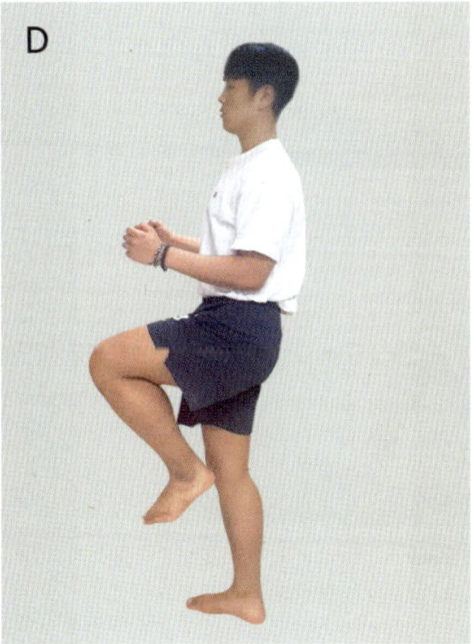 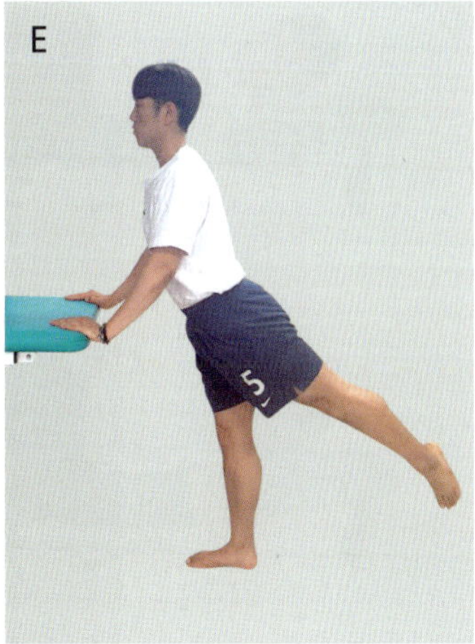 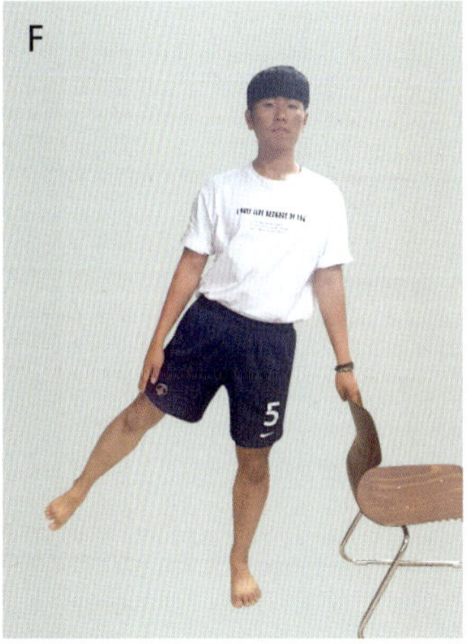 D. 엉덩관절 굽힘 관절가동범위운동 E. 엉덩관절 폄 관절가동범위운동 F. 엉덩관절 벌림 관절가동범위운동

관리 계획	▪ 엉덩관절의 벌림근과 폄근의 근력과 근육지구력 회복
중재방법	▪ 수술받은 다리의 체중부하가 허용되면 양쪽 닫힌사슬운동에서 편측 닫힌사슬운동으로 진전 ▪ 근육지구력을 증가시키기 위하여 저항보다는 반복횟수를 증가시킴 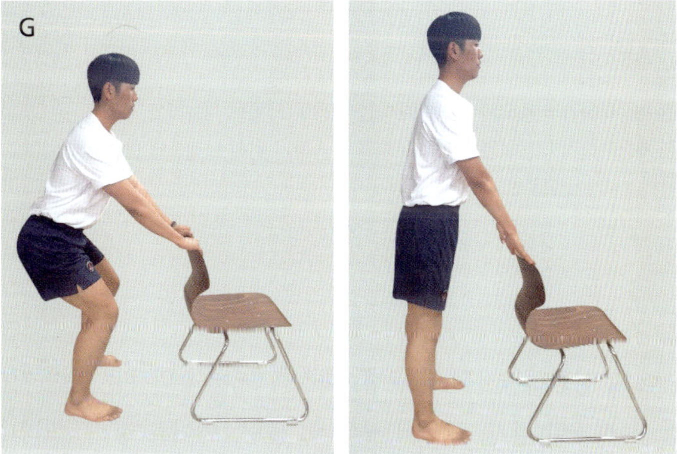 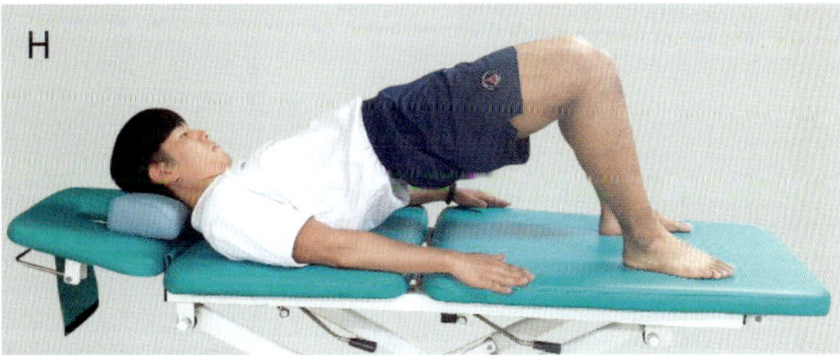 G. 스쿼트 운동(넙다리네갈래근 강화운동) H. 교각운동(엉덩관절 폄근 강화운동)

중재방법	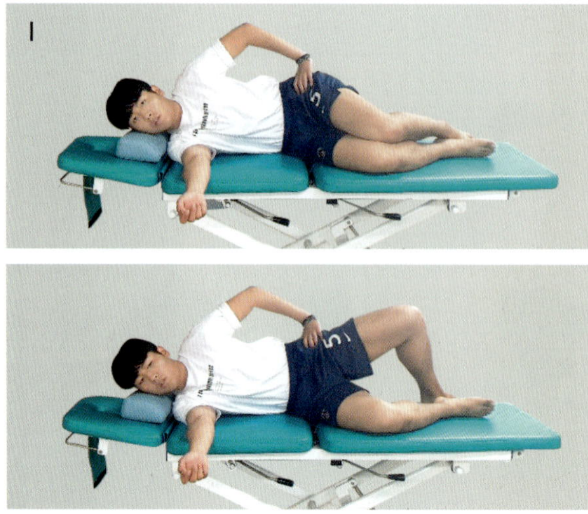 I. 엉덩관절 가쪽돌림근 강화운동

관리 계획	▪ 심장허파 및 지구력 증가
중재방법	▪ 수영, 수중 에어로빅 등 체중부하가 적게 일어나는 유산소운동을 시행

관리 계획	▪ 자세의 안정성, 균형 및 보행 향상
중재방법	▪ 완전 체중부하가 허용되지 않을 경우에는 지팡이 사용을 계속하고, 수술 받은 다리쪽으로 체중부하를 진행 ▪ 완전 체중부하가 허용되면 대칭적 보행을 연습하기 위해 트레드밀 보행 시행 ▪ 선자세에서의 균형훈련 시행

④ 기능회복 단계

- 근력, 지구력 및 심장허파지구력, 균형, 대칭적 보행의 회복을 위한 지속적인 훈련에 초점
- 골프, 수영, 트레드밀 걷기, 고정식 자전거, 볼링, 웨이트 장비, 필라테스, 조깅, 야구, 에어로빅, 축구, 농구 등의 스포츠 활동으로 복귀

4 운동치료

1) 가동성 운동

(1) 수동관절가동범위운동

수동관절가동범위운동은 관절의 유착을 방지하고, 정상관절운동범위를 유지할 수 있다. 급성 염증 조직이 있는 부위는 통증이 없는 범위 내에서 실시하며, 초기운동은 수동관절가동범위운동으로 시작하며, 가동성이 증가됨에 따라 능동보조관절가동운동, 능동관절가동운동으로 실시한다.

① 엉덩관절 수동관절가동범위운동

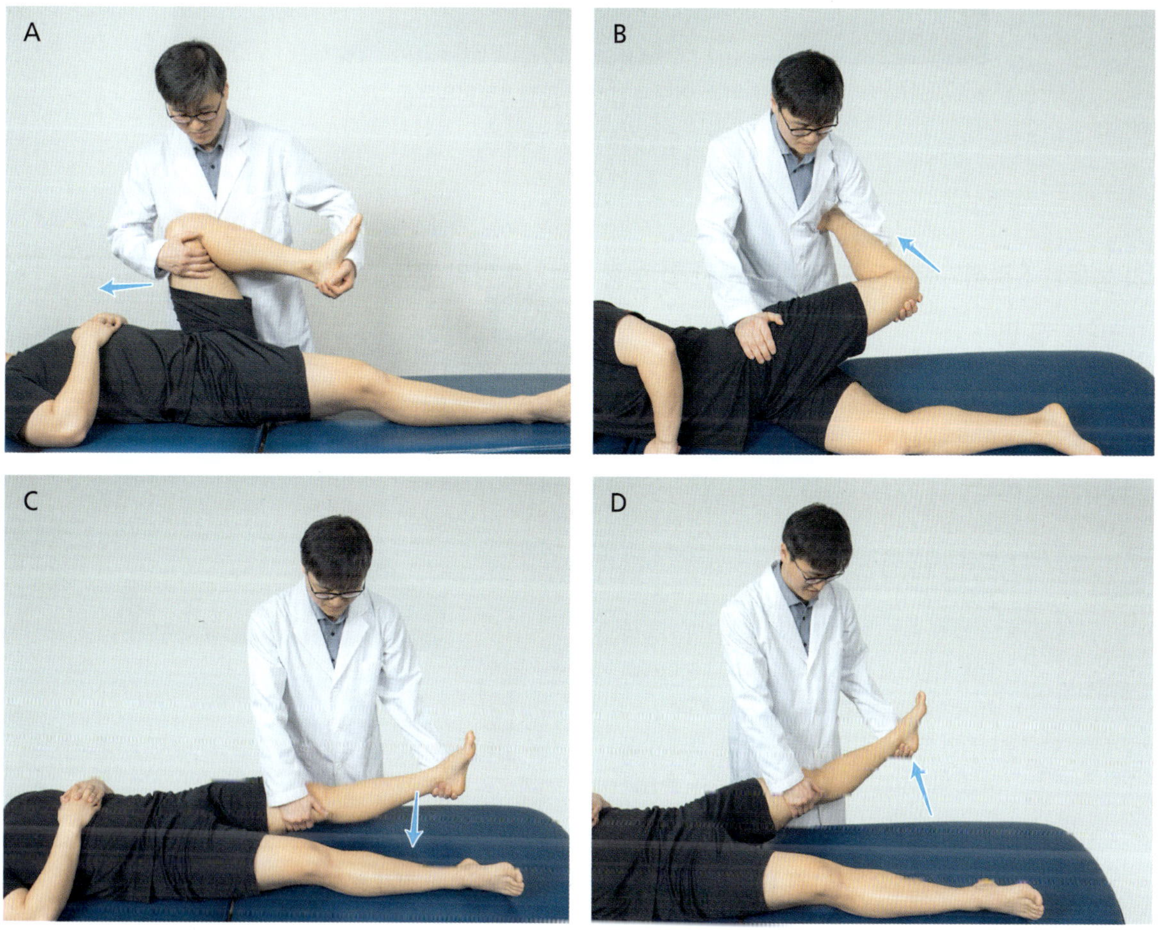

그림 15-17 엉덩관절 수동관절가동범위운동

A. 굽힘 B. 폄 C. 모음 D. 벌림

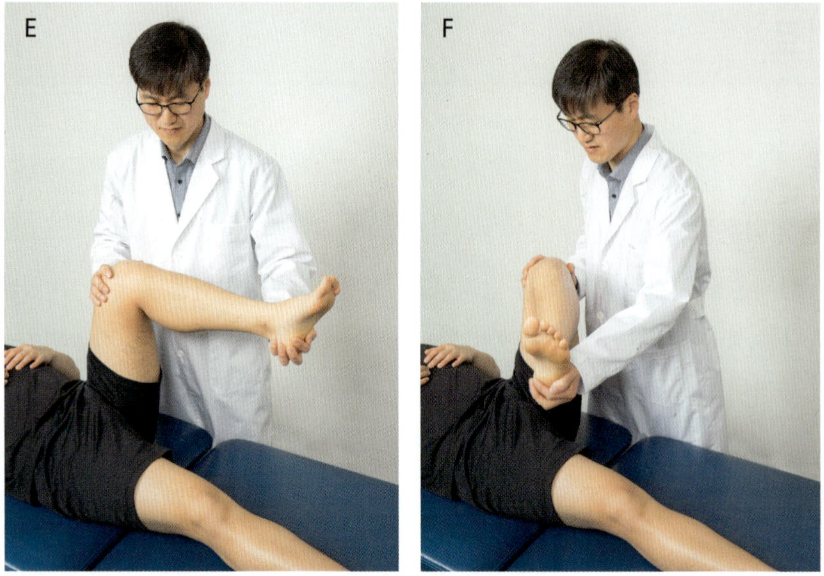

그림 15-17 엉덩관절 수동관절가동범위운동 (계속)

E. 안쪽돌림 F. 가쪽돌림

(2) 능동보조관절가동운동(자가보조운동) 및 능동관절가동범위 운동

① 엉덩관절 폄

대상자 자세	▪ 바로누운자세에서 엉덩관절을 치료대의 끝에 댄다. ▪ 뻗침하려는 반대쪽 엉덩관절과 무릎관절을 구부려 넙다리를 가슴에 접근시킨다.
운동방법	▪ 뻗침하려는 쪽 넙다리는 치료대 아래로 내려 뻗침한다. ▪ 이 때 두 관절 근육인 넙다리곧은근이 가동범위를 제한하지 않도록 무릎을 펴고 넙다리뼈가 가쪽돌림이나 벌림하지 않도록 한다. ▪ 다리의 무게를 이용하여 가동범위 끝에서 근육을 이완시키거나 도수적으로 수동 뻗침력을 가할 수 있다.

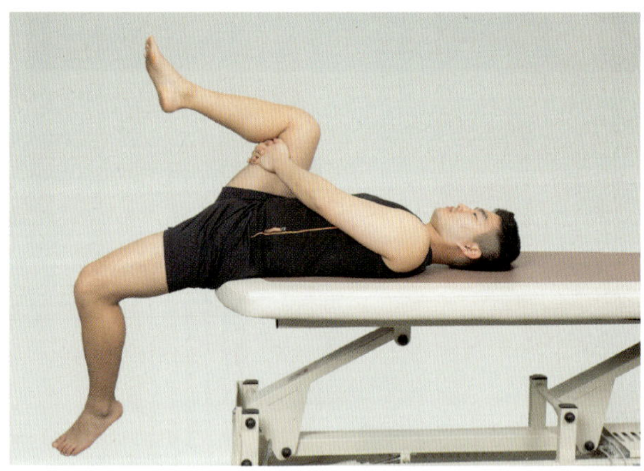

그림 15-18 엉덩관절 폄근 증가: Thomas 검사 뻗침

■ 엉덩관절 폄을 위한 또 다른 방법

- 엎드린자세에서 프레스-업(prone press-up): 치료대 위에 양손을 올려놓고 엎드린자세를 취한다. 가슴우리를 밀어올리면서 골반을 내림시킨다.

② 엉덩관절 굽힘

허리뼈 안정화를 유지하면서 큰볼기근을 자가뻗침한다.

■ 엉덩관절 굽힘을 위한 또 다른 방법

- 양쪽 무릎 가슴으로 가져가기(bilateral knee to chest stretch): 바로누운자세에서 양쪽 넙다리뼈를 잡은 후, 엉덩관절 뒷부분에 뻗침되는 느낌이 날 때까지 양쪽 무릎을 가슴에 가져감. 골반이 매트에서 떨어지면 허리뼈가 굽힘되어 허리가 뻗침되므로 주의
- 한쪽 무릎 가슴으로 가져가기(unilateral knee to chest stretch): 바로누운자세에서 한쪽 넙다리뼈를 잡은 후, 그 다리의 무릎을 가슴에 가져가고 반대쪽의 다리는 매트 위에 뻗음. 이 자세는 굽힘되는 엉덩관절에만 뻗침력이 전달되어 골반의 안정화에 도움. 무릎을 반대 어깨쪽으로 잡아당기면 큰볼기근의 뻗침을 유도할 수 있음
- 짧은 앉기 자세 뻗침(short sitting stretch): 의자에 앉아 골반을 앞쪽기울임하고 허리를 펴서 척추를 안정화시킴. 의자 좌석의 앞쪽을 잡고 엉덩관절에서만 움직임이 일어나도록 허리를 활 모양처럼 만듦

대상자 자세	■ 두 다리가 앞으로 향하도록 앞뒤로 간격을 두고 일직선 상에서 펜싱의 찌르기 자세로 선다.	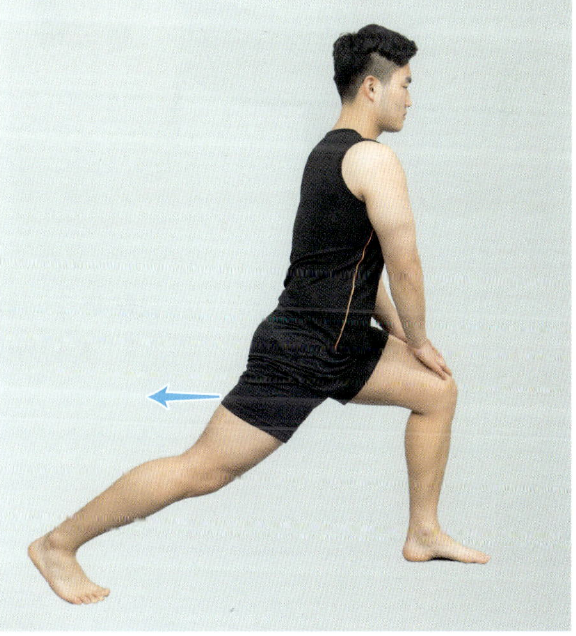
운동방법	■ 골반을 뒤쪽 기울임시키고 뒤쪽 다리의 엉덩관절이 펴지는 느낌이 생길 때까지 체중을 앞쪽 다리로 이동한다. ■ 뒤쪽의 발꿈치를 바닥에 댄 채로 이 운동을 수행하면 장딴지근의 뻗침도 일으킬 수 있다.	

그림 15-19 엉덩관절 굽힘근과 물렁조직 뻗침: 수정된 펜싱자세 뻗침

대상자 자세	■ 바로누운자세
운동방법	■ 바로누운자세에서 한쪽 다리를 가슴 쪽으로 잡아당긴다(A). ■ 바로누운자세에서 양발을 가슴 쪽으로 잡아당긴다(B).

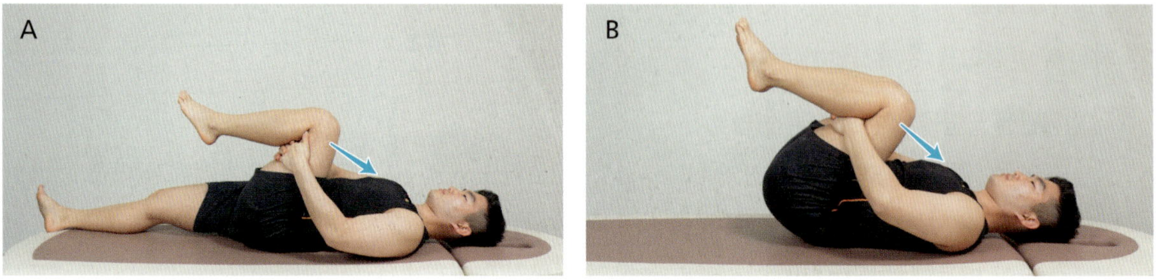

그림 15-20 엉덩관절 굽힘

대상자 자세	■ 네발기기 자세
운동방법	■ 네발기기 자세에서 골반을 앞쪽기울임하고 허리를 펴하도록 한다. ■ 손은 앞에 그대로 둔 채 허리의 폄을 유지하면서 발꿈치 위에 앉는 때처럼 볼기 부위를 뒤쪽으로 이동한다 ■ 엉덩관절이 뻗침될 수 있도록 허리뼈를 굽힘하지 않는 것이 중요하다.

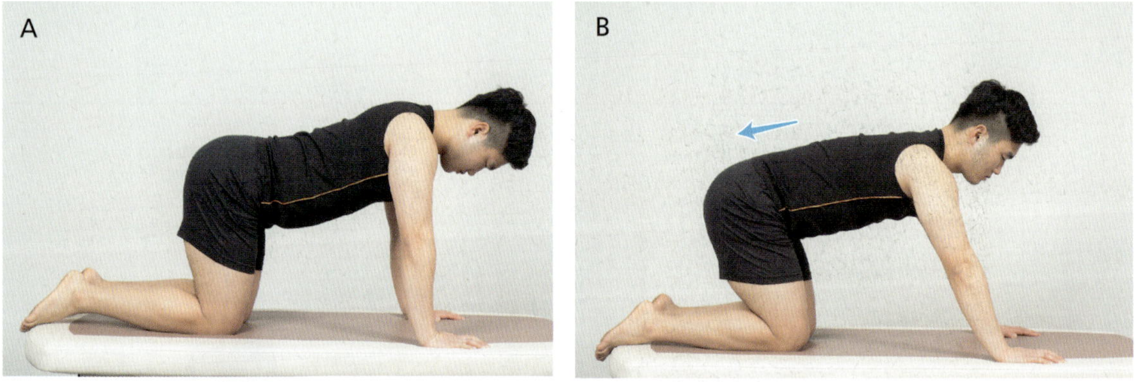

그림 15-21 네발기기 자세 뻗침

A. 시작자세 B. 끝자세

③ 엉덩관절 벌림

대상자 자세	▪ 바로누운자세에서 양쪽 엉덩관절 90° 굽힘, 무릎은 펴해서 다리와 볼기부위를 벽에 댄다.	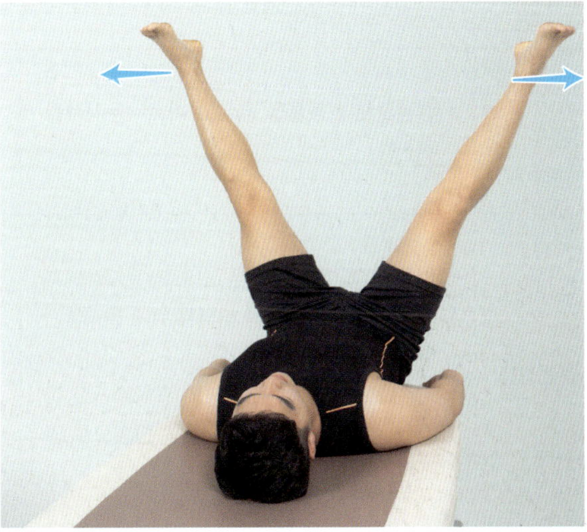
운동방법	▪ 중력을 이용하여 양쪽 엉덩관절을 가능한 범위까지 벌림한다.	

그림 15-22 엉덩관절 양쪽 벌림

④ 엉덩관절 모음

대상자 자세	▪ 옆으로 누운자세	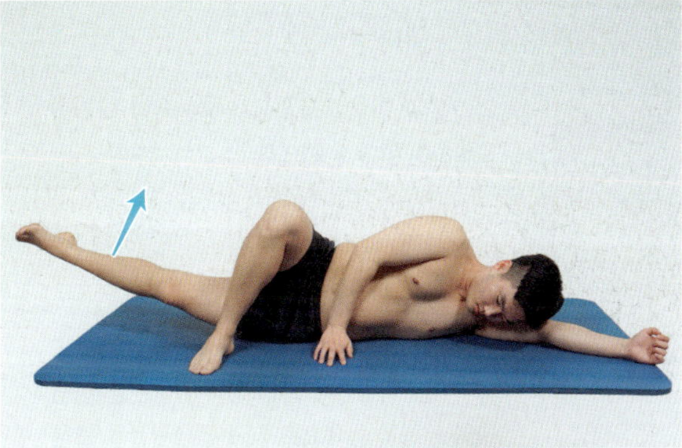
운동방법	▪ 강화해야 할 다리를 밑으로 하고 옆으로 눕는다. ▪ 위쪽 다리를 아래쪽 앞에 위치시킨다. ▪ 척추를 중립자세로 유지한 상태에서 아래쪽 다리를 들어올린다.	

그림 15-23 엉덩관절 모음근 강하운동

⑤ 엉덩관절의 벌림과 가쪽돌림

4자 자세를 이용하여 엉덩관절의 벌림과 가쪽돌림을 증가시키는 자가뻗침을 한다.

대상자 자세	▪ 앉은자세나 무릎을 세우고 바로누운자세를 취한다.	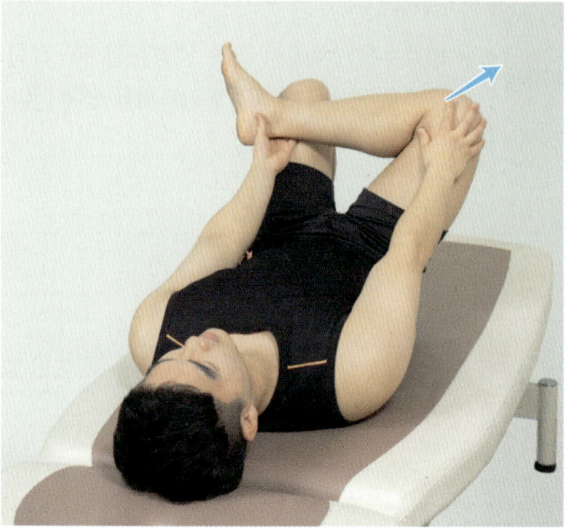
운동방법	▪ 앉은자세나 무릎을 세우고 바로누운자세에서 뻗침될 다리를 반대쪽 허벅지 위에 올려놓는다(FABER 또는 4자 자세). ▪ 한 손으로 허벅지 위에 놓인 발목을 고정하고, 다른 손으로 무릎을 아래쪽 방향으로 밀도록 한다.	

그림 15-24 엉덩관절 벌림 및 가쪽돌림

⑥ 엉덩관절의 안쪽돌림

대상자 자세	▪ 다리를 펴고 앉은자세에서 뻗침시킬 다리를 굽힘하여 반대 쪽 다리 위에 교차시킨다.	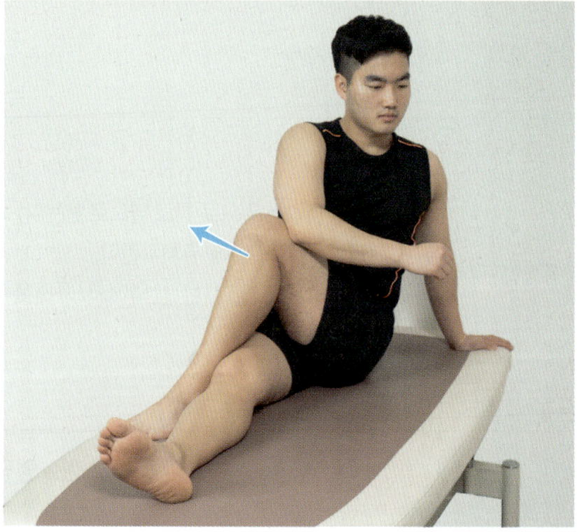
운동방법	▪ 발바닥을 바닥면에 붙인 상태에서 손을 이용하여 무릎을 몸쪽으로 당겨 엉덩관절을 모음과 안쪽돌림시킨다.	

그림 15-25 엉덩관절 안쪽돌림

(3) 관절가동술

대상자 자세	▪ 몸통을 치료대에 안정시키고 가장자리 위에 엉덩이를 두고, 엎드려 누운자세를 취한다.	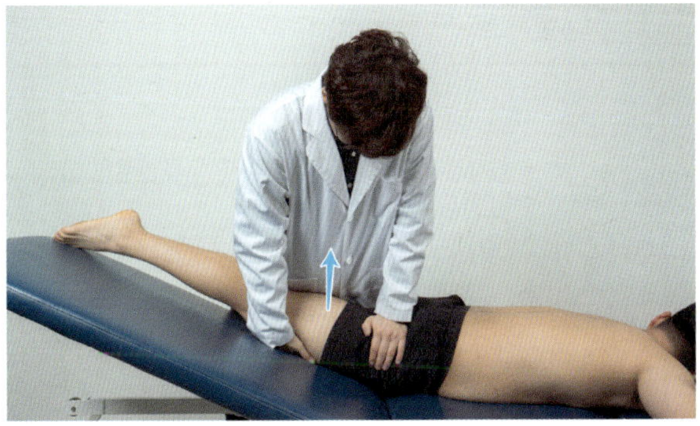
운동방법	▪ 팔꿈치를 펴고 무릎을 구부린 채 오른손으로 앞쪽에 힘을 가한다.	

그림 15-26 엉덩관절 앞쪽 미끄러짐

대상자 자세	▪ 환자는 반대쪽 엉덩이를 구부리고 양손으로 가슴 쪽에 허벅지를 유지하여 골반과 허리뼈의 안정화시킨다.	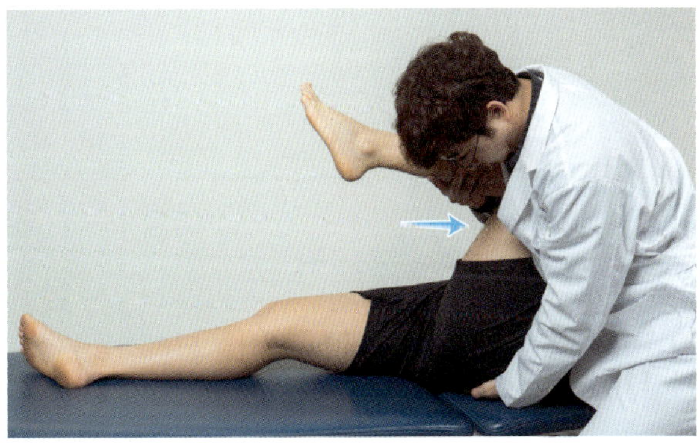
운동방법	▪ 환사는 반대쪽 엉덩이를 구부리고 양손으로 가슴 쪽에 허벅지를 유지하여 골반과 허리뼈의 안정화시킨다.	

그림 15-27 엉덩관절 뒤쪽 미끄러짐

2) 뻗침운동: 유연성 증가운동

(1) 넙다리곧은근 뻗침

대상자 자세	■ 선자세에서 엉덩관절의 폄 및 무릎관절의 굽힘 상태에서 발목을 잡는다.	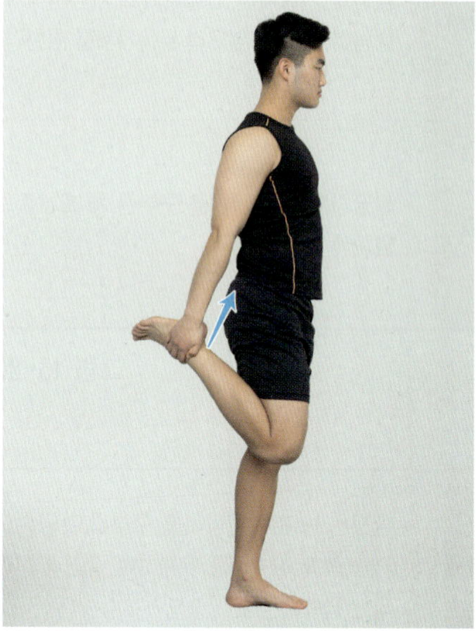
운동방법	■ 골반의 뒤쪽기울임을 유지하고 허리가 활모양처럼 되거나 옆굽힘되지 않도록 한다. ■ 엉덩관절이 벌림이나 가쪽돌림되거나 척추가 심하게 폄되어서도 안 된다.	

그림 15-28 넙다리곧은근 뻗침

■ 넙다리곧은근의 뻗침 위한 또 다른 방법

- 'Thomas 검사' 뻗침('Thomas Test' stretch): 바로누운자세에서 치료대 끝에 엉덩관절을 배치하고 뻗침시킬 다리의 반대편 엉덩관절과 무릎관절을 굽힘하여 허벅지를 양손으로 당겨 가슴에 붙인다. 뻗침시킬 무릎을 굽힘한 채 점점 내림하여 치료대 쪽으로 뻗침한다. 이때 허벅지를 가쪽돌림시키거나 벌림해서는 안 된다. 엉덩관절 폄을 증가시키는 방법과 동일하나 넙다리곧은근 뻗침을 위해 무릎을 굽힘하는 것이 다르다. 이때 엉덩관절 폄의 가동범위는 작아진다.
- 엎드린자세 뻗침(prone stretch): 엎드린자세에서 뻗침시킬 무릎관절을 굽힘한 후 발목을 잡아 점점 더 무릎을 굽힘한다. 이때 엉덩관절이 벌림이나 가쪽돌림이 되지 않도록 주의한다. 근육의 유연성이 증가하면, 수건을 말아서 먼쪽 넙다리뼈 밑에 넣고 할 수 있다.

(2) 넙다리뒤근 뻗침

엉덩관절을 굽힘하고, 무릎관절을 폄한 상태에서 몸통을 앞쪽으로 숙여 넙다리뒤근이 뻗침되도록 자가뻗침을 한다.

■ 넙다리뒤근 뻗침을 위한 또 다른 방법

- 양쪽 발가락 닿기(bilateral toe touching): 골반을 앞쪽기울임시켜 허리를 안정화시킨 후, 엉덩관절을 굽힘하면서 발 끝에 손을 뻗어 허리와 등 및 넙다리뒤근을 함께 뻗침시킴
- 선자세에서 의자에 뻗침할 다리를 올려놓고 몸통을 숙여 넙다리뒤근을 뻗침시킬 수도 있음

대상자 자세	▪ 의자나 치료대 위에 한쪽 다리를 올려놓고 반대편 다리는 지면에 내려놓는다.
운동방법	▪ 치료대 가장자리에 걸터 앉은 채 뻗침될 다리를 치료대 위에 길게 뻗고, 반대쪽 다리는 지면에 내려놓는다. ▪ 허리를 폄한 채로 몸통을 허벅지 쪽으로 숙여서 넙다리뒤근을 뻗침한다.

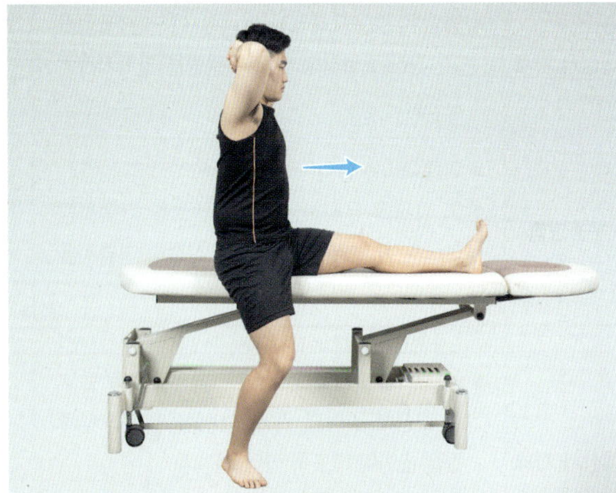

대상자 자세	▪ 바로누운자세
운동방법	▪ 한쪽 다리를 엉덩 및 무릎관절 폄하고 뻗침해야 할 다리는 치료대에 걸쳐 세운다. ▪ 폄을 증가시키기 위해 볼기부위를 치료대 가까이에 배치시킨다. ▪ 유지-이완/작용근육수축기법을 적용한다.

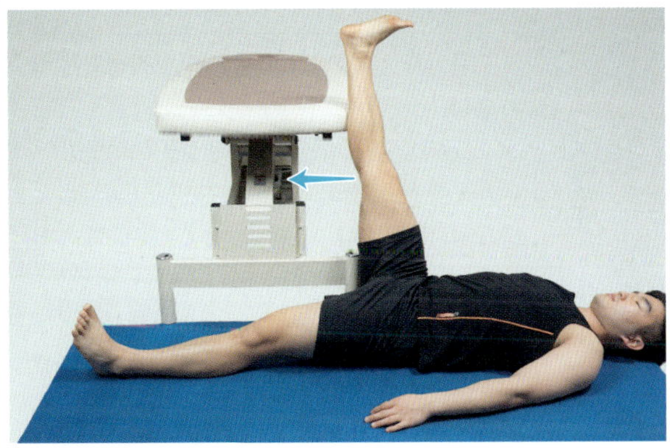

그림 15-29 넙다리뒤근 뻗침

(3) 넙다리근막긴장근 뻗침

대상자 자세	▪ 엉덩관절이 폄되도록 엉덩관절과 허리 밑에 베개를 두고 눕는다.
운동방법	▪ 뻗침하려는 허벅지가 모음과 가쪽돌림되도록 한 후, 반대쪽 다리를 구부려 뻗침하려는 다리의 가쪽에 위치시켜 뻗침자세를 유지한다.

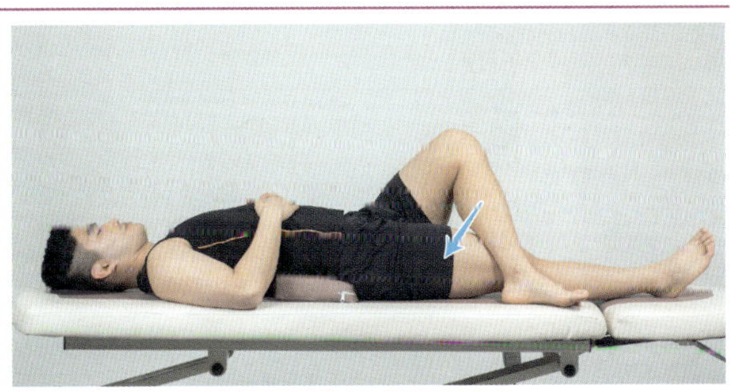

그림 15-30 누운자세: 넙다리근막긴장근 자가뻗침

<table>
<tr><td>대상자 자세</td><td>■ 옆으로 누운자세에서 아래쪽 다리는 굽힘하고, 허리가 바닥에 닿도록 골반을 가쪽기울임시킨다.</td><td rowspan="2">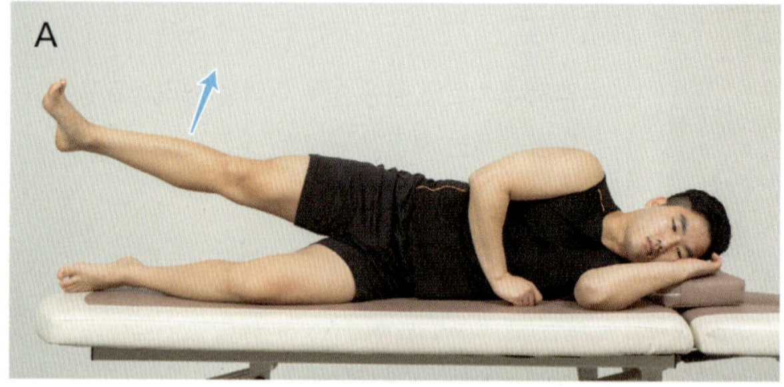</td></tr>
<tr><td>운동방법</td><td>■ 위쪽 다리는 벌림하여 몸통과 일직선되게 한다.
■ 이 자세를 유지하면서 엉덩관절을 가쪽돌림하도록 하고, 뻗침될 때까지 천천히 허벅지를 모음하도록 한다.</td></tr>
</table>

<table>
<tr><td>대상자 자세</td><td>■ 옆으로 누운자세에서 위쪽 발목관절을 벨트로 고정하고 어깨 위에서 엉덩관절 폄, 무릎관절 굽힘이 되도록 잡아당긴다.
■ 아래쪽 다리는 굽힘하고, 허리가 바닥에 닿도록 골반을 가쪽기울임시킨다.</td><td rowspan="2">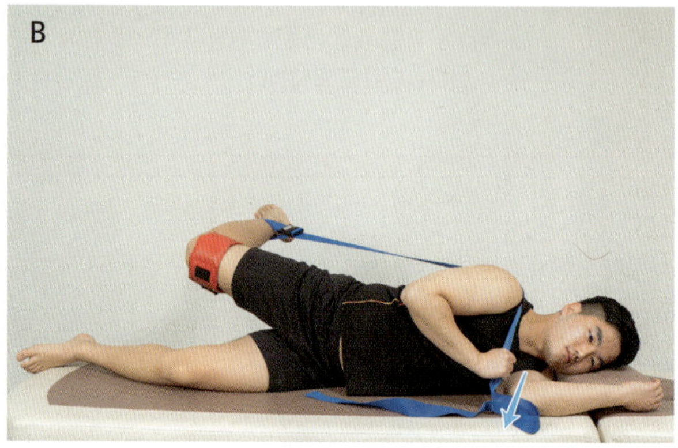</td></tr>
<tr><td>운동방법</td><td>■ 위쪽 다리는 벌림하여 몸통과 일직선되게 한다.
■ 이 자세를 유지하면서 엉덩관절을 가쪽돌림하도록 하고, 뻗침될 때까지 천천히 허벅지를 모음하도록 한다.</td></tr>
</table>

그림 15-31 옆으로 누운자세

A. 넙다리근막긴장근 자가뻗침 B. 벨트를 이용한 넙다리근막긴장근 자가뻗침

<table>
<tr><td>대상자 자세</td><td>■ 뻗침시킬 다리를 벽쪽으로 하고, 같은쪽 손으로 벽을 집고 선다.</td><td rowspan="2">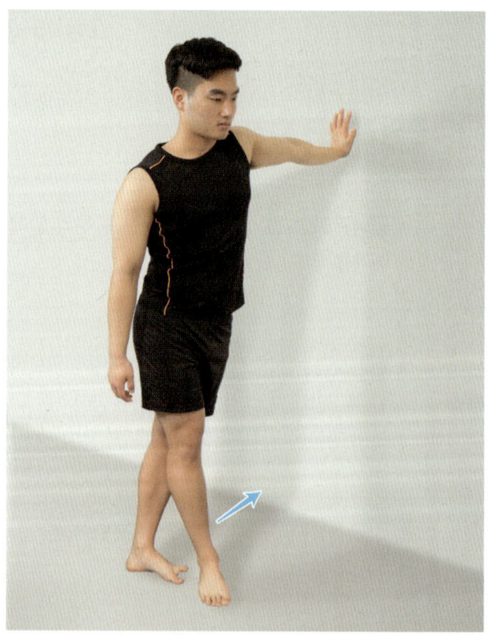</td></tr>
<tr><td>운동방법</td><td>■ 뻗침시킬 다리를 폄, 모음, 가쪽돌림하도록 하고 반대쪽 다리 뒤로 교차시킨다.
■ 양쪽 발을 바닥에 붙이고 무릎을 약간 굽힘하며 벽 쪽으로 골반을 가쪽이동시킨다.
■ 몸통은 반대 방향으로 옆굽힘한다.</td></tr>
</table>

그림 15-32 선자세: 넙다리근막긴장근 자가뻗침

(4) 엉덩관절 굽힘근 뻗침

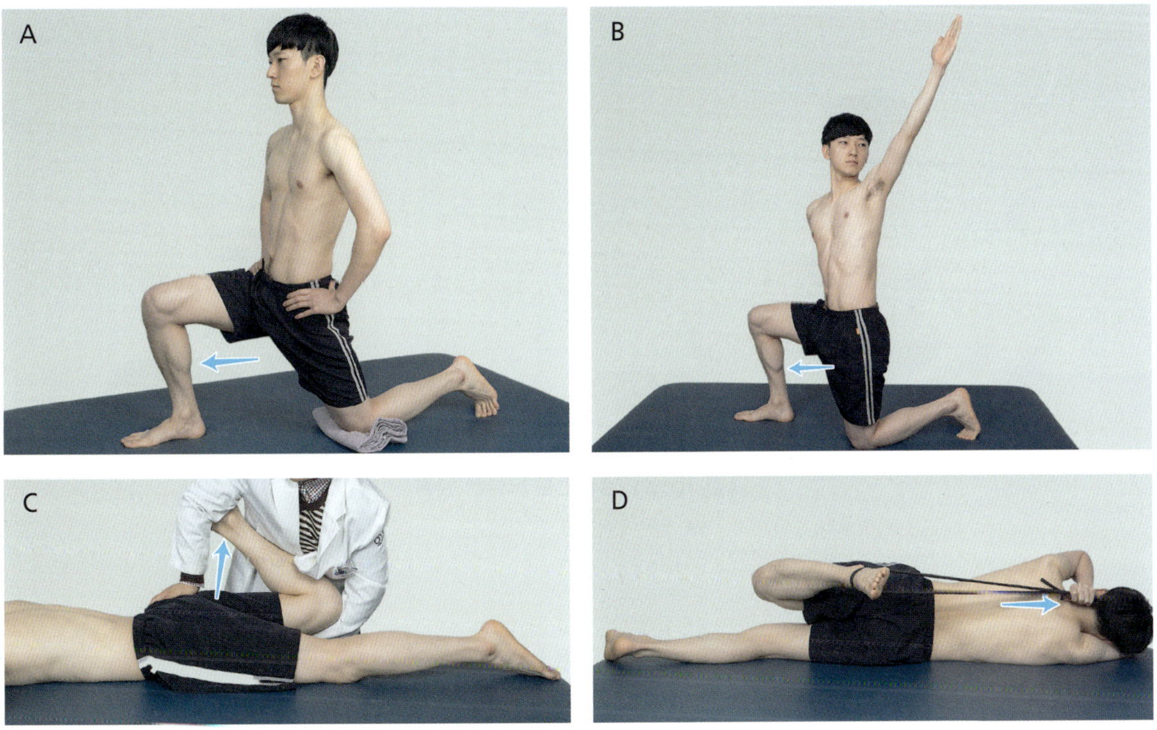

그림 15-33 엉덩허리근 뻗침

(5) 엉덩관절 폄근 뻗침

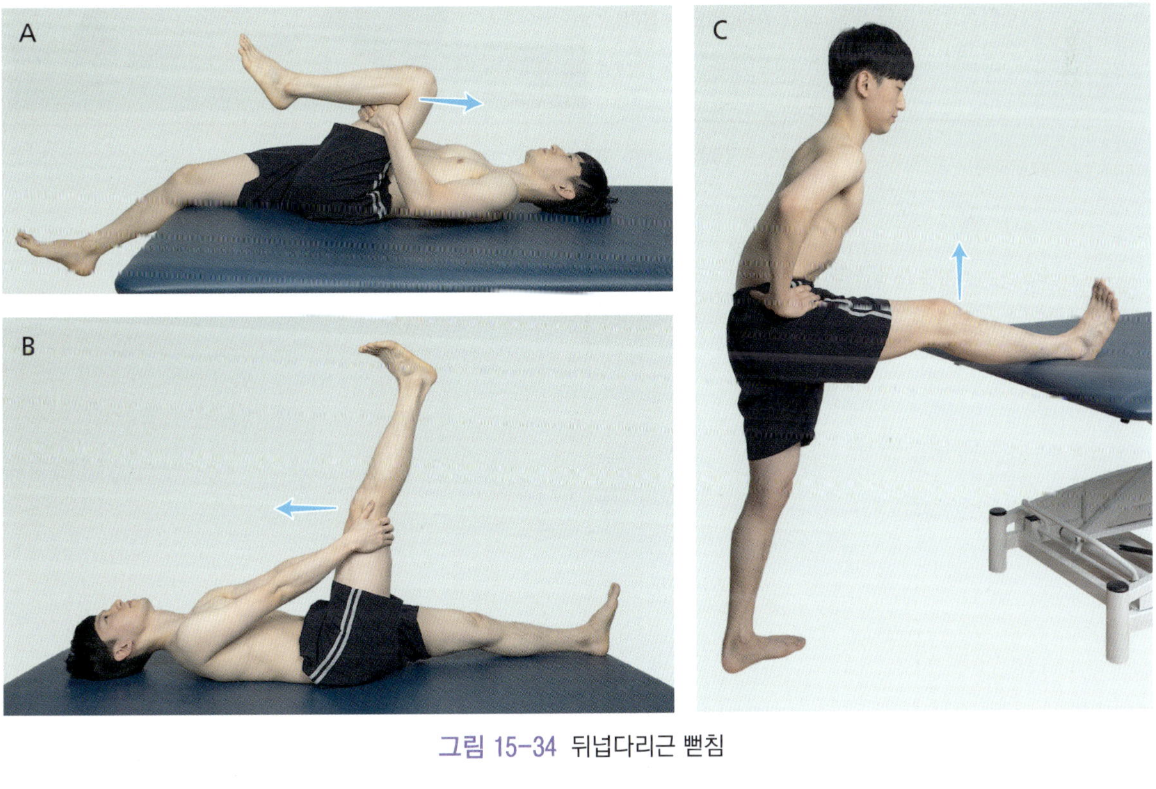

그림 15-34 뒤넙다리근 뻗침

(6) 엉덩관절 모음근 뻗침

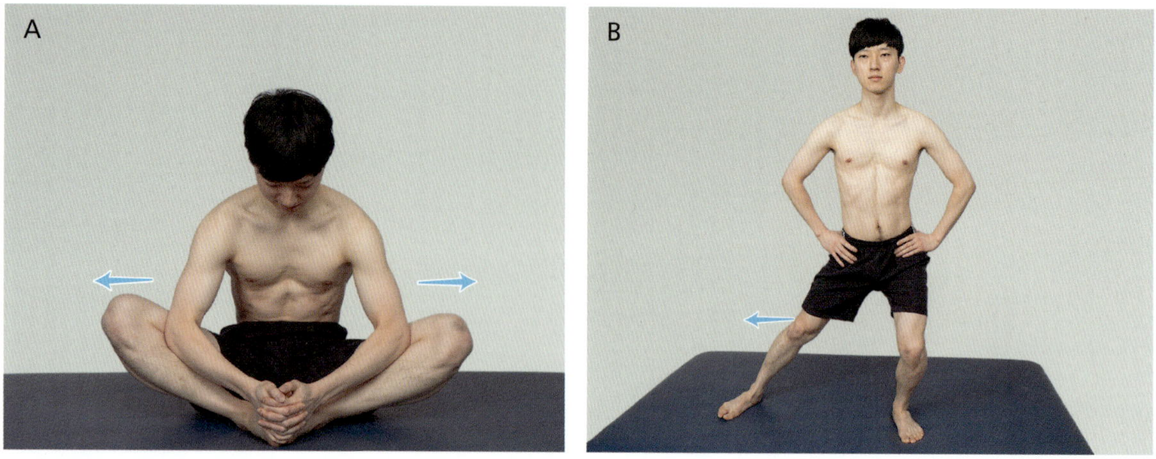

그림 15-35 엉덩관절 모음근 뻗침

A. 짧은 모음근 B. 긴 모음근

(7) 궁둥구멍근 뻗침

대상자 자세	▪ 바로누운자세
운동방법	▪ 뻗침할 쪽 다리를 반대쪽 다리 위에 교차시킨다. ▪ 양손으로 무릎 밑을 잡고 가슴 쪽으로 잡아당긴다.

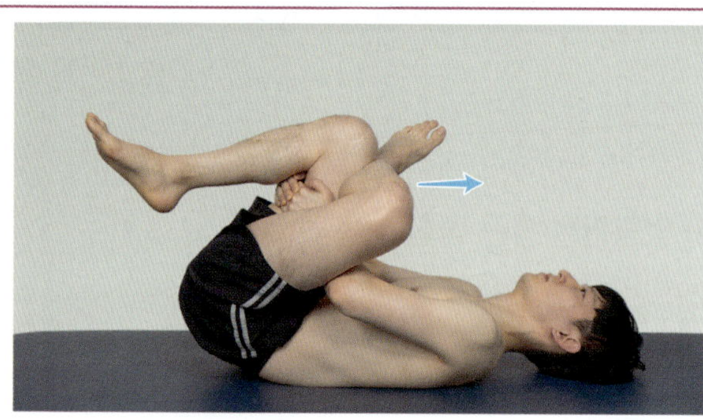

그림 15-36 궁둥구멍근 뻗침운동

3) 근육수행력과 기능적 조절 향상을 위한 운동

(1) 등척성운동

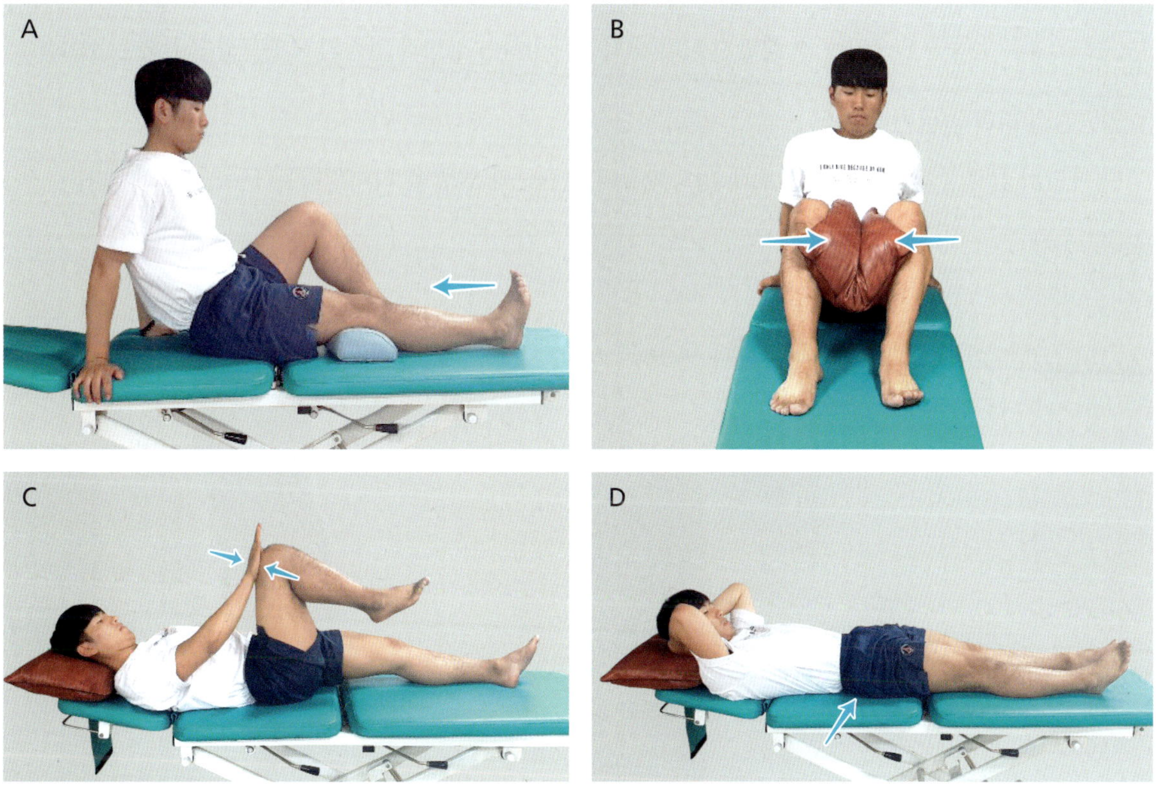

그림 15-37 엉덩관절 등척성운동

A. 무릎관절 폄 및 발목관절 가쪽번짐 B. 엉덩관절 모음 C. 엉덩관절 굽힘 D. 엉덩관절 폄

(2) 안정화운동

다리의 체중부하운동은 활동에 대항하는 2관절 근육(two joint muscle)이 사용되는데, 각각의 근육은 한쪽 관절에서는 길어지고 또 다른 쪽 관절에서는 짧아져 최적의 길이-장력 관계를 유지한다. 체중부하 근육의 주요기능은 운동을 일으키는 것 뿐만 아니라 중력에 대항하여 균형과 안정의 모멘트를 조절하는 것이다.

① 엉덩관절 하이킹/골반 떨어짐

이마면의 근력강화와 안정성을 위해 엉덩관절의 벌림근과 골반을 하이킹하는 근육을 강화한다.

대상자 자세	■ 2~4인치 높이의 발판 위에 한 발을 올려놓고 선다.	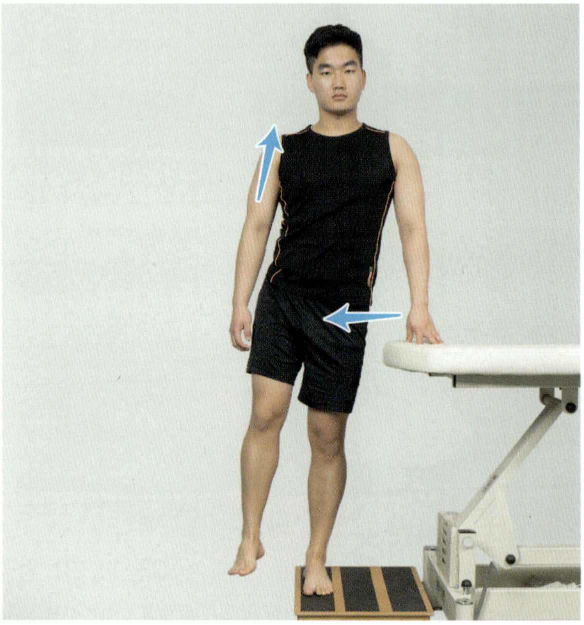
운동방법	■ 비체중부하쪽 다리의 골반을 올림 및 내림한다. 이 운동은 체중부하쪽 다리의 벌림근과 비체중부하쪽 다리의 엉덩관절 하이킹의 조절을 향상시킨다.	

그림 15-38 엉덩관절 올림/내림운동

② 교각운동

교각운동(bridging)을 이용하여 엉덩관절 폄근의 훈련과 근력을 강화한다.

대상자 자세	■ 양팔을 편안하게 놓은 상태에서 발바닥을 바닥면에 대고 엉덩관절과 무릎관절 굽힘을 취한다.	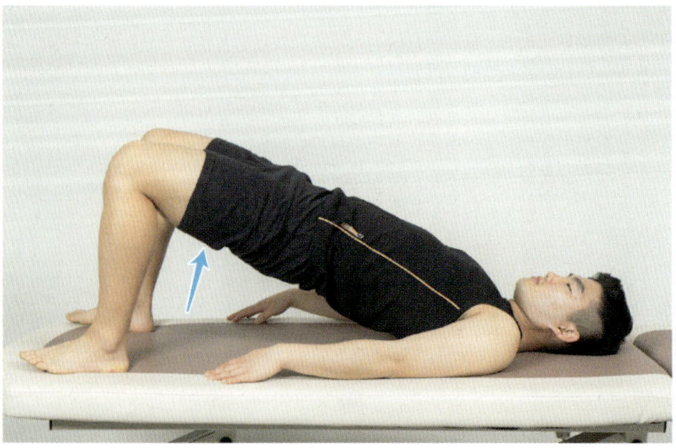
운동방법	■ 바로누워 무릎을 세운 자세에서 위쪽 등과 발을 치료대에 붙이고 골반을 위로 들어올려 엉덩관절을 편다. ■ 교각운동은 몸통 안정근과 함께 엉덩관절 폄근을 강화한다.	

그림 15-39 교각운동

③ 벽 미끄러짐 운동

체중의 편심성 조절을 발달시키기 위해 벽 미끄러짐(wall slides)/부분 쪼그려 앉기를 수행한다.

대상자 자세	▪ 양 발을 어깨넓이만큼 벌리고 발끝이 앞쪽으로 향하게 벽에 기대 선다.	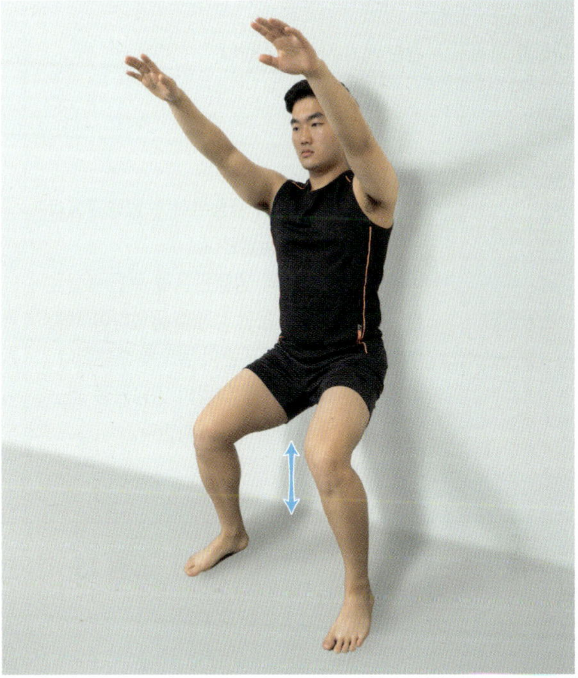
운동방법	▪ 엉덩관절과 무릎관절 굽힘 및 발목을 발등굽힘하면서 벽을 따라 아래쪽으로 미끄러짐한다. ▪ 그 후 엉덩관절과 무릎관절을 폄 및 발목을 발바닥굽힘하면서 벽을 따라 등을 위쪽으로 미끄러짐한다.	

그림 15-40 벽 미끄러짐/부분 쪼그려 앉기

대상자 자세	▪ 짐볼을 등 뒤에 댄 후 한쪽 어깨관절은 위로, 반대쪽 어깨관절은 아래로 위치시켜 상호 교대적으로 놓는다.	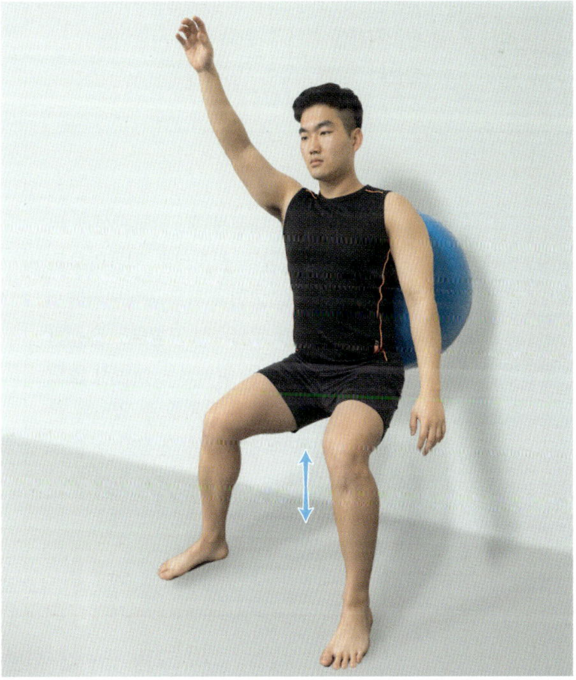
운동방법	▪ 등과 벽 사이에 짐볼(수건) 등을 배치하여 마찰을 감소시킬 수 있고, 짐볼을 배치하면 조절 능력을 더 요구할 수 있다. ▪ 앞십자인대를 보호하기 위해 무릎 굽힘 가능범위를 0~60°로 제한하고, 무릎이 발가락보다 앞쪽으로 나가지 않도록 하며, 통증이 일어나지 않도록 한다.	

그림 15-41 등에 짐볼을 대고 벽 미끄러짐/부분 쪼그려 앉기

④ 한발 데드 리프트

한발 데드 리프트(single-limb deadlift)는 엉덩관절 폄근을 강화하고, 무릎의 조절을 발달시킨다.

대상자 자세	■ 한발 서기 자세를 취한다.	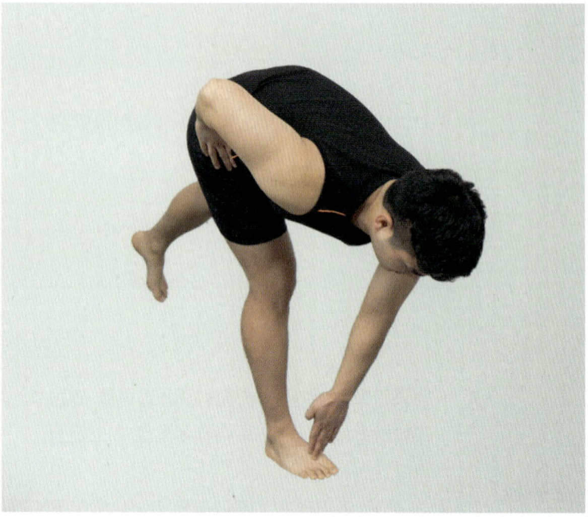
운동방법	■ 한발 서기 자세에서 체중부하쪽 엉덩관절과 무릎관절을 30°로 굽힘한다. ■ 비체중부하 다리의 엉덩관절과 무릎관절을 폄하여 뒤로 뻗는 동안 상체를 굽힘하여 체중부하 다리의 발가락에 손이 닿도록 주문한다. ■ 이 동작은 체중부하쪽 다리의 엉덩관절 폄근을 구심성 및 원심성으로 강화한다.	

그림 15-42 한발 데드 리프트

⑤ 부분 런지와 완전 런지

지팡이를 이용한 부분 런지를 통해 균형과 몸을 낮추는 조절능력을 발달시킨다.

대상자 자세	■ 런지자세를 취한 후 한쪽 손은 지팡이를 짚는다.	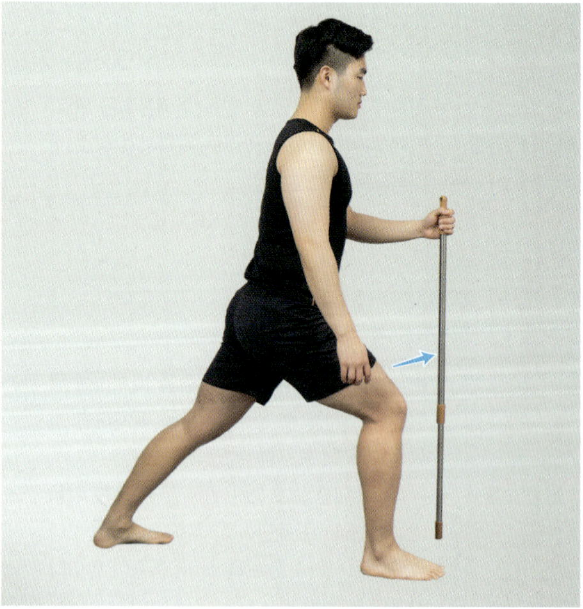
운동방법	■ 한 발을 앞쪽으로 내딛은 후, 엉덩관절과 무릎관절을 굽힘했다가 원자세로 되돌아오도록 한다. 무릎관절 굽힘을 작은 가동범위에서 시작하고 점차 90° 무릎관절 굽힘으로 진행한다. 무릎을 발보다 더 앞쪽으로 내밀지 않도록 하고, 무릎의 정렬을 유지할 수 있도록 한다. 균형을 잡을 수 없거나 잘 조절할 수 없는 경우, 지팡이를 이용하거나 평행봉 등을 붙잡아 균형을 잡도록 한다.	

그림 15-43 부분 런지와 완전 런지

⑥ 한발 서기에서의 안정화

강화하려는 다리로 선자세를 취한다. 반대측 다리를 앞쪽, 뒤쪽, 옆쪽으로 움직이는 동안 체중부하 다리와 몸통의 정렬과 안정성을 유지하도록 한다. 움직이는 쪽 다리에 저항을 가할 수 있다.

<table>
<tr><td>대상자 자세</td><td>▪ 강화하려는 다리로 선자세를 취한다.</td><td rowspan="2">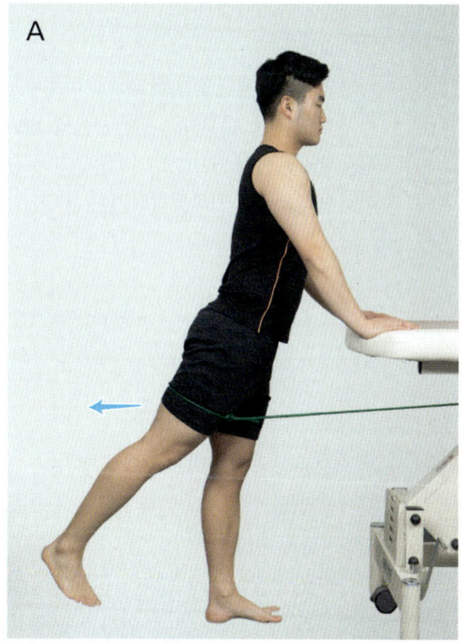
</td></tr>
<tr><td>운동방법</td><td>▪ 엉덩관절 폄에 저항을 가하기 위해 탄력저항이 묶여 있는 쪽을 바라보고 서도록 한다.
▪ 체중부하하는 다리의 앞쪽 근육에 의한 안정화를 요구한다.</td></tr>
</table>

<table>
<tr><td>대상자 자세</td><td>▪ 벌림과 모음에 저항을 가하기 위해 탄력저항이 묶여 있는 쪽과 나란하게 서도록 한다.</td><td rowspan="2">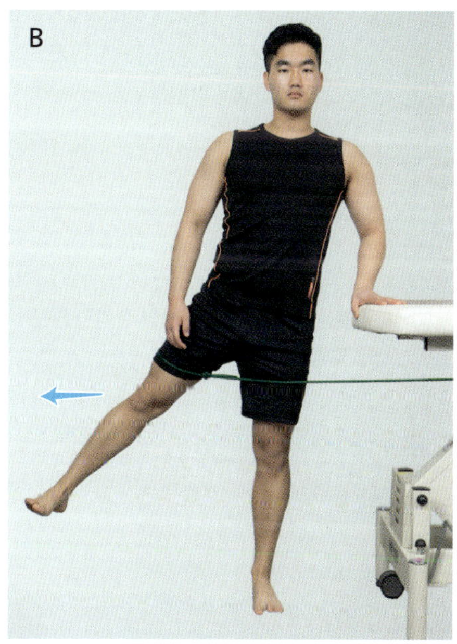
</td></tr>
<tr><td>운동방법</td><td>▪ 엉덩관절 벌림에 저항을 가하기 위해 탄력저항이 묶여 있는 쪽의 반대방향으로 엉덩관절을 벌린다.
▪ 체중부하하는 다리의 옆쪽 근육에 의한 안정화를 요구한다.</td></tr>
</table>

그림 15-44 반대쪽 다리에 탄력저항을 적용하고, 닫힘사슬 안정화와 근력강화하기

A. 엉덩관절 폄 B. 엉덩관절 벌림

(3) 동적 근력강화운동

① 엉덩관절 벌림(중간볼기근과 넙다리근막긴장근)

<table>
<tr><td rowspan="3">운동방법</td><td>▪ 엉덩관절과 무릎관절을 굽힘하고 바로누운자세에서 몸통을 유지하고 엉덩관절의 벌림에 집중하도록 한다.
▪ 이때 넙다리뼈가 가쪽돌림되면 안 된다.</td><td>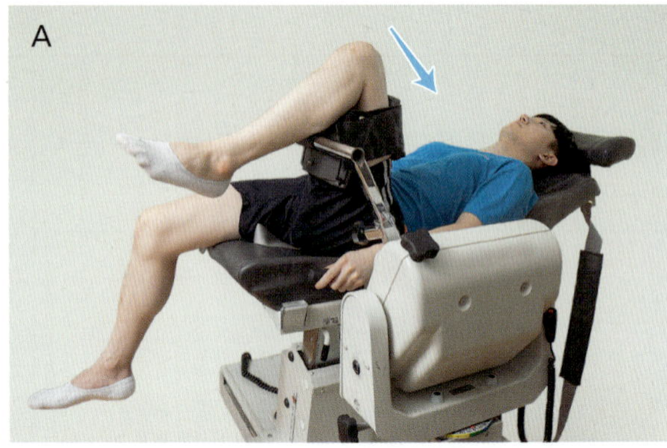
</td></tr>
<tr><td>▪ 아래쪽 다리를 굽힘하여 옆으로 누운자세에서 엉덩관절을 돌림의 중립자세 및 약간 폄한 자세를 취하게 한 후, 위쪽 다리를 들어올려 벌림하도록 한다.
▪ 이때 엉덩관절이 굽힘되거나 몸통이 뒤쪽으로 돌림되지 않도록 한다. 환자의 근력이 향상되면 모래주머니 등으로 저항을 가한다.</td><td>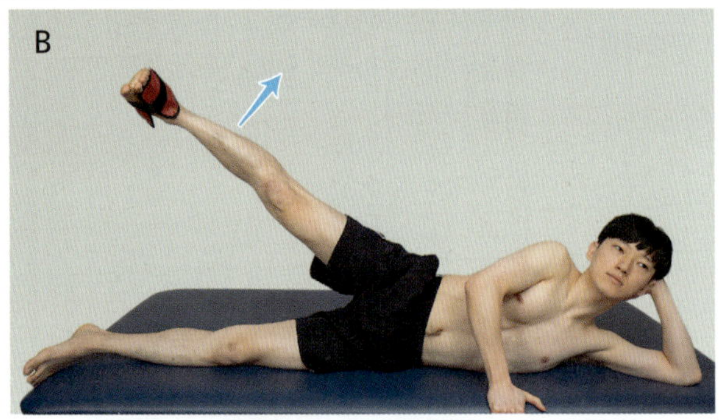
</td></tr>
<tr><td>▪ 한발 서기 자세에서 체중이 실리지 않는 다리를 벌림하도록 한다.
▪ 몸통을 중립자세로 하고, 골반 올림이나 엉덩관절 굽힘 또는 돌림되지 않도록 한다.</td><td>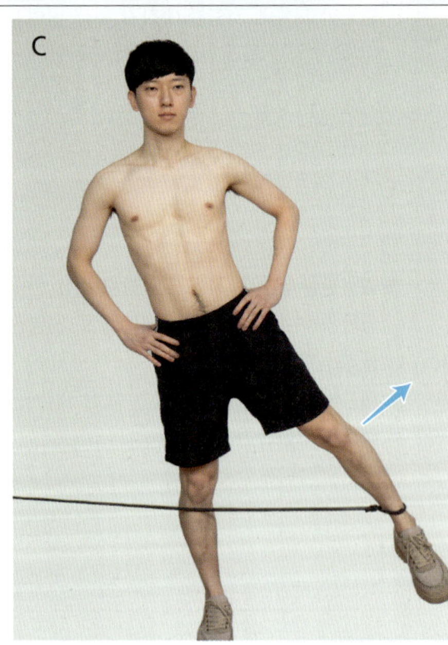
</td></tr>
</table>

그림 15-45 엉덩관절 벌림 근력강화운동

A. 누운자세 B. 옆으로 누운자세 C. 선자세

② 엉덩관절 폄(큰볼기근) 근력강화운동

대상자 자세	■ 네발자세에서 다리 들기	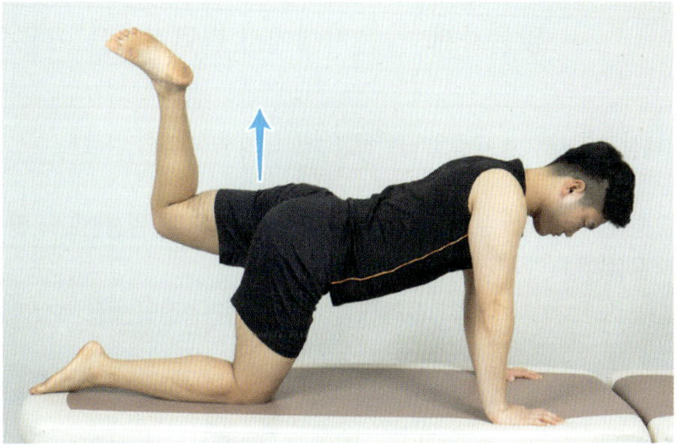
운동방법	■ 네발자세에서 골반을 중립자세로 하고 무릎을 굽힌 채로 양쪽의 엉덩관절을 번갈아 펴하도록 한다.	

그림 15-46 엉덩관절 폄운동

■ 엉덩관절 폄 근력강화를 위한 또 다른 방법

- 볼기근의 고정운동(gluteal muscle setting): 엎드린자세나 바로누운자세에서 양쪽 볼기 부분을 수축하게 함
- 선자세에서 몸통을 지지하고 다리 들기(standing leg lifts with trunk support): 치료대 끝에 서서 몸통을 굽힘하여 치료대를 지지하고 양쪽 엉덩관절을 교대로 펴도록 함. 넙다리뒤근을 이완하며 큰볼기근을 훈련하기 위해서는 무릎관절을 굽힘 상태에서 시행해야 하며, 운동의 난이도를 높이기 위해 먼쪽 넙다리뼈에 저항을 가함
- 선자세의 폄(standing extension): 몸통은 똑바른 중립자세로 한발 서기 한 후 반대쪽 다리를 폄하도록 하며, 정상 관절운동범위를 초과해서 엉덩관절을 폄하지 않도록 주의

③ 엉덩관절 가쪽돌림 근력강화운동

- 옆으로 누운자세: 가쪽돌림근의 항중력 근력강화운동을 시작하고 조절하는 조개운동

대상자 자세	■ 옆으로 누운자세	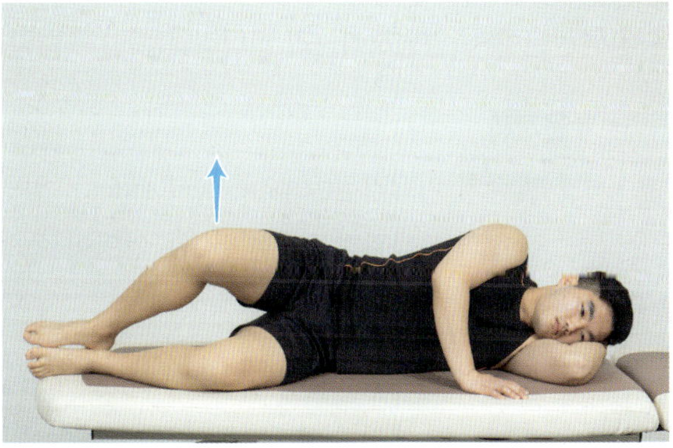
운동방법	■ 양쪽 엉덩관절과 무릎관절을 약간 굽힘하고, 아래쪽 다리의 발꿈치 위에 위쪽의 다리의 발꿈치를 올려 양쪽 발꿈치를 붙인다. ■ 발꾼치가 붙은 상태에서 위쪽 다리의 무릎이 점점 벌어지도록 한다. ■ 저항을 가하려면 허벅지에 탄성밴드를 묶거나 위쪽 다리의 먼쪽 허벅지에 커프 웨이트를 배치한다.	

그림 15-47 옆으로 누운자세

- 엎드린자세(등척성 수축): 엎드린자세에서 무릎을 굽힘하고 양쪽 무릎은 약 10인치 정도 간격을 두고 발꿈치는 붙인 후, 가쪽돌림근의 등척성 수축을 유도함
- 앉은자세: 앉은자세에서 탄력저항을 이용하여 가쪽돌림근을 근력강화

대상자 자세	▪ 무릎을 굽힘하고 치료대의 끝에 걸터앉는다.
운동방법	▪ 운동하는 쪽 발목과 치료대 다리에 탄성밴드나 탄성튜브를 감아 고정한 후, 저항을 이기면서 발을 반대쪽 다리로 움직이도록 한다. ▪ 무릎관절의 굽힘이나 폄, 엉덩관절의 벌림 보상작용이 일어나지 않도록 주의한다.

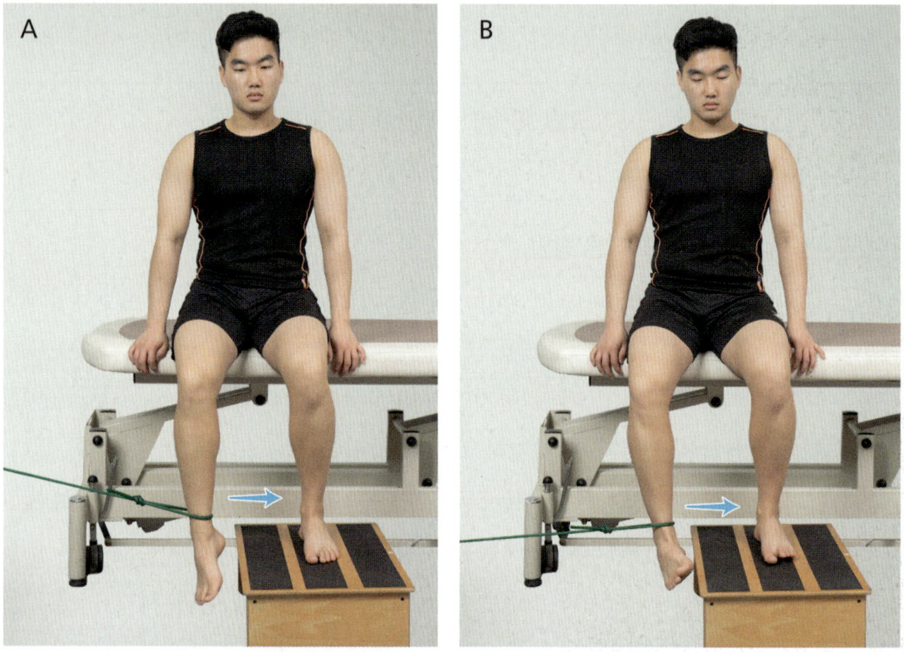

그림 15-48 앉은자세의 엉덩관절 가쪽돌림

A. 시작자세 B. 끝자세

④ 엉덩관절 굽힘(엉덩허리근과 넙다리곧은근) 근력강화운동

▪ 누운자세

- 발꿈치 미끄러짐(supine heel slides): 엉덩관절과 무릎관절의 폄 상태에서 시작하여 점차 엉덩관절과 무릎관절을 굽힘한 후, 엉덩이 쪽으로 발꿈치를 미끄러지도록 함

▪ 선자세 1

- 엉덩관절과 무릎관절 굽힘(standing, hip and knee flexion): 한쪽 발목이나 양쪽 발목에 모래주머니를 고정한 후, 스툴이나 발판 앞에 선자세를 취함. 환자에게 엉덩관절과 무릎관절을 굽힘하여 발을 발판 위에 올렸다가 다시 지면으로 내려놓도록 함

■ 선자세 2

- 다리를 편 상태로 엉덩관절 굽힘(standing, straight-leg hip flexion): 환자의 먼쪽 종아리 저항을 적용한 후 무릎관절의 폄을 유지하면서 엉덩관절을 굽힘하도록 함

⑤ 엉덩관절 모음 근력강화운동

대상자 자세	■ 위쪽 다리의 무릎은 굽힘하여 아래쪽 다리 앞쪽에 가져가 발바닥을 지면에 닿게 하고, 아래쪽 다리는 엉덩관절을 펌하여 몸통과 일직선이 되게 한다.	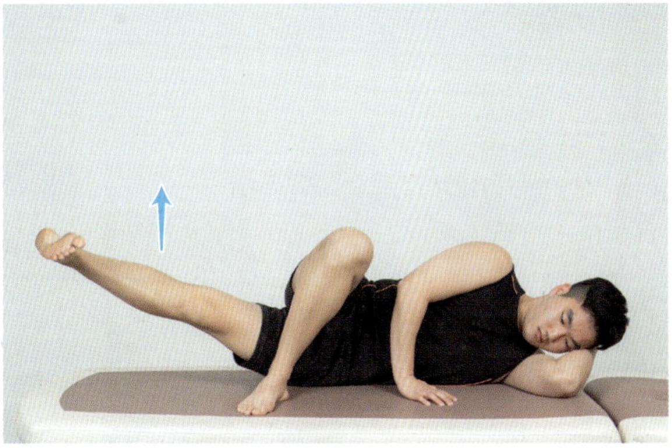
운동방법	■ 아래쪽 다리를 위쪽으로 들어올려 모음한다.	

그림 15-49 옆으로 누운자세: 한쪽 다리를 이용한 모음근 강화

대상자 자세	■ 두 다리를 폄시킨 상태에서 옆으로 누운자세를 취한다.	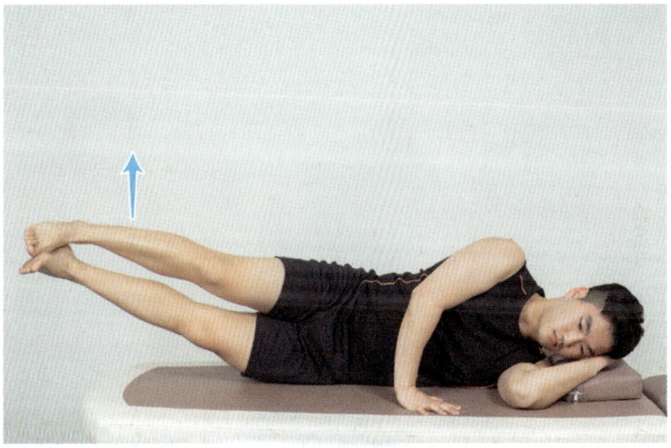
운동방법	■ 양쪽 다리를 위쪽으로 들어올려 아래쪽 다리가 모음을 할 수 있도록 한다. 들어올려 모음한다.	

그림 15-50 옆으로 누운자세: 양쪽 다리를 이용한 모음근 강화

⑥ 모래주머니를 이용한 엉덩관절 근력강화운동

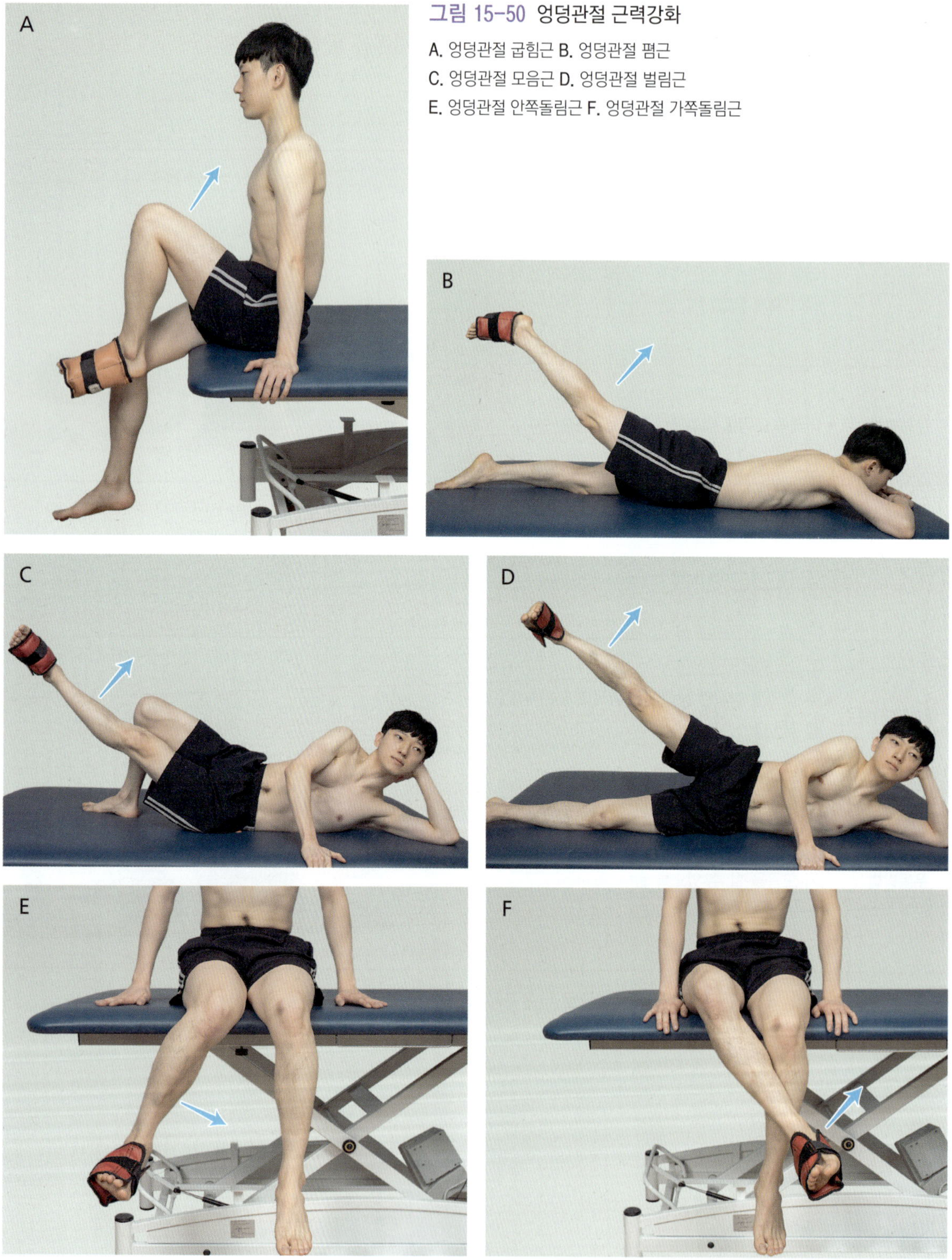

그림 15-50 엉덩관절 근력강화

A. 엉덩관절 굽힘근 B. 엉덩관절 폄근
C. 엉덩관절 모음근 D. 엉덩관절 벌림근
E. 엉덩관절 안쪽돌림근 F. 엉덩관절 가쪽돌림근

(4) 엉덩관절의 기능활동과 움직임 패턴을 조합한 운동

대상자 자세	▪ 지면에 발바닥을 놓고 짐볼 위에 편안한 자세로 앉는다.	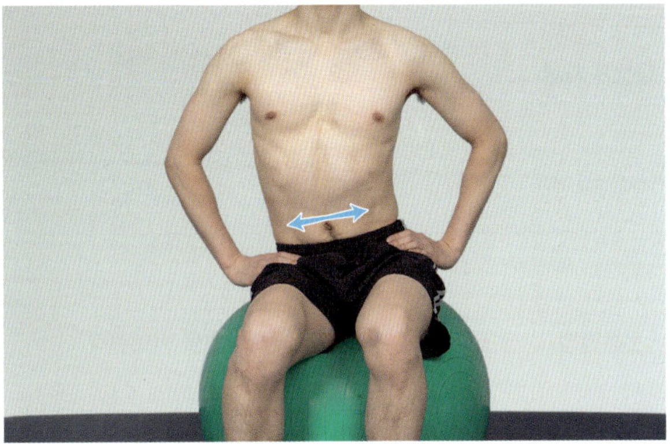
운동방법	▪ 좌우 골반을 번갈아가며, 위로 올림과 내림을 반복한다.	

그림 15-52 짐볼을 이용한 엉덩관절 기능운동

대상자 자세	▪ 한쪽 다리를 발판 위에 올려놓고 다른쪽 나리는 지면 위에 놓는다.	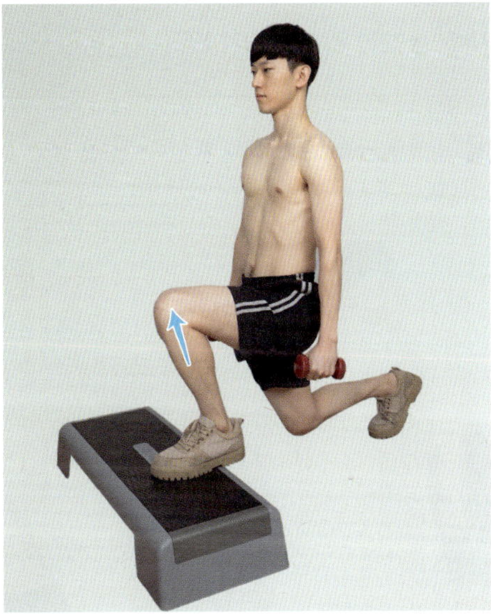
운동방법	▪ 발판 위에 있는 다리는 엉덩관절, 무릎관절을 굽힘하며, 반대쪽 다리는 엉덩관절 폄, 무릎관절 굽힘을 취한다.	

그림 15-53 런지운동

대상자 자세	■ 어깨 위에 역기를 올려놓고 앉은자세를 취한다.	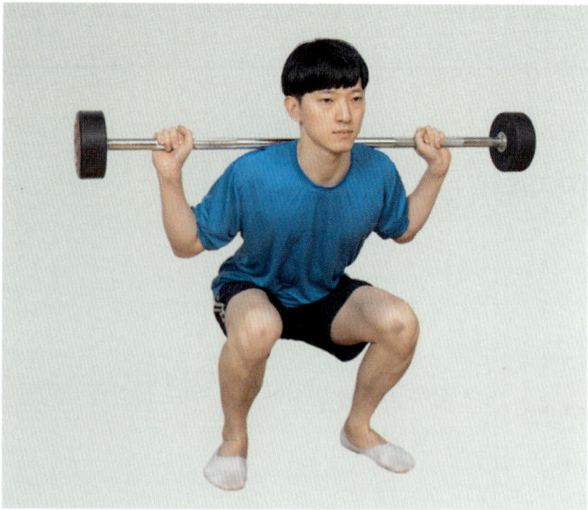
운동방법	■ 천천히 양쪽 무릎의 굽힘과 폄을 반복한다.	

그림 15-54 역기를 이용한 스쿼트운동

대상자 자세	■ 발판 위에 올라가서 선다.
운동방법	■ 발판에서 뛰어 내린 후 양쪽 무릎을 살짝 구부린 후, 양쪽 손을 머리 위로 올린다.

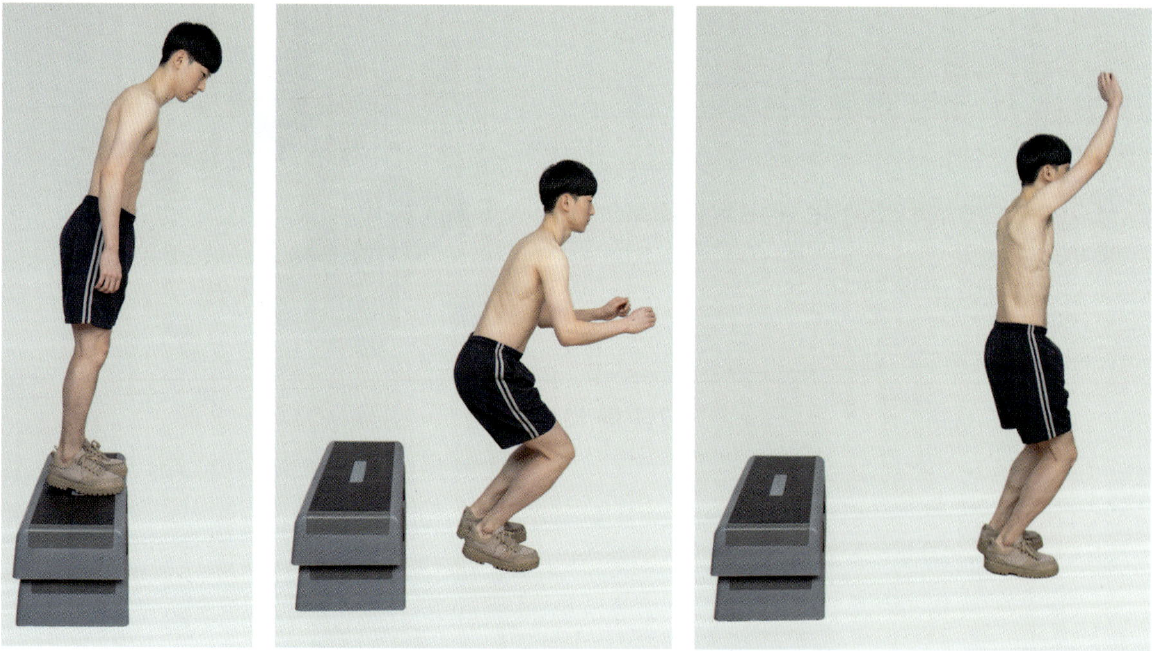

그림 15-55 플라이오메트릭운동

임상의사결정 Clinical decision making_사례

70세 여성 P씨는 오른쪽 넙다리뼈머리 괴사 진단을 받았다. 검사결과 관절의 변형과 연골이 소실되었으며, 엉덩관절제한 및 통증으로 인하여 체중부하와 보행이 어려운 상태이다. 관절가동검사에서 엉덩관절 굽힘, 폄, 안쪽/가쪽돌림 시 염증으로 인한 통증이 나타났다. 이로 인하여 엉덩관절의 완전관절성형술(total hip arthroplasty)을 시행할 예정이다.

1. 임상적 사고

① 엉덩관절의 복합체에 대하여 설명하시오.

② 엉덩관절의 뼈 운동학에 대하여 설명하시오.

③ 골반의 움직임에 대하여 설명하시오.

④ 엉덩관절의 기능장애 및 병리에 대하여 설명하시오.

⑤ 엉덩관절과 관련된 질환에 대하여 설명하시오.

2. 임상의견

① 엉덩관절성형술의 급성기 단계에서 할 수 있는 중재방법을 설명하시오.

② 다른 임상연구에서 P씨와 유사한 사례를 찾고 이를 비교 · 조사 하시오.

3. 결론

① 엉덩관절성형술 후 관리방법을 설명하시오.

② P씨의 문제에 적합한 운동 프로그램을 설계하고 이를 토의하시오.

CHAPTER

16

무릎관절

Knee joint

학습목표

1. 무릎관절의 구조와 기능을 설명할 수 있다.
2. 무릎관절의 병리와 기능장애를 설명할 수 있다.
3. 무릎관절에 대한 운동치료를 수행할 수 있다.

핵심용어

- 관절복합체(joint complex)
- 무릎넙다리관절(patellofemoral joint)
- 안쪽곁인대(medial collateral ligament)
- 가쪽곁인대(lateral collateral ligament)
- 앞십자인대(anterior cruciate ligament)
- 뒤십자인대(posterior cruciate ligament)
- 거위발근육군(pes anserine muscle)
- 넙다리네갈래근(quadriceps)
- 넙다리뒤근육(hamstring)
- 반달연골(meniscus)
- 나사-집 기전(screw-home mechanism)
- 밖굽이 무릎(genu valgum)
- 안굽이 무릎(genu varum)

Guiding question

1. 무릎관절 손상이 무릎의 움직임에 미치는 영향을 설명하시오.
2. 무릎관절의 비정상적 정렬에 대해 설명하고, 무릎구조에 대하여 설명하시오.
3. 무릎관절 가동성 증가에 대한 운동치료방법을 설명하시오.

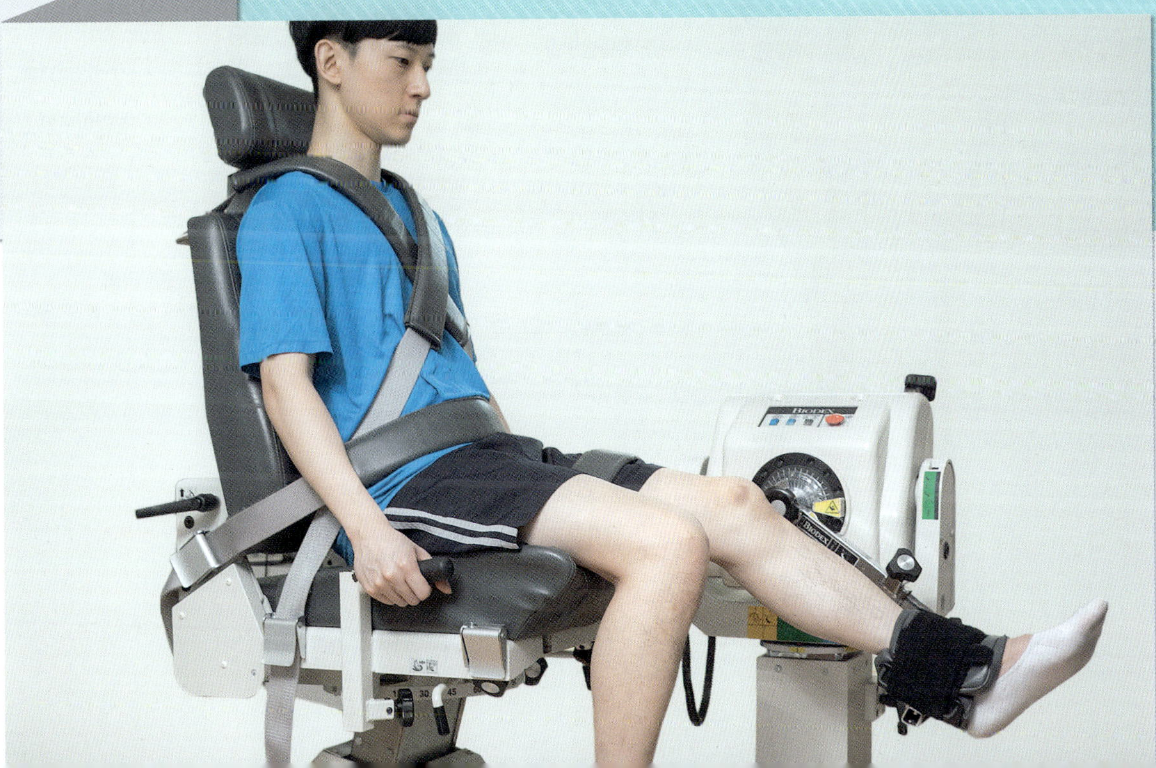

1 개요

인체의 모든 뼈는 서로 연결되어 있으며, 무릎관절은 하나 이상의 관절이 복합적으로 관절을 이루고 있기 때문에 관절복합체(joint complex)를 이룬다. 무릎관절은 넙다리뼈(femur)와 정강뼈(tibia)를 잇는 다리관절이고 넙다리뼈와 무릎뼈를 잇는 다리관절이기도 하다(그림 16-1). 무릎관절의 운동은 두 개의 운동면에서 굽힘과 폄, 안쪽돌림과 가쪽돌림이 일어난다.

무릎은 사람 몸무게의 거의 대부분을 받치고 있기 때문에 손상이 발생하기 쉽고, 무릎뼈관절염과 같은 과사용으로 인한 손상이 많다.

무릎은 걷거나 뛸 때 굽힘과 폄을 통해 이동을 하게 되고 이러한 움직임은 다리기능에 중요한 역할을 수행한다. 이렇게 무릎 굽힘과 폄을 하는 동안 뼈 사이 관절의 기능도 중요하지만 주위 물렁조직이 기능을 수행한다. 주변에 있는 인대, 물렁뼈 등의 충격을 흡수, 움직임을 잡아주는 등의 역할을 수행한다. 특히, 인대는 무릎관절의 가쪽면과 안쪽을 연결하며 정적인 안정성을 제공한다.

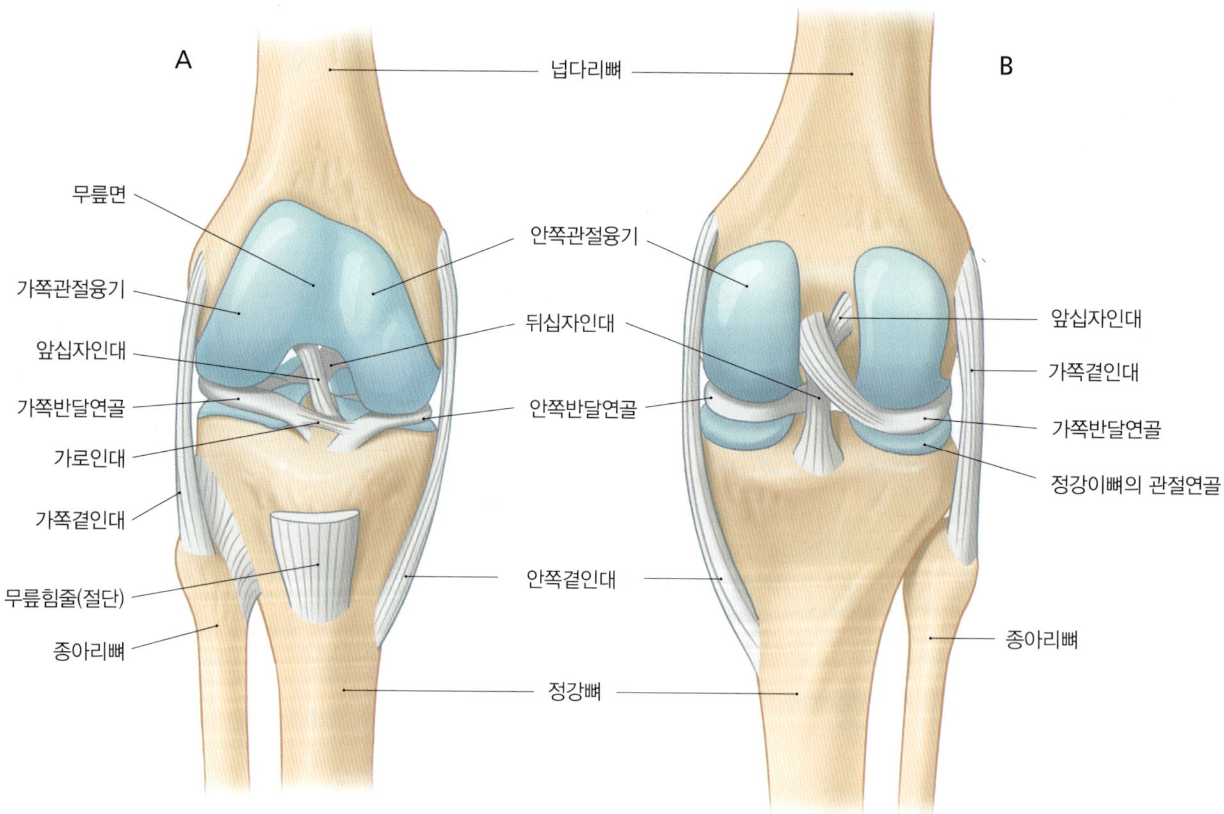

그림 16-1 정강넙다리관절

A. 앞면 B. 뒷면

2 무릎관절의 구조와 기능

1) 무릎관절의 구조

무릎관절은 정강넙다리관절(tibiofemoral joint)과 무릎넙다리관절(patellofemoral joint)로 구성된다. 정강넙다리관절은 경첩(hinge)과 같은 기능을 하기 때문에 경첩관절(ginglymus joint)로 분류된다. 그러나 굽힘 동안 발생되는 안쪽돌림과 가쪽돌림운동 때문에 일부 학자들은 정강넙다리관절을 융기관절 또는 '이중융기관절'로 분류하기도 한다. 무릎넙다리관절은 무릎뼈가 넙다리뼈관절융기 위에서 미끄러지는 특성 때문에 미끄러짐관절(arthrodial joint)로 분류된다.

일반적으로 무릎관절은 5~10° 폄에서 140° 굽힘의 범위에서 수동운동범위를 보인다. 정강넙다리관절의 수직으로 잇는 축을 기준으로 안쪽돌림 15°와 가쪽돌림 30°로 운동을 수행한다.

(1) 정강넙다리관절

- 구성: 크고 볼록한 넙다리뼈관절융기와 보다 작고 거의 편평한 정강뼈관절융기 사이에 형성된 관절
- 자유도 2°
- 부수적 운동: 굽힘과 폄, 안쪽돌림과 가쪽돌림
- 관절운동형상학: 발이 지면에서 자유로울 때, 넙다리뼈에 대한 정강뼈 폄 시, 앞쪽 구르기(rolling)–미끄러짐(sliding)이 나타나고 발이 지면에 고정되어 있을 때, 정강뼈에 대한 넙다리 폄 시, 앞쪽 구르기(rolling)–뒤쪽 미끄러짐(sliding)이 나타남(그림 16-2, 표 16-1)
- 안정성: 안쪽 · 가쪽곁인대, 앞뒤십자인대, 근육, 관절주머니, 반달연골에 의해 지지된다. 또한 무릎폄 시 나사집 기전에 의해 안정을 증가시킴(그림 16-3, 박스 16-1)

(2) 무릎넙다리관절

- 구성: 넙다리뼈 변쪽 진면에 관절융기사이고랑과 무릎뼈의 관절면 사이의 관절(그림 16-4)
- 관절운동형상학: 무릎이 굽힘과 폄하는 동안 무릎뼈의 관절면과 넙다리뼈융기사이고랑 사이에서 미끄러짐 운동이 일어남
- 안정성: 넙다리네갈래근, 관절면의 적합성, 지지섬유띠에 의한 수동제한에 의해 안정성 제공

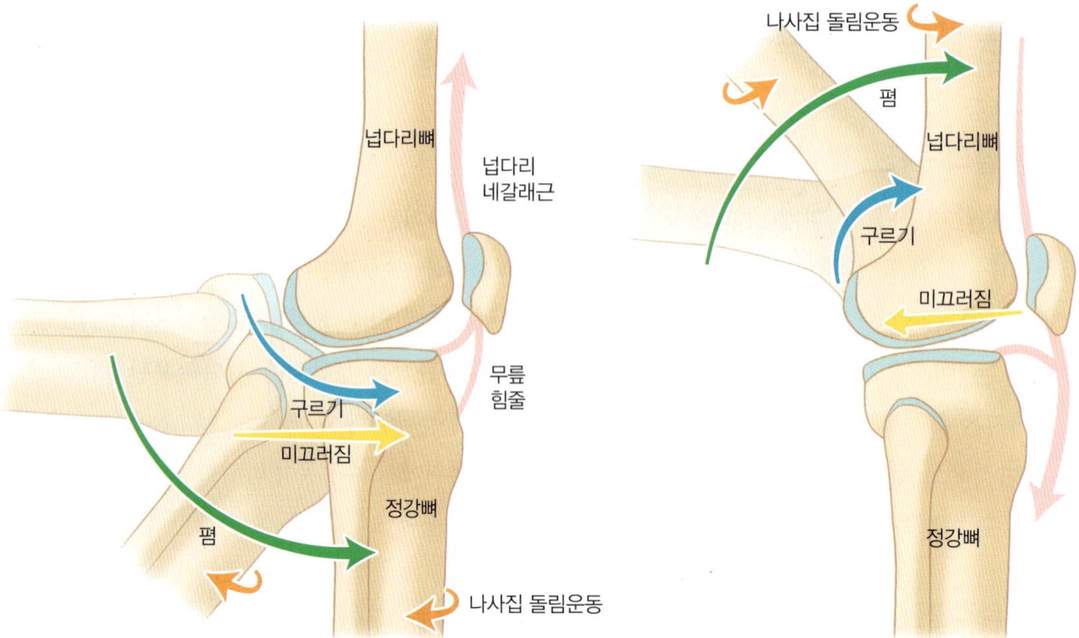

그림 16-2 무릎 폄의 관절운동형상학

A. 넙다리뼈에 대한 정강뼈의 움직임 B. 정강뼈에 대한 넙다리뼈의 움직임

표 16-1 무릎관절의 관절운동형상학

생리학적 운동		구르기	미끄러짐
정강뼈 움직임-열린사슬	굽힘	뒤쪽과 안쪽돌림	몸쪽/뒤쪽
	폄	앞쪽과 가쪽돌림	먼쪽/앞쪽
넙다리뼈 움직임 – 닫힌사슬	굽힘	뒤쪽과 가쪽돌림	먼쪽/앞쪽
	폄	앞쪽과 안쪽돌림	몸쪽/뒤쪽

박스 16-1 나사집 기전

무릎을 폄할 때 마지막 지점에서 가쪽돌림 10°가 발생한다. 이때 가쪽돌림과 함께 정강뼈와 넙다리뼈가 잠김작용을 하는데, 이를 나사집 기전(screw-home mechanism)이라고 한다. 나사집 기전은 단순히 폄과 돌림을 말하는 것이 아니라 2가지가 함께 결합함으로 인해 발생되는 결합형 돌림운동(conjunct rotation)이라고 운동형상학에서 말하고 있다. 앞십자인대의 수동장력, 넙다리네갈래근의 가쪽당김, 안쪽넙다리관절융기의 형태의 3가지가 나사집 기전을 만든다고 알려져 있다.

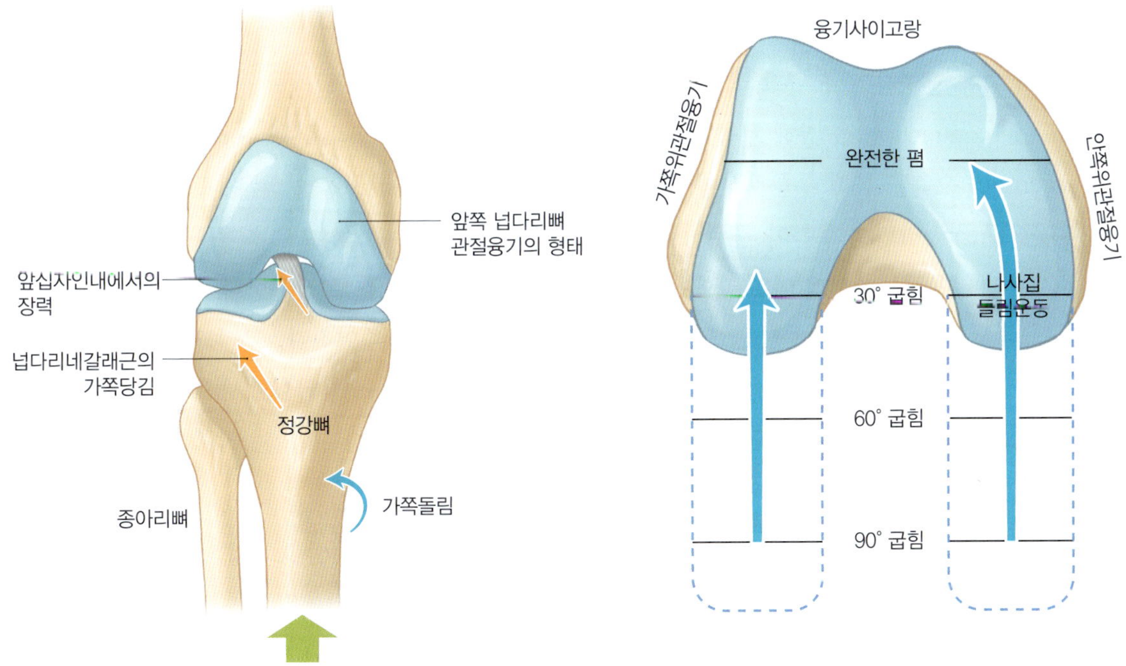

그림 16-3 나사집 기전

A. 나사집 돌림운동을 안내하는 요소 B. 넙다리뼈관절융기에 대한 정강뼈의 경로

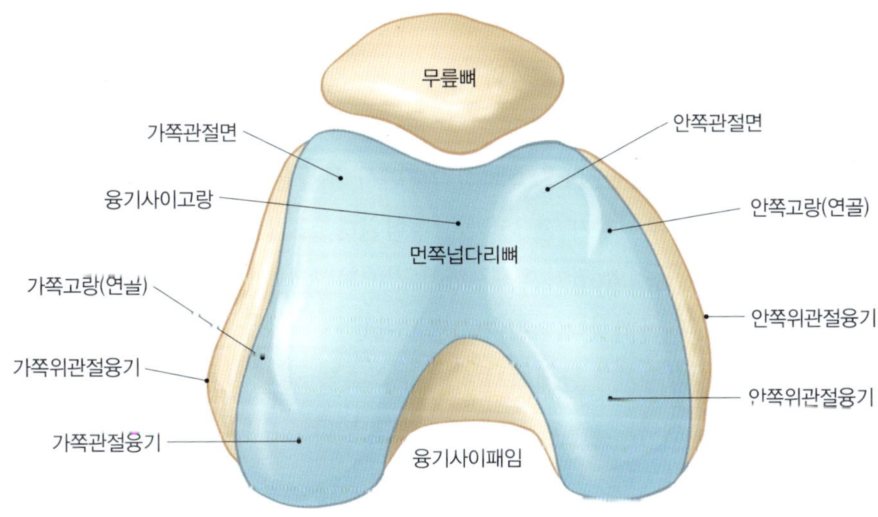

그림 16-4 무릎넙다리관절

2) 무릎관절의 기능

(1) 무릎관절 폄

무릎관절 폄에 관여하는 주 근육은 넙다리네갈래근(quadriceps)이다. 넙다리네갈래근은 등척성 수축(isometric contraction)을 통해 무릎관절을 안정시키고 보호한다. 그리고 동심성(concentric)과 편심성(eccentric) 수축을 통해 무릎관절을 움직인다. 서 있는 자세에서 천천히 앉을 때 또는 높은 곳에서 낮은 곳으로 착지하면서 무릎이 구부러질 때, 넙다리네갈래근은 편심성으로 작용하고, 축구를 할 때 공을 차거나 앉은자세에서 일어설 때에는 넙다리네갈래근이 동심성으로 작용한다.

계단을 오르내리는 동안 무릎관절은 체중의 3.3배까지 부하가 주어진다. 그리고 무릎을 구부리게 되면 7배 이상까지도 상승하게 된다. 각도면에서 살펴보면 약 60~90° 굽힘에서 무릎관절에 압력이 제일 큰 것으로 알려져 있다. 또한 이 각도에서 가장 큰 면적을 제공한다. 이는 압력이 높지만 면적이 상대적으로 넓기 때문에 연골 등을 보호하는 역할을 할 수 있다.

(2) 무릎관절 굽힘 및 돌림

무릎관절을 굽힘하고 돌림하는 근육에는 넙다리뒤근, 넙다리빗근, 두덩정강근, 오금근 등이 있다. 그리고 정강뼈 뒤에 있는 장딴지근도 무릎관절 굽힘에 작용한다. 굽힘-돌림을 하는 동작 시 걷거나 달리기 하는 동안 무릎관절에서 많은 움직임이 나타난다. 이때, 작은 움직임으로 무릎관절을 조절하게 한다. 또한 근육만 작용하는 것이 아니라 주변 인대와 함께 상호작용하면서 무릎관절을 조절한다.

(3) 무릎관절과 보행

일반적으로 보행 시 무릎관절은 최대 60° 범위 내에서 정상보행을 수행한다. 발뒤꿈치에 닿은 후(약 5° 굽힘) 무릎관절을 폄하면서 발바닥 닿기가 이루어진다. 그리고 중간디딤기를 하는 동안 무릎은 폄 상태를 유지하게 된다. 그리고 발꿈치 떼기가 시작하면서 무릎은 굽힘되기 시작하고, 발끝떼기까지 굽힘된다. 이때 발끝떼기가 이루어지기 전 35°까지 굽힘된다. 초기흔듦기에서는 무릎이 일정 부분 굽힘 상태를 유지하면서 중기흔듦기와 말기흔듦기까지 진행되면서 폄 형태의 움직임이 이루어진다. 중간흔듦기 지점에서 약 60°까지 굽힘상태가 된다(그림 16-5).

무릎관절 폄근은 흔듦기의 마지막 단계에서 동심성 수축을 하게 되고 이 수축은 무릎을 폄하게 되면서 발꿈치가 바닥에 닿게 된다. 그리고 무릎관절 폄근은 발꿈치 닿기에서 중간단계까지 디딤기의 처음부분에서 수축이 계속된다.

무릎관절 굽힘근은 발꿈치가 닿기 전 무릎이 폄되는 것을 편심성 수축을 통해 속도를 조절한다. 그리고 발꿈치 닿은 후 지속적인 수축이 이루어진다. 그리고 무릎관절 굽힘근은 흔듦기 동안 지속적으로 조절하면서 무릎 굽힘을 유지 및 조절한다.

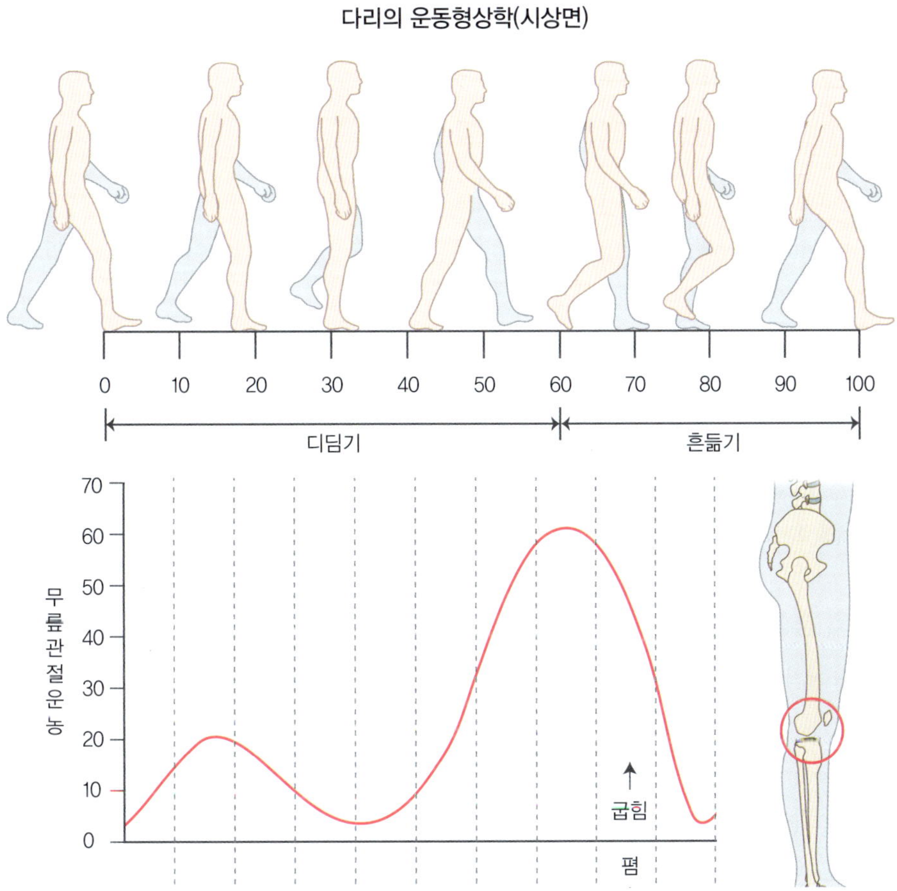

그림 16-5 보행 시 무릎관절 운동형상학

3 무릎관절의 병리 및 기능장애

1) 무릎인대 손상

(1) 관련 질병과 병리적 원인

① 앞십자인대 손상

앞십자인대(anterior cruciate ligament)의 손상은 무릎 가쪽에 밖굽이힘이 주어지게 되면 안쪽의 반달연골, 앞십자인대, 안쪽곁인대가 함께 손상을 당하게 된다. 이를 '불행삼주징'이라고 한다. 이때 앞십자인대는 손상을 받아 보행 및 일상생활에 불편함을 호소한다. 앞십자인대 손상을 일으키는 가장 큰 두 번째 원인은 발 위에서 정강뼈가 가쪽으로 돌림되는 돌림기전이다.

② 뒤십자인대 손상

뒤십자인대(posterior cruciate ligament)의 손상은 무릎이 굽혀진 상태에서 강한 충격이 정강뼈에 주어지고 이로 인해 뒤십자인대가 손상을 받는 경우이다.

③ 가쪽곁인대 손상

가쪽곁인대(lateral collateral ligament)의 손상은 무릎 안쪽에 외력이 작용하여 안굽이 형태의 큰 힘이 주어졌을 때 가쪽곁인대가 손상을 받는다.

④ 안쪽곁인대 손상

안쪽곁인대(medial collateral ligament)의 손상은 무릎 가쪽에서 외력이 작용하여 밖굽이 형태의 큰 힘이 주어졌을 때 안쪽곁인대가 손상을 받는다. 이러한 인대손상은 스키, 축구와 같은 스포츠 활동에 의해 손상을 많이 받는다.

(2) 임상적 징후와 증상

십자인대가 찢어질 때 '딱'하는 소리가 들린다. 무릎이 붓고 아프며, 충격이나 압박을 받게 되면 다시 통증이 느껴진다. 다리를 펴거나 구부리기 힘들 수 있으며, 걷는 동안 불안정해지는 경우도 있다.

(3) 구조적 손상과 기능적 손상

- 무릎 인대손상 시 찢어진 인대만으로는 구조적 변화를 일으키지 않음
- 주변조직까지 함께 손상되었을 경우, 여러 가지 문제점 발생
- 무릎 내 출혈
- 부종, 무릎 주위의 멍
- 무릎의 안정감 감소
- 무릎이 지탱하지 못하고 갑자기 구부러지는 등의 손상 및 기능제한

(4) 활동제한과 참여제한

- 무릎인대 손상의 부분파열인 경우, 무릎이 붓거나 일상생활이 어렵지 않음
- 무릎인대 손상과 함께 주변조직에 문제를 일으킬 경우, 그 즉시 부종, 통증 및 기능제한 발생됨
- 급성 발생 시 체중부하의 어려움으로 지팡이와 같은 보조도구 없이는 보행활동이 제한됨

(5) 단계별 중재

① 보호단계

보호단계는 약 1주일 동안 지속된다. 이 단계의 목표는 염증과 부종을 조절하고 물렁조직 및 관절의 가동성을 유지하는데 있다(표 16-2).

표 16-2 무릎 인대손상의 비수술적 관리: 보호단계

관리 계획	중재(손상 후 1주까지)
환자교육	• 손상된 부분에 대한 보호방법 교육 • 일상생활활동 수정에 대한 교육
통증, 부종 및 경련 조절	• 손상조직 보호: 안정 및 고정(부목, 테이프 또는 스프린트) • 냉(얼음), 마사지를 통한 부종 감소(48시간) • 통증없는 자세에서 부드러운 등급 I의 관절 진동기법 적용
물렁조직 및 관절의 가동성 유지	• 통증없는 범위 내 수동운동 실시 • 근고정운동: 저강도 간헐적 등척성운동
관련 부위 정상기능 유지	• 관련 부위 위치에 따라 능동-보조, 자유, 유산소 운동 적용 • 기능활동 동안 손상 부위 보호 필요 시 보조장비 사용

■ 환자교육

- 관절 보호방법 교육, 일상생활활동 수정에 대한 교육

■ 통증, 부종 및 경련 조절

- 손상조직 보호를 위해 안정 및 고정(부목, 테이핑 또는 스프린트)
- 냉(얼음) 적용 및 마사지를 통한 부종 감소
- 통증 조절을 위해 부드러운 등급 I의 관절진동기법 적용

■ 물렁조직 및 관절의 가동성 유지

- 관절가동운동: 무릎 주위조직의 비정상적 유착 예방을 위해 통증 없는 범위 내에서 수동관절가동범위운동 시행

■ 근고정운동

- 저강도 간헐적 등척성운동은 다리근육의 펌핑작용을 일으켜 혈액순환과 유체역학을 향상시킴

■ 관련 부위 정상기능 유지

- 무릎의 능동-보조, 자유, 유산소 및 저항운동을 개인의 역량에 따라 적용

② 운동통제단계

운동통제단계는 약 1~3주까지 지속된다. 이 단계의 목표는 손상조직의 치유를 촉진하고 물렁조직 및 관절의 가동성을 점차적으로 회복한다. 또한 신경근 조절, 지구력 및 근력을 향상시키며 손상 부위 이외의 정상적인 기능을 유지하는 데 있다(표 16-3).

■ 손상조직의 치유 촉진

- 운동 증가에 다른 조직반응을 주시하고, 염증이 증가하면 강도를 감소시킴
- 부목, 테이프 등으로 치유조직 보호

■ 물렁조직, 근육 및 관절의 가동성 증진

- 통증 없는 범위 내에서 수동운동부터 능동-보조운동, 능동운동으로 점차 진행
- 무릎관절 관련 조직이 뻣뻣하다면 관절 구조물의 가동성을 점차 증진시킴
- 관절가동술: 관절놀이(joint play)가 감소되어 있다면, 제한된 관절주머니 조직을 뻗침시키기 위해 관절가동술을 적용하며, 관절 미끄러짐을 회복하기 위해 지속적 등급 III이나 진동기법의 등급 III과 IV를 적용(그림 16-6)

표 16-3 무릎 인대손상의 비수술적 관리: 운동통제단계

관리 계획	중재(손상 후 1~3주까지)
손상조직의 치유 촉진	• 운동 증가에 다른 조직반응을 주시, 염증 증가 시 강도 감소 • 부목, 테이프 등으로 치유조직 보호
물렁조직, 근육 및 관절의 가동성 증진	• 통증없는 범위 내에서 수동운동부터 능동-보조운동, 능동운동으로 점차 진행 • 관련 조직이 뻣뻣하면 관절 구조물의 가동성 점차 증진 • 관절가동술: 지속적 등급 III이나 진동기법의 등급 III 적용
근육수행력과 기능 증진	• 다각도 최대하 등척성운동 • 능동관절가동범위운동 • 지구력운동 • 안정화운동
관련 부위의 정상기능 유지	• 안정화운동 • 증상을 악화시키지 않는 낮은 강도로 치유조직 기능활동 재개

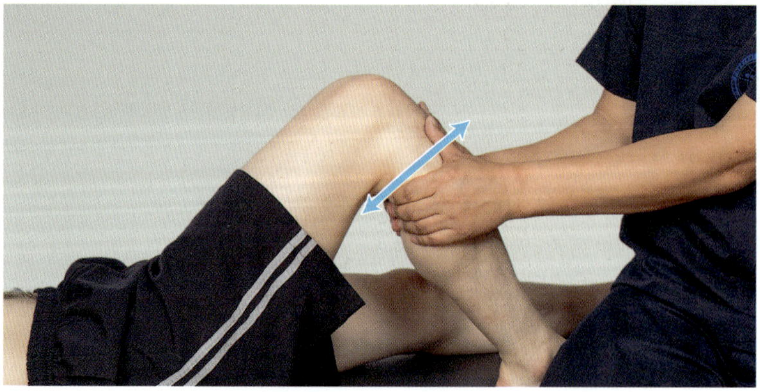

그림 16-6 다리뼈의 앞/뒤쪽으로의 관절가동술

넙다리뼈에 대한 정강뼈의 앞/뒤쪽 움직임 증가

■ 근육수행력과 기능 증진

- 다양한 각도에서 최대하 등척성운동을 실시하며, 초기에는 가벼운 운동으로 시작
- 능동관절가동범위운동: 통증이 발생하지 않는 범위 내에서 실시
- 지구력운동: 초기에는 능동관절가동범위운동만 수행, 후기에는 가벼운 저항의 낮은 강도와 많은 반복으로 진행
- 안정화운동: 보호적인 닫힌사슬 안정화운동을 통해 근육의 동시수축 자극

■ 무릎의 정상기능 유지

- 무릎관절의 점진적 근력강화와 안정화운동 적용
- 인대손상 회복을 위해 기능활동 시작

③ 기능회복 단계

기능회복 단계는 손상 후 3주 이상에 해당된다. 이 단계의 목표는 물렁조직, 근육 및 관절의 가동성을 더욱 증가시키고 신경근 조절, 지구력 및 근력을 점차 진전시켜 나가며, 심장혈관계 지구력 향상과 기능 활동을 진행시켜 높은 수준 활동으로의 복귀에 있다(표 16-4).

■ 환자교육

- 손상과 재손상 예방을 위한 안전한 운동수행 교육 실시
- 신체역학 및 인간공학적 교육

■ 물렁조직, 근육 및 관절의 가동성 진전

- 근육(자가뻗침, 수동뻗침, 근막 마사지, 신경근육 억제기법), 관절(관절가동술), 인대, 힘줄 및 유착된 물렁조직(가로마찰 마사지) 등에 뻗침 기법 적용

표 16-4 무릎 인대손상의 비수술적 관리: 기능회복 단계

관리 계획	중재(손상 후 3주 이상)
환자교육	• 손상과 재손상 예방을 위한 안전한 운동수행 교육 실시 • 신체역학 및 인간공학적 교육
물렁조직, 근육 및 관절의 가동성 진전	• 근육(자가뻗침, 수동뻗침, 근막 마사지, 신경근육 억제기법) • 관절(관절가동술) • 인대, 힘줄 및 유착된 물렁조직(가로마찰 마사지) 등에 뻗침 기법 적용
근육수행력 운동 진전	• 점진적 자가뻗침운동 및 근력운동 실시 • 고유수용성감각훈련을 위해 플라이오메트릭 운동 적용
심장혈관계 지구력 향상	• 안전한 유산소 운동
기능 활동	• 실제 환경에서 발생되는 근육수축의 종류와 행동 패턴을 사용 • 점진적인 근력강화운동과 진전된 훈련활동 지속

- 근육수행력 운동 진전
  - 점진적 자가뻗침운동 및 근력운동 실시: 처음에는 저강도, 저속도로 등속성 장비를 이용하여 편심성 모드만 사용
  - 진전된 훈련을 위해 운동속도 증가 훈련을 실시한 후, 저항량을 증가하여 점진적으로 통증이 없는 범위에서 무릎관절의 편심성 수축력을 최대한 증가시킴
  - 플라이오메트릭 운동: 무게가 있는 공을 양 무릎 또는 다리로 움직이면서 무릎 조절
- 심장혈관계 지구력 향상
  - 안전한 유산소 운동
- 기능 활동
  - 실제 환경에서 발생되는 근육수축의 종류와 행동 패턴을 사용
  - 점진적인 근력강화운동과 진전된 훈련활동 지속
- 앞십자인대 손상 후 운동 프로그램

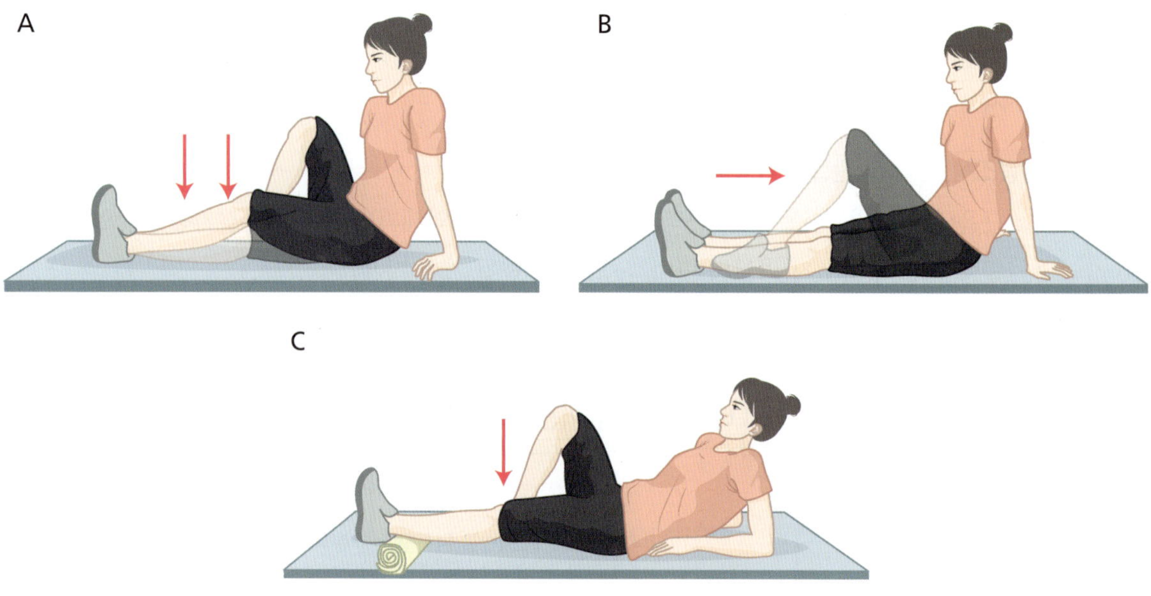

그림 16-7 보호 및 운동통제단계

A. 넙다리네갈래근 고정 B. 무릎관절 굽힘 C. 무릎관절 폄

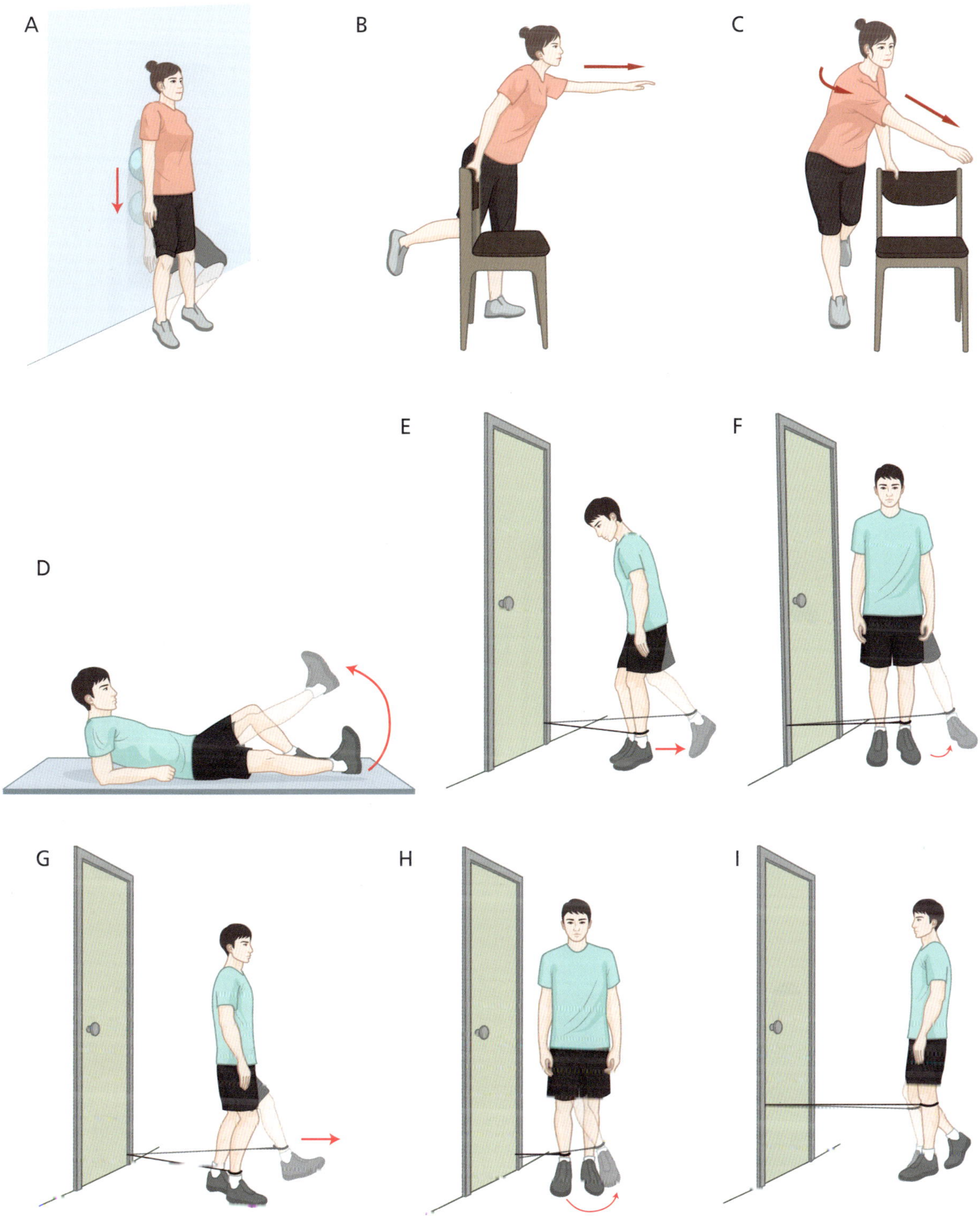

그림 16-8 기능회복 단계

A. 공을 이용한 벽 스쿼트 B~C. 균형 및 팔뻗기운동 D. 뻗은다리 올림 E~H. 무릎 안정화 I. 끝범위 무릎 폄 저항운동

■ 뒤십자인대 손상 후 운동 프로그램

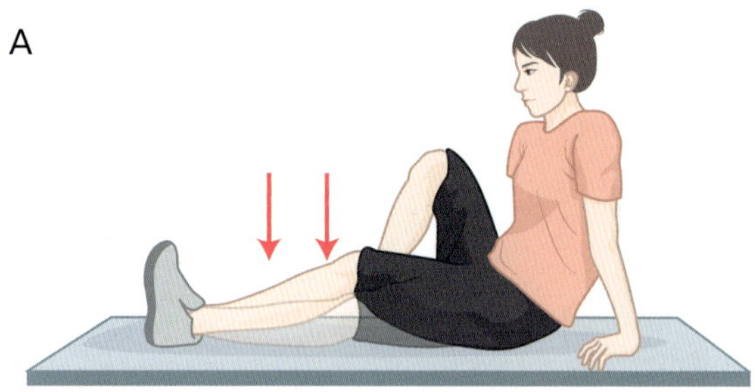

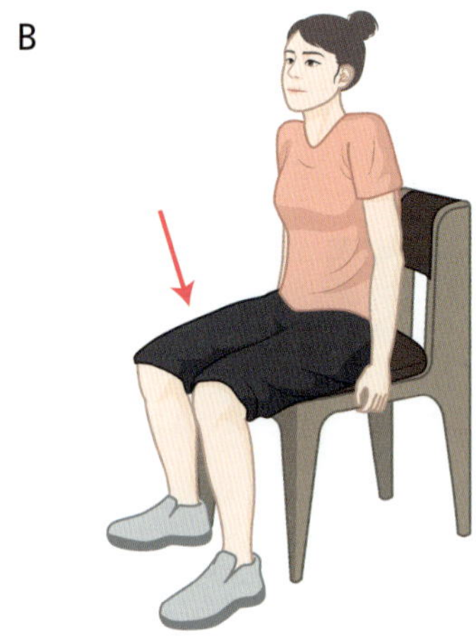

그림 16-9 보호 및 운동통제단계

A. 넙다리네갈래근 고정 B. 앉은자세 넙다리네갈래근 고정

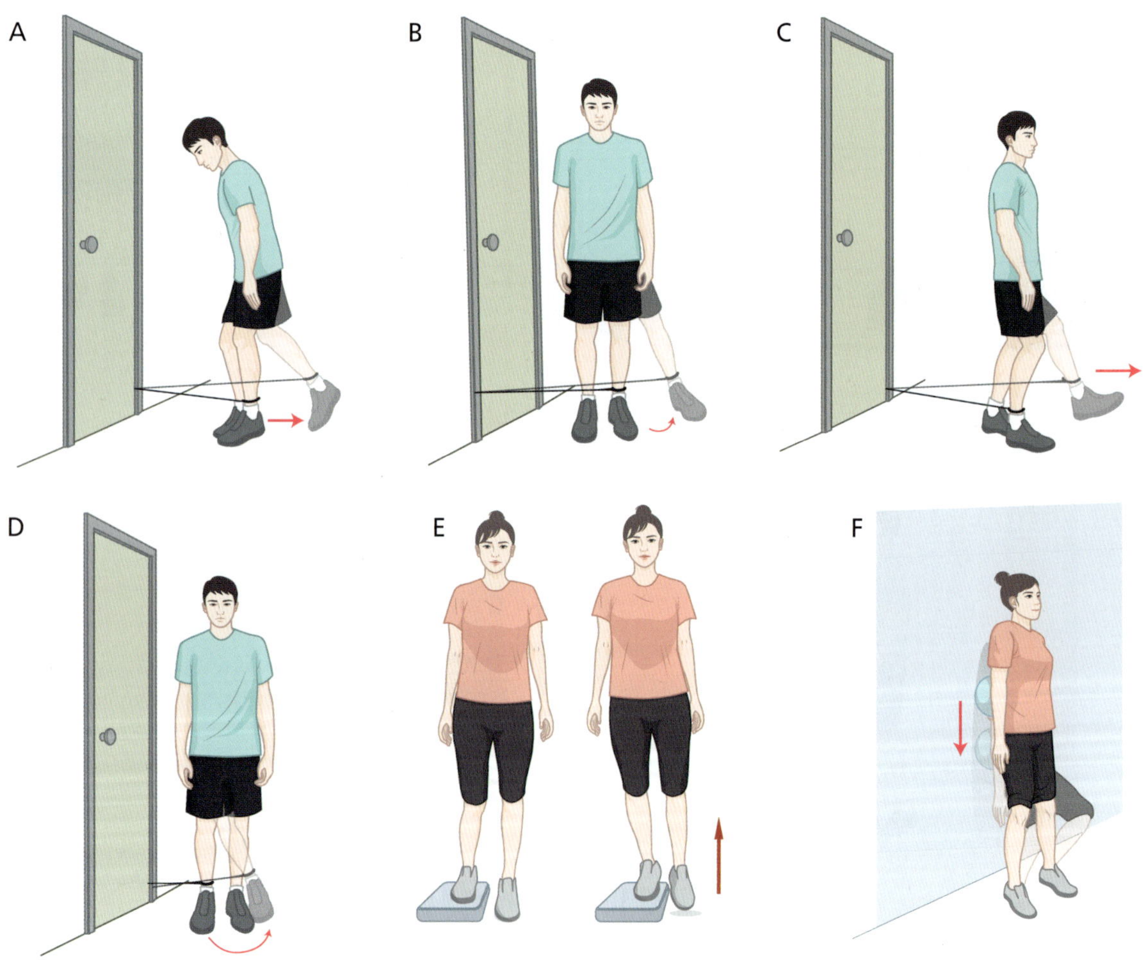

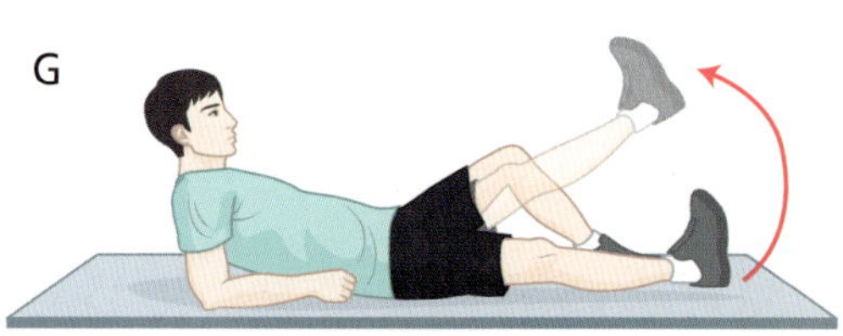

그림 16-10 기능회복 단계

A~D. 무릎 안정화 E. 스텝-업 F. 공을 이용한 벽 스쿼트 G. 뻗은다리 올림

2) 반달판 파열(meniscus tears)

(1) 병리적 원인

무릎의 반달판은 안쪽과 가쪽에 존재하며 체중으로부터 완충작용의 기능을 한다. 일반적으로 안쪽반달판(medial meniscus)이 가쪽반달판(lateral meniscus) 보다 더 자주 손상을 받는다.

발이 바닥에 닿아 있는 상태에서 정강뼈가 안쪽돌림 되면 안쪽반달판이 손상받기 쉽고, 발이 바닥에 닿여 있는 상태에서 넙다리뼈가 가쪽으로 돌림되면 가쪽반달판이 손상받기 쉽다(그림 16-11).

(2) 임상적 징후와 증상

반달판 손상이 발생될 경우, 관절부종, 통증, 무릎을 펼 수 없거나 급성으로 잠김현상 또는 간헐적으로 잠김현상이 발생할 수 있다. 찢어지거나 끊어지는 느낌을 느낄 수 있지만 어느 정도 시간이 지나면 걷거나 운동을 할 수 있다.

(3) 구조적 손상과 기능적 손상

- 무릎이 붓거나 완전히 펴지지 않는 형태가 나타날 수 있음
- 통증 등으로 인해 사용하지 않을 시 근육량 저하 및 기능활동 수준 감소

(4) 활동제한과 참여제한

- 점차 일상생활활동에 제한 발생
- 급성손상 시, 손상된 다리에 체중부하 어려움 및 보행 중 갑작스럽게 주저 앉는 일이 발생할 수 있음

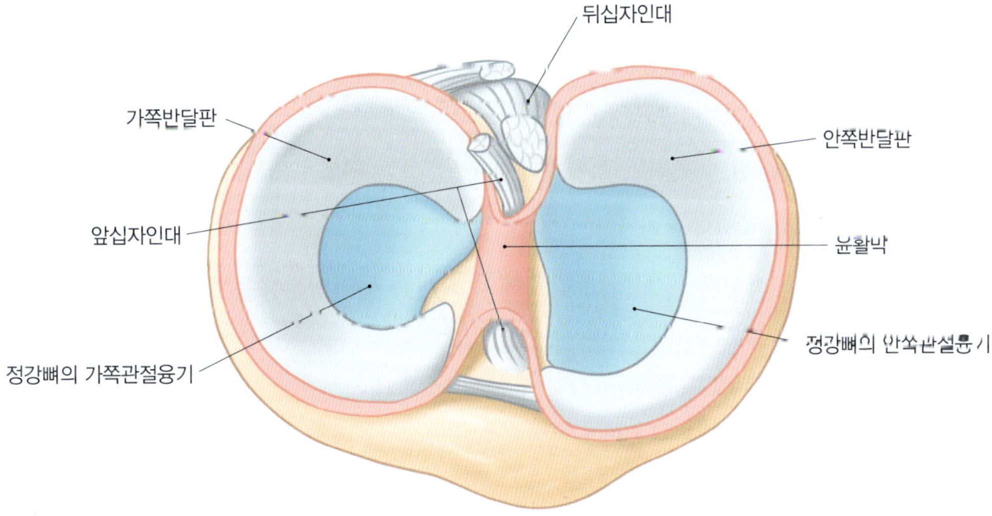

그림 16-11 안쪽과 가쪽반달판의 구조

(5) 단계별 중재

① 보호단계

보호단계는 약 1주일 동안 지속된다. 이 단계의 목표는 염증과 부종을 조절하는 데 있다.

■ 환자교육

- 관절 보호방법 교육

■ 통증, 부종 조절

- 손상조직 보호: 안정 및 고정(부목, 테이핑 또는 스프린트)
- 냉(얼음) 적용 및 마사지를 통한 부종 감소

■ 물렁조직 및 관절의 가동성 유지

- 운동범위 유지: 무릎관절 주위조직의 비정상적 유착 예방을 위해 통증 없는 범위 내에서 수동관절가동범위운동 시행
- 근고정운동: 저강도 간헐적 등척성운동은 무릎 근육의 펌핑작용을 일으켜 혈액순환과 유체역학을 향상시킴

② 운동통제단계

운동통제단계는 약 1~3주까지 지속된다. 이 단계의 목표는 무릎 주변 손상조직의 치유를 촉진하고 물렁조직 및 관절의 가동성을 점차적으로 회복한다. 또한 신경근 조절, 지구력 및 근력을 향상시키며 손상 부위 이외의 정상적인 기능을 유지하는 데 있다.

■ 손상조직의 치유 촉진

- 운동 증가에 다른 조직반응을 주시하고, 염증이 증가하면 강도를 감소시킴
- 부목, 테이프 등으로 치유조직 보호

■ 물렁조직, 근육 및 관절의 가동성 증진

- 관절가동범위운동: 통증 없는 범위 내에서 수동운동부터 능동-보조운동, 능동운동으로 점차 진행
- 관절 가동성 증진: 관련 조직이 뻣뻣하다면, 무릎관절 구조물의 가동성을 점차 증진

■ 무릎관절의 근육수행력과 기능 증진

- 다각도 최대하 등척성운동: 다양한 각도에서 최대하 등척성운동을 실시하며, 초기에는 가벼운 운동으로 시작
- 능동관절가동범위운동: 통증이 발생하지 않는 범위 내에서 능동관절가동범위운동 실시
- 지구력운동: 초기에는 능동관절가동범위운동만 수행, 후기에는 가벼운 저항의 낮은 강도와 많은 반복으로 진행

■ 정상기능 유지

- 무릎관절의 점진적 근력강화와 안정화운동 적용

③ 기능회복 단계

기능회복 단계는 손상 후 3주 이상에 해당된다. 이 단계의 목표는 물렁조직, 근육 및 관절의 가동성을 더욱 증가시키고 신경근 조절, 지구력 및 근력을 점차 진전시켜 나가며, 심장혈관계 지구력 향상과 기능 활동을 진행시켜 높은 수준 활동으로의 복귀에 있다.

■ 환자교육

- 손상과 재손상 예방을 위한 안전한 운동수행 교육 실시
- 신체역학 및 인간공학적 교육

■ 물렁조직, 근육 및 관절의 가동성 진전

- 근육(자가뻗침, 수동뻗침, 근막 마사지, 신경근육 억제기법), 관절(관절가동술), 인대, 힘줄 및 유착된 물렁조직(가로마찰 마사지) 등에 뻗침 기법 적용

■ 근육수행력 운동 진전

- 점진적 자가뻗침운동 및 근력운동 실시: 처음에는 저강도, 저속도로 등속성 장비를 이용하여 편심성 모드만 사용한다. 진전된 훈련을 위해 운동속도 증가 훈련을 실시한 후 저항량을 증가하여 점진적으로 통증이 없는 범위에서 편심성 수축력을 최대한 증가시킴
- 플라이오메트릭 운동: 무게가 있는 공을 양 무릎 또는 다리로 움직이면서 무릎 조절

■ 심장혈관계 지구력 향상

- 안전한 유산소운동

■ 기능 활동

- 실제 환경에서 발생되는 근육수축의 종류와 행동 패턴을 사용
- 점진적인 근력강화운동과 진전된 훈련활동 지속

■ 반달판 파열 후 운동 프로그램

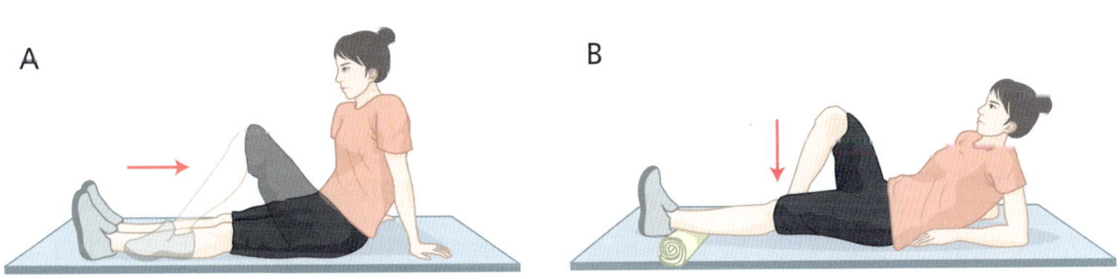

그림 16-12 보호 및 운동통제단계

A. 무릎관절 굽힘 B. 무릎관절 폄

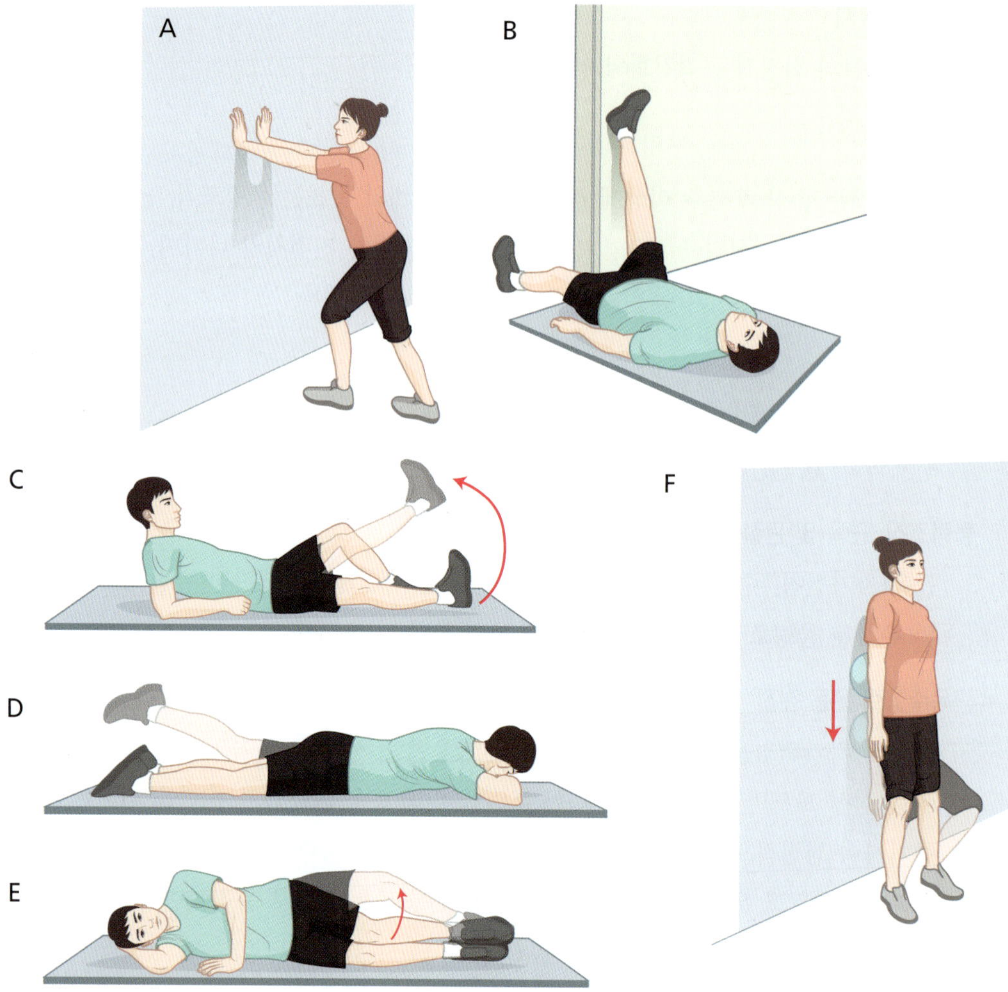

그림 16-13 기능회복 단계

A. 선자세 종아리 뻗침 B. 벽을 이용한 넙다리뒤근 뻗침 C. 뻗은다리 올림 D. 엎드린자세 엉덩관절 폄 E. 클램운동 F. 공을 이용한 벽 스쿼트

3) 뼈관절염

(1) 관련 질병과 병리적 원인

뼈관절염(osteoarthritis joint disease)은 나이가 들어감에 따라 과사용으로 무릎관절이 퇴행화된다. 통증, 기능장애, 근육약화, 일상생활의 불편 등을 호소하게 되면서 많은 기능의 수행을 어렵게 만든다. 보통, 무릎은 안굽이 형태의 변형으로 O자형 다리의 형태를 나타낸다. 과체중, 관절연골의 이른 손상, 반달연골의 이른 퇴행 등이 뼈관절염을 더욱 가속화시킨다(그림 16-14).

일차 뼈관절염의 원인은 잘 알려져 있지 않다. 일차 뼈관절염은 무릎과 일부관절에만 영향을 미칠 수 있다. 이차적 원인으로는 감염, 출생 시 비정상, 부상, 대사장애, 통풍, 류마티스관절염 등이 있다.

일상생활을 하거나 직업을 가진 사람 중 무릎관절에 지속적으로 무리를 주는 일을 하는 경우, 뼈

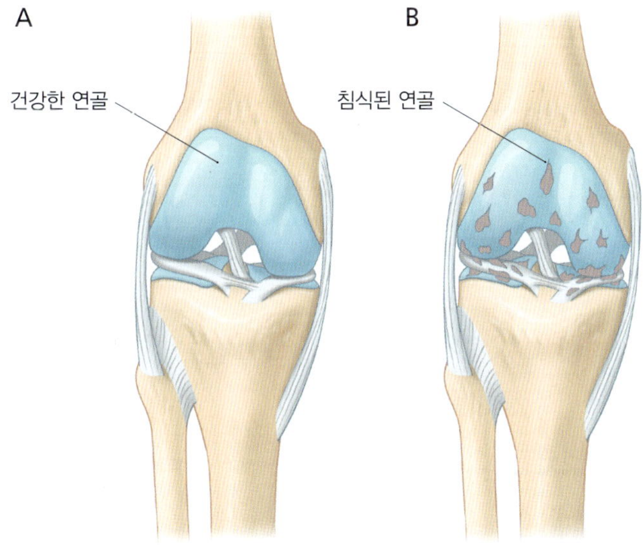

그림 16-14 무릎관절의 정상과 뼈관절염 형태

A. 정상관절 B. 뼈관절염관절

관절염에 이환될 확률이 매우 높다. 또한 비만의 경우에도 무릎관절에 문제를 일으킬 수 있는 가능성이 매우 높다.

(2) 임상적 징후와 증상

일반적으로 뼈관절염은 점진적으로 발생할 확률이 높다. 특히, 무릎은 지속적인 사용으로 인한관절염이기 때문에 더욱 그러하다. 증상으로는 무릎 안쪽에서 통증이 발생하고 걷거나 무릎에 부하가 증가하게 되면 통증도 증가하게 된다. 일부 사람에게서는 수면 동안 관절에 뻣뻣한 증상이 나타날 수 있고, 경직은 30분 이내에 관절을 움직이는 경우 사라질 수 있다. 통증이나 증상이 계속 악화되면 완전히 펴거나 구부릴 수 없게 된다.

(3) 구조적 손상과 기능적 손상

- 무릎관절의 퇴행성관절염으로 인해 무릎이 뒤로 빠지면서 O자형 다리의 형태로 변화
- 부종이 있을 경우, 운동범위가 제한됨
- 앉았다가 일어나거나, 걷기나, 뛰는 동작 등을 할 때 그 기능이 제한됨
- 운동범위의 제한으로 인해 균형반응이 감소됨

(4) 활동제한과 참여제한

- 무릎의 퇴행성 변화가 약할 경우, 일반적인 일상생활이나 움직임 등은 모두 가능함
- 퇴행성 변화가 심할 경우, 통증이나 무릎관절 운동범위의 감소로 모든 활동이 제한됨

(5) 단계별 중재

① 보호단계

보호단계의 목표는 염증과 부종을 조절하는 데 있다.

■ 환자교육

- 관절 보호방법 교육

■ 통증, 부종 조절

- 손상 조직 보호: 안정 및 고정(부목, 테이핑 또는 스프린트)
- 냉(얼음) 적용 및 마사지를 통한 부종 감소

■ 물렁조직 및 관절의 가동성 유지

- 운동범위 유지: 무릎관절 주위조직의 비정상적 유착 예방을 위해 통증 없는 범위 내에서 수동관절가동범위운동 시행
- 근고정운동: 저강도 간헐적 등척성운동은 무릎관절 주변 근육의 펌핑작용을 일으켜 혈액순환과 유체역학을 향상시킴

② 운동통제단계

운동통제단계는 약 1~3주까지 지속된다. 이 단계의 목표는 손상조직의 치유를 촉진하고 물렁조직 및 관절의 가동성의 점차적인 회복이다. 또한 신경근 조절, 지구력 및 근력을 향상시키며 손상 부위 이외의 정상적인 기능을 유지하는 데 있다.

■ 손상 조직의 치유 촉진

- 운동 증가에 다른 조직반응을 주시하고, 염증이 증가하면 강도를 감소시킴
- 부목, 테이프 등으로 치유조직 보호

■ 물렁조직, 근육 및 관절의 가동성 증진

- 통증 없는 범위 내에서 무릎관절에 대해 수동운동부터 능동-보조운동, 능동운동으로 점차 진행
- 관련 조직이 뻣뻣하다면 관절 구조물의 가동성을 점차 증진시킴

■ 근육수행력과 기능 증진

- 다양한 각도에서 최대하 등척성운동을 실시하며, 초기에는 가벼운 운동으로 시작함
- 능동관절가동범위운동: 통증이 발생하지 않는 범위 내에서 능동관절가동범위운동 실시
- 지구력운동: 초기에는 능동관절가동범위운동만 수행, 후기에는 가벼운 저항의 낮은 강도와 많은 반복으로 진행

■ 정상기능 유지

- 무릎관절의 점진적 근력강화와 안정화운동 적용

③ 기능회복 단계

기능회복 단계는 손상 후 3주 이상에 해당된다. 이 단계의 목표는 물렁조직, 근육 및 관절의 가동성을 더욱 증가시키고 신경근 조절, 지구력 및 근력을 점차 진전시켜 나가며, 심장혈관계 지구력 향상과 기능 활동을 진행시켜 높은 수준 활동으로의 복귀에 있다.

■ 환자교육

- 손상과 재손상 예방을 위한 안전한 운동수행 교육 실시
- 신체역학 및 인간공학적 교육

■ 물렁조직, 근육 및 관절의 가동성 진전

- 근육(자가뻗침, 수동뻗침, 근막 마사지, 신경근육 억제기법), 관절(관절가동술), 인대, 힘줄 및 유착된 물렁조직(가로마찰 마사지) 등에 뻗침 기법 적용

■ 근육수행력 운동 진전

- 점진적 자가뻗침운동 및 근력운동 실시: 처음에는 저강도, 저속도로 등속성 장비를 이용하여 편심성 모드만 사용한다. 진전된 훈련을 위해 운동속도 증가 훈련을 실시한 후, 저항량을 증가하여 점진적으로 통증이 없는 범위에서 편심성 수축력을 최대한 증가시킴
- 플라이오메트릭 운동: 무게가 있는 공을 양 무릎 또는 다리로 움직이면서 무릎 조절

■ 심장혈관계 지구력 향상

- 안전한 유산소운동

■ 기능 활동

- 실제 환경에서 발생되는 근육수축의 종류와 행동 패턴을 사용
- 점진적인 근력강화운동과 진전된 훈련활동 지속

■ 무릎관절 뼈관절염에 대한 운동 프로그램

- 1단계 운동을 하루 1~2회 실시하여 근력을 회복하고 통증이 점차 줄어드는 시점에서 2단계 운동을 실시하여 무릎근력을 강화시킴(그림 16-15, 16-16)

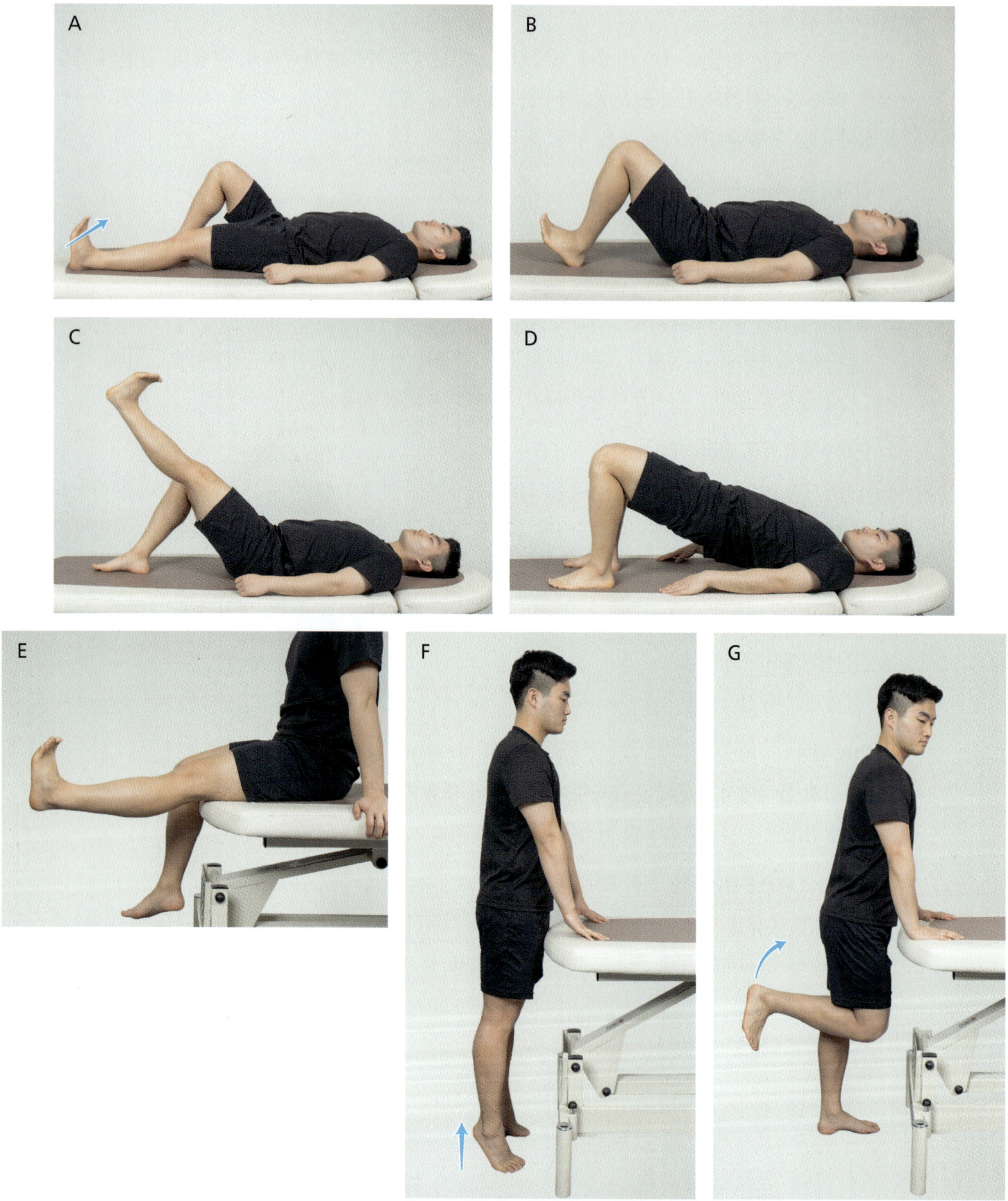

그림 16-15 뼈관절염 환자의 1단계 운동

A. 넙다리네갈래근 고정운동 B. 넙다리뒤근 고정운동 C. 뻗은다리 올림운동 D. 교각운동 E. 무릎관절 폄 F. 발꿈치 올림 G. 엉덩이 차기

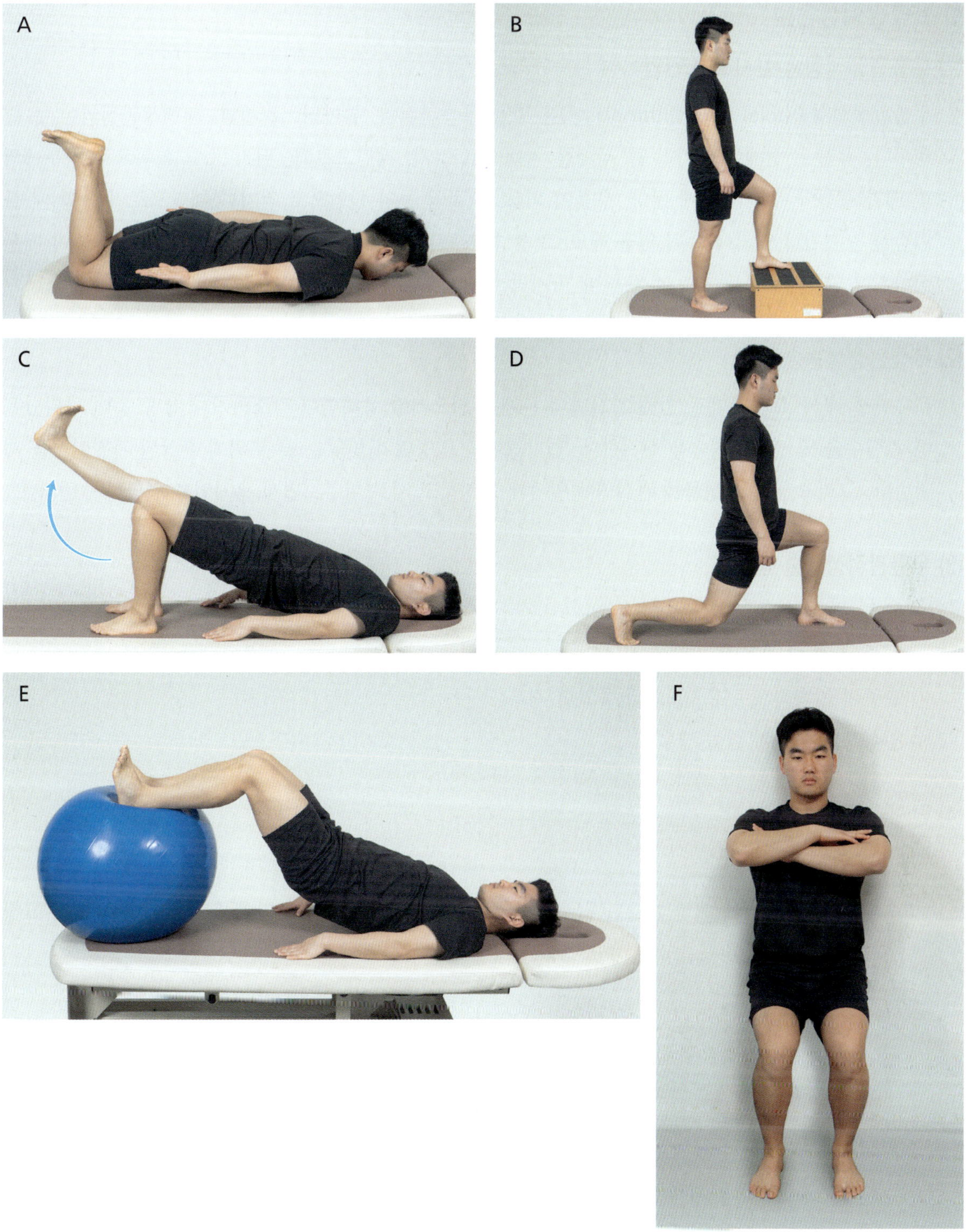

그림 16-16 뼈관절염 환자의 2단계 운동

A. 레그 컬 B. 스텝-업 C. 한발 뻗은 교각운동 D. 스텝-백 런지 E. 짐볼을 이용한 레그 컬 F. 벽 슬라이드

4) 무릎관절성형술

(1) 무릎관절성형술 실시하는 원인

무릎관절성형술(total knee arthroplasty)은 만성 무릎관절염, 류마티스관절염, 퇴행성관절염이 주 원인이다. 무릎은 신체에서 가장 큰 무게를 지탱하고 걷기, 계단오르기, 뛰기 등의 활동으로 몸무게의 몇 배가 무릎에 부하를 주게 된다. 무릎이 외상, 관절염 등의 원인으로 걷거나 계단오르기를 할 때 불편감을 느끼거나 앉거나 누워 있을 때도 그 통증을 느낄 수 있다. 무릎관절성형술은 무릎통증이 매우 심하거나 약물치료로도 효능이 없을 때 마지막 수단으로 수술을 실시한다.

(2) 무릎관절성형술 방법

무릎관절 내 구조적 문제로 인해 관절면에 문제를 일으키고 움직임이 감소하거나 통증 등이 나타났을 때 관절수술 및 관절성형술을 실시한다. 넙다리뼈와 정강뼈가 맞닿는 끝 부위에 손상된 관절연골을 제거한다. 그리고 금속 보형물을 관절면에 알맞게 고정하고 서로 마주보면서 움직임을 원활하게 한다.

(3) 무릎관절성형술 적응증

- 무릎 변형이 심할 경우
- 통증 조절 및 보존적 치료에 실패할 경우
- 통증이 지속적으로 유지하거나 증가할 경우
- 일상생활을 하기 힘들 경우

(4) 단계별 중재

① 보호단계

수술 후 무릎관절에 대한 보호단계는 일반적으로 4주 정도이다. 이 단계에서는 최대한 보호 고정을 통해 물렁조직 손상을 회복하고 염증을 최소화해야 한다.

■ 고정 및 보호단계

- 무릎관절을 보호하면서 압박붕대와 같은 도구를 이용해 고정
- 고정하는 기간 동안 다리를 올림하여 부종을 감소시킴

■ 보호자 및 치료사 도움에 의한 부분적인 체중부하 운동

- 수술 후 보호단계에서 최대한 무릎에 충격을 주지 않는 범위 내에서 최소한의 체중부하
- 체중부하는 앉은 상태에서 발을 바닥에 놓으면서 체중부하를 주는 동작을 하고, 점차 부하 정도를 증가시킴

■ 수동관절가동범위운동 및 도움에 의한 관절가동범위운동

- 바로누운자세에서 치료사 또는 보호자에 의해 무릎관절의 굽힘과 폄 실시(그림 16-17)
- 이 동작을 하는 동안 무릎 수술 후 약해진 물렁조직에 또 다른 손상이 발생되지 않도록 함

대상자 자세	■ 환자는 누운상태에서 다리는 폄 상태를 취한다.
운동방법	■ 치료사의 두 손으로 무릎과 발꿈치를 잡은 상태를 취한다. ■ 천천히 무릎관절을 굽힌다. ■ 이때 환자의 상태를 확인하고 손으로 끝느낌을 느끼면서 동작을 수행한다. ■ 무릎관절 굽힘 후 폄 자세로 되돌아온다.

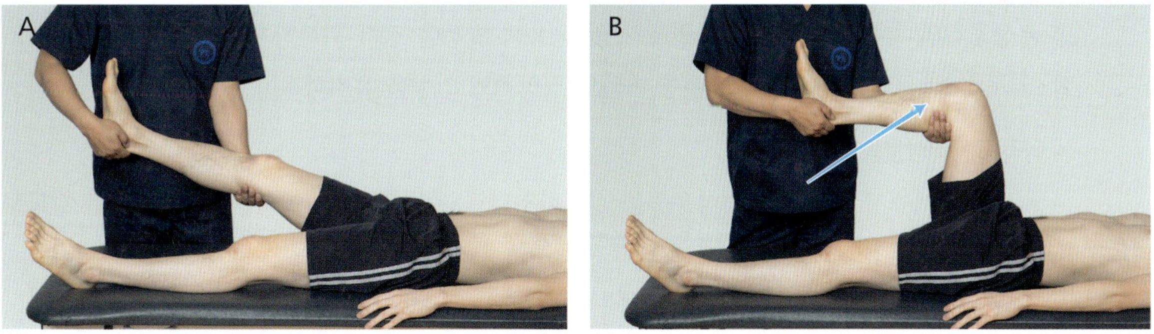

그림 16-17 무릎관절 수동관절가동범위 운동

■ 관절가동술

- 수술 후 보호단계에서 관절가동술은 넙다리뼈에 대한 정강뼈의 앞/뒤쪽 방향, 무릎뼈 위/아래, 옆 방향으로 운동이 이루어질 수 있음

■ 근고정운동

- 무릎관절에서 가장 중요한 넙다리네갈래근의 기능은 매우 중요함
- 바로앉은자세에서 무릎을 펴하고 그 상태를 유지하는 방법, 바닥에 앉은 상태에서 다리를 펴하고 무릎 밑에 수건을 넣은 상태에서 수건을 누르도록 하면서 유지하는 방법이 있음

대상자 자세	■ 환자는 앉은자세에서 무릎을 펴하고 앉는다. 1) 무릎을 폄한 상태로 유지하는 방법(A) 2) 다리를 편한 상태로 앉고 무릎 밑에 수건을 넣은 상태에서 수건을 누르면서 하는 방법(B)
운동방법	■ 두 가지 방법의 자세를 취한 상태에서 넙다리네갈래근을 등척성 수축시키면서 유지하도록 한다.

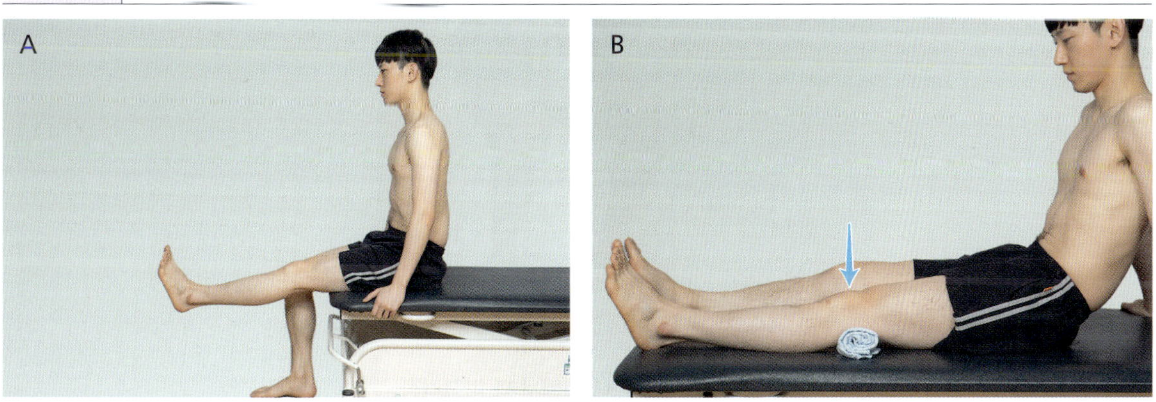

그림 16-18 넙다리네갈래근 고정운동

■ 반대쪽 다리근력 유지 및 증진운동

- 수술하지 않은 반대쪽 다리의 저항운동을 통해 근력의 유지 및 증진운동수행. 특히, 넙다리네갈래근과 엉덩관절의 폄근 및 벌림근의 근력운동 필요

② 운동통제단계

운동통제단계는 수술 후 4주 후부터 8~12주까지 이어진다. 무릎관절에서 보호단계를 지나고 나면 손상조직의 치유를 촉진하고 물렁조직 및 근육의 활동을 점차 회복하게 된다. 또한 신경근 조절, 지구력 및 근력을 향상시키고 손상 이외의 정상적인 기능을 유지하도록 한다.

■ 다각도 등척성운동

- 보호단계에서 저강도 등척성운동을 실시하였다면 운동통제단계에서는 조금 증가된 강도로 실시
- 무릎관절의 다양한 각도에서 등척성운동 실시

■ 무릎에 무리가 가지 않는 체중부하운동

- 아직 많은 운동을 하기 전 단계이기 때문에 무릎에 무리가 가지 않는 범위 내에서 체중부하 실시
- 체중부하를 하는 동안 무릎의 굽힘과 폄을 할 수 있음
- 통증이 발생될 경우, 운동 중단

■ 닫힌사슬운동

- 선자세에서 벽 미끄러짐(그림 16-19), 반 쭈그려앉기, 부분적 런지 등을 통한 닫힌사슬운동 시작

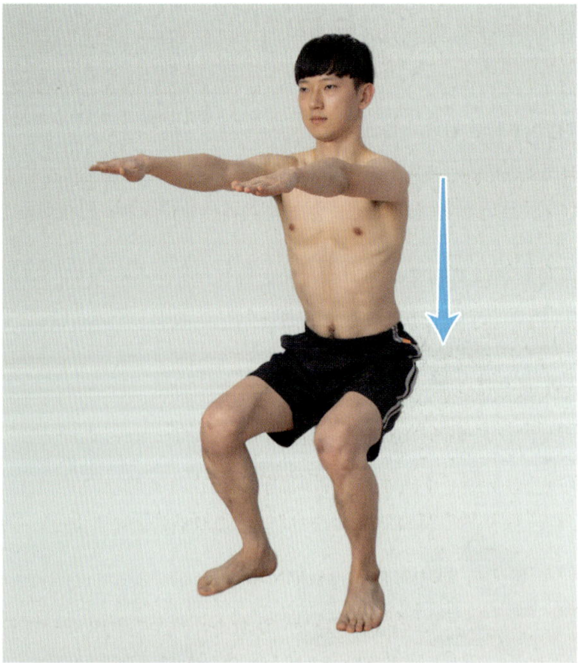

그림 16-19 선자세에서 벽 미끄러짐

- 무릎에 무리가 되지 않도록 해야 하며, 벽에 몸을 붙힌 상태에서 하기 때문에 부분체중부하가 될 수 있음

■ 다리 뻗침운동

- 무릎관절 수술 후 오랜 기간 움직임이 없었다면 무릎을 굽힘과 폄할 때 구축이 나타남
- 무릎관절의 굽힘 및 폄 증가를 위해 무릎관절 뻗침운동 실시(그림 16-20).

■ 탄력밴드를 이용한 다리 근력강화운동

- 무릎관절의 근력강화 및 무릎안정성 강화를 위한 운동
- 탄력밴드를 이용한 경우 자가운동 가능(그림 16-21)
- 탄력밴드의 탄성에 따라 저강도에서 고강도까지 적용 가능

■ 몸통 안정성 및 선자세 균형 증진

- 안정 지지면에서 양발 서기 → 한 발 서기로 진전
- 불안정 지지면으로 진전
- 일렬로 걷기(tandem gait)

■ 보행운동

- 보행을 하는 동안 무릎관절의 근력강화를 위해 실시(그림 16-22)
- 일반 보행보다 무릎을 더 굽힘하면서 걷도록 함
- 보행 증진을 위해 옆으로 걷기, 뒤로 걷기, 작은 물건 넘어가기 등 실시

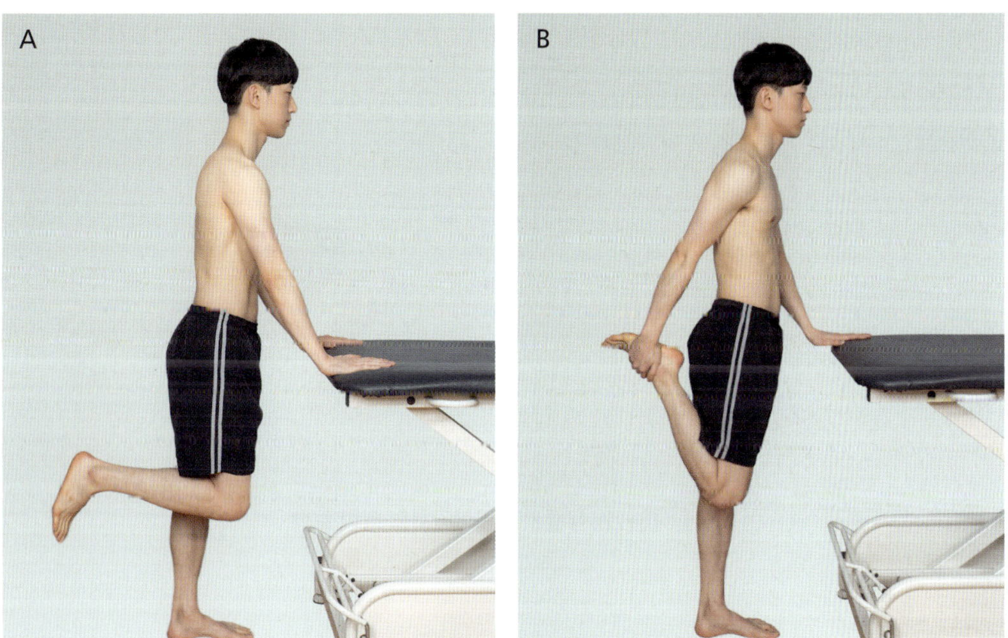

그림 16-20 무릎관절 굽힘 증가를 위한 뻗침운동

A. 시작자세 B. 끝자세

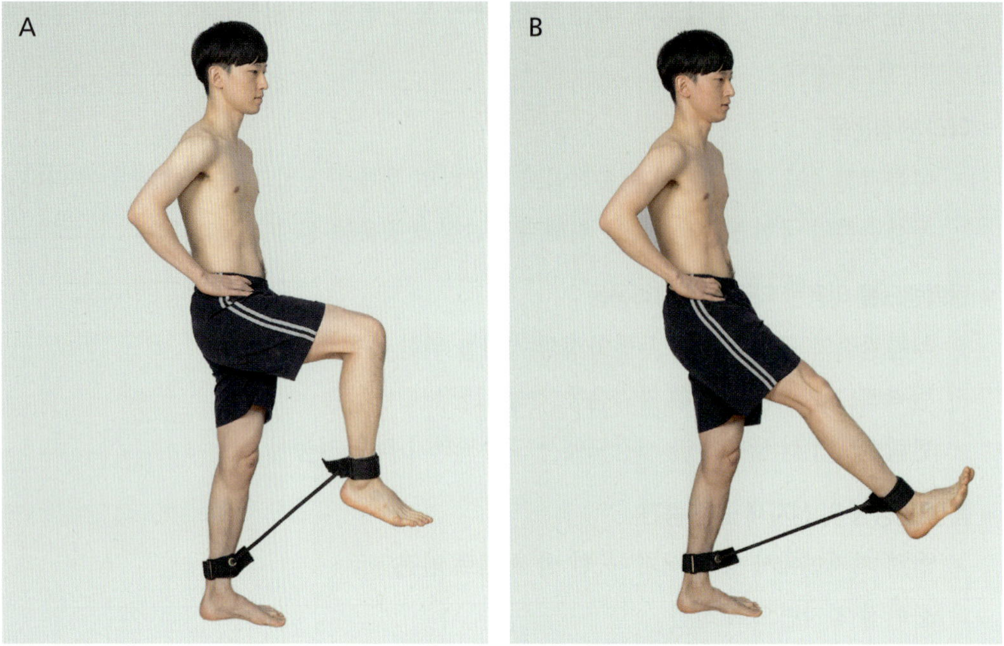

그림 16-21 탄력밴드를 이용한 무릎 근력강화운동

A. 시작자세 B. 끝자세

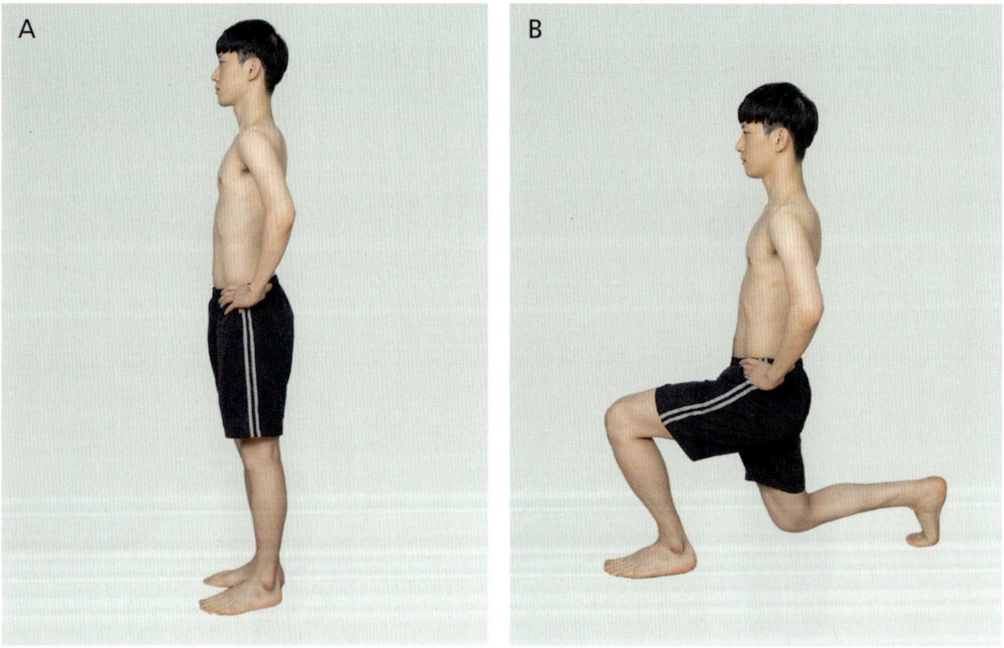

그림 16-22 무릎관절 근력강화를 위한 보행

A. 시작자세 B. 끝자세

③ 기능회복 단계에서의 관리

기능회복 단계는 수술 후 8~12주 후부터 시작된다. 무릎관절 기능회복 단계에서는 물렁조직, 근육, 관절의 기능을 증가시키고, 신경근 조절, 지구력 증가, 근력강화를 지속적으로 해나가야 한다. 고유수용성 훈련과 일상생활기능훈련을 통해 지역사회로 복귀에 초점을 두어야 한다.

■ 뻗침운동

- 운동통제단계에서부터 하는 뻗침운동을 지속적으로 해야 하며 이전 기능에 가깝게 다양한 뻗침운동 실시
- 현재 상태에 알맞은 방법 선택

■ 환자상태에 따른 플라이오메트릭운동

- 무릎관절의 기능회복을 능가하는 기능 증진을 위해 플라이오메트릭운동 실시(그림 16-23)
- 무릎관절의 근육을 급격히 수축 후 즉각적인 뻗침을 해 주는 운동으로, 근육의 자연적 탄성요소를 계속 일으켜 근육의 파워를 증가시키고 순발력, 민첩성, 감속-가속 능력을 향상시킴
- 근육신경-생리학적 구조 및 기능을 원활하게 하고 고유수용감각기관인 근육방추를 뻗침과 속도에 더욱 민감하게 만듦
- 환자의 나이 및 기능을 고려하여 운동강도 조정

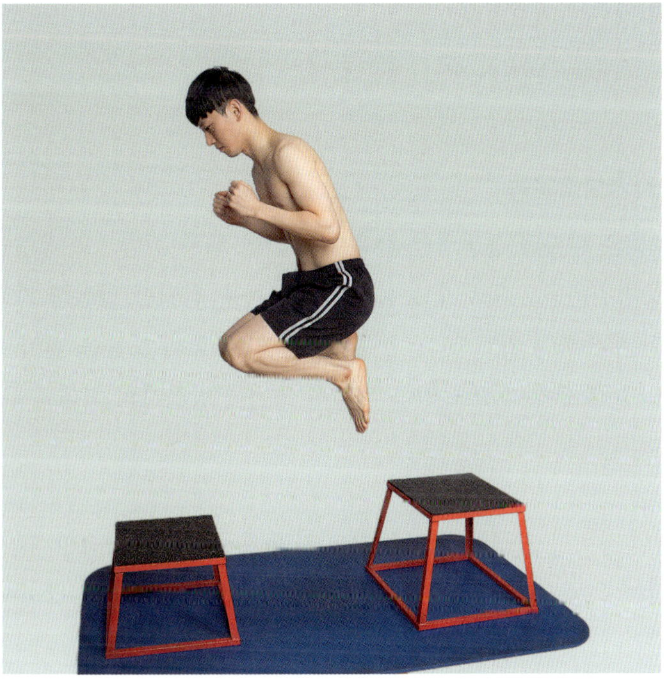

그림 16-23 무릎관절기능 증가를 위한 플라이오메트릭운동

■ 일상생활 복귀를 위한 기능 훈련

- 일상생활 중 계단을 빠르게 오르거나, 오르막 내리막, 스포츠 활동 등을 할 수 있는 기능훈련 실시
- 가정에서, 직장에서 수행해야 하는 과제를 선별해 수행

■ 환자교육

- 손상 예방을 위한 교육 훈련을 실시
- 문제발생 원인을 제거하기 위한 교육과 기능 증가를 위한 재훈련
- 집, 직장, 지역사회 등에서 실시해야 하는 활동에 대한 환자교육

4 운동치료

무릎관절에 문제가 발생하였을 때 근력약화, 무릎안정성의 결여, 해부학적 불균형, 유연성 감소 등 많은 문제를 발생할 수 있다. 이들 관계를 증가시키기 위해서는 관절운동범위 증가, 근력 증가, 안정성 증가, 기능조절 등 운동치료적 접근이 필요하다.

1) 가동성운동

(1) 수동, 능동보조 및 자가보조운동

수동관절가동범위운동은 환자의 능동적인 근육수축 없이 외부 힘만으로 운동을 수행하며, 능동보조 및 자가보조관절가동범위운동은 환자가 능동적으로 운동을 하지만 완전한 가동범위운동을 하기에는 근력이나 운동조절이 부족하여 치료사나 기계와 같은 외부 힘의 도움을 받아 운동을 수행한다. 움직임이 일어나는 방향으로 보조하며 보조 양을 적절히 조절하여 환자의 최대 근육수축을 유도한다.

(2) 능동운동

- 능동운동은 특별한 장비나 기구가 필요 없어 환자가 운동방법을 학습한 후 자유롭게 훈련
- 근육의 상태에 맞는 운동속도를 적용하고 힘이 증가하면 점차 속도를 감소시킴

(3) 관절가동술

- 통증 조절 및 무릎관절 굽힘과 폄의 증가를 목적으로 관절가동술 시행
- 자세한 내용은 3장 참고

2) 유연성운동

(1) 수동뻗침

① 무릎관절 폄 증가

넙다리뒤근의 단축, 관절주위 물렁조직 단축 등으로 인해 무릎관절이 펴되지 못하는 상황이 발생할 수 있다. 이 중 넙다리뒤근은 무릎 폄을 방해하는데 이 근육의 뻗침을 증가시키는 것이 매우 중요하다. 이 근육은 무릎관절에도 영향을 미치지만 엉덩관절에 붙어 있기 때문에 이를 고려하여 폄을 증가시키도록 해야 한다(그림 16-24).

② 무릎관절 굽힘 증가

무릎관절 굽힘이 안 되는 경우는 넙다리네갈래근의 단축이 있거나 무릎관절 관절연골에 문제가 있을 때 발생한다. 이때에는 넙다리네갈래근의 뻗침, 무릎뼈의 관절가동술, 무릎관절의 관절가동술이 필요하다(그림 16-25).

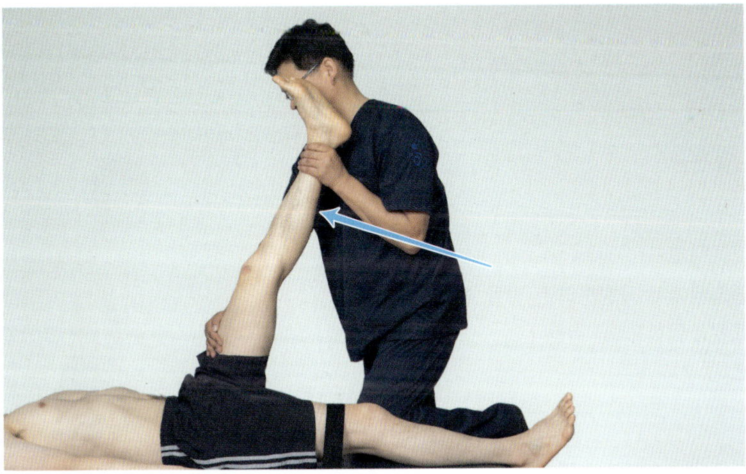

그림 16-24 무릎관절 폄 증가를 위한 뻗침

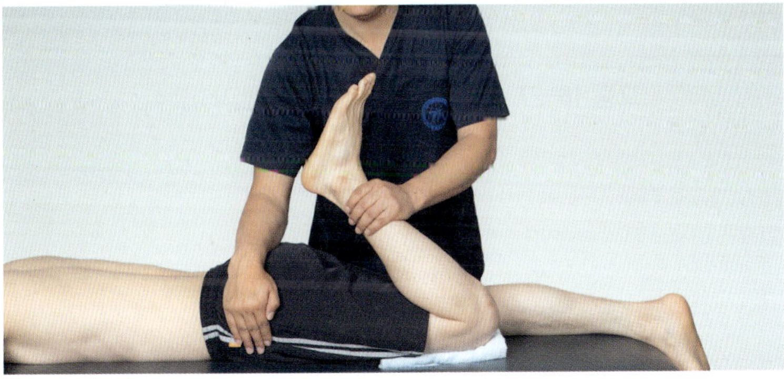

그림 16-25 무릎관절 굽힘 증가를 위한 뻗침

(2) 자가뻗침

① 무릎관절 폄 증가

대상 근육	▪ 무릎관절 굽힘근	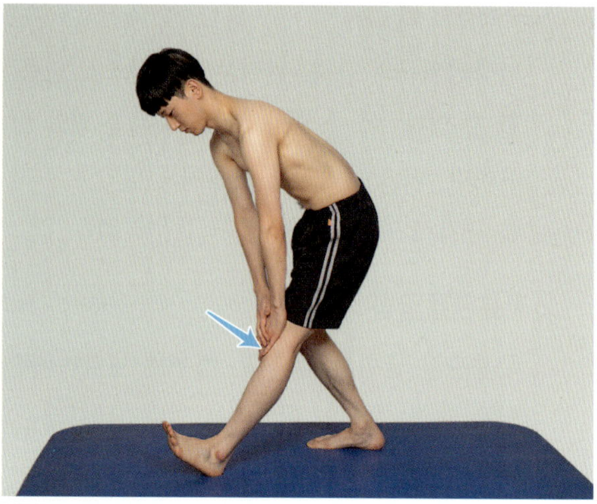
대상자 자세	▪ 바로선자세에서 뻗침하려는 발을 앞으로 내밀고 무릎 폄 자세를 취한다.	
운동방법	▪ 뻗침하려는 발의 무릎을 바닥으로 누르면서 앉은자세를 취하고 점차 무릎관절을 능동 뻗침한다.	

그림 16-26 무릎관절 폄 증가를 위한 자가뻗침

② 무릎관절 굽힘 증가

대상 근육	▪ 무릎관절 폄근	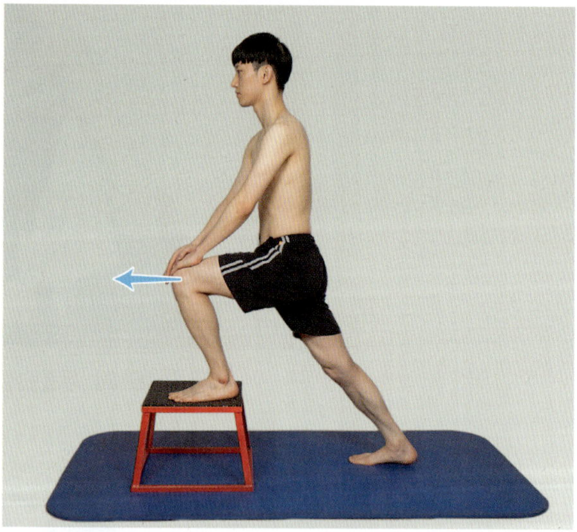
대상자 자세	▪ 바로선자세에서 굽힘하려는 발을 앞으로 내밀고 무릎 굽힘자세를 취한다.	
운동방법	▪ 굽힘하려는 발의 무릎을 앞쪽 방향으로 지나가도록 하면서 점차 무릎관절을 능동 굽힘한다.	

그림 16-27 무릎관절 굽힘 증가를 위한 자가뻗침

③ 중력을 이용한 무릎관절 굽힘 증가

대상 근육	▪ 무릎관절 폄근	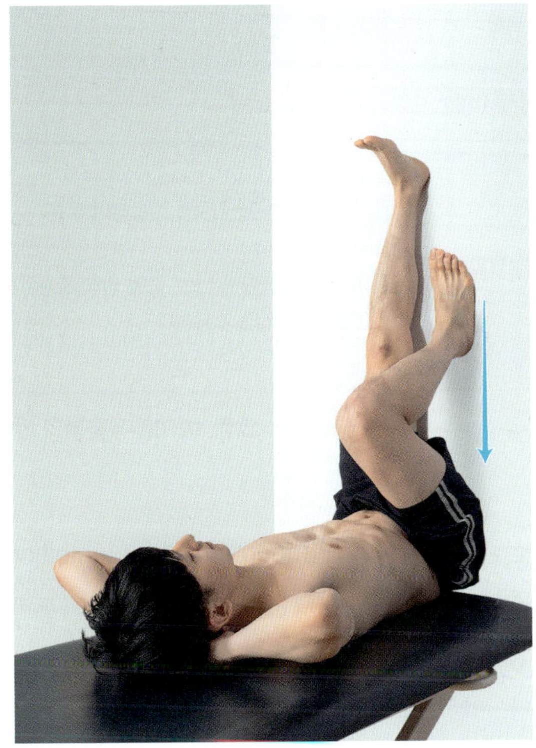
대상자 자세	▪ 환자는 바로누운자세를 취하고 발을 엉덩관절 90° 굽힘할 수 있는 벽에 다리를 올려 놓는다.	
운동방법	▪ 중력을 이용해 무릎관절 굽힘 증가를 실시한다. ▪ 중력에 의해 발이 밑으로 떨어지면 무릎은 자연스럽게 굽혀진다.	

그림 16-28 중력을 이용한 벽 미끄러짐

(3) 관절가동술

① 넙다리뼈에 대한 정강뼈의 앞쪽/뒤쪽관절가동술

목적	▪ 넙다리뼈 굽힘과 폄 증가	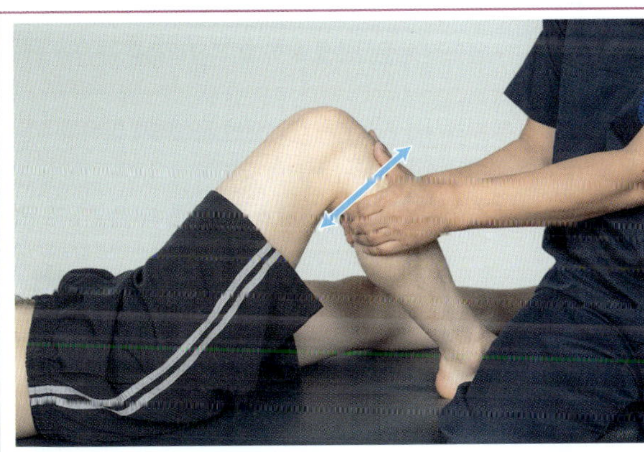
대상자 자세	▪ 바로누운자세에서 무릎을 90° 굽힘하여 눕는다.	
운동방법	▪ 치료사는 정강뼈 위쪽 부위를 잡는다. ▪ 넙다리뼈에 대한 정강뼈를 앞쪽으로 미끄러짐을 하면 폄을 증가시키고, 뒤쪽으로 미끄러짐을 하면 굽힘을 증가시킨다	

그림 16-29 넙다리뼈에 대한 정강뼈의 앞쪽/뒤쪽 관절가동술

② 무릎관절에서 무릎뼈의 안쪽/가쪽관절가동술

목적	▪ 무릎뼈 가동성 증가
대상자 자세	▪ 바로누운자세로 눕는다.
운동방법	▪ 치료사는 양손 엄지손가락을 이용하여 무릎뼈를 잡는다. ▪ 무릎뼈 움직임 제한이 있는 곳에 안쪽 또는 가쪽으로 미끄러짐을 적용한다.

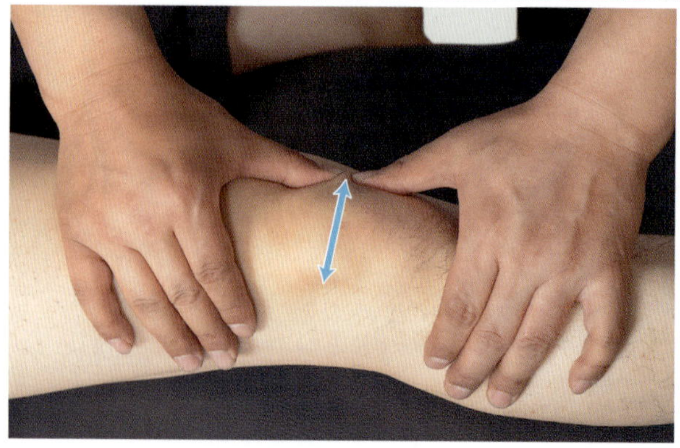

그림 16-30 무릎뼈의 왼쪽/오른쪽, 위/아래관절가동술

(4) 신경근육 억제 기법(neuromuscular inhibition technique)

수축-이완(contract-relax, CR) 기법은 가동범위가 제한될 때 유용한 기법으로서 환자는 제한된 범위까지 근육을 수동뻗침시킨 후, 치료사의 저항에 대하여 대항근(단축된 근육)을 동심성으로 수축한다. 이후 치료사가 단축된 근육의 늘어난 가동범위까지 수동적으로 움직이는 동안 환자는 대항근을 이완한다.

① 무릎관절 폄 증가

목적	▪ 무릎관절 폄 증가
대상자 자세	▪ 엎드려 누운자세를 취한 후 무릎관절을 제한된 범위까지 편다.
운동방법	▪ 치료사는 가동범위가 제한된 지점에서 발목을 잡는다. ▪ 환자는 치료사의 저항에 대하여 넙다리뒤근을 동심성으로 수축한다. ▪ 수축 후 무릎관절 폄의 가동범위가 늘어난 것을 확인할 수 있다.

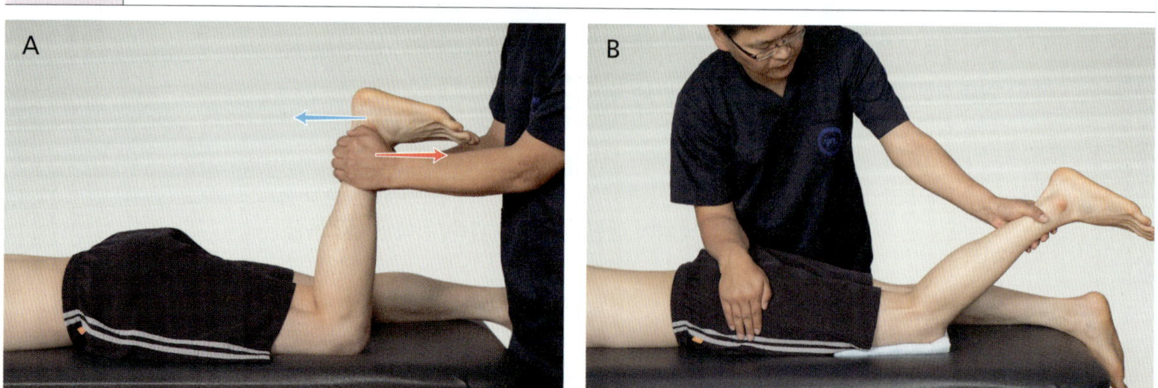

그림 16-31 무릎관절 굽힘근에 적용된 수축-이완기법

② 무릎관절 굽힘 증가

목적	▪ 무릎관절 굽힘 증가	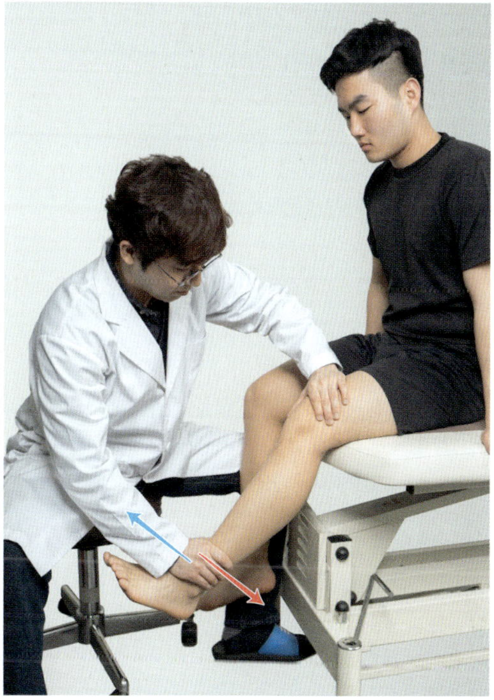
대상자 자세	▪ 무릎을 굽히고 치료대 가장자리에 앉은 자세를 취한 후 무릎관절을 제한된 범위까지 굽힌다.	
운동방법	▪ 치료사는 한 손으로 무릎 위를 고정하고 다른 손으로 가동범위가 제한된 지점에서 발목을 잡는다. ▪ 환자는 치료사의 저항에 대하여 넙다리네갈래근을 동심성으로 수축한다. ▪ 수축 후 무릎관절 굽힘의 가동범위가 늘어난 것을 확인할 수 있다.	

그림 16-32 무릎관절 폄근에 적용된 수축-이완 기법

3) 근육수행력과 기능조절 향상을 위한 운동

(1) 등척성운동

① 무릎관절 폄

대상 근육	▪ 넙다리네갈래근	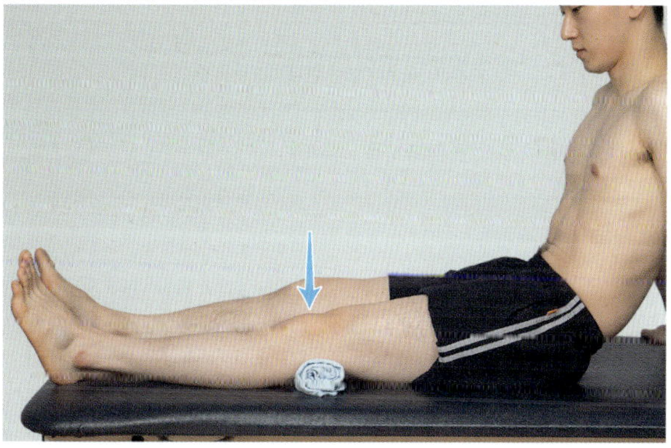
대상자 자세	▪ 무릎을 펴고 손을 몸 뒤로 지지한 앉은자세	
운동방법	▪ 환자는 무릎 아래 수건을 누르듯이 넙다리네갈래근을 동심성으로 수축한다.	

그림 16-33 무릎관절 폄 등척성운동

② 무릎관절 굽힘

대상 근육	▪ 넙다리뒤근
대상자 자세	▪ 의자에 앉은자세를 취한다.
운동방법	▪ 환자의 무릎관절 굽힘을 위해 넙다리뒤근을 동심성으로 수축하면서 동시에 반대쪽 발을 이용하여 저항을 가한다.

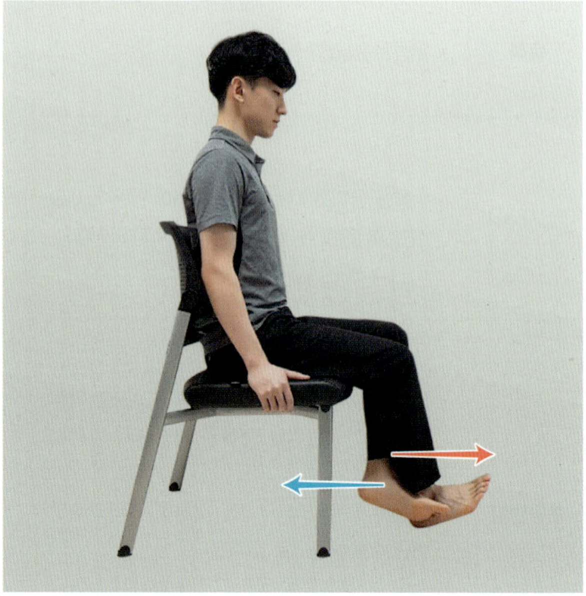

그림 16-34 무릎관절 굽힘 등척성운동

(2) 안정화운동

- 무릎관절의 움직임 동안 움직임 회복을 위해 무릎 안정화운동 필요
- 무릎관절 굽힘, 폄 운동 범위에서 다각도로 대항근까지 도수저항을 주는 수단으로 교대적 등척성 수축 사용

① 열린사슬운동

대상 근육	▪ 무릎관절 굽힘과 폄근
대상자 자세	▪ 엎드린자세를 취한다.
운동방법	▪ 치료사는 환자의 발목을 잡고 무릎관절 굽힘과 폄에 대해 저항을 가하고 환자는 각각을 동심성으로 교대 등척성 수축을 실시한다.

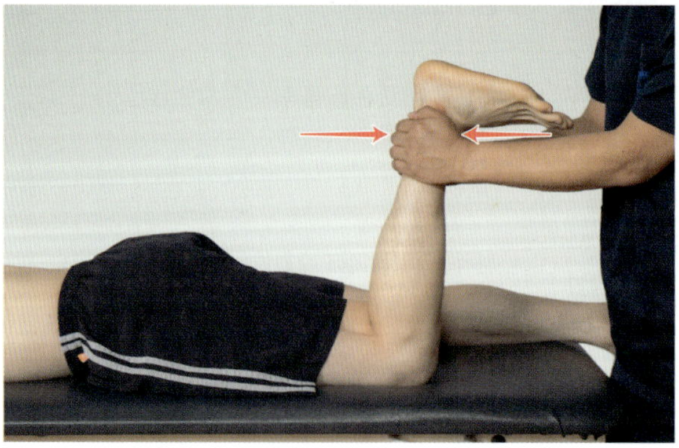

그림 16-35 무릎관절 굽힘과 폄에 대한 열린사슬 안정화운동

② 닫힌사슬운동

환자에 알맞은 다양한 불안정 지지면이 무릎 안정화를 증가시킬 수 있다.

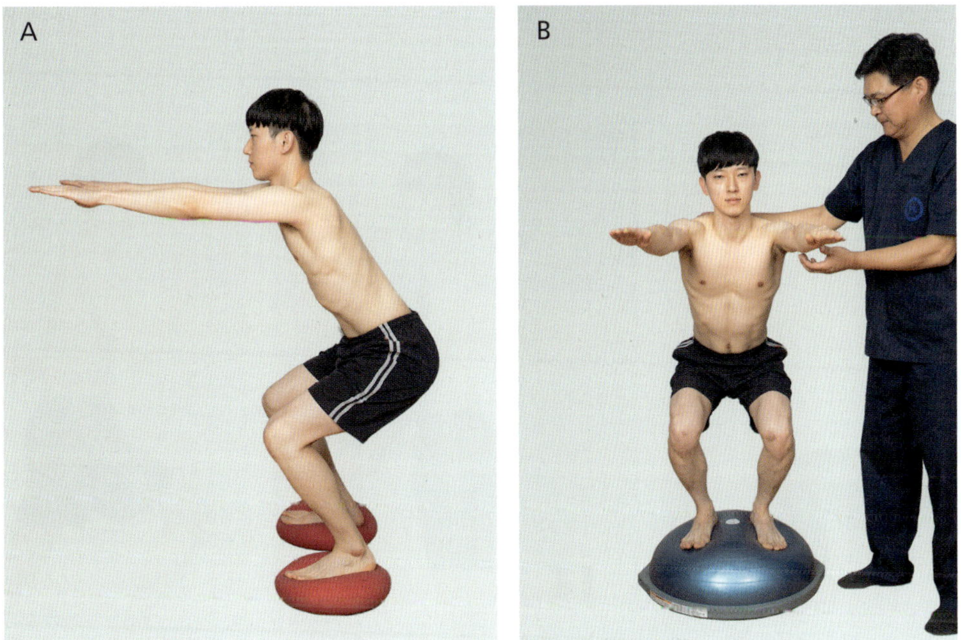

그림 16-36 무릎관절의 닫힌사슬 안정화운동

(3) 동적 근력강화운동

기능 활동으로 복귀하기 위해 필요한 지구력 증가, 근력 증가, 그리고 작용근과 대항근의 신경근육 조절능력을 증진시키는 운동이 필요하다. 근력강화를 위한 운동 시 동심성 수축은 근육을 빠른 속도로 수축할 수 있고, 편심성 수축은 동심성 수축의 속도를 조절할 수 있다. 둘의 조화로운 수축을 통해 근육수행력을 조절할 수 있다.

① 관절별 근력강화운동

■ 무릎관절 굽힘

- 무릎관절 굽힘 근력강화는 주로 넙다리뒤근의 근력강화와 관계됨
- 앉은자세에서 발뒤꿈치로 바닥을 당기기, 바로선자세에서 한쪽 다리에 저항을 주면서 무릎을 굽혀 발을 뒤로 올리면 근력증가의 효과 줌(그림 16-37-A, B)
- 다양한 자세에서 탄력밴드를 이용한 저항을 가하면 근력증가의 효과 줌(그림 16-37-C)

■ 무릎관절 폄

- 무릎관절 폄 근력강화는 주로 넙다리네갈래근의 근력강화와 관계됨
- 앉은자세에서 무릎 폄에 대한 도수저항, 모래주머니, 탄력밴드 및 장비를 이용한 저항을 통해 근력증가의 효과 줌(그림 16-38, 16-39)

② 등속성운동

- 재활단계에서 무릎관절의 등속성운동은 회복 및 기능 증진 단계에서 진행할 수 있음(그림 16-40)
- 등속성운동의 장점은 조절된 저항과 기능적인 수축 속도를 사용할 수 있고 높은 수준의 근 활성도를 증가시킬 수 있음

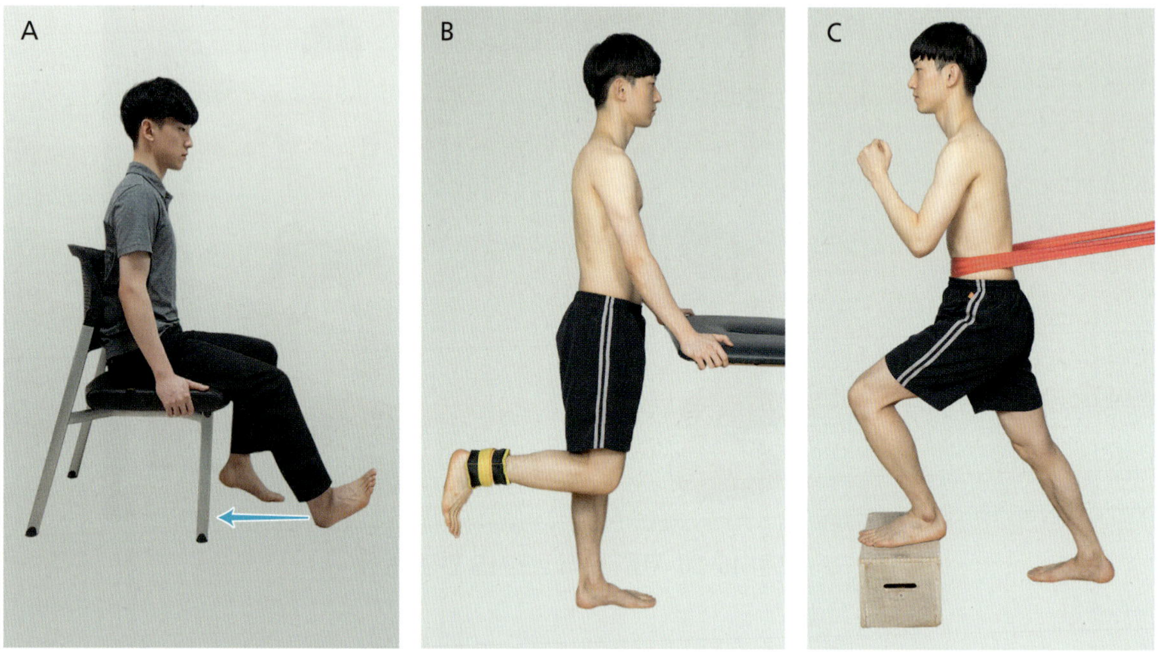

그림 16-37 무릎관절 굽힘 근력강화운동

A. 앉은자세에서 발뒤꿈치로 바닥을 당기기 B. 모래주머니를 이용한 무릎 굽혀 발 들어올리기 C. 탄력밴드를 이용한 무릎 굽힘 시 저항

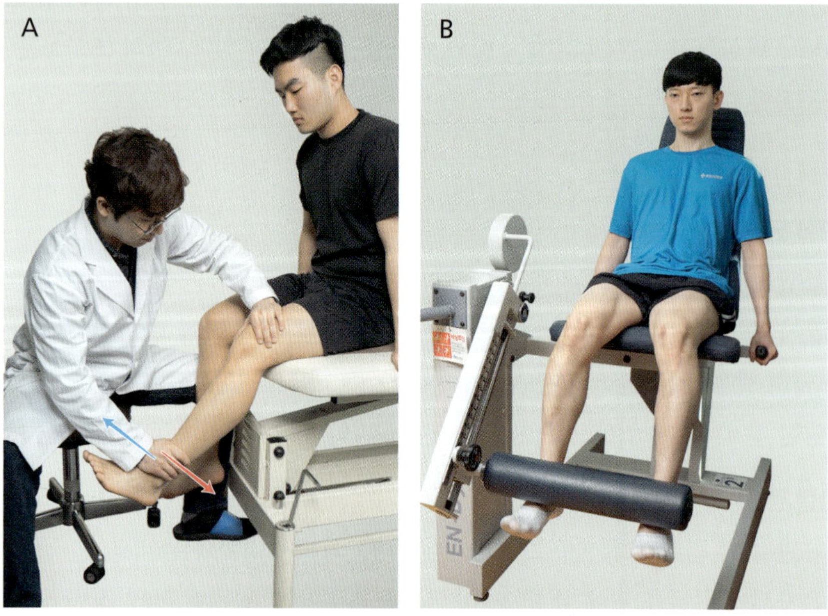

그림 16-38 무릎관절 폄 근력강화운동

A. 도수저항 이용 B. 장비를 이용한 무릎 폄 시 저항

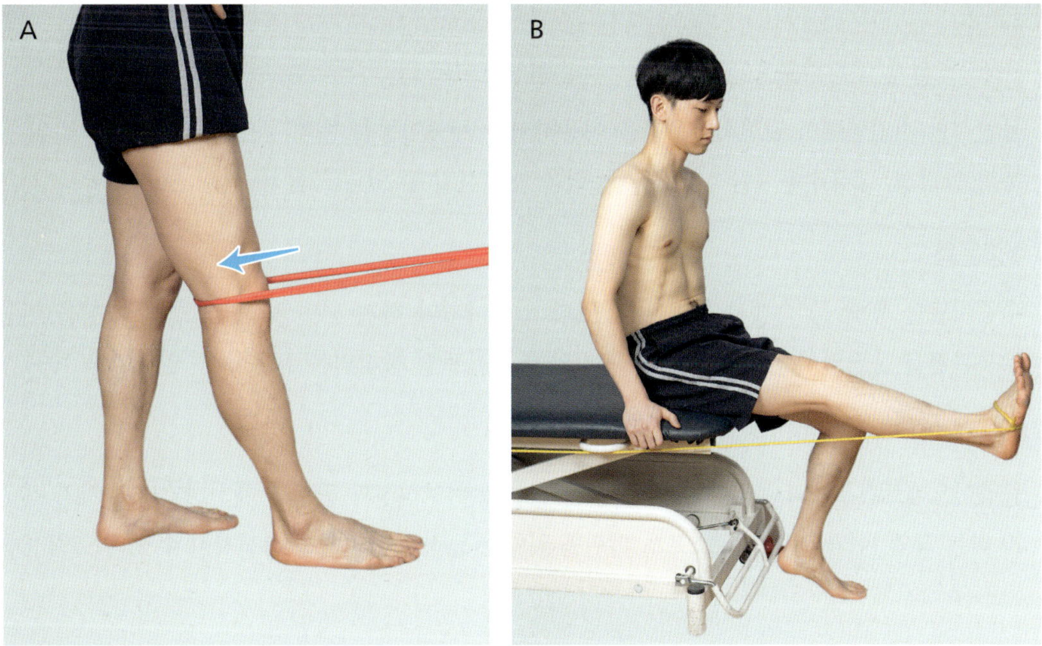

그림 16-39 무릎기능 폄 증진을 위한 탄력밴드 운동

A. 끝벋위 폄 B. 튜빙을 이용한 무릎 폄

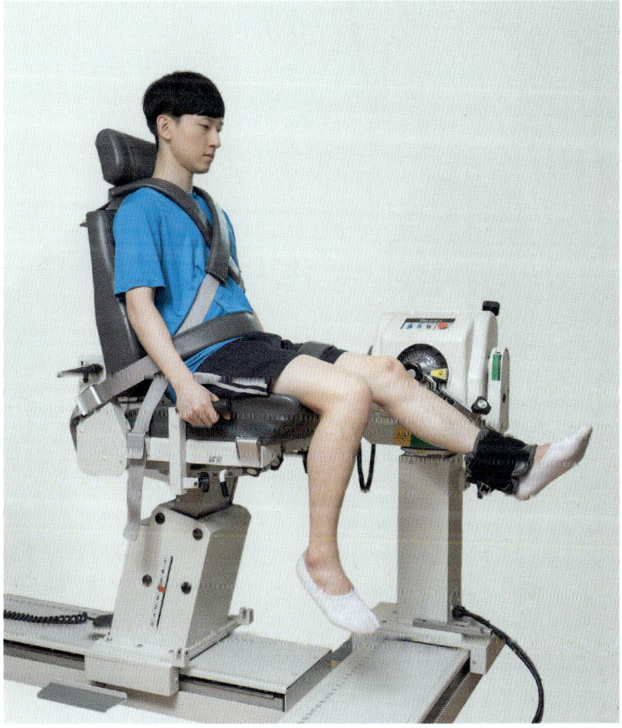

그림 16-40 등속성 장비를 이용한 무릎관절 폄운동

(4) 기능운동

① 신경근조절 및 고유수용성운동

불안정한 지지면에서 닫힌사슬운동을 이용하거나 체중이동을 통해 무릎관절과 발목관절의 동시수축과 안정성, 고유수용성감각 및 균형능력을 개선시킬 수 있다(그림 16-41).

② 수중운동

수중치료를 통해 물 속에서 걷거나, 앉았다 일어나거나 하게 되면 3차원적 물의 저항을 이용하여 무릎관절을 움직일 수 있고, 이를 통해 다양한 무릎관절 움직임을 유도할 수 있다(그림 16-42).

③ 활동 복귀를 위한 플라이오메트릭운동

플라이오메트릭운동의 통합된 패턴을 활용하여 몸통 안정성과 균형을 개선시키며 환자가 복귀하고자 하는 작업, 여가활동 또는 스포츠 복귀를 위한 기능적 동작기술을 촉진시킬 수 있다(그림 16-43).

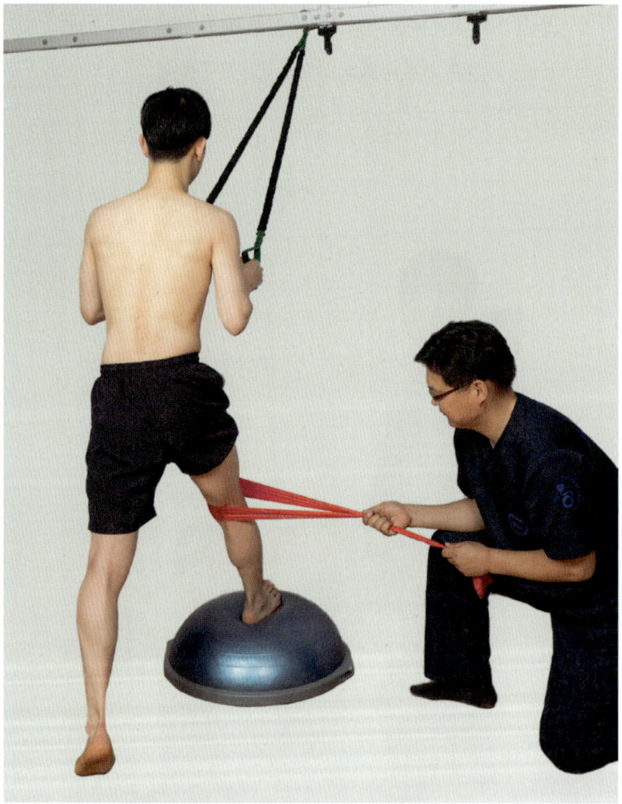

그림 16-41 무릎기능 증진을 위한 소도구 운동

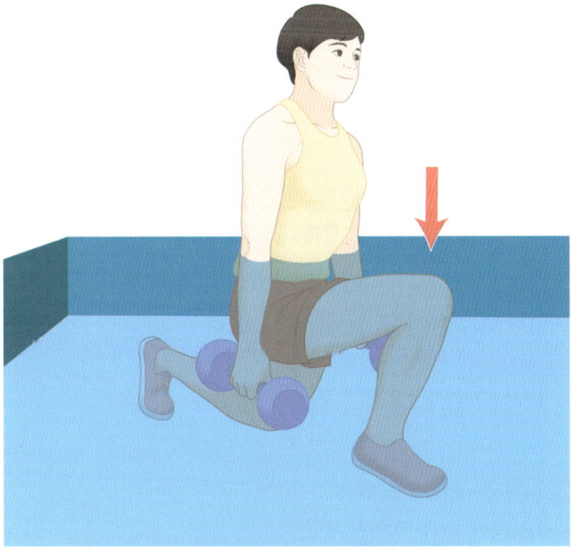

그림 16-42 무릎기능 증진을 위한 수중운동

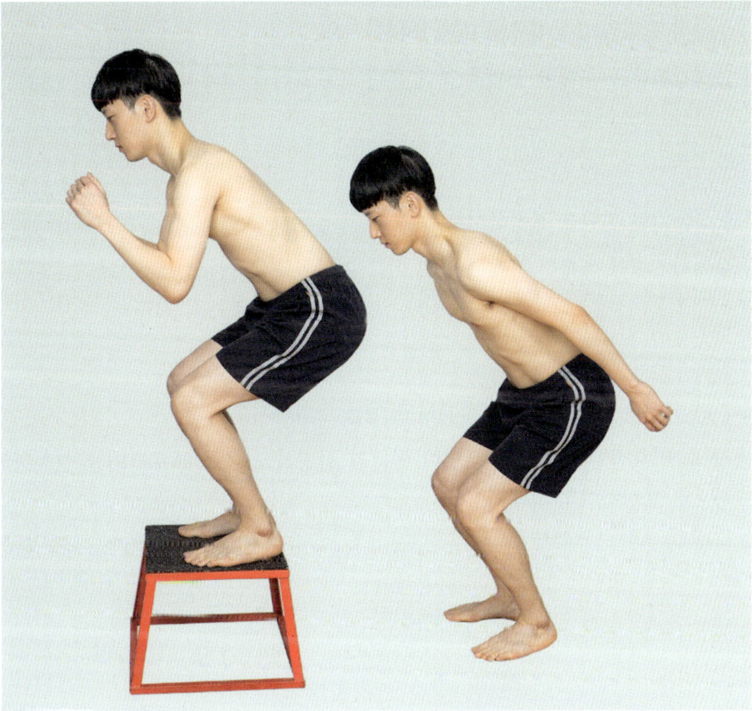

그림 16-43 무릎 기능 증진을 위한 플라이오메트릭운동

임상의사결정 Clinical decision making_사례

오랫동안 운동을 하지 않은 S씨가 다이어트 등의 이유로 높은 강도의 운동을 하였다. 런닝머신에서 1시간 이상의 운동과 무거운 물건을 든 상태에서 스쿼트 운동을 하면서 무릎통증이 점차 나타나기 시작하였다. 약 1달간 지속적으로 운동을 하였는데 통증이 지속되어 병원을 내원하였고 그 결과 무릎 안쪽에 통증과 함께 반달판이 손상되었다고 하였다.

1. 임상적 사고

① 무릎관절을 지지하는 구조물에 대해 토의하시오.

② 무릎관절에 있는 물렁뼈손상으로 인한 움직임 제한에 대해 조사하시오.

③ 무릎관절 반달판 손상에 대한 증상에 대해 기술하시오.

④ 무릎관절 고정 시 발생할 수 있는 합병증에 대해 기술하시오.

⑤ 무릎관절 비수술적 관리와 운동치료에 대해 토의하시오.

⑥ 뻗침운동과 근력강화운동에 대한 방법을 찾고 훈련 프로그램을 설계하시오.

2. 임상의견

① S씨의 평가와 운동치료 진단을 결정하시오.

② 다른 임상연구에서 S씨와 유사한 사례를 찾고 이를 비교 · 조사하시오.

3. 결론

① S씨의 문제에 적합한 운동 프로그램을 설계하고 이를 토의하시오.

② 무릎관절 손상 후 필요한 운동방법은 무엇이 있는지 설명하고 운동 프로그램을 설계하되 추가적으로 운동방법을 그림으로 표현하여 나타내시오.

CHAPTER

17 발목관절과 발

Ankle joint and Foot

학습목표

1. 발목관절과 발의 개요를 설명할 수 있다.
2. 발목관절과 발의 해부학적 구조와 기능을 설명할 수 있다.
3. 발목관절과 발의 병리 및 기능장애를 설명할 수 있다.
4. 발목관절과 발에 대한 운동치료를 수행할 수 있다.

핵심용어

- 발목관절(talocrural joint)
- 목말밑관절(subtalar joint)
- 발목삠(ankle sprain)
- 아킬레스힘줄 파열 (achilles tendon rupture)
- 발바닥근막염(plantar fasciitis)

Guiding question

1. 발목의 안쪽번짐 삠 인대손상이 많은 이유를 설명하시오.
2. 인대손상의 급성기 증상에 대해 설명하시오.
3. 발목관절의 기능적 조절을 증진시키기 위한 운동을 설계하시오.

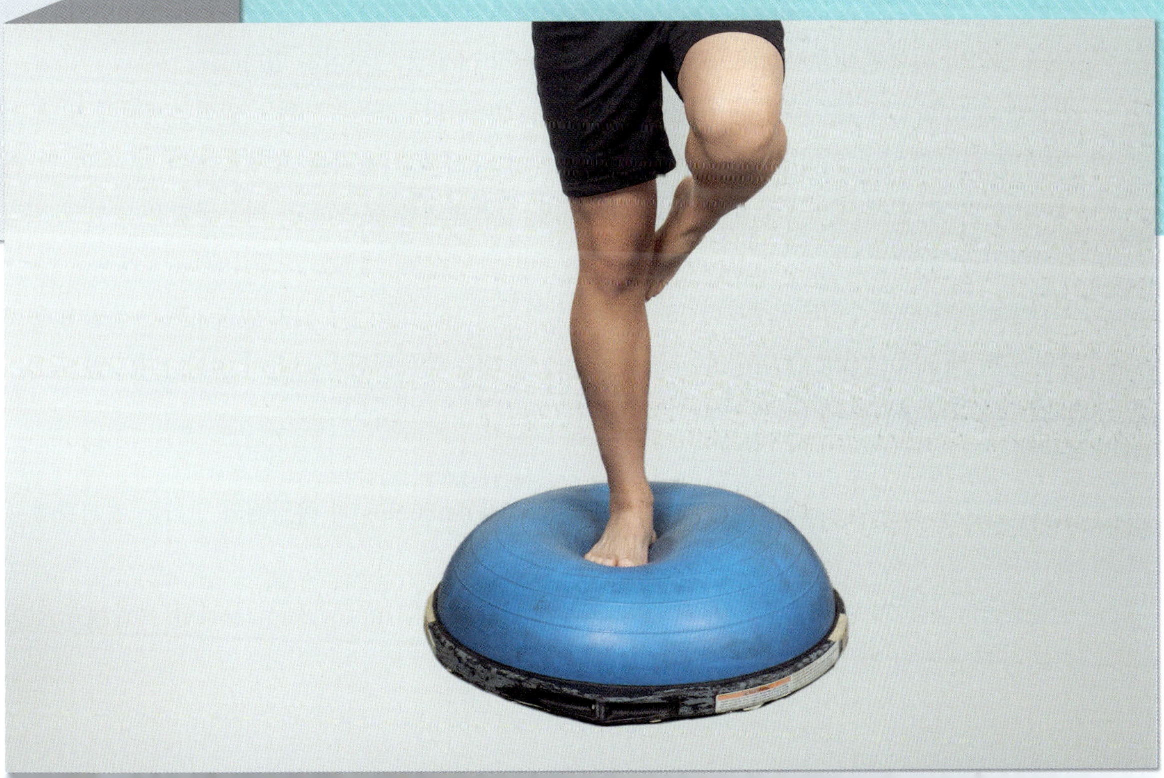

1 개요

발목과 발은 체중을 지지하고 바닥으로부터 올라오는 충격을 흡수하여야 하기 때문에 견고하여야 하며, 바닥을 디딜 때 다양한 지면의 모양에 적응할 수 있을 만큼 유연해야 한다. 또한 보행이나 달리기와 같이 지면을 누르면서 앞으로 이동할 때 다양한 기능적 요구를 충족해야 하고 추진력을 발휘하여야 한다.

일반적으로 바닥으로부터 올라오는 충격흡수와 앞으로 나아갈 때 발생하는 추진력은 발목관절에서 발등굽힘과 발바닥굽힘에 의해 이루어지고, 불규칙한 지면의 모양에 적응하는 것은 목말밑관절에서 엎침과 뒤침에 의해 이루어진다.

2 발목관절의 구조와 기능

1) 발목관절의 구조

발목관절과 발관절은 정강뼈와 종아리뼈의 먼쪽 부위(가쪽복사뼈, 안쪽복사뼈)와 목말뼈가 관절하는 발목다리관절(talocrural joint), 목말뼈와 발꿈치뼈가 관절하는 목말밑관절(subtalar joint), 가쪽의 발꿈치입방관절(calcaneocuboid joint)과 안쪽의 목말발꿈치발배관절(talocalcaneonavicular joint)이 이루는 발목뼈중간관절(midtarsal joint), 발목뼈(1~3번째 쐐기뼈와 입방뼈)와 다섯 개의 발허리뼈의 바닥면이 관절하는 발목발허리관절(tarsometatarsal joint), 발허리뼈가 관절하는 발허리관절(metatarsal joint), 몸쪽, 먼쪽 발가락 사이관절(proximal, distal interphalangeal joint)로 이루어져 있다(그림 17-1).

발목관절에서는 20° 발등굽힘과 50° 발바닥굽힘이 일어난다. 가쪽복사뼈는 안쪽복사뼈에 비해 아래, 뒤쪽에 위치해 있어 이마면에서 약 10°, 수평면에서 약 6°의 기울기를 가지고 있다. 순수한 안/가쪽 축과의 차이로 인해 발바닥굽힘은 약간의 모음 및 안쪽번짐을 동반하고, 발등굽힘은 약간의 벌림 및 가쪽번짐을 동반한다.

목말밑관절의 축은 수평면으로부터 42°, 시상면으로부터 16° 기울어져 있어 발꿈치뼈가 목말뼈 위에서 엎침을 할 때 가쪽번짐과 벌림이 일어나고, 뒤침을 할 때는 안쪽번짐과 모음이 일어난다(그림 17-2).

(1) 발목관절

- 구성: 정강뼈 먼 부위, 가쪽복사뼈, 안쪽복사뼈(medial malleolus)가 목말뼈와 만나는 경첩관절
- 자유도 1°
- 관절운동형상학: 발등굽힘을 하면 몸쪽의 오목한 장부촉이음(motise)에서 볼록한 목말뼈가 앞쪽으로 구르기를 할 때 반대방향으로 미끄러짐 유발

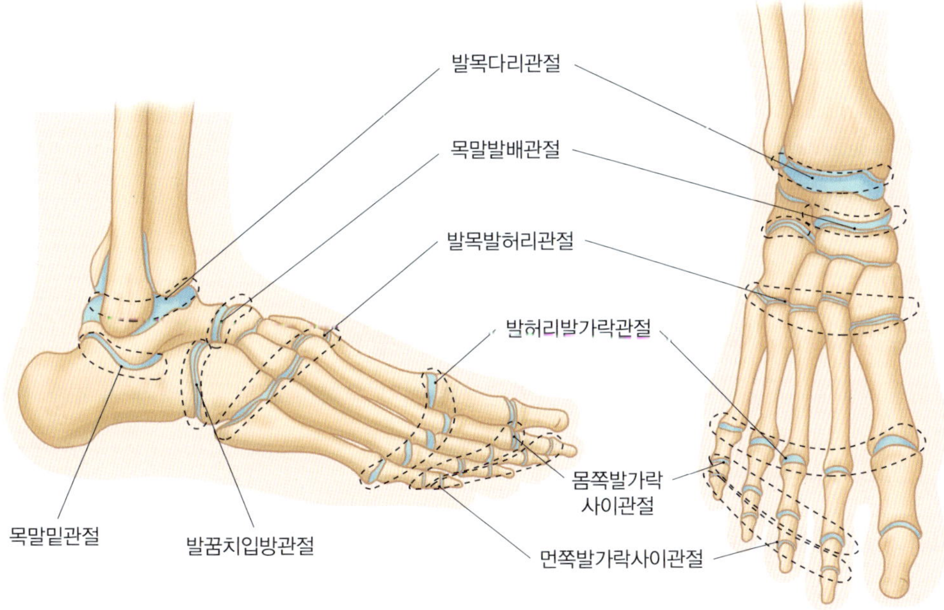

그림 17-1 발목관절

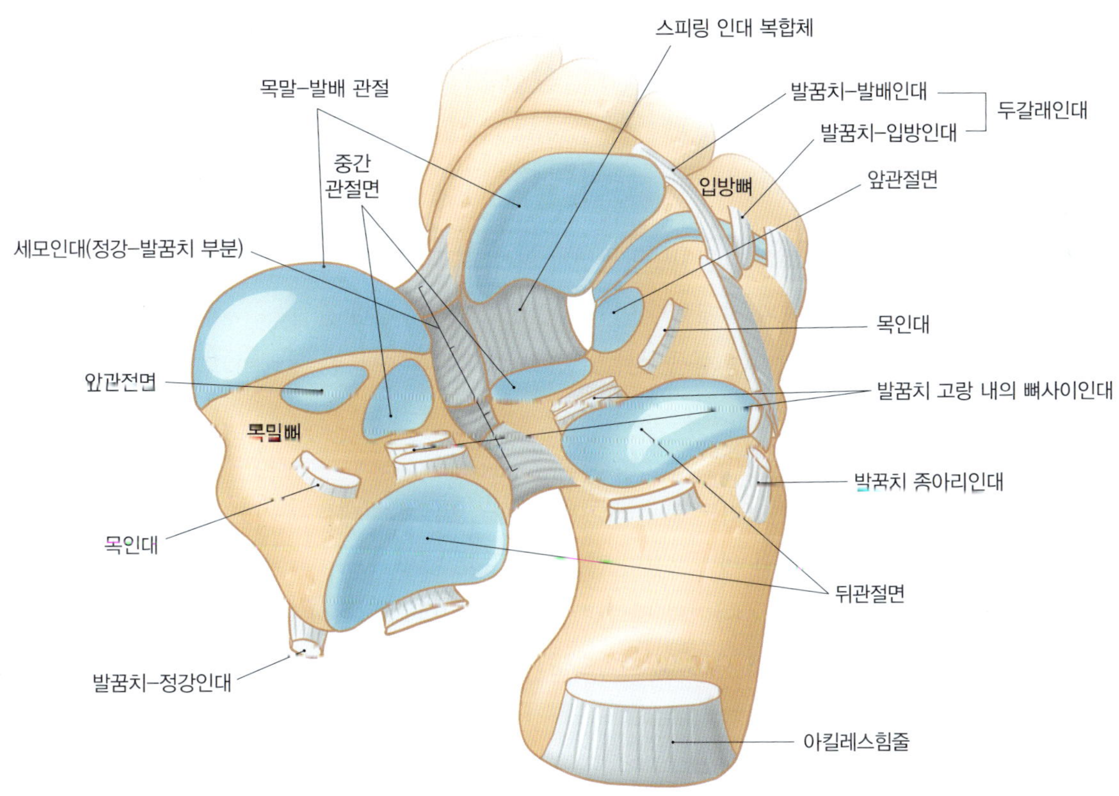

그림 17-2 목말밑관절

- 안정성
  - 발등굽힘을 하면 목말뼈의 넓은 앞면이 장부촉이음에서 안정성을 제공
  - 가쪽복사뼈가 안쪽복사뼈보다 먼쪽으로 내려와 안쪽보다 가쪽 안정성이 높음
  - 가쪽으로 3개의 가쪽인대(앞목말종아리인대, 뒤목말종아리인대, 발꿈치종아리인대), 두 개의 정강종아리인대(앞/뒤정강종아리인대), 안쪽으로는 세모인대의 지지에 의해 안정성 제공

(2) 목말밑관절

- 구성: 목말뼈와 발꿈치뼈가 3군데서 관절을 이루는 복합관절(그림 17-2)
- 관절운동형상학: 목말밑관절의 뒤쪽관절면은 목말뼈가 오목하고 발꿈치뼈가 볼록한 형태를 띠고 있어 구르기와 미끄러짐이 반대방향으로 일어남
- 안정성
  - 발꿈치종아리인대: 과도한 안쪽번짐 제한
  - 세모인대의 정강발꿈치섬유: 과도한 가쪽번짐 제한
  - 뼈사이인대와 목인대: 모든 운동의 끝범위를 제한, 특히 안쪽번짐 제한
- 목말밑관절의 운동
  - 엎침(pronation)과 뒤침(supination)이 일어남
  - 엎침은 발등굽힘, 벌림, 가쪽번짐(eversion), 뒤침은 발바닥굽힘, 모음, 안쪽번짐(inversion)이 같이 일어나는 복합적 동작

(3) 가로발목뼈관절

- 구성
  - 발목뼈중간관절은 가쪽의 발꿈치입방관절과 안쪽의 목말발배관절로 형성
  - 목말발배관절은 목말뼈와 발배뼈가 이루는 관절로 절구유형의 관절
  - 발꿈치입방관절의 입방뼈는 등쪽에서 발바닥방향으로는 오목한 형태이고, 안쪽에서 가쪽으로는 볼록한 안장관절
- 관절운동형상학
  - 목말발배관절의 목말뼈 머리는 볼록하고 발배뼈는 오목한 형태를 가지고 있어 체중을 부하하지 않은 움직임 시, 구르기와 미끄러짐이 같은 방향으로 발생
  - 뒤침 시 목말발배관절에서 발바닥 및 안쪽으로 구르기와 미끄럼이 발생
  - 엎침 시 목말발배관절에서 등쪽 및 가쪽으로 구르기와 미끄럼이 발생
- 안정성
  - 목말발배관절은 바닥쪽 발꿈치발배인대, 세모인대, 두갈래인대, 등쪽 목말발배인대에 의해 지지되고, 목말뼈머리의 안쪽과 바닥쪽 볼록면은 스프링인대가 지지
  - 발꿈치입방관절의 등쪽과 가쪽 부분은 등쪽발꿈치입방인대가 지지
  - 발꿈치입방관절의 바닥쪽은 긴발바닥인대와 짧은발바닥인대가 지지

(4) 발목발허리관절

- 구성: 발목뼈의 먼쪽 열(3개의 쐐기뼈와 입방뼈 먼쪽 열)과 발허리뼈 사이에 위치하는 5개의 관절(그림 17-1).
- 관절운동형상학
  - 1번째 발목발허리관절의 발바닥굽힘은 약간의 가쪽번짐을 동반, 발등굽힘은 약간의 안쪽번짐을 동반
  - 2번째 발허리뼈의 바닥은 다른 발허리뼈보다 뒤로 더 멀리 배치되어 1번째와 3번째 쐐기뼈 사이에서 가장 안정적임
  - 발목발허리관절은 5개의 관절로 구성되어 있으나 한 개의 단위로, 발허리뼈와 목말밑관절과 함께 움직임
- 안정성: 발등인대, 발바닥인대, 뼈사이인대에 의해 안정성 제공

(5) 발의 안쪽세로활

- 구성: 발꿈치뼈, 목말뼈, 발배뼈, 쐐기뼈, 3개의 안쪽발허리뼈
- 안정성: 발바닥근막, 스프링인대, 1번째 발목발허리관절
- 보행시 활의 역할
  - 초기 디딤기: 발에 체중이 지지되면서 활이 약간 낮아지고 목말밑관절에서 약간의 가쪽번짐 유발, 안쪽번짐 근육(뒤정강근과 앞정강근)의 편심성으로 활동하여 활이 적절히 낮아지도록 조절
  - 디딤기 후반: 밀기를 준비할 때 안쪽세로활 상승, 목말밑관절의 안쪽번짐과 내재성 및 외재성 근육의 강력한 활성 결합에 의해 활이 상승하며 좀 더 안정적인 견고한 구조로 발 변환

표 17-1 발목관절과 발의 관절운동형상학

관절	생리학적 운동	미끄러짐(slide)	구르기(roll)
발목관절	• 발등굽힘 • 발바닥굽힘	• 뒤쪽 • 앞쪽	• 앞쪽 • 뒤쪽
목말밑관절 (뒤쪽관절면)	• 안쪽번짐을 동반한 뒤침 • 가쪽번짐을 동반한 엎침	• 가쪽 • 안쪽	• 안쪽 • 가쪽
목말발배관절	• 뒤침 • 엎침	• 발바닥 및 안쪽 • 발등쪽 및 가쪽	• 발바닥 및 안쪽 • 발등쪽 및 가쪽
발허리발가락 및 발가락사이관절	• 굽힘 • 폄	• 발바닥 • 발등쪽	• 발바닥 • 발등쪽

3 발목관절의 병리 및 기능장애

1) 발목인대 손상

발목 삠은 가장 흔한 근골격계 손상 중 하나이다. 10~30대에 많이 발생하며 성별에 따른 발병률에 차이는 없다. 발목 삠은 손상받은 기전에 따라 안쪽번짐 삠과 가쪽번짐 삠으로 구분할 수 있다.

가쪽복사뼈가 안쪽복사뼈보다 길기 때문에 안쪽번짐 삠 손상이 가쪽번짐 삠 손상보다 흔하게 나타나며 발목 발등굽힘 시에 넓은 목말뼈의 앞부분이 장붓구멍(mortise)에 들어가 안정성이 높아지기 때문에 발등굽힘자세보다는 발바닥굽힘자세에서 손상이 흔하다.

(1) 병리적 원인

발목 삠은 이전에 발목 삠을 경험하고 재발하는 경우가 약 50%로 높다. 주로 높은 곳에서 뛰어 내릴 때 착지 기술 부족, 방향 전환을 하는 동작, 고유수용성감각이 저하된 경우나 발목 주변 근육피로가 동반된 경우 쉽게 발생한다. 발목주변 근육의 근육 불균형도 하나의 원인으로 볼 수 있다.

안쪽번짐 삠 손상 시에는 앞목말종아리인대의 손상이 가장 흔하게 나타나며, 뒤정강종아리인대손상은 완전한 탈구처럼 심한 외상이 있을 때만 발생한다(그림 17-3).

가쪽번짐 손상이 발생하면 세모인대가 견고하기 때문에 정강뼈의 찢김 골절이 발생하는 경우도 있다. 가쪽번짐 삠 손상의 발생빈도는 안쪽번짐 삠 손상보다 적지만 회복은 더 느리게 진행된다.

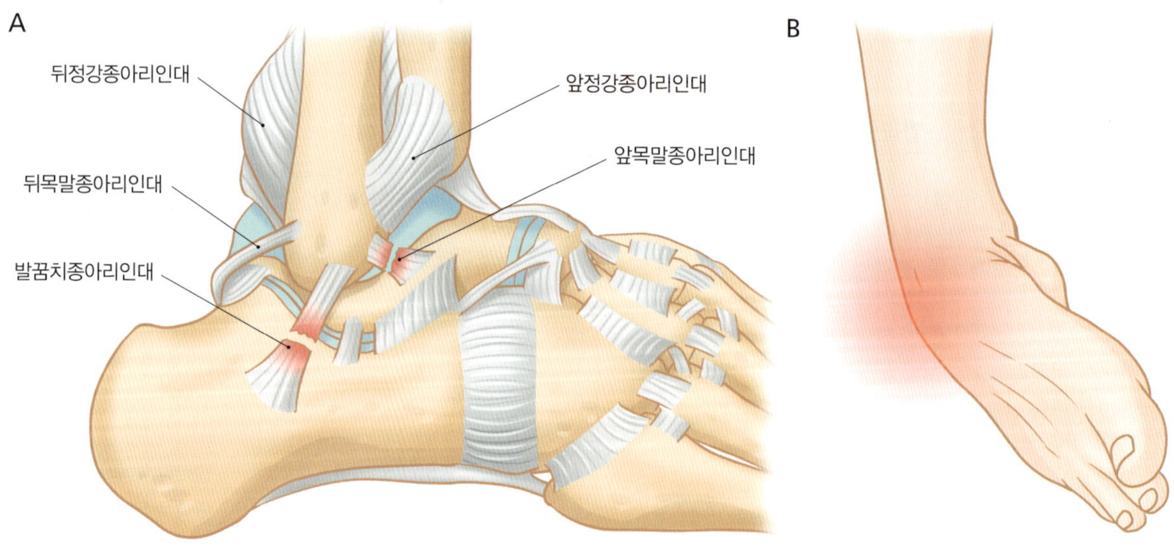

그림 17-3 안쪽번짐 삠

A. 손상인대 B. 손상기전

(2) 임상적 징후와 증상

발목삠이 발생하면 손상등급에 따라 통증과 함께 부종, 압통, 움직임 및 기능제한이 발생한다.

① 등급 I

- 손상 초기 24시간 이내의 경한 통증 발생
- 손상된 인대와 조직에 스트레스가 가해지면 경한 부종 발생
- 국소적 압통 및 통증 발생

② 등급 II

- 활동을 중단할 정도의 중등도 통증 발생
- 손상된 인대와 조직에 스트레스가 가해지면 심한 통증 발생

③ 등급 III

- 조직 손상으로 인한 심한 통증 발생
- 손상된 인대와 조직에 스트레스가 적용되어도 통증이 발생하지 않음
- 관절의 불안정성

(3) 구조적 손상과 기능 손상

- 부분 파열에 의한 통증
- 통증으로 인한 가동범위제한
- 완전파열의 경우, 과도한 운동범위 또는 관절의 불안정성
- 관절의 불안정성으로 인한 균형장애

(4) 활동제한과 참여제한

- 보행제한
- 불규칙한 지표면에서 걷기나 뛰기제한
- 빠른 방향전환 제한
- 도약 후 안전한 착지제한
- 낙상 위험 증가

(5) 단계적 중재

① 보호단계

- 휴식: 손상 발생 24~48시간 동안 염증기간이기 때문에 휴식을 취하는 것이 좋으며, 휴식을 취하더라도 손상 받지 않는 반대 측의 운동을 통해 손상측의 전이효과(cross-transfer effect)를 얻을 수 있도록 해야 한다. 손상측은 통증을 유발하지 않는 범위 내에서 발등굽힘, 발바닥굽힘

의 능동운동을 시작하거나 등척성운동을 실시한다.

- 냉적용: 냉을 적용하면 표면의 혈류량을 감소시켜 출혈량을 줄이고 세포의 신진대사를 억제하여 조직이 저산소증에 빠지는 것을 감소시켜 조직 손상을 줄인다. 급성기에 냉을 적용할 때는 압박과 같이 사용하는 것이 효과적이며 4시간마다 20분씩 적용하되 30분을 넘겨서는 안 된다. 피부표면에 가까이 위치한 신경이 있는 부위에 냉을 적용하면 일시적 신경마비를 일으킬 수 있으므로 주의한다.
- 압박: 손상 즉시 손상부위를 올림시키고 압박할 수 있는 탄력붕대나 압박랩을 손상부위에 적용한다. 압박을 적용할 때 불규칙하게 압박이 가해지거나 끝부위에 압박이 가해지지 않는 부위가 있다면 부기를 축적시키는 역할을 하므로 주의해야 한다. 공기압박 펌프(jobst pump)나 냉 커프(cryo cuff) 같은 장비를 사용하여 압박력을 제공할 수 있다.
- 올림: 올림(elevation)을 하면 체액이 혈관에서 빠져나가는 것을 줄이고 정맥혈과 림프액의 복귀를 촉진한다. 손상 발생 24~48시간 동안 올림자세를 유지하는 것이 중요하며, 치료를 할 때도 올림자세에서 치료하는 것이 좋다.
- 보호: 공기부목발목등자(aircast ankle stirrup) 같이 안쪽번짐과 가쪽번짐을 제한하면서 발등굽힘과 발바닥굽힘을 허용하는 장비나 헥사라이트(hexalite) 또는 오소플라스트(orthoplast)로 만든 발목등자 장치를 사용하여 손상부위를 보호하면서 운동을 적용할 수 있도록 한다.
- 부분 체중부하: 체중부하를 하면 근육위축, 고유감각손상, 혈액순환 정체, 힘줄 구축을 감소시킬 수 있으나 손상된 인대의 치료진행을 방해할 수 있어 부분 체중부하를 하도록 한다. 부분 체중부하를 위해 목발을 사용하거나 부력을 이용한 수중운동을 적용할 수 있다.
- 근고정운동 및 능동적 발가락 굽힘운동 실시하여 근육의 완전성을 유지하고 혈액순환을 보조한다.

② 운동통제단계

- 교차마사지를 견딜 수 있는 한도 내에서 실시한다.
- 관절가동범위운동(range of motion): 초기단계에서 안쪽번짐이나 가쪽번짐을 제외한 발바닥굽힘, 발등굽힘운동으로 시작하여 관절가동술, 다양한 도구(수건, 체중, 환자의 힘)를 이용한 뻗침운동을 적용한다.

  초기에 앉은자세에서 흔들판(rocker board)을 이용한 발등굽힘, 발바닥굽힘운동을 시행하고 통증이 줄어들면 점진적으로 안쪽번짐, 가쪽번짐으로 진행한 후, 체중을 부하한 상태에서 실시한다.

  통증 없는 범위에서 장딴지근과 가자미근의 뻗침을 가능한 한 빨리 시작한다.
- 근력강화: 초기에 발의 내재성 근육 강화운동과 함께 등척성운동을 네 방향의 운동면에서 실시한다. 등장성운동은 초기에는 손상 받은 인대 회복에 영향을 주지 않는 발등굽힘, 발바닥굽힘 등장성운동을 실시하고, 회복이 진행됨에 따라 다른 동작에서도 통증이 나타나지 않으면 모든

움직임 방향으로 운동을 실시한다. 안쪽번짐과 가쪽번짐운동을 할 때 보상작용으로 정강뼈가 돌림되지 않도록 주의한다.

인대회복이 진행됨에 따라 탄력밴드, 웨이트, 발목운동기, 등속성운동기를 사용하여 발목 주변의 근력을 강화한다.

③ 기능회복 단계

- 무릎을 펴고 앉은자세에서 탄력밴드를 사용하여 강화운동을 시행하고 가능하다면 등속성 장비 사용
- 안정화 및 고유감각기와 균형훈련: 완전 체중부하에서 안정화운동을 실시하고 협동성과 반사 반응을 위한 훈련 실시
- 민첩성운동: 방향전환, 옆쪽 체중이동 등 민첩성을 높이는 운동 실시

2) 아킬레스힘줄 파열

아킬레스힘줄 파열은 여성보다 남성이 4~7배 더 많이 발병하고 30~40대에 주로 발병한다. 아킬레스힘줄은 활동 시 체중의 10배의 부하를 받을 수가 있으며, 힘줄병증을 동반한 힘줄주위염은 아킬레스힘줄을 파열시킬 수 있다. 아킬레스힘줄 파열은 일반적으로 미세손상이 선행한 후 일어난다. 힘줄은 25%가 잔존해도 정상적으로 기능을 수행하기 때문에 사전에 알기가 어렵다.

(1) 병리적 원인

아킬레스힘줄 파열은 보행 중 발꿈치 들기에서 가장 흔하게 나타나고 의도하지 않은 발등굽힘이 되었을 때, 발바닥굽힘상태에서 강하게 발등굽힘될 때 주로 발생한다.

이외에 나이의 증가, 높은 아치와 과도한 엎침, 장딴지근과 가자미근의 단축으로 인한 유연성 감소가 위험요인이다.

아킬레스힘줄 중 주로 파열되는 부위는 부착부위에서 2~6cm 부위로, 이곳은 단면적이 가장 적고 등장성 부하가 가장 크게 작용하면서 혈액순환이 가장 적은 부위이다(그림 17-4).

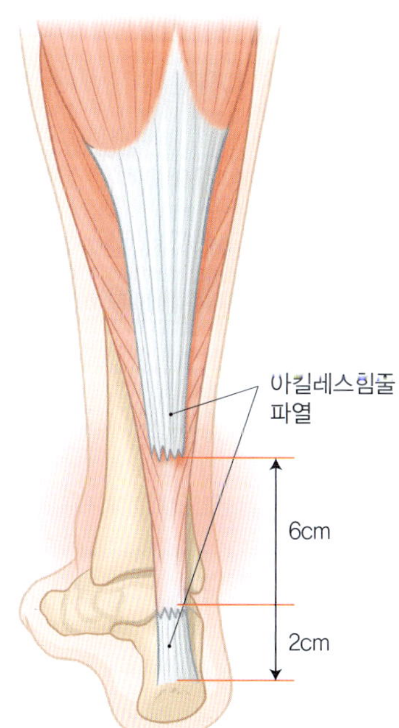

그림 17-4 아킬레스힘줄 파열

(2) 임상적 징후와 증상

아킬레스힘줄이 파열되면 파열된 부위에서 힘줄의 결손을 볼 수 있으며 간격을 촉지할 수도 있다. 환자는 발바닥굽힘의 상실로 한 다리로 선 상태에서 뒤꿈치를 들

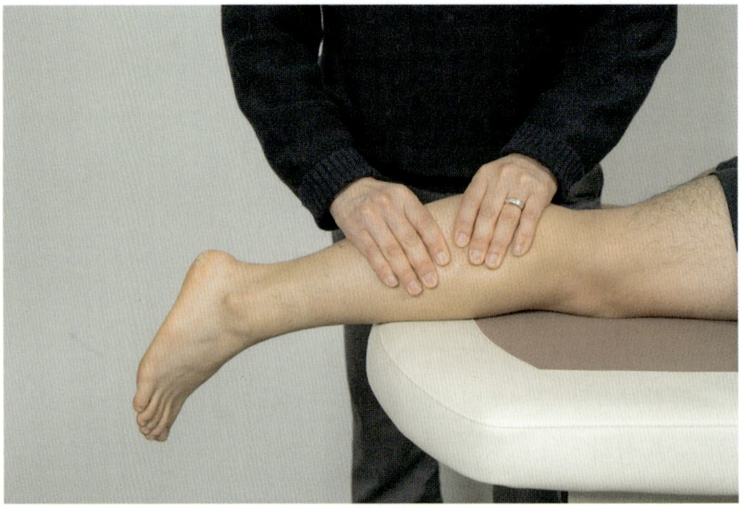

그림 17-5 톰슨검사

어 올리지 못하며, 복사뼈 주위의 부종과 멍을 볼 수 있다. 또한 장딴지근을 쥐었을 때 발바닥굽힘이 나타나지 않는 톰슨검사 양성소견을 보이며(그림 17-5), 비손상측과 비교했을 때 과도한 발등굽힘을 보인다.

(3) 구조적 손상과 기능적 손상

- 발등굽힘 가동범위제한
- 발바닥굽힘 근력 약화
- 발의 엎침 증가
- 민첩성제한
- 균형능력제한

(4) 활동제한과 참여제한

- 도약 등 빠른 속도로 움직이는 활동제한
- 레크리에이션 활동제한

(5) 아킬레스힘줄 파열의 단계적 관리

① 보호단계

- 휴식 시 다리를 들어 올려 부종을 예방하고 일상생활활동 교육
- 손상 받은 발목관절 이외의 엉덩관절, 무릎관절, 발가락관절의 관절가동범위 운동을 실시하여 근력과 가동성 유지
- 손상되지 않은 큰볼기근, 중간볼기근, 궁둥구멍근, 넙다리뒤근, 넙다리곧은근의 뻗침운동을 적용

- 손상된 관절에서 통증을 유발하지 않는 범위 내에서 움직임 없이 고정운동 실시: 발바닥굽힘근 이외의 근육(발등굽힘근, 엎침근, 뒤침근)부터 시작하고 발바닥굽힘근은 2주 후 추가
- 팔에르고미터를 사용하여 심장허파지구력 유지

② 운동통제단계

- 손상된 발목의 가동성을 개선하기 위해 서서히 발등굽힘 뻗침운동 및 관절가동술 시작
- 점진적인 저항운동을 통해 근력 강화: 가벼운 탄성밴드를 이용한 운동, 미니스쿼트 등을 통해 열린사슬운동과 닫힌사슬운동을 낮은 저항에서부터 시작
- 고유수용성 훈련을 위해 견고한 바닥에서 양다리로 서기에서 부드러운 바닥에서 한쪽다리 서기로 훈련 진전
- 고정식 자전거나 체중지지 현수장치를 이용한 트레드밀을 사용하여 보행훈련을 통해 심장허파지구력 훈련

③ 기능회복 단계

- 점진적인 가동범위운동, 근력운동, 고유수용성 훈련을 계속 진행
- 파워와 지구력훈련의 재훈련 실시
- 최종단계로 플라이오메트릭 훈련과 같은 동적인 체중부하훈련 실시

3) 발바닥근막염

발바닥근막염은 발바닥 뒤쪽 통증의 가장 흔한 원인으로, 발바닥근막과 발꿈치뼈융기의 중간 부분의 짧은발가락굽힘근의 기시점에서 염증과 발꿈치 통증을 동반한다. 발바닥근막은 발꿈치뼈 아래가 이는곳이 되고 발허리발가락관절의 발바닥과 발가락의 몸쪽뼈의 바닥이 닿는곳이 되어 발의 긴 아치를 지지해 주는 역할을 한다. 보행할 때 발허리발가락관절이 과도하게 폄되면 발바닥근막이 긴장되어 발꿈치뼈 이는곳에서 당김 작용을 하여 긴 활을 유지시켜준다. 비만이거나 오랫동안 서 있는 환자는 과도하게 발바닥근막에 가해지는 힘이 반복적으로 발생하여 염증과 퇴행성 변화를 일으켜 증상이 나타나게 된다.

30~50대의 성인에서 주로 나타나며, 여성이 남성보다 2배 정도 호발한다.

(1) 병리적 원인

발바닥근막염이 원인으로는 다리의 길이 차이, 목말밑관절의 과도한 엎침, 평발, 세로활의 유연성 저하, 갑작스런 보행거리와 강도의 증가, 딱딱한 신발을 신고 달리기, 아킬레스힘줄의 짧아짐 등이 있다. 아킬레스힘줄이 짧아지면 발목관절의 발등굽힘제한으로 첫 번째 발허리발가락관절의 발등굽힘이 증가하고, 과도하게 긴장을 유발하여 염증 및 퇴행성 변화를 더 잘 유발할 수 있다.

(2) 임상적 징후와 증상

발꿈치뼈의 1~2cm 앞에서 찌르는 듯한 통증이 발생하며 발바닥 부분 아래로 퍼진다.

잠을 자거나 휴식 시에는 발이 보통 발바닥굽힘된 상태를 유지하다가 일어나서 걸을 때에는 발등굽힘되어 주로 아침에 처음 걸을 때나 휴식 후 걷기 시작할 때 발바닥근막이 늘어나 통증이 발생한다.

(3) 구조적 손상과 기능적 손상

- 발목 및 발가락의 운동범위 제한
- 직립자세 유지시간 제한
- 체중부하 시 통증 발생

(4) 활동제한과 참여제한

- 기상 직후 체중부하 동작이 포함된 일상생활활동제한
- 보행거리제한
- 보행속도 감소
- 레크리에이션 활동제한

(5) 발바닥근막염의 단계적 관리

발바닥근막염 환자의 85~95%가 2~3개월의 보존적 치료를 통해 호전되는 것으로 알려져 있다.

① 보호단계

처음 치료는 뻗침, 휴식, 냉 적용, 진통제, 보조기 등을 사용하여 6주간 치료하고, 효과가 없는 경우 스테로이드주사, 맞춤형 안창, 야간 부목 등을 적용한다. 6개월 이상의 치료에 반응이 없거나 호전이 느린 환자는 체외 충격파나 수술적 치료를 고려한다.

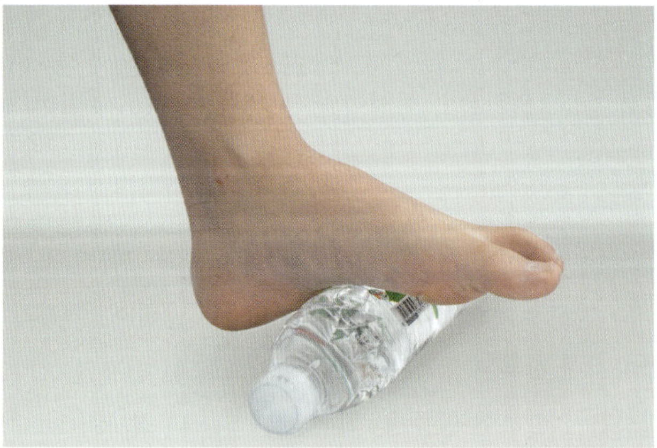

그림 17-6 얼린 물병을 이용한 얼음 마사지(냉 적용)

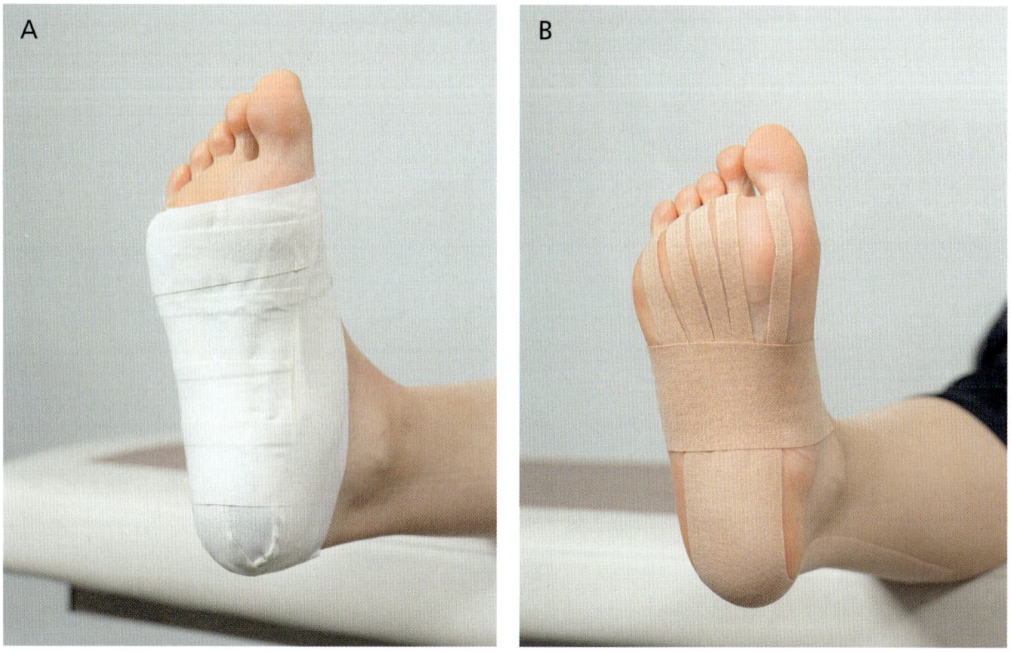

그림 17-7 발바닥근막염의 테이핑

A. 아치 테이핑 B. 키네시오 테이핑

- 냉 적용: 잠자기 전 얼린 물병을 발아래에 두고 굴리면서 뻗침과 함께 냉 적용(그림 17-6)
- 테이핑 적용: 아치 테이핑(그림 17-7-A)을 적용하여 발바닥널힘줄의 부하를 감소시키고 통증 감소를 위해 키네시오 테이핑(그림 17-7-B) 적용
- 보조기 적용: 중간 강도의 유연성을 가진 발가락까지 오는 길이의 보조기를 적용하여 발바닥근막의 부하를 감소시키거나 아침에 일어나서 처음 걸을 때 통증을 줄이기 위해 밤에 발바닥근막의 길이를 유지시키는 보조기 착용

② 운동통제 및 기능회복 단계

- 뻗침: 한손으로 발가락을 발등굽힘시키고 다른 한손으로는 발바닥근막이 뻗침되는 것을 확인하면서 발바닥근막 뻗침 실시(그림 17-8). 아킬레스힘줄이 짧아져 있는 경우에는 아킬레스힘줄 뻗침 병행
- 깊은 마사지: 발바닥근막에 대한 깊은 마사지 실시
- 강화운동: 세로활에 영향을 주는 발의 내재근을 강화하기 위해 발가락으로 수건당기기 운동 실시(그림 17-9)
- 발가락으로 수건 집기운동을 실시하여 짧은발가락굽힘근, 긴엄지발가락굽힘근 강화

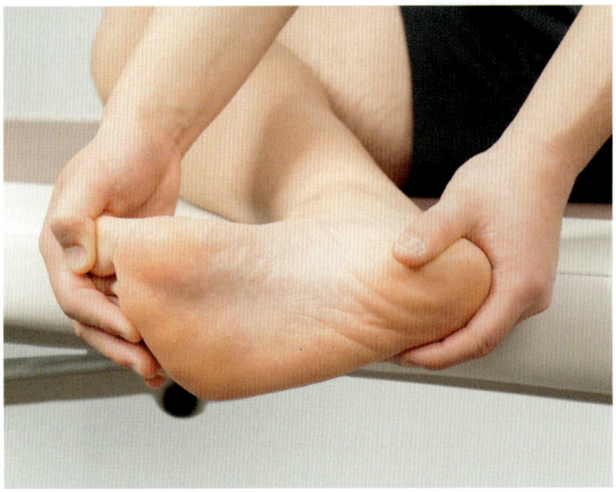

그림 17-8 발바닥근막 뻗침

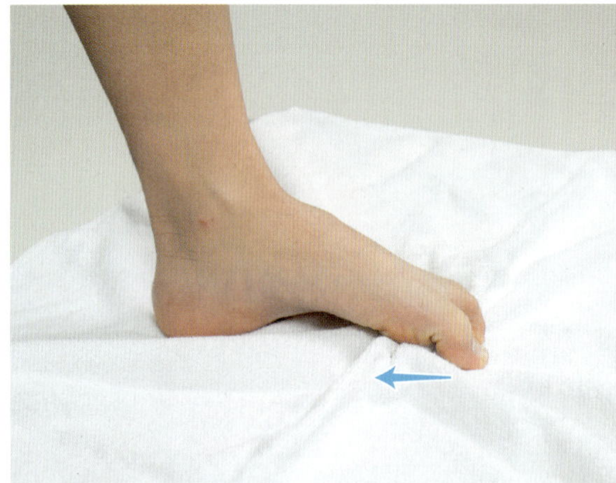

그림 17-9 발가락으로 수건 당기기

4) 가쪽인대 완전 파열 복구술

심한 안쪽번짐 손상을 받은 경우, 앞목말종아리인대의 파열이 가장 잘 발생하고 발꿈치종아리인대의 파열이 그 다음 자주 발생하며, 뒤정강종아리인대의 완전 파열은 드물게 발생한다. 가쪽인대 완전 파열에 대한 수술적 치료의 효과에 대해서는 아직 논란의 여지가 많으며, 오히려 수술적 치료 후 직업으로의 복귀가 더 늦고 관절운동범위의 제한이 더 자주 일어난다는 보고가 있다. 일차적인 치료는 보존적 치료를 진행하지만 기계적 불안정성을 가지고 있으면서 비수술적 치료에 반응하지 않는 환자, 심한 불안정성을 보이는 젊은 운동선수, 개방성 손상을 동반한 발목관절 탈구 손상, 큰 찢김 골절이 동반된 경우에는 수술을 고려한다.

① 보호단계

보호단계의 목표는 수술한 발목관절을 보호하면서 기능적 활동을 회복하는 것이다. 이를 위해 목발을 사용한 보행을 시행하고 다음과 같은 중재를 적용한다.

- 부종 조절 및 통증 경감: 수술 받은 다리를 심장보다 높게 올려 부종을 조절하고 통증 감소시킴
- 수술부위 외 엉덩관절과 무릎관절의 능동운동이나 가벼운 저항운동을 실시하고 수술 받지 않은 다리와 팔에는 저항운동을 실시하여 근력 유지
- 수술부위의 발목관절을 고정하고 있는 동안 등척성운동이나 근고정운동 실시

② 운동통제단계

운동통제단계에서는 통증이 없는 범위에서 발목을 움직이고 근력을 강화한다.

■ 수술관절의 가동범위 회복

- 고정장치를 제거한 후 통증을 참을 수 있는 범위 내에서 발바닥굽힘과 발등굽힘 능동운동 실시

- 장딴지근과 가자미근의 유연성을 향상시키기 위한 열린사슬운동으로 부드러운 자가뻗침운동 실시
- 관절제한으로 발등굽힘과 발바닥굽힘이 제한되면 II~III 등급의 관절가동술을 적용하되 목말밑관절의 III 등급 관절가동술은 적용하지 않음

▪ 수술관절의 근력강화

- 가벼운 등급의 탄력밴드를 사용하여 가벼운 저항을 이용한 열린사슬운동으로 뒤침근의 근력운동 실시

▪ 근육 및 심장허파지구력 향상

- 손상된 조직에 보장구를 착용한 후 고정자전거 또는 트레드밀 보행을 통해 심장허파지구력 향상시킴

③ 기능회복 단계

- 뻗침운동: 완전한 가동범위를 획득할 때까지 계속 진행하고 유지 프로그램 실시
- 근력강화: 체중부하 자세에서 편심성 저항운동 및 플라이오메트릭 훈련 실시
- 고유수용감각훈련: 고유수용성감각을 자극하기 위한 불안정한 면에서 균형훈련 및 기능훈련 실시
- 민첩성 및 특화한 훈련 실시: 기능적 패턴을 적용한 민첩성 훈련 시행

4 운동치료

1) 가동성운동

(1) 수동관절가동범위운동

움직임이 가능한 범위 내에서 통증 유발없이 외부 힘을 이용하여 운동을 실시한다(2장 참고).

(2) 능동보조 및 자가보조관절가동범위운동

능동적 움직임 시 통증이 발생하거나 환자의 근력이나 협조성이 부족하여 독립적으로 운동을 완성하지 못할 경우, 외부의 힘이나 환자 자신의 다른 부분으로 부분적 도움을 받아 운동을 실시한다.

(3) 능동관절가동범위운동

치료진행을 방해하지 않는 능동적 근육수축을 통해 순환을 증가하여 부종을 감소시키고 근육위축을 방지한다. 능동관절가동범위운동은 해부학적 움직임뿐 아니라 신경근 조절능력을 향상시키기 위해 다양한 형태로 진행할 수 있다.

Tips 신경근 조절능력 향상 운동기법

- 주요 근육수축
  - 환자는 다리를 길게 뻗거나 무릎을 약간 구부린 자세를 취한다.
  - 앞정강근: 안쪽번짐자세에서 발등굽힘
  - 뒤정강근: 안쪽번짐자세에서 발바닥굽힘
  - 종아리근: 가쪽번짐자세에서 발바닥굽힘
- 발로 글씨 쓰기
- 물건 옮기기
- 수건당기기
- 안쪽세로발활 증가시키기

(4) 관절가동술

관절놀이를 검사하여 움직임에 제한이 있는 관절을 찾아 등급 III의 지속기법을 적용한다.

발등굽힘에 제한이 있으면 정강뼈를 고정한 후 목말뼈를 뒤쪽으로 미끄러짐시키고, 발바닥굽힘에 제한이 있으면 정강뼈를 고정한 후 목말뼈를 앞쪽으로 미끄러짐시킨다(그림 17-10).

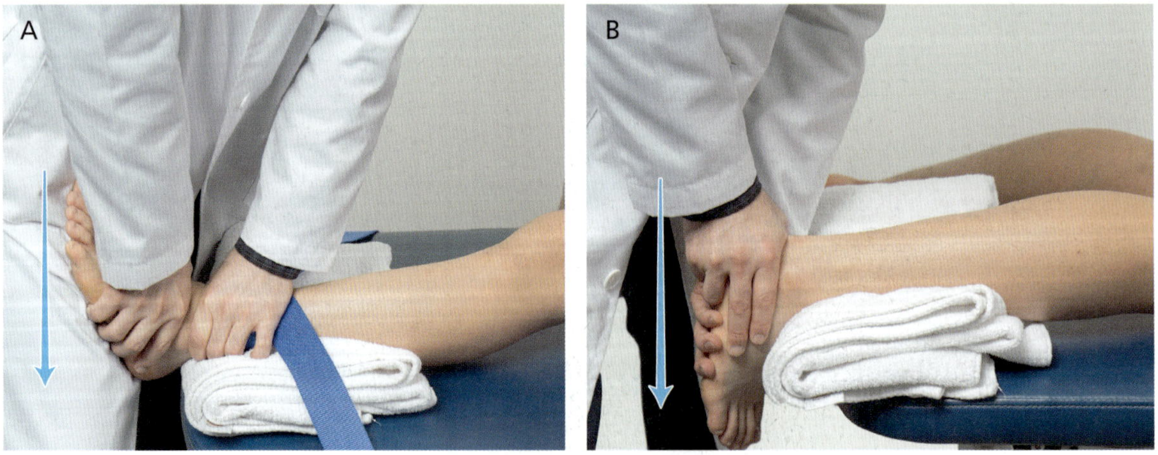

그림 17-10 발목관절의 관절가동술

A. 발목관절의 뒤쪽 미끄러짐(발등굽힘 촉진) B. 발목관절의 앞쪽 미끄러짐(발바닥굽힘 촉진)

2) 유연성운동

관절 주변 물렁조직의 단축으로 가동범위의 제한이 발생하면 뻗침운동을 실시한다. 뻗침운동 시 목표하는 근육을 정확하게 뻗침하기 위해서는 관절 주변 근육의 기시와 정지 부위를 고려하여 이웃한 관절의 위치를 결정하여야 한다. 발목관절의 발등굽힘 뻗침 시 장딴지근육은 무릎관절 위에서 기시하고, 가자미근은 무릎관절 아래에서 시작하기 때문에 무릎관절의 굽힌한 상태에서 뻗침하면 가자미근이 뻗침되고 무릎관절을 폄한 상태에서 뻗침하면 장딴지근이 뻗침된다(그림 17-11).

(1) 발등굽힘 증가

- **선자세에서 발바닥굽힘근 뻗침운동(그림 17-11)**
  - 환자자세: 환자는 양손으로 벽을 짚고 선다.
  - 뻗침방법: 뻗침하고자 하는 반대쪽 다리를 앞으로 한발 내딛는다. 발을 앞으로 내딛을 때 뻗침하고자 하는 발의 뒤꿈치가 들리지 않도록 한다. 무릎을 약간 굽힘하면 가자미근을 뻗침하게 되고 무릎을 폄시키면 장딴지근이 뻗침된다.
- **수건을 이용한 발바닥굽힘근 뻗침운동(그림 17-12)**
  - 환자자세: 환자는 다리를 길게 뻗고 앉아 양손으로 수건의 양끝을 잡고 발아래 수건을 놓는다.
  - 뻗침방법: 양손으로 수건을 잡아 당겨 발목 발등굽힘을 유도한다. 무릎관절을 굽힘시키면 가자미근이 뻗침되고 무릎관절을 폄시키면 장딴지근이 뻗침된다.

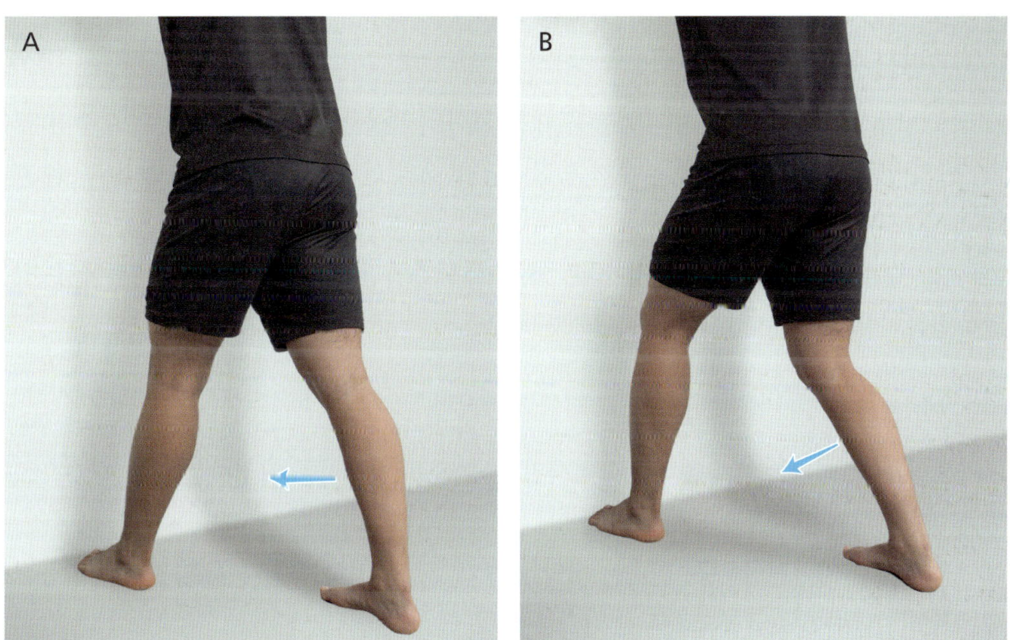

그림 17-11 발바닥굽힘근 뻗침운동

A. 장딴지근 뻗침 B. 가자미근 뻗침

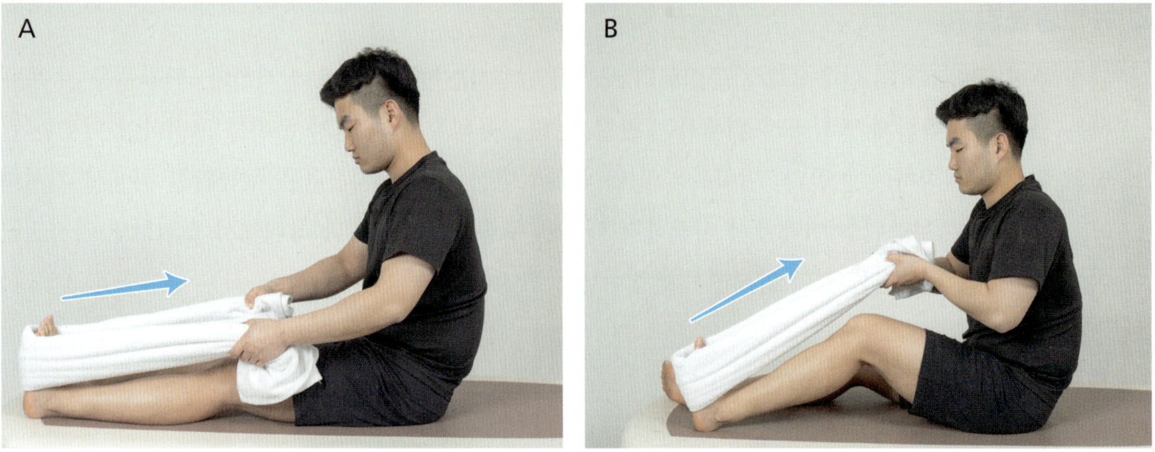

그림 17-12 수건을 이용한 발바닥굽힘근 자가뻗침운동

A. 장딴지근 뻗침 B. 가자미근 뻗침

(2) 발바닥굽힘 증가

- 선자세에서 발등굽힘근 뻗침운동
  - 환자는 치료대 앞에 서서 한손으로는 치료대를 잡아 고정하고 다른 손으로는 발끝을 잡는다. 발목을 발바닥굽힘시킨다(그림 17-13-A).
- 체중을 이용한 발등굽힘근 뻗침운동
  - 환자는 뻗침하고자 하는 다리의 무릎을 꿇고 앉는다. 몸을 뒤로 기울여 발바닥굽힘이 일어나도록 한다(그림 17-13-B).

(3) 안쪽/가쪽번짐 증가

- 수건을 이용한 뻗침운동: 환자는 무릎을 펴고 앉아 수건을 발에 걸치고 양손으로 수건 끝을 잡는다. 발의 안쪽 또는 가쪽에 있는 수건을 잡아당겨 발의 안쪽/가쪽번짐 자가뻗침운동을 한다(그림 17-14-A, B).
- 기구를 이용한 뻗침운동: 환자는 의자에 앉아 발을 흔들판 위에 올려놓고 발바닥굽힘-발등굽힘, 안쪽번짐-가쪽번짐으로 움직인다(그림 17-14-C).

(4) 발바닥근막 뻗침

- 자가뻗침운동: 환자는 발목을 발등굽힘시킨다. 한손은 발꿈치를 고정하고 다른 한손으로는 발가락을 발등굽힘시킨다(그림 17-15-A).
- 체중을 이용한 자가뻗침운동: 환자는 바닥에 발가락을 고정하고 선자세로, 발목을 발등굽힘한 상태에서 발가락이 발등굽힘되도록 한다(그림 17-15-B).

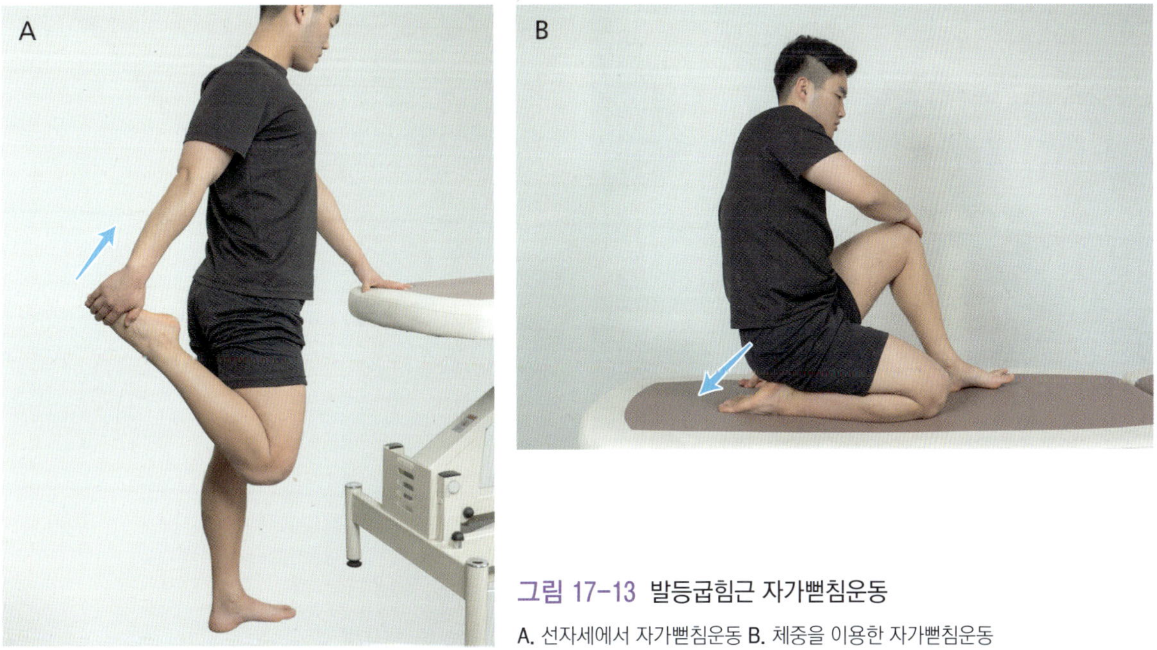

그림 17-13 발등굽힘근 자가뻗침운동

A. 선자세에서 자가뻗침운동 B. 체중을 이용한 자가뻗침운동

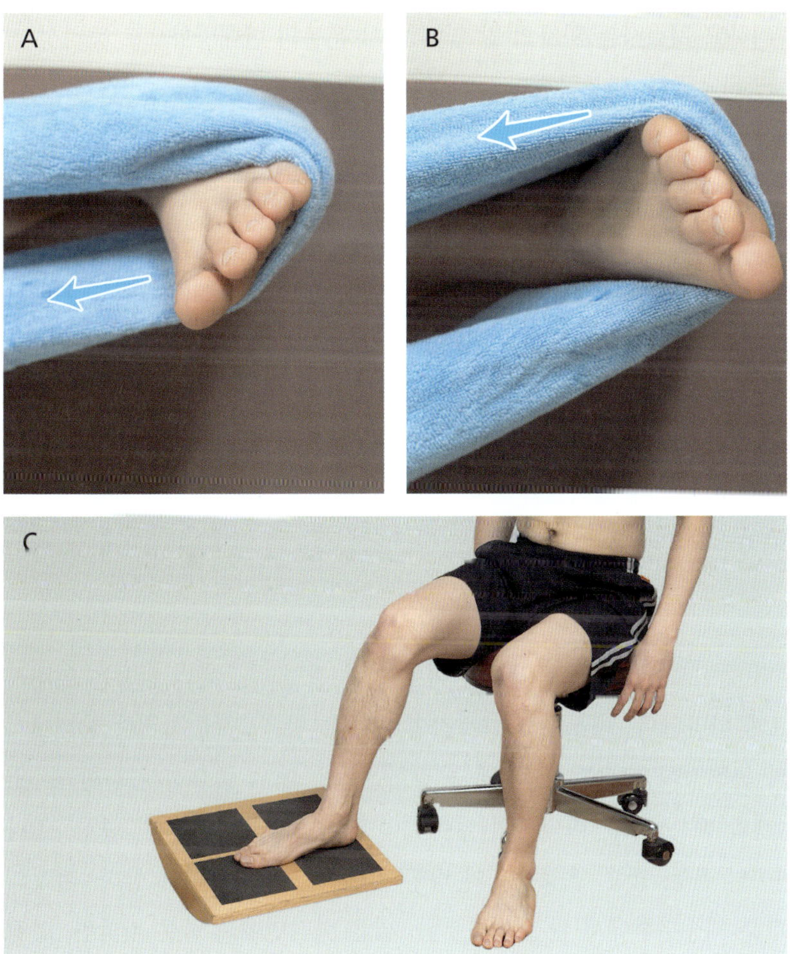

그림 17-14 수건을 이용한 뻗친운동

A. 안쪽번짐 자가뻗침

B. 가쪽번짐 자가뻗침

C. 흔들판

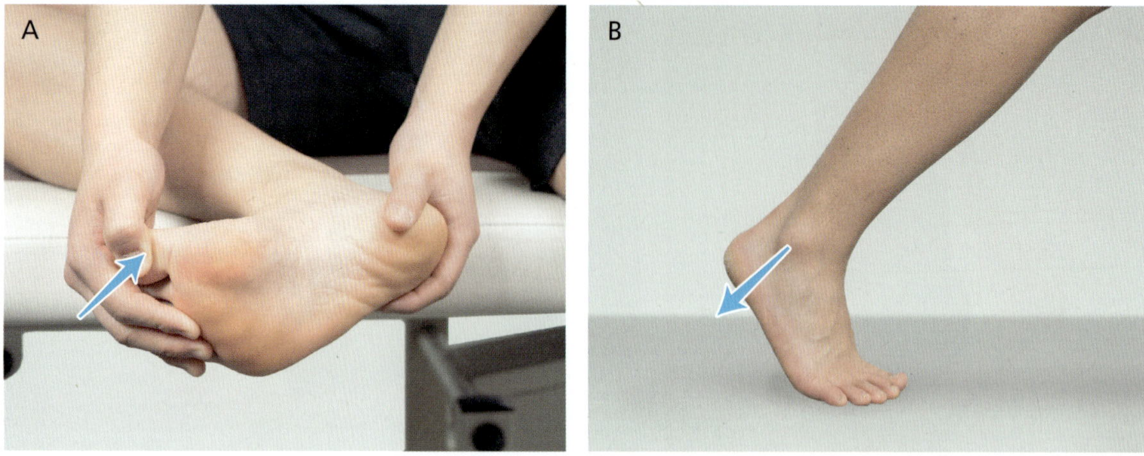

그림 17-15 발바닥근막 뻗침

A. 자가뻗침 B. 체중을 이용한 자가뻗침

3) 근육수행력과 기능조절 향상을 위한 운동

(1) 등척성운동

환자는 앉거나 바로누운자세를 취하고 치료사는 환자의 발 옆에 서서 운동의 반대방향으로 등척성 저항을 준다. 안쪽번짐, 가쪽번짐, 발바닥굽힘, 발등굽힘의 등척성 강화운동을 시행한다(그림 17-16).

(2) 안정화운동

① 등장성 열린사슬 강화운동

- 발목관절의 열린사슬 강화운동은 주로 환자가 앉거나 누운자세에서 실시하며, 웨이트 커프나 탄력밴드 등을 사용하여 발바닥굽힘, 발등굽힘, 안쪽번짐, 가쪽번짐운동을 실시한다(그림 17-17, 18).
- 수건과 웨이트 커프를 이용한 등장성 열린사슬 강화운동: 환자는 의자에 걸터 앉아 수건 위에 발을 놓고 운동방향 반대쪽 수건 위에 웨이트를 놓아 저항을 만든다. 환자는 발꿈치를 고정한 채 안쪽번짐한다(그림 17-19).

② 닫힌사슬 강화운동

피부, 관절, 근육수용기로부터 들어오는 근육운동감각과 이로 인한 관절과 근육의 반응은 열린사슬과 닫힌사슬운동에서 다르게 나타난다. 대부분의 기능적인 활동은 발을 땅에 접촉한 상태에서 일어나기 때문에 발목관절의 근력강화운동에서 닫힌사슬 강화운동은 매우 중요하다고 할 수 있다. 닫힌사슬 강화운동을 시행할 때는 체중, 바닥면의 넓이, 지지면의 안정성과 높이, 균형, 팔다리운동의 참여 정도, 운동면이나 운동 방향, 운동속도와 방향의 변화를 고려하여야 한다. 환자의 운동능력이 좋아짐에 따라 부분 체중부하에서 완전 체중부하, 넓은 바닥면에서 좁은 바닥면, 안정

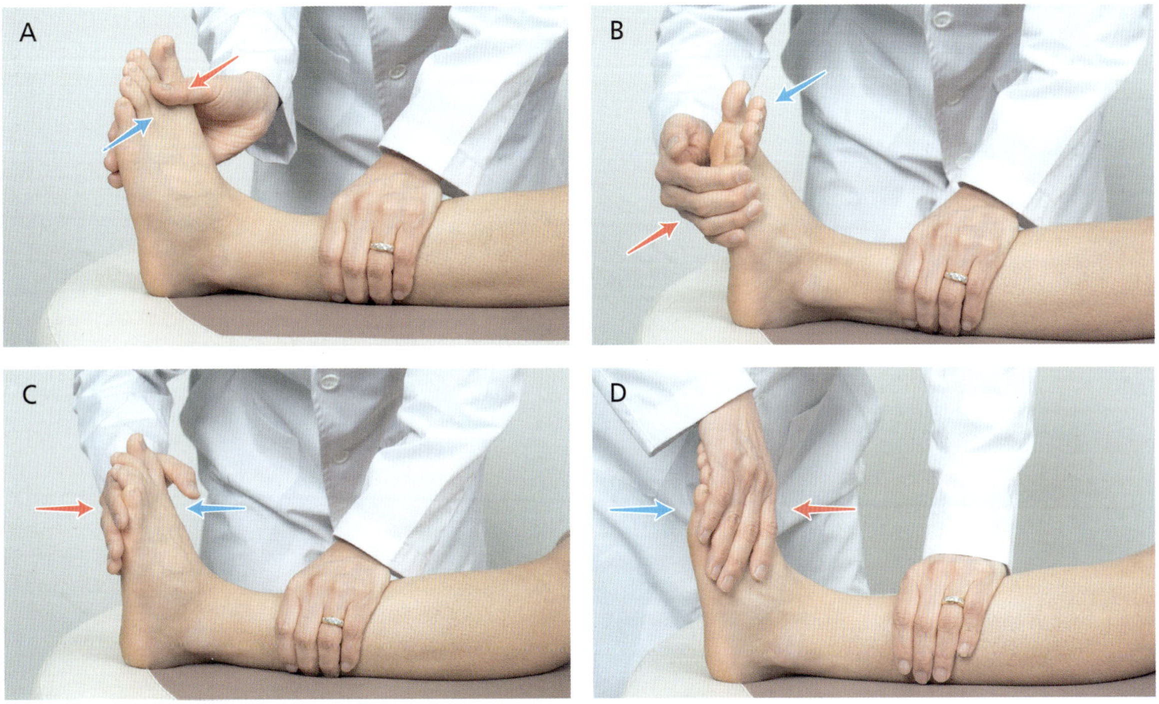

그림 17-16 등척성 강화운동

A. 등척성 안쪽번짐 B. 등척성 가쪽번짐 C. 등척성 발바닥굽힘 D. 등척성 발등굽힘

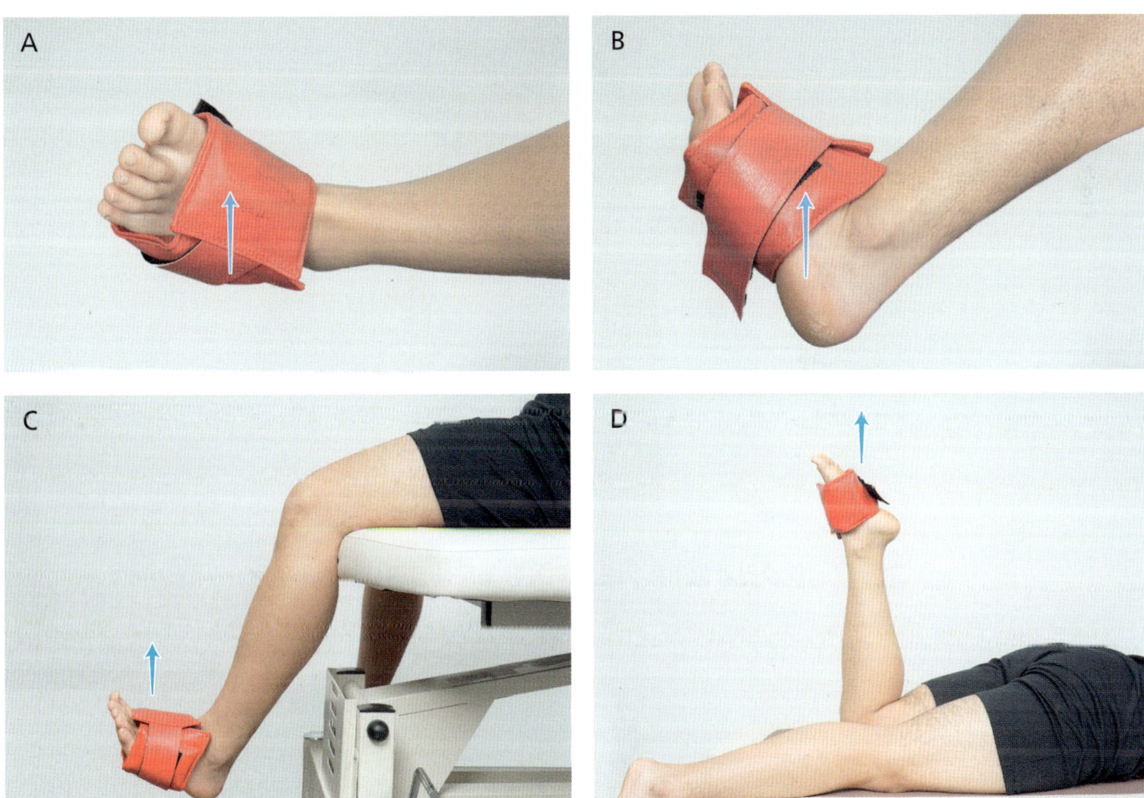

그림 17-17 웨이트 커프를 이용한 등장성 열린사슬 강화운동

A. 안쪽번짐 B. 가쪽번짐 C. 발등굽힘 D. 발바닥굽힘

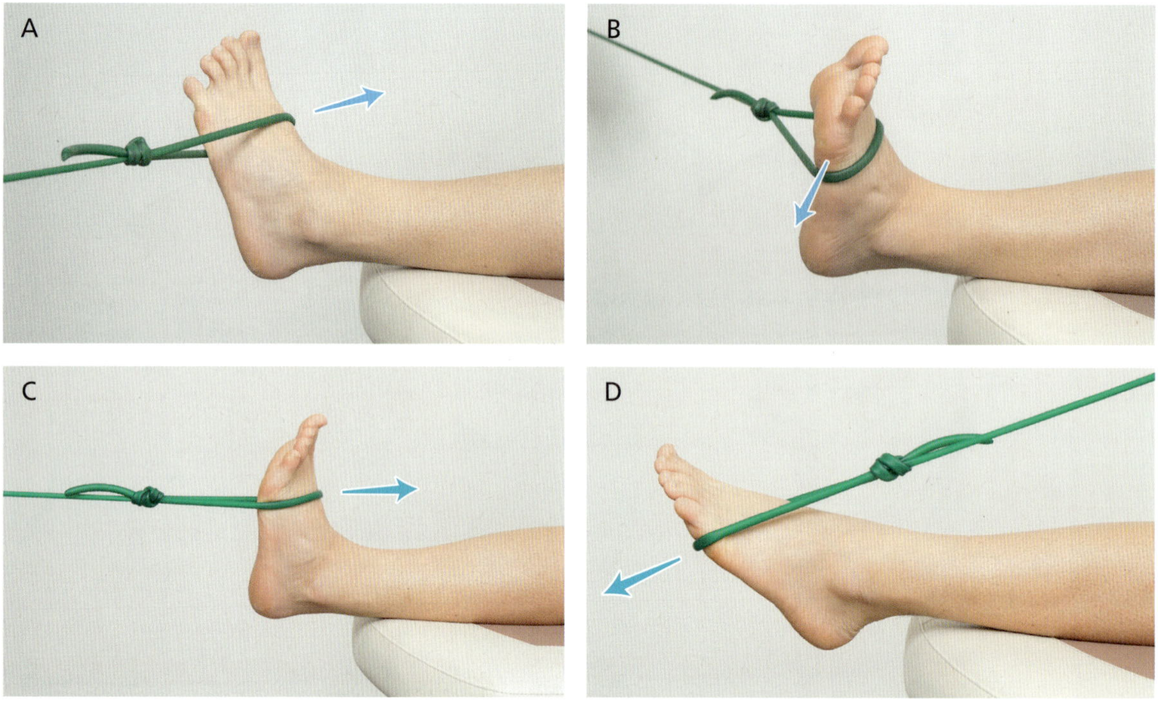

그림 17-18 튜빙을 이용한 등장성 열린사슬 강화운동

A. 안쪽번짐 B. 가쪽번짐 C. 발등굽힘 D. 발바닥굽힘

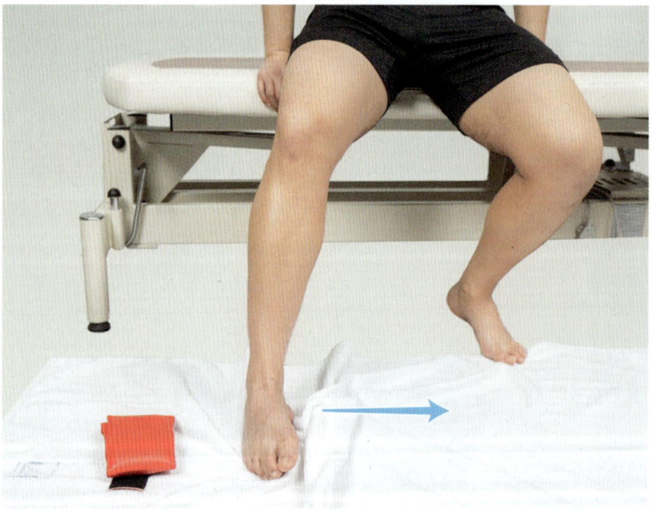

그림 17-19 수건과 웨이트 커프를 이용한 등장성 열린사슬 강화운동

적인 지지면에서 불안정한 지지면, 외부보조에 의한 균형에서 외부보조 없이, 작은 범위의 팔다리 운동에서 큰 범위의 팔다리 운동, 단일 운동면에서 다양한 운동면, 느린 운동속도에서 빠른 운동속도로 진행한다.

구체적인 방법은 다음과 같다.

- 종아리근의 닫힌사슬 동심성, 편심성 강화운동
- 발을 바닥에 놓은 앉은자세를 취함
- 저항이 필요한 경우 한쪽 다리를 운동하고자 하는 다리 위에 올려 놓거나 양손으로 운동하고자 하는 무릎 위에 놓고 저항을 줌
- 환자는 발바닥굽힘을 진행하여 발바닥굽힘근의 동심성운동을 시행하고 원위치로 돌아오면서 편심성운동을 시행함
- 한쪽 다리로 설 수 있게 되면 편평한 바닥에서 양쪽 다리로 서서 뒤꿈치를 들고 내리는 운동을 시작하고 호전되면 한쪽 다리로 진행함. 이때 무릎관절의 위치에 따라 장딴지근과 가자미근의 선택적 강화를 할 수 있음(그림 17-20-A, B)
- 계단 모서리에서 운동을 하면 가동범위를 넓히며 운동을 진행할 수 있음(그림 17-20-C)
- 편심성 강화운동을 하고자 할 때는 플랫폼 위에 서서 비손상측 발을 서서히 내리면서 종아리근의 편심성 수축을 강화할 수 있음(그림 17-21)
- 저항의 양을 늘릴 때는 손에 모래주머니를 들거나 웨이트 벨트를 차고 진행
- 플라이오메트릭운동 진행

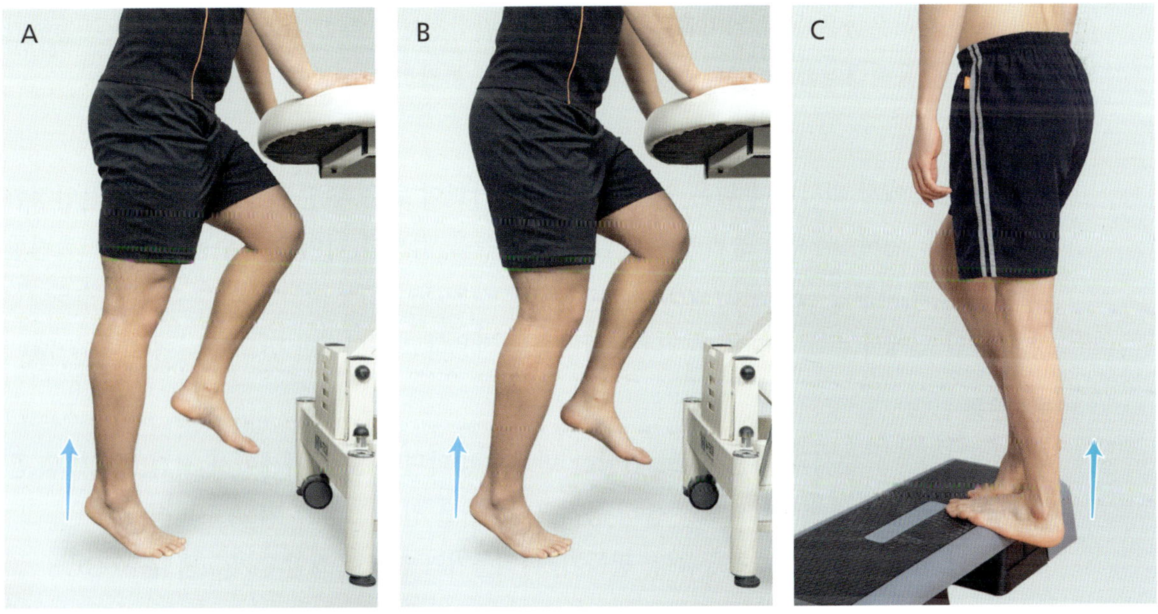

그림 17-20 종아리근의 선택적 닫힌사슬 강화운동

A. 장딴지근 강화 B. 가자미근 강화 C. 스텝보드를 이용한 강화운동

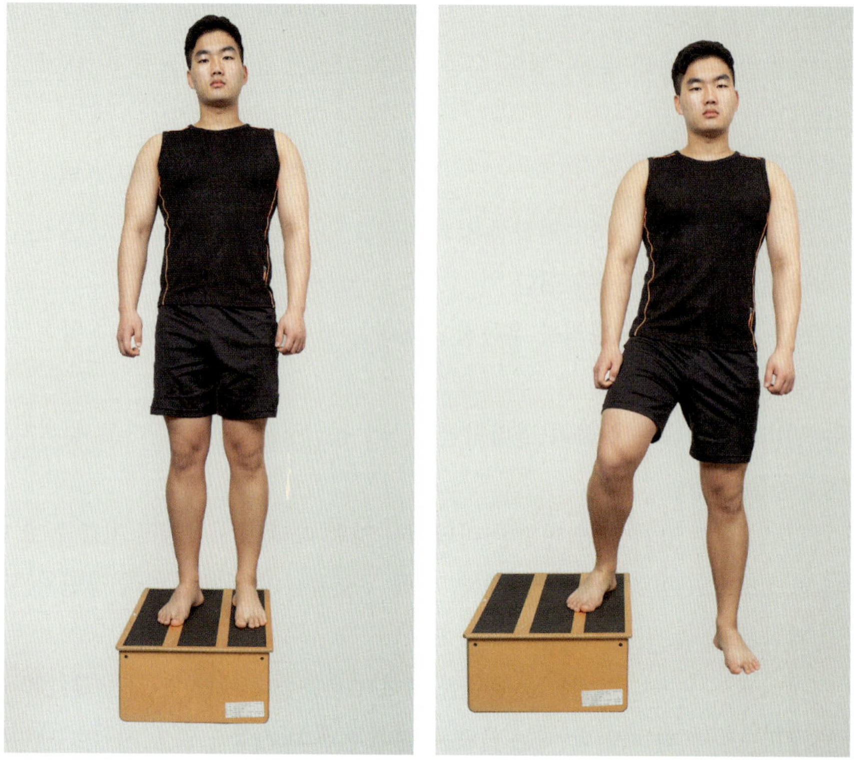

그림 17-21 가쪽 스텝다운

(3) 기능운동

① 신경근조절 및 고유수용성운동

신경근 조절 회복운동은 몸의 위치와 움직임에 대한 감각정보를 통합하고, 몸의 위치를 조절하기 위해 적절한 근육뼈대계를 조절하는 상호작용이 필요한 복잡한 운동과제이다.

■ 정적운동

- 단단한 면에서 바닥면이 넓은 양발서기에서 바닥면이 좁은 한발서기로 진행하고 불안정한 면에서도 실시. 환자의 능력이 좋아짐에 따라 눈을 감도록 하여 고유수용성감각을 촉진할 수 있도록 과제를 줌(그림 17-22)
- 단단한 면에서 손에 다양한 무게나 탄성저항을 적용하고 불안정한 면으로 진행(그림 17-23)

■ 동적운동

- 정적균형운동 순서와 마찬가지로 단단한 면에서 바닥면이 넓은 자세에서 점점 바닥면을 좁히고 불안정한 면에서 바닥면을 좁혀 동적균형훈련을 진행(그림 17-24-A, B)
- 다양한 면에서 체중이동, 몸통돌림, 팔들기, 다리들기와 같이 움직임 추가(그림 17-24-C)

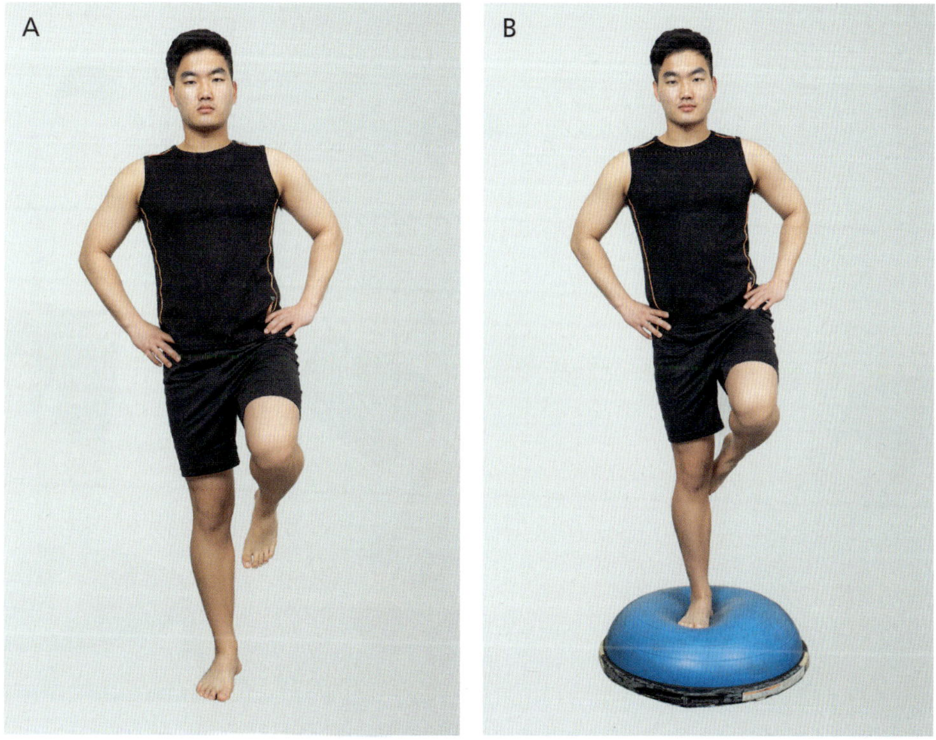

그림 17-22 신경근 조절 회복운동

A. 단단한 면에서 한발서기 B. 불안정한 면에서 한발서기

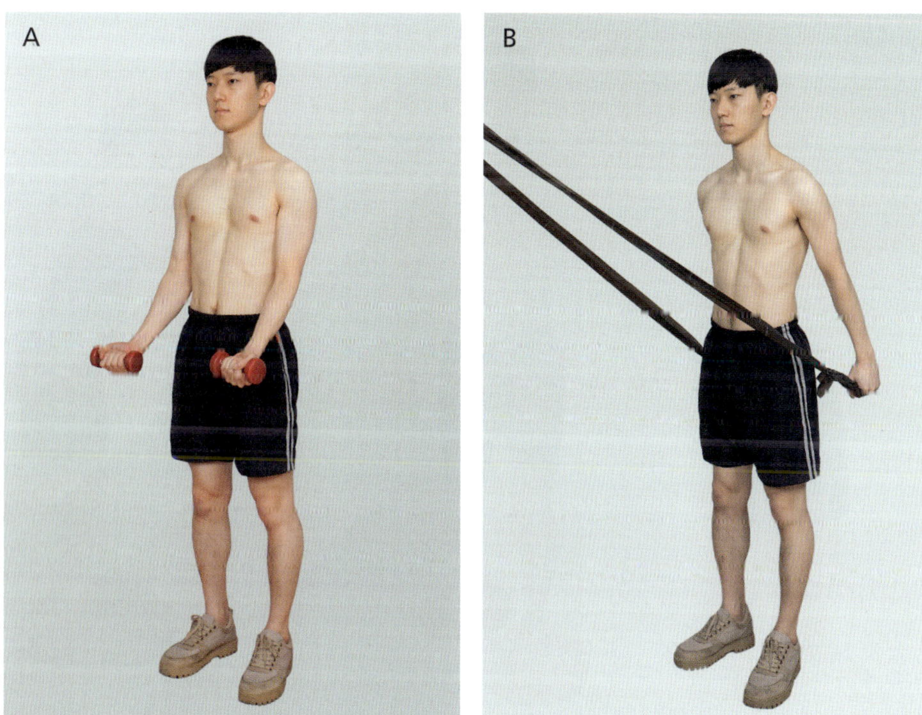

그림 17-23 신경근 조절을 위해 손에 저항 적용

A. 무게 B. 탄성밴드

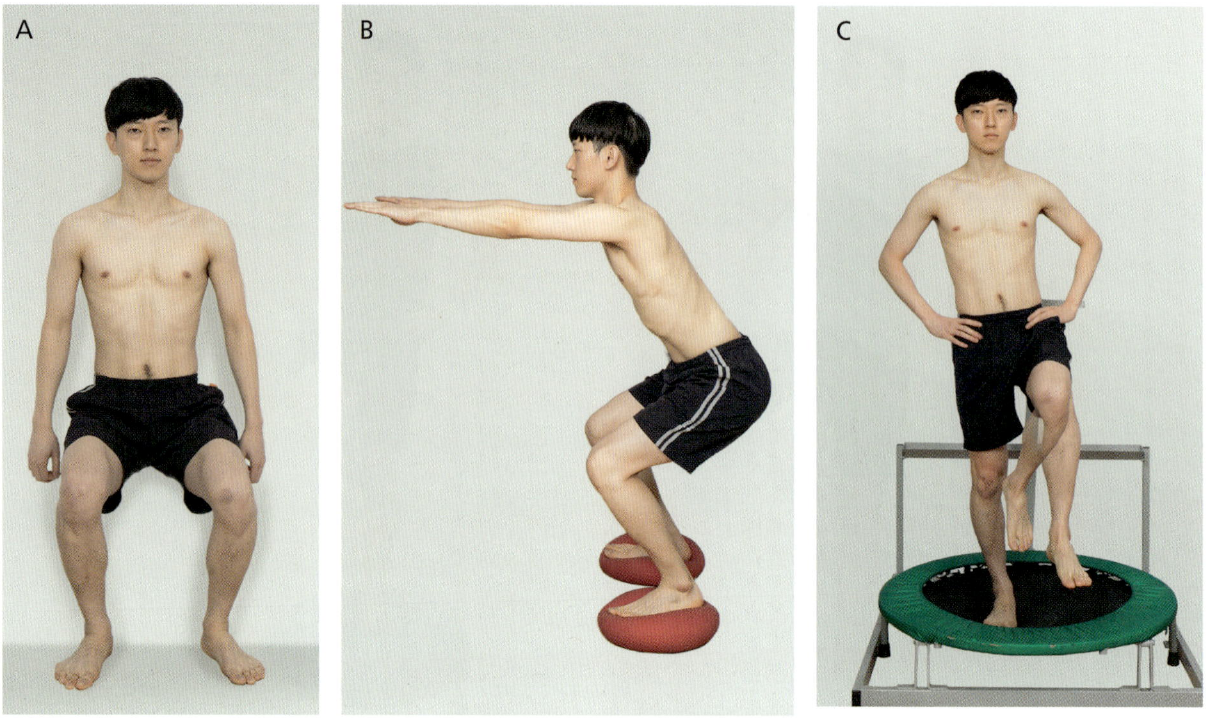

그림 17-24 동적균형 조절

A. 단단한 면에서 스쿼트 B. 불안정한 면에서 스쿼트 C. 불안정한 면에서 다리 움직이기

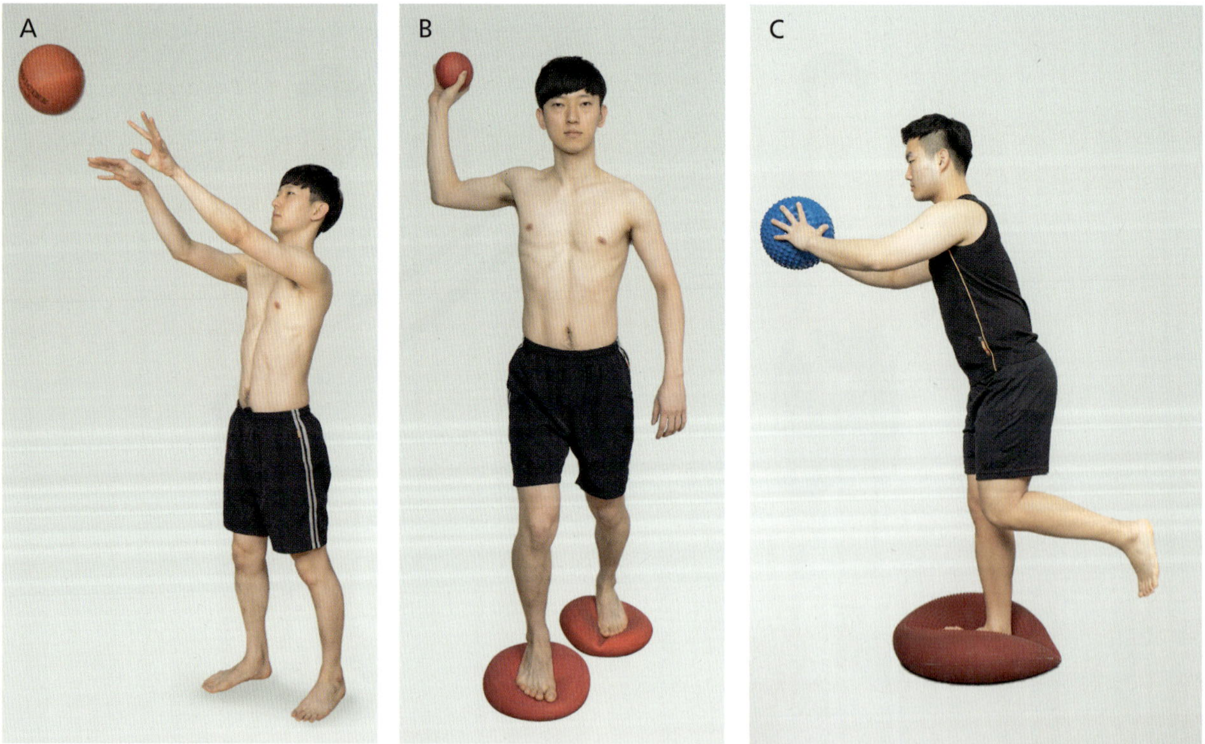

그림 17-25 다양한 자세에서 기능훈련

A. 단단한 바닥면 B. 불안정한 바닥면 양발 서기 C. 불안정한 바닥면 한발 서기

② 기능적 훈련

환자가 기능적 손상에서 완전히 회복하기 위해서는 충분한 근력, 지구력, 힘, 균형, 민첩성 등이 필요하다. 또한 발목과 발의 기능적 활동을 위해서는 몸 전체와 팔과 다리를 포함해야 한다.

- 다양한 서기자세(정상서기, 직렬서기, 한발 서기, 런지자세)에서 팔과 다리의 운동이나 기능적 활동 수행(그림 17-25)
- 근력과 박스점프와 같은 플라이오메트릭운동을 통해 근력과 민첩성 향상(그림 17-26)
- 심장허파지구력 향상운동 수행
- 심장허파지구력 향상을 위해 고정자전거를 사용하여 운동하고 다리 통증이나 운동이 어려울 때는 팔에르고미터를 사용(그림 17-27)

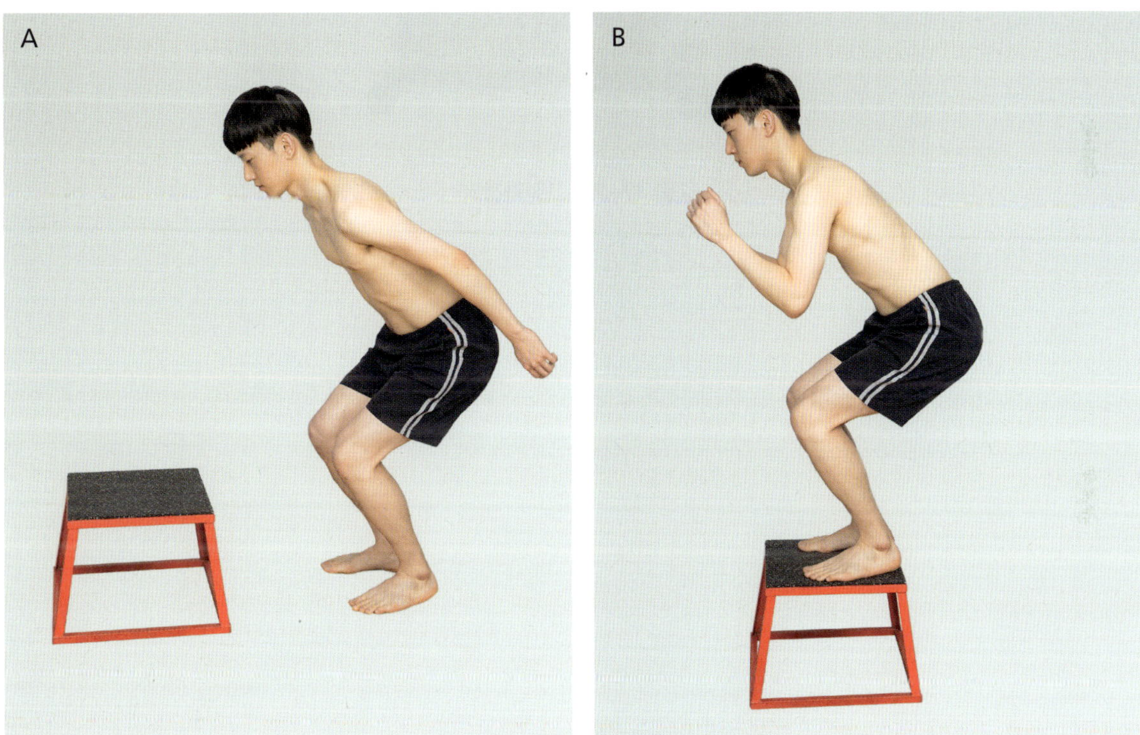

그림 17-26 플라이오메트릭운동

A. 시작자세 B. 끝자세

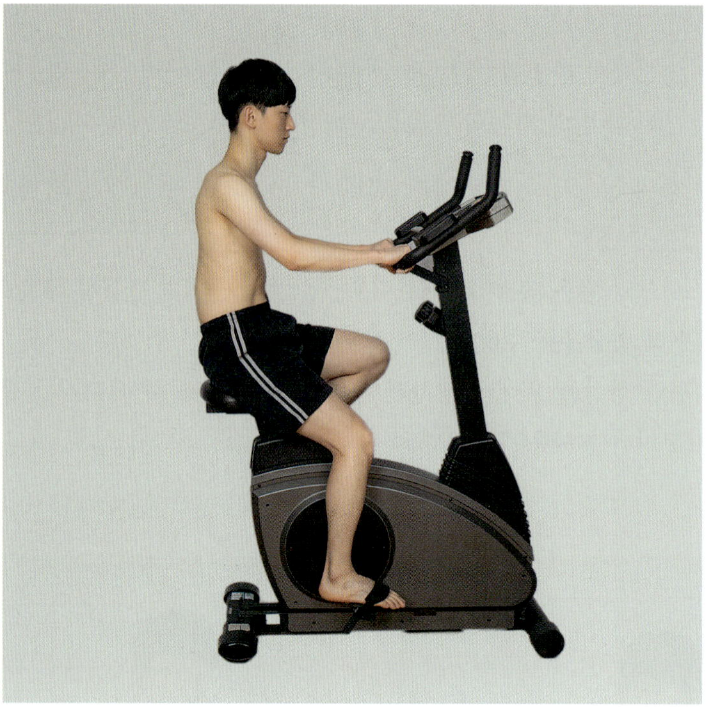

그림 17-27 고정자전거

임상의사결정 Clinical decision making_사례

20세의 R씨는 평소 건강하던 학생으로 2년 전 발목인대 손상으로 치료를 받은 후 회복되었다. R씨는 어제 친구들과 농구를 하다 착지동작에서 발목이 안쪽번짐되어 통증과 함께 부종이 발생하였다.

1. 임상적 사고

① 발목의 구조에 대해 조사하시오.

② 인대 손상 시 나타나는 증상과 치유 과정에 대해 조사하시오.

③ 인대 손상 시 치유 과정에 따른 중재방법에 대해 토의하시오.

④ 발목 주변의 근육을 강화하는 방법에 대해 토의하시오.

2. 임상의견

① R씨를 평가하고 물리치료적 진단을 결정하시오.

② 다른 임상연구에서 R씨와 유사한 사례를 찾고 이를 비교 · 조사하시오.

3. 결론

① R씨의 문제에 적합한 운동 프로그램을 설계하고 이를 토의하시오.

② 습관성 인대 삠을 예방할 수 있는 훈련방법에 대해 토의하시오.

CHAPTER 18

척추

Spine

학습목표

1. 척추의 구조와 기능을 설명할 수 있다.
2. 척추의 안정화에 기여하는 수축성 조직과 비수축성 조직의 특징을 설명할 수 있다.
3. 척추의 기능장애 및 병리를 설명할 수 있다.
4. 척추관절에 대한 단계별 물리치료를 수행할 수 있다.
5. 척추관절 운동치료를 수행할 수 있다.

핵심용어

- 표면분절근육(superficial muscles)
- 깊은분절근육(deep muscles)
- 척추의 뼈운동형상학(osteokinematic of spine)
- 척추의 관절운동형상학(arthrokinematic of spine)
- 짝운동(couple motion)
- 안정화운동(stabilization exercise)
- 채찍질 손상(whipladh injury)
- 허리 삠(back sprain)
- 척추사이원반 탈출(herniated intervertebral disk)
- 중추화와 말초화현상(peripheral and central phenamenon)
- 척추 불안정성(spinal instability)
- 운동-감각 통합 훈련(sensory-motor integrated training)

Guiding question

1. 척추관절의 움직임을 설명하시오.
2. 물렁조직 병변에 따른 손상, 활동제한, 참여제한을 설명하시오.
3. 척추사이원반 탈출증에 따른 손상, 활동제한, 참여제한을 설명하시오.
4. 척추안정화운동을 수행하시오.
5. 척추에 대한 운동치료를 수행하시오.

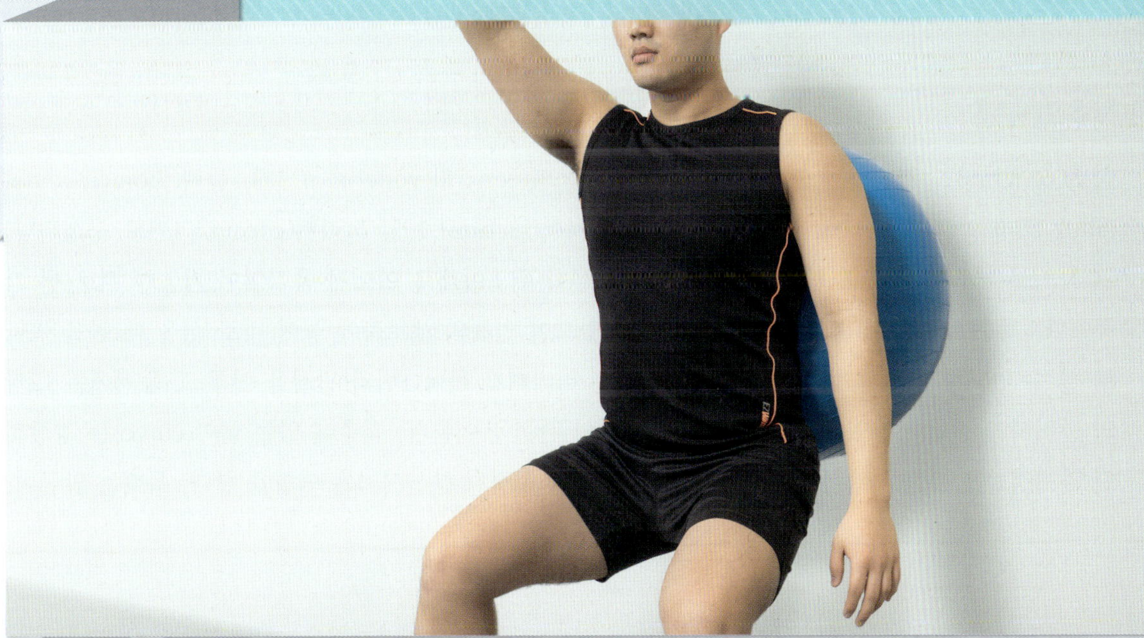

1 개요

척추는 생체역학적인 관점에서 많은 뼈, 관절, 인대 그리고 근육으로 이루어진 가장 복잡한 영역이다. 이러한 모든 구조물은 척추의 움직임에 관여한다. 척추는 앞쪽굽힘과 가쪽굽힘의 움직임이 많이 일어나는 반면에 뒤쪽 굽힘운동은 제한되어 있는 것이 특징이다. 목과 허리부위의 손상은 자주 발생한다. 이러한 손상을 해결하기 위해서는 척추에 대한 구조와 기능에 대한 충분한 이해가 선행되어야 한다. 그리고 각 관절에서 일어나는 뼈운동형상학과 관절운동형상학을 기본으로 척추의 움직임을 생체역학적으로 분석할 수 있는 능력을 갖추어야 한다. 또한 척추안정화에 관여하는 깊은분절근육과 표면분절근육의 특징과 손상으로 나타나는 현상을 이해해야 한다. 척추가 손상되면 깊은분절근육의 근활성도 감소하고 근육 두께 또한 감소하고 표면분절근육의 근활성도는 증가한다. 이러한 현상으로 인해 척추분절은 더 압박되고 불안정하게 된다. 표면분절근육 간의 근육균형 또한 중요하다. 대칭적으로 작용 시 운동의 효율성은 증대되고 비정상적인 자세정렬은 유발되지 않는다.

척추 운동치료의 순서는 손상으로 인해 발생할 수 있는 구조적/기능적 손상/활동제한/참여제한에 대한 이해와 주의할 운동 등에 대해 교육하고, 중립위치에 대한 감각을 환자에게 갖게 하는 운동감각훈련을 시행하고, 깊은분절근육에 대한 활성화운동을 정적에서 동적으로 진행하면서 깊은분절근육 활성화를 촉진시킨다. 그 다음은 표면분절근육에 대한 척추안정화를 위해 팔/다리 또는 부하를 이용하여 점진적으로 강화운동을 하고, 표면분절근육의 대칭성을 갖게 하기 위해 단축되거나 약화된 근육을 찾아 뻗침운동과 근력강화운동을 시행한다.

2 척추의 구조와 기능

1) 척추의 구조

척주(vertebral column)는 총 26개로 척추뼈의 목뼈(cervical vertebrae) 7개, 등뼈(thoracic vertebrae) 12개, 허리뼈(lumbar vertebrae) 5개, 엉치뼈(sacrum) 1개, 꼬리뼈(coccyx) 1개로 구성된다. 그 사이를 연결하는 척추사이원반(vertebral disc)이 위 · 아래로 이어져 움직임이 가능한 뼈로 된 기둥이다. 척수(spinal cord)를 둘러싸 보호하고 있으며 인체의 세로축에 놓여 바로 섰을 때 몸을 똑바로 설 수 있도록 지지해 준다. 또한 척추 위쪽은 머리뼈가 목뼈 1번과 관절을 이루고, 등뼈에는 12쌍의 갈비뼈가 결합되어 있으며, 엉치뼈는 엉덩뼈와 관절을 이룬다. 척추에 있는 굽이(curve)는 정상적인 자세정렬을 유지하고 머리와 발에서 오는 충격을 적절히 분산시키는 역할을 한다. 목뼈는 앞굽이,

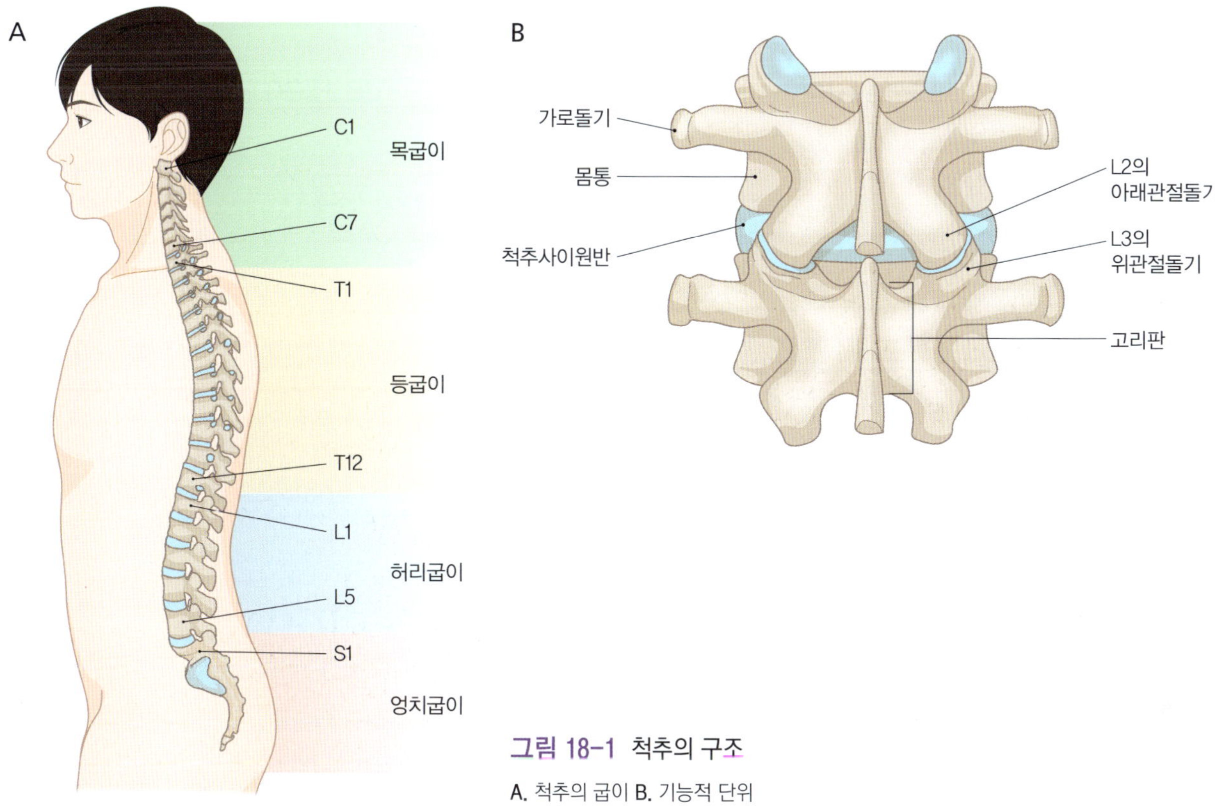

그림 18-1 척추의 구조

A. 척추의 굽이 B. 기능적 단위

등뼈는 뒤굽이, 허리뼈는 앞굽이 그리고 엉치뼈는 뒤굽이를 가지고 있다(그림 18-1).

척추 각 분절의 기능적 단위(functional spinal unit)는 2개의 척추체와 그 사이의 척추사이원반이 다양한 앞뒤쪽의 인대와 주변 근육에 의하여 구성되어 척추 내의 신경조직을 보호할 뿐만 아니라 다양한 자세를 만들고 유지하게 함으로써 팔다리의 운동이 효과적으로 이루어지도록 한다. 각 기능성 단위는 앞쪽에 척추사이원반을 중심으로 연결된 안정성 위주의 섬유연골결합(symphysis)으로 구성되어 있어서 체중부하를 주로 담당하고 있다. 뒤쪽에는 윤활관절(synovial joint)로 구성된 후관절(facet joint)에 의하여 굽힘 및 돌림운동의 특징적인 양상이 결정되고 있으며, 또한 위가시돌기인대(supraspinous ligament), 가시돌기사이인대(interspinous ligament) 등의 다양한 인대에 의하여 인대결합(syndesmosis joint)을 구성하여 안정성을 부여하고 있다. 앞쪽 구조물, 섬유연골 결합은 척추사이원반을 중심으로 2개 추체가 앞쪽세로인대와 뒤쪽세로인대에 의하여 연결되어 있는 두덩결합(symphysis pubis)과 같은 안정성 위주의 관절로, 각 분절의 체중 담당기능은 주로 척추사이원반의 물리적 특성에 의하여 결정된다.

(1) 척추의 근육

① 척추의 표면분절근육과 깊은분절근육

척추의 표면분절근육(superficial segmental muscle)은 움직이는 축과 멀고 척추의 대운동을 조절

표 18-1 표면분절근육과 깊은분절근육의 종류

표면분절근육	깊은분절근육
목뼈 부위 • 목빗근 • 목갈비근 • 어깨올림근 • 위등세모근 • 척주세움근	• 머리곧은근의 앞부와 가쪽부 • 목긴근, 머리긴근
허리뼈 부위 • 배곧은근 • 배속빗근, 배바깥빗근 • 허리네모근 • 척주세움근 • 엉덩허리근	• 배가로근 • 뭇갈래근 • 허리네모근 • 깊은 부분 벌림근

하는 근육으로 작용하며, 척추안정화의 버팀 밧줄로서 작용한다. 표면분절근육은 척추뼈에 직접 부착되어 있지 않기 때문에 각각의 분절을 안정화시킬 수 없다. 그러므로 각각의 분절이 불안정한 상태에서 표면분절근육의 강한 수축으로 운동의 끝부분에서 비수축성 조직에 과도한 스트레스가 가해짐으로써 통증을 야기하거나 지속적인 통증을 일으키는 원인이 된다.

깊은분절근육(deep segmental muscle)은 움직이는 축과 가깝고 각각의 척추분절에 부착되어 있기 때문에 척추 움직임의 방향에 상관없이 작용한다. 그러므로 운동제한의 끝지점에서 비수축성 조직에 스트레스를 주지 않기 때문에 통증 없이 안정한 움직임을 할 수 있다(표 18-1).

2) 척추의 기능

(1) 척추의 뼈운동형상학

척추의 뼈운동형상학(osteokinematic)은 앞 · 뒤 요소로 구분할 수 있다. 앞 요소로는 척추뼈 몸통과 척추사이원반이다. 뒤 요소는 2개의 척추후관절과 근육부착부위이다. 운동의 축은 척추사이원반의 속질핵 안에 위치한다. 척추의 후관절은 독특한 모양과 방향을 가지고 있다. 시상면에서 각각의 척추후관절이 만드는 각은 시상면과 가로면에서 움직임을 제공하는 저항의 양을 결정한다. 관절이 이마면 쪽으로 더 향하면 향할수록 시상면 움직임에 더 많은 저항이 발생하고, 가로면 움직임에 저항을 거의 일으키지 않을 수도 있다. 관절이 시상면 방향으로 향하게 되면 이마면 움직임에 더 많은 저항이 발생한다. 예를 들면, L1–L3 척추후관절은 주로 시상면에 놓아져 있기 때문에 허리 굽힘과 폄은 자유로운 반면 가쪽굽힘은 더 제한된다. L4–S1 척추후관절 방향은 좀 더 이마면이기 때문에 앞 · 뒤쪽 엇밀림

힘에 저항할 수 있어 안정성을 제공한다.

척추의 후관절의 모양 때문에 척추에서는 짝운동(couple motion)이 일어난다. 가쪽굽힘과 돌림이 짝이 되어 일어나는데 Type I과 Type II가 있다. Type I은 선자세에서 일어나는 중립자세 척추운동(neutral vertebral motion)으로 가쪽굽힘과 돌림이 서로 반대 방향으로 일어난다. 예를 들어, 허리를 폄한 자세에서 골프 드라이브 스윙을 할 때, 왼쪽 돌림과 오른쪽의 가쪽굽힘이 함께 일어났을 때 더 큰 힘을 낼 수 있다. Type Ⅱ는 척추가 굽힘된 상태에서 일어나는 비중립 척추운동(non-neutral vertebral motion)으로 가쪽굽힘과 돌림이 같은 방향으로 일어난다. 예를 들어, 허리를 굽힘한 상태에서 골프 드라이브 스윙을 할 때 왼쪽 돌림과 왼쪽의 가쪽굽힘이 일어나 강한 힘을 낼 수 없다. 척추의 짝운동과 Type I 및 Type II의 특징은 표 18-2와 같다.

(2) 척추의 관절운동형상학

척추의 관절운동형상학(arthrokinematic)은 척추의 관절면 사이에서 일어나는 운동으로, 관절의 관절면 형태는 한쪽은 오목하고 반대쪽은 볼록한 형태를 갖는다. 볼록-오목법칙에 따라 볼록한 면이 움식이면 구르기는 같은 방향으로 일어나고 미끄러심은 반대 방향으로 움식인다. 오목한 변이 움식이면 구르기와 미끄러짐은 같은 방향으로 움직인다. 척추의 관절운동형상학의 정리는 표 18-3에 제시한다.

표 18-2 척추의 짝운동과 Type I 및 Type II 의 특징

Type	분절	기능 부전 특징
Type I	C0-C1 L5-S1	• 비중위성 기능장애 • 단일 척추운동 단위의 침범 • 굽힘과 폄의 주된 제한 동반 • 가쪽굽힘과 돌림의 제한이 같은 방향으로 일어남
Type II	C2-C7	• 3개 이상의 분절에서 발생 • 굽힘과 폄의 경미한 제한 • 가쪽굽힘과 돌림의 제한이 반대 방향으로 일어남
Type I & Type II	C7-L5	• 등뼈 - 가쪽굽힘 후 돌림에서 Type I - 돌림 후 가쪽굽힘에서 Type II • 허리뼈 - 폄자세에서 Type I - 굽힘자세에서 Type II

표 18-3 척추의 관절운동형상학

척추	관절 움직임	미끄러짐/구르기
뒤통수뼈와 고리뼈	굽힘	뒤통수 관절돌기는 앞쪽으로 구르고 뒤쪽으로 미끄러짐
	폄	뒤통수 관절돌기는 뒤쪽으로 구르고 앞쪽으로 미끄러짐
고리뼈와 중쇠뼈	돌림	중쇠뼈의 같은쪽 관절면은 뒤쪽으로 반대쪽 관절면은 앞쪽으로 기울어짐
일반적인 목뼈, 등뼈, 허리뼈	굽힘	위쪽 척추뼈의 아래관절면은 아래쪽 척추뼈의 위관절면에 대해 위쪽과 앞쪽으로 미끄러짐
	폄	위쪽 척추뼈의 아래관절면은 아래쪽 위관절면에 대해 아래쪽과 뒤쪽으로 미끄러짐
	돌림	돌림과 같은 쪽에 있는 아래관절면은 뒤쪽과 약간 아래쪽으로 미끄러짐 돌림과 반대 쪽에 있는 아래관절면은 앞쪽과 약간 위쪽으로 미끄러짐
	가쪽굽힘	가쪽굽힘 쪽에 있는 아래관절면은 아래쪽과 약간 뒤쪽으로 미끄러짐 가쪽굽힘 반대쪽에 있는 아래관절면은 위쪽과 약간 앞쪽으로 미끄러짐

3 척추의 병리 및 기능장애

1) 물렁조직 병변

물렁조직 병변(soft tissue lesion)은 관절주머니, 인대, 힘줄 또는 근육 등이 심한 스트레스, 삠침, 열상 등에 의해 발생한다. 물렁조직 손상으로 나타날 수 있는 임상적 문제는 근육과 관절의 기능부전, 구축, 유착, 반사적 근방호, 내인성 근경련, 근력 약화, 근막구획증후군 등이 있다.

(1) 관련 질병과 병리적 원인

① 채찍질 손상

채찍질 손상(whiplash injury)은 목 삠 또는 좌상이라고 하며, 채찍질하는 것처럼 목이 강하게 앞과 뒤로 빠르게 움직일 때 발생한다. 일반적으로 채찍질 손상은 자동차 뒤쪽 충돌 시 발생한다. 그러나 스포츠 손상, 과한 운동 등으로 발생할 수 있으며, 병리적 원인은 다음과 같다.

- **폄 손상(extension injury)**

  머리가 폄 쪽으로 빠르게 가속되었을 때, 만약 그것을 멈출 수 있는 것(차 안에서 머리 받침대와 같이)이 없다면 뒤통수뼈는 가슴 주위에 의해 멈춰지며, 뒤쪽 구조 중 특히 관절은 압박되고, 앞쪽 구조는 뻗침된다. 아래턱뼈는 열린 채로 당겨지고 턱관절의 관절융기는 앞쪽으로 병진되어 관절구조를 압박하고, 턱의 올림을 조절하는 근육은 뻗침된다(깨물근, 관자근, 안쪽날개근).

- **굽힘 손상(flexion injury)**

  머리가 굽힘으로 빠르게 가속되고 그것을 멈추는 것(차 안의 운전대나 에어백)이 없을 때, 턱은 등뼈에 의해 멈춰진다. 아래턱뼈 뒤쪽으로 힘이 가해지고 관절융기는 관절 안에 원판 뒤쪽 조직대 쪽으로 힘이 가해진다. 뒤쪽 목뼈근, 인대, 근막, 관절주머니는 뻗침된다.

② 허리 삠

허리 삠(back sprain)은 허리 통증의 가장 일반적인 원인이다. 허리는 체중부하상태에서 움직이고 구부리고 주로 돌리는 동작을 하므로 손상받기 쉽다. 병리적 원인은 부적절한 자세로 물건 들기, 넘어짐, 갑작스런 방향 전환, 관절의 정상범위를 벗어난 충격 등으로 허리근육과 인대 등이 과하게 뻗침되었을 때 발생한다. 만성적인 허리 삠은 장시간 동안 반복적으로 근육과 인대를 과사용하기 때문이다. 특히 다음과 같은 요소에 의해 허리 삠은 더 자주 발생할 수 있다.

- 아래허리부위의 과한 앞굽이 또는 뒤굽이
- 과체중
- 허리근육과 배근육의 약화, 넙다리뒤근육의 단축

(2) 임상적 징후와 증상

- 손상된 조직의 근경련, 보호적 근방호, 촉진 시 압통, 국소부종, 통증이 있다. 근방호는 손상된 부분을 고정하기 위함이다. 근경련과 근방호로 장시간 근육수축이 지연되면 신진대사가 원활하게 적용되지 않아 노폐물이 축적되고, 자유신경종말을 자극하여 근육을 지속적으로 수축하게 만들고, 통증을 증가시키는 원인이 된다.
- 인대 염좌는 인대가 스트레스를 받을 때 통증을 일으킴
- 찢어지면 분절의 과가동성이 나타남
- 연관된 구조의 치유가 일어남에 따라 자세정렬과 제한된 조직가동성과 조직을 둘러싸고 있는 흉터소식 유착 또는 단축 발생

(3) 구조적 손상과 기능적 손상

- 통증, 근경련, 근방호
- 움직임 시 통증 발생

- 관절운동범위 감소(관련된 물렁조직 또는 근육에서 구축이 발생하고 조직 손상 부위에 유착 발생)
- 두통, 흔히 뒤통수뼈의 바닥부위에서 시작(채찍질 손상)
- 어깨, 위쪽 등, 팔에 통증과 압통 발생(채찍질 손상)
- 팔에 저림과 무감각 발생(채찍질 손상)
- 피로
- 어지러움증(채찍질 손상)
- 근육의 뻗침 또는 수축 시 통증
- 근육수행력 손상
- 안정성 손상
- 엉덩이까지 방사통(다리까지 방사되지 않음)(허리 삠)
- 허리 뻣뻣함(허리 삠)
- 정상 자세유지 어려움

Tips

채찍질 손상 시 일부 사람들에서 다음과 같은 손상이 나타날 수 있다.

- 흐릿한 시야
- 귀 울림
- 수면장애
- 과민성
- 집중장애
- 기억장애
- 우울증

(4) 활동제한과 참여제한

- ADLs 제한: 돌아눕기, 장시간 앉기, 장시간 걷기
- IADLs, 일, 스포츠 활동제한
- 반복되거나 지속적인 자세

(5) 단계별 중재

① 보호단계

■ 환자 교육

- 보호단계에 나타날 수 있는 증상에 대한 설명
- 스스로 통증을 관리하는 법에 대한 교육
- 안전한 신체역학에 대한 설명

■ 통증, 부종, 근경련, 근방호 감소

- 통증 완화를 위한 물리적 인자치료, 견인과 마사지 실시
- 침상 안정(2일 이내)

- 수동관절가동범위운동, 근고정(muscle setting)운동 실시

■ 목뼈와 골반의 중립위치와 움직임 자각

- 목뼈와 허리뼈의 중립위치 확인
- 움직임의 위치에 따라 증상의 차이 인지

■ 안정화운동

- 깊은분절근육 활성화(드로우 인 방법, 뭇갈래근 훈련)
- 기본적인 안정화운동

■ 기본적인 일상생활활동 훈련

- 척추 중립위치에서 앉기, 서기, 걷기 훈련

② 운동통제단계

■ 환자 교육

- 어떤 자세에서 통증의 변화가 나타나는지 인지하도록 교육

■ 척추뼈 정렬과 자세 수정

- 통증이 없는 자세에서 척추뼈 정렬운동
- 바른자세 훈련

■ 가동성 증가 운동

- 뻗침, 관절가동술, 신경가동술, 자가뻗침운동

■ 근육수행력 강화운동

- 부하와 반복횟수 증가
- 깊은분절근육 활성화와 팔다리 근력운동

■ 심장허파지구력 강화운동

- 저강도와 중증도 유산소운동

■ 기능적 훈련

- 척추의 중립위치에서 들기, 밀기, 당기기

③ 기능회복 단계

■ 고강도 활동 동안 척추뼈 조절

- 다양한 자세에서 능동적인 척추뼈 조절

■ 가동성 증가운동

- 뻗침, 관절가동술, 신경가동술, 자가뻗침운동

- 근육수행력 강화운동
  - 부하와 반복횟수 증가
  - 깊은분절근육 활성화와 팔다리 근력 운동
- 심장허파지구력 강화운동
  - 중증도 이상의 유산소운동
- 기능적 훈련
  - 시간과 속도를 강조한 기능훈련
- 재발방지를 위한 운동습관
  - 안전한 신체역학을 이용한 운동습관 습득

2) 척추사이원반 탈출

척추사이원반 탈출(herniated intervertebral disk)은 척추의 외상으로 인해 섬유테의 일부가 찢어지고 그 틈 사이로 속질핵이 흘러나와 척추신경을 눌러 허리 통증과 다리의 방사통을 일으킨다. 섬유테가 찢어지게 되면 염증의 원인이 되는 화학물질이 배출되어 척추신경의 압박과 상관없이 심한 통증이 발생할 수 있다.

(1) 병리적 원인

① 피로적 파열(fatigue breakdown)

섬유테는 반복적인 척추의 앞 굽힘과 비대칭적인 비틀림(torsion) 스트레스로 인해 파열된다. 섬유테에 비틀림 스트레스가 주어질 때 돌림 방향의 반대 뒤 가쪽 가장자리에서 가장 뚜렷이 섬유테가 꼬이게 된다. 섬유테의 가쪽층은 응집(cohesion)을 잃고, 각각 분리되기 시작한다. 결국, 방사형으로 찢어짐이 일어나고, 찢어짐 사이로 속질핵 물질이 탈출된다.

② 외상성 파열(traumatic rupture)

섬유테의 파열은 외상성으로 과굽힘 손상과 같이 한번의 결과로 일어나거나 섬유성 고리의 점진적 파손에 의해 일어난다.

③ 축성 과부하(axial overload)

일반적으로 척추뼈의 축성 과압박은 섬유테에서 어떤 손상이 있기 전에 척추뼈 몸통 골절이나 끝판 손상이 먼저 일어난다.

④ 퇴행성 변화(degenerative change)

척추뼈사이원반 완전성 감소는 나이, 감염, 질병, 탈출 또는 끝판 결손으로 인해 발생하며, 척추뼈사이원반에서 퇴행성 변화를 일으킨다. 속질핵의 점진적 섬유성 변화, 섬유테의 고리체계 소실,

연골성 끝판 소실과 같은 퇴행성 변화가 일어난다. 속질핵이 더욱 섬유화 되어감에 따라 수액을 흡수하는 능력을 잃어 수분 함유량의 감소와 속질핵의 크기가 감소된다.

(2) 임상적 징후와 증상

- 피부분절(dermatome) 패턴에서 방사통, 넙다리뒤근에서 증가된 근활성도, 다리를 곧게 드는 것의 감소 그리고 깊은힘줄반사 감소됨
- 뒤쪽 또는 뒤가쪽 돌출은 가장 흔함. 뒤쪽 또는 뒤가쪽 병변이 있을 시, 신경뿌리 주변 또는 경막 또는 뒤세로인대가 압박될 수 있음. 환자는 심각한 중간허리 통증이나 허리를 지나 엉덩이와 넙다리부위까지 전해지는 통증 호소
- 많은 양의 뒤쪽 돌출은 방광조절 감소와 등 부분 감각마비와 같은 척수 징후 야기
- 앞쪽 돌출은 허리 통증의 결과로 앞세로인대를 압박하며, 신경학적 징후는 없음
- 돌출의 가장 흔한 레벨은 4번과 5번 허리뼈 사이와 5번 허리뼈와 엉치뼈사이분절임
- 초기 증상은 허리에서 시작하지만 점점 돌출이 심해지면 증상은 말초부위로 내려감(말초화 현상)
- 증상이 호전되면 말초에 있던 증상이 허리 중심으로 이동(중추화 현상)(그림 18-2)

① 목 추간판탈출증의 일반적 증상

- 목뼈 신경뿌리 각각의 피부분절의 감각이상과 근절의 근약화와 마비가 나타남
- 머리전방자세를 취하고 통증을 피하기 위한 가쪽굽힘과 증상의 반대 방향으로 돌림
- 목뼈 굽힘은 증상을 증가시키는 말초화 현상이 일어나고, 축성 폄은 증상을 감소시키는 중추화 현상이 일어남
- 팔신경얼기 신경의 긴장으로 인해 신경가동성이 제한됨
- 목뼈 견인은 증상을 완화시킴
- 돌출이 심한 경우 목신경병증(myelopathy)으로 인해 보행이상, 위신경운동원 손상, 다리 근력 약화와 감각이상 등이 나타남

② 허리 추간판탈출증의 일반적 증상

- 일반적으로 앉는 것보다 서고 걷는 것이 증상을 완화시킴
- 허리뼈 앞굽이 소실 또는 감소가 나타나고, 척주의 약간 가쪽이동이 약간 일어남
- 몸통을 앞으로 굽히는 것을 피함. 반복된 앞으로 숙이는 검사 시, 증상은 증가되거나 말초화됨
- 척주의 가쪽 이동이 있다면, 뒤로 젖힐 때 통증 증가함. 가쪽 이동을 먼저 교정한다면, 반복된 뒤로 젖히는 동작은 증상이 감소되거나 통증은 중추화됨
- 30~60° 사이로 뻗은다리올림할 때 통증은 경질막운동성과 관련이 있지만 척추뼈사이원반 돌출에 대한 임상적 증상은 아님
- 일부 속질핵 돌출의 경우, 유체정역학적 기전이 아직 손상되지 않았기 때문에 허리의 움직임에 영향을 주지만 섬유테 가쪽이 완전히 찢어질 경우에는 유체정역학적 기전이 붕괴되어 탈출된

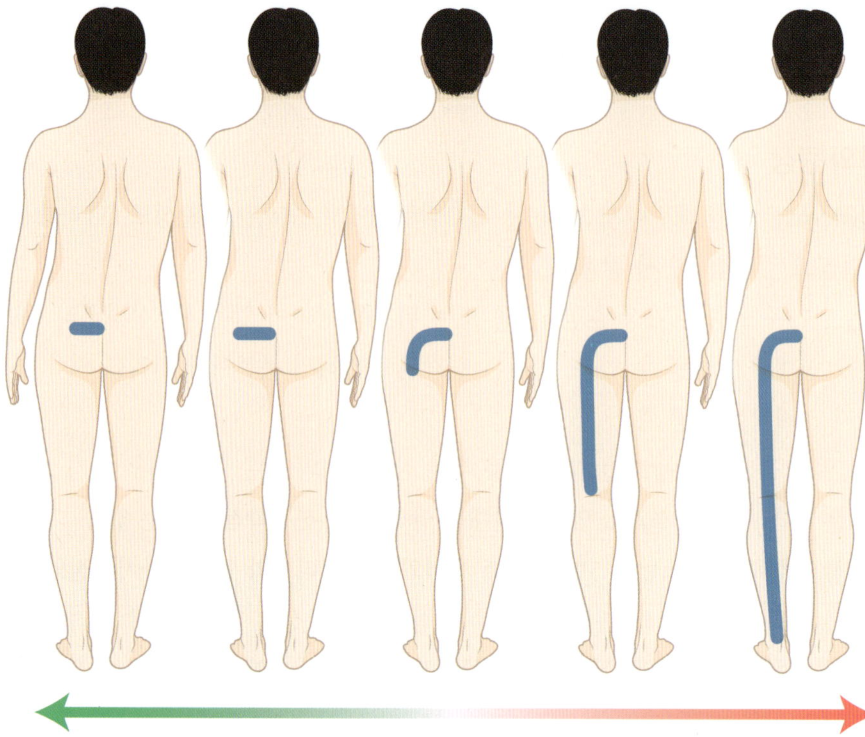

그림 18-2 증상이 왼쪽에서부터 오른쪽으로 가면 말초화(증상 악화), 오른쪽에서 왼쪽으로 가면 중추화(증상 호전)라고 한다.

속질핵 기질은 허리의 움직임에 영향을 주지 않음

(3) 구조적 손상과 기능적 손상

- 염증/근경련/근방호
- 휴식와 야간 통증
- 신경학적 증상
- 약한 조직에 과도한 스트레가 주어질 때 통증 발생
- 자세 인식/지각 손상
- 가동성 손상
- 안정화조절 손상
- 근육수행력 손상
- 탈컨디셔닝
- 과도한 스트레스가 장시간 동안 반복적으로 주어질 때 통증 발생
- 가동성과 근력 불균형
- 탈컨디셔닝
- 불충분한 신경근 조절

Tips

염증의 불충분한 해결은 섬유증 발생, 신경운동성 손상과 만성통증을 일으키는 원인이 된다.

(4) 활동제한과 참여제한

- 일상생활활동과 독립적인 일상생활활동 장애
- 보호성 자세 선호(굽힘, 폄 혹은 비체중부하)
- 오랜 시간동안 독립적 일상생활활동 불안정성
- 불충분한 생체역학
- 오랜 시간동안 고강도 운동장애

(5) 단계별 중재

① 최대 보호단계

- 환자교육
- 통증과 증상이 나타나는 자세 인지
- 처음에는 가쪽 이동과 반복적인 폄 활동 권장
- 운동하는 동안 통증이 말초화되면 즉시 중단
- 앉아 있는 동안 말은 수건 등을 사용
- 척추사이원반 내압이 증가될 수 있는 물건 들기와 굽힘활동 자제
- 심한 통증 시 침상안정 권고
- 규칙적인 주기로 짧은 기간동안 걷기 권장
- 반복적인 척추 폄 검사 시 통증이 감소하고 굽힘 검사 시 통증이 증가될 때 폄운동 시작
- 허리 폄운동
- 가쪽 이동 교정
- 선자세에서 허리 폄운동
- 허리 견인
- 운동-감각통합훈련
- 안정화운동

② 운동통제단계와 기능회복 단계

- 척추 물렁조직 관리지침에 따름
- 가동성 증가 운동
- 근력강화운동
- 안정화운동의 진전

- 기본적인 기능적 활동
- 진전된 기능적 활동

Tips 허리추간판탈출증 예후에 영향을 주는 요소

긍정적 예후	부정적 예후
반복 허리 폄운동 시 다리 통증 감소	반복 허리 폄운동 시 다리 통증 발생
교차성 SLR 나타나지 않음	교차성 SLR 나타남
발병 후 첫 6주 내에 다리의 통증이 50% 감소	발병 후 첫 6주 내에 다리의 통증이 50% 이하로 감소되지 않음
유출성/분리성 추간판탈출증	인대 함유성 추간판탈출증
코르티코스테로이드(Corticosteroid) 치료에 양성 반응	코르티코스테로이드 치료에 음성 반응
심리사회적 이슈에 둔함	심리사회적 이슈에 민감
기능회복에 대한 의욕이 강함	기능회복에 대한 의욕이 약함
12년 이상의 교육 수준	12년 이하의 교육 수준
운동치료에 적극적 참여	회복에 대한 막연한 기대
척추협착증 없음	척추협착증
진행성 신경학적 결손 없음	말초신경증후군

3) 척추 불안정성

척추 불안정성(spinal instability)은 척추사이원반의 퇴행, 척추전방전위증, 척추분리증 또는 깊은분절근육과 표면분절근육의 불충분한 신경근 조절에 의해 발생한다.

(1) 관련 질병과 병리적 원인

허리 과운동성(hypermobility)은 척추분리증(spondylolysis)과 척추앞전위증(spindylolisthesis)으로 발생한다. 척추분리증은 척추의 퇴행, 특히 척추관절돌기의 관절사이 결손(pars interarticularis)으로 발생한다. 이것은 선천적으로 약하거나 스트레스 골절과 같은 원인으로 발생할 수 있다. 척추분리증은 척추사이원반 탈출이나 과폄과 같은 갑작스러운 외상이 없다면 증상은 나타나지 않는다. 일반적으로 척추분리증은 한쪽으로 발생하지만 만약 양쪽으로 증상이 나타난다면 허리뼈의 위분절이 아래분절에 대해 앞으로 미끄러졌다는 것을 의미한다.

척추전방전위증은 척추분리증의 합병증으로 척추분절의 과운동성을 초래한다. 척추전방전위증은 엉치뼈 1번째 위에서 허리뼈 5번째 분절이 앞으로 미끄러짐이 가장 빈번하게 발생한다.

(2) 임상적 징후와 증상

- 허리 벨트 라인으로 지속적인 허리 통증 발생(벨트 타입)
- 통증은 일상생활을 방해하지는 않지만 장시간 구부정한 자세로 오랫동안 앉아 있거나, 허리근육이 피로가 발생할 때는 통증이 악화됨
- 허리의 자가교정이나 빈번한 움직임을 통해 일시적으로 통증 이완
- 하루에 10번 이상 몸통을 틀어서 자가교정 실시
- 일반적으로 안정 시나 운동 시 통증을 느끼지 않음
- 이학적 검사상 환자는 몸통 움직임이 완전하고 통증 없이 가능하나 중간범위에서 앞으로 구부리기를 주저하고 흔들거림
- 허리 폄 검사에서 하나의 분절에서 접힘현상 발생
- 관절운동범위 끝에서 15~30초 동안 유지하고 있으면 허리엉치부위에서 통증 발생
- 앞쪽굽힘에서 돌아올 때 척추의 중립위치를 갖기 위해 다리근육 사용
- 촉진 시 하나의 분절에서 국소적 압통 호소

(3) 구조적 손상과 기능적 손상

- 허리 벨트 라인을 따라 통증 발생
- 안정 시나 운동 시 통증 없음
- 앞으로 구부리거나 뒤로 구부린 다음 중립위치로 돌아가는데 어려움 호소
- 촉진 시 국소적 압통 발생

(4) 활동제한과 참여제한

- 기능적인 활동 동안 척추분절의 불안정성
- 장시간 동안 앉기, 서기, 걷기의 어려움 호소

(5) 물리치료 중재

척추안정성 강화를 위한 포괄적인 치료가 필요하다. 허리의 통증에 대한 치료는 증상별로 접근한다.

① 보조기 착용: 보조기 착용(bracing)은 1~3일 정도 착용하게 한다. 보조기를 착용하고 척추안정화운동을 시행한다.

② 깊은분절근육 활성화운동: 여러 자세에서 배가로근과 뭇갈래근 활성화운동을 시행한다.

③ 표면분절근육 활성화운동: 척추의 중립위치를 위치한 상태에서 팔과 다리를 이용하여 표면분절근육을 활성화시킨다.

4 운동치료

1) 환자교육

환자교육은 모든 치료의 시작이다. 환자에게 치유의 각 단계에서 발생될 수 있는 문제에 대해 설명하고 스스로 관리하는 방법을 교육한다. 치료에서 중요한 것은 치료사에 의해 수동적인 치료만 이루어져서는 안 되고 환자가 치료 프로그램에 능동적으로 참여할 수 있도록 해야 한다.

또한 예방에 대한 교육이 이루어져야 한다. 운동할 때 생체역학을 고려하여 안전한 운동방법, 고강도 운동 후 회복을 위한 생체역학 교육, 직장과 가정환경에서 인간공학적 고려, 부하를 점진적으로 조절하는 방법에 대해 교육한다.

- 통증 또는 증상의 재발이 관찰되는 경우, 자세를 확인한다.
- 장시간 한 가지 자세를 취하는 것을 피한다.
- 환자가 운동에 대해서 갖고 있는 오해를 푼다.
- 심장허파지구력과 증상의 관리에 미치는 효과를 지속시키는 것이 중요함을 강조한다.
- 현재 환자의 회복단계에 대해 설명한다.

Tips

허리 통증이 더 넓은 범위로 확산되거나 방사되는 움직임은 초기 치료에서 제외되어야 한다. 초기 운동재활에서 통증이 일어나지 않는 움직임을 인식하게 하고 능동적으로 참여를 유도하는 것은 중요하다.

2) 운동-감각통합훈련

운동-감각통합훈련(sensory-motor integrated training)은 척추재활의 기본적 치료의 하나로서 안전한 척추의 위치 및 움직임을 인식할 수 있도록 해야 한다. 누운자세, 엎드려 누운자세, 옆으로 누운자세, 앉은자세 및 선자세로 진행하면서 자세가 척추에 미치는 영향에 대해서 환자가 인식할 수 있도록 한다. 증상의 치료를 촉진하기 위해서는 증상을 악화시키는 자세 또는 완화시키는 자세를 인식하고 척추 중립위치 또는 치우침을 확인하는 것이 중요하다(그림 18-3, 18-4).

대상자 자세	▪ 처음에는 바로누운자세에서 시작해 앉은자세, 선자세 그리고 기능적 자세로 진행
운동방법	▪ 통증이 없는 자세를 찾기 위해 굽힘, 폄, 가쪽굽힘과 돌림을 시도한다. ▪ 중립자세와 비중립자세에서 움직임을 하게 하여 증상의 변화를 환자가 인식하도록 한다. ▪ 통증 때문에 증상 완화자세를 찾지 못하면 보조기를 사용한다.

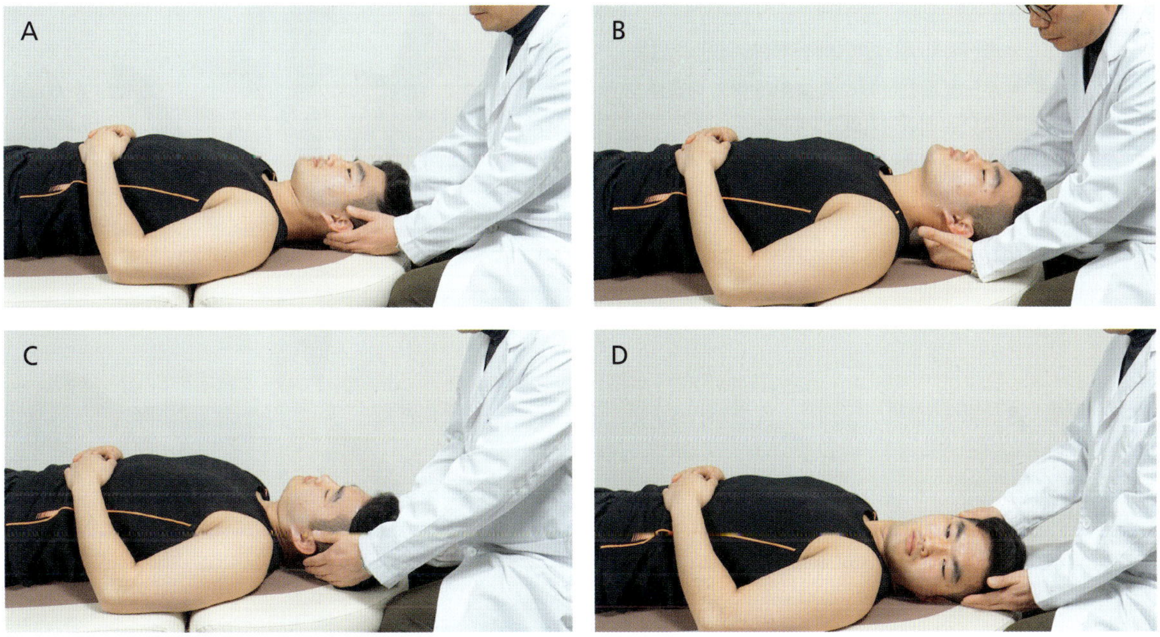

그림 18-3 목의 운동-감각통합훈련

A. 굽힘 B. 폄 C. 가쪽굽힘 D. 돌림

대상자 자세	▪ 무릎을 세우고 바로누운자세에서 시작하여 앉은자세, 선자세와 네발기기자세로 진행
운동방법	▪ 골반의 앞쪽기울기와 뒤쪽기울기를 환자에게 가르친다. ▪ 통증이 감소되는 자세를 찾도록 한다. ▪ 능동적으로 할 수 없다면, 치료사가 보조한다. ▪ 앉은자세는 허리뼈의 굽힘을 유발하므로 통증이 나타나면 보조도구를 사용한다. ▪ 선자세는 허리뼈의 폄을 유발하므로 통증이 나타나면 의자 위에 한 발을 올리도록 한다.

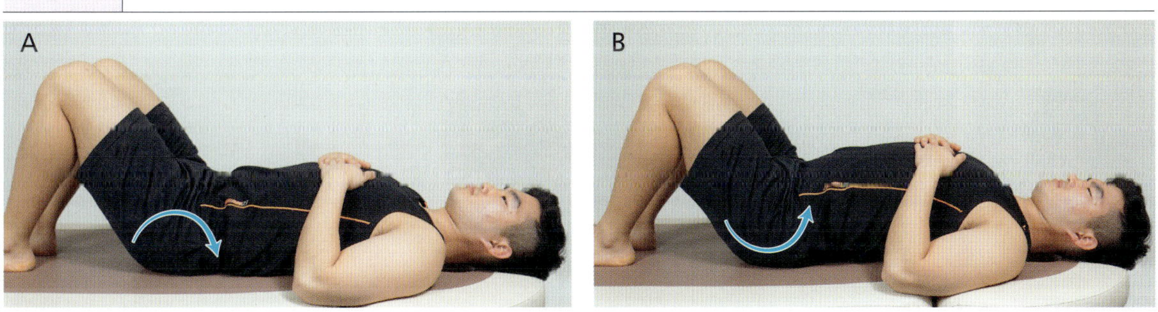

그림 18-4 허리의 운동-감각통합훈련

A. 뒤쪽기울임 B. 앞쪽기울임

3) 안정화운동

배가로근	▪ 촉진
대상자 자세	▪ 무릎을 세우고 바로누운자세
운동방법	▪ 촉진위치: 위앞엉덩뼈가시에서 1.5인치 안쪽 ▪ 부드럽고 천천히 호흡을 하게 하고 배꼽을 등쪽으로 잡아당기라고 한다. ▪ 환자는 편평한 긴장을 느낀다. ▪ 10초 동안 수축을 유지하게 한다.

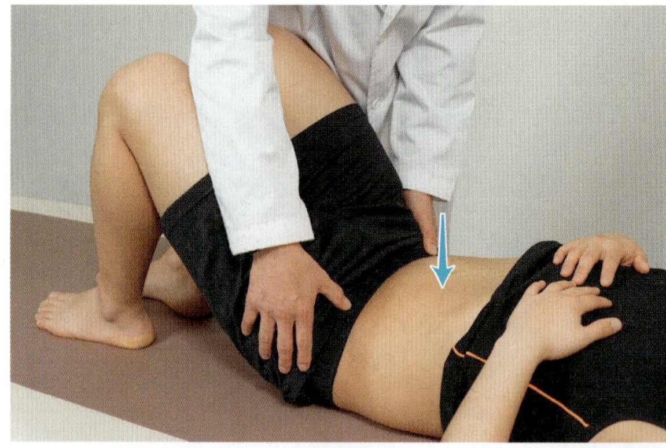

배가로근	▪ 활성화운동
대상자 자세	▪ 네발기기자세
운동방법	▪ 허리의 자연스러운 앞굽이를 유지한 상태에서 배꼽을 등쪽으로 잡아당기라고 한다. ▪ 10초 동안 수축을 유지하게 한다.

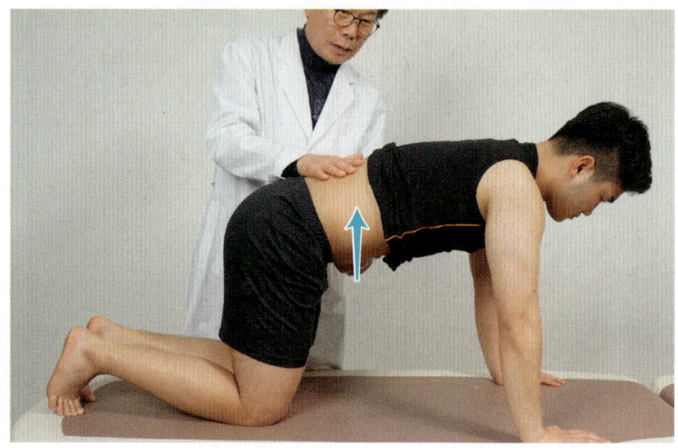

그림 18-5 배가로근 깊은분절근육 안정화운동

Tips 배가로근 수축 시 주의사항

골반 움직임이 최소이거나 없어야 하며, 아래 갈비뼈가 뜨거나 가라앉지 않고, 들숨하지 않거나 가슴우리가 들리지 않아야 하고, 배벽이 둥글지 않고 양발을 통한 압력이 증가하지 않아야 한다.

뭇갈래근	▪ 촉진	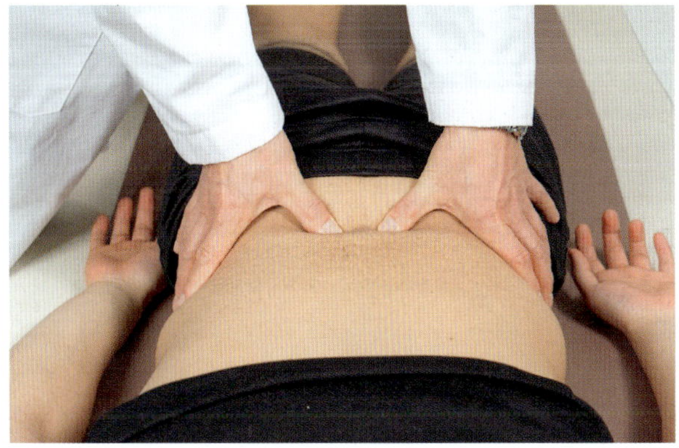
대상자 자세	▪ 엎드린자세	
운동방법	▪ 촉진위치: 허리가시돌기 바로 옆을 촉진 ▪ 환자에게 '촉진한 손가락을 밖으로 밀어보세요'라고 한다. ▪ 골반바닥근육의 부드러운 수축을 동반하도록 한다. ▪ 10초 동안 수축을 유지하게 한다.	

뭇갈래근	▪ 활성화운동	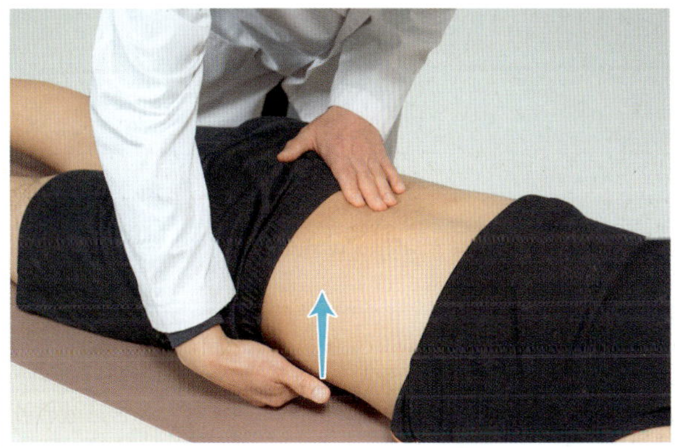
대상자 자세	▪ 엎드린자세	
운동방법	▪ 배 밑에 오른손을 위치하고, 왼손은 뭇갈래근을 촉진한다. ▪ 환자에게 부드럽게 배를 등쪽으로 잡아당기게 한다. ▪ 10초 동안 수축을 유지하게 한다.	

그림 18-6 뭇갈래근 깊은분절근육 안정화운동

Tips 뭇갈래근 수축 시 주의사항

> 표면부위에서 빠른 수축이나, 허리세움근 전체에서의 근육수축이다. 뭇갈래근 깊은부위에서 긴장이 일어나도록 교육한다.

(1) 표면분절근육 안정화운동

다리를 통한 부하가 근육계에 대해서 안정화의 과제를 증가시킨다. 척추를 중립위치로 하여(허리부위에서는 골반기울기의 운동, 목 부위에서는 약간의 머리 앞 굽힘을 이용) 끌어들이기 기법(drawing-in maneuver)을 실시하고, 중립위치를 유지하면서 팔다리의 운동을 단독 또는 조합하여 시작한다. 팔다리의 운동은 중립위치 또는 기능적 위치를 조절하는 몸통 또는 목의 근육의 허용범위 내에서 실시한다. 이것은 척추영역을 안정화하는 힘이 팔다리로부터의 변화하는 작용력에 대응해야 한다는 것으로부터 동적 안정화라 불리고 있다. 골반에서는 시상면(sagittal plane)의 저항력보다도 수평면의 회전력에 대해서 안정화를 필요로 하는 근육은 배빗근을 비롯한 척추의 깊은 안정화근육을 확실하게 활성화할 수 있다(그림 18-7, 18-8).

대상자 자세	▪ 짐볼 위에 앉은자세	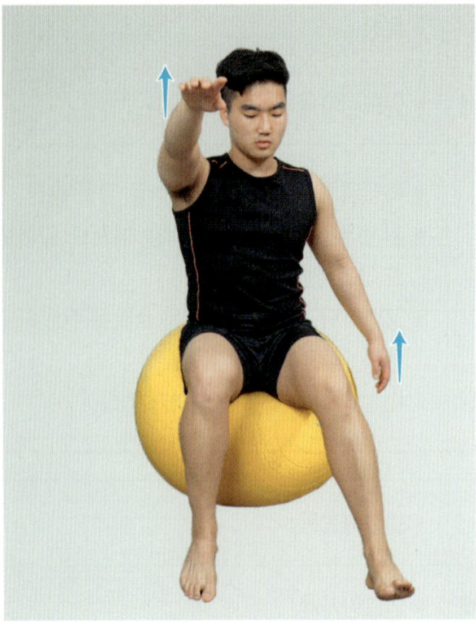
운동방법	▪ 배가로근의 가벼운 수축을 유지한다. ▪ 척추를 중립위치로 유지한 상태에서 손과 발을 교대로 든 상태에서 10초간 유지한다.	

대상자 자세	▪ 벽에 등을 대고 바로선자세
운동방법	▪ 배가로근의 가벼운 수축과 함께 척추의 중립자세를 유지한다. ▪ 환자는 양손을 굽힘하고, 벽에 대하여 등을 밀면서 부분 스쿼트 동작을 수행한다(A). ▪ 짐볼을 벽에 대고 어깨 굽힘과 폄을 교대로 하면서 부분 스쿼트 동작을 수행한다(B). ▪ 엉덩관절과 무릎관절 폄근의 등척성 수축, 동심성 수축, 편심성 수축을 실시한다.

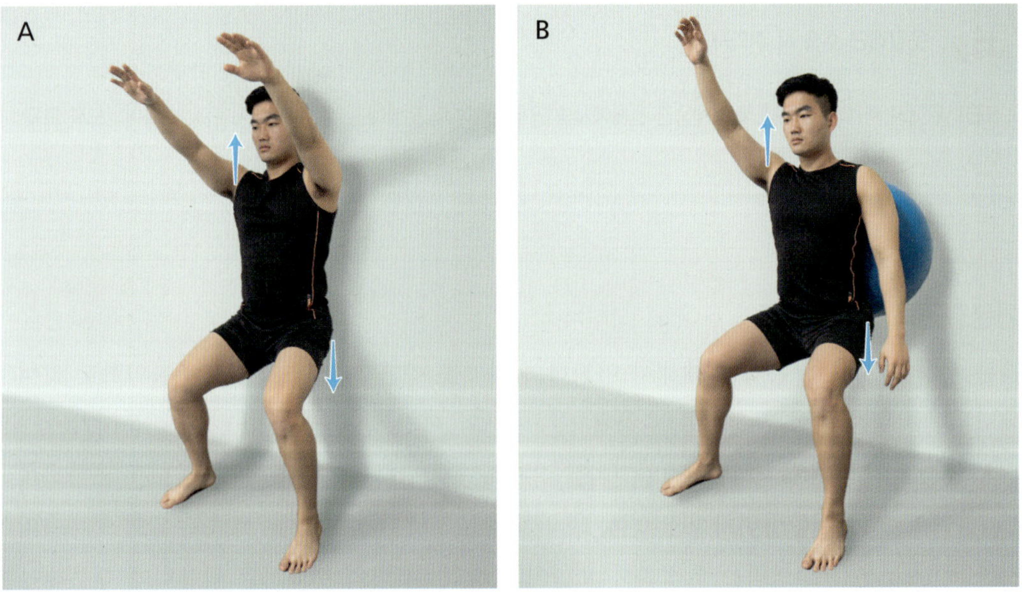

그림 18-7 표면분절근육 안정화운동

A. 등을 이용한 안정화운동 B. 짐볼을 이용한 안정화운동

대상자 자세	▪ 짐볼 위에 앉은자세	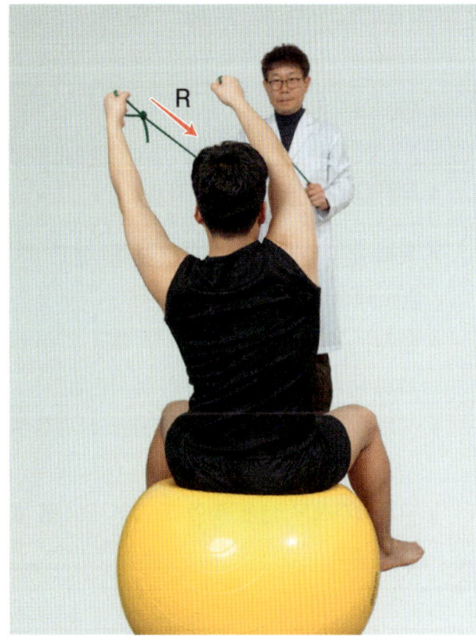
운동방법	▪ 배가로근의 가벼운 수축을 유지한 상태에서 탄력밴드를 이용하여 외부저항을 제공한다. ▪ 골반이나 허리뼈의 움직임이 일어나면 운동강도를 줄이거나 운동을 중단하고 회복할 수 있도록 한다.	

그림 18-8 저항을 이용한 표면분절근육 안정화운동

Tips

- 윗몸일으키기(curl ups) 운동은 배빗근, 배가로근 및 엉덩허리근의 활성이 낮고 주로 배곧은근이 활성화된다. 발꿈치를 누르면 엉덩허리근의 활성을 높일 수 있으나, 허리에 큰 압박이 발생한다.
- 천장으로 다리 들어올리기(hanging-leg raise) 운동은 배바깥빗근의 활성이 높고, 척추에 큰 압박이 발생한다.
- 바로누운자세에서 한쪽 다리 올리기 운동은 배의 표면근육에 약간의 활성이 관찰된다(반대쪽 다리가 안정성을 준다). 이 운동은 주로 일상적인 안정화운동의 초기에 이용되며 팔다리의 부하를 증가시키면서 깊은 안정화근육을 강화한다.
- 바로누운자세에서 양쪽 다리 올리기 운동은 엉덩관절 굽힘 가동범위 시작 부분에서 배곧은근, 배바깥빗근 및 배속빗근에 높은 근활성이 나타나고 척추에 큰 압박이 발생한다.
- 불안정한 표면에서의 윗몸일으키기운동은 배곧은근의 활성이 안정된 표면에서의 윗몸일으키기운동의 2배, 배바깥빗근의 활성이 4배로 증가한다.
- 몸통을 둥글게 하는 형태와 다리를 들어 올리는 모든 운동에서 배곧은근의 위와 아래 부위에 의미 있는 차이가 나타나지 않았다. 두 운동 모두에서 강력하게 수축한다.
- 엎드려 누운자세에서 생체피드백장치를 배의 아래에(배꼽의 아래가 중심이 되도록) 놓는다. 생체피드백장치를 70mmHg로 팽창시킨다. 끌어들이기 기법을 실행한다. 압력이 10mmHg 내려가면 배의 깊은근육이 바르게 활성화되어 있다는 것을 보여준다.
- 배속빗근은 같은 쪽으로의 대각선 윗몸일으키기운동 및 수평 옆쪽 지지에서 가장 강력하게 수축한다

(2) 압력생체피드백 이용한 안정화운동

깊은목 굽힘근	▪ 안정화운동
대상자 자세	▪ 무릎을 세우고 바로누운자세
운동방법	▪ 목뼈 윗부분에 생체피드백장치를 놓고 20mmHg까지 부풀린다. ▪ 환자는 고개를 끄덕여서 압력을 22mmHg까지 증가시키고 10초 동안 유지한다. ▪ 점차 2mmHg씩 증가시켜 30mmHg까지 증가시킨다. ▪ 근육지구력은 10초 동안 유지한 횟수를 측정한다.

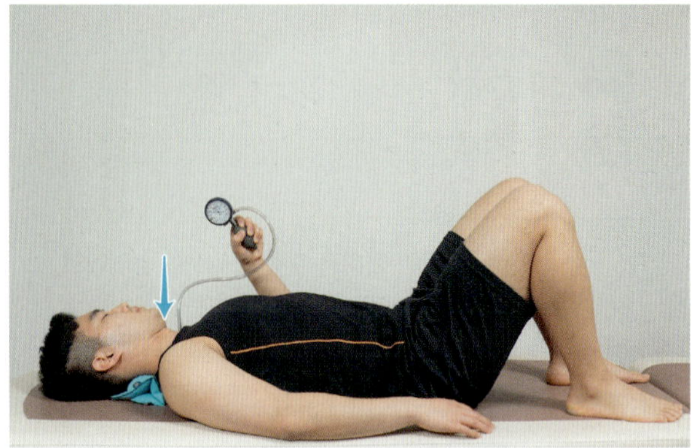

허리뼈 깊은 분절근육	▪ 안정화운동
대상자 자세	▪ 무릎을 세우고 바로누운자세
운동방법	▪ 허리 밑에 생체피드백장치를 놓는다. ▪ 처음은 40mmHg로 압력을 맞춘다. ▪ 배꼽을 등쪽으로 잡아당겨 42mmHg로 압력을 올리도록 한다. ▪ 점차 44mmHg까지 올리도록 하고 각 압력에서 10초 동안 유지하게 한다.

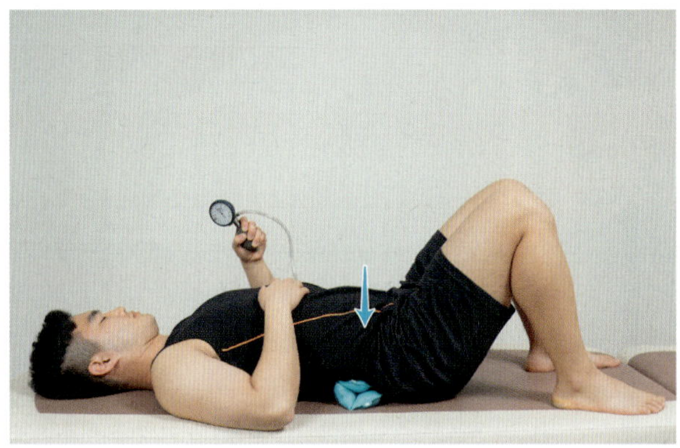

그림 18-9 압력생체피드백을 이용한 안정화운동

(3) 다리를 이용한 점진적 안정화운동

대상자 자세	▪ 무릎을 세우고 바로누운자세
운동방법	▪ 허리 밑에 생체피드백장치를 놓는다. ▪ 40mmHg로 압력을 맞춘다. ▪ 드로우-인을 유지하면서 다리운동을 시행한다. ▪ 각 운동에서 40mmHg(±10mmHg)을 유지하도록 한다.

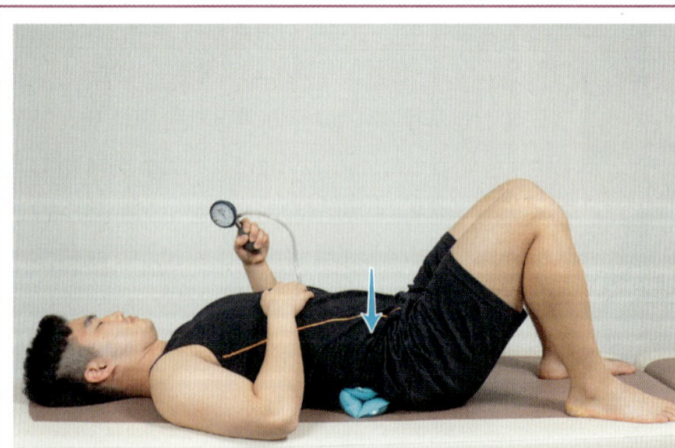

그림 18-10 1단계 안정화운동

대상자 자세	▪ 무릎을 세우고 바로누운자세	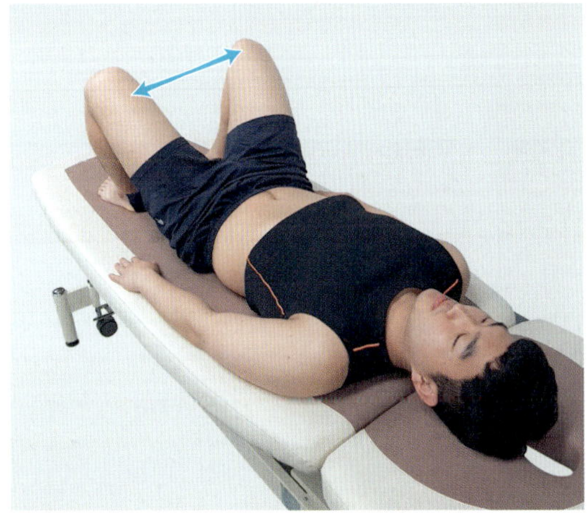
운동방법	▪ 기본적인 드로우-인을 유지하면서 한쪽 다리를 고정하고 반대쪽 다리를 벌림과 모음을 한다. ▪ 다리의 벌림과 모음 시 골반의 돌림이 일어나지 않도록 해야 한다.	

그림 18-11 2단계 안정화운동

대상자 자세	▪ 무릎을 세우고 바로누운지세	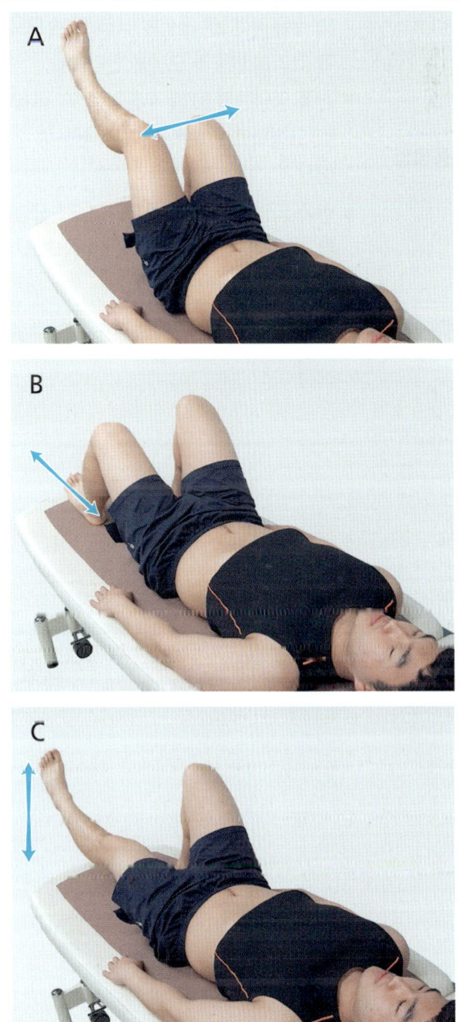
운동방법	▪ 기본적인 드로우-인을 유지하면서 한쪽 다리를 고정하고 반대쪽 엉덩관절을 90° 굽힘한 상태에서 벌림과 모음을 한다(A). ▪ 한쪽 다리를 고정하고 반대쪽 다리를 천천히 굽힘과 폄을 한다(B). ▪ 한쪽 다리를 고정하고 반대쪽 다리를 편 상태에서 올림과 내림을 한다(C). ▪ 골반의 돌림이 일어나지 않도록 해야 한다.	

그림 18-12 3단계 안정화운동

대상자 자세	■ 무릎을 세우고 바로누운자세
운동방법	■ 기본적인 드로우-인을 유지하면서 한쪽 엉덩관절 90° 와 무릎관절 90° 굽힘한 상태로, 손으로 고정하고 반대쪽 다리를 벌림과 모음을 한다(A). ■ 한쪽 엉덩관절 90°와 무릎관절 90° 굽힘한 상태로, 손으로 고정하고 반대쪽 다리를 천천히 굽힘과 폄을 한다(B). ■ 한쪽 엉덩관절 90°와 무릎관절 90° 굽힘한 상태로, 손으로 고정하고 반대쪽 다리를 편 상태에서 올림과 내림을 한다(C). ■ 골반의 돌림이 일어나지 않도록 해야 한다.

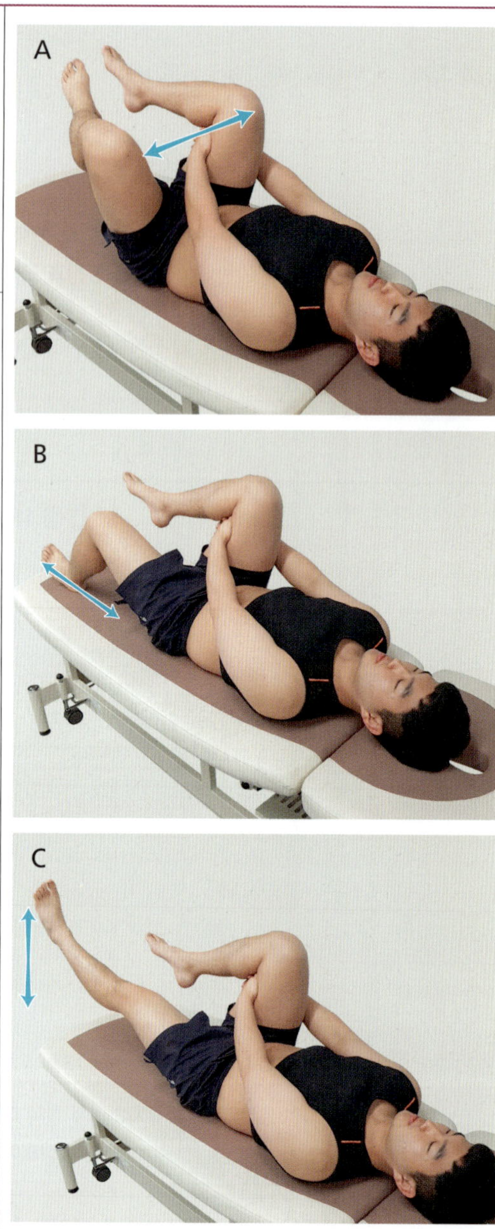

그림 18-13 4단계 안정화운동

대상자 자세	▪ 무릎을 세우고 바로누운자세
운동방법	▪ 기본적인 드로우-인을 유지하면서 한쪽 다리를 엉덩관절 90°와 무릎관절 90° 굽힌한 상태에서 반대쪽 다리를 벌림과 모음을 한다(A). ▪ 한쪽 엉덩관절 90°와 무릎관절 90° 굽힌한 상태에서 반대쪽 다리를 천천히 굽힘과 폄을 한다(B). ▪ 한쪽 엉덩관절 90°와 무릎관절 90° 굽힌한 상태에서 반대쪽 다리를 편 상태로 올림과 내림을 한다(C). ▪ 골반의 돌림이 일어나지 않도록 해야 한다.

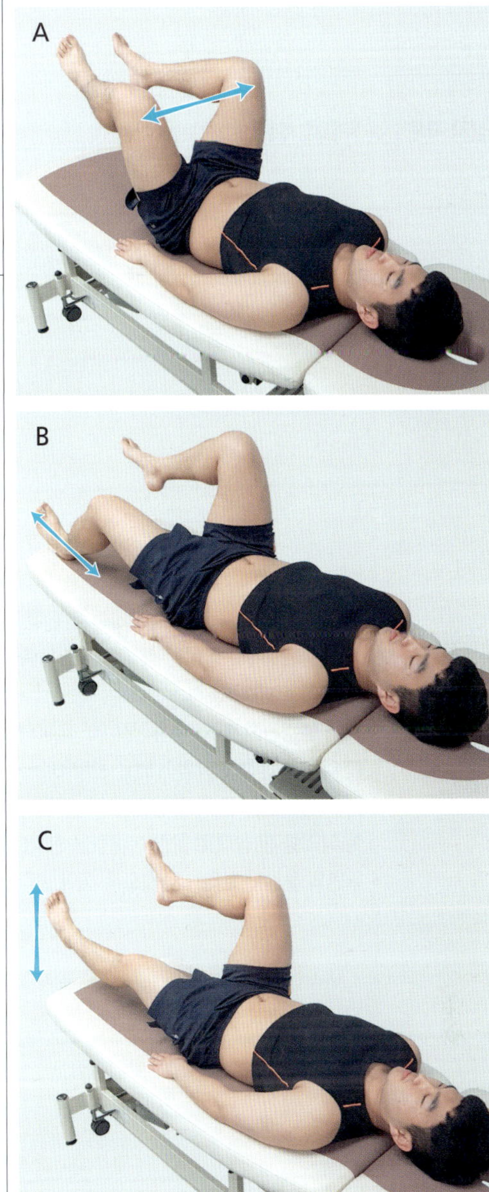

그림 18-14 5단계 인징화운동

<table>
<tr><td>대상자 자세</td><td>▪ 무릎을 세우고 바로누운자세</td><td rowspan="2">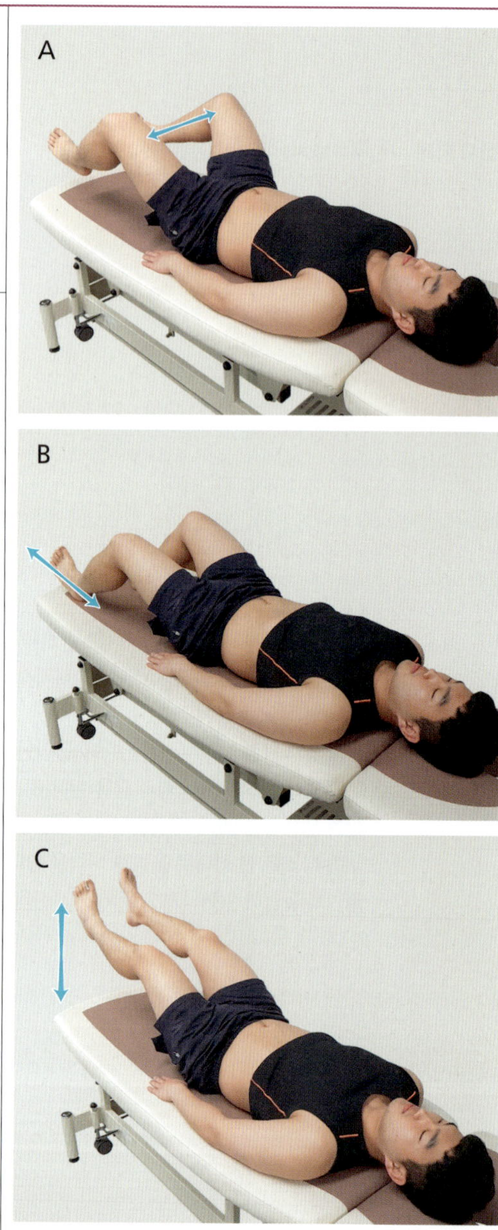</td></tr>
<tr><td>운동방법</td><td>▪ 기본적인 드로우-인을 유지하면서 한쪽 엉덩관절 90° 와 무릎관절 90° 굽힘한 상태에서 반대쪽 다리를 벌림과 모음을 한다(A).
▪ 양쪽 엉덩관절 90°와 무릎관절 90° 굽힘한 상태에서 양쪽 다리를 천천히 굽힘과 폄을 한다(B).
▪ 양쪽 엉덩관절 90°와 무릎관절 90° 굽힘한 상태에서 양쪽 다리를 편 상태로 올림과 내림을 한다(C).
▪ 골반의 돌림이 일어나지 않도록 해야 한다.</td></tr>
</table>

그림 18-15 6단계 안정화운동

(4) 풀리를 이용한 안정화운동

대상자 자세	▪ 짐볼 위에 앉은자세
운동방법	▪ 골반과 척추를 중립위치로 유지하고 다리를 어깨넓이만큼 벌린다. ▪ 드로우-인 방법으로 깊은분절근육을 수축시킨다. ▪ 골반과 척추의 중립위치를 유지하면서 풀리를 천천히 잡아당겨 10초간 유지한다.

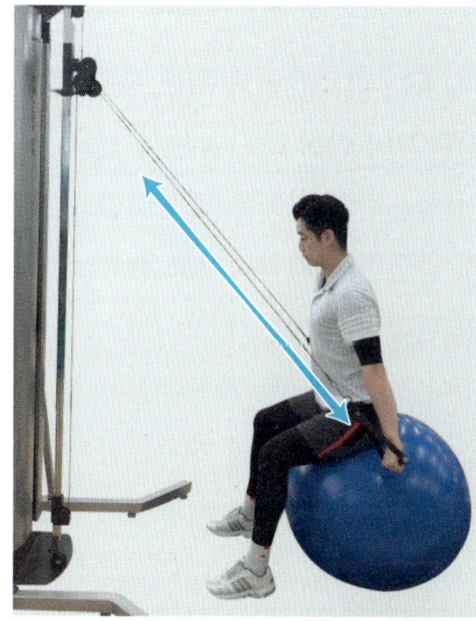

대상자 자세	▪ 반 스쿼트 자세
운동방법	▪ 골반과 척추를 중립위치로 유지하고 다리를 어깨넓이만큼 벌린다. ▪ 드로우-인 방법으로 깊은분절근육을 수축시킨다. ▪ 양쪽 팔로 풀리를 머리 위로 잡아당겨 10초간 유지한다.

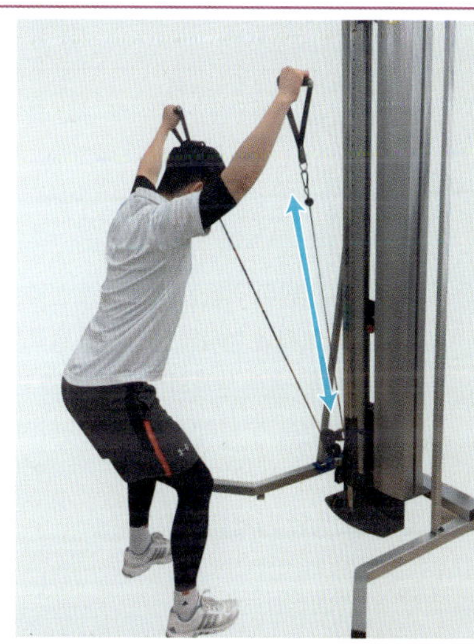

대상자 자세	▪ 반 스쿼트 자세
운동방법	▪ 골반과 척추를 중립위치로 유지하고 다리를 어깨 넓이만큼 벌린다. ▪ 드로우-인 방법으로 깊은분절근육을 수축시킨다. ▪ 양쪽 팔로 풀리를 아래쪽으로 잡아당겨 10초간 유지한다.

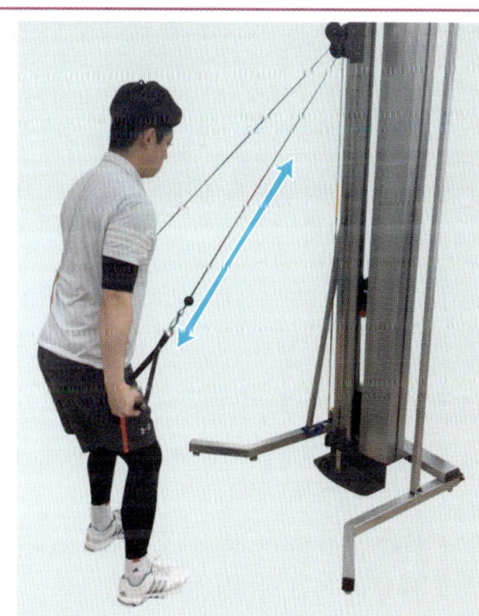

그림 18-16 풀리를 이용한 안정화운동

4) 가쪽 이동 교정운동

가쪽 이동 교정운동(lateral shift correction)은 다음과 같은 증상을 보일 때 적용한다.

- 허리 또는 엉덩관절 부위에 주관적인 편측성 관련통
- 엉덩관절이 한쪽으로 치우쳐 있고, 허리 앞굽이가 감소
- 걷기와 움직임이 매우 조심스럽고 로봇처럼 뻣뻣함
- 허리 앞굽힘이 제한적이고 통증
- 허리 뒤굽힘이 제한적
- 통증이 있는 쪽으로 가쪽굽힘이 감소되어 있거나 불가능할 때
- 통증이 있는 반대쪽의 가쪽굽힘이 정상일 때
- 가쪽 이동 교정검사에서 통증이 감소하거나 증상이 중추화될 때

교정 운동	▪ 허리 가쪽 이동
대상자 자세	▪ 바로선자세
운동방법	▪ 치료사는 골반이 이동된 반대편에 선다. ▪ 치료사의 어깨와 환자의 팔꿈치를 접촉한다. ▪ 치료사는 두 팔로 환자의 허리를 두르고 엉덩뼈능선과 큰돌기 사이에 압력을 가하여 치료사 쪽으로 잡아당긴다. ▪ 30~45초 동안 자세를 유지한다.

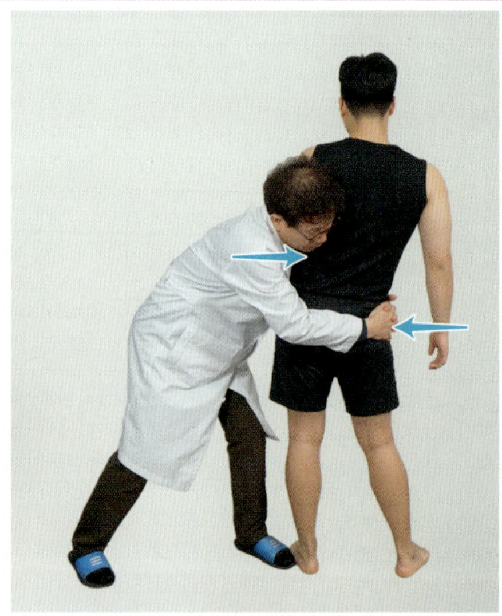

자가 교정	▪ 허리 가쪽 이동
대상자 자세	▪ 가쪽 이동된 골반을 반대쪽으로 하고 벽에 기대어 선자세
운동방법	▪ 오른팔을 약간 구부리고 벽에 기댄다. ▪ 왼손으로 가쪽 이동된 골반을 천천히 오른쪽으로 수평으로 민다. ▪ 통증이 나타나지 않도록 천천히 시행한다. ▪ 30~45초 동안 자세를 유지한다.

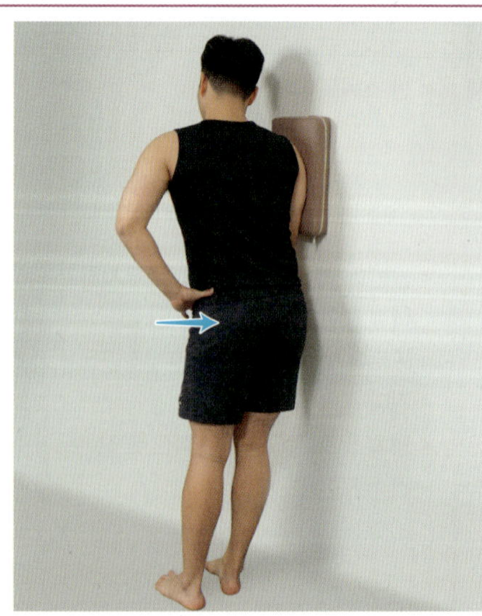

그림 18-17 가쪽 이동 교정운동

Tips

가쪽 이동 교정운동 시 통증이 증가하면 잡아당기는 압력을 줄이고 10~20초 동안 편안한 자세를 유지한 다음 다시 시작한다. 교정된 자세를 1~2분 동안 유지할 수 있어야 한다.

5) 등뼈 가동성운동과 근력강화운동

등뼈 가동성운동은 목과 허리에 문제가 있을 때 반드시 확인해야 한다. 왜냐하면 등뼈의 가동성 부족으로 인해 목뼈와 허리뼈의 과운동성을 유발할 수 있기 때문이다.

대상자 자세	▪ 무릎을 세우고 바로누운자세
운동방법	▪ 등뼈 3~8번 수순에 짐볼을 위치시킨다. ▪ 호흡을 천천히 내시고 손을 머리 위로 올리면서 등뼈를 편한다. ▪ 그 상태에서 10초간 유지한다.

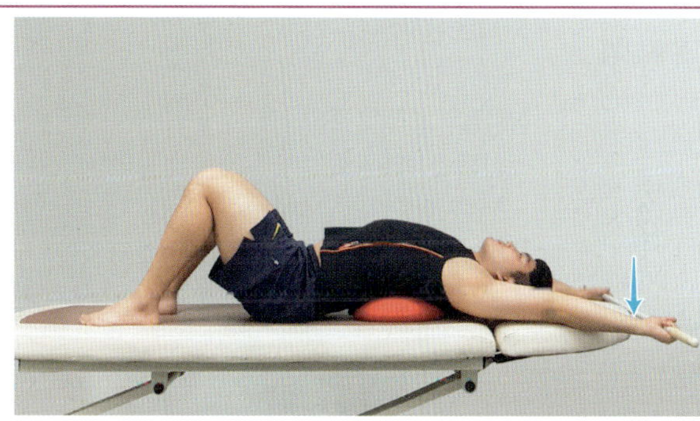

그림 18-18 등뼈 가동성운동

대상자 자세	▪ 무릎을 세우고 바로누운자세
운동방법	▪ 등뼈 3~8번 수준에 폼롤러을 위치시킨다. ▪ 풀리를 천천히 잡아당기면서 등뼈근육을 동심성 수축을 한다(A). ▪ 잡아당긴 풀리를 천천히 놓으면서 등근육의 편심성 수축을 한다(B).

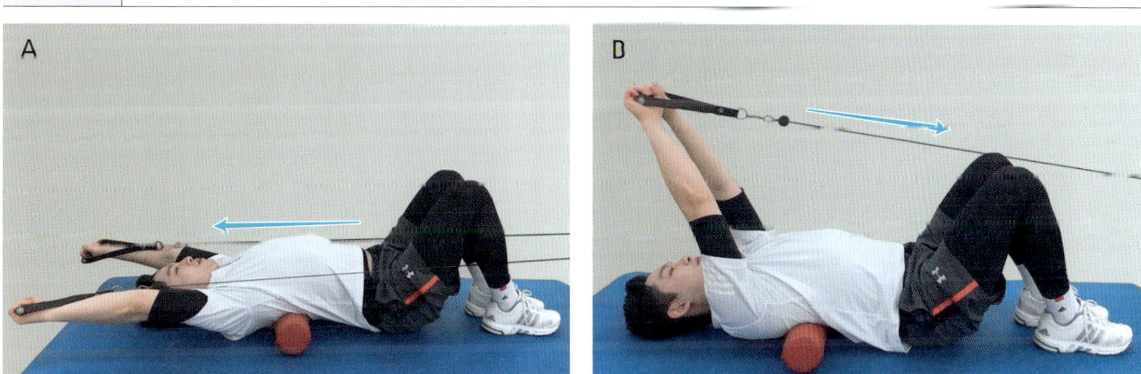

그림 18-19 풀리를 이용한 등근육강화운동

A. 등뼈근육의 동심성 수축 B. 등근육의 편심성 수축

6) 허리 폄운동

가쪽 이동 교정 후 허리 폄운동은 다음과 같은 증상이 있을 때 적용한다.

- 허리 통증은 앉아 있을 때 증가하고 엎드려 누워 있으면 감소
- 허리 앞굽힘이 제한적이고 통증이 증가하거나 방사통 발생
- 허리 뒤굽힘이 제한적이거나 통증이 중추화되거나 감소

운동방법	▪ 편안하게 엎드린자세를 취하도록 한다(A). ▪ 팔꿉관절을 받치고 허리는 이완하도록 하고, 천천히 머리를 뒤쪽으로 들어 허리 폄을 증가시킨다(B). ▪ 팔꿉치를 펴서 허리 폄을 더 증가시킨다(C). ▪ 바로선자세에서 허리 폄운동을 한다(D). ▪ 5~10분 유지한다. ※허리폄의 효과 및 주의사항 - 신경 긴장의 감소 - 척추사이원반의 압력 감소 - 증상의 말초화가 나타나면 운동을 즉시 중단

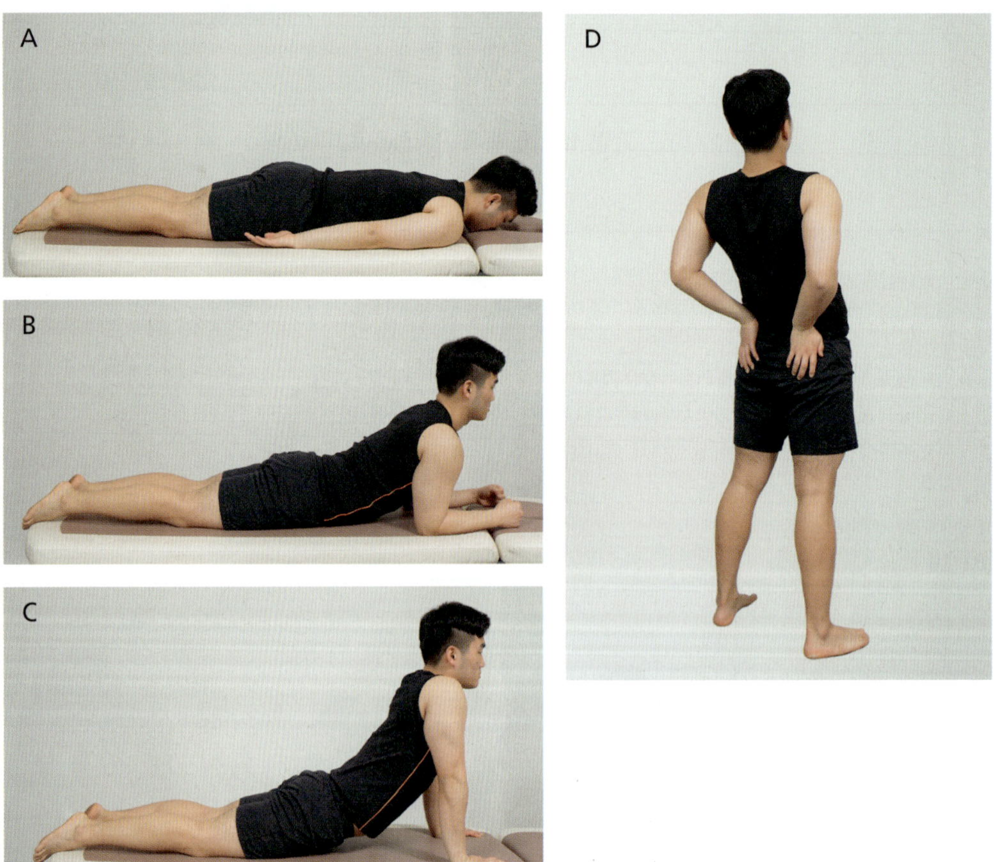

그림 18-20 허리 폄운동

Tips

환자의 증상을 주의 깊게 관찰한다. 허리 폄운동으로 통증이 중추화되어야 하지만 만약 말초화된다면 즉시 운동을 중지해야 한다.

7) 허리 굽힘운동

허리 굽힘운동은 다음과 같은 증상이 있을 때 적용한다.

- 엎드려 누워 있거나 서 있을 때 통증은 증가하고 앉아 있을 때 통증 감소
- 보행 시 통증 증가
- 허리 굽힘운동 반복 시 통증 감소
- 허리 폄의 최종 범위에서 통증이 있거나 증가
- 배근육의 긴장과 근력이 약함

대상자 자세	▪ 바로누운자세
운동방법	▪ 바로누운자세에서 한쪽 다리를 가슴 쪽으로 잡아당긴다(A). ▪ 바로누운자세에서 양발을 가슴 쪽으로 잡아당긴다(B) ▪ 무릎을 세우고 바로누운자세에서 골반을 뒤쪽으로 기울이게 한다(C). ▪ 무릎을 세우고 바로누운자세에서 양손을 무릎쪽으로 가져가게 한다(D). ▪ 30~45초 동안 자세를 유지한다. ※허리 굽힘의 효과 - 척추후관절 긴장 감소 - 척추사이공간 개방 - 척추관협착증 완화 - 배근의 안정화 강화

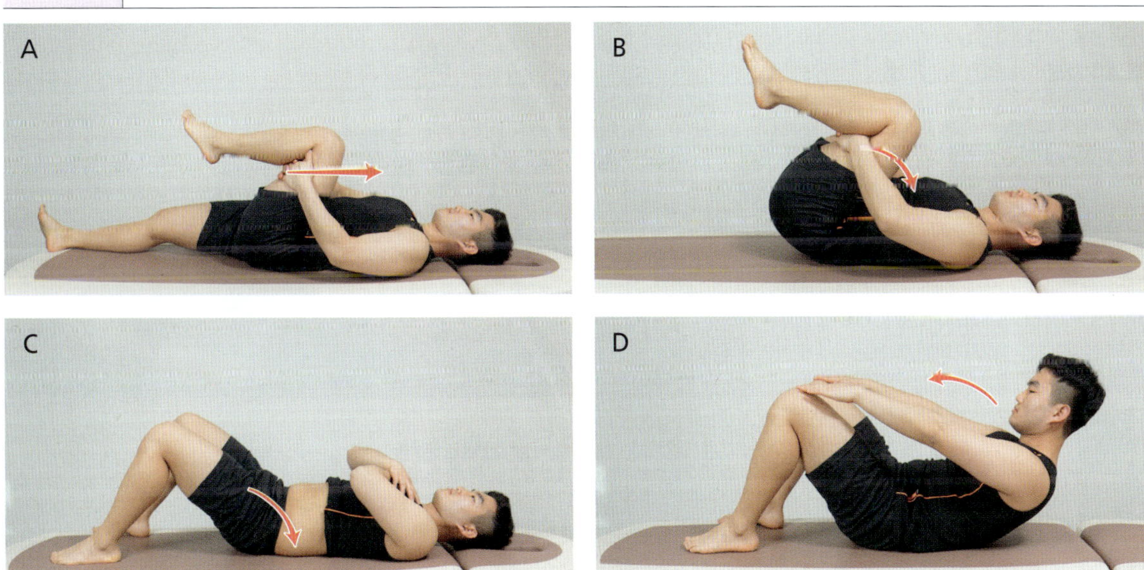

그림 18-21 허리 굽힘운동

8) 뻗침운동

허리주변 근육의 단축으로 인해 허리와 골반의 움직임을 방해하여 허리 통증을 유발하게 된다. 특히, 엉덩관절은 골반과 연결되어 있기 때문에 척추의 자세와 기능에 영향을 미친다. 허리 통증을 치료하기 위해서는 다음 근육의 유연성을 증가시켜야 한다.

- 엉덩허리근
- 척추세움근
- 중간볼기근
- 넙다리곧은근
- 궁둥구멍근
- 넓은등근
- 넙다리뒤근
- 엉덩관절 모음근
- 넙다리근막긴장근
- 허리네모근
- 장딴지근

대상자 자세	▪ 반무릎 자세
운동방법	▪ 오른쪽의 엉덩허리근을 뻗침하기 위해 오른발을 뒤로 한다. ▪ 허리를 곧게 편 상태에서 엉덩허리근의 긴장이 느껴질 때까지 체중을 앞쪽다리로 이동한다.

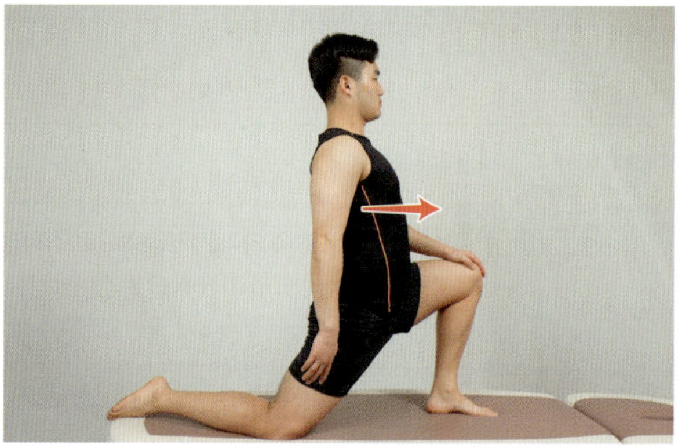

그림 18-22 엉덩허리근 뻗침운동

대상자 자세	▪ 바로누운자세
운동방법	▪ 한쪽 다리를 치료대 밖으로 내밀고, 뻗침해야 할 다리는 치료대에 걸쳐 세운다. ▪ 폄을 증가시키기 위해 볼기부위를 치료대 가까이에 배치시킨다. ▪ 유지-이완/작용근육수축기법을 적용한다.

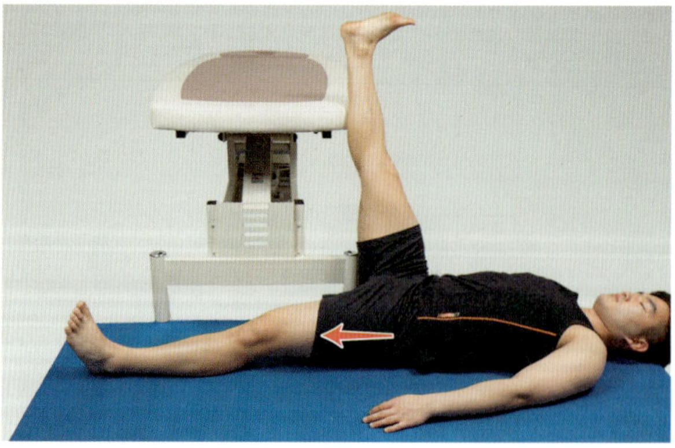

그림 18-23 넙다리뒤근 뻗침운동

대상자 자세	▪ 무릎을 세우고 바로누운자세
운동방법	▪ 양손으로 허벅지를 쥐고 가슴 쪽으로 잡아당긴다. ▪ 치료대에서 엉치뼈가 들릴 때까지 잡아당긴다.

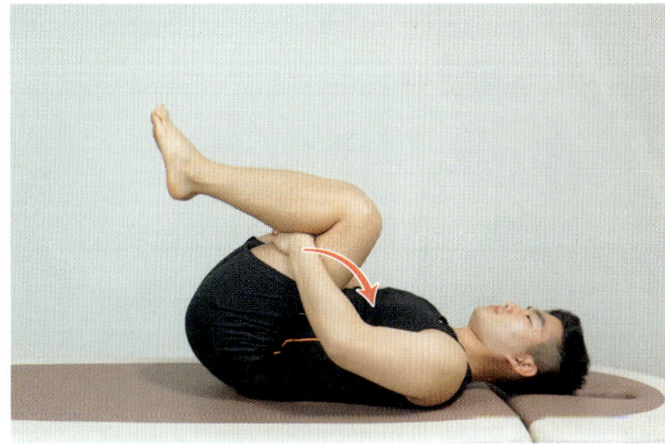

그림 18-24 척추세움근 뻗침운동

대상자 자세	▪ 양반앉은자세
운동방법	▪ 허리를 바르게 펴고 양반앉은자세를 한다. ▪ 양손으로 발목 위를 잡고 허리를 앞으로 이동한다.

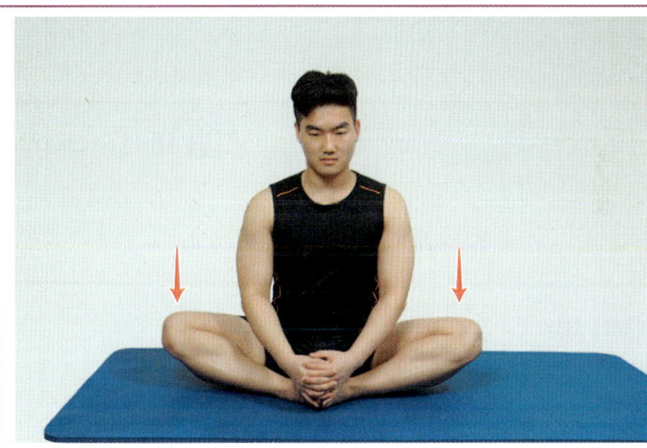

그림 18-25 엉덩관절 모음근 뻗침운동

대상자 자세	▪ 무릎 펴고 앉은자세
운동방법	▪ 뻗침쪽 다리를 반대쪽 다리 위에 교차시킨다. ▪ 발바닥을 바닥에 붙이고 팔을 이용해 무릎을 안쪽으로 잡아당긴다.

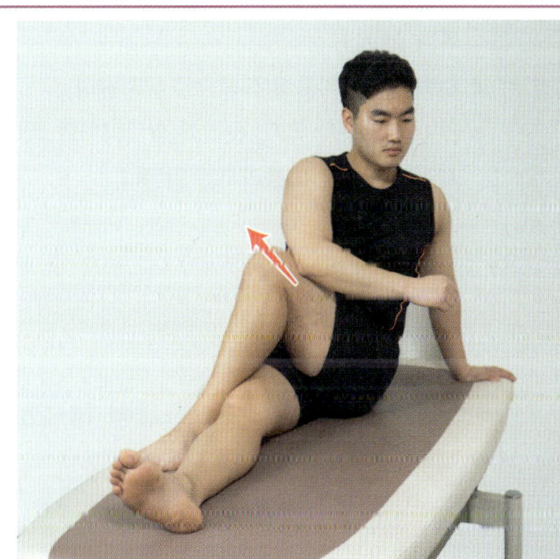

그림 18-26 중간볼기근 뻗침운동

<table>
<tr><td>대상자 자세</td><td>▪ 바로선자세</td><td rowspan="2">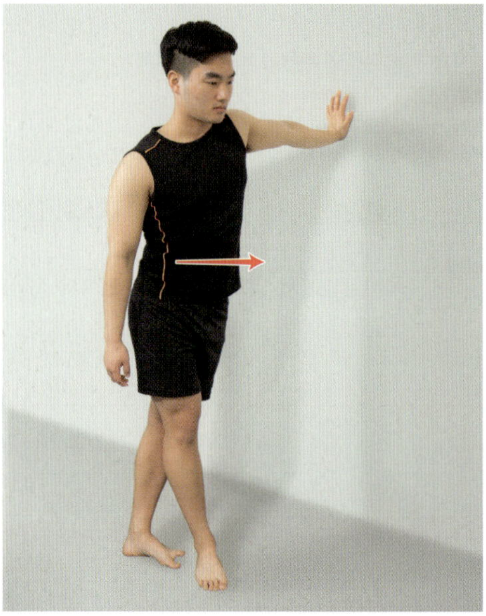</td></tr>
<tr><td>운동방법</td><td>▪ 뻗침쪽 다리를 벽쪽에 두고 손으로 벽을 짚는다.
▪ 뻗침시킬 다리를 폄, 모음, 가쪽돌림한다.
▪ 양쪽 발을 바닥에 붙이고 벽쪽으로 골반을 이동시킨다.
▪ 몸통은 뻗침시킬 다리의 반대쪽으로 옆굽힘한다.</td></tr>
</table>

그림 18-27 넙다리근막긴장근 뻗침운동

<table>
<tr><td>대상자 자세</td><td>▪ 선자세</td><td rowspan="2">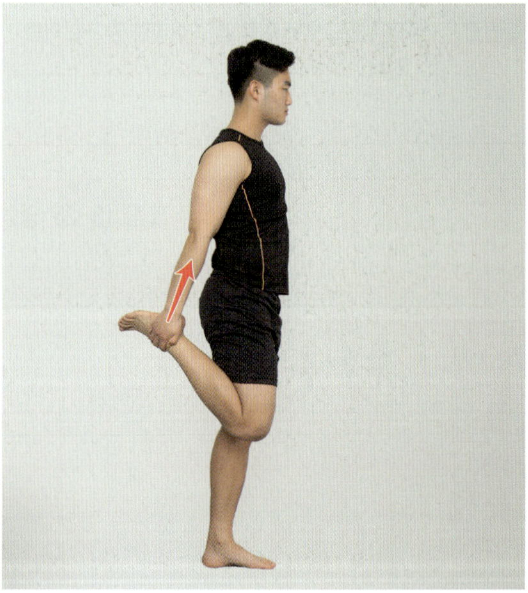</td></tr>
<tr><td>운동방법</td><td>▪ 엉덩관절 폄과 무릎관절 굽힘한 상태에서 발목을 잡는다.
▪ 허벅지와 몸통을 일직선으로 유지한다.
▪ 골반 뒤쪽경사 유지, 허리가 활모양처럼 휘어지거나 옆으로 비틀려서는 안된다.</td></tr>
</table>

그림 18-28 넙다리곧은근 뻗침운동

대상자 자세	■ 짐볼 위에 옆으로 누운자세	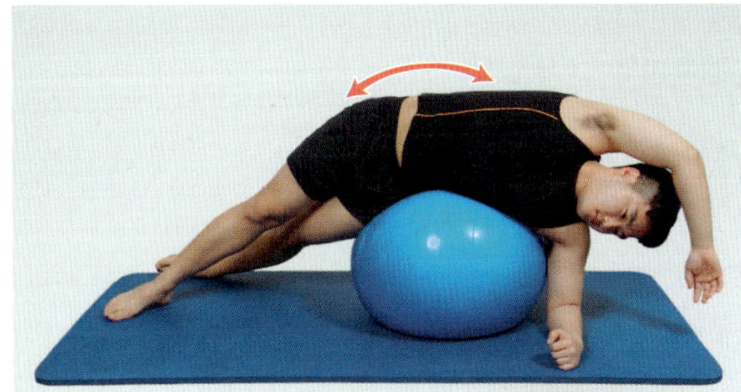
운동방법	■ 뻗침해야 할 부위를 위로 하고 짐볼 위에 옆으로 눕는다. ■ 아래쪽 다리를 약간 뒤로 해서 균형을 유지한다. ■ 팔을 머리 위로 올려 뻗침한다.	

그림 18-29 허리네모근 뻗침운동

대상자 자세	■ 바로누운자세	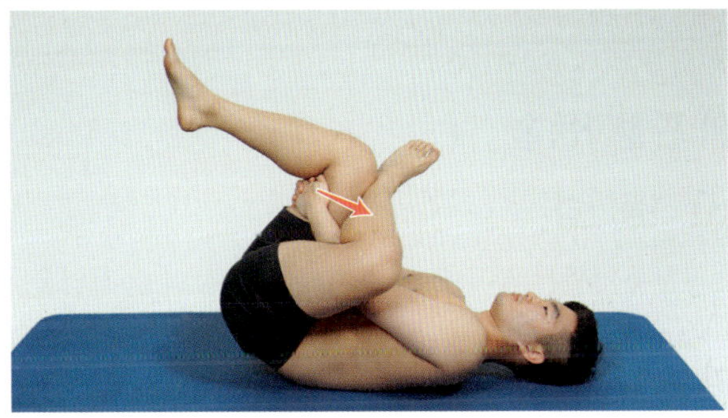
운동방법	■ 뻗침할 쪽 다리를 반대쪽 다리 위에 교차시킨다. ■ 양손으로 무릎 밑을 잡고 가슴 쪽으로 잡아당긴다.	

그림 18-30 궁둥구멍근 뻗침운동

대상자 자세	■ 벽 앞에 선자세
운동방법	■ 뻗침할 다리를 뒤로 하고 반대쪽 다리를 앞으로 한다. ■ 뒤쪽 발꿈치를 바닥에 붙인다. ■ 체중을 앞쪽으로 이동한다. ■ 무릎을 약간 굽힘하면 가자미근을 뻗침하게 되고, 무릎을 폄시키면 장딴지근이 뻗침된다.

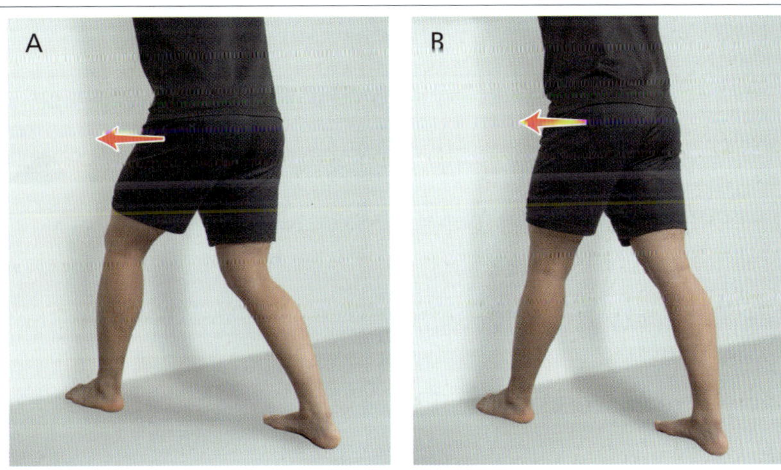

그림 18-31 뻗침운동

A. 가자미근 B. 장딴지근

대상자 자세	▪ 무릎자세
운동방법	▪ 짐볼 위에 양 손을 올린다. ▪ 양팔을 가쪽돌림한 상태에서 공을 앞으로 밀면서 허리를 앞으로 숙인다.

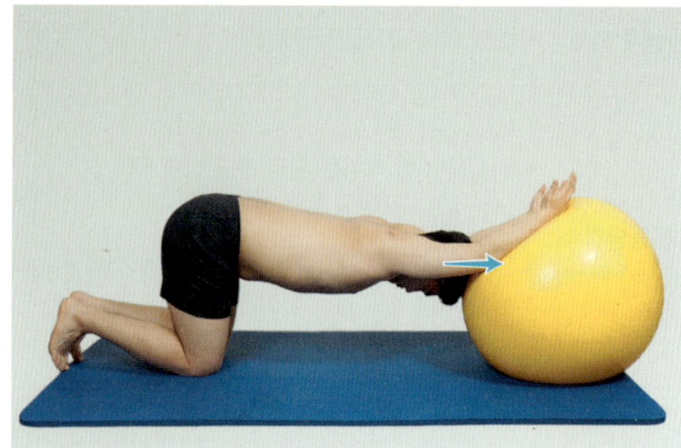

그림 18-32 넓은등근 뻗침운동

9) 관절가동술

(1) 진동기법

진동기법은 통증을 감소시키고 관절의 움직임을 증가시키기 위해 적용한다. 적용되는 힘의 크기는 통증의 정도에 따라 메이틀랜드(Maitland)의 1~4단계의 진동등급을 적용한다. 진동기법은 다음과 같은 증상이 있을 때 적용한다.

- 특정 관절 주위에 통증 집중
- 활동 시 통증 증가, 휴식 시 통증 감소
- 개별적 척추분절에서 부가적 움직임(acessory movement) 감소
- 수동과 능동관절운동범위 감소
- 통증부위의 근육과 근막이 긴장
- 허리 굽힘과 폄 시 중심선으로부터 척추가 벗어남
- 돌림과 가쪽굽힘을 비교했을 때 폄 움직임이 비대칭

대상자 자세	▪ 엎드린자세
운동방법	▪ 통증이 있는 가시돌기를 찾는다. ▪ 콩알뼈를 가시돌기 위에 놓고 뒤-앞으로 진동을 가한다. ▪ 통증 정도에 따라 1~4단계로 적용한다.

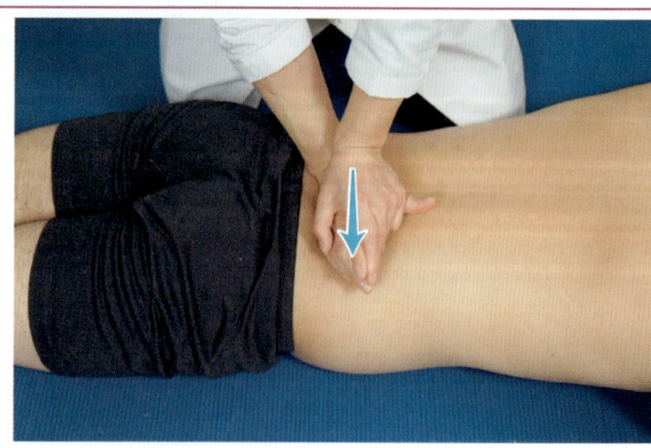

그림 18-33 척추뼈 진동기법

(2) 멀리건 기법

움직임을 동반한 관절가동술(Mobilization With Movement, MWM)은 치료사가 환자에게 관절가동술을 적용하고 동시에 환자는 능동적인 생리적 운동을 동반한다. 이 방법은 항상 통증이 없는 방향으로 실시하며, 관절의 주행방향(joint tracking)으로 교정하는 것이다.

목적	▪ 허리 굽힘 증가	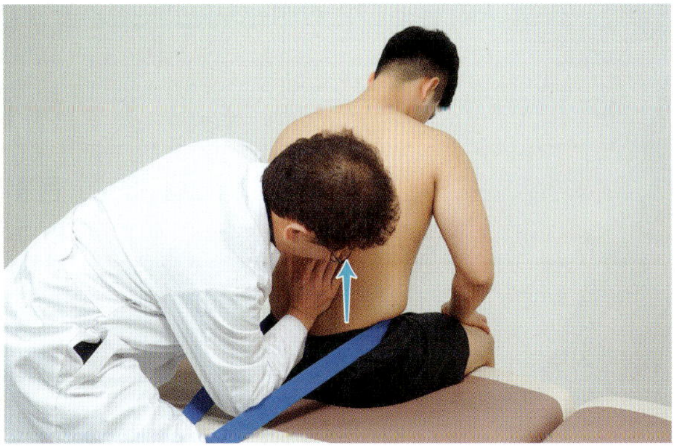
대상자 자세	▪ 치료대 위에 앉은자세	
운동방법	▪ 정형벨트를 이용해 환자의 골반을 고정한다. ▪ 치료사는 움직임이 일어나지 않는 분절을 찾는다. ▪ 움직임이 일어나지 않는 분절의 가시돌기 위에 콩알뼈를 댄다. ▪ 환자에게 앞으로 굽힘하게 하고 치료사는 가시돌기를 위쪽(눈동자 방향)으로 민다.	

목적	▪ 허리 폄 증가	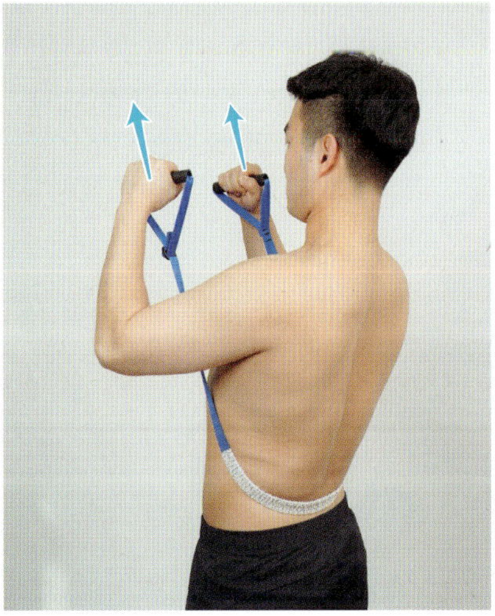
대상자 자세	▪ 바로선자세	
운동방법	▪ 환자는 MWM벨트를 움직임이 일어나지 않는 분절에 댄다. ▪ 양손에 벨트를 잡고 허리를 폄하면서 벨트를 눈동자 방향으로 잡아당긴다.	

그림 18-34 움직임을 동반한 관절가동술(MWM)

10) 근육수행력과 기능조절 향상을 위한 운동

(1) 근력강화운동

척추의 근력강화운동은 깊은분절근육 안정화와 표면분절근육 안정화를 먼저 획득한 후에 실시한다. 모든 운동은 기본적으로 안정화 근육을 수축한 상태에서 시행한다.

대상자 자세	▪ 네발기기자세
운동방법	▪ 넙다리뒤근육을 배제하기 위해 네발기기자세에서 근력강화할 다리의 무릎을 구부린다. ▪ 엉치엉덩관절과 허리관절에 스트레스가 발생되지 않도록 가능한 범위에서 엉덩관절을 펴하도록 한다.

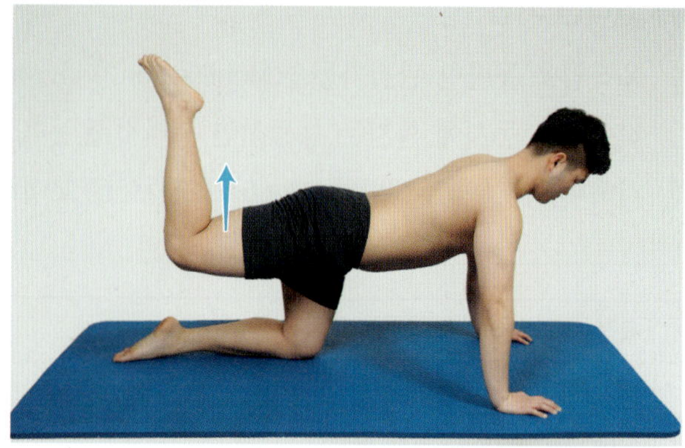

그림 18-35 큰볼기근 단독 강화운동

대상자 자세	▪ 옆으로 누운자세
운동방법	▪ 강화할 다리를 위로 하고 옆으로 눕는다. ▪ 손을 이용해 골반 중립위치를 확인한다. ▪ 다리를 천천히 들어올린다.

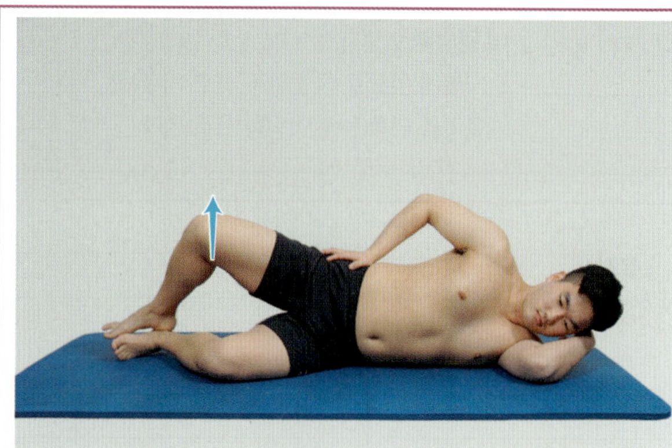

그림 18-36 중간볼기근 강화운동

대상자 자세	▪ 옆으로 누운자세
운동방법	▪ 환자는 팔꿈치로 버티고 골반을 들어올린다. ▪ 골반과 어깨가 일직선이 되도록 한다.

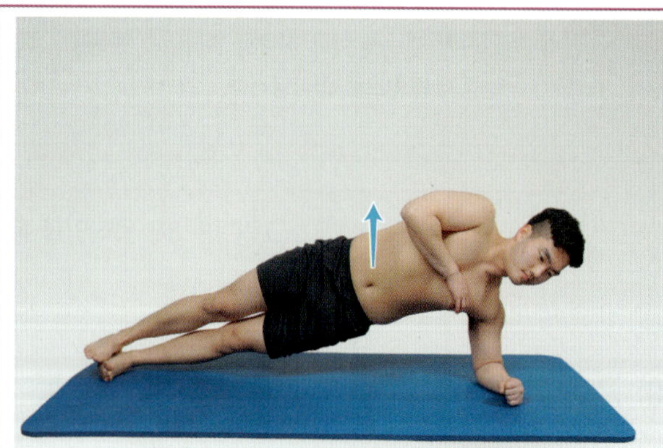

그림 18-37 허리네모근 강화운동

대상자 자세	▪ 의자 위에 다리를 올리고 누운자세
운동방법	▪ 척추를 중립자세로 유지한다. ▪ 머리와 어깨뼈를 바닥에서 들어올린다. ▪ 허리 앞쪽굽음이 증가해서는 안된다.

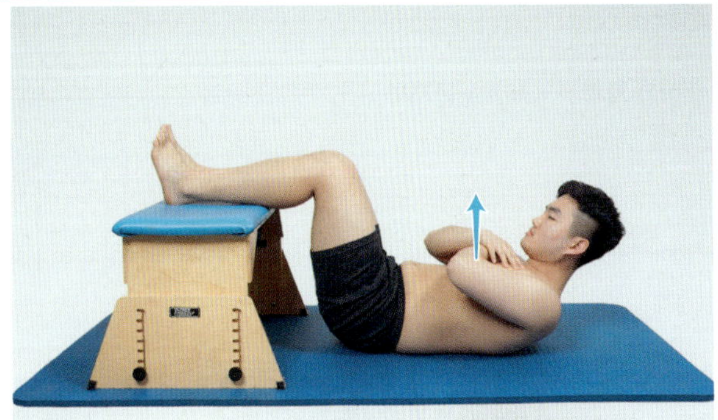

그림 18-38 배곧은근 강화운동

대상자 자세	▪ 짐볼 위에 엎드린자세
운동방법	▪ 양손을 머리 뒤로 하고 짐볼을 배 밑에 두고 엎드린다. ▪ 척추가 수평이 될 때까지 머리와 가슴을 들어 올린다.

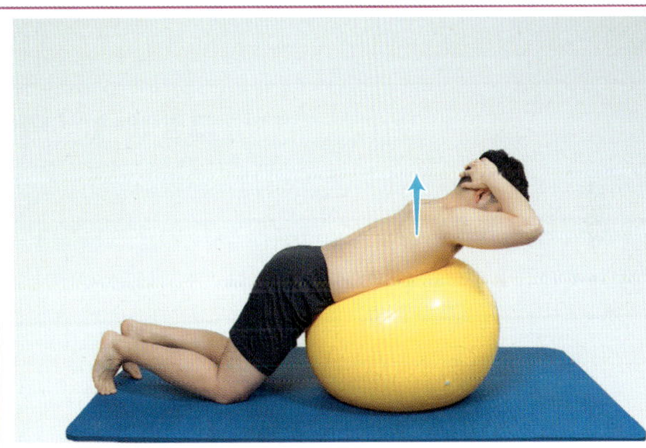

그림 18-39 척추세움근 강화운동

대상자 자세	▪ 바로선자세
운동방법	▪ 탄력밴드를 잡고 몸통을 구부린다. ▪ 두덩뼈를 향하여 가슴우리를 내리고 골반 뒤쪽 경사를 한다.

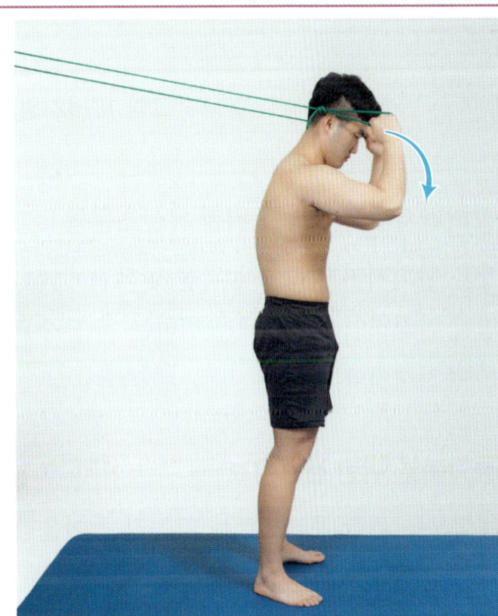

그림 18-40 위배곧은근 강화운동

대상자 자세	■ 바로누운자세	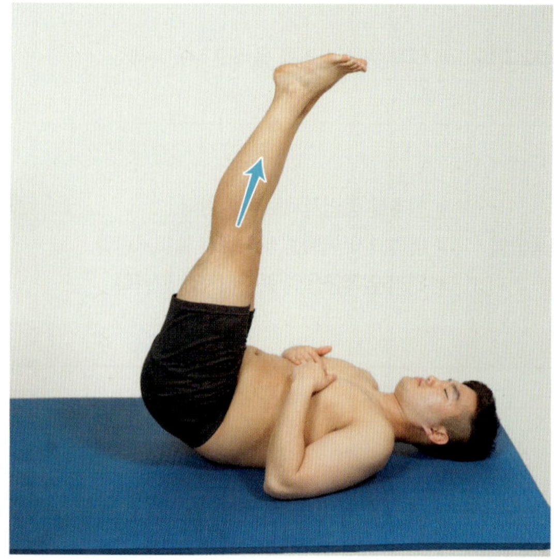
운동방법	■ 엉덩관절 90° 굽힘하고 무릎을 편다. ■ 바닥에서 엉덩이를 들어올린다. ■ 양발을 천장을 향해 들어올린다. ■ 양손으로 바닥을 밀지 않는다.	

그림 18-41 아래배곧은근 강화운동

대상자 자세	■ 옆으로 누운자세	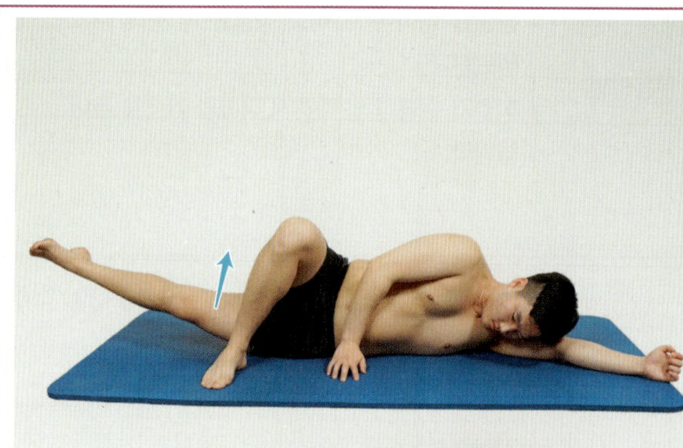
운동방법	■ 강화해야 할 다리를 밑으로 하고 옆으로 눕는다. ■ 위쪽 다리를 아래쪽 앞에 위치시킨다. ■ 척추를 중립자세로 유지한 상태에서 아래쪽 다리를 들어올린다.	

그림 18-42 엉덩관절 모음근 강화운동

(2) 심장허파지구력 강화를 위한 유산소운동

증상을 악화시키지 않고 동작을 반복할 수 있게 되면 바로 유산소 컨디셔닝운동을 시작한다. 운동을 하면서 안정적인 척추자세를 취하는 것을 중요시한다. 유산소운동을 통해 심장혈관 및 허파의 피트니스를 증진시킨다.

(3) 기능회복을 위한 운동치료

기능회복을 위한 동작으로는 기능적 들어올리기, 밀어내기, 잡아당기기, 운반의 동작 등이 있다. 모든 운동은 운동감각훈련과 안정화근육 활성화를 동반한다. 환자의 치료목표에 따라 안정화운동, 근육지구력 및 강화운동을 신체역학을 이용한 동작, 안전한 작업습관 및 오락 또는 스포츠 활동에 통합되도록 해야 한다.

임상의사결정 Clinical decision making_사례

T씨는 57세, 남자로, 허리 척추사이원반 탈출(L5-S1)로 현재 장시간 앉아 있거나, 걸으면 다리와 발바닥에 저림증상이 나타난다. 다리와 발바닥 저림증상은 허리를 굽힘했을 때보다 허리를 폄했을 때 더 감소한다고 한다.

1. 임상적 사고

① 허리 척추사이원반 탈출의 병인에 대해 토의하시오.
② 허리 척추사이원반 탈출의 증상과 징후에 대해 조사하시오.
③ 허리 척추사이원반 탈출으로 인해 근육과 신경의 변화에 대해 기술하시오.
④ 허리 척추사이원반 탈출을 확인할 수 있는 검사방법에 대해 토의하시오.
⑤ 허리 척추사이원반 탈출을 위한 안정화운동의 종류에 대해 토의하시오.
⑥ 안정화근육 강화운동과 인지훈련에 대한 방법을 찾고 실제 훈련 프로그램을 설계하시오.

2. 임상의견

① T씨의 평가와 운동치료 진단을 결정하시오.
② 다른 임상연구에서 T씨와 유사한 사례를 찾고 이를 비교 · 조사하시오.

3. 결론

① T씨의 문제에 적합한 운동 프로그램을 설계하고 이를 토의하시오.
② 허리 척추사이원반 탈출 환자를 위한 운동방법은 무엇이 있는지 설명하고 운동 프로그램을 설계하되 추가적으로 운동방법을 설명하시오.

CHAPTER

19

여성 운동치료

Women's Therapeutic Exercise

학습목표

1. 임신과 분만의 생리적 특성에 대해 설명할 수 있다.
2. 분만 단계에 대해 설명할 수 있다.
3. 임신과 관련한 병리와 기능장애에 대해 설명할 수 있다.
4. 골반바닥근의 해부학, 역할에 대해 설명하고 수행할 수 있다.
5. 임신 및 분만 여성에 대한 운동치료와 관리에 대해 설명할 수 있다.
6. 골반바닥근의 운동치료 중재를 수행할 수 있다.

핵심용어

- 임신(pregnancy)
- 진통과 분만(출산, labor/delivery)
- 골반바닥(pelvic floor)
- 요실금(urinary incontinence)
- 배곧은근 분리(diastasis recti obdoninis)
- 허리 통증(low back pain)
- 요실금(urinary incontinence)

Guiding question

1. 임신과 분만의 생리적 변화에 대해 설명하시오.
2. 골반바닥의 역할과 손상에 따른 운동치료 중재에 대해 설명하시오.
3. 임신, 분만 및 관련 상황에 대한 운동중재에 대해 설명하시오.
4. 제왕절개 환자에 대한 운동치료 중재에 대해 설명하시오.

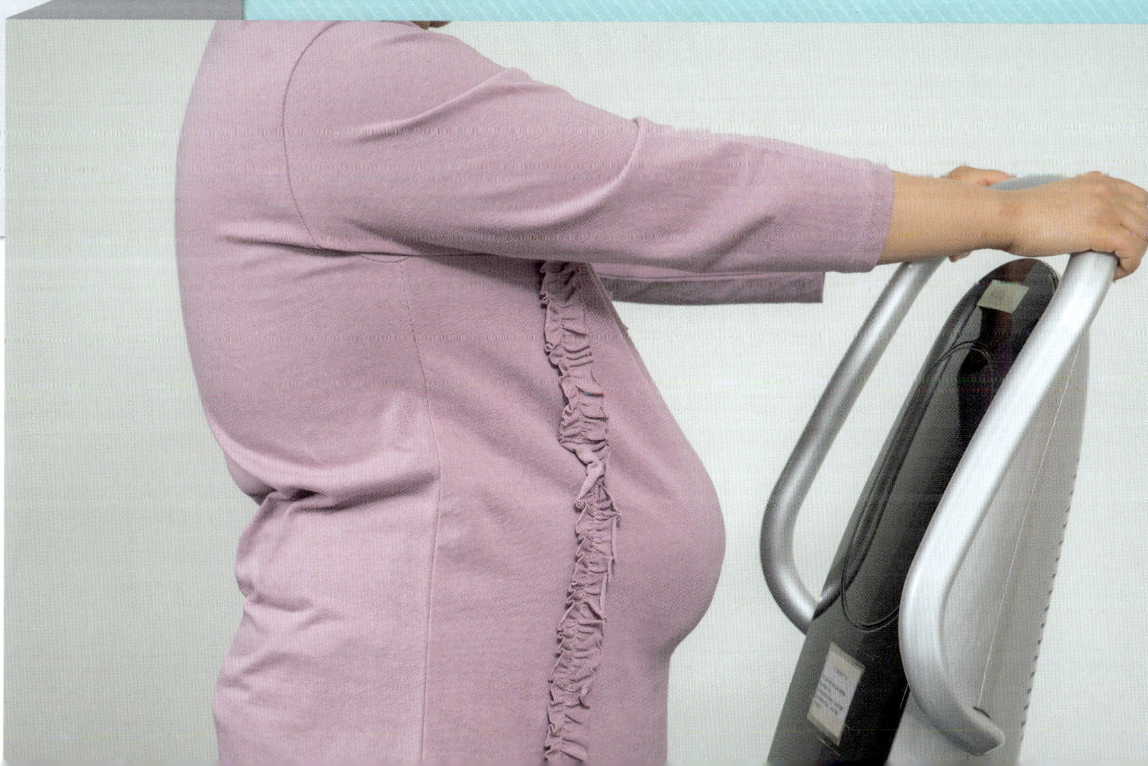

1 개요

지난 40년간 여성이 첫째 아이를 갖는 연령은 평균 21.4세에서 25세로 높아졌고 많은 여성들이 고등교육을 추구하고 이와 더불어 사회적으로 직업을 가져야 하는 부담 등으로 인해 더 많은 여성들이 이보다 늦은 35세 이후에 첫 아이를 낳고 있다. 결과적으로 고령출산에 따른 위험성으로 인해 많은 임산부들은 일상생활에서 적극적인 신체활동을 하지 못한다. 이러한 활동능력의 감소는 아기를 출산하는 힘든 여정에 대한 준비를 부족하게 만드는 요인이 된다.

앞서 얘기한 바와 같이 여성에게 임신은 생애 전반에 걸쳐 큰 생리적 변화를 가져온다. 임신부의 몸은 태아가 성장하고 발달하는데 요구되는 여러 생리적인 요소를 제공하고, 임신으로 인한 대사과정에 맞춰 몸은 변하게 된다. 이러한 변화에 맞춰 물리치료사는 임산부와 임신 중 태아에게 안전하고 맞춤형 치료적 운동 프로그램을 시행한다. 임신기간과 출산 후에 적용된 치료적 운동은 임산부의 일생에 걸쳐 매우 중요한 역할을 하게 되며, 손상과 기능제한에 대한 제한점을 사전에 예방하는데 큰 기여를 한다.

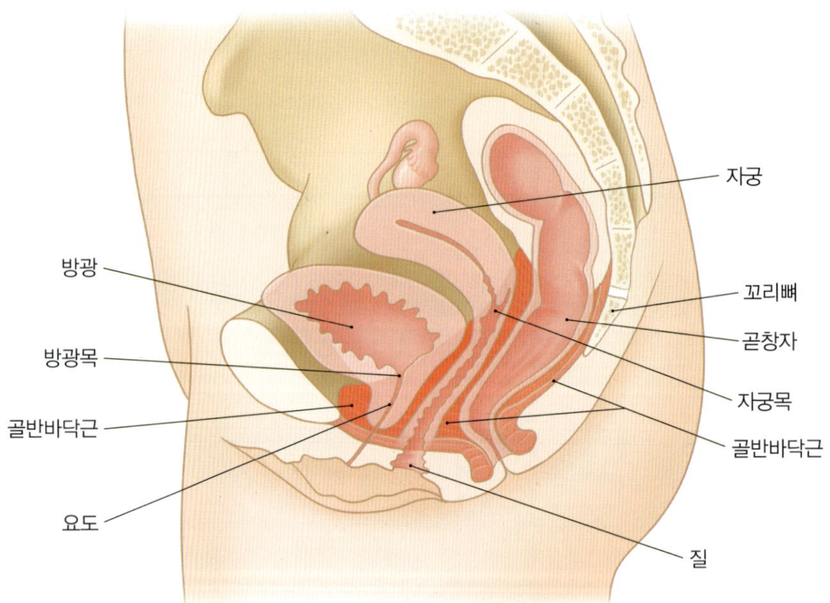

그림 19-1 골반바닥의 해부학

2 골반바닥의 구조와 기능

생체역학적 관점에서 여성의 골반바닥은 매우 중요하게 다루어야 하는 분야이다. 골반바닥(pelvic floor)의 구조는 일상에서의 활동과 배의 압력 증가로 인한 실금이나 골반 내 장기의 탈출을 예방하는 기능을 담당하고 있는데, 여성의 경우 임신과 출산, 배뇨와 배변을 통한 배설의 통로가 된다. 임신과 출산을 경험한 여성은 골반장애라고 일컬어지는 골반장기 탈출증과 요실금을 경험하게 된다. 이러한 질환은 여성의 삶의 질에 큰 영향을 미치는 문제로 골반장기 탈출증으로 인해 수술을 받는 경우가 11%에 달하며, 불행하게도 이들 중 1/3 가량은 재수술을 받는다. 여성 골반장애의 가장 흔한 질환인 요실금은 연령대, 분만력, 요실금의 진단 기준에 따라 유병률이 8.5~38%에 이르며, 요실금의 가장 흔한 형태는 복압성 요실금으로, 보존적 치료와 수술적 치료를 시행하는데 수술은 주로 방광목의 지지를 보강하는 방법으로 시행한다.

1) 골반바닥의 구조와 역할

골반바닥은 임신 중 태아의 성장으로 인해 자궁의 무게가 크게 증가하므로 이를 잘 지지해야 한다. 지지가 잘 되지 않을 경우 임신 중 유산이나 다른 질환을 유발할 수 있다. 일반적으로 골반바닥은 압력과 무게에 의해 약 2.5cm 정도 내려가기도 한다. 또한 골반바닥은 아래쪽 요로기능에 매우 중요한 역할을 담당하며, 골반바닥의 방광목과 몸쪽 요도 지지가 방광과 요도의 기능에 중요하게 작용한다. 아래쪽 요로는 방광, 방광목, 요도로 구분되며, 방광목은 요도의 속 공간인 방광으로 둘러싸인 방광 바닥부위를 지칭한다. 방광의 가쪽은 평활근육으로 구성되어 있고, 안쪽은 성긴 점막하에 이행상피세포로 형성되어 있다(그림 19-1).

2) 골반바닥의 지지

골반바닥의 지지 시스템은 골반 내에서 자궁목(cervix)과 질(vagina), 방광(bladd)과 요도(urethra), 직장(rectum)과 항문관(anal canal)의 공간적 관계를 유지하게 한다(그림 19-2). 이들 장기는 주로 저장(storage), 확장(distention), 배출(evacuation) 기능을 담당하기 때문에 정상적인 생리기능을 나타내기 위해서는 해부학적으로 구조적인 관계를 유지해야 한다.

정상 미분만부(nulliparous)의 경우, 선자세에서는 방광, 질 상부 2/3와 직장이 수평 방향으로 되어 있으며 특히 골반 압력이 증가하였을 때 더욱 수평 방향이 된다. 골반바닥의 올림 판(levator plate)은 이들 장기와 나란히 위치하여 역동적으로 근육성 뒤쪽 방어벽을 제공해주는데 이러한 방향성은 '골반장기 탈출(pelvic organ prolapse)'을 예방하는데 결정적인 역할을 한다. 이와는 달리 질 먼 쪽 1/3 및 항문관은 좀 더 수직 방향으로 위치하며, 이들 하부 골반 구조는 샅힘줄 중심(perineal body)과 샅(perineum)의 비뇨생식 및 항문 삼각에 의해 지지되고 있다. 이러한 해부학적 관계가 깨어졌을 때 요실금, 변실금, 질 탈출과 같은 생리적인 기능 부전이 발생하게 된다.

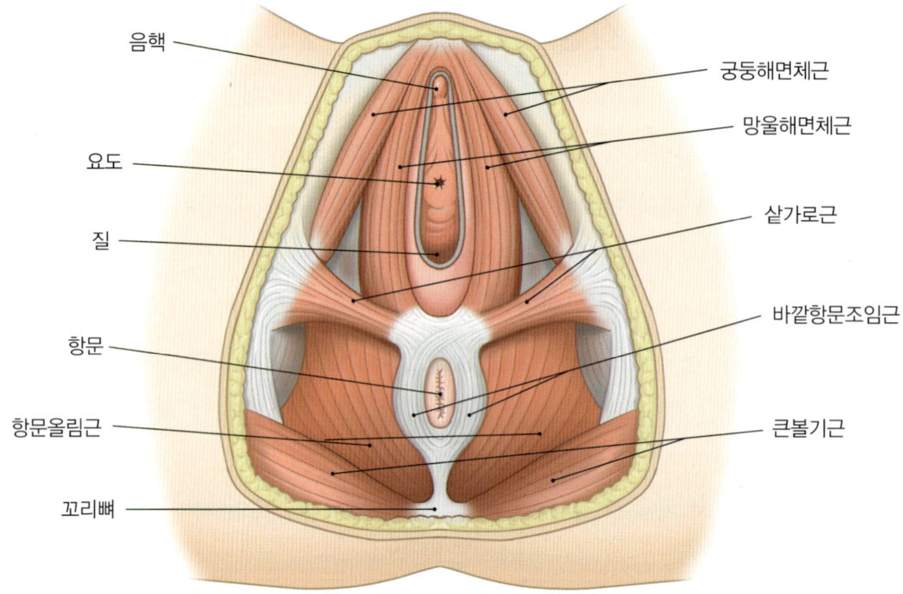

그림 19-2 골반바닥근의 구조와 지지

Tips 미분만부

한번도 출산한 경험이 없는 여자를 말한다. 미분만부는 자궁 목의 모양이 달라 쉽게 감별이 가능하다. 아기를 출산한 경험이 없으면 깨끗한 자궁목의 모양이 나오는 반면, 출산 경험이 많다면 갈라진 틈새가 보이는 자궁목 모양이 된다.

Tips

임산부는 아이를 밴 여자를 의미하며, 임부와 산부를 아울러 이르는 말이다. 산모는 아기를 갓 낳은 여자를 뜻하기에 아이를 밴 여자를 이르는 말로 산모를 쓰는 것은 알맞지 않아, 임부와 산모를 구분하여 사용한다.

3 임신과 분만의 생리적 변화

1) 임신

임신(pregnancy) 중 태아가 점차 커져감에 따라 자궁 위쪽 부분의 장기 밑 기관은 공간을 만들기 위해 가슴우리를 더욱 크게 만들고, 임산부의 가슴과 자궁은 점점 더 확장된다. 이에 따라 임산부의 중력 중심점(center of gravity)은 위쪽과 앞쪽으로 이동하여 임신 전 · 후 어깨와 허리 통증의 원인이 된다. 임산부는 이러한 신체변화와 손상을 방지하기 위해 나름대로 신체중심과 균형을 조절하기 위한 보상작용을 하게 된다. 이러한 증상은 임산부 입장에서는 불편하지만 정상적인 것으로, 임신 기간이 진행되거나 출산 이후 대부분 사라진다.

(1) 임신 중 전반적인 신체 변화

임신은 초기, 중기, 후기로 접어들수록 임산부에게 다양한 신체변화를 초래한다(그림 19-3). 특히, 허리 통증이나 체중 증가, 붓기, 가려움증, 가슴 크기의 증가와 같은 신체적인 변화를 가져온다. 임부의 몸은 아이가 커 갈수록 신체의 무게 중심이 바뀌기 때문에 허리, 등, 무릎, 발목에 큰 부하가 주어져 손상을 일으킬 수 있다. 더불어 임부의 신체는 자라는 아기를 위해 릴랙신(relaxin)이라는 호르몬을 분비하여 관절을 유연하게 하는데 이 호르몬은 출산 후 6개월까지도 분비된다. 평소에 부동관절로 움직이지 못하는 두덩결합도 벌어지는 체형의 변화를 겪는다. 따라서 임산부는 임신 전의 원래의 체형으로 돌아가기 위해 출산 전후 체형관리 운동 프로그램이 요구된다.

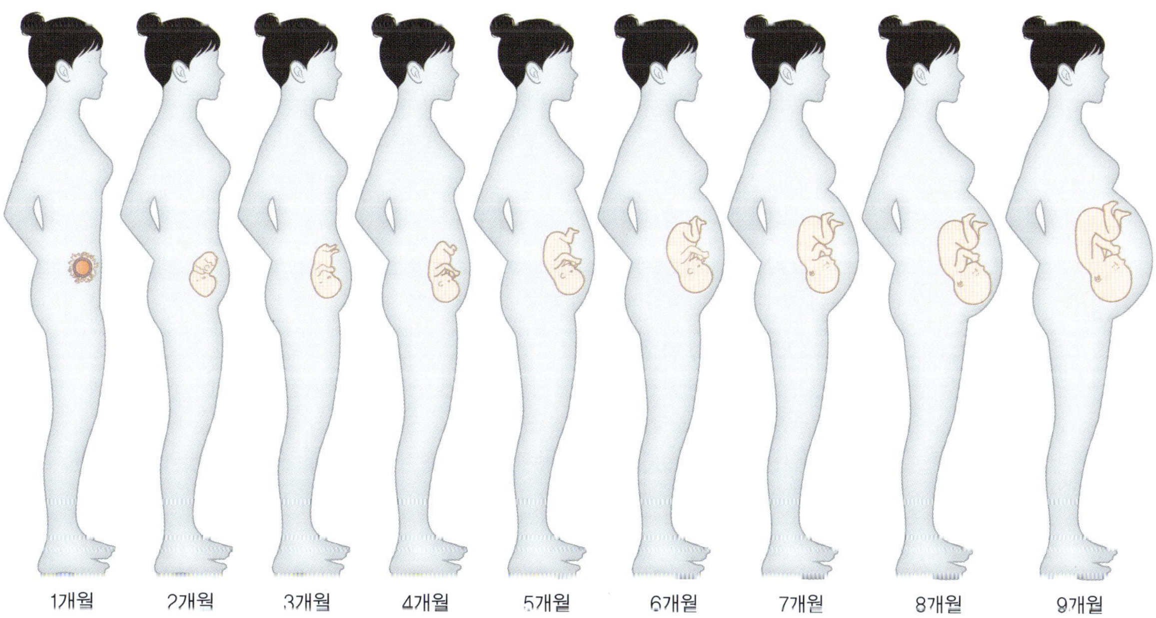

그림 19-3 임신기간별 신체 변화

Tips

- 임신 초기(early pregnancy, first trimester): 임신 첫 14주까지의 시기(1기)
- 임신 중기(middle pregnancy, second trimester): 임신 15주부터 28주까지의 시기(2기)
- 임신 후기(later pregnancy, third trimester): 임신 29주부터 출산까지의 시기(3기)

표 19-1 임신으로 인해 발생하는 신체 증상 및 관리

신체 증상	관리
체중 증가	늘어난 체중은 임신 기간 동안 건강을 유지해야 함 • 영양이 풍부한 식사하기 • 인스턴트 음식 줄이기 • 정기적으로 운동하기 • 허리 통증
허리 통증	임신으로 인한 허리 통증이 발생했다면 불편함을 줄이고 숙면을 취함 • 허리 및 다리근육 뻗침과 강화를 위한 간단한 몸풀기나 요가 적용 • 경직된 등 근육을 풀어주기 위한 마사지 적용 • 허리를 받쳐주기 위해 옆으로 누워 무릎을 구부리고, 무릎 사이에 베개를 넣고 잠자기 • 발목과 발의 붓기 제거
빨리 자라는 손톱	임신 4개월쯤부터 손톱이 평소보다 빨리 자랄 수 있음. 손톱이 더 약해지거나 더 잘 깨지거나 갈라질 수 있지만, 분만 후 몇 개월이 지나면 정상으로 돌아옴
임신선	배근육의 탄력이 한계점까지 늘어나게 되고 튼살(striae distensae)이 나타남 임신선은 모든 여성에게 생기지는 않고, 체중 증가로 인해 피부가 급속도로 늘어나는 부위에 생기므로, 체형에 따른 권장 체중을 초과하지 않으면서 체중이 서서히 늘어나도록 조절하면 임신선이 생길 확률을 줄일 수 있음 **임신선이 생길 경우, 튼 자국을 최소화하는 방법** • 트레티노인 크림(tretinoin cream) 등의 피부 연고를 분만 후 곧바로 발라줌(주의사항: 일부 피부 연고는 임신 중이거나 수유 중일 때는 안전하지 않으니 담당 의사에게 문의하도록 함) • 레이저 치료–피부의 탄력과 색소침착 회복에 도움을 줌
발목과 발의 붓기	우리 몸은 임신 중에 더 많은 수분을 보유하게 되므로 다리나 발목, 발이 붓는(부종) 증상을 경험할 수 있고(정맥팽창 증가가 원인), 마지막 3개월에 특히 심해짐 • 가능한 발을 쉬게 해 줄 것 • 편한 신발을 신을 것 • 너무 오래 앉아 있거나 서 있는 것을 피할 것 • 주의사항: 손이나 얼굴이 갑자기 부을 경우, 자간전증(preeclampsia)이라는 위험한 임신중독증의 신호일 수 있음
피부 가려움증	흔히, 배와 가슴의 피부가 늘어나면서 가려움을 느낌. 손바닥과 발바닥이 빨개지는 경우도 있고, 원래의 가려움증(건성 피부, 습진 또는 알레르기 등)이 임신 중에 더 심해지기도 함 • 불편함을 줄이기 위해서는 뜨거운 물로 샤워나 목욕을 삼가고, 부드러운 비누를 사용하며, 향이 없는 로션을 충분히 발라주어야 함
심한 가려움증	대략 임신 중기(2기, 4~6개월)나 임신 후기(3기, 7~9개월)의 심한 가려움증은 임신성 간내 담즙울체증(intrahepatic cholestasis)의 신호일 수 있음. 담즙울체증은 임신부 여성의 2%까지 겪는 간이상으로, 아기에게 심각한 문제가 될 수 있음
기타	임신 중 나타나는 신체적인 변화 • 풍성하고 윤기가 흐르는 모발 • 임산부만의 '광채 나는 혈색' • 풍만해지는 가슴

2) 임신 중 체형변화

임신 중 체형의 변화와 태아의 성장발달에 따라 각기 다른 특징을 나타낸다. 특히 호흡기의 변화는 임산부의 신체에 많은 영향을 주는데, 임산부는 임신 중 호르몬의 변화로 갈비뼈가 최대 5~7cm의 확장과 함께 위로 올라가는 변화를 겪는다. 이러한 갈비뼈의 변화는 아래쪽 가슴우리를 점차 커지게 하고 가로막의 위치를 약 4cm 정도 위로 올리는 작용을 한다. 산소소비량은 태아의 산소까지 포함하여 임신 전 대비 15~20% 증가한다.

들숨 시 가로막은 수축하고 갈비뼈의 용적은 늘어나며, 날숨 시 반대로 가로막은 이완하며 갈비뼈의 용적은 줄어들게 된다(그림 19-4).

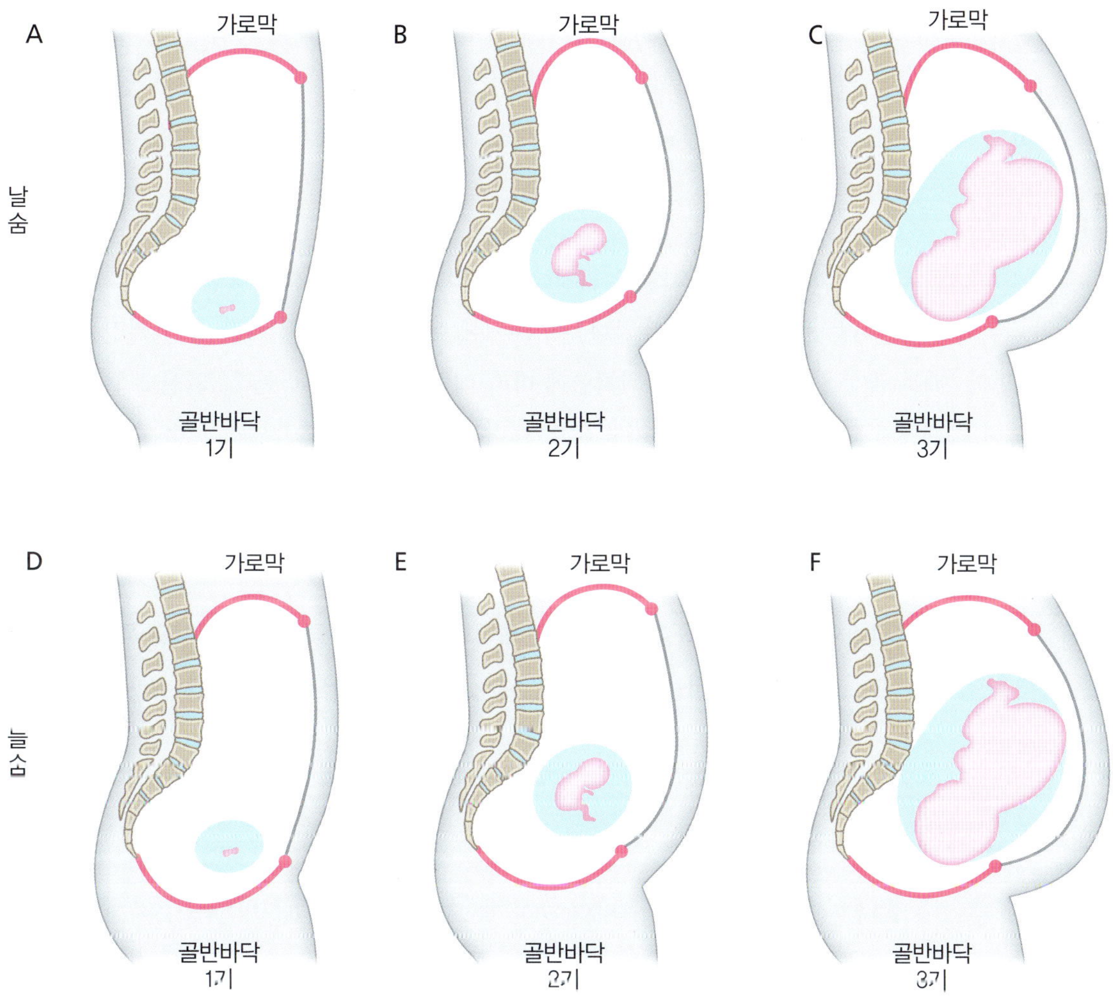

그림 19-4 임신 주기별 체형 및 호흡변화

A. 임신 초기(1기, 1~14주) B. 임신 중기(2기, 15~28주) C. 임신 후기(3기, 29~40주)
D. 임신 초기(1기, 1~14주) E. 임신 중기(2기, 15~28주) F. 임신 후기(3기, 29~40주)

(1) 1기(초기)

1기인 임신 초기 동안 최소 환기가 40%가 증가한다. 자궁은 8주가 되면 레몬 크기로 자란다. 메스꺼움(nausea)과 부드러운 유방과 같은 임신의 많은 증상과 불편함이 첫 3개월 동안에 나타난다.

(2) 2기(중기)

1기가 끝날 때 쯤, 자궁이 팽창하면서 눈에 보이는 일명 '임신으로 부풀어 오른 배(baby bump)'가 생긴다. 임신 초기부터 유방이 내부적으로 조금씩 발달하지만, 이 시점 이후 눈에 보이는 변화가 크게 나타난다. 임신 15주에서 28주까지를 제2기라고 한다. 대부분의 임부는 이 시기에 더 많은 태동을 느끼고 입덧의 증상이 가라앉고, 사라지면서 체중을 늘어나기 시작한다. 발육하는 태아를 고정시키는 근육기관인 자궁은 임신 중 정상 크기의 최대 20배까지 팽창한다.

태아는 1기에서 움직임을 시작할 수 있지만, 임부는 빨라야 2기 후에 태아의 움직임을 느낄 수 있다. 대부분 4개월째 알 수 있고, 더 구체적으로 20주부터 21주까지 혹은 임신한 경험이 있는 임산부의 경우 19주에서도 알 수 있다. 대부분의 임신한 여성은 2기에서 임부 옷을 입기 시작한다.

(3) 3기(후기)

3기는 자궁이 팽창하여 임산부의 배는 점점 더 커진다. 출산 전 마지막 임신단계(임신 29주부터 출산 전)에서 태아와 자궁은 더 낮은 위치로 내려간다. 이 시기에 체중은 임신 전 기간 동안 가장 많은 증가가 일어난다. 배는 출산을 위해 아래쪽에 위치함에 따라 배 전체 모양이 변한다. 임신 2기에서 임부의 배는 똑바로 세워지고, 임신 3기에서 아래로 낮게 내려간다. 3기에서 속쓰림(heartburn)과 숨가쁨(shortness of breath)이 이 기간에 나타나며, 태아는 규칙적으로 움직이고 태아운동은 점점 더 강하게 느껴지고 임부에게 지장을 주기도 한다. 가끔 임부의 배꼽이 크게 볼록해지는데, 복부가 팽창하기 때문에 배꼽이 튀어나오는 것을 볼 수 있다.

태아의 머리가 머리태위(cephalic presentation)로 내려가면서 점차 호흡이 쉬워지고 윗배에 가해지는 압력을 감소시킨다. 또한 방광용적을 심각하게 감소시키고, 골반바닥과 직장에는 압력을 증가시킨다.

Tips 머리태위

임부 몸의 자궁 내에 있는 태아의 세로축의 위치관계를 나타내는 말로 아기가 태어날 때 머리가 먼저 나오는 것을 말한다.

모체활동과 수면자세로 인해 제한된 혈류가 태아발달에 영향을 줄 수 있다. 예를 들어, 확대된 자궁은 편평하게 누워 있을 때 정맥류를 압박함으로써 혈액의 흐름을 방해할 수 있으며, 왼쪽으로 누웠을 때 완화된다.

박스 19-1 임신 중 주의해야 할 증상 및 징후

- 지속되는 메스꺼움 및 구토
- 떨림(손, 발 또는 모두 떨림)
- 아래쪽 배의 통증 또는 경련
- 지속되거나 비정상적인 두통
- 빠른 심박수
- 시야장애
- 어지러움
- 급격한 수축현상
- 발작
- 질 출혈
- 손이나 발의 부종
- 소변 배출량 감소
- 태아운동 감소
- 모든 질병 또는 감염
- 양수 유출

임신부의 운동 중재 시 박스 19-1과 같은 증상이 발생하는 경우, 주의해야 하며 임상의사결정 단계에 따라 산부인과의사에게 의뢰하도록 한다.

3) 진통 및 분만

진통 및 분만(labor)의 단계는 다음과 같다.

- 분만 1기(열림기): 규칙적인 자궁수축 시작~자궁경부의 완전 열림
- 분만 2기(태아 배출기): 자궁목의 완전 열림~태아 배출(expulsion)
- 분만 3기(태반 배출기): 태아 배출(expulsion)~태반 배출
- 분만 4기(회복기): 태반 배출~산후 1~4시간까지를 말함

(1) 분만 1기(열림기)

분만 1기의 자궁 수축력은 점차 증가하여 25~50mmHg에 다다르고, 수축빈도는 마찬가지로 점진적으로 증가하여 10분에 3~5회 정도로 수축하게 된다. 분만에 따른 소요시간은 초임산부의 경우 평균 12~14시간이 걸리고, 여러 번 경험한 다산부는 평균 7~8시간 정도로 분만 소요시간이 절반 정도 차이가 난다.

Tips 출산 경험 유 · 무에 따른 전체 분만 시간

- 초임산부(unigravida): 평균 12~14시간
- 다산부(multipara): 평균 7~8시간

(2) 분만 2기(태아 배출기): 불수의적 자궁수축과 수의적인 복압으로 태아 배출

Tips 출산경험 유 · 무에 따른 태아 배출(자궁목관 열림) 시간

- 초임산부(primigravida): 약 1시간~2시간
- 다산부(multipara) : 약 15~30분

※ 다산부(multipara): 둘 이상의 아이를 낳은 여성

① 팽륜(bulging)

- 선진부(presenting part)가 샅(perineum)부위를 압박하여 샅이 불룩해지는 현상
- 샅 뒷부분은 뒤, 앞쪽 방향으로 밀려서 얇게 골반구를 형성하고, 음순(labium)은 앞, 위쪽 방향으로 벌어지면서 출산길을 형성함
- 항문이 벌어져 항문 앞벽이 밖으로 보임

② 배림/머리출현

- 배림(appearing): 자궁수축 시 태아머리가 양쪽 음순 사이로 보이고 수축이 멎으면 보이지 않는 현상으로, 아이를 낳을 때 태아의 머리가 질의 입구로 나타났다가 사라졌다함
- 머리출현(crowning): 자궁수축 시 밀려 나온 태아머리가 수축이 없어도 양쪽 음순 사이로 보이는 현상으로 샅절개술(perineotomy)이 필요함
- 박리되는 부분 태반의 가운데와 가장자리
- 질구멍에서 보이는 면
- 출혈이 적거나 많음
- Schultz 기전 Duncan 기전에 의해 구분(분만 3기에서 설명)

Tips 분만의 요소와 용어정리

- 태아: 태아와 그 부속물인 태반, 양수
  - 태아의 위치: 모체의 긴축과 태아축의 관계에서 분만되는 신생아의 90% 이상이 머리가 위로 분만됨. 머리는 앞으로 숙여서 가슴에 붙이고 마루뼈가 먼저 나옴. 모체의 척추와 태아의 척추와의 상호관계 – 수직면과 수평면
  - 태아의 자세: 태아 팔다리와 머리와의 관계, 태아가 임신 후반기에 취하게 되는 자세 – 완전 굽힘, 불완전 굽힘, 불완전 폄, 완전 폄
  - 선진부: 모체의 골반 입구에 먼저 들어간 태아의 부분 – 머리, 볼기, 어깨
  - 태아의 방향: 태아의 선진부와 모체 골반 앞뒤, 왼쪽, 오른쪽과의 관계로 선진부와 골반의 정확한 관계를 알려줌
- 출산입구(산도): 골반안, 자궁, 질강(vaginal atrium)

(3) 분만 3기(태반기)

① 태반 박리기

- 크기의 변동이 없는 태반과 태반부착 부위의 수축으로 면적 감소에 따른 불균형의 결과
- 태반이 박리되는 징후
  - 자궁이 동그란 공 모양으로 변함
  - 복부에서 일시적으로 자궁바닥(uterine fundus) 위치가 배꼽오목(fovea umbilicalis) 이상으로 올라감
  - 갑자기 많은 양의 혈액이 질을 통해 쏟아져 나옴
  - 탯줄(umbilical cord)이 질 밖으로 늘어짐

② 태반 배출기

- 박리 후 자궁수축이 있을 때 산모의 배의 압력(abdominal pressure) 배출
- 기전(표 19-2)

③ 혈액 상실

- 임신 중 임산부는 혈액량이 30~50% 이상 증가
- 500mL의 혈액 상실(blood loss)은 혈액량이 임신 전 수준으로 돌아가게 하는 역할을 함

(4) 분만 4기(회복기)

- 회복기에 해당하고 태반 배출에서 산후기(puerperium) 1~4시간까지를 말함. 산후기는 임신과 분만으로 생긴 모체(maternal)의 변화가 임신 전의 상태로 복귀하는 6~8주의 기간을 의미
- 자궁의 수축과 견축으로 태반 부착 부위의 출혈 조절
- 산모와 아이의 상호작용 촉진 시기
- 합병증: 출혈, 요정체(ischuria), 저혈압

표 19-2 데이 배출기의 두 가지 기전

구분	Schultz 기전	Duncan 기전
박리되는 부분	대빈의 가운데	대빈의 가장자리
질구에서 보이는 면	태아면	모체면
출혈	소량	다량

4) 임산부의 계통학적 변화

임산부의 신체조직 및 근육뼈대계 등 여러 계통에서 생리적인 변화가 나타난다. 다음은 임신 중 겪는 신체 변화를 각 계통별로 구분하였다(표 19-3, 19-4).

표 19-3 임신 및 분만 후의 심장혈관계 변화

임신 중 변화	**혈류량이 6~8주간 30~40% 증가함** • 심박출량은 첫 3개월에 수치가 30~50%가 증가한다. • 임신 초기에 혈압은 내려가고, 임신 중 정상으로 복귀한다. • 심박동수는 약간 증가한다. • 혈장 부피 증가로 인한 빈혈은 적혈구(RBC)가 20~30% 증가한 것이 원인이다. • 정맥류성 정맥은 자궁이 확대됨으로 인해 아래대정맥과 다리정맥에 압력이 가해진다. • 임신 중기 때 대동정맥(aortocaval)이 압박된다.
분만 중 변화	**산소소비량(oxygen consumption)이 증가함** • 혈관 내 혈액량(intravascular volume)은 수축되는 자궁으로부터 정맥계로 300~500mL의 혈액을 증가시킨다. • 심박출량은 카테콜라민 분비로 인해 수축되면서 증가한다. • 심박동수가 증가한다. • 혈압이 증가한다.
산후 4주간 변화	• 2주간에 걸친 분만 후 일회박출량(stroke volum)은 혈액 소실이 있음에도 불구하고 증가하는데, 정맥환류(venouse returned)된 심박출량은 변화가 없다.

표 19-4 임신 및 분만 후의 심장호흡 변화

임신 중 변화	• 임신 중에 호흡수가 증가한다. • 호흡 시 더욱 깊은 호흡을 하게 된다. • 앞, 뒤쪽과 가로지름이 가슴둘레가 5~7cm로 확장됨으로 인해 약 2cm가 증가한다. • 이 기간에 갈비밑 각도가 68°에서 103°까지 증가한다. • 이완된 인대로 인해 갈비우리의 탄력성이 증가하고 프로게스트론(progesterone)과 릴랙신이 변화한다. • 30~40%의 일회호흡량(tidal volume)이 증가하여 갈비우리가 확장된다.
분만 중 변화	• 호흡반응은 분만단계와 통증과 불안 반응에 의해 크게 영향을 받는다. • 일회호흡량의 범위와 7~90L/min의 분당 환기(minute ventilations)를 보인다.
산후 4주간 변화	• 정상으로 되돌아간다.

(1) 심장혈관계

- 심박출량과 심박동수의 증가, 혈압, 혈액, 맥박 모두 증가
- 심장의 크기가 커지고 심장 리듬의 움직임이 커짐

① 심박출량

- 분만 2기 심박출량의 증가는 최고조에 달함(임신 전에 비해 30~60% 증가)
- 카테콜라민(catecholamine)의 분비로 인해 심박출량 증가
- 심박출량은 왼쪽, 옆으로 누운자세에서 가장 급격하게 증가함(원인: 배근육과 자궁근육 수축으로 인한 통증에 의해 분비)
- 다리의 정맥압 증가

② 혈압

- 임신 초기 감소(수축기 혈압이 조금 감소하는 반면, 이완기 혈압은 크게 감소)
- 임신 중기에 가장 낮음
- 자궁수축으로 자궁 안의 동맥혈류가 말초로 나감 → 말초저항 및 혈압 증가

③ 저혈압(바로누운자세)

- 임산부가 바로누운자세로 있으면 자궁에 의해 아래대정맥이 압박되고, 다리로부터 위로 올라가는 정맥혈을 감소시킴. 따라서 오른심방으로 돌아오는 혈류량이 감소하고 이는 심박출량 저하를 초래함
- 왼쪽 옆으로 돌아눕기를 하면 증상이 완화됨

(2) 혈액생성계

- 혈액응고시간: 혈장섬유소원(plasma fibrinogen) 증가 → 혈액응고시간 감소 → 출산 후 출혈 위험 감소
- 혈당은 분만 중 떨어짐(지연분만이나 난산 시 현저히 감소)
- 백혈구 수의 현저한 증가

(3) 신경계

- 분만 시 신경계는 통증에 민감하게 반응
  - 분만초기: 자궁수축과 자궁목관의 열림으로 인한 통증 발생
  - 분만 시: 샅이 늘어남과 동시에 통증이 집중적으로 유발됨
- 감정 변화: 행복감 → 심각함 → 분만 2기 수축기 기억상실 → 분만 후 새로운 흥미와 흥분을 표현함

(4) 근육뼈대계

- 체중이 10~12.5kg 내외로 증가
- 인대 장력 감소
- 관절의 과운동성
- 골반바닥근이 아래로 처짐
- 배근육의 과뻗침(배곧은근 분리)
- 임신 기간: 난소에서 릴랙신 호르몬(relaxin hormone) 분비 → 물렁뼈 연화(chondromalacia) → 두덩결합과 엉치꼬리관절의 이동성 증가 → 허리 통증과 두덩뼈 부위 통증 발생
- 분만 시 변화
  - 분만 중: 샅부위가 점차 얇아짐
  - 항문올림근과 근육층이 질과 직장을 위로 잡아당김 → 샅부위가 얇아짐
  - 태아머리(fetal head)의 샅부위 압박과 질방(vaginal atrium)의 확대 → 감각신경 종말부위 차단 → 샅부위 마취현상이 나타남

(5) 호흡기계

- 가슴우리 커짐, 산소소비량 증가
- 호흡곤란
- 호흡수의 증가, 분만 2기 산소소모량은 기존에 비해 두 배 증가
- 산모의 불안과 공포: 부적절한 호흡 → 과다호흡 → 호흡성 알칼리증, 저산소증, 저탄산증 초래(호흡중재: 종이 주머니 또는 손을 컵 모양으로 만들어 뱉었던 공기를 다시 들이마심으로 이산화탄소의 농도를 높일 수 있음)

(6) 소화기계

- 위장운동 및 위액분비 저하 → 소화불량 초래
- 구역(nausea), 구토(vomiting) 발생이 잦음

(7) 비뇨기계

- 선진부의 압박에 의한 요로감염의 위험성 증가 → 빈뇨(urinary frequency)와 절박뇨(urgency), 복압 요실금(stress urinary incontinence)을 유발
- 소변: 토리 여과율, 콩팥혈장 유출량 증가, 심박출량 증가로 인해 '다뇨증(polyuria)' 발생
- 방광의 긴장도 저하와 지각능력 감소 → 방광팽만과 함께 선진부의 지속적인 압박으로 방광 손상을 초래 → 방광 긴장도 저하, 소변정체, 비뇨기 감염 → 중재: 2시간마다 배뇨 촉진(독려하기)
- 수분섭취 감소와 호흡에 의한 수분소실의 증가 → 소변농축(1.020~1.030cc)

- 피로와 탈수, 영양결핍, 전해질 불균형의 2차적 결과로 '케톤뇨증(ketonuria)' 발생 → 중재: 입안이나 정맥주사(intravenously injection)로 수분공급

(8) 대사 및 감정

- 기초대사량 증가
- 공복 혈당 감소
- 임산부의 걱정과 불안함 증가
- 근육뼈대계의 꾸준한 운동 → 탄수화물 대사 증가 → 체온, 맥박, 호흡, 심박출량 증가, 수분소실
- 분만 시, 분만 직후 체온상승 최고조(1~2℃ 증가), 하지만 2℃ 이상의 체온상승이나, 조기파수 단계에서의 체온상승은 감염의 징후이므로 면밀한 관찰 필요

4 임산부의 병리와 기능장애

임산부는 임신으로 인해 호르몬 변화, 체중 증가, 자세 변화로 허리 통증과 같은 일반적인 문제가 발생한다. 자궁의 위치도 크게 변화하는데 골반이 위쪽 배부위로 이동하여 골반기관이라기보다는 배의 장기 형태로 변화된 것처럼 보이기도 한다. 이러한 자궁의 확장은 여러 기관에 영향을 미쳐 기능부전을 일으킨다.

1) 배곧은근 분리

배곧은근 분리(diastasis recti 또는 diastasis rectus abdominis, DRA)는 배곧은근이 배꼽을 중심으로 좌우 두 개로 분리되는 현상을 말한다. 자궁 속의 태아가 점점 커지게 되면 산모의 갈비밑 각도(subcostal angle)가 점점 커지면서 태아를 압박하기 때문에 생리적으로 크게 벌어지고 커지게 된다. 배곧은근 분리는 백(색)선(linea alba)에 있는 중심으로부터 배곧은근이 갈라지는 것으로 손가락 2개보다 더 크게 분리될 때 문제가 되고, 출산 후 산모의 몸이 임신 전 상태로 빨리 돌아가지 못하게 하는 원인이 된다. 보통 임신 20주부터 자연적으로 배곧은근 분리가 일어나는데, 출산 후 자연스럽게 분리된 배곧은근이 다시 원래 정상상태로 돌아가지 않고 그대로 남아 있게 된다. 출산 후 임신 전 몸매를 회복했음에도 유독 배만 그대로 남아 있다면 배곧은근 분리를 원인으로 볼 수 있다. '부풀림(pooch)'이라고 부르기도 한다(그림 19-5).

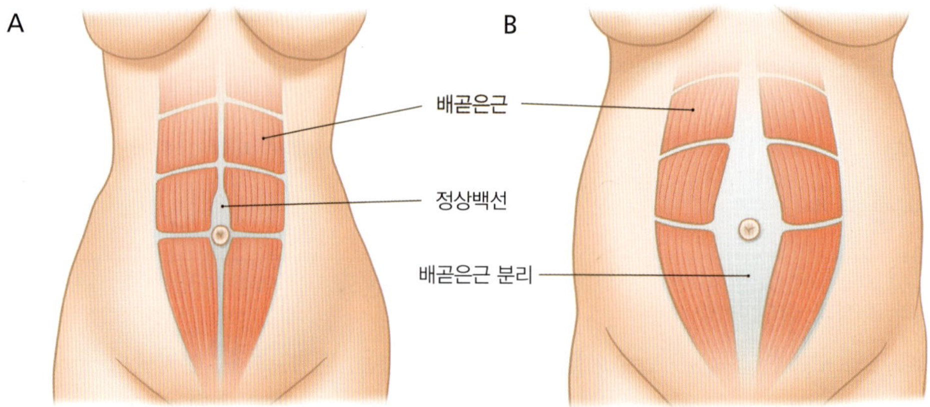

그림 19-5 배곧은근 분리에 대한 두 근육

A. 정상 배곧은근 B. 배곧은근 분리

Tips 배근육의 기능

- 자세보조, 움직임, 호흡, 내장기관의 보호 등 신체 내에 중요한 기능을 담당한다.

(1) 원인

배곧은근 분리는 분만을 경험한 여성에게서만 나타나는 것은 아니며, 출산 여성에게서 흔하게 볼 수 있다. 원인으로는 유전적인 원인, 갑작스런 체중 증가(맥주배와 같은 배가 과도하게 나오는 남자), 잘못된 자세로 인한 과도한 배운동, 배곧은근의 불균형, 임신, 제왕절개, 여러 번의 임신과 출산, 복부지방제거와 같은 복부성형수술(tummy tucks: 고도비만에서 단기간의 체중조절로 인해 발생하는 피부 늘어짐), 두덩결합의 틀어짐, 허리 통증, 변비를 들 수 있다. 또한 임산부에서 호르몬에 의해 결합조직에 영향을 주거나 임신 중 생체역학적 변화(change of biomechanics)에 의해 발생하기도 하는데, 이것은 분만 중 특히 분만 2기(태아 배출기)에서 과도하게 호흡을 정지한 결과 나타날 수 있다고 하였으나, 생활에서 크게 불편한 정도는 아니다. 일반적으로 배곧은근 분리 현상은 임신 2기(중기) 또는 임신 3기(후기) 기간에 많이 나타난다. 일반적이지는 않지만 남성에게서도 볼 수 있다.

Tips 배곧은근의 분리를 유발하는 여러 요인

- 나이(age)
- 다분만(multiparity) 임신
- 임신 중(being pregnancy)
- 고도비만
- 유전적 원인

(2) 증상

배곧은근 분리의 증상은 배 가운데로 뻗어 있는 범프(bump) 또는 능선(ridge)이 생기고, 배벽 앞쪽에 눈에 띄는 여분의 피부나 조직이 발생한다. 그 외 아래 등 통증, 소변 누출(urine leakage), 변비(constipation), 배 조직이나 다른 기관이 밀어내어 생기는 탈장(hernia)이 있다.

배곧은근 분리의 또 다른 증상은 다음과 같다.

- 허리, 엉덩이 또는 골반의 통증
- 변비나 팽창과 같은 소화장애
- 배가 볼록함
- 배꼽이 톡 불거져 나옴
- 소변 누출
- 헤르니아
- 약해진 골반 정렬
- 자세 불량
- 호흡 곤란
- 성관계 도중 통증
- 질분만의 어려움

(3) 구조적 손상과 기능장애

배곧은근의 분리는 근육뼈대계의 문제를 유발한다. 허리와 골반 통증, 엉치엉덩관절의 통증, 골반바닥근육의 장애 등 여러 근육뼈대계의 통증을 일으키게 된다.

① 기능제한

배곧은근 분리는 근육의 기능장애와 불충분한 자세정렬로 인해 독립적으로 바로누운자세에서 앉은자세로 자세를 변환하는 기능이 제한될 수 있다.

② 태아 보호 능력 저하

심한 배곧은근 분리는 충분한 근육을 통한 지지가 되지 않아 임산부가 가지는 태아의 보호기능을 저하시킨다.

③ 탈장 유발

심한 배곧은근 분리는 백색선의 분리로 인해 배 안의 장기가 탈장이 일어날 수 있다. 외과적인 방법으로의 해결이 가장 우선적이고, 심각할 경우 물리치료사는 의료진과 충분한 검토를 통해 운동치료를 진행하는 것이 임상의사 결정상 바람직하다.

④ 골반바닥근육 기능장애

비뇨기계 또는 장 문제(연속, 누출, 변비 등)를 일으키는 골반바닥근육 기능장애(pelvic floor muscle dysfunction)를 초래한다.

(4) 배곧은근 분리 검진

의학적 기록을 먼저 검토하고 환자에 대한 상담을 해야 한다. 이 상담에는 임신, 분만 및 출산, 분만의 유형(제왕절개, C-section 또는 질 분만, vaginal), 골반 통증 유·무 및 모유수유 습관을 포함한 신체회복과 관련된 증거를 파악해야 한다.

박스 19-2 배곧은근 분리 검사방법(그림 19-6)

① 환자의 무릎을 굽혀 세운 후 매트에 바로 눕힌다.
② 검사자는 검지와 중지를 환자의 배꼽 위에 올려놓는다.
③ 검사자는 치료대 또는 베개에서 환자의 머리를 들어올린다(이때, 환자는 호흡을 마시고 내쉬면서 머리만 들어 올림).
④ 검사자는 손으로 환자의 백선(linea alba) 사이의 틈을 확인한다. 이때 배곧은근 분리가 있다면 배가 가라앉으면서 그 사이에 공간이 생긴다.
⑤ 이 공간을 손가락으로 간격을 체크한다.

- 만약 거리가 2.5cm(손가락 두 개 너비)보다 크다면 배곧은근 분리의 양성 징후라 할 수 있다.
- 손가락 약 2~3개를 가로로 놓고, 배꼽 2~3cm 위 또는 아래를 눌러 움푹 들어가는지 확인한다.

※ 손가락 반개: 배곧은근 분리 아님
손가락 1~2개: 심하지 않지만 관리 필요
손가락 3개: 넓은 편, 집중적인 치료관리 필요

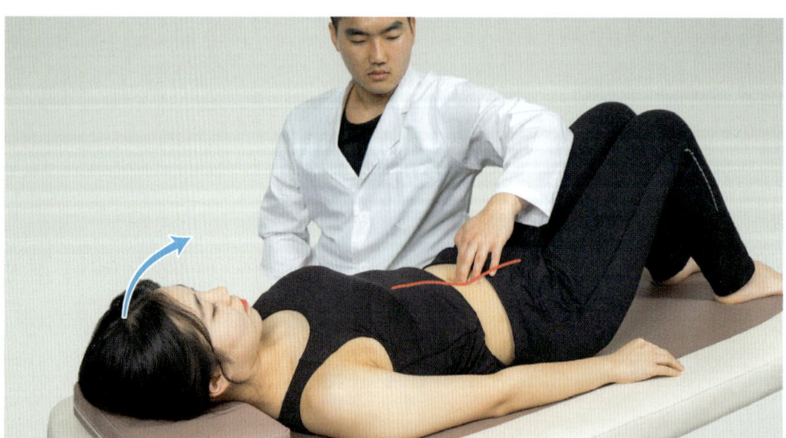

그림 19-6 배곧은근 분리 검사방법

분리된 배곧은근의 간격을 측정하기 위해 손가락으로 크기를 측정하는데 손가락 3개 또는 그 이상이면 그 벌어진 간격을 줄이는 중재가 필요하다(박스 19-2).

(5) 배곧은근 분리고정 운동

배곧은근 분리고정의 운동치료는 의학적인 접근이 요구되기에 전문적인 지식과 교육을 받은 물리치료사의 치료기술이 필요하다. 주의를 기울여 운동을 해야만 배곧은근의 분리된 간격이 더 이상 벌어지지 않는다.

배곧은근 분리고정운동을 위해 '필요한 조건'은 다음과 같다.

- 적절하게 깊은 배 근육 활성화
- 튜비그립(배 탄력 바인더) 또는 보호 의복을 사용하여 배근육을 감싸기(그림 19-7)
- 부적절한 배 운동을 피함
- 배에 주어지는 긴장을 피하도록 매일 활동을 변경(예: 무거운 물건 들기)

배곧은근 분리고정 운동은 몸의 중심 근육을 조절하고 치유를 촉진하는데 도움이 되는 3가지 매트운동을 중심으로 깊은 중심 배근육 운동을 실시한다.

회복하는 동안에는 복부 컬(curls)과 과부하의 저항운동과 같은 격렬한 코어 배근육운동은 피하는 것이 중요하다. 이러한 활동은 위 배근육에 대한 손상을 증가시키고, 치유를 촉진하기보다는 오히려 배근육 사이의 분리를 증가시켜 배곧은근 분리운동의 도움이 되지 않는다.

① 배곧은근 분리운동 1

- 옆으로 누운자세에서 깊은 근육 활성화하기(그림 19-8)
  - 옆으로 누워서 시작한다.
  - 골반뼈 바로 안쪽배벽을 느끼기 위해 손가락을 사용한다.
  - 팬티 바로 아래 부분을 안쪽으로 부드럽게 끌어당겨 아래 배벽을 활성화한다.

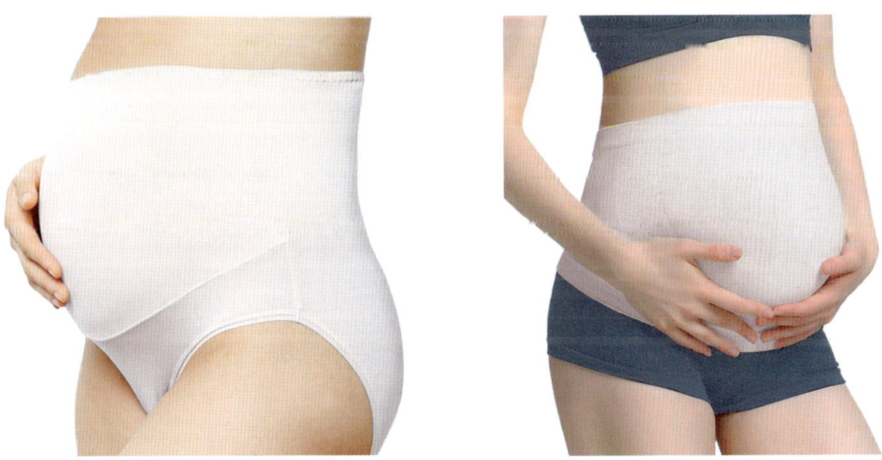

그림 19-7 튜비그립을 이용하여 배근육을 감쌈

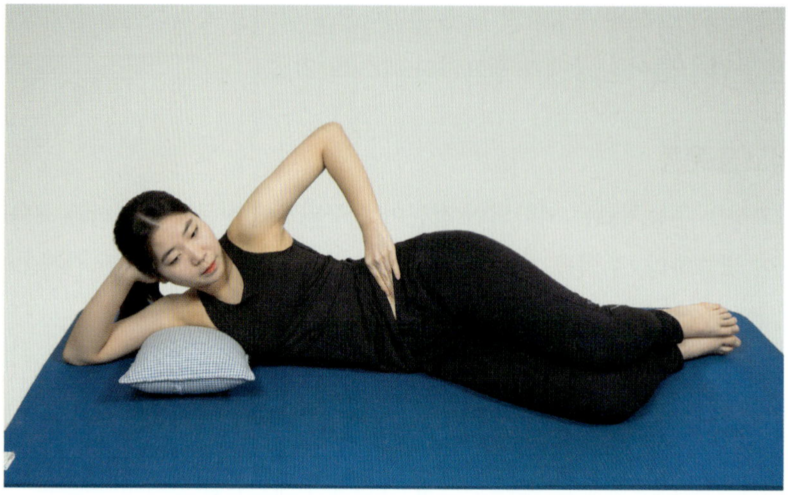

그림 19-8 배곧은근 분리운동: 옆으로 누운자세에서 깊은 근육 활성화하기

- 아래 배벽의 활성화를 최대 10초간 유지
- 정상적으로 계속 숨을 쉼
- 배벽을 다시 쉬게 하여 이완시킴
- 참고: 이 운동을 수행하는 동안 윗 배는 이완된 상태로 있어야 함
- 진행: 한번에 10초까지 이러한 방법으로 유지하고 지속 시간을 더 늘리기 보다 깊은 배근육을 올바르게 활성화시키는 법을 먼저 배우는 것이 필요

② 배곧은근 분리운동 2

- **편평하게 바로누운자세에서 깊은 배근육 활성화하기(그림 19-9)**
  - 등을 대고 누워서 시작
  - 무릎을 구부리고 양발을 편평하게 유지
  - 등 아래 쪽의 정상적으로 안쪽으로 휘어진 곡선을 유지
  - 손가락을 골반뼈 바로 안쪽배벽에 놓음
  - 깊은 배근육(운동 1과 같은 기술)을 부드럽게 활성화시킴
  - 배근육을 활성화하여 최대 10초간 유지
  - 정상적으로 숨을 계속 쉼
  - 배벽을 다시 쉬게 함
  - 참고: 이 운동을 수행하는 내내 윗 배는 이완된 상태로 있어야 함
  - 진행: 한번에 10초까지 이러한 방법으로 유지하고, 지속 시간을 더 늘리기 보다 깊은 배근육을 올바르게 활성화시키는 법을 먼저 배우는 것이 필요

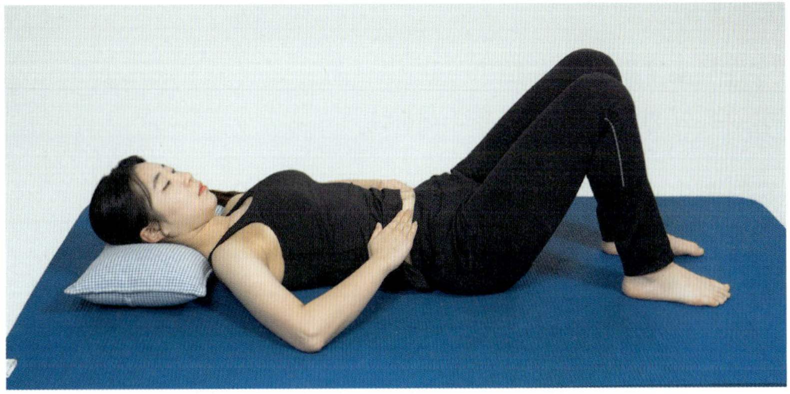

그림 19-9 배곧은근 분리운동: 바로누운자세에서 깊은 배근육 활성화하기

A

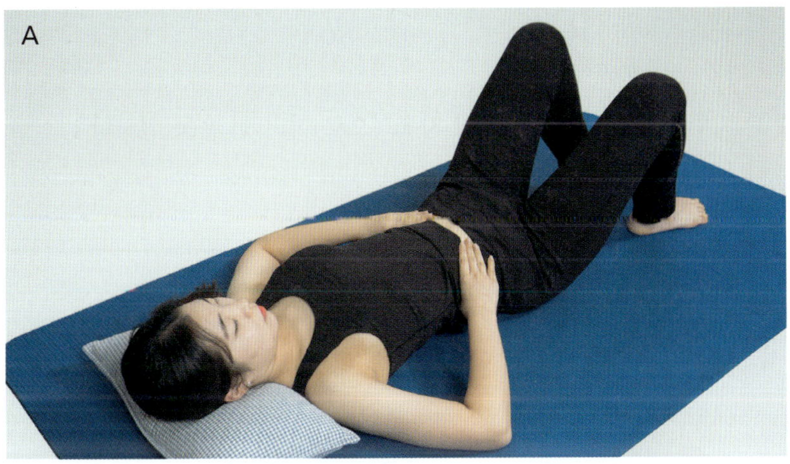

B

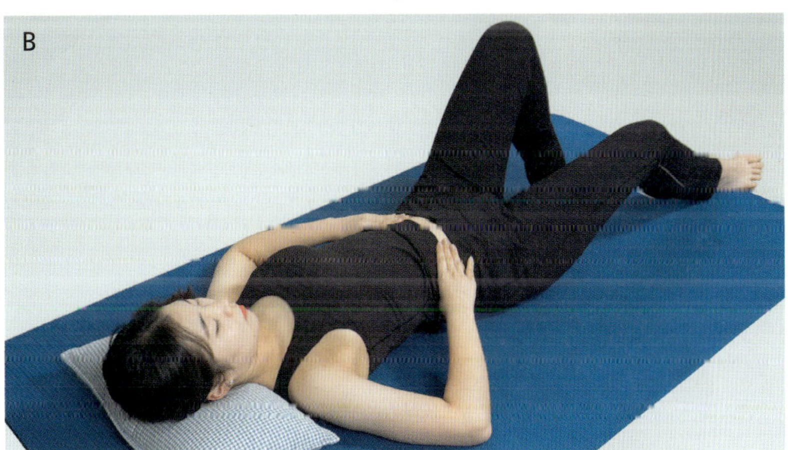

그림 19-10 배곧은근 분리운동: 무릎을 구부린 뒤 밑으로 내리기

A. 양무릎을 구부리고 아래쪽 배근육 활성화 B. 오른쪽 다리를 아래로 부드럽게 내리고 다시 제위치시킴

③ 배곧은근 분리운동 3

■ **무릎을 구부린 뒤 밑으로 내리기**(그림 19-10)

몸의 중심 근육의 활성을 위해 계속 수행한다.

- 양무릎을 굽히고 발을 편평하게 하여 등을 대고 누워서 시작
- 등 아래 쪽에 정상적으로 안쪽으로 휘어진 곡선을 유지
- 아래 배근육을 활성화시킴(운동 1과 같은 기술)
- 오른쪽 다리를 굽혀서 몸의 오른쪽 아래로 부드럽게 내림
- 왼쪽 무릎을 구부리고 천장을 향해 위로 가도록 함
- 이 운동을 하는 동안 골반을 고정시키며, 몸통 돌림을 가급적 피함
- 몸통 움직임을 감지하는 즉시 오른쪽 다리를 출발위치로 되돌림
- 깊은 배근육을 이완시킴
- 양다리 각각 2~3회씩 반복함
- 배 수축을 유지하고 성공할 때까지 지속적으로 여러 번 운동 실시함

④ 배곧은근 분리운동 4

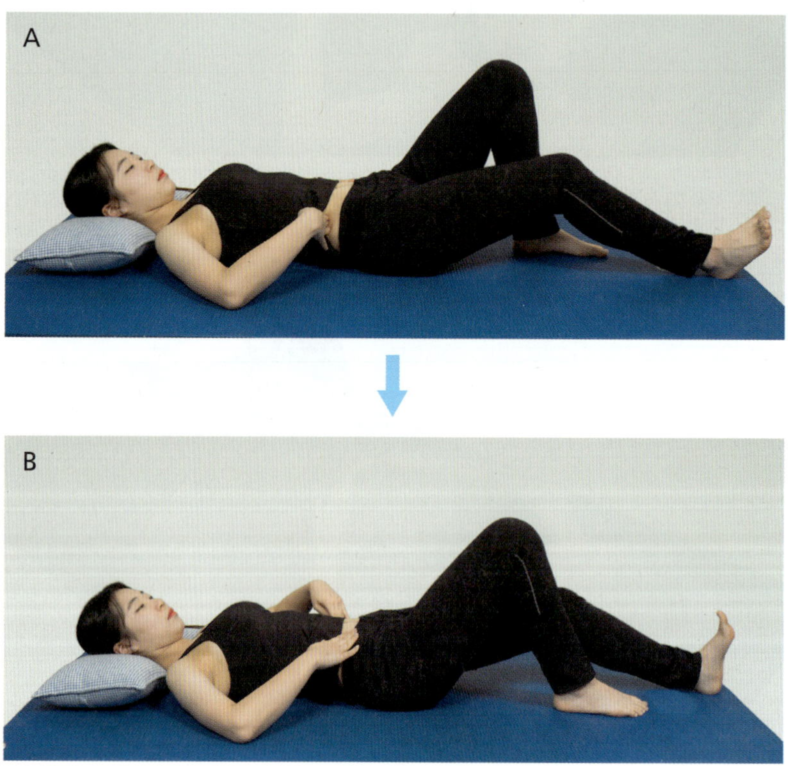

그림 19-11 배곧은근 분리운동: 발꿈치 미끌어뜨리기

A. 손가락으로 아래쪽 배근육의 수축을 느끼고 오른쪽 다리와 발꿈치를 내림 B. 제자리로 하고 양쪽 다리 2~3회 반복

■ 발꿈치 미끌어뜨리기(heel slides, 그림 19-11)

몸 중심 근육의 활성을 위해 계속 수행한다.

- 운동 3과 같은 위치에서 똑같이 시작
- 아랫배근육이 골반 바로 안쪽에 느껴지도록 손가락을 놓음
- 깊은배근육을 부드럽게 활성화시키고 오른쪽 다리를 펴하고 발꿈치를 아래 방향으로 미끄러내림
- 아래 쪽 등 부분을 충분히 동그랗게 구부린 다음 다리를 출발위치로 다시 되돌림
- 깊은배근육을 이완시킴
- 각각 2~3회씩 반복

■ 배곧은근 분리가 있을 경우 피해야 할 운동(금기증)

배곧은근 분리 환자에게 일명 윗몸일으키기인 표준 크런치운동(standard crunches), 자전거 크런치운동(bicycle crunches), 표준 앉기운동(standard sit-us), 푸시업운동(push-up), 앞 프랭크운동(front planks), 양다리 올리기운동(double leg raises), 레그레이즈운동(leg raise) 등은 금기증에 해당하므로 주의하며 관리하도록 한다(박스 19-3).

Tips 배곧은근 분리가 있는 임산부의 주의사항

배곧은근 사이의 벌어진 틈이 2cm 미만으로 돌아오기 전까지는 배압이 증가하는 배근육 강화운동을 절대로 하지 않는다. 이유는 배압이 벌어진 배곧은근 사이로 나오면서 계속 압력을 주게 되고, 배곧은근 사이가 더 멀어지게 하는 원인이 된다. 따라서 배근육이 약해지면 몸의 중심이 무너져 허리 통증의 원인이 된다.

박스 19-3 배곧은근 분리운동의 핵심사항

- 저절한 배곧은근 분리운동은 깊은 배근육 조절을 회복시키고 임신과 출산 후 배근육의 회복을 촉진할 수 있다.
- 성공적인 근력강화의 핵심은 정확한 깊은 배근육을 활성화시키는 기술을 습득하는 것이 먼저이고, 깊은배근육의 소절을 더욱 촉진하는 운동으로 나이기게 히어 점진적으로 깊은배근육을 활성하시키도록 수행해 나간다.
- 배곧은근 분리운동에서 환자가 다음의 여섯 가지 동작을 하지 않도록 주의시켜야 한다.
  - 표준 크런치, 자전거 크런치, 표준 앉기, 푸시업, 앞 플랭크, 양다리 올리기, 크로스오버/바이시클 크런치, 수영, 골프, 테니스, 소프트볼은 피해야 할 운동에 해당한다.

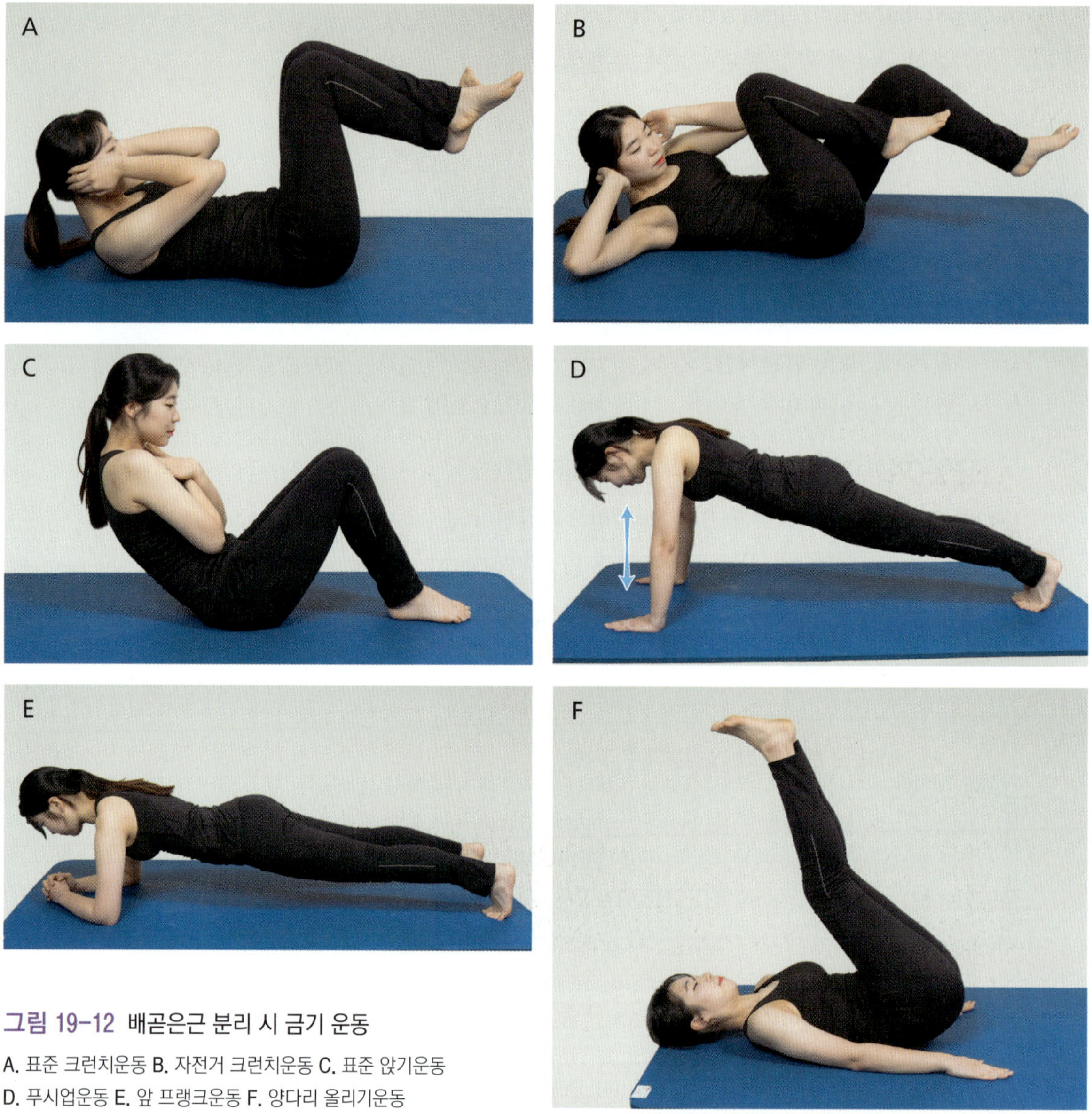

그림 19-12 배곧은근 분리 시 금기 운동

A. 표준 크런치운동 B. 자전거 크런치운동 C. 표준 앉기운동
D. 푸시업운동 E. 앞 프랭크운동 F. 양다리 올리기운동

2) 자세 관련 허리 통증

임신은 대략 50~80%의 정도의 임산부에서 자세와 관련한 허리 통증이 호발한다. 임신으로 인한 허리 통증은 전형적으로 골반과 엉치엉덩관절에 있는 척추와 맞붙는 곳에서 자주 발생한다. 임신은 일생의 어느 일정한 기간에 이루어지는 매우 특수한 경험으로서 임신으로 발생하는 허리 통증은 임산부로 하여금 태아의 건강과 산모의 여러 가지 복잡하고 미묘한 감정과 마주하게 한다(그림 19-13).

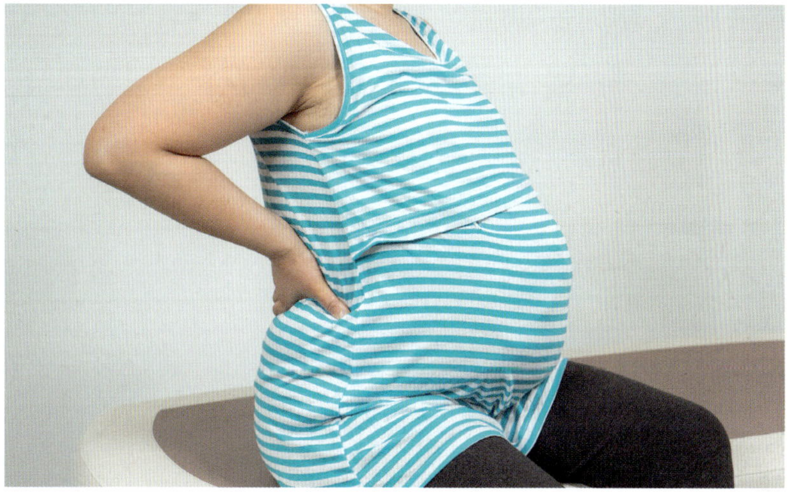

그림 19-13 임신으로 인한 허리 통증

(1) 원인

허리 통증의 원인은 사람마다 다르지만 대부분은 호르몬의 영향과 임신으로 인한 자세변화, 인대의 느슨함 증가 그리고 배근육기능의 감소, 근육 긴장 등으로 나타난다. 허리 통증은 임부에게 많이 발생하는데, 이는 태아의 성장과 자궁의 확장으로 인해 임부의 무게중심이 앞으로 움직이기 때문이다. 이러한 무게중심의 변화는 매일 앞으로 움직이는 힘의 양을 버티게 하는 것을 어렵게 하는 원인이 된다. 점차 시간이 지나면서 앞으로 기울어지는 체중에 의해 허리의 정렬은 부실해진다. 또한 목근육의 긴장을 유발하여 어깨를 앞으로 구부러지게 하고, 목, 어깨, 중간 허리의 스트레스를 증가시킨다. 임신 1기(초기)의 원인은 호르몬의 변화와 피로와 두통, 근육통과 같은 스트레스이고, 임신 2기(중기)와 임신 3기(후기)에는 증가한 체중으로 인해 뒤로 기울어진 자세와 늘어난 체중 등이다.

임산부의 자세에 악영향을 주는 요인은 다음과 같다.

- 임신에 의한 자세 변화
- 관절부정렬
- 근력(특히 배근육 약화)
- 인대의 느슨함 증가
- 유연성 감소
- 신경의 침범
- 체중 증가
- 나쁜 자세
- 스트레스와 무게중심의 변화

임산부의 허리 통증을 초래하는 일반적인 원인은 다음과 같다.

- 호르몬의 증가
- 몸의 무게중심 변화
- 부가적인 체중 증가
- 자세의 기능부전
- 과중한 스트레스
- 혈류장애

Tips

미국의 질병통제예방센터(CDC)는 임신 전 몸무게에 따라 1명의 태아를 임신한 여성의 체중 증가를 다음과 같이 권고하고 있다.

- 표준체중미만: 28~40pounds(lb) = 12.7~18kg
- 건강한 경우의 체중: 25~35lb = 11~16kg
- 과체중: 15~25lb = 6.8~11kg
- 비만: 11~20lb = 5~9kg

(2) 증상

임신은 정상의 자기 체중보다 약 25% 정도 체중을 증가시킨다. 이 정도의 체중 증가는 태아의 영양공급에 알맞은 일반적인 체중 증가이고, 척추나 골반이 충분히 받쳐줄 수 있는 무게이다. 하지만 25% 이상의 체중 증가는 허리 통증 증상을 악화시키고 움직임을 제한시킨다. 이로 인한 비활동자세는 근육의 피로나 통증을 증가시켜 일상생활활동을 감소시킨다. 일반적으로 허리 통증은 보통 휴식을 취하거나 자세를 바꾸면 증상을 쉽게 감소시킬 수 있다.

(3) 구조

임신 중 허리 통증을 증가시키는 것은 배속에서 아이가 커짐에 따라 자궁도 같이 커지고 무거워지면서 배가 앞으로 나오면서 발생한다. 임산부의 허리는 점점 더 휘게 되고, 이런 자세로 인해 등과 허리 및 골반 주변의 근육에 부담을 준다. 또한 출산이 임박하면 골반뼈가 늘어나는 것도 통증의 원인이다. 분만 시 두덩뼈의 통증(pubic pain)도 같이 나타나기도 한다.

(4) 운동치료

임산부의 허리 통증을 감소시키는데 효과적인 치료방법은 다음과 같다(박스 19-4).

- 전통적인 허리 통증(윌리엄, 엠브라스 운동 등) 운동
- 적당한 신체역학과 올바른 자세훈련

- 요가 및 필라테스
- 임산부용 복대착용
- 편안한 신발신기
- 편안히 잠사기
- 피부에 적용하는 전기치료
- 이완 및 호흡운동(분만을 돕는 운동)

Tips 물리적인자치료 금기증

임산부에게 심부투열치료기, 전기자극기, 견인 기법 등은 실시하지 않는다.

박스 19-4 허리 통증의 예방 및 완화시키는 방법

- 바닥에서 물건을 들거나 들 때 무릎을 굽히고 허리를 곧게 유지한다.
- 무거운 물건을 들어 올리는 것은 가급적 피한다.
- 몸을 돌림할 때 척추가 뒤틀리지 않도록 발을 같이 움직여준다.
- 편평한 신발을 신어 체중을 분산시킨다.
- 쇼핑할 때, 가방 두 개 사이의 무게 균형을 맞추도록 한다.
- 집이나 직장에 앉아서 근무할 때, 등을 곧게 펴고 자세를 유지하도록 한다. 허리 받침대(maternity suppport pillows) 등을 이용할 수 있다.
- 특히 임신 후기에는 충분히 휴식을 가져야 한다. 마사지나 따뜻한 목욕이 도움이 될 수 있다.
- 본인의 몸(개인 특성)을 충분히 지지하는 매트리스를 사용하도록 한다.

① 임신 중 운동

임신 중의 운동은 임산부의 엉덩이, 등, 복부에서의 신체 '지구력'과 '근력'을 향상시켜 분만 시 산모의 신체적 부담을 줄여주고 최종적으로 출산 후 회복에 많은 도움을 준다(그림 19-14, 박스 19-5). 임신 중 가정 물리치료 프로그램은 임신과 출산을 돕는 필수적인 방법이다(박스 19-6).

■ 임신 시 운동치료의 장점

- 신진대사(metabolism) 향상
- 극심한 피로 감소
- 근육 긴장 조절
- 임신 전 체중으로 회복시키는데 도움을 줌

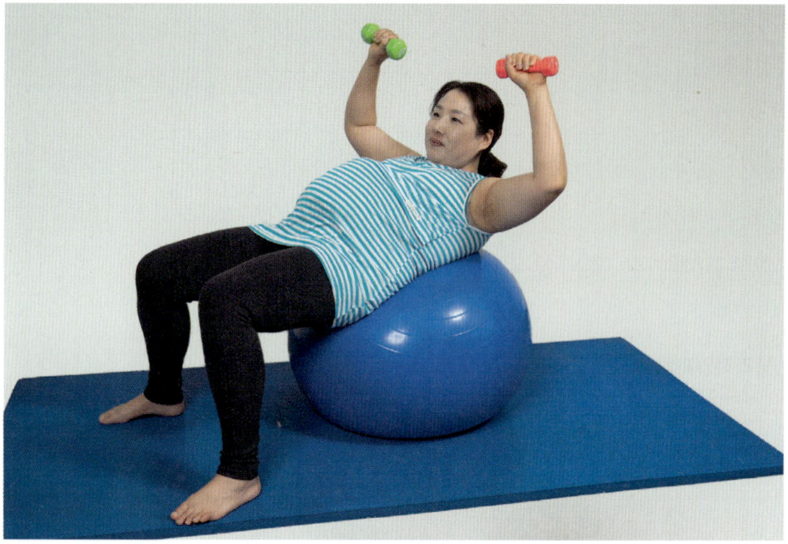

그림 19-14 임신 중 근육수행력 운동

박스 19-5 임신 중 운동의 효과

- 규칙적인 운동은 체력을 향상시키거나 유지한다.
- 허리 통증 완화에 도움이 된다.
- 허리 통증을 가지고 있는 여성은 수중운동(water exercise)이 보다 효과적이다.
- 수면의 질을 향상시켜 임신 중 불면증 완화에 도움이 된다.
- 근력과 지구력을 강화하여 출산 후 건강회복을 돕는다.
- 임신 중 스트레스와 피로회복을 돕는다.
- 임신 중 섭취하는 철분제로 인해 변비 해소에 도움이 된다.
- 제왕절개 및 수술적 질 분만(perative vaginal delivery)과 출산 후 회복에 걸리는 시간을 감소시킨다.
- 임신 중 당뇨환자의 혈당 수치(Gestational Diabetes Mellitus, GDM)를 낮추고 자간전증(preeclampsia)을 예방할 수 있다.

■ 임신 중 가정운동

- 근력과 유연성 향상
- 산모의 임신과 출산을 더 쉽게 하도록 도움
- 효율적이고 체계적인 산과관리와 교육을 받음

박스 19-6 임신 중 가정방문 운동치료

물리치료사가 가정을 방문하여 임신 중 운동치료 프로그램과 더불어 적절한 지도와 교육 그리고 효율적인 운동치료 프로그램을 임산부에게 제시함으로써 건강한 임신의 경과와 출산을 보다 쉽게 할 수 있다. 숙련된 물리치료사는 임산부의 체력관리를 위해 근력과 유연성을 향상시키고, 신진대사를 높이며 피로에 저항하도록 훈련시킨다. 가정방문 물리치료사는 임신 과정을 보다 수월하게 하고 더 건강하게 만들기 위해 필요한 것이 무엇인지 목표로 하는 구체적인 운동방법을 제공한다. 임산부는 운동 프로그램을 통해 가장 많은 이득을 얻을 수 있고 숙련된 물리치료사에 의해 적절한 사용방법을 교육받게 되어 임신과 분만에 따른 불안감과 손상을 극복할 수 있다.

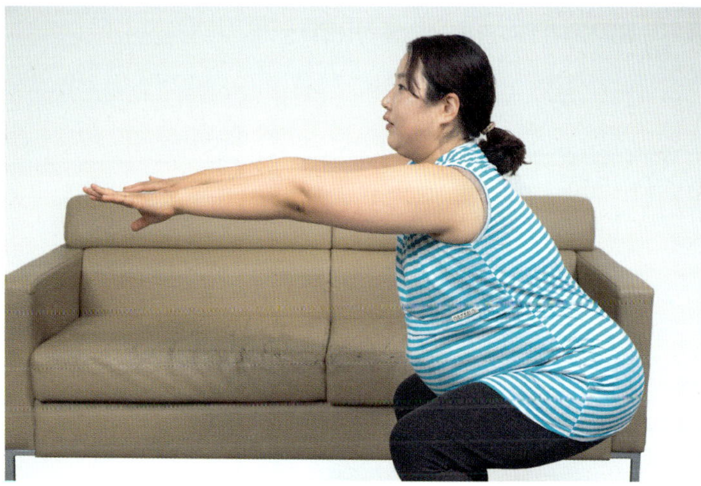

② 올바른 자세 훈련 및 교육

임산부의 배는 앞쪽으로 이동하는 중력 중심점으로 인해 허리가 불안정해져 자세 불균형의 원인이 된다. 따라서 산모의 올바른 자세훈련과 알맞은 자세정렬교육은 허리 통증과 자세로 인한 손상을 줄일 수 있다(그림 19-15). 효과적인 운동치료는 일할 때, 앉을 때, 잠을 잘 때의 좋은 자세를 미리 연습하게 하고, 좋지 않은 자세를 예방하는 것이다. 구부정한 자세는 척추를 앞으로 잡아당기기 때문에 일상적인 교육과 훈련은 산모의 삶의 질을 결정하는데 매우 중요하다(박스 19-7). 만약 분만 기간 동안 허리 통증으로 어려움을 겪는다면 짐볼(gym ball)을 이용하여 율동적이고 안정감을 느끼는 움직임을 제공하여 허리 통증을 완화시킬 수 있다(그림 19-16). 또는 열과 냉을 필요에 따라 적용할 수 있다.

③ 임산부용 복대 착용

임산부의 복대 착용은 태아가 배 안에서 점점 커감에 따라 늘어나는 배 부위와 등을 단단하게 지지해주는 역할을 한다. 앞서 얘기한 것과 같이 임산부의 허리 통증의 원인은 증가된 체중이 허리부위의 압박을 높이기 때문이다. 임산부는 허리 통증의 원인이 엉치엉덩관절의 통증 등으로 발생한다고 하였는데, 임산부용 엉치엉덩관절 복대가 증가한 체중과 압박을 덜어준다(그림 19-17).

박스 19-7 올바른 자세를 유지하는 효과적인 방법

- 앉을 때 어깨를 뒤로 하고 편하게 앉는다.
- 앉을 때 의자 뒤에 엉덩이가 닿게 한다.
- 앉을 때 바닥에 발을 붙인다.
- 서 있을 때 턱을 당기고 머리를 똑바로 들어 올린다.
- 서 있을 때 어깨넓이 만큼 발을 벌린다.
- 단단한 매트리스에서 옆으로 누워서 잠을 자도록 한다. 단, 절대 엎드려 누워서 자지 않도록 한다.
- 어깨를 뒤로 정렬시키기 위해 자세교정기를 착용한다.

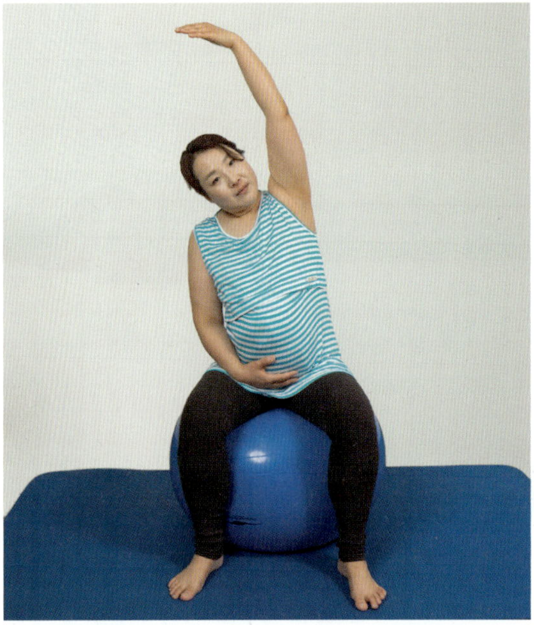

그림 19-15 임산부의 올바른 자세 유지

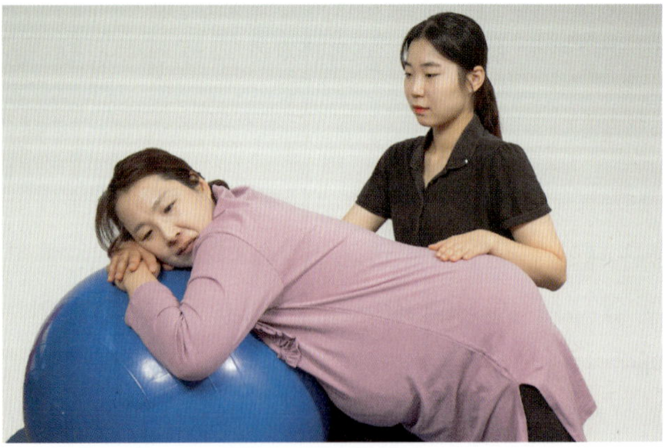

그림 19-16 짐볼을 이용한 허리 통증 완화 운동

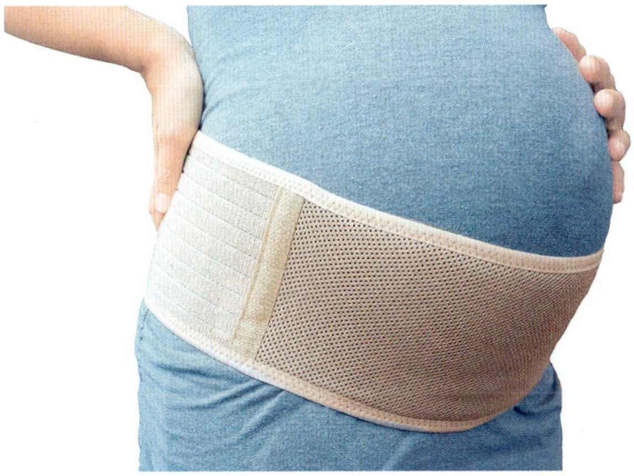

그림 19-17 임산부용 복대

- 임산부용 복대 착용에 따른 효과
  - 좋지 않은 자세에서 척추를 정렬시킴
  - 허리 통증 경감
  - 좋은 자세 유지
  - 필요한 시간에 원하는 시간 동안 사용 가능
  - 골반주위의 부종과 통증 감소
  - 허리 안정

④ 요가 및 필라테스하기

요가 및 필라테스는 임산부의 약해진 근력강화와 유연성 증가에 탁월한 효과를 가진다. 연구에 따르면 임산부를 위한 요가와 필라테스는 허리 통증, 근육통, 관절 쑤심, 과다한 체중부하로 생기는 기능부전과 통증을 경감시키는데 매우 효과적인 방법이라 하였다(그림 19-18). 특히 관절에 부하되는 압박을 줄여주고 자세정렬을 올바르게 만들어 주며, 깊은 호흡운동을 통해 정신적인 스트레스를 경감시킨다. 즉, 근육이완을 통해 임산부가 일상생활활동에서 생기는 부담을 줄이는 부수적인 효과도 있다.

⑤ 편안한 신발 신기

임신 중에 하이힐이나 너무 낮고 편평한 신발은 허리 통증을 일으키는 결과를 초래한다. 임산부가 하이힐을 신게 되면 허리뼈를 더욱 앞으로 당기게 되고, 태아의 무게로 인해 척추와 엉덩관절을 압박하는 현상이 발생한다. 또한 발에 적당한 지지가 없는 조건에서 편평한 바닥을 걷게 되면 발에서 허리로 올라가는 모든 부위에 신체 불균형과 통증을 일으키게 된다. 즉, 임부에게 가장 좋은 것은 발의 활을 지지해 주거나 보조기의 착용, 낮은 신발을 신어 발에 부하되는 압박을 해소하고, 가장 좋은 지지를 만들어 주는 것이다. 약간 높은 신발 굽은 임부의 허리에 부하되는 체중을 다리에 실리도록 도와주며, 걸을 때 안정감을 높여준다(그림 19-19).

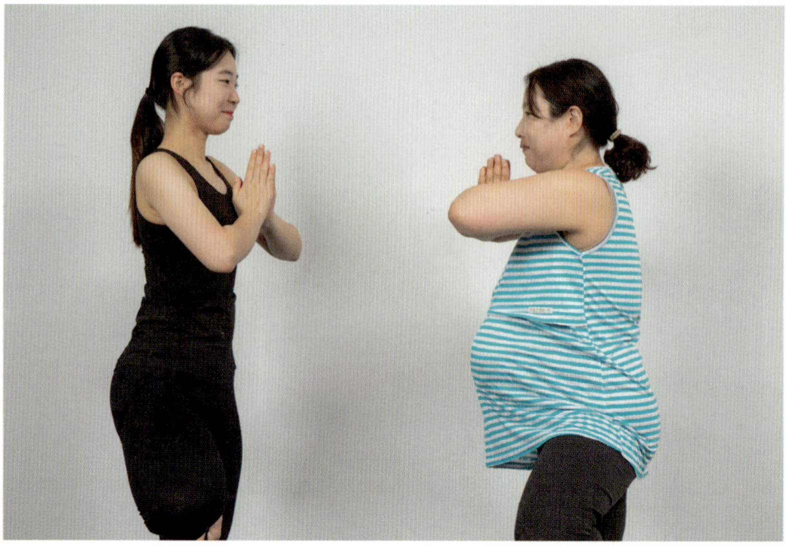

그림 19-18 임산부의 요가 동작

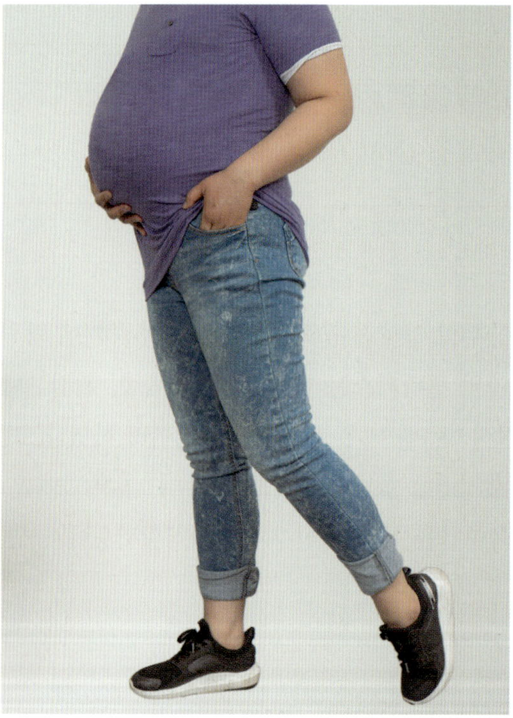

그림 19-19 편안한 신발 착용

⑥ 좋은 취침하기

임산부는 임신 말기로 가면 갈수록 숙면을 취하기가 매우 어려워진다. 특히, 허리 통증을 가지고 있다면 원래 자던 습관 자세로 자려고 하는 경향이 있어 편한 잠을 자는 것이 더욱 힘들어진다. 임부는 허리 통증을 예방하고 허리를 지지해야 하며, 절대적으로 배가 위로 가게 하는 자세로 자지 않도록 한다. 임산부의 좋은 취침자세는 베개를 무릎 사이에 끼고 옆으로 누워 잠을 자도록 하는 것이다. 이 자세에서는 골반과 허리의 당김을 줄임으로써 허리 통증과 불편함을 줄이는 데 도움을 받을 수 있다(그림 19-20).

⑦ 명상하기

임신 중 임산부는 매번 정신적 · 신체적 변화를 경험하고 곤란한 상황에 직면할 때가 많다. 우리나

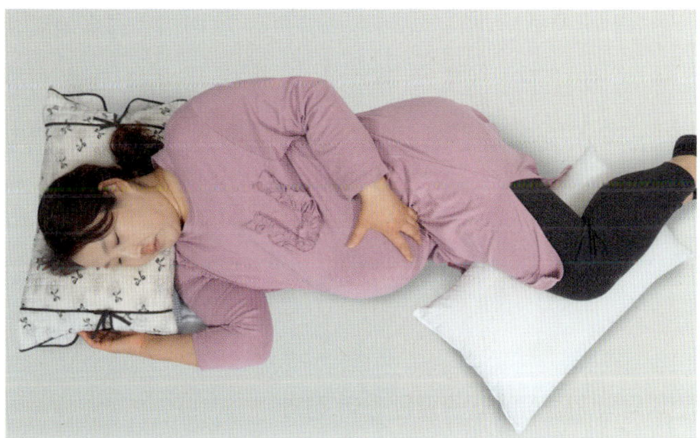

그림 19-20 허리 통증 예방을 위한 취침자세

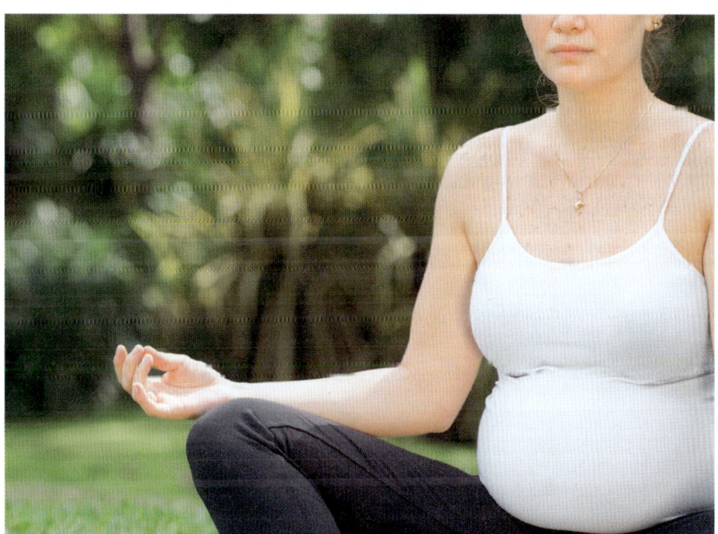

그림 19-21 임산부의 명상

라의 여성은 특히 가사일과 직장일의 부담에 상대적으로 많이 노출되어 있는 것도 사실이다. 이러한 임산부의 정신적·신체적 스트레스는 허리 통증과 엉치엉덩관절의 통증과 연관이 있다고 알려져 있는데, 이럴 때 명상은 임산부가 경험하는 여러 스트레스를 이겨낼 수 있도록 하고, 명상을 통한 깊은 이완은 혈압을 낮추고 마음의 평화를 유지토록 하는 힘이 되어준다(그림 19-21).

임산과 분만에 따른 허리 통증은 심리적 스트레스를 증가시키며, 이를 극복하기 위해 이완을 위한 호흡운동 등을 실시할 수 있다. 특히 이완운동은 진통과 분만 시에 특히 중요하다. 호흡은 천천히 깊게 호흡하게 하며, 들숨 시 배를 이완시켜 배 안이 공기로 채워져 갈비뼈가 가쪽으로 팽창되도록 훈련시킨다.

3) 요실금

요실금(urinary incontinence)은 임산부뿐 아니라 많은 여성에게 고통을 주는 범세계적인 질환으로 연구에 의하면 20대에서 65세 이전에는 20~30%의 발병률을 보이며, 65세 이후에는 30~50%의 높은 유병률을 보인다. 출산 첫 해 요실금의 빈도가 증가하고, 출산 후에도 오랜 기간 요실금으로 인해 우울증에 노출된다. 또한 임신과 분만으로 인해 발생한 요실금은 출산 후에도 일부 여성에게 남아 대인관계를 제한함과 더불어 사회활동과 여행, 여가생활의 불편을 초래하여 삶의 질에 부정적인 영향을 끼친다.

표 19-5 골반바닥의 기능장애와 관련된 용어 정의

장애	정의
복압성 요실금	• 격렬한 신체활동, 무리한 힘을 사용하는 행위, 재채기 또는 기침 시 발생하는 불수의적인 소변 소실
절박성 요실금	• 절박한 상태와 관련된 불수의적인 소변 소실
혼합성 요실금	• 절박한 상태와 더불어 격렬한 신체활동 또는 재채기/기침에 의한 불수의적인 소변 소실
골반 장기탈출증	• 앞 질벽(anterior vaginal wall), 뒤(posterior) 질벽, 자궁(목) 또는 질 꼭대기(질둥근천장, vaginal vault 또는 자궁절제술 후 생긴 흉터 띠)의 하나 또는 그 이상의 하강
자궁 또는 자궁목 탈출	• 자궁 또는 자궁목이 내려가는 것을 확인
질둥근천장탈출 (흉터로 인한 띠)	• 자궁절제술 후 생긴 흉터 띠 또는 질둥근천장의 내려감을 확인 • 방광 탈출(cystocele) 또는 요도(urethra)의 탈출(urethrocele)로 인해 앞 질벽으로 내려가는, 앞 질벽 탈출을 확인
질벽탈출	• 주로 곧창자(rectum)가 질 안으로 탈출(rectocele)하는 것에 기인하여 뒤 질벽(vaginal wall) 뒤로 내려가는 것을 확인

표 19-5는 요실금과 관련된 골반바닥 기능장애(impairment)에 대한 용어이다. 요실금의 종류는 다양하고 임산부의 산과 및 비뇨계 손상을 유발한다.

(1) 원인

임산부의 요실금은 출산으로 인해 골반바닥 근육층이 약해지면서 요도나 방광목 부위가 아래로 처지게 되고, 요도로 전달하는 복압의 정도가 크지 않아 소변이 새는 원인이 된다. 여성의 요도는 남성의 4분의 1 정도로 짧을 뿐만 아니라 출산을 하게 되면 방광목(neck of bladder) 등 비뇨기가 요도(urethra) 쪽으로 밀리게 되고 이는 골반근육층을 약화시키는 원인이 된다. 또한 임산부의 출산 시 태아의 머리가 골반근육과 근막, 인대층을 파열 등 손상시키면서 방광목 부위와 요도가 밑으로 처지고 약간의 복압이 상승하면 그 자극으로 인해 소변이 나오게 되는 것이 복압성 요실금이다. 요실금 종류에 따른 설명은 증상 및 징후에서 다룬다.

■ 요실금의 발생을 높이는 요인

- 방광용적의 감소
- 잔뇨량(residual urine volume)의 증가
- 불수의직 빙굉수축
- 요도 민무늬근육(smooth musxle)의 위축
- 골반바닥근의 이완

(2) 증상 및 징후

요실금은 신체적 스트레스와 같은 다양한 원인에 의해 소변 누출을 일으킨다. 약해진 골반바닥근육은 방광의 과가동성(hypermobility)을 유발하고 요도조임근(urethral sphincter)의 약화를 초래한다.

요실금은 증상에 따라 복압성 요실금(stress incontinence), 절박성 요실금(urge incontinence), 혼합성 요실금(mixed urinary incontinence, MVI), 범람성 요실금(overflow incontinence)으로 구분한다(그림 19-22). 박스 19-8은 증상에 따른 요실금의 분류이다.

① 복압성 요실금

요실금은 복압성 요실금이 가장 높은 비율을 차지한다. 복압성 요실금은 웃음, 기침, 재채기를 할 때 혹은 신체활동이 과할 때 복압이 상승되어 배뇨근 압력의 상승 없이 소변이 불수의적으로 새는 것이며, 특정 질환의 결과라기보다는 골반바닥근의 약화로 인하여 발생한다.

- 전체 요실금환자의 80~90%를 차지
- 출산 분만 후 또는 노화로 인해 골반근육의 약화
- 기저귀에 의존하는 경우도 있음
- 대부분의 경우 특별한 치료를 하지 않아 노후생활에 있어 삶의 질이 감소됨

박스 19-8 요실금의 분류

- **복압성 요실금:** 절박성, 범람성, 혼합성 요실금과 달리 질환에 의한 것이 아니라 갑작스러운 기침이나 재채기를 할 때 또는 과도하게 힘을 줄 때 복압이 상승함. 임신, 출산, 폐경, 비만, 비뇨기계통의 수술 등으로 인해 골반바닥근과 요도조임근이 약화가 일어나 갑자기 일어날 때, 계단을 오르거나 무거운 물건을 들 때도 소변이 새기도 하지만, 일반적으로 수면 중에는 발생하지 않음
- **절박성 요실금:** 방광염, 종양, 결석 등 비뇨생식기계의 문제와 중추신경계의 문제로 발생. 물소리를 들으면 갑자기 또는 화장실 앞에서 긴급하게, 알코올 · 탄산 · 카페인 음료를 섭취할 때 발생
- **혼합성 요실금:** 화장실의 위치를 잊는다거나 소변을 보아야 하는 것을 잊는 등의 인지기능 저하가 원인이 되어 발생. 특히 고령 환자에게서 많이 나타남
- **범람성 요실금:** 방광의 과잉팽창 및 소변정체(urinary retention)를 유발하는 여러 요인에 의해 배뇨충동이 일어나거나 지속적으로 소량의 소변이 누출되는 것으로 인해 발생함

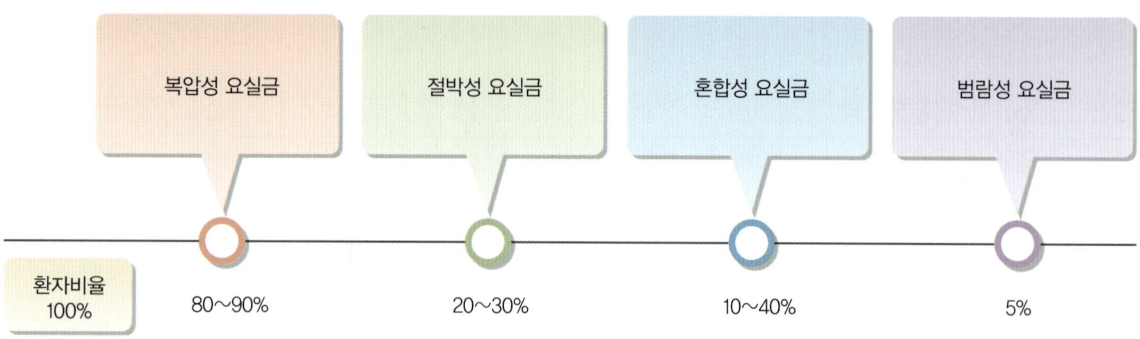

그림 19-22 요실금 원인에 따른 4가지 종류

박스 19-9 복압성 요실금의 예방방법

- 생활방식의 변경
- 체중 감소
- 방광 자극 성분(알코올, 카페인, 탄산음료) 섭취 줄이기
- 변비 예방
- 흡연
- 정상적으로 물 마시기
- 취침 전 한 시간 내에 물 마시지 않기

박스 19-9는 복압성 요실금의 예방방법이다.

② 절박성 요실금

방광 과민반응 및 비정상적 방광 수축으로 갑작스럽게 소변이 새어나오는 것으로, 긴급한 상황 전에 발생하는 불수의적 누출을 의미한다.

- 전체 요실금의 20~30%를 차지
- 징후: 직접적이고 확실하게 관찰할 수 있는 징후는 없음. 패드 검사로 소변이 새어나오는 것을 확인
- 방광측정: 배와 방광 압력을 측정
- 방광염, 종양, 결석 등 비뇨생식기 또는 중추신경계 손상 등으로 발생

③ 혼합성 요실금

복압성 요실금과 절박성 요실금을 모두 가지고 있는 경우이며, 복압성 요실금 환자의 약 30%에서 절박성 요실금을 동반하며, 긴급함과 과도한 활동, 노력, 재채기 또는 기침과 관련하여 불수의적인 누출의 문제이다.

- 전체 요실금 환자의 10~40%를 차지
- 전체 복압성 요실금 환자의 30%는 절박성 요실금을 동시에 가짐
- 징후: 복압 및 절박성 요실금의 징후와 같음. 기침 또는 중압감으로 인해 요로구멍(urethral meatus)과 함께 누수가 있음
- 상태: 배뇨근(detrusor)의 압력이 증가되지 않아도 복부압력의 증가만으로 소변이 누수됨. 측정시 배와 방광 압력을 동시에 측정

④ 범람성 요실금

절박성 요실금이 있거나 없는 급박한 상황으로, 대개 빈뇨(urinary frequency)와 야뇨증(nocturia)과 함께 나타난다.

- 전체 요실금 환자의 5% 이하를 차지
- 징후: 직접적이고 확실하게 알 수 있는 징후는 없음. 패드 검사 시 누수를 확인
- 상태: 요역동학(urodynamic testing)의 특징은 개인의 불만사항(소변 관련)을 균등검사로 확인하기 어려움
- 당뇨, 신경학적 이상, 자궁이나 직장과 같은 골반 부위의 수술(원인: 자궁암 또는 직장암) 후 발생

(3) 구조 및 기능장애

여성의 요관은 방광에 직각방향으로 위치하고 방광에 있는 소변이 역류하여 요관으로 침범하는데 여

성의 요도가 남성에 비해 짧은 구조로 인해 소변정체(urinary retention)에 의한 요로감염(urinary tract infection)의 원인이 된다. 임신한 여성의 30~60%가 요실금을 경험하고 출산과 함께 요실금이 없어지기는 하지만, 임신 중 요실금의 경험은 나이가 들어갈수록 요실금 발생 가능성이 높아진다는 것을 의미한다. 또한, 요실금 있는 여성 중 비만이 있는 경우, 요실금 발생비율이 높고, 체중이 감소하면 줄어들고, 다시 증가할 경우 요실금이 더 심해질 수 있다.

(4) 중재

요실금을 치료하기 위한 방법으로 약물과 수술 및 비수술적 방법을 사용하고 있다.

① 의학적 중재

■ 약물

- 둘록세틴(duloxetine, cymbalta)과 세로토닌-노르에피네프린(serotonin-norepinephrine)

■ 수술적 방법

- 수술이 필요한 요실금 환자 5~10% 정도
- 수술 후 시간 경과에 따라 성공률이 감소되므로 장기적으로 효과가 떨어짐

수술 후 장기적인 성공률 저하를 보이는 위험요인은 다음과 같다.

- 연령
- 폐경
- 이전 요실금 수술 이력

② 비수술적 방법

방광 훈련법, 골반바닥근운동, 질내에 콘을 삽입하여 훈련하는 질콘방법, 바이오피드백치료, 체외자기장치료, 전기자극치료와 같은 장비를 이용한 방법, 행동치료 등이 있다(표 19-6). 표 19-7은 출산 후 요실금 환자의 골반바닥근운동 프로그램이다.

(5) 관리 및 교육

요실금에 노출된 임산부는 요실금을 예방하고 관리하기 위한 배뇨일지와 배뇨 일정을 통한 방광훈련 전략에 대해 물리치료사를 통해 교육 및 훈련을 받을 수 있다.

■ 올바른 운동교육

- 해부학 모형과 시청각 자료교육
- 골반바닥근에 관한 기능과 해부교육/운동 프로그램 시연
- 분만 시 골반바닥근의 손상과 회복교육
- 요실금의 유형과 병리교육
- 노화와 요실금 교육

■ 요실금 관리 및 훈련

- 인지 훈련
- 바른 자세 훈련
- 호흡 훈련
- 골반바닥 저항훈련

표 19-6 골반바닥근운동에 기인한 요실금의 비수술적 치료방법

치료방법	내용
골반바닥근운동법	• 케겔운동이라고 한다. • 조임근을 강화하는 방법이다. • 골반바닥근의 강화운동은 5~10초간 지속적으로 수축하고 이완하는 방법이다. • 한번에 10회씩 하루 8~10회 이상 반복하도록 하고, 꾸준하게 훈련하는 것이 중요하다. • 언제 어디서든 실시 가능하며 다양한 자세(걸을 때, 운전할 때, 앉아 있을 때, 화장실이나 주방 등)에서 훈련할 수 있다.
방광훈련법	• 방광훈련은 스트레스성 요실금과 절박성 요실금의 치료에 많이 사용한다. • 일부러 소변을 참아가며 배뇨간격을 점차 늘려나가는 방법이다. • 배뇨간격이 1시간일 경우 1주일 단위로 30분씩 3~4시간까지 연장한다.
질콘 방법	• 원형추 모양의 콘을 삽입 후, 빠지지 않도록 스스로 훈련하는 방법이다. • 여성들이 자가 운동보조기구를 사용하여 골반 수축력을 강화하는 운동이다.
바이오피드백치료	• 케겔운동인 골반바닥근운동의 단점을 극복하기 위해 개발되었다. • 골반바닥근의 수축을 감지하는 작은 기구를 질 안에 넣고 운동을 하면서 골반바닥근이 제대로 수축하는지, 강도는 차이가 있는지를 컴퓨터모니터를 이용하여 훈련한다. • 본인의 골반바닥근육 수축 운동과정을 직접 눈으로 확인하면서 올바른 운동을 할 수 있는 방법이다.
체외자기장치료	• 환자가 옷을 벗지 않은 상태에서 치료의자에 앉아 자기장을 골반근육에 주사하여 치료한다. • 환자의 심리적 거부감이 적다. • 치료용 전극을 질이나 항문에 삽입할 필요가 없다. • 비접촉 치료방법으로 직접적인 전류의 흐름에 의한 질, 항문의 점막 손상이나 감염의 위험이 적다.
전기자극치료	• 질 내에 도구를 삽입하고 약한 전류를 흘려 골반근육과 방광에 자극을 주어 조임근을 수축시키고 반복적, 수동적으로 수축, 이완시키는 훈련방법이다. • 가정에서 전기자극치료기를 사용하여 훈련 가능하다. • 하루 20~30분씩, 1주에 2~3회 치료하면 8~12주 경과 후 효과가 나타난다.

표 19-7 출산 후 요실금 환자의 골반바닥근 운동 프로그램 설정

주	운동방법	횟수 및 시간
1주	• 발목, 무릎, 허리, 목, 어깨관절 이완운동 • 복식호흡 • 골반바닥근육 수축운동	1세트(3회/세트) 2세트(10회/세트) 2세트(10회/세트)
2주	• 발목, 무릎, 허리, 목, 어깨관절 이완운동 • 골반바닥근육 수축운동 • 앉은자세에서 앞, 뒤로 몸통 이동 • 날숨 시 F 소리내기	1세트(3회/세트) 2세트(10회/세트) 2세트(5회/세트) 2세트(10회/세트)
3주	• 발목, 무릎, 허리, 목, 어깨관절 이완운동 • 골반바닥근육 수축운동 • 앉은자세에서 앞, 뒤로 몸통 이동 • 날숨 시 짧고 빠른 호흡	1세트(3회/세트) 2세트(10회/세트) 2세트(5회/세트) 2세트(10회/세트)
4주	• 발목, 무릎, 허리, 목, 어깨관절 이완운동 • 골반바닥근육 수축운동 • 날숨 시 짧고 빠른 호흡 • 작은 공 위에서 골반바닥근 조이기	1세트(3회/세트) 2세트(10회/세트) 2세트(10회/세트) 2세트(10회/세트)
5주	• 발목, 무릎, 허리, 목, 어깨관절 이완운동 • 골반바닥근육 수축운동 • 작은 공 위에서 골반바닥근 조이기 • 꼬리뼈 당기기	1세트(3회/세트) 2세트(10회/세트) 2세트(20회/세트) 2세트(15회/세트)
6주	• 발목, 무릎, 허리, 목, 어깨관절 이완운동 • 골반바닥근육 수축운동 • 꼬리뼈 당기기 • 엉덩이뼈 한쪽씩 당기기	1세트(3회/세트) 2세트(10회/세트) 2세트(15회/세트) 2세트(15회/세트)
7주	• 발목, 무릎, 허리, 목, 어깨관절 이완운동 • 골반바닥근육 수축운동 • 괄약근 조이며 윗몸 일으키기 • 리크, 라크, 루크 소리내기	1세트(3회/세트) 2세트(10회/세트) 2세트(15회/세트) 2세트(15회/세트)
8주	• 발목, 무릎, 허리, 목, 어깨관절 이완운동 • 골반바닥근육 수축운동 • 괄약근 조이며 윗몸 일으키기 • 리크, 라크, 루크 소리내기 • 네발기기자세에서 무릎 들기	1세트(3회/세트) 2세트(10회/세트) 2세트(15회/세트) 2세트(15회/세트) 2세트(10회/세트)

5 임산부 운동치료

임신기간 동안 여성의 운동 프로그램을 안전하게 지속할 수 있다고 많은 연구에서 밝혀져 있다. 하지만 임신 시기에 따른 개인의 차이는 발생한다.

1) 운동 프로그램의 설계

(1) 동기부여 상담

우리나라는 의료적 접근성이 우수하기 때문에 임신기간 동안 건강한 생활방식을 갖도록 권장하고 있다. 환자는 의료진과의 상담을 통해 체중 조절, 신체활동 증가, 식생활을 개선시킬 수 있다. 임산부의 동기 부여를 평가하는 도구인 5A's는 식이요법과 운동 상담에 매우 효과적이며, 다음과 같다.

- 5A's: 질문(ask), 조언(advise), 평가(assess), 지원(assist), 제공(arrange)

(2) 임산부의 건강상태 평가

임신 중 운동은 신체의 여러 가지 긍정적 효과를 볼 수 있지만, 개인의 건강상태에 따라 임신 중의 운동이 오히려 독이 될 수도 있다. 따라서 물리치료사는 운동 형태를 결정하기 전에 임산부의 산과, 의학적 그리고 손상 및 활동제한의 위험요인을 확인하고 전반적인 건강상태를 평가해야 한다.

■ 검사와 측정

임산부는 임신 중 또는 출산 후 건강수준, 좋지 않은 자세, 나쁜 신체역학 변화, 임산부의 무게중심 변화, 기능적 활동제한, 이전의 근육뼈대계의 문제에 대해 운동 프로그램에 참여할 수 있는지 검진을 받는다.

■ 잠재적인 구조와 기능 손상에 대한 교육

- 임신 중 및 출산 후 올바른 자세
- 임신과 관련된 손상 예방
- 배근육 과긴장도
- 비뇨기 관련 불균형(요실금과 배변실금)
- 배곧은근 분리
- 심장허파 체력 관리
- 임신 중과 출산 후의 안전한 운동 관리
- 임신 후 신체 변화에 대한 지식
- 임신 후 늘어난 체중관리와 순환 증가 지식
- 진통과 분만을 위한 환자관리

- 진통과 분만에 대한 최대한의 안정성을 유지하는 자세에 관한 지식
- 진통과 분만에 사용되는 근육강화 지식
- 분만을 위한 환자의 근육수행력(근력, 지구력, 이완 등), 호흡능력 강화
- 안전한 출산 후 몸 관리(운동 교육) 및 재활과정
- 환자 및 가족교육

(3) 임산부의 임상적 평가 및 척도

임산부에 대한 운동 프로그램을 처방하기 전에 임산부와 환자가 운동을 피하는 의학적 이유가 없는지 확인해야 한다. 임산부는 운동에 대한 반응이 둔감하고 정상적인 심박동수를 보이기에 단순히 심박동수의 매개변수를 아는 것보다는 임신 중 운동 강도를 알 수 있는 운동자각도(rating of perceived exertion, Borg scale)를 모니터링하는 것이 더 효과적이다. 따라서 운동 프로그램을 평가는 다음의 기준에 의해 시행한다.

■ 운동자각도

- 운동처방 시 대상자의 힘든 정도를 파악하기 위해 사용하는 도구
- 임산부의 경우 운동자각도를 기준으로 운동을 처방함(일반적으로 심박수 측정)
- 6~20단위(15가지 등급)의 운동자각도 사용(자각도×10을 한 수치가 맥박수와 비슷함)
- 자세한 내용은 8장 유산소운동 원리(표 8-5 Borg's 운동자각도 참고)
- 예: 중등도 운동에서의 운동자각도 등급을 6~20단위의 운동자각인 Borg 척도에서 보면 '약간 힘든' 정도로, 이 정도는 운동을 하면서 '대화를 하는 수준'을 말함

■ 대화검사

또 다른 검사로 임산부가 운동부하량을 스스로 알 수 있다.

- 임산부의 운동자각을 측정하는 또 다른 방법 중 하나
- 임산부가 운동을 하면서 대화를 계속할 수 있으면 더 이상 운동에 대해 과신하지 않을 것을 알 수 있는 지표로 사용

■ 운동 중단 경고지표

- 박스 19-10의 증상이 나타나면 임신 중 운동을 더 이상 하지 않고 중단해야 함
- 임산부의 운동 중 수분 관리가 안 되어서 '갈증' 상태에 놓이는 경우
- 장시간 바로누운자세에서 아래대정맥(inferior vena cava)의 압박이 현저한 경우

박스 19-10 임신 중 운동을 중단해야 하는 경고 지표

다음과 같은 증상이 임신 중 운동할 때 발생할 경우, 운동을 즉시 중단하고 물리치료사와 상담 후 의사에게 의뢰한다.

- 질내 출혈(그림 19-23)
- 현기증 또는 어지러움
- 호흡곤란 증가
- 근무기력증
- 가슴통증
- 두통
- 종아리 통증 또는 부기(혈전정맥염의 개연성을 배제하기 위해 필요)
- 자궁수축
- 태아의 움직임 감소
- 물 같은 분비물(양수 등)이 흘러나옴

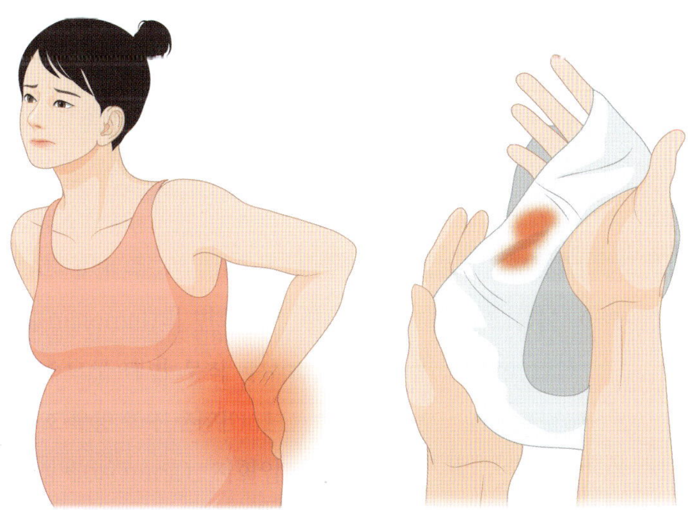

그림 19-23 임부의 운동 중단 경고 징후인 질내 출혈

2) 운동 프로그램의 처방

(1) 처방 기준

- 운동 프로그램이 중등도 강도의 운동목표에 부합하는지 여부
- 대부분의 주 또는 모든 요일에 적어도 하루 20~30분 실시하는지 평가
- 환자의 단계적인 상황과 의학적인 운동 권장 지침에 합당한지 여부(박스 19-11)
- 임부와 환자가 안전한 또는 안전하지 않은 신체활동을 하는지에 대한 평가

박스 19-11 임산부의 운동 권장 지침

- 자신의 운동계획에 관해 주치의와 상담을 한다.
- 임신 전 자신의 운동량보다 더 증가시키지 않는다.
- 부상 위험이 높은 스포츠 종목이나 신체의 접촉이 이루어지는 종목에는 참가하지 않는다.
- 대체로 5분 이상 등을 대고 누워서 하는 운동은 하지 않도록 하는데, 이는 태아의 무게가 아래 몸통과 다리에 혈액을 공급하는 혈관의 혈액 흐름을 감소시킬 수 있기 때문이다.
- 댄스 또는 트레드밀 걷기와 같이 균형감각을 필요로 하는 운동은 가급적 피한다.
- 적당한 신발을 착용해야 하며 유방이 충분히 지지되도록 한다.
- 출산을 약 3개월 정도 남겨놓고 관절 부상이 일어날 수 있으므로 빠르고 갑작스러운 동작이 요구되는 운동은 피한다.
- 운동 중에는 자신의 맥박을 수시로 점검하고 목표 심박수 범위의 낮은 수준에서 실시하도록 한다. 분당 140회를 초과하지 않는다.
- 무더운 날씨에서의 운동은 피한다. 임신 동안에 실시하는 운동의 주된 위험은 상승된 체온과 태아로의 혈액 공급 부족 현상이다. 물은 공기보다 인체로부터 열을 식히는 데 도움을 주므로 물속에서의 운동은 체온 상승을 방지하는데 매우 좋다.
- 충분한 양의 수분을 섭취한다.
- 다음의 증상 중 어느 하나라도 경험한다면 즉시 운동을 중단하고 의사에게 알려야 한다: 숨가쁨(shortness of breath), 손발 무감각(insensibility), 어지러움(dizziness), 저림(tingling), 복부 통증 또는 자궁 출혈.

(2) 근거에 기반한 임산부의 운동

① 저-중강도의 운동

많은 연구결과에서 짧은 시간 동안 수행하는 저-중강도 운동은 임부와 태아의 건강에 나쁜 영향을 주지 않는다고 하였다. 임신 기간 동안 운동하기를 원하는 임부에게는 낮은 강도, 짧은 지속시간(10~20분)의 운동을 권장한다(그림 19-24, 박스 19-12).

② 고강도의 운동

임신 중 장기간 또는 고강도의 운동은 태아의 출생 시 체중 감소와 태아 성장을 저해하는 요인이 된다. 원인은 태아에게 가는 혈액의 공급이 감소하거나 운동 동안에 일어나는 체온 상승과도 관련이 있다(그림 19-25).

- 임부에게 45분을 초과하는 고강도 또는 장기간의 운동
- 만성적인 고강도 운동은 임부에게 '저혈당증(hypoglycemia)'과 같은 태아 성장에 문제를 초래
- 해결방법: 운동 전 충분한 칼로리 섭취와 운동 세션제한

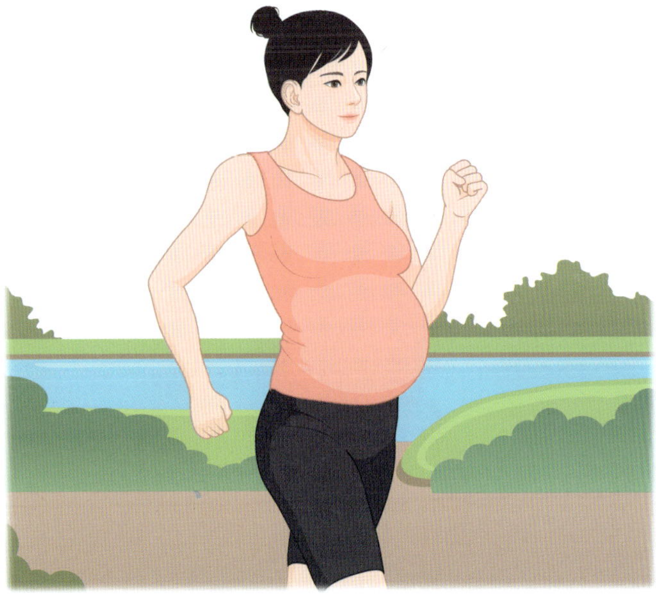

그림 19-24 임부의 운동: 짧은 시간 동안 저-중강도의 운동 수행

Tips 주의시항

임부에게 장기간의 운동이 필요할 경우, 열중립 환경(thermoneutral environment)과 충분한 물 공급/열량 섭취 또는 제어된 환경조건(공기 조절)에서 수행해야 한다. 이유는 임부의 핵심온도가 장시간의 운동 후 1.5°C 미만으로 올라갔다고 보고되었다.

박스 19-12 임신 중 운동 프로그램 처방

임신 전 규칙적인 운동을 한 건강한 여성

- 하루 15~30분 정도 실시
- 일주일 동안 고르게 실시
- 주 5회

임신 전 운동량이 부족했던 여성

- 하루 15분 정도로 가볍게 시작하여 하루 30분에 도달할 때까지 실시
- 일주일에 5분씩 운동량 늘리기: 15분 ▶ 20분 ▶ 25분 ▶ 30분
- 주 3~5회

※유산소운동 목표

- 일주일에 150분 실시
- 운동 중 대화를 유지해 나갈 수 있을 정도의 '중강도(Borg 척도의 운동자각도 13등급)'로 실시

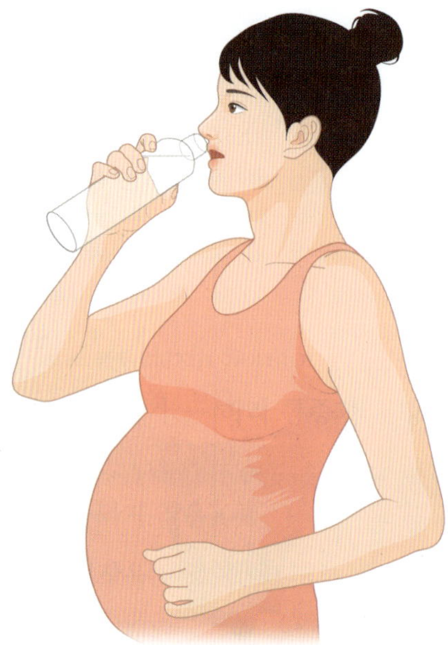

그림 19-25 임부의 장기간 또는 고강도운동 중 수분을 섭취하여 체온 상승을 조절

(3) 임부의 올바른 자세조절 운동

태아가 성장함에 따라 임부의 배는 점차 앞으로 나오게 되고 체중에 따른 무게중심이 앞으로 이동하면서 임부는 앞으로 넘어지지 않기 위해 무거워진 위쪽 몸통을 뒤로 젖히는 자세를 취한다. 이러한 자세는 허리를 앞으로 과도하게 굽히는 척추앞굽음(lordosis)과 골반이 정상 각도보다 앞쪽으로 기울어지는 골반 앞쪽기울임(anterior pelvic tilt)을 증가시킨다. 또한 허리를 과도하게 굽혀서 몸통을 뒤로 펴다보니 등과 어깨가 앞쪽으로 말아 굽히는 자세인 척추뒤굽음(kyphosis)이 증가하는 이차적 원인을 제공한다. 따라서 임산부는 올바른 자세조절을 통해 이차적 손상이 발생하지 않도록 해야 한다(그림 19-26).

① 자세 부정렬

- 턱(chin)은 앞으로 내밀고, 양쪽 눈은 초점이 아래로 내려감
- 어깨와 가슴은 가슴우리를 구부정하게 하고 어깨가 과도하게 앞으로 나와 있음. 이로 인해 호흡이 더 힘들고 소화불량에 노출됨
- 배근육과 엉덩이, 자궁은 처진 등근육을 따라 앞으로 나오고, 골반은 과도한 앞기울임(back-arche)이 발생하고 배근육은 늘어나고, 방광에 과도한 압력을 줌
- 무릎은 뒤로 가해진 압력에 의해 무릎관절에 손상을 주고 골반을 앞으로 내밀게 함
- 발은 다리 통증을 유발하는 발활(arches)과 종아리의 안쪽 경계에 체중이 가해짐

② 올바른 자세의 부정렬

- 머리는 머리 꼭대기를 위로 들고 목과 함께 턱을 올리며 귀와 일직선이 되게 함
- 어깨와 가슴은 갈비우리를 들어 올리는 동안 어깨를 뒤쪽과 아래로 내림

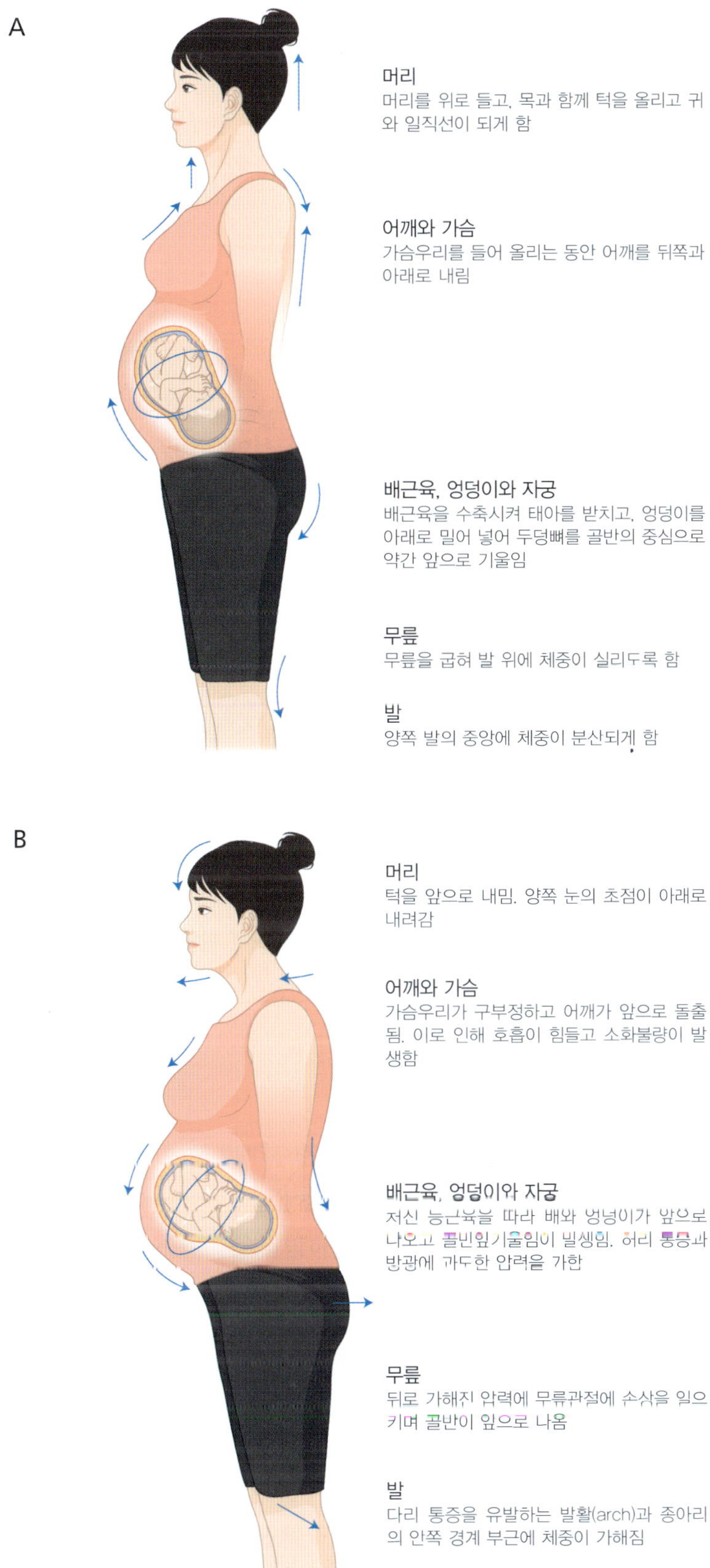

그림 19-26 임부의 올바른 자세와 올바르지 않은 자세

A. 올바른 자세 B. 올바르지 않은 자세

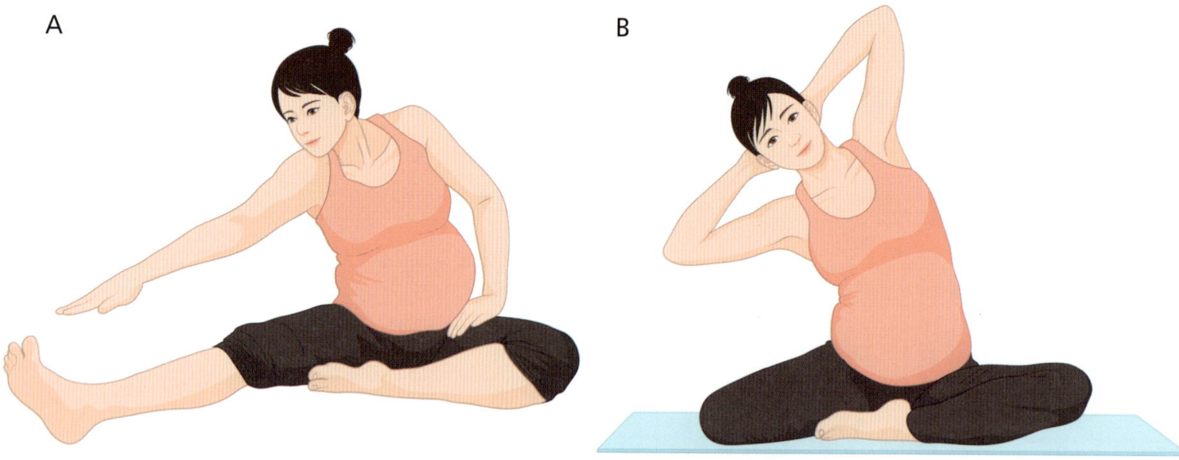

그림 19-27 임부의 뻗침운동하는 부위

A. 엉덩관절 굽힘근의 뻗침 B. 몸통 가쪽 굽힘근의 뻗침

- 배근육과 엉덩이 그리고 자궁은 배근육을 수축시켜 아이를 받치게 하고 엉덩이를 아래로 밀어 넣으며, 두덩뼈를 골반의 중앙으로 약간 앞으로 기울임
- 무릎은 굽히는데 발 위에 체중이 실리도록 함. 발은 양쪽 발의 중앙에 체중이 분산되게 함(그림 19-26)

③ 임신 중 선택적 뻗침운동

임신 후 태아가 성장함에 따라 임부의 자세에 주어지는 근육의 부담이 커진다. 출산과 동시에 아기를 안고 돌보는 과정에서 자세 근육에 큰 스트레스를 주게 된다. 따라서 임부의 긴장도가 높아지는 근육을 이완해야 한다. 임부에게 유연성과 뻗침운동 시 주의하여야 실시한다(그림 19-27). 임부에게 뼈와 관절의 불안정성이 있는 경우, 과뻗침하지 않도록 주의한다.

■ 뻗침운동할 근육 부위

- 목뼈 폄근과 목갈비근
- 어깨뼈 내밈근/어깨관절 안쪽돌림근과 어깨올림근
- 등뼈 폄근
- 엉덩관절 굽힘근과 모음근, 넙다리뒤근
- 발바닥 굽힘근

(4) 유산소운동

임신한 여성의 운동 처방에 가장 많이 사용하는 훈련이 유산소운동이다. 미국산부인과대학(American college of obstetricians and gynecologists, COG)은 유산소운동 시 더 이상 심박동수를 가지고 한계를 정하지 않는다. 임신 중 에어로빅 운동에서 '임부의 최대하 심박동수를 제한할 필요가 없다'라고 하였다. 규칙적인 심장혈관운동(cardiovascular exercise)을 하는 임부는 허리 통증, 임신성 당뇨병(gestational diabetes), 우울증(depression), 분만 중재(labor interventions), 제왕절개(caesarian)를 통한 출산, 임신과 관련된 다른 문제가 현저히 낮아진다(그림 19-28, 박스 19-13).

① 운동의 목적

유산소운동은 산소를 이용하여 필요한 에너지를 공급하는 심장허파지구력운동을 말하며, 지방을 주된 연료로 사용한다. 유산소운동은 심장허파 기능을 향상시키고 과도한 체중증가를 예방할 수 있다. 임신 중 유산소운동은 정상 체중과 과체중인 임산부의 유산소 용량을 증가시킨다.

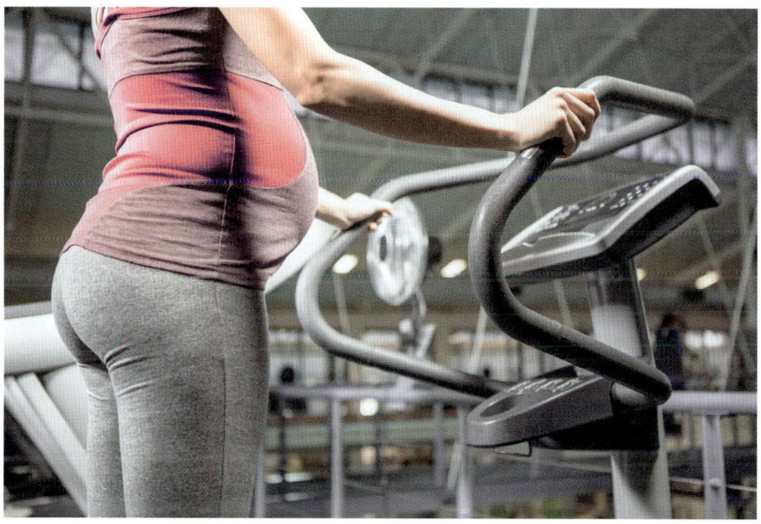

그림 19-28 임부 유산소운동의 예

박스 19-13 임신 중 최고의 유산소운동

체력증진 걷기

- 하이킹(낮은 고도)
- 단계별 유산소운동(낮은 단계)
- 일립티컬 트레이너: 타원형 운동기구
- 수영
- 낮은 강도의 댄싱
- 영향이 작은 유산소 수업
- 트레드밀
- 리컴번트 자전거
- 수중 에어로빅
- 조깅

* 달리기와 조깅은 임신 후기(3기)에 운동량을 줄이거나 또는 손상이나 자궁(uterine) 및 방광 탈출증(bladder prolapse)을 예방하고, 인대가 심각하게 느슨해질 때 대신할 수 있다.

② 중재

걷기, 수영과 같은 큰 근육을 사용하고 임신 전부터 운동을 꾸준히 할 수 있도록 계속 지도해 나간다. 임신 중에도 기존의 운동 패턴을 몸의 변화에 맞게 수정해 나가야 한다. 운동 프로그램을 설계하고 교육할 때, 임신 전 규칙적인 운동을 한 여성과 운동량이 부족한 여성은 운동 프로그램을 다르게 세워야 한다(박스 19-14).

- 걷기
  - 임부의 체력수준에 맞게 설정
  - 심장허파기능 강화
  - 임신으로 인한 급격한 체중변화 조절/적절한 체중유지에 도움
  - 하루 30분 정도 걷기운동을 꾸준하게 실시
  - 최대한 시간을 넘기지 않도록 하기
- 고정식 자전거
  - 심장허파 강화
  - 체중이 다리에 모두 전달되지 않으면서 큰 관절 부담을 줄일 수 있고, 고정식 자전거는 엉덩이가 닿는 부위가 넓은 자전거를 선택하여 실시

박스 19-14 임신 중 유산소 및 근력운동의 장점

- 근육 긴장을 완화하고 근력 및 근육지구력을 향상시켜 임신 동안의 체력 유지
- 불면증을 예방하고 숙면을 도움
- 임신으로 인한 피로와 스트레스 및 불안 해소/기분 전환
- 허리 통증, 변비, 복부팽만의 증상을 완화
- 몸이 건강하면, 더 건강한 아기를 낳기 쉬움
- 규칙적인 유산소운동으로, 태반(placenta)의 크기가 커짐
- 산소(oxygen)와 이산화탄소(CO_2)를 교환할 수 있는 능력, 영양소와 노폐물(waste products)을 교환할 수 있는 능력도 증가
- 엄마가 꾸준히 운동을 통해 신체운동을 강화해 온 경우, 아기는 처음부터 심장혈관 능력이 더 큼
- 야윈 아기는 성인일 때 과체중 또는 당뇨병(diabetes)에 걸릴 확률이 낮음
- 모유 수유 시 개선된 면역기능이 처음 몇 달 동안 아기에게 전달됨
- 임신 중 과도한 체중 증가를 예방하여 임신 당뇨병의 위험과 성인이 되어 아기가 당뇨병에 걸릴 위험을 모두 감소시킴
- 심장혈관질환 및 비만 등 만성질환의 발생위험을 감소 시킴
- 규칙적인 운동을 통해 건강한 엄마는 주로 앉아서 생활한 여성보다 출산 후 훨씬 더 빨리 건강을 회복함
- 진통을 잘 견디게 하고 출산을 위해 필요한 체력을 제공함

■ 수영

- 임신 1기(초기)부터 3기(후기)까지 가능함
- 무릎관절에 부담이 주지 않도록 실시
- 출산이 가까워 졌을 때 등 임신 후기에 수영장 바닥을 조심해야 함
- 차가운 물보다는 약간 미지근한 온수풀 권장
- 수영은 체온 상승 방지가 가능하므로 체온이 급격하게 떨어지지 않도록 주의함
- 임신 16주 이후의 수영은 전문가와 상담을 통해 실시
- 임신 36주(9개월)의 수영은 감염과 조산의 위험이 함께 공존하므로 주의를 기해 운동하는 것이 요구됨. 의료진과의 상담할 것을 권장함

다음은 임산부의 운동 프로그램 설정에 필요한 구체적인 지침사항이다.

■ 유산소운동의 위한 결정요소

- 운동부하
- 기간 및 강도
- 운동유형
- 수축 패턴 및 신진대사경로
- 운동 형태
- 활동
- 주기화
- 영양
- 운동 환경

■ 운동 처방을 위한 운동 지침(표 19-8)

- 가장 중요한 것은 운동 강도임
- 훈련의 유형으로 유산소운동을 가장 많이 사용
- 심박동수(HR)는 지속적인 유산소운동의 강도를 정하기 위해 전통적으로 사용하는 매개변수임
- 심박동수(HR) 값을 결정하는 주요 생리적 변수는 Vo_2이고 훈련의 목표를 설정하는 순서로 중요한 것은 Vo_2max 추정지임
- 건강한 임부는 일주일에 3~4일, 하루 15~30분, 주 150시간 이상 실시

Tips

임산부가 이전에 심장질환이나 당뇨가 있는 경우, 혈압 상승이나 저혈당에 노출될 수 있기에 본인에게 적합한 운동 프로그램으로 처방하여야 한다.

표 19-8 임신 중 운동 처방을 위한 지침

운동처방 변수	수행/연습 수준			
	일반적인	좌식생활자	레크리에이션	엘리트/운동선수
바우트 양	• 최소 15분	• 30분	• 30~60분	• 근력: 높은 반복(15~20회) • 60~90분
바우트 강도	• 140~160bpm(걷기와 자전거 타기를 위해 안전) • %HRmax: 70%(자전거와 유산소운동) • %Vo_2max: 70%(수영과 수중운동), 자전거 타기보다 심박동수가 낮음 • 대화검사 • 높은 강도	• RPE: 중등도 강도만큼 힘들게 • %HRma: 65~75%	• RPE: 중등도 강도보다 더 힘들게 • %HRmax: 65~80%	• 근력: 가벼운 무게 • RPE: 힘들게 • %HRmax: 75~80%
빈도	3일/주	3일/주	3~5일/주	3일/주
유형	• 낮은 충격 • 확장된 등척성 수축 • 무산소운동 • 발살바 기법 없이 근력 훈련	낮은 충격	낮고 중등도의 충격	• 낮고 중등도의 충격 • 최대, 등척성 근력운동 • 첫 1/4의 바로누운자세
형태(활동)	• 출산 준비(최소) • 체중부하가 없는 운동부터 시작(자전거, 수영, 등) • 걷기와 빠른 걷기 • 유산소운동 • 수중운동은 허리 통증 경감을 위해 권고 • 혈류를 증가시키고 부기를 감소함 • 개별 감독을 통한 필라테스	걷기, 자전거, 수영, 수중 에어로빅	• 낮은 충격 • 조깅/러닝, 테니스를 중등도 강도에서 진행	• 조깅/러닝, 테니스 외, 비슷한 종류 운동 • 레이싱 활동으로 진행 • 타원형 운동장비로 레이스의 변환 • 저항성 운동기계 • 허리 통증을 예방하는 수중운동
회피	• 경기에 참가, 접촉이 잦은 스포츠 또는 외상 위험성이 있는 종목 • 아래쪽 허리에 과부하를 주는 운동 • 적당한 높이에서의 운동(해발 2,500m) • 얕은 물에서 자주 다이빙(절대 깊지 않음) • 접촉이 많은 스포츠(팀 스포츠 또는 무술 시합) • 낙상의 위험성이 높은 승마, 스케이팅, 스키, 등산 외	-	-	• 감염, 열 또는 과로를 동반하는 훈련 • 경기 종목 • 접촉성 스포츠 • 방향 변화를 빠르게 하는 종목(느슨한 인대) • 무산소운동 • 통증, 출혈 등의 증상으로 중단하는 훈련
환경	고온을 피함	-	-	고온을 피함
영양과 보충	적당한 영양과 수분	-	-	탈수
주기화	임신 초기(1기) 동안에서의 바로누운자세: 1분기부터 운동 프로그램을 시작	일주일에 3~5일, 15분에서 시작하여 30분 진행	-	• 1/3분기에서 일주일에 3일 • 2분기 동안 일주일에 5일 • 일주일 간 3~5일에서부터

* 좌식생활자: 활동량이 별로 없는 사무직 근로자, 운전자, 학생 등

(5) 근력운동

임신 중 근력운동은 올바른 자세를 유지하는데 필요한 근육을 단련시키고 허리 통증을 예방할 뿐 아니라 분만 중 사용하는 근육을 강화하여 진통을 잘 이겨내도록 한다. 임신 전부터 올바른 운동 패턴을 잘 지키면 출산 후 임신 전 본인의 체력으로 회복하는데 도움을 준다.

① 운동의 목적

임산부에게 근력운동은 올바른 자세를 유지하는 근육을 강화시키고 허리 통증을 예방한다. 분만에 필요한 근육을 강하하여 진통을 이겨내고 분만을 쉽게 하며, 출산 후 임신 이전의 체력으로 회복을 도와주고 후유증을 줄인다.

② 중재

■ 요가 및 필라테스

- 임신 중 근력을 강화할 수 있는 쉬운 접근법
- 근육을 이완시켜 근육 피로도를 낮춰줌
- 자궁과 골반의 근력을 강화시킴
- 호흡근을 강화하여 출신 시 호흡조절을 수월하게 함
- 태아에 영향을 적게 주는 임신 16주 이후 시작
- 운동 중 과도한 동작을 취하거나 호흡을 참지 않도록 하기

■ 운동기구

- 웨이트 장비나 탄력밴드를 활용
- 운동기구 사용 시 앉은자세와 같이 편안한 동작에서 실시
- 무게를 이용한 운동기구는 운동의 호흡법을 전문가를 통해 익혀야 부작용 없음(그림 19-29)

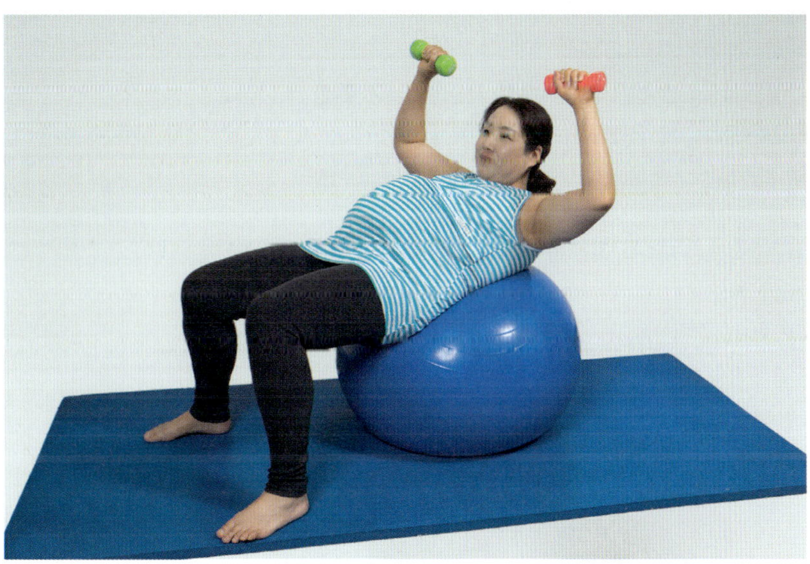

그림 19-29 임부의 근력강화운동

③ 근력운동의 지침(임신 중/출산 후)

근력운동은 임신 중/출산 후 근육강화(muscular fitness)의 회복, 모유수유의 질과 임신부의 체중 증가를 원래 상태로 돌리기 위한 운동 프로그램의 처방에 초점을 맞추어야 한다(박스 19-15). 출산 후에는 살부위(perineal)와 배근육의 근력 회복이 중요하다. 분만 후 첫 4주 동안 심장호흡계의 생리적 변화가 지속되며, 분만 몇 시간 안에 골반바닥근 운동을 시작한다.

■ 분만 후 첫 3주간

- 배벽(abdominal wall)의 긴장을 회복하는 운동을 실시하지만 구체적인 근력운동은 제한

■ 분만 40일 후

- 야외에서 점핑 또는 러닝과 같은 중등도의 유산소운동은 골반바닥 외상의 위험때문에 출산 후 8~12주 후에 시작해야 함

■ 분만 8주 후

- 격렬하고 경쟁적인 근력운동을 다시 시작할 수 있음
- 배와 살 주위 근력을 회복시켜야 함

■ 근력을 강화하기 위한 기준: 운동자각도(Rate of Perceived Exertion, RPE)

- 운동강도(RPE) 1~3: 준비운동 과정이며, 가벼운 근력 회복의 장점이 있으며 유산소성 능력이 증가한다. 종류별로 각 걷기 15분, 자전거 15분, 타원형 운동기구 15분, 계단 오르고 내리기 20분으로 설정하여 선택하여 사용함
- 운동강도(RPE) 3~4: 운동유형은 무산소운동을 활용하기 시작하며 숨쉬기가 힘들어짐. 종류

박스 19-15 임신 중 근력운동 지침

- 강도: 약간의 피로감을 느낄 정도
  낮은 강도로 반복횟수를 늘려 운동: 체중이용(낮은 무게)
- 횟수: 같은 동작을 12~15회씩, 1~2세트로 반복
- 근육: 대근육부터 운동을 시작(1~2kg 가벼운 아령이나 고무밴드)
  예: 넙다리네갈래근, 넙다리뒤근, 큰가슴근 등
- 시간: 간헐적 또는 지속적, 최소 10~30분 정도
- 휴식: 5분 휴식
- 올바른 자세로 근력강화운동 실시하기
- 운동 중 호흡을 참지 않도록 하기
- 과도한 뻗침 피하기
- 출산 후 운동은 4~6주 이후가 적당

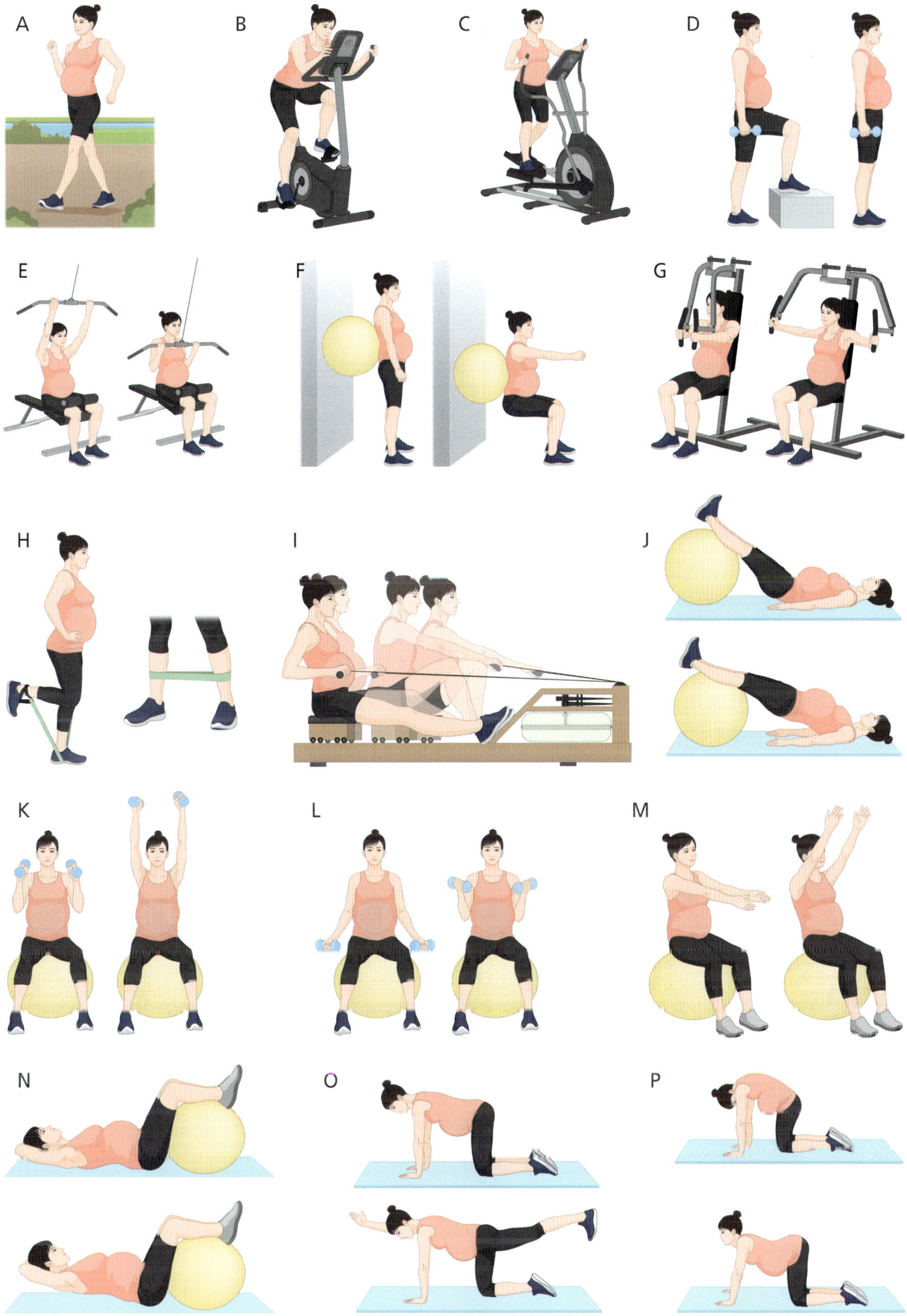

그림 19-30 기본적인 근력 순환운동

별로 각 랫 풀 다운 머신 15회, 핏볼 스쿼트 15회, 체스트 프레서 15회, 저항도구를 이용한 힙업운동 12회, 케이블 로우머신 12회, 핏볼을 이용한 엉덩관절 폄운동 20회, 덤벨을 위한 어깨운동 12회, 덤벨을 이용한 위팔두갈래근운동 12회, 핏볼에 앉아 배운동 12회, 배근육을 강화하는 업도미널 크런치운동 20회, 엉덩이 운동인 힙 발란스 10회, 척추 가동성운동 8회

- 운동강도(RPE) 5: 운동자각도(RPE)에서 운동강도 4 이상은 숨쉬기가 힘들어지기 시작하는 단계이고, 5부터는 숨이 거칠고 불편한 단계이며 대화를 나누기가 어려움. 이 단계는 최대치의 노력이 요구되기에 임부의 근력강화를 위해 꼭 필요하지 않으며, 안전한 근력운동을 위해 피함. 상세한 운동자각도에 따른 심박수와 호흡과 관련된 자세한 내용은 8장 유산소운동 원리에서 설명하였음
- 그림 19-30은 임부의 근력강화를 위한 순환운동의 예시

(6) 레크리에이션 활동

광범위한 레크리에이션 활동에 참여하는 것은 안전하다. 다만 복부 외상의 위험이 있거나 서로 부딪히는 운동은 피해야 한다.

3) 임(산)부의 운동 지침

(1) 임(산)부의 신체활동(운동) 권장사항

- 건강한 임(산)부 및 산후 여성의 경우, 일주일에 최소 150분 이상(즉, 활발한 걸음걸이에 해당)을 권장한다(U.S. Department of health and human services issued physical activity guidelines for Americans, 2008).
- 임(산)부의 운동은 이득이 위험성 보다 훨씬 더 높다(WHO, 2015/American college of sports medicine, 2011).
- 신체적 비활동은 전 세계적인 조기 사망에 대한 네 번째 주요 위험요인이다(WHO, 2015).

박스 19-16 임신 중 안전한 운동의 예

- 걷기
- 수영
- 고정식 자전거
- 낮은 강도의 유산소운동
- 요가(수정된 등)
- 필라테스(수정된 등)
- 러닝 또는 조깅
- 라켓볼 스포츠
- 근력운동

- 임신 중 신체적 비활동과 과도한 체중 증가는 임신성 당뇨병을 포함한 모성 비만(maternal obesity) 및 관련 임신 합병증의 위험요인임
- 일부 환자, 산부인과 의사 및 기타 산부인과 전문의들은 임신 중 규칙적인 신체 활동이 유산, 태아 성장 불량, 근육뼈대계 상해 또는 조산증을 유발할 수 있다고 하지만 합병증이 없는 임신의 경우, 운동은 안전하고 권장됨
- 박스 19-16과 같이 전문가에 의해 안전하다고 하는 신체활동을 위주로 운동을 실시함

(2) 임신 중 신체적 변화에 따른 운동 지침

임신 중 만들어지는 호르몬인 릴랙신은 결합조직인 인대 등을 이완시키는 작용을 하고, 뼈와 관절을 불안정하게 하는 원인이 되어 운동 중 손상의 위험을 증가시킬 수 있다. 따라서 임신 중 과도한 뻗침은 피하는 게 좋다.

- 임신 중기(2기)부터 임부가 등을 댄 바로누운자세로 운동 시 커진 자궁에 의해 심장으로 들어오는 정맥(아래대정맥)을 눌러서 혈액 순환을 방해함. 이에 따라 기립성 저혈압이나 어지러움증을 유발하므로 바로 누워서 하는 운동은 피해야 함
- 임신 중기에는 배가 많이 나오면서 무게중심이 앞으로 이동하여 허리와 골반 부위의 뼈와 근육에 부담이 커짐. 이로 인해 임신 후기에는 허리 통증이 많이 발생하고 균형감각 저하로 낙상의 위험도도 함께 높아짐
- 임신 중 정맥의 환류를 감소시키고 저혈압을 유발하는 요가자세는 가능한 피함
- 달리기와 조깅, 라켓볼 스포츠, 근력운동은 임신 전에 정기적으로 참여한 임산부에게 안전하다.
- 라켓볼 스프츠는 빠른 움직임을 요하는 운동으로 일부 임부는 낙상의 위험성을 증가시킬 수 있으므로 가능한 피하는 것도 좋음
- 아래대정맥의 압박 예방법: 임부가 바로누운자세를 유지할 때, 아래대정맥의 압박을 방지할 목적으로 수건을 임부의 오른쪽 엉덩이 밑에 배치하여 자세가 약간 왼쪽으로 기울 수 있도록 함(그림 19-31)

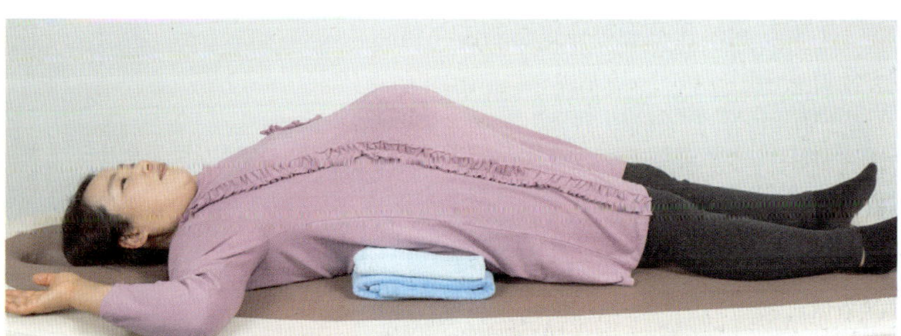

그림 19-31 아래대정맥의 압박을 방지하기 위한 중재

다음은 유산소운동 전 전문의와 상담이 요구되는 증상이다(박스 19-17).

박스 19-17 유산소운동 전 전문의와 상담이 필요한 증상

- 자궁기능장애가 있을 경우
- 극도의 비만 또는 저체중
- 빈혈이 있거나 심장박동이 불규칙한 경우
- 뼈나 관절에 문제가 있는 경우
- 임신 전 운동을 전혀 하지 않았던 경우
- 허파 또는 심장질환이 있는 경우(가족력 포함)

(3) 임(산)부의 권장되지 않는 운동

① 미국 산부인과학회 지침

합병증이 없는 임산부의 신체활동은 산부인과 전문가를 통해 지속적으로 이루어져야 한다. 미국 산부인과학회(American College of Obstetricians and Gynecologists, ACOG)는 임산부의 운동과 관련된 위험을 방지하기 위한 지도 지침을 마련하였다.

- 박스 19-18의 운동은 전문가가 임신 중 위험하다고 판정한 운동임
- 운동 프로그램을 시작하기 전에 임산부 개인의 일반적인 상태를 고려해야 함
- 만성피로 여부 확인
  - 만성피로는 잘못된 운동처방으로 인해 발생하는 증상으로 증상 발현 즉시 운동을 중지해야 함
  - 만성피로는 임산부와 태아의 신체적 · 정신적 문제와 태아의 성장발달에 영향을 줌

박스 19-18 임신 중 안전하지 않은 운동의 예

- 부딪히는 스포츠(예: 하키, 복싱, 축구, 야구)
- 낙상의 위험성이 높은 활동(예: 내리막 스키 타기, 수상 스키, 서핑, 비포장도로 자전거 타기, 체조, 승마)
- 스쿠버 다이빙(scuba diving)
- 스카이 다이빙(sky diving)
- 핫 요가 또는 핫 필라테스
- 양쪽 뻗은 발올림(bilateral Straight-Leg Raising, SLR)

박스 19-19, 19-20은 임신 중 주의해야 할 운동과 피해야 할 운동 목록이다. 이 조건에 해당할 경우, 물리치료사는 운동 시 관리가 더 강화되어야 한다.

② 금기증

물리치료사는 임산부의 운동 시 절대적이고 상대적인 조건에서의 금기증을 고려해야 한다(그림 19-32).

- 절대적인 금기증: 어떠한 상황에서도 운동을 하지 않아야 한다는 것을 의미(박스 19-21)
- 상대적인 금기증: 사례별로 상황에 맞게 결정을 내리는 것을 의미(박스 19-22)

박스 19-19 임신 중 주의해야 할 운동

- 장시간 동안 서있기
- 추락 가능성이 있는 운동
- 배 손상을 유발할 수 있는 운동
- 오랫동안 숨을 참는 운동
- 덥고 습한 날씨의 운동수행
- 피로할 때까지 운동수행
- 아래대정맥의 압박하는 바로누운자세에서의 운동(임신 중기)

박스 19-20 임신 중 피해야 할 운동

- 균형을 잃거나 넘어지기 쉬운 운동: 스키, 승마, 체조, 야외 사이클 운동 등
- 신체접촉이 있는 운동: 하키, 키복싱, 유도, 농구, 축구, 배구 등
- 라켓 스포츠: 스쿼시, 테니스, 라켓볼 등
- 고지대에서의 운동: 2,500m보다 높은 고도에서의 운동은 고산병을 일으킬 수 있고 자궁 내 혈류의 흐름을 감소시킴
- 스쿠버 다이빙: 태아에게 감압증을 유발할 수 있음
- 덥고 습한 환경에서의 운동 또는 사우나
- 저혈당을 유발하는 운동: 공복 시 운동, 과도한 운동
- 숨을 참는 운동(발살바법)
- 제왕절개 수술을 한 임산부는 고정식 자전거가 배에 압력을 주기 때문에 피해야 함

상대적

- 심한 빈혈
- 모체의 심부정맥
- 만성 기관지염
- 세심한 관리가 어려운 제I형 당뇨병
- 병적 비만
- 최저 비만(BMI<12)
- 장기간 좌식생활자
- 현재 임신 중 자궁 내 성장제한
- 조절하기 어려운 고혈압
- 통제하기 어려운 발작장애
- 통제하기 어려운 갑상샘기능항진증

절대적

- 심장질환
- 허파질환
- 자궁목 무력증/원형묶음
- 조기 분만의 위험성이 있는 다태임신
- 2~3기에서의 지속적인 출혈
- 임신 26주 후 목태반
- 현재 임신 중 조숙 산통
- 양막 파열
- 자간전증/고혈압성 임신 포함

경고징후

- 질 출혈
- 운동 후 짧아진 호흡
- 현기증
- 두통
- 가슴통증
- 근육 약화
- 근경련, 종아리 통증 또는 부종
- 감소된 태아 움직임
- 위험성이 있는 조기 분만
- 양수의 감소

그림 19-32 임신 중 사전 운동 동안의 절대적 및 상대적인 금기증

박스 19-21 절대적 금기사항

다음과 같은 질환이 있는 경우에는 운동을 제한해야 하며 전문가와 상담하도록 한다.

- 중증의 심장질환
- 허파용적이 제한되는 허파질환
- 자궁목무력증
- 조산의 위험이 있는 다태임신
- 지속적인 임신 2, 3기 출혈
- 임신 26주 이후의 전치태반
- 조기진통이 있는 경우
- 양막 파열
- 임신성 고혈압 혹은 임신중독증

박스 19-22 상대적 금기사항

- 심한 빈혈(Hb<10g/dL)
- 의학적 평가를 받지 않은 부정맥
- 만성 기관지염
- 조절되지 않는 제1형 당뇨
- 병적인 고도비만
- 심각한 저체중(BMI<12)
- 거의 움직이지 않는 생활패턴
- 태아가 자궁 내 발육부전 소견을 보이는 경우
- 조절되지 않는 고혈압
- 정형외과적 문제로 운동에 제한이 있는 경우
- 잘 조절되지 않는 간질
- 잘 조절되지 않는 갑상샘기능항진증
- 심한 흡연자

4) 임(산)부를 위한 가정운동 프로그램

임신과 분만을 준비하는 동안 임산부는 몸매의 유지, 용이한 분만 또는 태아와 본인의 체력을 유지하기 위해 운동을 해야 한다. 임신기간 내 운동은 매우 효과적이고 안전하게 시행해야 한다. 이러한 목적을 달성하기 위해 임신부는 편안한 집에서 할 수 있는 운동이 있어야 한다. 임신 중 운동은 다양한 효과가 있지만 전문가들은 조기 분만, 전립샘, 과도한 체중 증가, 임신 당뇨, 우울증에 대한 위험을 줄이는 것이 가장 중요하다고 한다.

다음은 집에서 할 수 있는 임산부를 위한 4가지 가정운동 프로그램에 대해 제시하고자 한다.

(1) 플랭크운동

임산부에게 가장 중요한 운동 중의 하나가 배 운동이다. 플랭크(plank)운동은 커다란 몸의 중심 운동일 뿐만 아니라, 임신할 때 할 수 있는 몇 안 되는 배 운동 중 하나이기도 하고, 또한 출산 후 배 벽이 분리된 배곧은근 분리를 예방하는데 도움이 된다(그림 19-33).

■ 운동방법

- 바닥에서 팔꿈치를 어깨 너비로 벌리고 양 손을 앞으로 향하게 함
- 무릎을 꿇거나 발가락에 힘을 줌
- 무릎을 펴고 발가락부터 머리끝까지 널빤지처럼 일직선이 되게 함
- 척추가 일직선이 되어 있고 배근육을 꽉 잡듯 긴장하게 만듦
- 골반기울기(glute squeeze)를 만들고 살짝 기울여 엉덩이를 조절
- 이 자세를 계속 유지하고, 다음에 쉬기를 반복
- 처음에는 20초간 실시하고, 강해질수록 60초 동안 할 수 있을 때까지 계속 시간을 추가함

박스 19-23 운동 전 지켜야 할 원칙

- 편안한 옷과 신발을 착용한다.
- 충분한 칼로리 섭취를 한다.
- 편안한 수유브래지어를 착용한다.
- 운동은 30분을 넘지 않게 한다.
- 운동 전 · 후로 수분 섭취를 충분히 하도록 한다.

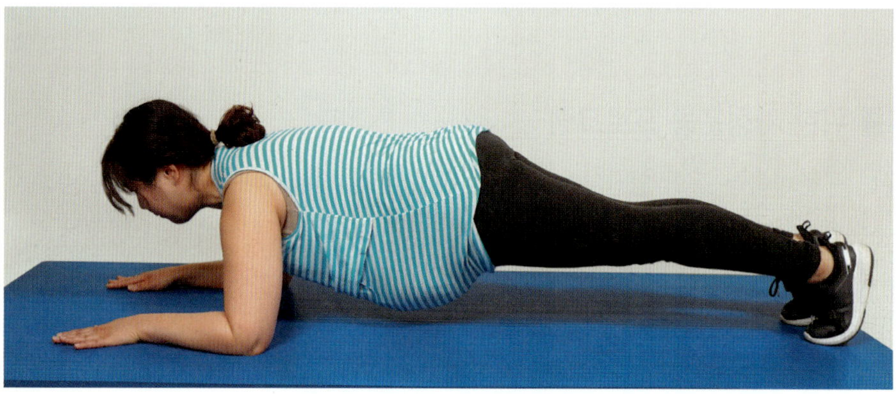

그림 19-33 임산부를 위한 플랭크운동

Tips 플랭크운동

바닥에 팔과 발을 대고 배근육을 단련시키는 등척성 수축운동

(2) 딥스운동

딥스(dips)운동은 가슴운동의 대표적 운동으로 쉽게 말해 팔 들어 올리기이며, 팔을 단단하게 유지하는 데 도움이 되는 훌륭한 운동이다(그림 19-34).

■ 운동방법

- 우선 의자나 벤치에 앉음
- 그 다음 손을 의자의 앞쪽 가장자리에 놓고, 엉덩이를 가까이 가져감
- 엉덩이를 의자 앞에 편안하게 갖다 놓을 수 있을 때까지 앞으로 발을 내딛음(어깨에 무리가 가지 않도록 의자에 바짝 붙임)
- 엉덩이를 의자에 최대한 가깝게 유지하면서 팔을 다시 똑바로 누르기 편하게 하고, 의자 높이

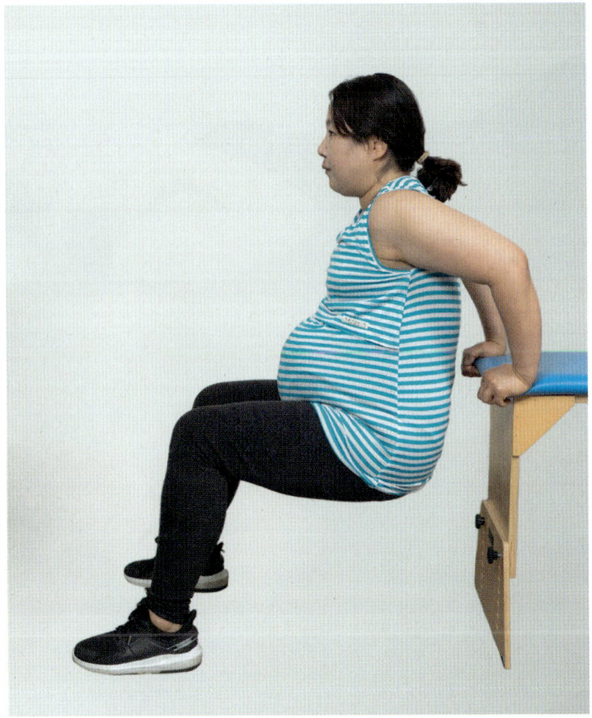

그림 19-34 임산부를 위한 딥스운동

아래로 내려갈 수 있도록 양쪽 팔꿈치를 구부림(발바닥을 편평하게 하고 무릎을 굽히는 것이 가장 쉬운 자세임)

- 2세트 동안 10~15회 반복

(3) 능동 가로막 호흡

능동 가로막 호흡(active diaphragmatic breathing)은 엄청난 스트레스 완화기능을 가지고 있고, 또한 배근육을 강화하는데 효과가 있다. 능동 가로막 호흡은 진통과 분만 중에 이용하면 매우 유용하게 작용한다.

■ 운동방법

- 등을 대고, 양무릎을 굽힌 상태에서 발을 바닥에 대고 누움
- 한 손은 가슴에, 다른 한 손은 배꼽에 놓음(그림 19-35-A)
- 코로 호흡하고 배꼽을 꼬리 방향으로 하고 배를 누르면서 확장시킴(그림 19-35-B)
- 배에 손을 얹고, 배의 움직임을 확인함. 숨을 들이쉬면서(배가 팽창하도록 함), 배근육으로 적극적으로 호흡함. 그리고 숨을 내쉬면서(수축할 수 있도록 허용) 배근육을 잡아당김
- 대상작용 없이 정확하게 배근육이 중심이 되게 하고, 매일 10~20회 반복
- 심호흡을 원활하게 하기 위해 의식적으로 갈비뼈와 척추의 근육을 이완함
- 배꼽을 아래 쪽인 척추 방향으로 당기면서 입으로 숨을 내쉼(그림 19-35-C)

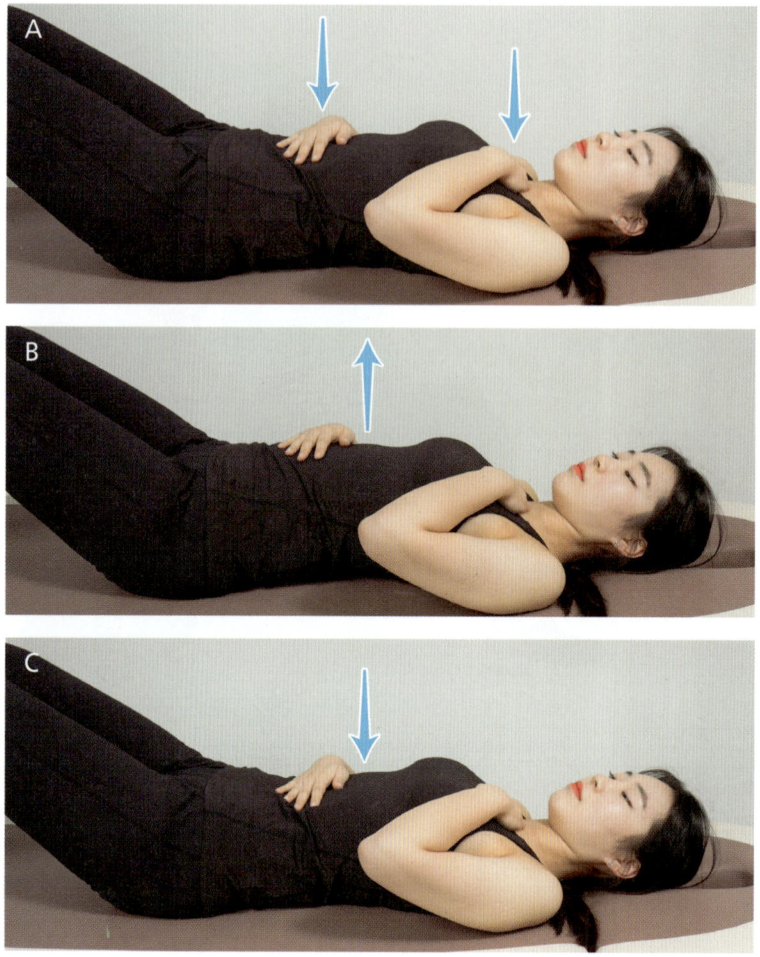

그림 19-35 임산부를 위한 능동 가로막 호흡

A. 시작 B. 운동 C. 반복

Tips 능동 가로막 호흡 시 주의사항

가슴으로 움직이지 않도록 한다.

(4) 스쿼트운동

스쿼트(squats)운동인 스쿼팅(squatting)을 하면 아기를 보다 쉽고 안전하게 출산할 수 있도록 넓은 골반 출구를 만들어준다. 또한 엉덩이, 넙다리뒤근과 넙다리네갈래근을 포함한 다리근육을 늘리고 강화시킨다(그림 19-36).

- 운동방법
  - 발은 적어도 엉덩이 너비 만큼 벌리고 섬

- 임신 기간 동안 발 딛은 자세를 계속 유지함
- 척추는 중립자세를 유지하고, 스쿼트 위치로 내려갈 때 무릎을 90°로 구부리고 양 발목 위에 일렬로 정렬시킴
- 꼬리뼈를 펴듯이 하고 엉덩이를 내밈
- 체중을 뒤에 유지시키고 양 발꿈치로 딛음
- 정강이는 수직이 되게 하고 발가락 위로 무릎이 삐어나오지 않도록 해야 함
- 발뒤꿈치를 끝까지 눌러주면서 출발 위치로 다시 돌아감
- 다시 일어설 때 고징점(sticking point)에서 숨을 쉬는데, 최대로 할 때 숨을 내쉼
- 1~2세트 동안 10~15회 반복. 매일 1~2세트 실시
- 안전하게 스쿼트를 할 수 있을 만큼 충분히 강하고 느슨해질 때까지는 문 손잡이나 다른 지지할 수 있는 곳을 잡도록 함
- 이 운동은 필요에 따라 전문가로부터 지도와 전략 수정을 받아야 하고, 임신 중 모든 단계에서 적합함

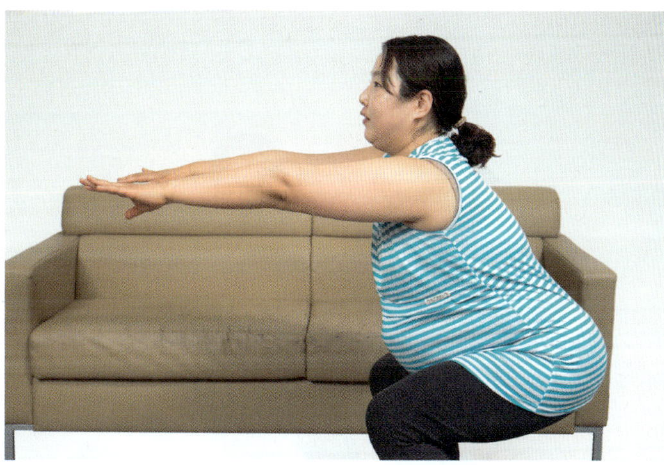

그림 19-36 임산부를 위한 스쿼트운동

※주의: 만약 통증이 조금이라도 발생한다면, 즉시 멈추고 의사와 물리치료사 등 건강관리 전문가에게 알려야 한다.

6 골반바닥 운동치료

골반바닥의 기능 손상은 골반바닥의 지지에 의존하는 구조물의 기능장애를 초래한다. 골반바닥의 물리치료(Pelvic Floor Physical Therapy, PFPT)는 근육, 신경, 인대, 연결조직, 림프계 및 다리이음뼈 주위의 관절을 대상으로 하며 이동성과 기능에 초점을 둔다. 골반바닥을 치료하는 물리치료사들은 근막이완술(myofascial release), 결합조직 도수치료(connective tissue manipulation)와 관절, 흉터조직 가동술(scar tissue mobilization)과 같은 내 또는 외적 도수치료법(manual therapies)을 사용한다(그림 19-37). 도수치료(manual therapy)는 강직된 근육을 풀어주고, 통증을 완화시키기 위해 단축된 조직을 길어지도록 촉진하는 방법을 사용한다. 신경근육 전기자극과 바이오피드백과 같은 치료법은 여성이 골반바닥에 대한 기능적인 인식을 얻고, 근육수축의 조정을 더 잘 하고, 최대한의 기능을 증진시키기 위해, 지구력을 향상시키기 위해 사용한다. 물리치료사는 근육뼈대계 장애의 치료전문가로서, 이들은 대상자의 삶의 질을 향상시키기 위해 신경근육 재교육과 최적화된 결과를 얻기 위한 환자 교육을 실시한다. 이러한 방법은 자궁 내(intravaginal)와 직장 내(intrarectal) 평가, 검사, 치료를 포함하므로 물리치료사는 골반바닥의 물리치료를 실시하기 전 대상자에게 이러한 예상지침에 대해 미리 알려주는 것이 좋다.

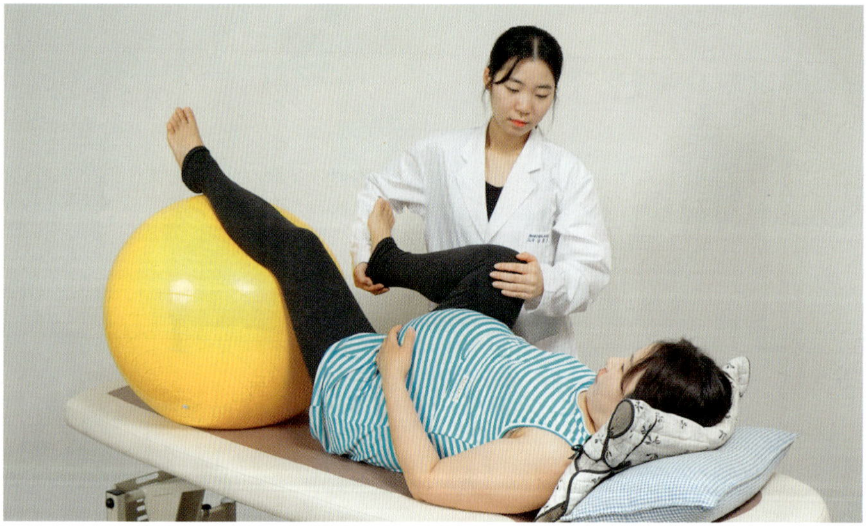

그림 19-37 골반바닥 손상에 따른 도수치료

1) 환자 교육

환자에게 골반바닥의 해부학과 기능에 관해 설명하고 이해를 돕는다(그림 19-38).

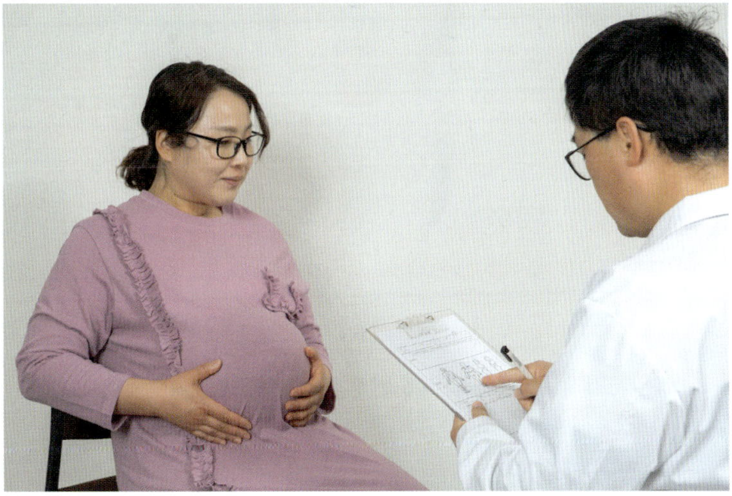

그림 19-38 임산부의 골반바닥 훈련에 대한 환자교육

2) 중재

골반바닥 손상은 골반 내 조직 손상, 즉 근육, 근막 또는 인대 등의 손상에 의해 발생하고 있고, 특히 분만은 가장 중요한 골반바닥 손상의 핵심 위험인자이다. 이러한 골반바닥 손상의 치료는 요실금을 비롯한 임산부와 분만 후 골반바닥 장애를 가진 환자의 골반기능 개선에 효과적인 프로그램이다. 다음은 골반바닥 손상을 가진 환자에게 일상생활에서의 효과적인 중재방법에 대해 기술하고자 한다.

(1) 골반바닥 운동

골반바닥 운동(pelvic floor exercises)은 아래쪽 배근육, 골반 등 근육을 강화시키기 위한 운동 프로그램으로 실시한다. 골반바닥 운동에서 실시하는 운동의 종류는 크게 골반기울기, 골반교각, 수건펼스운동을 실시하고 추가적으로 힐 슬라이드, 수건을 사용한 한쪽 다리 뻗침운동을 수행한다.

① 골반바닥 느끼기(감각 인식)

운동을 시작하기 전 보이지 않는 골반바닥근육이 어디에 있는지 먼저 이해해야 한다. 골반바닥근육 중 대표적인 근육인 항문조임근(anal sphincter)의 수축을 느끼고 만지는 것이 중요하다. 항문조임근은 입과 비슷한 방식으로 오므려지게 하여 수축한다(그림 19-39). 골반바닥근육을 느끼는 것이 처음에는 매우 희미하고 촉진이 거의 되지 않는다. 이러한 근육을 나중에는 느낌을 느끼고 심상화를 통해 수축시켜야 한다. 심상화는 뇌에 의해 수축을 하게 할 수 있다. 예를 들어, 항문조임

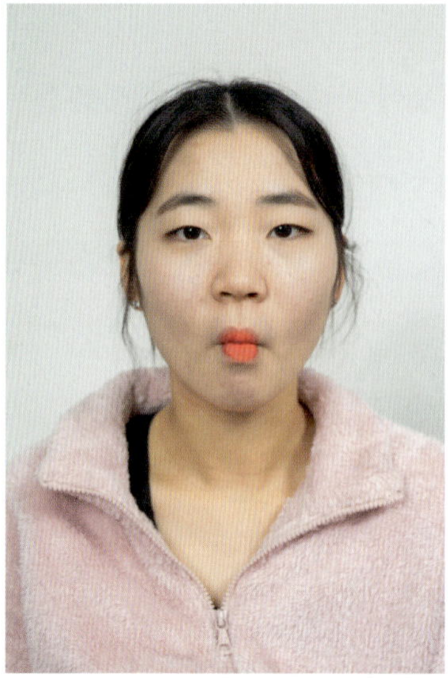

그림 19-39 입과 비슷한 방식의 항문조임근육수축

Tips 골반바닥 느끼기(감각인식)

첫 번째 단계는 심상을 통해 어떻게 근육수축을 느끼는지 익히는 것이다.

근을 이용하여 콩 또는 구슬을 잡는 상상을 하여 수축을 유발할 수 있어야 한다. 연습을 통해 숙련된 움직임을 언제든 불러낼 수 있도록 뇌에 저장하는 훈련이 필요하다.

■ 촉진을 통한 인식

촉진은 근육 재교육에서 가장 중요하며 근육을 정확하게 수축할 수 있는지 이것이 강한지 약한 수축인지 구별할 수 있어야 한다.

- 옆으로 누운자세 운동
  - 샅부위 또는 항문 부위에 손가락 끝을 갖다 대고 엉덩이 위(항문과 요도)에 손을 올려 놓음
  - 근육 중심에서 오는 조임을 손가락 끝으로 느껴야 함(그림 19-40)
- 바닥에 발을 편안하게 놓고 서기 또는 앉은자세에서의 운동
  - 양손을 오른쪽, 왼쪽 엉덩뼈에 댄 다음 함께 끌어당기는 상상을 함(양손이 앞쪽에 위치함)
  - 항문조임근 주위의 중심부근에서 근육의 조임을 느낌(그림 19-41)
  - 한 손을 이용하여 뒤쪽에서 꼬리뼈를 촉진하고 다른 한 손은 앞에서 두덩뼈를 촉진
  - 꼬리뼈를 배꼽 쪽으로 끌어당기고 상상훈련을 통해 꼬리뼈의 끝부분에서 수축을 약하게 느낄 수 있음(그림 19-42)

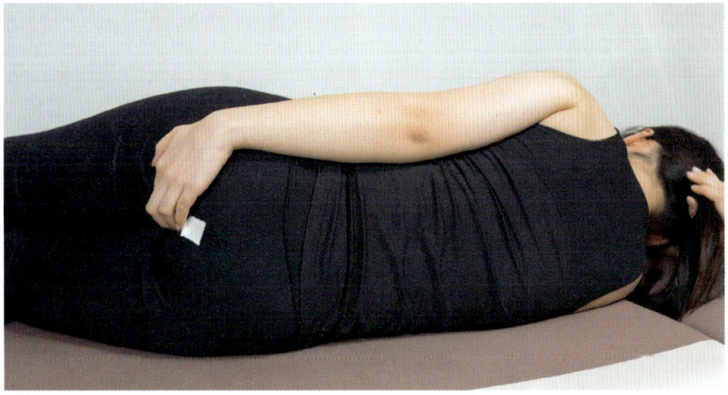

그림 19-40 손가락 끝으로 근육수축의 조임을 느낌(흰색 표시 부위): 옆으로 누운자세

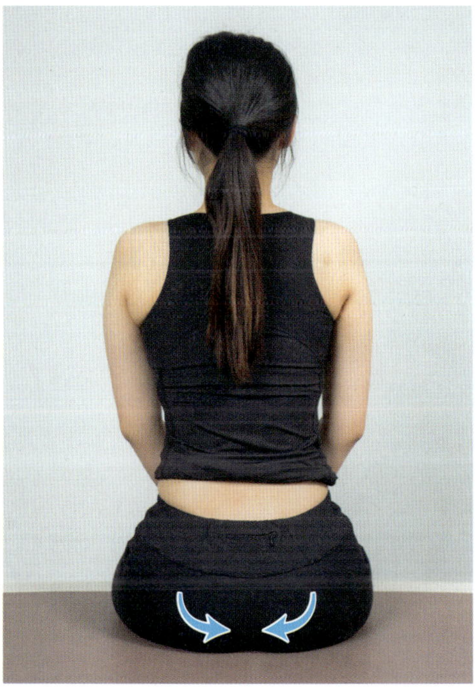

그림 19-41 항문조임근육수축: 엉덩뼈 끌어당김
(양손이 양쪽 엉덩뼈에 놓여 있으며, 끌어당기는 상상을 함. 또한, 양발은 바닥에 편안하게 놓여 있음)

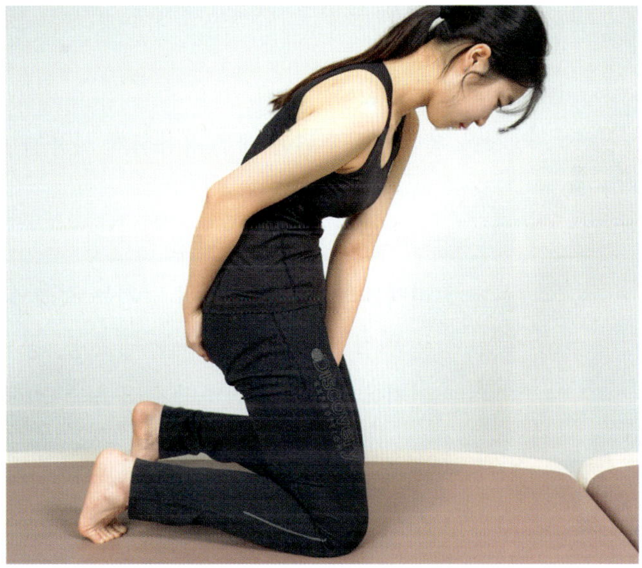

그림 19-42 무릎꿇고 앉은자세에서의 꼬리뼈와 두덩뼈 촉진:
꼬리뼈를 앞쪽으로 당기는 상상을 함

- 바로누운자세 운동

이 운동은 골반바닥근육이 강한 사람이 수행할 수 있다.

- 두덩뼈의 깊은 안쪽을 느낌
- 배가로근과 배근, 골반바닥근육은 배와 허리근육을 편평하게 할 때 촉진할 수 있음(그림 19-43)

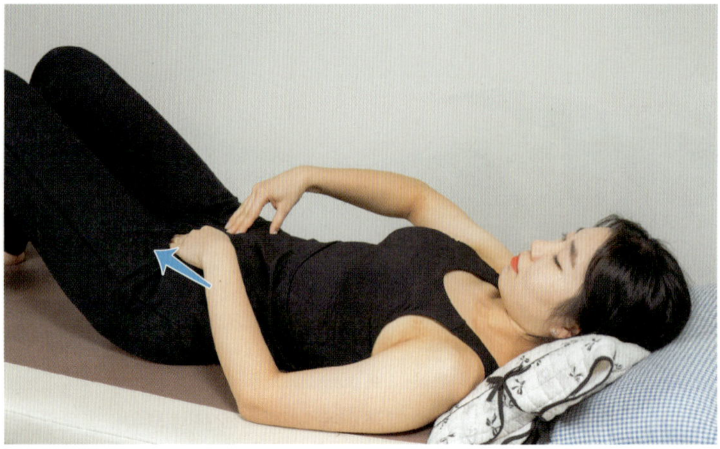

그림 19-43 골반바닥근육과 배가로근의 수축 촉진: 바로누운자세

■ 심상화를 통한 인지

상상을 통한 근육훈련은 매우 유용하게 사용될 수 있다.

- 운동
  - 엉덩뼈를 함께 당기는 것을 상상함
  - 꼬리뼈를 두덩뼈 앞쪽으로 당기는 것을 상상함
  - 항문과 질 또는 요도로 구슬, 골프공, 콩 등을 잡을 수 있도록 상상함
  - 스펀지를 짜내듯 골반바닥 근육을 열었다 닫았다를 상상함

이와 같이 수행 중 또는 후에 골반바닥근육의 수축을 느낄 수 있어야 한다.

② 골반바닥 감각인지 증진

골반바닥 감각인지 증진 운동은 장소가 어디에서든 수행할 수 있다. 예를 들어, 교통체증이 심한 차 안, 골프라운드 중 앞에 대기자가 밀려 있을 때 하거나, 설거지를 할 때, 텔레비전을 보는 동안에도 수행할 수 있다.

■ 심상화를 통한 운동

서거나, 앉거나, 옆으로 눕고 바로누운자세에서 할 수 있다. 안정된 자세에서 상상을 통해 항문조임근을 느끼고, 골반바닥 아래를 수축시킨다(그림 19-41).

- 꼬리뼈를 두덩뼈 쪽으로 당기는 것을 상상함(그림 19-42)
- 꼬리뼈를 앉아 있는 뼈의 왼쪽, 오른쪽으로 당기는 모습을 상상함

■ 움직임을 혼합한 심상화 운동

- 항문을 오므리고 앉아 있는 뼈의 한쪽을 들어 올림. 더불어, 서 있는 자세에서 한쪽을 들어 올린 다음 다시 내림(그림 19-44)

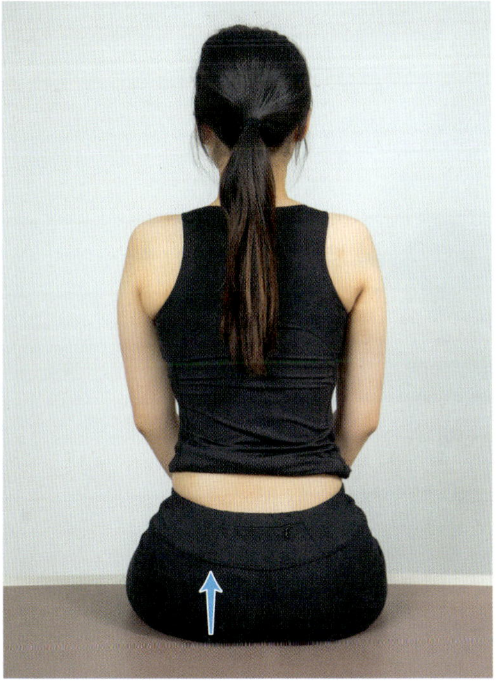

그림 19-44 앉은자세에서의 항문조임 근육수축하기

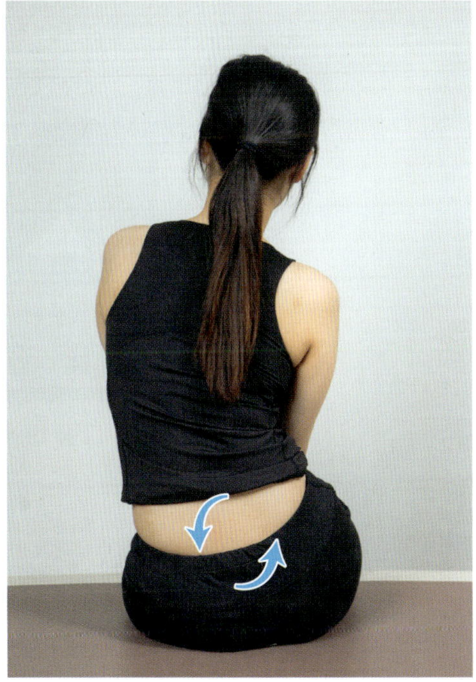

그림 19-45 상상화를 통한 항문조임 근육수축 (원을 그려 순환): 앉거나 선자세에서

- 골반바닥근육을 오므리고, 수축시킬 범위를 상상함. 앉아 있는 뼈에 순환하는 원의 움직임을 만듦. 처음 반은 한쪽에 하고 시행한 후 나머지를 다른 쪽에 시행(그림 19-45)

■ 옆으로 누운자세에서의 운동

옆으로 누운자세에서의 움직임은 반드시 골반부터 시작하도록 한다. 가슴과 무릎은 움직이지 않도록 한다.

③ 골반기울기

골반기울기(pelvic tilt)는 골반바닥 손상을 가졌거나 분만 후 산모에게 매우 중요한 운동으로, 출산 후 1주일 또는 몇 주 후에 실시할 수 있다. 만약, 산모가 질 분만(vaginal delivery)을 했다면, 출산 후 일주일 안에 가급적 빨리 이 운동을 실시하도록 한다. 주의사항으로는 제왕절개 수술(c-section) 시에는 8주에서 10주 정도 기다리는 것이 좋다.

■ 방법

무릎을 구부리고 엉덩이 아래에 베개를 놓고 양 무릎 사이에 베개를 끼고 바로 눕는다. 발을 편평하게 하고 팔을 옆으로 뻗은 다음, 숨을 들이쉬고, 그 다음에 숨을 내쉰다. 그리고 배근육을 끌어 당겨 넣고 골반을 약간 밑으로 집어넣어, 케겔(kegel)을 하는 동안 엉덩이를 꽉 쥐게 한다(그림 19-46). 5초간 유지하고 10초 동안 이완시켜 준다.

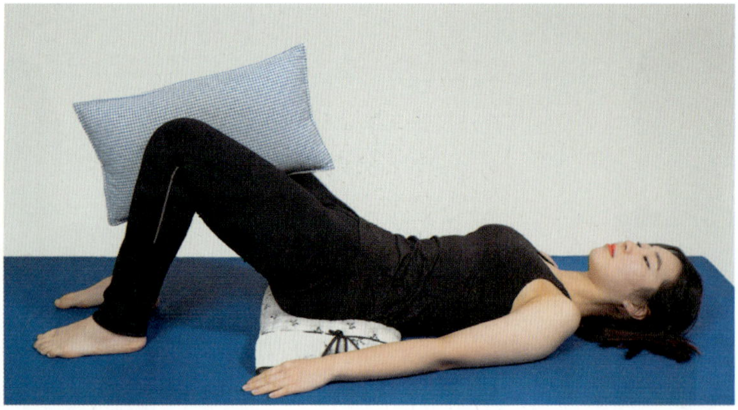

그림 19-46 골반기울기운동(골반바닥운동)

■ 장점

깊은 배근력과 힘을 향상시킨다. 일상적으로 체력을 쉽고 빠르게 강화할 수 있는 방법이다.

④ 골반 교각운동

골반 교각운동(pelvic bridge)은 출산 6주 후에 일상적인 운동계획으로 수행한다. 골반 교각운동은 엉덩이를 튼튼하게 하고 아래허리 근육을 강하게 하는데 이상적인 운동이다.

■ 방법

발을 엉덩이 너비로 벌리고 무릎을 굽힌 채 바로 눕는다. 숨을 들이쉬고, 배근육을 척추 쪽으로 끌어당기면서 숨을 내쉰다. 그림 19-47과 같이 엉덩이를 바닥에서 들어 올려 교각같이 만들고, 골반을 기울여나간다. 천천히 출발 위치로 내려가고, 최대 10번까지 5번 반복한다.

■ 장점

배가로근, 엉덩이와 등아래근육을 강화한다.

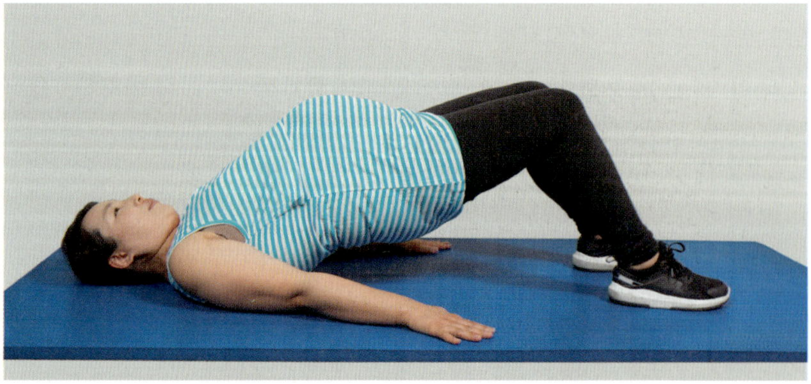

그림 19-47 골반 교각운동(골반바닥운동)

⑤ 수건펄스운동

수건펄스(towel pulse)운동은 가로면을 강화시키기 위한 목적에 적합한 운동이다. 이 운동은 출산 후 몇 주 지나서 실시하는 것이 좋다.

■ 방법

무릎을 구부리고 바로 눕는다. 수건을 위쪽 정강이 위에 놓고 양손으로 수건의 끝을 각각 잡는다. 양 쪽 수건 끝을 잡아 당기고 양허벅지를 꽉 쥔다. 그림 19-48과 같이 숨을 들이쉬고 배근육을 끌어 당기면서 숨을 내쉬고 바닥에서 어깨를 들어올린다.

■ 장점

배가로근을 강화한다.

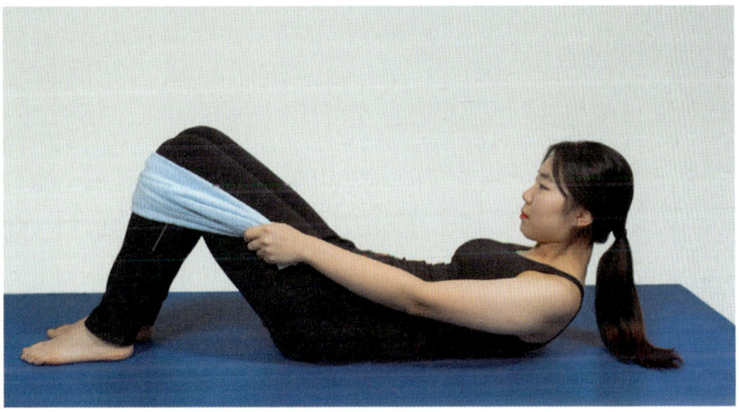

그림 19-48 수건펄스운동(골반바닥운동)

⑥ 발꿈치 미끌어뜨리기

발꿈치 미끌어뜨리기(heel slides)도 배가로근(transverse muscle)과 아래허리근육을 강화시킬 수 있고 코어근육을 받쳐주는 운동이다.

■ 방법

무릎을 구부리고 발을 엉덩이 너비로 벌린 다음 배근육을 끌어 당기면서 바로 눕는다. 발꿈치로 바닥을 눌러 왼쪽 발을 구부린다. 골반을 움직이지 않게 하고, 숨을 들이마신 다음, 깊은 배근육으로 왼쪽 발꿈치를 몸에서 멀리 밀어내면서 숨을 내쉰다. 이때 무릎은 약간 구부린 상태로 유지한다(그림 19-49). 다시 출발 자세로 돌아간다. 양 다리를 교대로 바꿔서 실시한다. 양쪽에서 발꿈치 미끌어뜨리기를 5번씩하고, 10번까지 실시한다. 처음에는 세 가지 동작을 함께 실시하고 다음 2주 동안 순서대로 수행하기 위해 네 번째 동작을 추가하도록 한다.

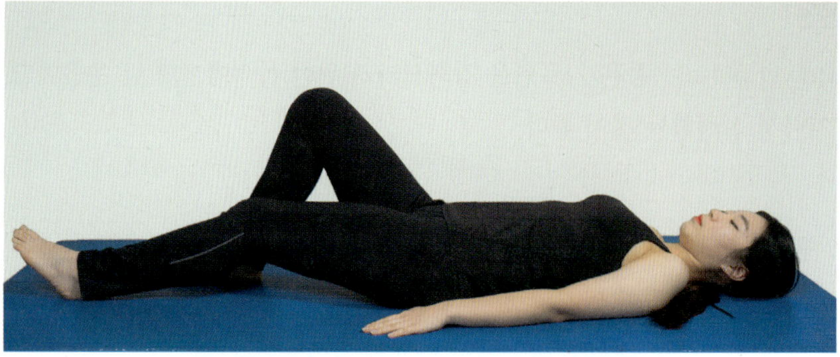

그림 19-49 발꿈치 미끄러뜨리기(골반바닥 운동)

■ 장점

배가로근과 아래 허리를 강화하여 산모의 코어근육을 지탱해준다.

⑦ 수건을 이용한 한쪽 다리 뻗침

수건을 이용한 한쪽 다리 뻗침은 배가로근을 강화시키는 운동이다.

■ 방법

이 운동은 출산 후 12주에서 14주에 추가적으로 실시하고, 순서대로 1~5번 수행한다. 엉덩이를 무릎 위로 올리고, 정강이를 바닥에 평행하게 하고 등을 바닥에 대고 눕는다. 허벅지 위에 작은 수건을 올려 놓고 수건의 양 끝을 잡고 허벅지를 밀어주면서 저항을 만들어준다. 머리와 어깨를 들고 숨을 내쉬면서, 왼쪽 다리를 쭉 뻗어준다(그림 19-50). 다리를 바꿔서 반복하고, 다리를 교대로 5회 반복하고, 최대 10번까지 실시한다.

■ 장점

배가로근을 강화하여 더 튼튼하고 매끈해 보이는 몸통을 만들어준다.

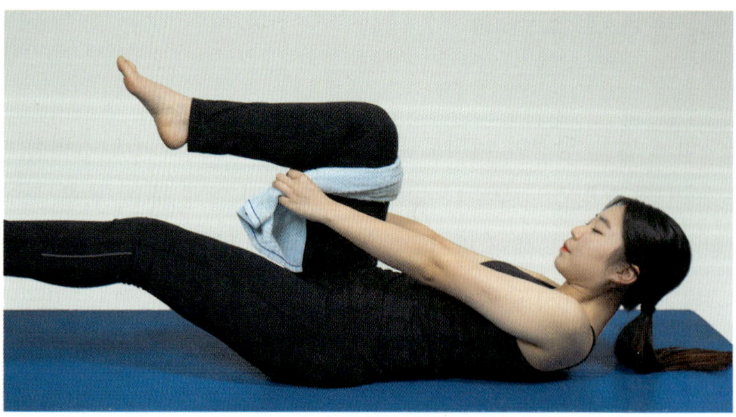

그림 19-50 수건을 이용한 한쪽 다리 뻗침 운동(골반바닥운동)

이와 같이 골반바닥운동은 임산부가 출산 후 건강(몸매 등)을 회복하는데 매우 중요한 역할을 한다.

출산 후, 안정을 취하는 것도 좋지만, 아기를 데리고 공원을 짧게 산책하는 것을 통해 간단한 운동을 시작해 볼 수 있다. 몇 주가 지나면 짧은 거리의 아침 조깅을 시작할 수 있고, 천천히 더 먼 거리까지 이동하게 된다. 운동을 하는 동안에는 반드시 물을 충분히 섭취도록 해야 한다. 수분섭취는 신체에 있는 수분을 유지시키고 모유수유(breastfeeding)를 원할하게 한다.

이 운동은 출산 후 배가로근과 가장 깊은 배근육을 빠르게 긴장시키기 쉬운 운동으로 고안되었다. 주치의의 허락과 함께, 출산 후 1주일 안에 첫 번째 움직임을 시도하고, 그 후에는 일주일에 3~4번, 다섯 가지 동작 모두를 수행한다.

(2) 도수치료

임신으로 인해 초래되는 골반바닥근육의 약화와 그 근육의 고유수용성감각 결손이 나타난다. 물리치료사는 효과적인 골반바닥근육의 강화와 손상을 치료하기 위한 평가와 치료를 위한 도수치료가 필요하다. 눌리치료사는 항문올림근 약화를 가진 환자에게 고유수용성 신경근 촉진법에 대한 도수로 뻗침 촉진이 사용될 수 있다. 하지만 치료사마다의 질적 수축 힘이 다르기에 충분한 경험과 실전 훈련이 요구된다.

임상의사결정 Clinical decision making_사례

Y씨는 35세의 고령의 임산부로서 현재 복강임신 30주째로, 허리 통증이 심해 일어서고 앉는 것이 극히 힘든 상태라고 한다. 30세에 허리디스크(L3~L4)를 진단 받았고, 이로 인해 임신과 더불어 상태가 악화된 것 같다고 한다.

1. 임상적 사고

① 임신 시 일어나는 변화에 대해 토의하시오.

② 임신 중 허리디스크로 인한 문제와 움직임 제한에 대해 조사하시오.

③ 임신으로 인한 배근육의 변화와 골반의 뒤틀림은 어떻게 진행되는지에 대해 기술하시오.

④ 임신 전 운동 관리에 대한 의견을 토의하시오.

⑤ 합병증 없는 임신과 분만에 대한 적절한 자세를 토의하고 에너지 소모가 최소가 될 수 있는 방안에 대해 기술하시오.

⑥ 골반바닥강화 운동과 인지 훈련에 대한 방법을 찾고 실제 훈련 프로그램을 설계하시오.

2. 임상의견

① Y씨의 평가와 운동치료 진단을 결정하시오.

② 다른 임상연구에서 Y씨와 유사한 사례를 찾고 이를 비교 · 조사하시오.

3. 결론

① Y씨의 문제에 적합한 운동 프로그램을 설계하고 이를 토의하시오.

② 분만 후 필요한 운동방법은 무엇이 있는지 설명하고 운동 프로그램을 설계하되 추가적으로 운동방법을 그림으로 표현하여 나타내시오.

참고문헌

- 고주연 외(2016). 근거 및 사례중심 임상의사결정. 정담미디어.
- 구희서 외(2012). 최신 근골격계운동치료학. 하늘뜨락.
- 권오윤(2013). 운동역학 조절. 엘스비어코리아.
- 근골격계 물리치료 중재학 편찬위원회(2015). 근골격계 물리치료중재학 3판. 북앤에듀.
- 근골격계 물리치료 중재학 편찬위원회(2018). 근골격계 물리치료 중재학. 현문사.
- 근골격계 운동치료학 편찬위원회(2017). 근골격계운동치료학. 범문에듀케이션.
- 근골격계 임상매뉴얼 편찬위원회(2018). 치료사를 위한 근골격계 임상매뉴얼. 범문에듀케이션.
- 김명기 외(2017). 자세교정을 위한 단계별 운동처방. 범문에듀케이션.
- 김상수 외(2016). 국가시험 대비 운동치료학 총론. 범문에듀케이션.
- 김완수(2018). 운동검사 운동처방 지침. 한미의학.
- 나영무(2017). 스포츠의학. 한미의학.
- 대한스포츠물리치료학회(2017). 스포츠 재활총론 6판. 범문에듀케이션.
- 대한정형도수물리치료학회(2017). 근골격계 통증 증후군에 대한 도수치료-근거 및 임상 기반의 접근법. 범문에듀케이션.
- 대한종별정형도수물리치료학회(2018). 정형도수물리치료총론-기법에서 근거에 이르기까지. 영문출판사.
- 백인협 외(2004). 근골격계 손상환자를 위한 기능적 운동치료(MTT). 영문출판사.
- 서삼시 외(2010). 수중물리치료. 퍼시픽북스.
- 서울아산병원 암센터(2011). 상지림프부종 자가관리.
- 서울아산병원 암센터(2011). 하지림프부종 자가관리.
- 수치료편찬위원회(2017). 임상수치료학. 범문에듀케이션.
- 스포츠물리치료학회 저(2017). 스포츠 재활총론. 범문에듀케이션.
- 양규환 외(2013). 림프부종의 진단과 치료. International Society of Lymphology. The diagnosis and treatment of peripheral lymphedema. Consensus document of the International Society of Lymphology. Lymphology 2003; 36:84 91
- 우기영(2008). 류마티스관절염 재활치료. 순천향의과학회, 14(2): 71-78.
- 오재섭(2016). 골반 바닥을 위한 Fitness. 범문에듀케이션.
- 이건철 외(2018). 물리치료학개론. 현문사.
- 이승주 외(2018). 수치료중재학. 현문사.
- 이완희 외(2013). 치료적 마사지를 위한 임상운동학. 정담미디어.
- 이재형 외(2013). 피부물리치료학. 정담미디어.

- 이해현 외(2009). 골반근운동로그램이 긴장성 요실 여성노인의 하부요로증상과 최질수축압, 골반근 활성도에 미치는 효과. 체육과학연구.
- 장정훈 외(2016). 운동치료총론 6판. 영문출판사.
- 장정훈 외(2016). 키스너 콜비 운동치료 총론 6판. 영문출판사.
- 전부영, 이병권(2015). 도구를 이용한 기능적운동치료. 범문에듀케이션.
- 채윤원 외(2011). 뉴만 Kinesiology: 근육뼈대계통의 기능해부학 및 운동학 2판. 범문에듀케이션.
- 최재청 외(2018). 운동치료학. 현문사.
- 하진경 외(2016). 유방절제술로 발생된 상지 림프부종 환자의 치료적 운동 고찰. Korean Society of Exercise Physiology.
- Alter, M. J. (1996). Science of flexibility: Human Kinetics Champaign.
- American College of Sports Medicine, & Ehrman, J. K. (2010). ACSM's resource manual for Guidelines for exercise testing and prescription. Wolters Kluwer Health/Lippincott Williams & Wilkins.
- American Physical Therapy Association. (2001). Guide to Physical Therapist Practice. American Physical Therapy Association. *Physical therapy, 81*(1), 9.
- Artal, R., Fortunato, V., Welton, A., Constantino, N., Khodiguian, N., Villalobos, L., & Wiswell, R. (1995). A comparison of cardiopulmonary adaptations to exercise in pregnancy at sea level and altitude. *American journal of obstetrics and gynecology, 172*(4), 1170-1180.
- Artal, R., & O'toole, M. (2003). Guidelines of the American College of Obstetricians and Gynecologists for exercise during pregnancy and the postpartum period. *British journal of sports medicine, 37*(1), 6-12.
- Ayeleke, R. O., Hay-Smith, E. J. C., & Omar, M. I. (2013). Pelvic floor muscle training added to another active treatment versus the same active treatment alone for urinary incontinence in women. *Cochrane Database of Systematic Reviews,* (11).
- Bacurau, R. F. P., Monteiro, G. A., Ugrinowitsch, C., Tricoli, V., Cabral, L. F., & Aoki, M. S. (2009). Acute effect of a ballistic and a static stretching exercise bout on flexibility and maximal strength. *The Journal of Strength & Conditioning Research, 23*(1), 304-308.
- Bal, B. S., Haltom, D., Aleto, T., & Barrett, M. (2005). Early complications of primary total hip replacement performed with a two-incision minimally invasive technique. *JBJS, 87*(11), 2432-2438.
- Ball, P. B., Wroe, M. C., & MacLeod, L. (1986). Survey of Physical Therapy Preoperative Care in TotalHip Replacement. *Common Disorders of the Hip, 1*(1), 83.
- Bandy, W. D., & Irion, J. M. (1994). The effect of time on static stretch on the flexibility of the hamstring muscles. *Physical therapy, 74(9*), 845-850.
- Barnes, B. (1987). Dunovan. K. Functional outcomes after hip fractures Phys Ther, 67, 1675-1679.
- Barrick, E. F. (1999). Orthopedic trauma. *Geriatric rehabilitation manual. New York: Churchill Livingstone.*
- Beaupre, L. A., Jones, C. A., Saunders, L. D., Johnston, D. W. C., Buckingham, J., & Majumdar, S. R. (2005). Best practices for elderly hip fracture patients. *Journal of general internal medicine, 20*(11), 1019-1025.
- Beber, C. A., & Richard Convery, F. (1972). Management of patients with total hip replacement. *Physical therapy, 52*(8), 823-828.

- Berger, R. A., Jacobs, J. J., Meneghini, R. M., Della Valle, C., Paprosky, W., & Rosenberg, A. G. (2004). Rapid rehabilitation and recovery with minimally invasive total hip arthroplasty. *Clinical Orthopaedics and Related Research (1976-2007), 429,* 239-247.
- Berry, D. J., Berger, R. A., Callaghan, J. J., Dorr, L. D., Duwelius, P. J., Hartzband, M. A., ... & Mears, D. C. (2003). Symposium: Minimally invasive total hip arthroplasty. *Jbjs, 85*(11), 2235-2246.
- Berry, D. J., Duffy, G. P., (2003). Cemented femoral components. In Morrey, BF (ed) Joint Replacement Arthroplasty, 3ed. Churchill Livingstone, Philadelphia, 617–636.
- Bishop, D. (2003). Warm up I. *Sports medicine, 33*(6), 439-454.
- Blanke, D. (2002). Flexibility In: Mellion M, ed. Sports Medicine Secrets. Philadelphia, PA: Hanley & Belfus.
- Bleakley, C., McDonough, S., & MacAuley, D. (2004). The use of ice in the treatment of acute soft-tissue injury: a systematic review of randomized controlled trials. *The American journal of sports medicine, 32*(1), 251-261.
- Boissonnault, J. S., & Blaschak, M. J. (1988). Incidence of diastasis recti abdominis during the childbearing year. *Physical therapy, 68*(7), 1082-1086.
- Boissonnault, J. S., Evans, K., Tuttle, N., Hetzel, S. J., & Boissonnault, W. G. (2016). Reliability of the ECHOWS Tool for Assessment of Patient Interviewing Skills. *Physical therapy, 96*(4), 443-455.
- Boissonnault, W. G. (2005). Primary Care for the Physical Therapist: Examination and Triage.
- Boissonnault, W. G., & Ross, M. D. (2012). Physical therapists referring patients to physicians: a review of case reports and series. *journal of orthopaedic & sports physical therapy, 42*(5), 446-454.
- Boyling J. (2005). Grieve's Modern Manual Therapy: The Vertebral Column. 3rd ed. London: Churchill Livingstone.
- Brach, J. S., & VanSwearingen, J. M. (2002). Physical impairment and disability: relationship to performance of activities of daily living in community-dwelling older men. *Physical therapy, 82*(8), 752-761.
- Brotzman, B., Brasel, J. (1996). Foot and ankle rehabilitation. In: Brotzman B, ed. *Clinical Orthopaedics Rehabilitation.* Mosby.
- Brumitt, J. (2006). Scapular-stabilization exercises: early-intervention prescription. Athletic Therapy Today, 11(5), 15-18.
- Bursch, S. G. (1987). Interrater reliability of diastasis recti abdominis measurement. *Physical therapy, 67*(7), 1077-1079.
- Bushman, B., & American College of Sports Medicine. (2017). *ACSM's Complete Guide to Fitness & Health, 2E.* Human Kinetics.
- Cadenhead, S. L., McEwen, I. R., & Thompson, D. M. (2002). Effect of passive range of motion exercises on lower-extremity goniometric measurements of adults with cerebral palsy: a single-subject design. *Physical therapy, 82*(7), 658-669.
- Camporesi, E. M. (1996, August). Diving and pregnancy. *In Seminars in perinatology* (Vol. 20, No. 4, pp. 292-302). WB Saunders.
- Cantieni. B. (1998). Tiger feeling. Das sinnliche Beckenboden-training. 7th ed. Berlin: Verlag Gesund-

heit.

- Choudhury, A., & Greene, D. (2018). Prognosticating autism spectrum disorder using artificial neural network: Levenberg-marquardt algorithm. *Avishek Choudhury, Christopher M Greene. Prognosticating Autism Spectrum Disorder Using Artificial Neural Network: Levenberg-Marquardt Algorithm. Archives of Clinical and Biomedical Research, 2*(2018), 188-197.
- Choudhury, A. (2018). Identification of Cancer-Mesothelioma Disease Using Logistic Regression and Association Rule. *arXiv preprint arXiv:1812.10384.*
- Clapp III, J. F. (2000). Exercise during pregnancy: a clinical update. *Clinics in sports medicine, 19*(2), 273-286.
- Clark, C. R., Kawachi, I., Ryan, L., Ertel, K., Fay, M. E., & Berkman, L. F. (2009). Perceived neighborhood safety and incident mobility disability among elders: the hazards of poverty. *BMC public health, 9*(1), 162.
- Cools, A. M., Johansson, F. R., Cambier, D. C., Velde, A. V., Palmans, T., & Witvrouw, E. E. (2010). Descriptive profile of scapulothoracic position, strength and flexibility variables in adolescent elite tennis players. *British journal of sports medicine, 44*(9), 678-684.
- Cornwell, A., & Nelson, A. G. (1997). THE ACUTE EFFECTS OF PASSIVE STRETCHING ON ACTIVE MUSCULOTENDINOUS STIFFNESS1594. *Medicine & Science in Sports & Exercise, 29*(5), 281.
- Corton, M. M. (2009). Anatomy of pelvic floor dysfunction. *Obstetrics and Gynecology Clinics, 36*(3), 401-419.
- Cott, C. (2004). Client-centred rehabilitation: client perspectives. *Disability and rehabilitation, 26*(24), 1411-1422.
- Cott, C. A., Teare, G., McGilton, K. S., & Lineker, S. (2006). Reliability and construct validity of the client-centred rehabilitation questionnaire. *Disability and Rehabilitation, 28*(22), 1387-1397.
- Crowell, M. S., Dedekam, E. A., Johnson, M. R., Dembowski, S. C., Westrick, R. B., & Goss, D. L. (2016). Diagnostic imaging in a direct-access sports physical therapy clinic: a 2-year retrospective practice analysis. *International journal of sports physical therapy, 11*(5), 708.
- Curwin, S. (2011). Joint structure and function. In Levangie, PK, Norkin, CC (eds): Joint Structure & function: A Comprehensive Analysis, 5ed. Philadelphia: FA Davis, 64-107.
- Cyriax, J. H., & Cyriax, P. (1996). Cyriax's illustrated manual of orthopaedic medicine. London, UK: Butterworth.
- Cyriax, J. Textbook of orthopaedic medicine, Vol 2: Treatment by manipulation, massage and injection, 1984. *Bailliere Tindall, Philadelphia.*
- Dadebo, B., White, J., & George, K. P. (2004). A survey of flexibility training protocols and hamstring strains in professional football clubs in England. *British journal of sports medicine, 38*(4), 388-394.
- Dallosso, H. M., McGrother, C. W., Matthews, R. J., Donaldson, M. M. K., & Leicestershire MRC Incontinence Study Group. (2003). The association of diet and other lifestyle factors with overactive bladder and stress incontinence: a longitudinal study in women. *BJU international, 92*(1), 69-77.
- Davies, G. J., & Dickoff-Hoffman, S. (1993). Neuromuscular testing and rehabilitation of the shoulder complex. *Journal of Orthopaedic & Sports Physical Therapy, 18*(2), 449-458.
- De Mey, K., Danneels, L., Cagnie, B., & Cools, A. M. (2012). Scapular muscle rehabilitation exercises in overhead athletes with impingement symptoms: effect of a 6-week training program on muscle recruit-

ment and functional outcome. *The American journal of sports medicine, 40*(8), 1906-1915.

- DeBevoise, T. M., Dobinsky, A. F., McCurdy-Robinson, C. B., McGee, C. M., McNeely, C. E., Sauder, S. K., & Sullivan, K. D. (2015). Pelvic floor physical therapy: more than Kegels. *Womens Healthcare, 3*(2), 34-41.
- Dijs, H., Mortier, G., Driessens, M., De, A. R., Willems, J., & De, T. V. (1990). A retrospective study of the conservative treatment of tennis-elbow. *Acta Belgica. Medica physica: organe officiel de la Societe royale belge de medecine physique et de rehabilitation, 13*(2), 73-77.
- Dumoulin, C., Hay‐Smith, E. J. C., & Mac Habée‐Séguin, G. (2014). Pelvic floor muscle training versus no treatment, or inactive control treatments, for urinary incontinence in women. *Cochrane database of systematic reviews,* (5).
- Durnea, C. M., Khashan, A. S., Kenny, L. C., Durnea, U. A., Dornan, J. C., O'Sullivan, S. M., & O'Reilly, B. A. (2017). What is to blame for postnatal pelvic floor dysfunction in primiparous women—Pre-pregnancy or intrapartum risk factors?. *European Journal of Obstetrics & Gynecology and Reproductive Biology, 214,* 36-43.
- Eickmeyer, S. M. (2017). Anatomy and physiology of the pelvic floor. *Physical Medicine and Rehabilitation Clinics, 28*(3), 455-460.
- Ellenbecker, T. S., & Wilk, K. (2016). Sport therapy for the shoulder with Online Video: evaluation, rehabilitation, and return to sport. Human Kinetics.
- Elser, D. M. (2017). Recognizing and managing common urogynecologic disorders. *Obstetrics and Gynecology Clinics, 44*(2), 271-284.
- Enoka, R. M. (2008). Neuromechanics of human movement. Human kinetics.
- Esenyel, M., Caglar, N., & Aldemir, T. (2000). Treatment of myofascial pain. *American journal of physical medicine & rehabilitation, 79*(1), 48-52.
- Etnyre, B. R., & Abraham, L. D. (1986). H-reflex changes during static stretching and two variations of proprioceptive neuromuscular facilitation techniques. *Electroencephalography and clinical Neurophysiology, 63*(2), 174-179.
- Everson-Rose, S. A., Skarupski, K. A., Barnes, L. L., Beck, T., Evans, D. A., & de Leon, C. F. M. (2011). Neighborhood socioeconomic conditions are associated with psychosocial functioning in older black and white adults. *Health & place, 17*(3), 793-800.
- Freeman, M. A. R., Dean, M. R. E., & Hanham, I. W. F. (1965). The etiology and prevention of functional instability of the foot. *The Journal of bone and joint surgery. British volume, 47*(4), 678-685.
- Freeman, R. M. (2013). Can we prevent childbirth‐related pelvic floor dysfunction?. B*JOG: An International Journal of Obstetrics & Gynaecology, 120*(2), 137-140.
- Gabard, D. L., & Martin, M. W. (2003). *Physical therapy ethics.* FA Davis.
- Gajdosik, R. L., Giuliani, C. A., & Bohannon, R. W. (1990). Passive compliance and length of the hamstring muscles of healthy men anc women. *Clinical Biomechanics, 5*(1), 23-29.
- Garber, C. E., Blissmer, B., Deschenes, M. R., Lamonte, M. J., Lee, I. M., Nieman, D. C., & Swain, D. P. (2011). American College of Sports Medicine position stand. Quantity and quality of exercise for developing and maintaining cardiorespiratory, musculoskeletal, and neuromotor fitness in apparently healthy adults: guidance for prescribing exercise. *Medicine and science in sports and exercise. 43,* 1334–59.

- Garn, S. N., & Newton, R. A. (1988). Kinesthetic awareness in subjects with multiple ankle sprains. *Physical therapy, 68*(11), 1667-1671.
- Gauthier, A. P., Snelling, S. J., & King, M. (2012). "Thinking Outside the Pack" Examining Physically Active Smokers and Implications for Practice Among Ontario Residents. *Health promotion practice, 13*(3), 395-403.
- Gill, K. P., & Callaghan, M. J. (1998). The measurement of lumbar proprioception in individuals with and without low back pain. *Spine, 23*(3), 371-377.
- Gillespie, L. D., Gillespie, W. J., Robertson, M. C., Lamb, S. E., Cumming, R. G., & Rowe, B. H. (2003). Interventions for preventing falls in elderly people. *Cochrane database of systematic reviews,* (4).
- Gleim, G. W., & McHugh, M. P. (1997). Flexibility and its effects on sports injury and performance. *Sports medicine, 24*(5), 289-299.
- Glencross, D., & Thornton, E. Position sense following joint injury. *J Sports Med Phys Fitness.*
- Gokeler, A., Benjaminse, A., Hewett, T. E., Paterno, M. V., Ford, K. R., Otten, E., & Myer, G. D. (2013). Feedback techniques to target functional deficits following anterior cruciate ligament reconstruction: implications for motor control and reduction of second injury risk. *Sports medicine, 43*(11), 1065-1074.
- Green, S., Buchbinder, R., & Hetrick, S. E. (2010). Physiotherapy interventions for shoulder pain. *Cochrane database of systematic reviews.*
- Grimsby, O. (1985). Fundamentals of manual therapy: a course workbook. *Sorlandets Institute.*
- Grisso, J. A., Main, D. M., Chiu, G., Synder, E. S., & Holmes, J. H. (1992). Effects of physical activity and life-style factors on uterine contraction frequency. *American journal of perinatology, 9*(05/06), 489-492.
- Gulbahar, S., Akalin, E., Baydar, M., Sahin, E., Manisali, M., Kizil, R., & Gunal, I. (2005). Regular exercise improves outcome in droopy shoulder syndrome: a subgroup of thoracic outlet syndrome. *Journal of Musculoskeletal Pain, 13*(4), 21-26.
- Gusev, V. A., & Leonov, G. A. (1986). Effect of pregnancy, labor and the puerperium on the course of organic diseases of the spinal cord. *Zhurnal nevropatologii i psikhiatrii imeni SS Korsakova (Moscow, Russia: 1952), 86*(2), 208-211.
- Hall, C. M., & Brody, L. T. (2005). Therapeutic exercise: moving toward function. Lippincott Williams & Wilkins.
- Han, K. J., Cho, J. H., Han, S. H., Hyun, H. S., & Lee, D. H. (2012). Subacromial impingement syndrome secondary to scapulothoracic dyskinesia. *Knee Surgery, Sports Traumatology, Arthroscopy, 20*(10), 1958-1960.
- Harner, C. D., Irrgang, J. J., Paul, J., Dearwater, S., & Fu, F. H. (1992). Loss of motion after anterior cruciate ligament reconstruction. *The American journal of sports medicine, 20*(5), 499-506.
- Haylen, B. T., De Ridder, D., Freeman, R. M., Swift, S. E., Berghmans, B., Lee, J., ... & Schaer, G. N. (2010). An International Urogynecological Association (IUGA)/International Continence Society (ICS) joint report on the terminology for female pelvic floor dysfunction. *Neurourology and Urodynamics: Official Journal of the International Continence Society, 29*(1), 4-20.
- Heiderscheit, B. C., Chumanov, E. S., Michalski, M. P., Wille, C. M., & Ryan, M. B. (2011). Effects of step rate manipulation on joint mechanics during running. *Medicine and science in sports and exercise, 41,* 909-302.

- Hellebrandt, F. A., Tepper, R. H., Braun, G. L., & Elliott, M. C. (1938). The location of the cardinal anatomical orientation planes passing through the center of weight in young adult women. *American Journal of Physiology-Legacy Content, 121*(2), 465-470.
- Heller, A., (2001). Nach der Geburt. Stuttgart: Thieme Verlag in presse.
- Herbert, R. D., & Gabriel, M. (2002). Effects of stretching before and after exercising on muscle soreness and risk of injury: systematic review. *Bmj, 325*(7362), 468-472.
- Herling, J. (1981). It's time to add strength training to our fitness programs. *J Phys Educ Programme, 79,* 17.
- Hertling, D., & Kessler, R. M. (2006). Introduction to manual therapy. In Hertling, D, Dessler, RM (eds): Management of Common Musculoskeletal Disorders, 4ed. Philadelphia: Lippincott Williams & Wilkins, 112-132.
- Hertling, D., & Kessler, R. M. (2006). Management of common musculoskeletal disorders: physical therapy principles and methods. Lippincott Williams & Wilkins.
- Hidalgo-Peréz, A., Fernández-García, Á., López-de-Uralde-Villanueva, I., Gil-Martínez, A., Paris-Alemany, A., Fernández-Carnero, J., & La Touche, R. (2015). Effectiveness of a motor control therapeutic exercise program combined with motor imagery on the sensorimotor function of the cervical spine: a randomized controlled trial. *International journal of sports physical therapy, 10*(6), 877-893.
- Hing, W A , Bigelow, R., & Bremner, T. (2008). Mulligan's mobilisation with movement: a review of the tenets and prescription of MWMs. *New Zealand Journal of Physiotherapy, 36*(3), 144-164.
- Hodges, P. W., & Richardson, C. A. (1997). Contraction of the abdominal muscles associated with movement of the lower limb. *Physical therapy, 77*(2), 132-142.
- Hodges, P., Cresswell, A., & Thorstensson, A. (1999). Preparatory trunk motion accompanies rapid upper limb movement. *Experimental brain research, 124*(1), 69-79.
- Hodges, P., Richardson, C., & Jull, G. (1996). Evaluation of the relationship between laboratory and clinical tests of transversus abdominis function. *Physiotherapy Research International, 1*(1), 30-40.
- Hollis, M. (1981). Practical exercise. Oxford, UK: Blackwell Scientific.
- Horak, F. B. (2006). Postural orientation and equilibrium: what do we need to know about neural control of balance to prevent falls?. *Age and ageing, 35*(suppl_2), ii7-ii11.
- Horak, F. B., & Nashner, L. M. (1986). Central programming of postural movements: adaptation to altered support-surface configurations. *Journal of neurophysiology, 55*(6), 1369-1381.
- Horak, F. B., & Shupert, C. L. (1994). Role of the vestibular system in postural control. *Vestibular rehabilitation,* 22–46.
- Horak, F. B., Nashner, L. M., & Diener, H. C. (1990). Postural strategies associated with somatosensory and vestibular loss. *Experimental brain research, 82*(1), 167 177.
- Horak, F. B., Nutt, J. G., & Nashner, L. M. (1992). Postural inflexibility in parkinsonian subjects. *Journal of the neurological sciences, 111*(1), 46-58.
- Horak, F. B., Shupert, C. L., & Mirka, A. (1989). Components of postural dyscontrol in the elderly: a review. *Neurobiology of aging, 10*(6), 727-738.
- Howland, J., Peterson, E. W., Levin, W. C., Fried, L., Pordon, D., & Bak, S. (1993). Fear of falling among

the community-dwelling elderly. *Journal of aging and health, 5*(2), 229-243.

- Huang, H. C., Gau, M. L., Lin, W. C., & George, K. (2003). Assessing risk of falling in older adults. *Public Health Nursing, 20*(5), 399-411.
- Huang, L. X., Li, R. L., Sha, L. X., & Lin, X. H. (2018). Clinical efficacy of pelvic autologous tissue reconstruction in treating pelvic organ prolapse in 36 patients. *Medicine, 97*(42).
- Humphrey, L, D., (1981). Flexibility. *J Phys Educ Rec Dance.* 52, 41.
- Inglin, B., & Woollacott, M. (1988). Age-related changes in anticipatory postural adjustments associated with arm movements. *Journal of gerontology, 43*(4), M105-M113.
- Iyer, M, B., Mitz, A, R., Winstein, C. (1999). Motor 1: Lower centers. In Cohen, H (ed): Neuroscience for Rehabilitation. Philadelphia, Lippincott Williams & Wilkins. 209-242.
- Jiandani, M. P., & Mhatre, B. S. (2018). Physical therapy diagnosis: How is it different?. *Journal of postgraduate medicine, 64*(2), 69-72.
- Jung, H. J., & Bai, S. W. (2008). Anatomy of female pelvic floor for clinician-Concentrate upon the bladder, urethra and support of pelvis. *Obstetrics & gynecology science, 51*(2), 121-128.
- Jung, H. Y. (2004). Impact and Application of the Internal Classification Functioning, Disability and Health in the Medical Rehabilitation. *Journal of the Korean Academy of Rehabilitation Medicine, 28*(5), 401-411.
- Kaltenborn, F. M. (1989). Manual mobilization of extremity joints: Basic examination. *Minneapolis: OTPT.*
- Kaltenborn, F. M. (2003). Manual mobilization of the joint, Vol. : the spine. *Minneapolis: OTPT.*
- Kaltenborn, F., Morgan, D., Evjenth, O,. (2002). Manual mobilization of the joint Vol 1: the extremites. *Minneapolis: OTPT.*
- Keirns, M. (2000). *Myofascial Release in Sports Medicine.* Human Kinetics.
- Kisner, C., & Colby, L. A. (2012). Therapeutic exercise foundations and techniques foundations 6th ed. *Philadelphia: FA Davis Company.*
- Kisner, C., & LA, C. (2007). Kisner. Therapeutic exercise: Foundations and techniques. 5th ed. Philadelphia, PA: FA Davis Company.
- Kissler, K., Yount, S. M., Rendeiro, M., & Zeidenstein, L. (2016). Primary prevention of urinary incontinence: A case study of prenatal and intrapartum interventions. *Journal of midwifery & women's health, 61*(4), 507-511.
- Klein-Vogelbach, S. (1990). Functional kinetics: Swiss ball videotape.
- Kubo, K., Kanehisa, H., & Fukunaga, T. (2002). Effect of stretching training on the viscoelastic properties of human tendon structures in vivo. *Journal of applied physiology, 92*(2), 595-601.
- Lasak, A. M., Jean-Michel, M., Le, P. U., Durgam, R., & Harroche, J. (2018). The Role of Pelvic Floor Muscle Training in the Conservative and Surgical Management of Female Stress Urinary Incontinence: Does the Strength of the Pelvic Floor Muscles Matter?. *PM&R,* S1934-1482(18)30232-6.
- Lasse Thue 외(2016). 의학적 운동 처방. 범문에듀케이션.
- Latash, M., Levin, M., Scholz, J., & Schöner, G. (2010). Motor control theories and their applications. *Medicina, 46*(6), 382-392.

- Lavie, C. J., Laddu, D., Arena, R., Ortega, F. B., Alpert, M. A., & Kushner, R. F. (2018). Reprint of: Healthy weight and obesity prevention: JACC Health Promotion Series. *Journal of the American College of Cardiology, 72*(13), 1506-1531.
- Lawson, S., & Sacks, A. (2018). Pelvic floor physical therapy and women's health promotion. *Journal of midwifery & women's health, 63*(4), 410-417.
- Leach, R. E., James, S., & Wasilewski, S. (1981). Achilles tendinitis. *The American journal of sports medicine, 9*(2), 93-98.
- Leard, T., & Barrett, C. (2015). Successful management of severe unilateral lower extremity lymphedema in an outpatient setting. *Physical therapy, 95*(9), 1295-1306.
- Lentell, G., Hetherington, T., Eagan, J., & Morgan, M. (1992). The use of thermal agents to influence the effectiveness of a low-load prolonged stretch. *Journal of Orthopaedic & Sports Physical Therapy, 16*(5), 200-207.
- Levangie, P. K., & Norkin, C. C. (2000). Joint Structure and function: a comprehensive analysis. 3rd. Philadelphia: FA. Davis Company.
- Li, J., Yang, L., Pu, C., Tang, Y., Yun, H., & Han, P. (2013). The role of duloxetine in stress urinary incontinence: a systematic review and meta-analysis. *International urology and nephrology, 45*(3), 679-686.
- Li, X., Ma, R., Bedi, A., Dines, D. M., Altchek, D. W., & Dines, J. S. (2014). Management of acromioclavicular joint injuries. *The Journal of Bone and Joint Surgery, 96*(1), 73-84.
- Lieber, R. L., & Bodine-Fowler, S. C. (1993). Skeletal muscle mechanics: implications for rehabilitation. *Physical therapy, 73*(12), 844-856.
- Lieberman, D. E., Venkadesan, M., Werbel, W. A., Daoud, A. I., D'andrea, S., Davis, I. S., ... & Pitsiladis, Y. (2010). Foot strike patterns and collision forces in habitually barefoot versus shod runners. *Nature, 463*(7280), 531-535.
- Lieberman, J. R., Dorey, F., Shekelle, P., Schumacher, L., Thomas, B. J., Kilgus, D. J., & Finerman, G. A. (1996). Differences between patients' and physicians' evaluations of outcome after total hip arthroplasty. *JBJS, 78*(6), 835.
- Liu, H., & Fletcher, J. P. (2006). Analysis of physicians' referrals: is further diagnosis needed?. *North American journal of sports physical therapy: NAJSPT, 1*(1), 5-10.
- Loitz-Ramage, B., Zwrniche, R. (1996). Bone biology and mechanics. In: Zachazewski J, Magee D, Quillen W, eds. Athletic Injuries and Rehabilitation. Philadelphia: WB Saunders, 99-119.
- Lorenz, D. S., & Pontillo, M. (2012). Is there evidence to support a forefoot strike pattern in barefoot runners? A review. Sports health, 463, 531-535.
- Ludewig, P. M., & Reynolds, J. F. (2009). The association of scapular kinematics and glenohumeral joint pathologies. *journal of orthopaedic & sports physical therapy, 39*(2), 90.
- Lundon, K. (2003). Orthopedic Rehabilitation Science: Principles for Clinical Management of Nonmineralized Connective Tissue. Butterworth Heinemann.
- Magee, D. J. (2002). Orthopaedic Physical Assessment. 4th ed.
- Magee, D. J. (2013). Orthopedic physical assessment. 6th ed. Elsevier Health Sciences.
- Magnusson, S. P. (1998). Passive properties of human skeletal muscle during stretch maneuvers. *Scandi-*

navian journal of medicine & science in sports, 8(2), 65-77.

- Magnusson, S. P., Simonsen, E. B., Aagaard, P., & Kjaer, M. (1996). Biomechanical responses to repeated stretches in human hamstring muscle in vivo. *The American Journal of Sports Medicine, 24*(5), 622-628.
- Magnusson, S. P., Simonsen, E. B., Aagaard, P., Dyhre-Poulsen, P., McHugh, M. P., & Kjaer, M. (1996). Mechanical and physiological responses to stretching with and without preisometric contraction in human skeletal muscle. *Archives of physical medicine and rehabilitation, 77*(4), 373-378.
- Maitland, G. D., & Wheeler, M. (1991). Peripheral manipulation (Vol. 5). London: Butterworth-Heinemann.
- Maloney, W. J., Hartford, J. M., (1998). The cemented femoral component. In Callaghan, J. J., Rosenberg, A. G., Rubash, H. E., (eds) The Adult Hip, Vol. 2. Lippincott-Raven, Philadelphia, 959.
- Mangione, K. K., Craik, R. L., Tomlinson, S. S., & Palombaro, K. M. (2005). Can elderly patients who have had a hip fracture perform moderate-to high-intensity exercise at home?. *Physical therapy, 85*(8), 727-739.
- Mangus, B. C., Hoffman, L. A., Hoffman, M. A., & Altenburger, P. (2002). Basic principles of extremity joint mobilization using a Kaltenborn approach. *Journal of Sport Rehabilitation, 11*(4), 235-250.
- Mariappan, P., Alhasso, A. A., Grant, A., & N'Dow, J. M. (2005). Serotonin and noradrenaline reuptake inhibitors (SNRI) for stress urinary incontinence in adults. *Cochrane Database of Systematic Reviews,* (3).
- Martin, S. D., et al. (1999). Hip surgery and rehabilitation. In Melvin, JL, Gall, V (eds) Rheumatologic Rehabilitation Series. Vol 5. Surgical Rehabilitation. *American Occupational Therapy Association, Bethesda,* 81.
- Martinuzzi, A., Salghetti, A., Betto, S., Russo, E., Leonardi, M., Raggi, A., & Francescutti, C. (2010). The international classification of functioning disability and health, version for children and youth as a road-map for projecting and programming rehabilitation in a neuropaediatric hospital unit. *Journal of rehabilitation medicine, 42*(1), 49-55.
- Matta, J. M., & Ferguson, T. A. (2005). The anterior approach for hip replacement. *Orthopedics, 28*(9), 927-928.
- Mazzarino, M., Kerr, D., & Morris, M. E. (2018). Pilates program design and health benefits for pregnant women: A practitioners' survey. *Journal of bodywork and movement therapies, 22*(2), 411-417.
- McClellan, E., Padua, D., Prentice, W., (2000). Effects of myofascial release and static stretching on active range of motion and muscle activity. *Journal of athletic training, 35*(3), 329.
- McDowell, J. M., Johnson, G. M., & Hetherington, B. H. (2014). Mulligan Concept manual therapy: Standardizing annotation. *Manual therapy, 19*(5), 499-503.
- McEwen, B. S., & Gianaros, P. J. (2010). Central role of the brain in stress and adaptation: links to socioeconomic status, health, and disease. *Annals of the New York Academy of Sciences, 1186,* 190.
- McGrory, B. J., Stuart, M. J., & Sim, F. H. (1995, April). Participation in sports after hip and knee arthroplasty: review of literature and survey of surgeon preferences. In *Mayo Clinic Proceedings*, 70B, 202, Elsevier.
- McHUGH, M. P., Kremenic, I. J., Fox, M. B., & Gleim, G. W. (1998). The role of mechanical and neural restraints to joint range of motion during passive stretch. *Medicine and science in sports and exercise, 30*(6), 928-932.

- McKenzie, R., & May, S. (2003). The lumbar spine: mechanical diagnosis & therapy. Vol. 2. Spinal Publications New Zealand.
- McKinnis, L. N. (2005). Fundamentals of musculoskeletal imaging, 2ed. FA Davis.
- McNair, P. J., Dombroski, E. W., Hewson, D. J., & Stanley, S. N. (2001). Stretching at the ankle joint: viscoelastic responses to holds and continuous passive motion. *Medicine and Science in Sports and Exercise, 33*(3), 354-358.
- McPoil Jr, T. G. (1988). Footwear. *Physical therapy, 68*(12), 1857-1865.
- Medical Dictionary for the Health Professions and Nursing(2012). Retrieved March, 2016. http://medical-dictionary.thefreedictionary.com/motor+learning.
- Mitchell, F. L. (1993). Elements of muscle energy technique. *Rational manual therapies. Baltimore: Williams & Wilkins.*
- Moezy, A., Sepehrifar, S., & Dodaran, M. S. (2014). The effects of scapular stabilization based exercise therapy on pain, posture, flexibility and shoulder mobility in patients with shoulder impingement syndrome: a controlled randomized clinical trial. *Medical journal of the Islamic Republic of Iran, 28,* 87.
- Monaghan, J., Channell, K., McDowell, D., & Sharma, A. K. (2005). Improving patient and carer communication, multidisciplinary team working and goal-setting in stroke rehabilitation. *Clinical rehabilitation, 19*(2), 194-199.
- Moore, M. A., & Hutton, R. S. (1980). Electromyographic investigation of muscle stretching techniques. *Medicine and Science in Sports and Exercise, 12*(5), 322-329.
- Morse, C. I., Degens, H., Seynnes, O. R., Maganaris, C. N., & Jones, D. A. (2008). The acute effect of stretching on the passive stiffness of the human gastrocnemius muscle tendon unit. *The Journal of physiology, 586*(1), 97-106.
- Mortensen, N. H. M., Skov, O., & Jensen, P. E. (1999). Early motion of the ankle after operative treatment of a rupture of the Achilles tendon. A prospective, randomized clinical and radiographic study. *JBJS, 81*(7), 983-990.
- Muir, I. W., Chesworth, B. M., & Vandervoort, A. A. (1999). Effect of a static calf-stretching exercise on the resistive torque during passive ankle dorsiflexion in healthy subjects. *Journal of Orthopaedic & Sports Physical Therapy, 29,* 421-424.
- Muratori, L. M., Lamberg, E. M., Quinn, L., & Duff, S. V. (2013). Applying principles of motor learning and control to upper extremity rehabilitation. *Journal of Hand Therapy, 26*(2), 94-103
- Myers, J., Prakash, M., Froelicher, V., Do, D., Partington, S., & Atwood, J. E. (2002) Exercise capacity and mortality among men referred for exercise testing. *New England journal of medicine, 346*(11), 793-804.
- Nakamura, A., van der Waerden, J., Melchior, M., Bolze, C., El-Khoury, F., Pryor L. (2019), Physical Activity and Exercise During Pregnancy and the Postpartum Period. *Journal of affective disorders,* 246, 29-41.
- Neumann, D. A. (2010). Kinesiology of the musculoskeletal system; Foundation for rehabilitation. Mosby & Elsevier.
- Neumann, P., & Gill, V. (2002). Pelvic floor and abdominal muscle interaction: EMG activity and intra-abdominal pressure. *International Urogynecology Journal, 13*(2), 125-132.

- Norris, C. M. (1999). The complete guide to stretching, 1st ed. Human Kinetics Publishing, Windsor, 23–76.
- Noyes, F. R., Keller, C. S., Grood, E. S., & Butler, D. L. (1984). Advances in the understanding of knee ligament injury, repair, and rehabilitation. *Medicine and science in sports and exercise, 16*(5), 427-443.
- O Driscoll, S. W., & Giori, N. J. (2000). Continuous passive motion (CPM): theory and principles of clinical application. *Journal of rehabilitation research and development, 37*(2), 179-188.
- Paisley, T. S., Joy, E. A., & Price Jr, R. J. (2003). Exercise during pregnancy: a practical approach. *Current Sports Medicine Reports, 2*(6), 325-330.
- Panjabi, M. M., & White, A. A. (2001). Biomechanics in the musculoskeletal system. Churchill Livingstone.
- Palinkas, L. A., Pickwell, S. M., Brandstein, K., Clark, T. J., Hill, L. L., Moser, R. J., & Osman, A. (2003). The journey to wellness: stages of refugee health promotion and disease prevention. *Journal of immigrant health, 5*(1), 19-28.
- Panman, C. M., Wiegersma, M., Kollen, B. J., Burger, H., Berger, M. Y., & Dekker, J. H. (2017). Predictors of unsuccessful pessary fitting in women with prolapse: a cross-sectional study in general practice. *International urogynecology journal, 28*(2), 307-313.
- Parker, N. H., Ngo-Huang, A., Lee, R. E., O'Connor, D. P., Basen-Engquist, K. M., Petzel, M. Q., ... & Simpson, R. J. (2018). Physical activity and exercise during preoperative pancreatic cancer treatment. *Supportive Care in Cancer,* 1-10.
- Panjabi, M. M. (1992). The stabilizing system of the spine. Part I. Function, dysfunction, adaptation, and enhancement. *Journal of spinal disorders, 5,* 383-383.
- Peterson-Kendall, F., Kendall-McCreary, E., Geise-Provance, P., McIntyre-Rodgers, M., & Romani, W. (2005). Muscles testing and function with posture and pain. *US:* Lippincott williams & wilkins Ltd, 49-118.
- Philadelphia Panel Members, Clinical Specialty Experts, Albright, J., Allman, R., Bonfiglio, R. P., Conill, A., ... & Shekelle, P. (2001). Philadelphia Panel Evidence–Based Clinical Practice Guidelines on Selected Rehabilitation Interventions for Knee Pain. *Physical Therapy, 81*(10), 1675-1700.
- Philadelphia Panel Members, Clinical Specialty Experts, Albright, J., Allman, R., Bonfiglio, R. P., Conill, A., ... & Shekelle, P. (2001). Philadelphia Panel evidence-based clinical practice guidelines on selected rehabilitation interventions for low back pain. *Physical Therapy, 81*(10), 1641-1674.
- Philadelphia Panel Members, Clinical Specialty Experts, Albright, J., Allman, R., Bonfiglio, R. P., Conill, A., ... & Shekelle, P. (2001). Philadelphia Panel evidence-based clinical practice guidelines on selected rehabilitation interventions for shoulder pain. *Physical Therapy, 81*(10), 1719-1730.
- Prentice, W. E., (1989). A review of PNF techniques-implications for athletic rehabilitation and performance. Forum Medicum. 51, 1-13.
- Powers, S. K., Dodd, S. L., 장경태, 이정숙(2011). 건강한 삶을 위한 운동처방기초, 5판. 대한미디어.
- Rantakokko, M., Iwarsson, S., Vahaluoto, S., Portegijs, E., Viljanen, A., & Rantanen, T. (2014). Perceived environmental barriers to outdoor mobility and feelings of loneliness among community-dwelling older

people. Journals of Gerontology Series A: *Biomedical Sciences and Medical Sciences.*

- Richardson, C. A., Hodges, P., & Hides, J. A. (2004). Therapeutic exercise for lumbopelvic stabilization: a motor control approach for the treatment and prevention of low back pain.
- Rauch, A., Escorpizo, R., Riddle, D. L., Eriks-Hoogland, I., Stucki, G., & Cieza, A. (2010). Using a case report of a patient with spinal cord injury to illustrate the application of the International Classification of Functioning, Disability and Health during multidisciplinary patient management. *Physical therapy, 90*(7), 1039-1052.
- Roy, J. S., Moffet, H., Hébert, L. J., & Lirette, R. (2009). Effect of motor control and strengthening exercises on shoulder function in persons with impingement syndrome: a single-subject study design. *Manual therapy,* 14(2), 180-188.
- Ryan, A. S. (2000). Insulin resistance with aging. *Sports medicine, 30*(5), 327-346.
- S. Melissa., S. Gerold., K. Nenad., U. Tevfik., et. al. (2014). A guide on how to develop an International Classification of Functioning, Disability and Health Core Set. *European journal of physical and rehabilitation medicine,* 1973-9095.
- Saal, J. A. (1996). Natural history and nonoperative treatment of lumbar disc herniation. *Spine, 21*(24 Suppl), 7S.
- Saal, J. S., Saal, J. A., & Yurth, E. F. (1996). Nonoperative management of herniated cervical intervertebral disc with radiculopathy. *Spine, 21*(16), 1877-1883.
- SACKETT, D., et al. (2000). Evidence-based medicine How to practice and teach EBM. Churchill Livingston, Edinburgh. https://www.movementforlife.com/blog/therapeutic-exercise.php
- Saladin, K. S. (2011). Anatomy and Physiology: The Unity of Form and Funcpon, 6th ed. *McGraw--Hill Higher Educapon, New York.*
- Sanchez, B. R., Puche, P. P., & González-Badillo, J. J. (2005). Percutaneous electrical stimulation in strength training: an update. *J Strength Cond Res, 19*(2), 438-448.
- Santos, M. J., & Liu, W. (2008). Possible factors related to functional ankle instability. *journal of orthopaedic & sports physical therapy, 38*(3), 150-157.
- Saunders, D. G. (2007). Therapeutic exercise. *Clinical techniques in small animal practice, 22*(4), 155-159.
- Saunders, H. D. (1985). Evaluation, Treatment, and Prevention of Musculoskeletal Disorders. Minneapolis, MN: Viking Press.
- Schmidt, R., Cordier, E., Bertsch, C., Eils, E., Neller, S., Benesch, S., ... & Claes, L. (2004). Reconstruction of the lateral ligaments: do the anatomical procedures restore physiologic ankle kinematics?. *Foot & ankle international, 25*(1), 31-36.
- Schulz, A. J., Mentz, G., Lachance, L., Johnson, J., Gaines, C., & Israel, B. A. (2012). Associations between socioeconomic status and allostatic load: effects of neighborhood poverty and tests of mediating pathways. *American journal of public health, 102*(9), 1706-1714.
- Seeley, R., Stephens, T., Tate, P. (2005). Anatomy and physiology. St. Louis, MO: McGraw-Hill.
- Small, K., Mc Naughton, L., & Matthews, M. (2008). A systematic review into the efficacy of static stretching as part of a warm-up for the prevention of exercise-related injury. *Research in sports medicine, 16*(3), 213-

231.

- Solans-Domènech, M., Sánchez, E., & Espuña-Pons, M. (2010). Urinary and anal incontinence during pregnancy and postpartum: incidence, severity, and risk factors. *Obstetrics & Gynecology, 115*(3), 618-628.
- Soultanakis, H. N., Artal, R., & Wiswell, R. A. (1996, August). Prolonged exercise in pregnancy: glucose homeostasis, ventilatory and cardiovascular responses. In *Seminars in perinatology* (Vol. 20, No. 4, pp. 315-327). WB Saunders.
- Spitznagle, T. M., Leong, F. C., & Van Dillen, L. R. (2007). Prevalence of diastasis recti abdominis in a urogynecological patient population. *International urogynecology journal, 18*(3), 321-328.
- St. George, F., (1997). The stretching handbook: Ten steps to muscle fitness. Roseville, IL: Simon & Schuster.
- Standring, S. (2009). Gray's anatomy: the anatomical basis of clinical practice (reprinted). *Edinburgh: Churchill Livingstone Elsevier.*
- Steenstrup, T., Pedersen, O. B., Hjelmborg, J., Skytthe, A., & Kyvik, K. O. (2013). Heritability of health-related quality of life: SF-12 summary scores in a population-based nationwide twin cohort. *Twin Research and Human Genetics, 16*(3), 670-678.
- Sugimoto, K., Takakura, Y., Kumai, T., Iwai, M., & Tanaka, Y. (2002). Reconstruction of the lateral ankle ligaments with bone-patellar tendon graft in patients with chronic ankle instability: a preliminary report. *The American journal of sports medicine, 30*(3), 340-346.
- Sunburg, P., (1995). Flexibility training program design. In: Miller P, ed. Fitness programming and physical disability. Champaign, IL: Human Kinetics.
- Tanzberger, R. (1998). Incontinence. *The Swiss ball. Heidelberg, New York: Springer Verlag,* 327-358.
- Taskaynatan, M. A., Balaban, B., Yasar, E., Ozgul, A., & Kalyon, T. A. (2007). Cervical traction in conservative management of thoracic outlet syndrome. *Journal of Musculoskeletal Pain, 15*(1), 89-94.
- Taylor, D. C., Brooks, D. E., & Ryan, J. B. (1997). Viscoelastic characteristics of muscle: passive stretching versus muscular contractions. *Medicine and science in sports and exercise, 29,* 1619-1624.
- Taylor, D. C., Dalton JR, J. D., Seaber, A. V., & Garrett JR, W. E. (1990). Viscoelastic properties of muscle-tendon units: the biomechanical effects of stretching. *The American journal of sports medicine, 18*(3), 300-309.
- Thomas, J. L., Christensen, J. C., Kravitz, S. R., Mendicino, R. W., Schuberth, J. M., Vanore, J. V., ... & Baker, J. (2010). The diagnosis and treatment of heel pain: a clinical practice guideline–revision 2010. *The Journal of Foot and Ankle Surgery, 49*(3), S1-S19.
- Thornton, G. M., Schwab, T. D., & Oxland, T. R. (2007). Fatigue is more damaging than creep in ligament revealed by modulus reduction and residual strength. *Annals of biomedical engineering, 35*(10), 1713-1721.
- Threlkeld, A. J. (1992). The effects of manual therapy on connective tissue. *Physical therapy, 72*(12), 893-902.
- Tinetti, M. E., Richman, D., & Powell, L. (1990). Falls efficacy as a measure of fear of falling. *Journal of gerontology, 45*(6), 239-243.

- Tinetti, M. E. (1986). Performance-oriented assessment of mobility problems in elderly patients. *Journal of the American Geriatrics Society, 34*(2), 119-126.
- Tomberlin, J., & Saunders, H. (1994). Evaluation, Treatment, and Prevention of Musculoskeletal Disorders (Vol. 2). *Extremities. Chasks, MN: The Saunders Group.*
- TORQUEFITNESS(2017). ultimate tank training guide.
- Toussaint, H. M., Commissaris, D. A. C. M., & Beek, P. J. (1997). Anticipatory postural adjustments in the back and leg lift. *Medicine and science in sports and exercise, 29,* 1216-1224.
- Uccioli, L., Giacomini, P. G., Monticone, G., Magrini, A., Durola, L., Bruno, E., ... & Menzinger, G. (1995). Body sway in diabetic neuropathy. *Diabetes care, 18*(3), 339-344.5.
- Urban, L. M. (1981). The straight-leg-raising test: A review. *Journal of Orthopaedic & Sports Physical Therapy, 2*(3), 117-133.
- Urquhart, D. M., Hodges, P. W., Allen, T. J., & Story, I. H. (2005). Abdominal muscle recruitment during a range of voluntary exercises. *Manual therapy, 10*(2), 144-153.
- Üstün, T. B., Chatterji, S., Kostansjek, N., & Bickenbach, J. (2003). WHO's ICF and functional status information in health records. *Health care financing review, 24*(3), 77-88.
- van Dieën, J. H., Hoozemans, M. J., & Toussaint, H. M. (1999). Stoop or squat: a review of biomechanical studies on lifting technique. *Clinical biomechanics, 14*(10), 685-696.
- van Dieën, J. H., & Visser, B. (1999). Estimating net lumbar sagittal plane moments from EMG data. The validity of calibration procedures. *Journal of Electromyography and Kinesiology, 9*(5), 309-315.
- Vandervoort, A. A., & Symons, T. B. (2001). Functional and metabolic consequences of sarcopenia. *Canadian Journal of Applied Physiology, 26*(1), 90-101.
- VanSwearingen, J. M., Paschal, K. A., Bonino, P., & Chen, T. W. (1998). Assessing recurrent fall risk of community-dwelling, frail older veterans using specific tests of mobility and the physical performance test of function. *The Journals of Gerontology Series A: Biological Sciences and Medical Sciences, 53*(6), M457-M464.
- Wall, A., & Board, T. (2014). The biological effect of continuous passive motion on the healing of full-thickness defects in articular cartilage. An experimental investigation in the rabbit. In *Classic Papers in Orthopaedics* (pp. 437-439). Springer, London.
- Weerapong, P., Hume, P. A., & Kolt, G. S. (2004). Stretching: mechanisms and benefits for sport performance and injury prevention. *Physical Therapy Reviews, 9*(4), 189-206.
- WHO. (2007). International Classification of Functioning, Disability and Health-Children & Youth Version.
- WHO. (2010). Global recommendations on physical activity for health, http://www.who.int/dietphysicalactivity/publications/9789241599979/en.
- Wilkinson, A. (1992). Stretching the truth. A review of the literature on muscle stretching. *Australian Journal of Physiotherapy, 38*(4), 283-287.
- William, D., Barbara, S. (2013). Therapeutic Exercise for Physical Therapist Assistants. 3nd ed. Lippincott Williams and Wilkins.
- Winstein, C. J., Pohl, P. S., & Lewthwaite, R. (1994). Effects of physical guidance and knowledge of re-

sults on motor learning: support for the guidance hypothesis. *Research quarterly for exercise and sport, 65*(4), 316-323.

- Wolfe, L. A., Hall, P., Webb, K. A., Goodman, L., Monga, M., & McGrath, M. J. (1989). Prescription of aerobic exercise during pregnancy. *Sports medicine, 8*(5), 273-301.
- Wolfe, L. A., & Weissgerber, T. L. (2003). Clinical physiology of exercise in pregnancy: a literature review. *Journal of Obstetrics and Gynaecology Canada, 25*(6), 473-483.
- Wood, L. N., & Anger, J. T. (2014). Urinary incontinence in women. *Bmj, 349,* g4531.
- Wulf, G., Shea, C., & Lewthwaite, R. (2010). Motor skill learning and performance: a review of influential factors. *Medical education, 44*(1), 75-84. https://media.lanecc.edu/users/howardc/PTA104/104Week1Lecture/104Week1Lecture8.html
- Yano, Y., Hamada, J., Tamai, K., Yoshizaki, K., Sahara, R., Fujiwara, T., & Nohara, Y. (2010). Different scapular kinematics in healthy subjects during arm elevation and lowering: glenohumeral and scapulothoracic patterns. *Journal of shoulder and elbow surgery, 19*(2), 209-215.
- Yeh, G. L., & Williams Jr, G. R. (2000). Conservative management of sternoclavicular injuries. *Orthopedic Clinics of North America, 31*(2), 189-203.
- Young, M. A., Cook, J. L., Purdam, C. R., Kiss, Z. S., & Alfredson, H. (2005). Eccentric decline squat protocol offers superior results at 12 months compared with traditional eccentric protocol for patellar tendinopathy in volleyball players. *British journal of sports medicine, 39*(2), 102-105.
- Young, W., Behm, D. (2002). Should static stretching be used during a warm-up for strength and power activities?, Strength Cond J, 24, 33–37.
- Young, W. B. (2007). The use of static stretching in warm-up for training and competition. *International journal of sports physiology and performance, 2*(2), 212-216.
- Zachazewski, J. E. (1990). Flexibility for sports. *Sports Physical Therapy. Norwalk: Appleton & Lange,* 201-238.
- Building a Culture of Health. http://www.rwjf.org/en/how-we-work/building-a-culture-of-health.html
- https://en.wikipedia.org/wiki/Aerobic_exercise
- https://en.wikipedia.org/wiki/Pregnancy#Physical_signs
- https://physioclinic.sg/conditions-treated/arthritis/rheumatoid-arthritis/
- https://study.com/academy/lesson/what-is-aerobic-exercise-definition-benefits-examples.html
- https://themomstory.co.kr/%EC%9E%84%EC%82%B0%EB%B6%80%EC%9A%B4%EB%8F%99/
- https://www.acog.org/?IsMobileSet=false
- https://www.msdmanuals.com/ko-kr/%ED%99%88/%EC%97%AC%EC%84%B1-%EA%B1%B4%EA%B0%95-%EB%AC%B8%EC%A0%9C/%EC%A0%95%EC%83%81-%EC%9E%84%EC%8B%A0/%EC%9E%84%EC%8B%A0-%EC%A4%91-%EC%8B%A0%EC%B2%B4-%EB%B3%80%ED%99%94
- https://www.sciencedirect.com/topics/medicine-and-dentistry/circuit-training
- https://www.slideshare.net/senphysio/physiotherapy-management-for-rheumatoid-arthritis
- https://www.top10better.com/quick-guide-of-aerobic-exercise-to-burn-fat/
- Principles of the Ethical Practice of Public Health. https://www.apha.org/~/media/files/pdf/member-

groups/ethics_brochure.ashx

- The Next WHO Director-General's Highest Priority: A Global Treaty on the Human Right to Health. http://www.sciencedirect.com/science/article/pii/S2214109X16302194
- The Shanghai Declaration on Promoting Health in the 2030 Agenda for Sustainable Development. http://www.who.int/healthpromotion/conferences/9gchp/shanghai-declaration.pdf?ua=1
- Well-Being In All Policies. Promoting Cross-Sectoral Collaboration to Improve People's Lives. https://www.cdc.gov/pcd/issues/2016/16_0155.htm
- WHO. ICF browser, http://apps.who.int/classifications/icfbrowser/ https://ec.europa.eu/cefdigital/wiki/display/EHSEMANTIC/ICF+-+the+WHO+International+Classification+of+Functioning%2C+Disability+and+Health
- WHO. International Classification of Functioning, Disability and Health (ICF). http://www3.who.int/icf/icftemplate.cfm?myurl=checklist.html&mytitle=ICF%20Checklist.
- 대한정형외과학회. https://www.koa.or.kr/info/index_15_2.php

찾아보기

H

I

J

L

M

N

O

P